ENZYKLOPAEDIE DER KLINISCHEN MEDIZIN

HERAUSGEGEBEN VON

L. LANGSTEIN
BERLIN

C. von NOORDEN
FRANKFURT A. M.

C. von PIRQUET
WIEN

A. SCHITTENHELM
KIEL

SPEZIELLER TEIL

INNERE SEKRETION

BEARBEITET VON

H. ALBRECHT   B. ASCHNER   F. CHVOSTEK   H. EPPINGER   W. FALTA
S. GROSS J. A. HAMMAR O. HIRSCH A. KOLISKO E. A. LAMPÉ O. MARBURG
F. PINELES O. PORGES J. ROSENSTERN G. SCHICKELE A. SCHITTENHELM
F. SIEGERT J. TANDLER J. WAGNER VON JAUREGG A. WEICHSELBAUM

MORBUS BASEDOWI UND DIE HYPERTHYREOSEN

VON

F. CHVOSTEK
WIEN

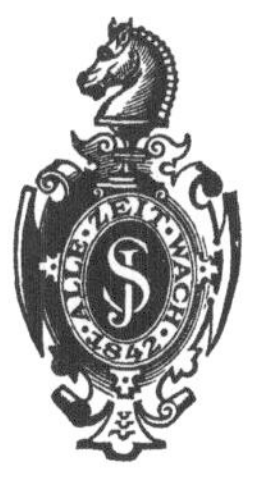

BERLIN
VERLAG VON JULIUS SPRINGER
1917

MORBUS BASEDOWI UND DIE HYPERTHYREOSEN

VON

DR. F. CHVOSTEK

PROFESSOR DER INTERNEN MEDIZIN AN DER UNIVERSITÄT WIEN

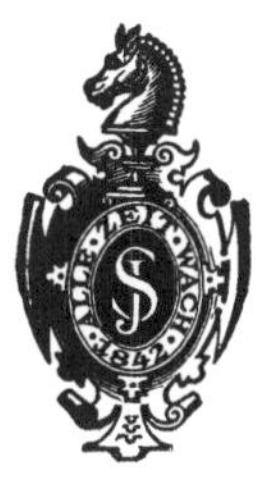

BERLIN

VERLAG VON JULIUS SPRINGER

1917

ISBN 978-3-642-88839-7   ISBN 978-3-642-90694-7 (eBook)
DOI 10.1007/978-3-642-90694-7

Vorwort.

Wohl kaum ein Gebiet der Pathologie weist eine so enorme Literatur auf wie der Morbus Basedowi und die Thyreosen. Das Eigenartige der Erkrankung, das Geheimnisvolle in dem Wesen, dem beizukommen immer neuen Anreiz auf klinischem, wie auf experimentellem Arbeitsgebiete geben mußte, sowie der Umstand, daß nicht nur der Interne an ihr interessiert ist, sondern ebenso der Neurologe, der Okulist und der Chirurg läßt uns diese Tatsache verständlich erscheinen. Wenn ich dem noch anfüge, daß wir gerade hier über umfassende und ganz ausgezeichnete Darstellungen verfügen, ich erinnere hier nur an die Arbeiten deutscher Kliniker wie Buschan, Fr. Müller, Kocher, Fr. Kraus, Moebius, Sattler, so erscheint die neuerliche Bearbeitung dieses Stoffes gewiß nicht motiviert. Ich habe mich dazu auch nicht aus dem Grunde entschlossen, sondern mir ging es so wie vielen anderen: ich hatte einmal zugesagt und konnte nicht gut anders.

Um das Schicksal dieses Buches aber wenigstens etwas freundlicher zu gestalten und es vor dem frühen Tode des Nichtgelesenwerdens zu bewahren, der jeder schulmäßigen Behandlung dieses Themas, aus den früher angeführten Gründen, zuteil werden muß, habe ich mich entschlossen, Anschauungen und Erfahrungen, die sich mir im Verlauf der Jahre ergeben haben, hier zu bringen, wenn sie auch mit der herrschenden Lehre nicht ganz im Einklange stehen. Ich habe hier den Versuch unternommen zu zeigen, daß die Lehre von den Hyperthyreosen durchaus nicht so feststeht, als vielfach angenommen wird, daß hier die Hypothese den Tatsachen zu weit vorausgeeilt ist und sich auf Argumente stützt, die nicht als erwiesen gelten können. Der Morbus Basedowi, von dem die Lehre von den Hyperthyreosen ihren Ausgangspunkt nimmt, ist keine einfache Schilddrüsenerkrankung und ist die Rolle, die der Schilddrüse hierbei zugesprochen werden kann, nur mit Wahrscheinlichkeit fixiert. Sicher haben in den komplexen der Erkrankung zugrunde liegenden Vorgängen eine Reihe anderer Momente einen maßgebenden Einfluß. Von wo immer aus wir den Versuch machen, dem Basedowprobleme näher zu treten, immer stoßen wir auf konstitutionelle Einflüsse. Es ist der Morbus Basedowi eine exquisit degenerative Erkrankung, für die die abnorme Körperanlage eine Conditio sine qua non ist. Es ist der Morbus Basedowi eine Konstitutionskrankheit. Wenn heute auch das „Kreuziget ihn!" schon viel milder ertönen mag, als dies noch vor einigen Jahren der Fall gewesen wäre, so war es doch notwendig, diese Anschauung, soweit dies in diesem Rahmen geschehen konnte, zu begründen. Es mußte daher gezeigt werden, wieweit uns das konstitutionelle Moment in der Ätiologie, in den klinischen Erscheinungen des Morbus Basedowi entgegentritt, wieweit es in der Pathogenese herangezogen werden muß und wieweit eine Reihe von sonst nicht zu überbrückenden Differenzen durch Berücksichtigung desselben ihre Lösung finden kann. Dasselbe gilt auch für die übrigen Hyperthyreosen. Wir mußten auf die Tatsache hinweisen, daß viele von den Zuständen, die den Hyperthyreosen zugezählt werden, mit einer Funktionsstörung der Schilddrüse nichts zu tun haben, sondern nur einfach degenerative Zustände vorstellen, die äußerlich ähnliche Erscheinungen bieten, so gewisse Fälle der formes frustes des Morbus Basedowi und einzelne Formen von Kropfherz. Dadurch wird selbstverständlich die Stellung, die wir in der Lehre von den Thyreosen einnehmen, beeinflußt und weicht in mancher Richtung von der herrschenden Ansicht ab. Damit kommt aber auch in die Darstellung eine persönliche Note. Das hat seine Vorteile und seine Nachteile. Es gibt dem Autor mehr Anreiz in der Darstellung und veranlaßt andrerseits vielleicht manchen Einblick zu tun und sich über die Stichhaltigkeit der Anschauungen zu orientieren. Damit wäre das, was ich wollte, erreicht. Sollte vielleicht an einer oder der anderen Stelle im Eifer der Widerlegung und Beweisführung der Angriff schärfer geworden sein, so möge man dies mit der Stimmung der Kriegsjahre entschuldigen, in welchen ein Teil der Arbeit fertiggestellt wurde. Auf die Nachteile brauche ich die Kritiker nicht zu führen; ich habe mich aber bemüht, ihre Aufgabe durch die Anbringung einer ausführlichen Inhaltsangabe, sowie durch Zusammenfassungen der wesentlichen Punkte in den einzelnen Kapiteln zu erleichtern.

Von einem ausführlichen Literaturverzeichnisse konnte abgesehen werden, da ein solches Sattler in dankenswerter Weise bis zum Jahre 1909 gebracht hat. Es erscheint daher nur eine Zusammenstellung vom Jahre 1910 bis Anfang 1915 angefügt, um welche Zeit ich die Arbeit abgeschlossen habe. Wenn die Drucklegung erst jetzt erfolgen konnte, so ist dies durch die Kriegsverhältnisse begründet.

Wien, Anfang 1917.

F. Chvostek.

Inhaltsverzeichnis.

20. Kapitel. **Formen der Krankheit, Verlauf, Ausgang.**

21. Kapitel. **Diagnose.**

22. Kapitel. **Therapie.**

Hyperthyreosen.

23. Kapitel. **Hyperthyreosen, Begriffsbestimmung.**

1. Kapitel

Einleitung.

Die zunehmende Erkenntnis der Funktion der Blutdrüsen hat gezeigt, daß eine Reihe von Erkrankungen, für die man früher keine Ursache nachweisen konnte und die man wegen ihrer Eigenart, wegen der in den Vordergrund tretenden Allgemeinerscheinungen, oder wegen der starken Betonung der nervösen Symptome, oder endlich wegen der Änderungen von seiten des Stoffwechsels als Konstitutionskrankheiten, als Neurosen, oder als Stoffwechselkrankheiten gedeutet hat, auf Erkrankung der Blutdrüsen zurückzuführen sind. Verhältnismäßig frühzeitig gelang es, für die Schilddrüse gewisse Krankheitsbilder zu ermitteln. Die Operationen Billroths an der Schilddrüse waren Veranlassung, die Tetanie mit der Thyreoidea in Beziehung zu bringen und gaben Anstoß zu einer Reihe von Tierversuchen. Wissen wir auch heute, daß die Tetanie mit der Schilddrüse nichts zu tun hat, sondern mit den Epithelkörpern in Beziehung steht, so war doch das Augenmerk der Chirurgen auf die vitale Bedeutung der Schilddrüse gelenkt und konnten Reverdin und Kocher bald darauf das Symptomenbild der Cachexia strumipriva zeichnen. Die Ähnlichkeit dieses Zustandes mit den von Gull, Ord, Charcot beim Menschen auch ohne Schilddrüsenoperation beschriebenen Veränderungen, die Ord als Mxyödem bezeichnete, war Veranlassung, diese Zustände auch auf die Schilddrüse zu beziehen. Seither ist der Funktionsausfall der Schilddrüse als Ursache einer Reihe von Zuständen sichergestellt, die als Hypothyreosen bezeichnet werden können und eine klinisch gut charakterisierte Gruppe bilden. Einen wesentlichen Anteil an der erfolgreichen Abgrenzung dieser Fälle hat die Substitutionstherapie.

Weitaus ungünstiger liegen die Verhältnisse für die Abgrenzung von Zuständen, die auf eine vermehrte Funktion der Schilddrüse zurückgeführt werden können. Für die Schwierigkeit spricht die Tatsache, daß die Rolle der Schilddrüse bei der Basedowschen Krankheit auch heute noch nicht absolut sichergestellt ist. Daß in dem eigenartigen Krankheitsbilde, das 1835 Graves und vor ihm andere in einzelnen Fällen beobachteten (Dock) und das später 1840 durch v. Basedow in klassischer Weise fixiert wurde, der Schilddrüse irgendeine Bedeutung zukommen müsse, war naheliegend. v. Basedow sieht die Ursache auch der Struma in einer Dyskrasie des Blutes, die sich durch verborgene Skrofel und Neigung zu Zellgewebsanschoppungen ausdrückt, die auch zu einer strumösen Hypertrophie des retrobulbären Zellgewebes und so zum Exophthalmus führt. Später dann deutet man die Veränderungen an der Schilddrüse als sekundäre, vom Nervensystem abhängige und erst Piorry sucht die Ursache des Morbus Basedowi in der Schilddrüse selbst, indem er eine primäre oder sekundäre Änderung in der chemischen Funktion der Schilddrüse als das Wesentliche vermutet. Gauthier und vor allem aber Moebius verdanken wir den Ausbau der Lehre, die auch heute noch als die herrschende bezeichnet werden muß, daß dem Morbus Basedowi eine Überfunktion der Schilddrüse zugrunde liege, wobei letzterer auch die Möglichkeit eines gleichzeitig krankhaft veränderten Sekretes in Erwägung zog. Die Beweiskraft der auf klinischem Gebiete gelegenen Argumente von Moebius, die Unzulänglichkeit aller übrigen Hypothesen, sowie das Bedürfnis der Zeit, den Zuständen von Hypothyreoidismus auch solche von Hyperthyreoidismus anfügen zu können, ist die Ursache, daß sich diese Hypothese so rasch Geltung verschaffen konnte und daß verschiedene Einwände, die auf ihre Schwächen hinwiesen, keine Beachtung fanden. Es gilt bis in die letzte Zeit der Morbus Basedowi als eine einfache Schilddrüsenerkrankung, als das Paradigma einer Hyperthyreose. Die Aufstellung der forme fruste des Morbus Basedowi durch Charcot, P. Marie, dann das Auffinden immer neuer Symptome in den einzelnen Fällen von Morbus Basedowi, die man alle als Basedowsymptome deutete, führt dann dazu, daß das ursprünglich enge Gebiet des Morbus Basedowi immer mehr und mehr erweitert wird und neben den typischen Fällen auch solche umfaßt, bei welchen von den Kardinalsymptomen eigentlich nichts mehr vorhanden ist. Bei der Vieldeutigkeit der einzelnen Basedowsymptome und ihrem Vorkommen auch bei einer Reihe anderer Zustände, bei dem Heer der verschiedenen als Nebensymptome des Morbus Basedowi gedeuteten Erscheinungen ist es begreiflich, daß die Zahl der Fälle von Morbus Basedowi enorm anstieg und eine Reihe in ihren Erscheinungen ganz differenter Fälle umfassen mußte. Es werden so die Hyperthyreosen zu einer ungemein häufigen Erkrankung. Da die verschiedenen Symptomenbilder nicht mehr in einer Gruppe untergebracht werden können, ging man in den letzten Jahren daran, sie wieder in verschiedene Gruppen zu teilen. Doch herrscht hier nur Unstimmigkeit. Formen, die, wie das Kropfherz, von einzelnen vom Morbus Basedowi getrennt und als eigene Form der Thyreosen angesprochen werden, werden von anderen dem Morbus Basedowi zugeteilt, andere wieder wollen die Bezeichnung Morbus Basedowi ganz fallen lassen und nur von Thyreosen sprechen und so bringt jeder seine eigene Begriffsbestimmung, sein eigenes Einteilungsprinzip, seine eigene Bezeichnung. Hier ist alles unsicher, nichts genügend erwiesen, alles anfechtbar. Die Schwierigkeit liegt darin, daß wir nicht wie beim Hypothyreoidismus das Krankheitsbild experimentell erzeugen und durch die Organtherapie den Ausfall zu beseitigen vermögen, sondern daß wir hier auf Schlüsse angewiesen sind. Dabei bringt es das Hasten auch auf wissenschaftlichem Gebiete und die literarische Überproduktion mit sich, daß vielfach die Grundlagen, von welchen ausgegangen wird, nicht auf ihre Wertigkeit geprüft werden können, vieles als feststehend angenommen wird, das bei genauerem Zusehen sich als durchaus nicht fundiert erweist.

Bei der Unsicherheit auf diesem Gebiete halten wir es für geboten, zunächst von den gesicherten Tatsachen auszugehen. Hier ist aber nur eines sicher: daß es einen Morbus Basedowi gibt, während alles Übrige mehr oder weniger hypothetisch ist. Wir haben daher auch den Morbus Basedowi in den Vordergrund unserer Betrachtungen gestellt. Für diesen war zu prüfen, ob er als Hyperthyreoidismus angesprochen werden kann. Dann, ob er einfach eine Erkrankung der Schilddrüse repräsentiert und ob diese allein die bei Morbus Basedowi vorhandenen Erscheinungen zu erklären imstande ist. Die Beantwortung dieser Fragen muß unsere Stellung bestimmen, die wir den Hyperthyreosen im allgemeinen gegenüber einzunehmen haben. Denn die Existenz der Hyperthyreosen ist auf die Annahme aufgebaut, daß der Morbus Basedowi eine Hyperthyreose ist, dass die Symptome, die er zeigt, Schilddrüsensymptome sind und daß Zustände, bei welchen sich dieselben Erscheinungen finden, auch dem Hyperthyreoidismus zuzuzählen sind.

2. Kapitel.

Kurzer Umriß der Erkrankung.

Wenn wir einleitend in knappen Umrissen das Krankheitsbild des Morbus Basedowi skizzieren wollen, so geschieht dies zum Teil aus dem Grunde, um hier schon den Standpunkt, welchen wir in der Basedowfrage einnehmen, anzudeuten, der in mancher Richtung von den herrschenden Anschauungen abweicht. Diese einführenden kurzen Ausführungen sollen einer vorläufigen Orientierung dienen, die Beweisführung muß den späteren Darlegungen überlassen werden.

Die Basedowsche Krankheit ist eine verhältnismäßig seltene und in ihren Erscheinungen ziemlich monotone Erkrankung. Die Bezeichnung selten hat u. E. nicht nur allein für die typischen, ausgesprochenen Fälle Geltung, sondern auch für die symptomenärmeren, als formes frustes bezeichneten. Damit stellen wir uns schon in Gegensatz zur herrschenden Strömung, die in dem Bestreben, den vagen und vieldeutigen, bei Morbus Basedowi vorkommenden Nebensymptomen eine wesentlichere Rolle zuzusprechen dahin geführt hat, daß hier alle möglichen Zustände, die mit dem eigentlichen Morbus Basedowi gar nichts zu tun haben, angeführt werden. Auf diesem Wege müßte man schließlich zur paradoxen Fragestel ung kommen: Welcher Mensch hat keinen Basedow? Bei solchem Zusammenwerfen der verschiedensten, gar nicht zusammengehörigen, nur nach oberflächlicher Ähnlichkeit gruppierten Prozessen wird auch die Anschauung begreiflich, daß das Krankheitsbild des Morbus Basedowi ein ungemein vielgestaltiges, ungemein wechselndes, proteusartiges sein soll, während das Bild, wenn wir von allem Nebensächlichen absehen und nur die maßgebenden Erscheinungen und ihren Verlauf im Auge behalten, tatsächlich ein monotones ist.

Eine gewisse Monotonie ist schon durch den Umstand gegeben, daß es ganz vorwiegend Frauen sind, die uns diese Erkrankung zeigen und daß hier wieder eine Beziehung zu gewissen Altersperioden und Vorgängen in der Geschlechtssphäre unverkennbar ist.

Ein weiteres Moment, das eine gewisse Gleichförmigkeit bewirkt, ist darin gelegen, daß wir bei allen Erkrankten Zeichen der Entartung finden, die die Erscheinungen in bestimmter Richtung beeinflusst, ihnen eine bestimmte Färbung gibt. Zeichen degenerativer Anlage lassen sich bei dem einen auf nervösem Gebiete finden, während der andere mehr somatische Veränderungen aufweist, sie können in einem Falle in die Augen springen, während sie in dem anderen gesucht werden müssen und oft erst im weiteren Verlaufe aus der abnormen Reaktion des Individuums erkannt werden können, ja sie werden in einem oder anderen Falle vielleicht erst durch die Autopsie klargelegt werden können; immer aber, und das ist das Wesentliche, läßt sich die abnorme Konstitution der Kranken erweisen. Der Morbus Basedowi ist eine exquisit degenerative Erkrankung, die für das Zustandekommen ihrer Erscheinungen eine abnorme Konstitution des Individuums voraussetzt.

Eine weitere Ursache für eine gewisse Gleichförmigkeit und Monotonie im Krankheitsbilde ist in dem Einsetzen der Erscheinungen und der Gruppierung der Symptome gelegen. Der Beginn ist in den meisten Fällen ein akuter, manchmal ein ganz unvermittelter und es entwickelt sich das Krankheitsbild innerhalb kurzer Zeit zur vollen Höhe. An die meist initialen Erscheinungen von seiten des Herzens und die allgemein nervösen Symptome schließen sich rasch die Symptome von seiten des Halses und der Augen, sowie die übrigen Zeichen an. Ist die Erkrankung voll entwickelt, so ist ihr Verlauf nahezu immer ein chronischer mit gleichförmigen Schwankungen, mit Exazerbationen und langsamem Abklingen der Veränderungen; rasche Schwankungen mit akut einsetzenden, vollständigen Intermissionen gehören nicht zum Bilde. Seltener ist der Beginn ein mehr protrahierter und vergehen zwischen dem Auftreten der einzelnen Symptome größere Zeiträume; doch sind auch hier die Zeitabschnitte begrenzt, innerhalb Monaten gelegen. Auch die Gruppierung der Symptome ist eine meist ganz gleichartige. Es kann als Regel gelten, daß die Kardinalsymptome: Exophthalmus, Struma und Tachykardie gleichzeitig vorhanden sind und daß das Fehlen eines oder des anderen dieser Symptome nur in einem geringen Bruchteil der Fälle statthat. Diese Symptome, obwohl an sich nicht pathognomonisch, dominieren im Krankheitsbilde, treten so sehr in den Vordergrund, daß sie dem ganzen Bilde ein unverkennbares Gepräge verleihen; sie führen mit Recht den Titel: Kardinalsymptome. Um sie herum ist nun eine Unzahl von anderweitigen Erscheinungen gruppiert, welchen schon wegen ihrer verschiedenen Konstanz und wegen ihrer verschiedenen Genese verschiedene Bedeutung zukommen muß. Wir begegnen hier Symptomen von seiten nahezu aller Organe in verschiedenster Intensität und Kombination, mit vielfachen, zum Teil von den übrigen Basedowsymptomen unabhängigen Exazerbationen und Remissionen. Das sind die Erscheinungen die, wenn wir das Krankheitsbild gewissermaßen unter der Lupe besehen, nur auf die Details achten und den Gesamteindruck außer Auge verlieren, den Eindruck der Unruhe und Vielgestaltigkeit, des Proteusartigen im Krankheitsbilde bewirken. Einzelne von ihnen wie der Tremor werden wegen ihrer Konstanz den Kardinalsymptomen zugezählt, obwohl wir eigentlich über kein verläßliches Kriterium verfügen, das seine Zugehörigkeit zur Basedowschen Krankheit erweisen würde.

Wenn wir die Nebensymptome auf ihre Zugehörigkeit zum Morbus Basedowi prüfen, so kommen wir auf die Tatsache, daß nur ein Teil von ihnen in solche Beziehung gebracht werden kann. Für eine Reihe von ihnen können wir eine gewisse Abhängigkeit von den bei Morbus Basedowi sich abspielenden Vorgängen aus der Häufigkeit annehmen, mit der wir sie finden, wie z. B. beim Tremor; bei anderen, die nicht so konstant sind, sogar als selten bezeichnet werden können, läßt uns der Umstand, daß sie nur bei einer beschränkten Anzahl von Prozessen angetroffen werden, daß sie zudem gewisse Eigentümlichkeiten aufweisen, die wir sonst selten an ihnen sehen, oder daß sie erst mit dem Morbus Basedowi aufgetreten sind, daß sie mit den übrigen Symptomen gleichsinnige Schwankungen aufweisen, oder daß wir sonst für sie keinen anderen Erklärungsgrund wissen, mit Wahrscheinlichkeit solche Beziehungen annehmen. Es sei hier auf gewisse Anomalien im Bereiche der Genitalsphäre, auf die trophischen Störungen und Pigmentierungen der Haut, auf das Auftreten von Diarrhöen etc. verwiesen. Aber für viele dieser Erscheinungen läßt sich auch der Nachweis führen, daß sie zu konstitutionellen Veränderungen in Beziehung stehen, die auf ihr Auftreten und auf die Art der Erscheinung mitbestimmend einwirken.

Für eine weitere Reihe dieser Symptome tritt das konstitutionelle Moment noch mehr zutage und sind die kausalen Beziehungen zum Morbus Basedowi noch losere. Wir finden hier Erscheinungen, die wir als direkte Manifestationen der abnormen Körperanlage deuten müssen, jener degenerativen Anlage, die nicht allein dem Morbus Basedowi zugehört, sondern auch sonst häufig angetroffen wird, die es nur ermöglicht, daß auf ihrem Boden unter gewissen Bedingungen jene komplexen Störungen im Gebiete der Blutdrüsen und jene abnormen Reaktionen zustande kommen, die die Grundlage des Morbus Basedowi bilden. Bei der vorhandenen Anlage können aber eine ganze Reihe verschiedener Einwirkungen zu denselben Erscheinungen führen, da sie bei der bestimmten Reaktionsfähigkeit ein bestimmtes Gepräge erhalten müssen. Selbstverständlich kann dasselbe auch durch die dem Morbus Basedowi zugrunde liegenden Vorgänge geschehen. Es ist aber der Erscheinung dann nicht anzusehen, ob sie durch den Morbus Basedowi manifest gemacht wurde oder durch irgend ein anderes auslösendes Moment. Eine sichere Entscheidung wird hier, selbst bei Berücksichtigung aller unterstützenden Momente, wie des Verlaufes, des Einsetzens der Erscheinungen etc., nicht möglich sein; manchmal wird uns ein Wahrscheinlichkeitsschluß gelingen.

Endlich ist eine Reihe der Nebensymptome durch bloß zufällige Komplikationen bedingt.

Für die Beurteilung der bei Morbus Basedowi vorhandenen Erscheinungen ist es wichtig, sich immer die zwei Tatsachen vor Augen zu halten: ein für den Morbus Basedowi pathognomonisches Symptom gibt es nicht und kann es nicht geben, ebensowenig wie wir das bei einer anderen Erkrankung kennen und dann dürfen wir an dieselben nicht den gleichen Maßstab anlegen oder sie mit Vorgängen am normalen Menschen erklären wollen, denn wir haben es hier mit abnormen Menschen, mit abnormen Reaktionen und Erscheinungen zu tun. Es tritt uns überall der Einfluß der abnormen Körperkonstitution entgegen, und lassen sich nur unter Berücksichtigung dieses Momentes die Vorgänge und Erscheinungen beim Morbus Basedowi dem Verständnis näher bringen. Bei der eingehenden Besprechung der einzelnen Symptome in der Pathogenese werden wir auf diesen Punkt immer wieder zurückkommen müssen.

Im Symptomenbilde des Morbus Basedowi spielen neben der Merseburger Trias: der Struma, dem Exophthalmus und der Tachycardie, nervöse Erscheinungen die wesentlichste Rolle, weshalb die Erkrankung auch jetzt noch von einzelnen den Neurosen zugezählt wird. Zu ihnen gehört der Tremor, den Charcot und P. Marie wegen seiner Konstanz als viertes Kardinalsymptom anführen, dann die Lidsymptome, wie das Dalrymplesche Zeichen, das Stellwagsche und Graefesche Symptom. Von nervösen Erscheinungen findet sich vor allem eine gesteigerte nervöse Erregbarkeit, die sich in dem ganzen Gehaben des Patienten, in erhöhter psychischer Reizbarkeit und ausgesprochener Stimmungsänderung und Unruhe manifestiert. Die Stimmung des Kranken ist labil, es finden sich Zeichen manischer Verstimmung, wie Unruhe, Unverträglichkeit, Reizbarkeit, oder Depressionszustände, manchmal Angstzustände, Zwangsideen. Quälend ist oft für die Kranken die Schlaflosigkeit, das Nachlassen der geistigen Spannkraft, rasches geistiges Ermüden, Kopfdruck, Schwindel. Selten finden sich ausgesprochene Psychosen, epileptische Zustände. Neben den häufigen motorischen Reizzuständen begegnen wir auch selten Lähmungserscheinungen, insbesondere von seiten der Augenmuskelnerven. Abnorme vasomotorische und sekretorische Erscheinungen spielen eine große Rolle in dem Symptomenbild. Hierher gehören die auffallende Neigung zu Schweiß, die abnormen Erscheinungen von seiten der Tränen- und Speicheldrüsen, die auffallende Weite und das auffallende Pulsieren der Gefäße, wie der Retinalgefäße, der Schilddrüsengefäße, der Karotiden, der Bauchaorta, bei sonst blassem Aussehen der Kranken. Besonderes Interesse beanspruchen die häufig zu beobachtende Schwäche und die Ermüdungszustände, die in einem Teile der Fälle ganz deutliche Anklänge an die Verhältnisse zeigen, die wir bei der Myasthenia gravis beobachten. Vermutlich spielen hier auch ähnliche oder dieselben Vorgänge eine Rolle.

Auch Erscheinungen von seiten der Muskeln werden beobachtet: so finden wir vereinzelt Beobachtungen von atrophischen Zuständen, die an die Atrophien bei Myotonia atrophicans erinnern. Vermutlich sind auch hierher die Zustände zu zählen, bei welchen die Ermüdbarkeit gegenüber einer andauernden Schwäche in den Hintergrund tritt. Wahrscheinlich spielen Veränderungen der Muskeln auch eine Rolle bei den Änderungen der Atmung, die wir bei der Basedowschen Krankheit sehen können, vielleicht bei den Augenmuskellähmungen und bei dem Exophthalmus.

Neben den nervösen Erscheinungen spielen Stoffwechselstörungen eine große Rolle. Am häufigsten begegnen wir hier der unmotivierten Abmagerung der Kranken, mit oft rapid einsetzenden, beträchtlichen Gewichtsverlusten trotz genügender Nahrungszufuhr, ebenso dann wieder rapidem Gewichtsansatz. In manchen Fällen kann sich eine Kachexie einstellen, bei welcher aber auch nervöse Einflüsse eine Rolle spielen dürften. Neben einer abnormen Steigerung des Grundumsatzes und abnormem Eiweißzerfall und erhöhter Fettverbrennung finden wir auch Erscheinungen gestörter Resorption. Wichtig sind die Änderungen im Kohlehydratstoffwechsel, die spontanen und alimentären Glykosurien. Mit den Stoffwechselvorgängen in Beziehung steht die Neigung zu höherer Körpertemperatur, die Neigung zu unmotivierten Fiebersteigerungen und hohen Temperaturen namentlich in den akuten Fällen.

Sehr häufig finden sich Erscheinungen von seiten des Verdauungstraktes verschiedener Art: von einfachen dyspeptischen Symptomen und Erscheinungen, wie sie uns bei der nervösen Dyspepsie geläufig sind, bis zu schweren Verdauungsstörungen mit stürmischem Erbrechen, krisenartigen Zuständen im Abdomen, unstillbaren Diarrhöen. Verhältnismäßig häufig begegnen wir Diarrhöen. Von seiten des Magens lassen sich sekretorische und motorische Störungen nachweisen, ebenso spielen solche beim Darm eine Rolle. In manchem Falle finden sich Erscheinungen von seiten des Pankreas oder der Leber.

Eine geringe Rolle spielen Erscheinungen von seiten der Niere, doch findet sich auch hier zeitweilig Albuminurie und vereinzelte Angaben über das Vorhandensein einer Nephritis.

Von Interesse sind die verhältnismäßig häufig vorhandenen Erscheinungen von seiten des Genitaltraktes. Hierher gehören die Menstruationsanomalien, das Erlöschen des Geschlechtstriebes, gewisse regressive Veränderungen an den Geschlechtsdrüsen.

Veränderungen der Haut sind häufig. Hierher gehören Erscheinungen abnormer Fettverteilung, angioneurotische Ödeme, trophische Störungen und Pigmentanomalien, dann die Änderung des elektrischen Hautleitungswiderstandes.

In den letzten Jahren hat man den Veränderungen des Blutes bei Morbus Basedowi wieder erhöhtes Augenmerk geschenkt und schien es, als ob man in Veränderungen des weißen Blutbildes ein Symptom von großer Bedeutung gefunden hätte. Kocher gab an, daß dem Morbus Basedowi ein typischer Blutbefund zukomme, als dessen wesentlichster Bestandteil die Lymphozytose angenommen wurde. Durch klinische und experimentelle Untersuchungen glaubte man den Nachweis erbracht zu haben, daß die Lymphocytose als pathognomonisches Symptom des Hyperthyreoidismus angesehen werden könne. Durch diese fundamentale Tatsache hätte eine ganze Reihe bisher noch ungelöster Fragen auf dem Gebiete des Morbus Basedowi und der Thyreosen, unter anderem auch die Frage der formes frustes zur Entscheidung gebracht werden können. Leider hat sich auch hier gezeigt, daß es keine pathognomonischen Symptome gibt, und steht die Veränderung des Blutbildes zu jenen konstitutionellen Anomalien in Beziehung, die sich bei Morbus Basedowi, aber auch bei anderen Zuständen findet.

Sehr häufig findet sich der Morbus Basedowi kombiniert mit verschiedenen Erkrankungen. Ein genaueres Zusehen zeigt auch hier wieder die Tatsache, daß sich gerade solche Erkrankungen besonders häufig finden, die ebenfalls auf dem Boden der degenerativen Anlage fußen, oder bei welchen außerdem noch Funktionsstörungen der Blutdrüsen anzunehmen sind. Hierher ist zu zählen die Kombination mit Neurasthenie, Hysterie, Tabes, Chorea, dann das Zusammenvorkommen von Diabetes, Tetanie, Myasthenie, Akromegalie Osteomalacie, Sklerodermie. Mit dem konstitutionellen Faktor in Beziehung steht wahrscheinlich auch die Kombination mit Muskelatrophie. Dann gibt es bloß zufällige Komplikationen wie z. B. mit Reynaudscher Gangrän, Bulbärparalyse.

Der Verlauf des Morbus Basedowi ist, wenn wir von den seltenen, akut verlaufenden Fällen absehen, ein chronischer, mit wiederholt einsetzenden Exazerbationen, wobei die Basedowsymptome in gleichsinniger Weise mitschwanken. Die Verschlechterung bleibt dann wieder längere Zeit bestehen, um allmählich abzuklingen oder selten auch ganz stationär zu bleiben. Die Regellosigkeit in den Schwankungen betrifft nur die nicht dem Morbus Basedowi angehörigen Symptome; durch ihr nicht gleichsinniges Schwanken wird eine gewisse Regellosigkeit im Verlaufe bewirkt.

Die Prognose ist keine so ungünstige, wie von vielen Seiten angenommen wird. Die Mortalität ist keine besonders große und tritt in einem ganz beträchtlichen Prozentsatz der Fälle auch ohne Operation Heilung ein. Dies kann oft selbst nach Jahre langer Dauer geschehen. In den seltenen akuten Fällen kann kurze Zeit nach Beginn Heilung oder häufiger tödlicher Ausgang beobachtet werden.

Symptome und Verlauf lassen für den Morbus Basedowi als Grundlage eine Funktionsstörung im Bereiche der Blutdrüsen suchen. Das Eigenartige in dem Krankheitsbilde: einerseits Symptome, denen wir sonst bei den sogenannten Neurosen begegnen, die auch Anlaß sind, daß es bis in die letzte Zeit nicht an Stimmen fehlt, auch den Morbus Basedowi den Neurosen zuzuzählen, andererseits Symptome, welchen wir doch sonst nicht bei Neurosen begegnen und die auf einen organischen Ursprung hinweisen, wie Exophthalmus, die eigenartigen Stoffwechselstörungen, das Auftreten von Lähmungszuständen, endlich dann die Fälle, die unter dem Bilde einer schweren Intoxikation verlaufen, sprechen in diesem Sinne. Analoge Verhältnisse finden sich bei Tetanie, bei Morbus Addisoni, für die ein Zusammenhang mit Blutdrüsen als erwiesen angesehen werden kann. Die herrschende Lehre sieht in einer Funktionsstörung der Schilddrüse das wesentliche Moment für den Morbus Basedowi. Doch müssen wir hier eine Korrektur der Anschauungen eintreten lassen. Es unterliegt keinem Zweifel, daß die Schilddrüsenhypothese des Morbus Basedowi von allen bisher aufgestellten Hypothesen als die bestfundierte angesehen werden kann, es kann auch durch die zur Stütze dieser Hypothese vorgebrachten Argumente als festgestellt angesehen werden, daß der Schilddrüse im Symptomenkomplex des Morbus Basedowi eine wesentliche Rolle zufällt. Aber in dem Umfange, in dem bisher ihr Einfluß festgehalten wurde, daß sie der allein maßgebende Faktor ist, daß ihre Funktionsstörung allein imstande ist, den ganzen Komplex von Erscheinungen hervorzurufen, daß in ihr das primum movens gelegen sei, ist sie nicht aufrecht zu erhalten. Hier bedarf sie einer Korrektur.

Wir haben schon auf ein Moment hingewiesen, das hier mit in Betracht kommt: die degenerative Anlage. Sie ist der Boden, auf dem sich erst die dem Morbus Basedowi zugrunde liegenden Störungen entwickeln können. Nur mit der Annahme der abnormen Konstitution und der abnormen Reaktion der Basedowkranken sind wir imstande, die Erscheinungen dem Verständnisse näher zu bringen. Für sie spricht der Umstand, daß sich die Erscheinungen abnormer Anlage in jedem Falle nachweisen lassen und dann auch die Ergebnisse der Autopsie, die dartun, daß sich bei Morbus Basedowi tatsächlich konstitutionelle Anomalien im Sinne eines Status thymicus, Status lymphaticus, Status thymicolymphaticus (Paltauf) oder eines Status hypoplasticus (Bartel) erweisen lassen.

Ferner hat uns die fortschreitende Erkenntnis der Drüsen mit innerer Sekretion gelehrt, daß sie in ungemein regen und innigen Wechselbeziehungen zueinander stehen und daß die gestörte Funktion eines dieser Organe auch die übrigen in Mitleidenschaft zieht, sie beeinflußt. Wir müssen annehmen, und die bisherigen Beobachtungen der Klinik stehen damit im Einklange, daß bei Erkrankungen der Blutdrüsen nie eine allein in Betracht kommt, sondern daß an dem Zustandekommen der Erscheinungen auch die übrigen mehr oder weniger beteiligt sind. Es wird allerdings meist die Funktionsstörung einer Drüse im Krankheitsbilde dominieren, während die Erscheinungen der übrigen mehr in den Hintergrund treten und oft ihre Beteiligung aus den Erscheinungen allein nicht mit Sicherheit erschlossen werden kann. Jedenfalls begegnen wir aber beim Morbus Basedowi immer Erscheinungen, die auf eine Beteiligung mehrerer Blutdrüsen hinweisen. Wie weit die Thymus, die so häufig verändert angetroffen wird, an dem Symptomenbilde beteiligt ist, ist trotz des Interesses, das man dieser Frage in letzter Zeit zugewandt hat, noch nicht festgestellt. Unverkennbar ist aber die Beteiligung der Hypophyse, der Nebennieren, des Pankreas, der Keimdrüsen. Wir finden eine ganze Reihe von Erscheinungen, die mit einer Funktionsstörung dieser Drüsen in Beziehung gebracht werden müssen, oder sehen, daß ihre Funktionsstörung von maßgebendem Einfluß für die abnorme Körperkonstitution ist. Gestützt wird diese Annahme auch durch die bisher vorliegenden Befunde der pathologischen Anatomie und durch die früher angeführte Tatsache, daß sich bei Morbus Basedowi sehr häufig eine Kombination mit anderweitigen Blutdrüsenerkrankungen findet, oder wenigstens Züge von diesen vorhanden sind. Mit einer solchen Annahme wird eine der wesentlichsten Schwierigkeiten beseitigt, die bisher der Annahme, der Morbus Basedowi sei eine Organerkrankung und keine einfache Neurose, im Wege stand: die Unmöglichkeit, durch die Funktionsstörung der Schilddrüse allein alle vorhandenen Erscheinungen erklären zu können.

Aber noch nach einer anderen Richtung werden die herrschenden Anschauungen eine Korrektur erfahren müssen. Man hat sich so mit dem Gedanken vertraut gemacht, daß der Morbus Basedowi eine Schilddrüsenerkrankung ist, daß die Funktionsstörung dieser Drüse alle Erscheinungen erklärt, daß man auch für das Eigenartige des Krankheitsbildes eine spezifische, der Basedowschen Erkrankung zukommende Veränderung der Schilddrüse annahm. Es steht eine Reihe von Autoren auf dem Standpunkte, daß es eine ganz spezifische Veränderung der Schilddrüse gibt, durch deren histologischen Nachweis allein schon die Diagnose eines Morbus Basedowi gestellt werden könne und daß auch die verschiedene Intensität und die verschiedenen Erscheinungsformen der Fälle mit entsprechenden Veränderungen der Schilddrüse im Einklange stehen. Eine solche Annahme ist schon a priori nicht sehr wahrscheinlich, sie steht aber auch mit einer Reihe von Tatsachen in Widerspruch. Es können die Veränderungen an der Schilddrüse bei Morbus Basedowi fehlen, dieselben Veränderungen können sich auch außerhalb desselben finden und können wir aus den histologischen Befunden nicht einmal auf eine Funktionsstörung der Schilddrüse schließen. Für das Zustandekommen der Erscheinungen ist mindestens in eben demselben Maße wie die Veränderung der Schilddrüse auch die Reaktion des Individuums resp. die Ansprechbarkeit und Reaktion der Erfolgsorgane, auf welche die Schilddrüse einwirkt, maßgebend; hier spielen wieder konstitutionelle Momente eine maßgebende Rolle. Dies, sowie die Tatsache, daß auch andere Blutdrüsen an den Erscheinungen beteiligt sind, muß strikte gegen die Auffassung sprechen, daß die Veränderungen der Schilddrüse allein einen Rückschluß auf die Erscheinungen gestatten.

Die starre Schilddrüsenhypothese des Morbus Basedowi hat aber noch andere Mängel, auf die wiederholt von verschiedenen Seiten hingewiesen wurde, ohne daß es dadurch gelungen wäre, sie in ihrer Stellung zu erschüttern. So konnte auf die Tatsache hingewiesen werden, daß wir durch die Funktionsstörung der Schilddrüse nicht einmal die Kardinalsymptome des Morbus Basedowi wie den Exophthalmus erklären können und daß uns bei der Annahme des Morbus Basedowi als einer Schilddrüsenerkrankung jene Fälle unverständlich bleiben, bei welchen die Erscheinungen im Anschlusse an ein psychisches Trauma auftreten, um ebenso rasch, wie sie gekommen sind, eventuell auch schwinden zu können. Hier kann doch von einer organischen Veränderung der Schilddrüse keine Rede sein. Solche Bedenken waren Veranlassung, daß von einzelnen daran gedacht wurde, das primum movens der Erkrankung außerhalb der Schilddrüse zu verlegen. In letzter Zeit gewinnt daher wieder die Anschauung mehr Anhänger, daß auch nervöse Einflüsse beim Morbus Basedowi das Primäre sein können, die dann zu einer Funktionsstörung der Schilddrüse führen. Eine Stütze findet diese Annahme in dem Nachweise sekretorischer Nerven für die Thyreoidea. Damit nähern wir uns wieder jener ursprünglichen Auffassung des Morbus Basedowi, die bis in die letzte Zeit ihre Anhänger hat, daß der Erkrankung eine nervöse Störung zugrunde liege.

Auf diese strittigen Fragen werden wir etwas näher eingehen müssen, weil ihre Beantwortung nicht nur von eminent theoretischem Interesse ist, sondern auch eine große praktische Bedeutung hat. Hängt ja zum Teil davon die Berechtigung ab, die Erkrankung chirurgisch zu behandeln oder nicht.

Trotz der vielen angewandten Mühe, trotz der intensiven Beschäftigung mit dem Morbus Basedowi-Probleme von seiten der Internisten, Chirurgen, Okulisten, Gynäkologen, der experimentellen Medizin, die eine ungeheuere Literatur gezeitigt hat, sind unsere Kenntnisse noch durchaus lückenhafte, sind wir noch immer erst am Beginne der Lösung derselben. Die Ursache, warum wir scheinbar an einem toten Punkte angelangt sind, hat zunächst darin seinen Grund, daß wir über den Bau und die Funktion der Blutdrüsen und ihre Beziehungen zum Nervensystem zu wenig orientiert sind. Hier geht die Klinik den experimentellen Disziplinen voraus. Ein weiterer Grund ist darin zu suchen, daß man bei der streng experimentellen Richtung in der Medizin die Aufklärung über die dem Morbus Basedowi zugrunde liegenden Störungen durch das Tierexperiment erhoffte. Daß diese Bestrebungen gescheitert sind, darf uns aber nicht wundernehmen. Endlich hat man bei der streng anatomisch lokalisierenden Deutrichtung und bei der Bedeutung, die die ätiologische Forschung der Erkrankungen in den letzten Jahrzehnten erlangte, das Konstitutionsproblem aus dem Kreise der Erwägungen ausgeschaltet und bringt erst die jüngste Zeit hier Umkehr zum Besseren.

Durch Heranziehung des konstitutionellen Momentes dürften wir dem Verständnis der Vorgänge, die dem Morbus Basedowi zugrunde liegen, näher gebracht werden. Wir haben uns bemüht, so weit unsere derzeitigen Kenntnisse reichen und dies in der Hand des einzelnen gelegen sein kann, auf solche Beziehungen bei den einzelnen in Betracht kommenden Streitfragen hinzuweisen und zu überprüfen, wie weit solche konstitutionelle Momente die bei dem Morbus Basedowi zu beobachtenden Erscheinungen beeinflussen können und verweisen hier auf unsere späteren Ausführungen. Zu behaupten, dadurch das Basedow-Problem einer endgültigen Lösung zugeführt zu haben, liegt uns natürlich vollständig ferne. Auch für die Konstitutionsprobleme stehen wir am

Beginne der Erkenntnis und ist auch hier die Klinik den übrigen Disziplinen, vorläufig wenigstens, vorausgeeilt. Trotzdem läßt sich jetzt schon ein gewisser Gewinn durch eine solche Betrachtungsweise nicht absprechen. Wir kommen über viele Schwierigkeiten hinweg, so über die Schwierigkeit, die Verschiedenheit der einzelnen Fälle durch die Funktionsstörung der Schilddrüse allein erklären zu können, können einzelne Momente, die zur Annahme eines Dysthyreoidismus geführt haben, ungezwungener erklären und können der Annahme mehrerer verschiedener Hormone zur Erklärung der verschiedenen Erscheinungen aus dem Wege gehen. Wir werden damit aber auch den Anschauungen gerecht, zu welchen man in letzter Zeit über die Funktion der Schilddrüse gelangt ist, nach welchen ihr Hormon den Biotonus der Organe beeinflußt und nur verstärkend auf die dort ablaufenden Vorgänge einwirkt. Es entspricht auch biologischem Denken, für Vorgänge nicht nur das auslösende Moment, den Reiz, sondern auch das Erfolgsorgan verantwortlich zu machen.

3. Kapitel.

Ätiologie.

A. Prädisponierende Momente.

Wenn wir unter den Momenten, die eine Disposition für das Zustandekommen des Morbus Basedowi schaffen, Umschau halten, so sind es zunächst drei, deren Einfluß ein unverkennbarer ist: das Geschlecht, das Alter und endlich hereditäre Einflüsse.

Geschlecht. Die Tatsache, daß Weiber viel häufiger an Morbus Basedowi erkranken als Männer, wird allseits zugegeben und ist aus allen Statistiken gleichmäßig ersichtlich, wenn sich auch hinsichtlich der Prozentzahlen der Beteiligung ziemlich beträchtliche Differenzen ergeben. So können wir, wenn wir den von Sattler zusammengestellten Statistiken Zahlen entnehmen wollen, Verhältniszahlen von 48 : 1 (Russel Reynold in 49 Fällen) bis 1,75 : 1 (Gayme in 11 Fällen) finden. Wenn wir von solchen exorbitanten Differenzen, die bei der Kleinheit der Zahlen in der Eigenart des Materials etc. begründet sein können, absehen und nur größere Zahlenreihen in Betracht ziehen, so finden sich auch hier noch immer beträchtliche Differenzen. So bekommt Buschan aus 980 zusammengestellten Zahlen ein Verhältnis von 4,6 : 1, Sattler aus 3800 Fällen 5,44 : 1 und Murray aus 300 Fällen 11,5 : 1. Mendel und Tobias finden in ihren Fällen ein Verhältnis von 6 : 1. Zur Erklärung dieser Differenzen in den Zahlen kommen mehrere Momente in Betracht. Es kann zunächst die Ursache in der zufälligen Beschaffenheit des beobachteten Materials gelegen sein. So hatten, wie Sattler anführt, Stoffella und Müller H. mehr Männer als Frauen unter ihren Kranken, auch mein Vater hatte als Militärarzt in dem größten Truppenspital Wiens ein mehr einseitiges Material zur Verfügung. Damit allein finden wir aber nicht unser Auskommen. Eine Durchsicht der verschiedenen Statistiken erweckt den Eindruck, als ob aus den älteren Statistiken im allgemeinen eine stärkere Beteiligung der Weiber hervorginge. So würden nach Hardy nahezu nur Frauen erkranken, in den Zusammenstellungen Russell Reynolds, Clarkes, Gordon Holmes die Weiber ca. 98% aller Fälle stellen. In den Statistiken der letzten Zeit finden sich nur höhere Werte bei Pic et Bonamour von 80,7—89%, bei Schultze von 86%, bei Stark von 81,2%, bei Thompson 88,8% und endlich bei Murray von 92%. Da wir nicht annehmen können, daß sich die Häufigkeit des Leidens bei Frauen, die allerdings seither mehr maskuline Gewohnheiten angenommen haben, so geändert haben könne, müssen wir die Ursache in der geänderten Diagnosenstellung suchen. Darin liegt sicher einer der Gründe für die differenten Zahlen der Statistik. Durch die Aufstellung der sogenannten formes frustes verlor die Diagnosenstellung an Präzision und ist es mehr dem willkürlichen Ermessen des einzelnen anheimgegeben, einen Fall dem Morbus Basedowi zuzuzählen oder nicht. Es werden hier vielfach Fälle eingerechnet, die mit dem Morbus Basedowi nichts gemein haben. Daß dieser Umstand die Zahlen zu beeinflussen vermag, ergibt sich aus den Zahlen von Stern. Stern, der die Zahlen bei echtem Morbus Basedowi und seinem Basedowoid, das ungefähr der forme fruste Charcots entspricht, getrennt anführt, bekommt bei Morbus Basedowi die Zahlen 9,2 : 1 und 90,2%, bei Basedowoid 5,5 : 1 mit 84,6%; nehmen wir beide zusammen, so finden wir bei 185 Fällen Zahlen von 6,4 : 1 und 86,4% für die Beteiligung des weiblichen Geschlechtes. Je mehr solche Fälle von forme fruste in die Statistik einbezogen werden, je freigebiger ein Autor mit der Diagnose eines Morbus Basedowi ist, desto differenter werden die Zahlen sein müssen. Es wird sich daher empfehlen, bei künftigen statistischen Arbeiten die typischen Fälle und die formes frustes getrennt zu behandeln. (Vgl. hierzu die Ausführungen über formes frustes S. 289.)

Dieser Umstand kommt möglicherweise auch bei der Differenz in Betracht, die Sattler zwischen den englischen Statistiken und den übrigen auffällt. Es scheint ihm in England das weibliche Geschlecht zu der Erkrankung mehr disponiert zu sein, da er von 13 verwertbaren Angaben nur drei findet, bei welchen sich die Verhältniszahl dem von ihm erhobenen Mittelwerte nähert. Er findet als Mittel aus 660 englischen Fällen ein Verhältnis von 23,8 : 1, resp. 94,7% weibliche Kranke. Bei der Durchsicht der englischen und amerikanischen Literatur gewinnt man aber entschieden den Eindruck, als ob die Diagnose eines Morbus Basedowi in diesen Ländern nicht so häufig und nur auf Nebensymptome hin gestellt werden würde, wie z. B. in Frankreich, und gerade dort finden sich, wenn wir uns an die von Sattler zusammengestellten Zahlen halten, häufig die niedrigen Werte. Von fünf verwertbaren Statistiken geben drei Werte von 3, 2,75, 1,75 : 1.

Nach meinen eigenen Erfahrungen entsprechen die Zahlen Sterns mit 90,2 und Murrays mit 92% ungefähr den von mir gefundenen für die Häufigkeit der Beteiligung des weiblichen Geschlechtes. Auch darin stimmen meine Erfahrungen mit Stern überein, daß die Beteiligung des weiblichen Geschlechtes bei den fälschlich als forme fruste geführten Fällen keine so eklatante mehr ist, wenn auch bei diesen Zuständen, ebenso wie beim einfachen Kropf, immer noch eine stärkere Beteiligung erkennbar ist. Übrigens kommt es ja auf ein oder das andere Prozent nicht an, das Wesentliche ist, und das wird übereinstimmend angegeben, das so ungemein häufige Erkranken der Frauen, wie es sonst nur noch bei der Chlorose angetroffen wird. Es ist dies ein Umstand, der für die Deutung der Pathogenese mit in Betracht gezogen werden muss. (Vgl. hierzu Pathogenese S. 268 und Einfluß des Geschlechtes auf den Verlauf S. 294.)

Alter. Ebenso deutlich wie der Einfluß des Geschlechtes ist auch der Einfluß, den gewisse Altersperioden auf das Auftreten des Morbus Basedowi haben (Buschan, Eichhorst, Thompson u. a.). Wenn wir hier den ungemein mühsamen Zusammenstellungen Sattlers folgen, so müssen wir berücksichtigen, daß eine gewisse Einschränkung ihrer Gültigkeit durch den Umstand gegeben ist, daß sie auf einer Zusammenfassung der klassischen Fälle und der forme fruste des Morbus Basedowi basieren. Nun liegen aber auch hier, wie ich Stern beistimmen kann, die Verhältnisse für den Morbus Basedowi und die Fälle von Basedowoid (Stern) oder forme fruste der anderen Autoren nicht gleich. So findet Stern für den echten Morbus Basedowi von 61 Fällen den Beginn in zwei Fällen zwischen 10—20 Jahren, in 34 Fällen zwischen dem 20. und 30. Jahre, in 16 Fällen zwischen dem 30. und 40. Jahre und in 7 Fällen zwischen dem 40.—60. Jahre. Für das Basedowoid findet er von 124 Fällen den Beginn achtmal im ersten Dezennium, in 46 Fällen im zweiten Dezennium, in 10 Fällen zwischen dem 20. und 40. Jahre, in ca. 30 Fällen nach dem 40. Lebensjahre; 22 mal konnte der sichere Anfang nicht eruiert werden. Diese Zahlen von Stern zeigen ganz auffallende Differenzen. Ihre Prozentzahlen, verglichen mit jenen, die sich aus der Zusammenstellung Sattlers ergeben (Männer und Frauen hier zusammengefaßt, ebenso die Zahlen von Quinquennien auf Dezennien zusammengenommen) zeigen, daß Sattlers Zahlen ungefähr in der Mitte zwischen den Zahlen Sterns für den Morbus Basedowi und für das Basedowoid stehen.

	Zahl der Fälle	1—10	10—20	20—30	30—40	40—60
Basedow (Stern) . . .	61		3,3%	55,7%	26,2%	13,1%
Basedowoid (Stern) . .	(124) 102	7,8%	45,1%	9,8%		29,4%
Basedow (Sattler) . .	3477	1,6%	17,4%	32,8%	23,8%	22,9%

Immerhin ergeben die Zahlen von Stern und von Sattler, daß der Morbus Basedowi in der Kindheit selten ist, daß die größere Häufigkeit in die Zeit der geschlechtlichen Entwicklung fällt, daß seine größte Häufigkeit mit der vollen Geschlechtsreife zusammenfällt und daß dann von den 40er Jahren an mit Beginn der Involution wieder eine Abnahme der Erkrankung zu konstatieren ist.

Aus dem Zahlenmaterial Sattlers ergeben sich auch sonst nicht uninteressante Abweichungen für die Geschlechter. Beim weiblichen Geschlechte kommen die meisten Erkrankungen zwischen dem 16. und 40. Lebensjahr vor (71,5% sämtlicher Erkrankungen), während beim Manne um diese Zeit der Prozentsatz 62,6 beträgt. Vom 45. Jahre an geht das Überwiegen der Weiber bei der Erkrankung wieder zurück, es übersteigt jenseits des 45. Jahres die prozentuale Ziffer der Männer die der Frauen (20,4 gegen 14,3% bei Frauen). Auch diese Differenzen stehen mit dem differenten Ablauf des Geschlechtslebens in Beziehung. (Vgl. hierzu auch S. 294, Formen.)

Für die vereinzelten Fälle im frühen Kindesalter ist die Schwierigkeit der Diagnose in dieser Zeit zu berücksichtigen; für die Angaben von hohem Alter der Fälle ist oft der Beginn der Erkrankung in früherer Zeit nicht genügend berücksichtigt.

Hereditäre Einflüsse. Die Bedeutung hereditär degenerativer Einflüsse für das Zustandekommen des Morbus Basedowi erfuhr namentlich von seiten der französischen Kliniker eine eingehende Würdigung, während man in Deutschland zu dieser Zeit dem konstitutionellen Momente wenig Beachtung schenkte. Charcots glänzender Blick hatte es erkannt, daß es eine Reihe von Erkrankungen gibt, die sich nur auf degenerativer Basis entwickeln und daß sich bei Kranken solcher Art in der Aszendenz und in der Familie wieder häufig Erkrankungen finden, die mit gewissen Konstitutionsanomalien des Individuums in Beziehung gebracht werden müssen. Charcots „Famille névropathique" umfaßt Mitglieder, denen als gemeinsames Angebinde bei der Geburt die degenerative Anlage und so die Disposition zum Erkranken an verschiedenen Geistes- und Nervenkrankheiten, an Schwächezuständen des Organismus, an verschiedenen konstitutionellen Krankheiten wie Gicht, Fettsucht, Diabetes, Chlorose, Tuberkulose usw. und auch an Morbus Basedowi mitgegeben worden ist. Zur Familie nevropathique zählt Charcot auch die Basedowkranken. Der Standpunkt, den man in Deutschland in dieser Frage einnimmt, wird am besten durch die Anschauungen von Moebius gekennzeichnet.

Moebius (Nothnagels Handbuch 1896) äußert sich hierzu: „Besonders von französischer Seite hat man, um die Basedowkranken als Glied der Famille névropathique zu beglaubigen, hervorgehoben, daß die von ihr Betroffenen aus nervenkranken Familien stammen, neuropathisch belastet seien. Der Beweis besteht immer darin, daß man eine Anzahl von Basedowkranken aufzählt, bei denen es so war. Eine sehr grosse Reihe solcher Fälle findet man bei Buschan. Es ist aber nicht zu verkennen, daß mit solchen Angaben recht wenig bewiesen wird, und ich glaube, die Bedeutung der neuropathischen Belastung ist sehr überschätzt worden. Die Erfahrung überzeugt mich immer mehr, daß bei vielen Basedowkranken kein nennenswerter Grad von jenen vorhanden ist und daß andererseits, wenn man nur genau nachsieht, kaum eine Familie ohne irgendwelche degenerierte Glieder existiert. Immerhin ist etwas Wahres an der Lehre von der hérédité nerveuse. Wenn man Basedowkranke und Tabeskranke einander gegenüberstellt, so findet man doch, daß bei jenen neuropathische Belastung viel häufiger ist, als bei diesen. Auch spricht dafür die relative Häufigkeit von Hysterie, von degenerativen Seelenstörungen bei Basedowkranken. Man muß also wohl sagen, daß die neuropathischen Menschen mehr Anlage zur Basedowkrankheit haben als andere, oder daß die Basedowveränderung relativ häufig bei erblich Entarteten vorkomme." „Eindeutiger als das Vorkommen irgendwelcher Nervenkrankheiten in der Familie ist die Wiederkehr der Basedowkrankheit in derselben Familie."

Die Einwände von Moebius, die vielfach noch in schärferer Form zum Ausdruck gebracht wurden, sind gewiß nicht berechtigt. Es ist richtig, daß sich bei vielen Basedowkranken in der Aszendenz keine Nervenkrankheiten erweisen lassen. Wer aber weiß, wie schwierig es ist, schon über die nächsten Familienangehörigen anamnestische Daten zu erhalten und wie schwierig es ist, über nervöse Erkrankungen selbst gröbster Art in der Familie Auskünfte zu bekommen, wird sich darüber nicht wundern. Aber es brauchen ja, und das ist das Wesentliche, nicht nur nervöse Erkrankungen zu sein, sondern es kommt hier die große Reihe sogenannter Konstitutionskrankheiten und Vegetationsstörungen, wie Zwergwuchs, Großwuchs, Fettleibigkeit, Chlorose, Diabetes, Asthma etc. ebenso in Betracht. Wie ich an anderer Stelle ausführen konnte, haben die Anschauungen Charcots durch die zunehmende Erkenntnis der Funktion der Blutdrüsen und ihrer Beziehungen zueinander eine wesentliche Stütze erfahren. Es kann als erwiesen angesehen werden, daß gerade an dem Zustandekommen jener Erkrankungen, welchen man wegen ihrer Eigenart und der anscheinend vollständig differenten Pathogenese eine Sonderstellung einräumte und die man als Konstitutionskrankheiten bezeichnete, den Blutdrüsen eine hervorragende Rolle zufällt. Die Affektion der Blutdrüsen genügt jedoch allein nicht für das Zustandekommen der Erscheinungen, sie bedürfen als Bedingung noch eines geeigneten Bodens, der durch die degenerative Anlage gegeben ist. Trifft diese degenerative Anlage das Nervensystem, so finden wir den einseitig hervorragend begabten, aber sonst ethisch minderwertigen, kriminellen Menschen, oder die degenerativen Formen der Neurosen und Psychosen mit ihrer Eigenart, oder vielleicht die vielgestaltigen Bilder

der degenerativen Erkrankungen des Gehirns und Rückenmarks. Trifft diese
Anlage den bindegewebigen Stützapparat des Körpers, so sehen wir Bilder,
die dem Status asthenicus von Stiller entsprechen, oder die Erscheinungen bindegewebiger Diathese mit abnormer Wucherung desselben wie bei
der multiplen Serositis oder der Cirrhose. Trifft sie die Blutdrüsen, so kommt
es zu den verschiedensten Bildern: zu dem Auftreten von Hoch- und Zwergwuchs, kretinistischen Zuständen, von abnormem Fettwuchs, zu eunuchoiden
Zuständen, zur Chlorose, zum Diabetes, zum Morbus Basedowi. Das gemeinsame Band: die degenerative Anlage läßt uns verstehen, daß die Individuen
auf an sich belanglose Reize ganz abnorm reagieren, mit Erscheinungen reagieren, die wir sonst zu sehen nicht gewöhnt sind, daß sie einerseits Zeichen
abnormer Leistungsfähigkeit und gleichzeitig abnormer Schwäche eines und
desselben Organes zeigen, oder sonst hochentwickelte und abnorm leistungs-
fähige Menschen sind, die nur nach einer Richtung sonderlich sind und leicht
aus dem Gleichgewichte gebracht werden. Wir können dadurch das Verständnis
aufbringen für die Tatsache, daß in den Familien solcher Degenerierter die
krankhafte Anlage einmal an diesem, das andere Mal an einem anderen Organe
sich geltend machen kann, daß sich nicht immer dieselben degenerativen Zustände in den Aszendenten und Deszendenten finden müssen. Die Bedeutung
der Blutdrüsen für die normale Entwicklung des Körpers, die nahen Beziehungen
der einzelnen Blutdrüsen zueinander, ihre scheinbar leichte Beeinflußbarkeit
und Abhängigkeit vom vegetativen Nervensystem lassen es uns dann auch
verständlich erscheinen, daß in den Stammtafeln solcher Degenerierter die
sogenannten Konstitutionskrankheiten mit degenerativen, nervösen Erkrankungen in bunter Reihe wechselnd angetroffen werden können.

Es kann jemand aus degenerierter Familie mit degenerativer Anlage
eines Organes heil durch das Leben kommen und den Eindruck eines Gesunden
machen, wenn der Organdefekt sich ausgleichen kann, wenn die Möglichkeit
eines kompensatorischen Eintretens eines anderen Organes oder der Schonung
des von Haus aus Minderwertigen gegeben ist, oder wenn das Individuum
im Leben Glück hat und nicht in die Lage kommt, eine abnorme Leistung
von seinem Organe zu verlangen. Es kann aber auch in einer degenerierten Familie
nur gesundes elterliches oder vorelterliches Keimplasma zum Aufbau eines
Individuums verwendet worden sein und wird dann dasselbe an sich keine Erscheinungen der Degeneration bieten. Maßgebend ist, ob bei erblicher Belastung
auch eine Behaftung stattgefunden hat. Diese Behaftung wird sich oft nur
bei genauester Erforschung des Individuums, seines körperlichen und geistigen
Entwicklungsganges, oder durch den Nachweis geistiger und körperlicher Entartungszeichen erkennen lassen. Der Nachweis der erblichen Belastung ist
nur insofern von Belang, als die Erfahrung lehrt, daß je zahlreicher die degenerativen Determinanten am Aufbau der Individuen beteiligt sind, wie bei kon-
vergierender gehäufter erblicher Belastung, desto größer auch die Zahl der
degenerierten Individuen und die Zahl der auf degenerativer Basis fußenden
Erkrankungen ist.

Bei Morbus Basedowi finden wir zumeist schon in der Anamnese Anhaltspunkte für degenerative Einflüsse und können auch die Behaftung, die ererbte
krankhafte Veranlagung durch den Nachweis degenerativer Stigmen erschließen.

Aus der Literatur lassen sich denn auch leicht eine große Anzahl von
Beobachtungen auffinden, die auf diese Verhältnisse ausdrücklich hinweisen
oder einschlägige Mitteilungen bringen, ohne daß man aber daraus die weiteren
Schlußfolgerungen gezogen hätte.

Buschan zählt in seiner Monographie 58 Beobachtungen auf, bei welchen
in der Familie Geisteskrankheiten, Neurosen (Hysterie, Epilepsie) oder so-

genannte nervöse Zustände vorhanden waren. Ferner führt er eine große Reihe von Beobachtungen an, bei welchen in der Familie Kropf, Migräne, nervöse Herzzustände, Diabetes, Gicht, Tuberkulose angegeben wurde. Auch stellt er bereits eine große Reihe von Fällen zusammen, bei welchen Basedow in der Ascendenz vorkam, oder mehrere Familienmitglieder daran litten. Stern, der einen echten und einen degenerativen Morbus Basedowi unterscheidet, findet für den letzteren meist eine hereditäre neuropathische Belastung. Dalmady findet, daß die Kranken häufig aus Familien stammen, die zur Fettleibigkeit disponiert sind, Bernhardt betont, daß die Mehrzahl der Kranken neuropathisch veranlagt ist, Parhon et Marbe, Dromard et Levassort heben den Einfluß der Degeneration für den Morbus Basedowi und für Psychosen ausdrücklich hervor. Oppenheim findet hereditäre Anlage und Belastung in der Mehrzahl der Fälle, in der Ascendenz Erkrankungen des Nervensystems, insbesonders eine Disposition für vasomotorische Neurosen. Mendel und Tobias finden in über 50 % der Fälle hereditäre Belastung und stellen diesen Faktor in der Ätiologie an erste Stelle. A. Kocher findet, daß es sich bei Morbus Basedowi eher um krankheitsbelastete Familien und Personen handelt und daß hierbei Krankheiten der Schilddrüse und des Nervengefäßsystems entschieden im Vordergrunde stehen, Päßler findet in 57 % seiner Fälle neuropathische Belastung, ebenso Hallervorden in 41 % seiner Fälle von Thyreosen. Schultheis und Grober bringen Beobachtungen von Epilepsie und Diabetes, Hallervorden, Rave Mauby von Diabetes in der Familie, Bernhard eine Beobachtung von Halsrippe bei Morbus Basedowi, die vielfach mit neuropathischer Disposition in Beziehung gebracht wird.

Die Fälle von familiärem Auftreten des Morbus Basedowi haben in letzter Zeit Goldberg, Schultheis zusammengestellt. Fälle von Morbus Basedowi bei den Eltern oder in der Ascendenz bringen Bull, Cornig, Déjerine, Frey, Edwards, H. Fränkel, Goldberg, Grohmann, Joffroy, A. Kocher, Kronthal, v. Leyden, Meige und Allard, Newman, Päßler, Van der Linden und der Buk, Rosenberg, Railliet, Solbrig, Vigouroux u. a. Joffroy hat in 25 Familien direkte Vererbung gesehen, A. Kocher findet von 59 Kranken fünfmal den Morbus Basedowi in der Familie und Cornig hat den Morbus Basedowi in drei Generationen, Déjerine durch vier Generationen verfolgen können. Über das Auftreten von Morbus Basedowi bei Geschwistern oder in der Familie berichten Carrier, Grober, Hirschl, A. Kocher, Mackenzie, Murray, Päßler, Přibram, Schenk, Sottas, Wild u. a. Gullan betont die Häufigkeit des Vorkommens familiärer und hereditärer Einflüsse.

Eine Reihe von Beobachtungen erhärtet das Vorkommen degenerativer Veränderungen in den Stämmen der Basedowkranken. So berichten über das Vorkommen von Kropf in der Ascendenz und in der Familie Holub, Hirschl, A. Kocher, Newmann, Thyssen u. a., über vorstehende Augen Cuningham. Jackson und Mead konnten bei 85 Fällen von Morbus Basedowi dreimal Morbus Basedowi und 12 mal Kropf in der Verwandtschaft finden. Raymond u. Serieux bringen einen Fall, der spät sprechen gelernt hat und in der Kindheit schon abnorm war, dessen Vater und Großmutter an Exophthalmus und Herzklopfen litten und in dessen Ascendenz schwere psychische Anomalien und Taubstummheit vorhanden waren. In der von Oesterreicher beschriebenen Familie leidet die Mutter der acht Kinder an Hysterie, ein Sohn an Morbus Basedowi, eine Tochter seit Kindheit an Herzklopfen, Hysterie und wahrscheinlich Morbus Basedowi, eine Tochter an Hysterie, Exophthalmus, geringen Basedowzeichen, eine Tochter an Struma und apoplektischem Insult, eine Tochter im Klimakterium an schwerem Morbus Basedowi, eine Tochter an

Exophthalmus, Struma und Herzklopfen; zwei Kinder der Mutter leiden an Exophthalmus und Herzklopfen, vier ihrer Enkelinnen an Hysterie, Struma, Exophthalmus, in ihrer Familie ist ein Fall von Epilepsie. Jaccoud berichtet über eine hysterische Frau, von deren fünf Enkelinnen drei an Morbus Basedowi litten, v. Leyden über einen basedowkranken Vater, dessen eine Tochter an Morbus Basedowi, die andere an Myxödem litt. In der Familie des Falles Ritter hatten der Großvater, Vater und sechs Geschwister multiple Exostosen, eine Schwester wurde spät menstruiert, hatte keine fühlbare Schilddrüse und zeigte läppisches albernes Wesen, während die Kranke selbst auffallend früh menstruiert war und auffallenden Hochwuchs zeigte. White berichtet über einen Fall einer basedowkranken Mutter, die bereits ein Kind mit Basedow-symptomen geboren, dann eine Frühgeburt mit Exophthalmus und Struma hatte.

Von Interesse ist hier die Tatsache, daß sich in der Ascendenz und in der Familie von Basedowkranken verhältnismäßig häufig Herzfehler, Gelenkrheumatismus und Chorea nachweisen lassen. Auch hier spielt die degenerative Anlage insoferne eine Rolle, als durch sie die Neigung zu Gelenkrheumatismus erklärt wird (siehe S. 24) und in solchen Familien Degenerierter häufig Anomalien des Herzens und der Gefäße angetroffen werden.

Die Häufigkeit, mit welcher wir bei Morbus Basedowi hereditäre Einflüsse nachweisen können, ist eigenen Erfahrungen nach eine große, doch hat man bisher zu wenig darauf geachtet. Sie sind aber sicher noch viel häufiger vorhanden, als wir sie nachweisen können, wenn man bedenkt, wie schwierig es ist, diesbezügliche Angaben zu erhalten.

Weitaus weniger orientiert sind wir über die Frage, wie weit die Rasse zum Erkranken an Morbus Basedowi disponiert, und wie weit der einfache Kropf in Beziehung zur Häufigkeit dieser Erkrankung gebracht werden kann.

Über die Beteiligung der verschiedenen Rassen am Morbus Basedowi, ebenso über die eventuelle Beeinflussung der Erscheinungen und des Verlaufes durch die Rasse sind wir vollständig unorientiert und sind die vorliegenden Angaben darüber nur ganz vereinzelt und unzureichend. So findet v. Szontag bei seinem Materiale in einem ungarischen Badeorte (Höhenkurort) $50^0/_0$ Juden, was wohl mit den Verhältnissen in Ungarn und der dortigen sozialen Stellung der Juden in Zusammenhang steht. Dasselbe gilt von der Angabe von Gluzinski, der in seinem Krakauer Material über die Hälfte Juden unter seinen Basedowkranken hatte. Nach meinen eigenen Erfahrungen konnte ich diese auffallend stärkere Beteiligung nicht finden. Die Angaben, daß die Basedow-krankheit in Indien selten vorkomme (Drake Brockmann, Maude), auch in Japan selten ist (Otsuka, Tatsuje Inouye) und bei den Negern selten zu beobachten ist (Eshner), sind für Schlüsse nicht zu verwenden.

Auch die Frage, ob Kropfträger häufiger an Morbus Basedowi erkranken, ob eine Struma eine Disposition für die Erkrankung abgibt, erscheint nicht eindeutig beantwortet. A priori wäre eine solche Disposition zu erwarten, wenn wir uns die Tatsache vor Augen halten, daß in der Familie und in der Ascendenz von Basedowkranken Kropf häufig nachgewiesen werden kann. Zur Beantwortung der Frage wäre in erster Linie die Erfahrung der Chirurgen berufen, doch sind ihre Angaben nicht übereinstimmend und sind sie auch noch aus anderen Gründen nicht gut verwertbar. So findet Krecke bei seinem Materiale in ca. $2,5^0/_0$ der Fälle Morbus Basedowi (mit und ohne Exophthalmus), während Kröger in $24^0/_0$ von Kropfträgern voll ausgebildete Fälle von Morbus Basedowi findet. Nach der Zusammenstellung von Sattler, die 626 Fälle verschiedener größerer Statistiken umfaßt, ließ sich in $25,5^0/_0$ ein Kropf schon vor dem Auftreten des Morbus Basedowi erweisen, und zwar in ca. $5^0/_0$ schon seit der Kindheit, in den übrigen Fällen einige bis viele Jahre vorher. Aus diesen Zahlen würde sich eine gewisse Disposition Kropfiger für den Morbus Basedowi ergeben. Doch ist zu bedenken, daß vielfach in die Statistiken nicht nur typische Fälle von Morbus Basedowi mit einbezogen sind, sondern daß sie eine ganze Reihe verschiedener Elemente umfassen. Zunächst sind hier die Fälle inbegriffen, die wir von Morbus Basedowi abtrennen müssen und die wir als Thyreoidismus bezeichnen (vgl. S. 363); in diesem Sinne spricht die Tatsache, daß vielfach ausdrücklich bemerkt erscheint, daß die Erscheinungen des Morbus Basedowi erst auf Jodgebrauch aufgetreten sind. Dann werden auch die zahlreichen Fälle von sogenannter forme fruste des Morbus Basedowi mit einbezogen, von welchen ein großer Teil sicher nichts mit einem Morbus Basedowi zu tun hat. Ob sich nach Abzug dieser Fälle dann auch noch Zahlen ergeben würden, aus welchen wir mit Sicherheit auf eine Disposition zum Erkranken an Morbus Basedowi durch die Struma schließen können, entzieht sich natürlich vorläufig unserer Beurteilung. Selbst wenn sich das häufigere Erkranken von Kropfträgern an typischem Morbus Basedowi ergeben sollte, ist aber dann noch die Frage zu entscheiden, ob diese Disposition durch die Veränderung der Schilddrüse bedingt ist und ob nicht vielmehr nur die degenerative Anlage hier maßgebend ist, als deren Stigma sich nur zufällig ein Kropf findet. (Vgl. hierzu Struma S. 48.)

Gegen die Annahme, daß die Struma einfach als solche die Disposition zum Erkranken an Morbus Basedowi abgebe, spricht vor allem eine Tatsache: die Seltenheit des Morbus Basedowi in Kropfgegenden. So betonen Fr. Kraus, Scholz die Seltenheit typischer Basedowfälle in dem kropfreichen Steiermark und Kärnten, Bircher H. und Bircher E. für Aarau, Broers für Utrecht, Savage für Cumberland. Sattler kommt auf Grund seiner Zusammenstellung zu dem Resultate, daß in einigen besonders starken Kropfgebieten der typische Morbus Basedowi seltener angetroffen wird, als in Gegenden, in welchen große Kröpfe nur sporadisch vorkommen. Diesen Angaben stehen allerdings solche gegenüber, die ein häufigeres Zusammenvorkommen erweisen würden. So gibt Maude an, daß er unter 55 Fällen 12 mit mehr oder weniger ausgesprochenen Zeichen von Morbus Basedowi fand, Mackenzie glaubt, daß in Kropfgegenden auch der Morbus Basedowi häufiger sei. Dedichen findet in einer Kropfgegend bei 60% der Kropfigen Basedowsymptome bis ausgesprochenen Morbus Basedowi und Holmgren gibt in einer Mitteilung an Sattler an, daß in seinem Rayon, einer Kropfgegend, der Morbus Basedowi in $1,2\%$ angetroffen werde. Die Ursache für diese differenten Zahlen ist jedoch unseres Erachtens u. a. wieder darin zu suchen, daß von einzelnen auch sogenannte formes frustes mit einbezogen erscheinen. So würden wir, wenn wir von den Fällen von Holmgren nur die typischen nehmen, einen Prozentsatz von 0,6 bekommen, der dem der kropffreien Gegenden entspricht.

Zur Erklärung dieser immerhin auffallenden Tatsache der Seltenheit des Morbus Basedowi in Kropfgegenden kommen mehrere Möglichkeiten in Betracht. So wäre es denkbar, daß die verschiedene Art der Schilddrüsenschwellung von Einfluß ist, eine Annahme, die Kocher, Sattler, Hofmeister u. a. vertreten. So glaubt Kocher, daß nicht jeder Kropf eine Disposition für den Morbus Basedowi abgebe, sondern nur die rein hyperplastischen Formen, die in einzelnen Gegenden häufig vorkommen, eine Annahme, die durch die Angabe Hofmeisters eine Stütze gefunden hätte, daß in den verschiedenen Teilen seines Kropfrevieres mit verschiedener Beteiligung an Thyreosen auch verschiedene Arten von Kröpfen vorhanden sind. Die Angabe Hofmeisters fand durch Blauel allerdings keine Bestätigung. Selbst wenn wir aber die

Möglichkeit des Einflusses bestimmter Formen von Strumen zugeben, so kann damit allein doch nicht die Differenz erklärt werden. Wir müssen hier auf ein weiteres Moment rekurrieren. Der endemische Kropf ist an gewisse Territorien gebunden und befällt die Menschen, die sich dort der Einwirkung der Noxe aussetzen, ähnlich wie eine Infektionskrankheit. Wie weit hierbei eine gewisse Disposition oder Immunität in Betracht kommt und wodurch eine solche gegeben ist, ist uns vorläufig unbekannt. Bei solchen Kropfträgern finden sich zwar auch häufig Erscheinungen degenerativer Anlage, doch ist deren Bedeutung für den endemischen Kropf nicht so augenfällig. Es ist der endemische Kropf als eine erworbene Eigenschaft auch nicht vererbbar. Anders steht es mit dem sporadisch auftretenden, vererbbaren Kropf. Er ist entweder in der Keimanlage gegeben und dadurch direkt als Organanomalie vererbbar, oder er ist Ausdruck degenerativer Vorgänge und findet sich als solcher häufig in den Familien der Degenerierten neben anderen degenerativen Erkrankungen. Es würde hier für das häufigere Vorkommen von Morbus Basedowi bei diesen Kropfträgern die gemeinsame degenerative Anlage, auf der sich beide Zustände entwickeln, maßgebend sein. So könnte sich die Differenz in dem Verhalten der endemischen Struma gegenüber der degenerativen Form zum Morbus Basedowi erklären lassen. Vielleicht kommt dieses Moment auch zur Erklärung mancher Differenzen in den Angaben über die Häufigkeit des Morbus Basedowi in Kropfgegenden in Betracht. So ist jedenfalls die Differenz in der Angabe von Maude, der in einem Bezirke von 3000 Menschen unter 55 Kropfigen 12 Fälle von Morbus Basedowi inkl. forme fruste fand und der von Frank Billings, der aus einem kleinen Dorfe bei acht Fällen von Kropf zwei mit typischem Morbus Basedowi sah, sehr auffallend. Ist es nicht denkbar, daß in Billings Dorfe, wie das so oft bei uns geschieht, durch Inzucht usw. degenerative Zustände mitgespielt haben?

Jedenfalls kann es aber vorläufig als nicht erwiesen angesehen werden, daß die strumöse Veränderung der Schilddrüse als solche eine Disposition für die Basedowkrankheit abgibt. Sicher spielt hier die degenerative Anlage eine Rolle. Die Frage, ob hier vielleicht eine gewisse, durch die Anlage gegebene Anomalie der Drüse mitspielt, kann derzeit noch nicht beantwortet werden, wenn auch einzelne Tatsachen in diesem Sinne sprechen.

Auf die degenerative Anlage sind auch jene vereinzelten Angaben zu beziehen, welchen wir bei einzelnen Beobachtern begegnen, daß einzelne Personen eine gewisse Disposition zur Erkrankung an Morbus Basedowi haben. Dabei fällt der Zeitrichtung entsprechend das Wort Konstitution vollständig aus; nur Kocher spricht in letzter Zeit von einer Basedowkonstitution.

So sollen Neurasthenie und Hysterie eine gewisse Disposition abgeben. Richtig wäre wohl die Fassung, daß Hysterie und mindestens gewisse Formen von Neurasthenie degenerative Erkrankungen sind, die ebenso wie der Morbus Basedowi auf krankhafter Anlage fußen, mit diesem daher oft kombiniert vorkommen können; möglich auch, daß beide durch die dem Morbus Basedowi zugrunde liegenden Vorgänge und Veränderungen manifest gemacht werden können.

Mit der Angabe von Fr. Kraus, daß Personen mit labilem vasomotorischem Nervensystem „vasomotorische Individuen" scheinbar leichter an Morbus Basedowi erkranken, stimmt die Angabe von Kocher überein, der Personen mit sanguinischem Temperament: leicht erregbare, ruhelose Menschen, mit stärker glänzenden Augen, mit Kongestionierung des Gesichtes, mit Neigung zu Erröten und zu Schweißausbruch bei geringfügigen Anlässen und abnormer psychischer Reaktion auf geringe Ursachen hin, leichter an Morbus Basedowi erkranken findet. Kocher spricht von einer Basedowkonstitution, die in dem histologischen Verhalten der Schilddrüse begründet sei. Gerade aber dieser Symptomenkomplex mit seinen abnormen vasomotorischen und psychischen Reaktionen findet sich so häufig bei Degenerierten, auch ohne Struma, daß wir ihn den Stigmen der Degeneration zuzählen müssen. Ich erinnere hier auch an die Häufigkeit des Vorkommens dieser Erscheinungen bei Personen mit Wachstumsstörungen, mit orthostatischer Albuminurie oder Chlorose etc. Es finden sich diese Stigmata degenerationis in allen Abstufungen bis zu jenen Formen, die dann als Forme fruste dem Morbus Basedowi zugezählt werden. (Vgl. forme fruste.) Sie sind Ausfluß einer abnormen Konstitution, einer degenerativen Anlage des Organismus, bei der sich ja, wie an anderen Organen, auch an der Schilddrüse degenerative Veränderungen finden können. Es ist aber erst zu beweisen, daß sich bei diesen Personen eine ganz betsimmte spezifische Veränderung der Schilddrüse findet, die diesen Symptomenkomplex allein auszulösen imstande ist. Dafür fehlen vorläufig alle Beweise. Eichhorst gibt an, daß es vorwiegend zart gebaute, blonde Menschen sind, die an Morbus Basedowi erkranken. Auch die Schilderung von Holmgren, der die Angabe von Eichhorst bestätigt und nur den Hochwuchs hinzufügt, läßt die Annahme von degenerativen Zuständen ohne weiteres machen: es sind seiner Schilderung nach großwüchsige, frühzeitig menstruierte und frühreife Mädchen, von blondem Typus, glänzenden Augen, reichem Haarwuchs, lebhaftem Temperament, leicht erregbar und oft mehr als gewöhnlich intelligent.

Es zeigt sich hier die Tatsache, daß wenn irgend ein Versuch gemacht wird, eine gewisse Körperbeschaffenheit als besonders disponiert für das Auftreten des Morbus Basedowi herauszuheben, es immer degenerative Zustände sind, die dabei zum Vorschein kommen.

Bei der großen Bedeutung, die man der Chlorose für das Zustandekommen des Morbus Basedowi beigelegt hat, müssen wir noch auf diese Beziehungen eingehen. Die erste von Wunderlich gemachte Angabe, daß man bei Bleichsucht nicht selten ein Anschwellen des Halses und auch ein Vortreten der Augen beobachten könne, hatte zur Folge, daß man diesem Verhalten ein größeres Augenmerk zuwandte. Bei der Häufigkeit von Blässe bei Basedowkranken, die damals als Anämie gedeutet wurde, war es begreiflich, daß man beide Erkrankungen miteinander in Beziehung brachte und den Morbus Basedowi von der Chlorose abhängig sein ließ (Immermann). Als dann der Nachweis geführt werden konnte, daß beide Affektionen auch unabhängig voneinander vorkommen können, schlugen die Ansichten in das Gegenteil um und man sah in dem Vorkommen beider Affektionen einfach eine zufällige Komplikation. Man schenkt daher diesen Beziehungen weiter keine Beachtung mehr und sie geraten wieder in Vergessenheit. Buschan nimmt an, daß die chlorotischen Erscheinungen in keinem engeren Zusammenhange mit dem Morbus Basedowi stehen, daß sie höchstens ein prädisponierendes Moment für die Schwächung des Organismus abgeben, auf der sich der Symptomenkomplex aufbaut. 1893 konnte ich dann neuerdings auf den Zusammenhang beider hinweisen. Moebius (1896) drückt sich sehr vorsichtig über die Beziehungen aus, indem er sagt: „man weiß jetzt zu wenig über die Natur der Chlorose, um ihre Bedeutung für die Basedowkrankheit zu erkennen.“ v. Noorden in der 2. Auflage seiner Bearbeitung der Chlorose in Nothnagels Handbuch meint: „Höchst merkwürdig und wenig aufgeklärt sind die Beziehungen zwischen Chlorose und Morbus Basedowi.“ Er beruft sich dann auf Sattler, der auf Grund seiner Zusammenstellung zu der Anschauung kommt, daß die Kombination beider Krankheiten im ganzen doch selten ist, daß aber eine gewisse Verknüpfung der beiden auf Grundlage von Wechselbeziehungen zwischen Ovarium und Schilddrüse doch wahrscheinlich ist. Sattler fügt dann weiter noch hinzu: „Das relativ häufige Vorkommen einer Schilddrüsenschwellung bei der Bleichsucht bildet die Brücke für die Beziehungen der beiden Krankheiten zueinander. Daß noch bestimmte, nicht genau zu präzisierende Momente hinzutreten müssen, damit an die krankhafte Volumszunahme der Schilddrüse sich Erscheinungen des Thyreoidismus anschließen, ist wohl sicher."

Wenn ich meinen eigenen seit meiner Publikation über diesen Gegenstand gesammelten Erfahrungen folge, so komme ich zu folgender Anschauung: typische Fälle von Morbus Basedowi oder Fälle von wirklicher forme fruste sind bei Chlorose selten. Damit stimmen auch die Erfahrungen v. Noordens, der unter 255 Fällen von Chlorose 7 Fälle von Morbus Basedowi und 27 mal solche mit Erscheinungen des Morbus Basedowi (ohne Exophthalmus) fand. Einfache Degenerationszustände dürfte Ottens gesehen haben, der unter seinen 700 Fällen von Chlorose 30 mal Basedowzeichen fand; „fast immer handelte es sich um leichten Grad von Struma oder Exophthalmus und nur in vereinzelten Fällen lagen mehrere Symptome gleichzeitig vor". Sehr häufig findet sich Kropf bei Chlorose, wenn auch die Zahlen, die Hayem für die Häufigkeit des Vorkommens (ca. $82\,^0/_0$) und Giudiceandrea ($81{,}4\,^0/_0$) angeben, etwas zu hoch gegriffen erscheinen. Stieda gibt einen Prozentsatz von 52,1 und Handman einen solchen von 56,7 an.

Die Chlorose ist eine ausgesprochene degenerative Erkrankung der Blutdrüsen, deren Auftreten zur Zeit der Pubertät an die abnorme Anlage dieser Organe und die dadurch gegebenen Störungen der Funktion und gegenseitigen Beziehungen bedingt ist. Der degenerative Charakter der Erkrankung läßt sich erweisen durch den Nachweis degenerativer Zustände und Chlorose in der Ascendenz, durch das familiäre Vorkommen, durch den Nachweis degenerativer Stigmen bei solchen Kranken und die häufige Kombination mit anderen degenerativen Erkrankungen. Zu den Entartungszeichen der Chlorotischen gehört außer der Hypoplasie des Gefäßsystems, der Hypoplasie der Genitalien und der aplastischen Adynamie der hämatopoetischen Organe (v. Noorden) auch der Kropf. Wir finden bei Chlorotischen einen Blähhals, in den meisten Fällen schon vor dem Einsetzen der Chlorose; es besteht in den Erscheinungen von seiten der Schilddrüse und den übrigen Erscheinungen der Chlorose keine Kongruenz und nur in einzelnen Fällen lassen sich Schwankungen der Schilddrüsensymptome finden, die abhängig gedacht werden können von den Funktionsstörungen der Blutdrüsen, in erster Linie der Ovarien. Ebenso steht es mit den nervösen Erscheinungen. Meist lassen sich solche schon vor der Chlorose finden und selbst wenn solche erst während derselben auftreten und auch gleichzeitig eine Struma vorhanden ist, lassen sie nicht ohne weiteres einen Schluß auf ihre Genese zu. Die so häufig angegebene Neigung zur Tachykardie, zu Schweißen und Zittern kann abhängig sein von der Funktionsstörung der Schilddrüse, es können die Erscheinungen aber auch ohne sie vorhanden sein und gerade diese nervösen Erscheinungen finden sich ungemein häufig bei Degenerierten ohne Struma. In den meisten Fällen werden sie als Teilerscheinung der degenerativen Anlage bei Chlorose zu deuten sein. Die Zahl der Fälle, bei welchen eine Abhängigkeit von der Schilddrüse angenommen werden kann, ist gering und zeigen diese ausserdem noch geringe Intensität der Erscheinungen. Solche Fälle habe ich auch seinerzeit mitgeteilt; hierher würde auch eine Beobachtung von Johnstone gehören. Schwere Fälle sind noch viel seltener, zudem ist ihre Abhängigkeit von der Chlorose nicht sicher zu stellen. Meist ist in solchen Fällen die Chlorose lange Zeit schon vorausgegangen oder lange schon bestehend und hat sich dann erst ein Morbus Basedowi eingestellt. Einen solchen Fall bringt z. B. Kocher, bei welchem sich bei einer Patientin, die schon seit Jahren an Bleichsucht litt, im Anschluß an einen Anfall von Perityphlitis ein Morbus Basedowi einstellte. Fälle wie der von v. Noorden mitgeteilte, bei welchen es nach wiederholt vorangegangenen Anfällen von Bleichsucht bei einer neuerlichen, ungemein rasch sich entwickelnden Exazerbation derselben zu einem akuten schweren Morbus Basedowi kommt, der dann ungemein rasch wieder schwindet, gehören zu den extremsten Seltenheiten.

Häufiger als mit Morbus Basedowi und der wahren forme fruste haben wir es mit Thyreoidismus bei Chlorose zu tun. Ungleich häufiger findet sich aber nur das Basedowoid von Stern, das wir als Manifestation der degenerativen Anlage deuten und das mit dem Morbus Basedowi nicht identisch ist. Bei diesen Personen sehen wir auch häufig jenes der Chlorose ähnliche blasse, gedunsene Aussehen, ohne daß sich im Blute Veränderungen erweisen würden.

Diese Blässe als Teilerscheinung der abnormen Körperanlage war offenbar ein Grund, der zur Annahme der Beziehungen zwischen Morbus Basedowi und Chlorose geführt hat, während tatsächlich ein halbwegs stärkerer Grad von Anämie nicht zum Bilde des Morbus Basedowi gehört.

Auch in der Literatur finden sich nicht viele Fälle, welche Beziehungen des Morbus Basedowi zur Chlorose erweisen, in einem Teil derselben ist überdies die Diagnose nicht sicher. So fehlen z. B. in den Fällen von Zappert genauere Angaben, in je einem Fall von Kocher, Maybaum, Handman ist die Diagnose eines Morbus Basedowi nicht sicher, in zwei Fällen von Handman liegt keine Chlorose vor.

Es bestehen demnach gewisse Beziehungen zwischen Morbus Basedowi und Chlorose, jedoch nicht in dem Umfange, als vielfach angenommen wurde und auch nicht so einfach, daß eine Beeinflussung der Schilddrüse durch die Ovarien bei Chlorose schon zu Morbus Basedowi führen soll. Ihre Beziehungen werden uns nur verständlich durch die Annahme eines gemeinsamen Bindegliedes, das in der degenerativen Anlage, auf der sich beide Erkrankungen entwickeln, gegeben ist. Damit im Einklange steht die Tatsache, daß wir die Chlorose verhältnismäßig häufig in der Anamnese der Kranken mit Morbus Basedowi oder in ihrer Ascendenz finden. (Vgl. Erscheinungen abnormer Konstitution.) Im Verlaufe der Chlorose kann es unter uns vorläufig nicht einsichtigen Bedingungen auch zu einer Funktionsstörung der Schilddrüse kommen, die, wenn sonst alle übrigen Bedingungen erfüllt sind, auch zu den Erscheinungen eines Morbus Basedowi führen kann.

B. Determinierende Ursachen.

Als auslösende Momente für das Zustandekommen des Morbus Basedowi wird eine große Reihe der verschiedensten Vorgänge angeführt. Darunter sind natürlich auch solche, die bei allen möglichen anderen krankhaften Störungen angeführt erscheinen, vielleicht deshalb, weil ihnen die Volksmeinung einen bedeutenden Einfluß vindiziert. Wie weit alle angeführten schädigenden Momente wirklich in Zusammenhang mit dem Auftreten der Basedowkrankheit stehen, wird sich natürlich hier ebensowenig wie bei anderen Erkrankungen mit Sicherheit eruieren lassen. Immerhin hat sich aus zahlreichen Beobachtungen eine Reihe von Momenten ergeben, welchen ein Einfluß zugesprochen werden kann, wenn uns auch die Art des Geschehens nicht immer vollständig durchsichtig ist.

Hier muß vor allem aber auf zwei wichtige Tatsachen aufmerksam gemacht werden. Wir finden in vielen Fällen, bei noch so genauem Eingehen in die Anamnese, kein Motiv, das uns das Auftreten der Erscheinungen zu erklären imstande wäre, oder es sind so geringfügige, so häufig vorkommende Anlässe, die sonst zu keinen oder ganz geringfügigen, vorübergehenden Erscheinungen führen, so daß ein auffallendes Mißverhältnis zwischen Ursache und Wirkung besteht; es entwickelt sich gewissermaßen die Basedowkrankheit aus sich selbst heraus. Wir kommen über dieses Mißverhältnis nur hinweg, wenn wir wieder zur Annahme abnormer Menschen mit abnormer Reaktion greifen.

Die zweite wichtige Tatsache ist die, daß auch in Fällen, in welchen ein auslösendes Moment nachgewiesen werden kann, die Erscheinungen eine relative Unabhängigkeit davon aufweisen. Es kann die auslösende Ursache beseitigt werden und trotzdem bestehen die Erscheinungen unverändert fort, können sogar eine weitere Verstärkung erfahren. Es besteht auch hierin eine auffallende Dissonanz zwischen Ursache und Wirkung.

Wichtig ist ferner auch die Tatsache, daß von den auslösenden Faktoren zweifellos psychischen Einflüssen der weitaus größte Einfluß zukommt. War ja doch das Auftreten der Basedowkrankheit im Anschluß an einen psychischen Shock, der durch heftigen Schreck, durch Angst und Sorge, oder plötzliche Verluste ausgelöst sein konnte, eines der Hauptargumente, das für die Auffassung des Morbus Basedowi als einer Neurose ins Feld geführt wurde. Viel häufiger als die einmaligen, plötzlich auf die Psyche einwirkenden Schädigungen kommen vor allem länger dauernde Schädigungen, wie Aufregungen im Berufe, Dissonanzen in Liebe und Ehe usw. in Betracht; Buschan allerdings ist gegenteiliger Meinung. Wir finden hier die verschiedensten Umstände als auslösende Momente angeführt. So finden wir angeführt heftigen Schreck durch einen Betrunkenen, der nachts an die Tür klopfte (Mackenzie), unerwarteten Guß eines Eimers Wasser über den Kopf (Davies), einen epileptischen Anfall des Bruders (Murell), Kummer über eine bestehende Analfissur (Chvostek sen.), unglückliche Liebe (Hennoch, Brück, Sickinger u. a.). Dabei können nach akutem Insult die Erscheinungen akut einsetzen und innerhalb kurzer Zeit die Erkrankung ihre volle Ausbildung erreichen; oder es tritt erst nur ein Symptom auf, die übrigen folgen dann erst in kürzeren Zeiträumen nach und es erfolgt die Zunahme der Intensität der Erscheinungen in weiteren Schüben.

Außer psychischen Insulten werden auch schwere plötzliche Anstrengungen, längerdauernde Überanstrengung, Nachtwachen etc. angegeben. Namentlich kommen hier solche Strapazen in Betracht, die nicht nur an den Körper abnorme Anforderungen stellen, sondern auch mit psychischem Affekt verbunden sind. So sind angeführt: übermäßige Arbeit bei Dienstboten (Foot), starkes Erhitzen bei der Arbeit (Dalmady), übermäßiges Tanzen (Gaill, Ziemssen, Freudenberger u. a.), Exzesse in venere (v. Graefe, Charcot, Rampoldi, Winternitz u. a.), Exzesse im Trinken (Chvostek sen.).

Gould und Durand geben Überanstrengung der Augen infolge von Akkommodationsanomalien als eine häufige, wenn nicht die wichtigste Ursache des Morbus Basedowi an.

Weitaus weniger Bedeutung kommt allen sonst nachgewiesenen ätiologischen Momenten zu.

Auch Erkältungen sind als auslösende Momente angeführt: so eine längere kalte Eisenbahnfahrt (Mackenzie), ein kaltes Fußbad (Parry), Liegen in feuchtem Gras (Geigel) u. a. Moebius vermutet, daß in manchen solchen Beobachtungen vielleicht eine akute Thyreoiditis entstehen konnte, die ursächlich in Betracht kommen kann und beruft sich dabei auf eine Beobachtung von Hennoch, bei welcher am Tage nach einer starken Erkältung Schmerzen in der Schilddrüse und dann die Erscheinungen des Morbus Basedowi aufgetreten sind. Vielleicht stellen sie aber nur zufällige Ereignisse dar, die nur in Beziehung gebracht wurden.

Den Infektionskrankheiten als ätiologisches Moment hat man in letzter Zeit wieder erhöhte Aufmerksamkeit geschenkt. Insbesondere sind es hier zwei Erkrankungen, die im Vordergrunde des Interesses stehen: der akute Gelenkrheumatismus und die Tuberkulose.

Man hat sich den Einfluß der Infektionskrankheiten früher ungefähr so vorgestellt, daß sie, wie auch andere schädigende Einflüsse, den Organismus schwächen, ihn gegen Schädlichkeiten zumeist psychischer, aber auch somatischer Natur weniger widerstandsfähig machen und in ihm so einen günstigen Boden für das Auftreten der Neurose schaffen (Buschan). Moebius sieht von seinem Standpunkt in der Erkältung nur ein auslösendes Moment, das nur dann wirken könne, „wenn die Hauptbedingung schon gegeben ist"; er vermutet für die Fälle von Morbus Basedowi, die im Anschluß an eine Erkältung oder eine Infektionskrankheit einsetzen, das Auftreten einer infektiösen Thyreoiditis, wenn er auch noch keine näheren Angaben machen kann. Er führt als Stütze seiner Anschauung eine Beobachtung von Reinhold und die Angaben von Engel-Reimers an. Innerhalb dieses Rahmens ungefähr bewegen sich auch dann noch die späteren Anschauungen über diese Beziehungen, verschieden je nach dem Standpunkte, ob man mehr der Auffassung zuneigte, der Morbus Basedowi sei eine Neurose oder eine Schilddrüsenerkrankung.

Von Infektionskrankheiten, die in Beziehung zum Morbus Basedowi gebracht werden, seien ferner angeführt: Scharlach (Oppolzer-Deval), Masern (Hiffelsheim), Blattern (Kahler, F. Müller), Diphtheritis (Maude), Keuchhusten (Schwechendick), Ruhr (Pauli), Typhus (Benoit, A. Kocher, Waldenburg, Romberg-Hennoch, Gaill, Gali, Schenk u. a.), Influenza (Brück, Colley, Determeyer, Oppenheim, Sickinger, Stierlin u. a.), Malaria (Kahler, Trousseau, Gluzinski, Rockwell, Arnaud Gerkens u. a.), Lues (Cohen, Chvostek sen., Delpy, Reinhold, Engel-Reimers u. a.).

Frühzeitig schon wurde der akute Gelenkrheumatismus als ätiologisches Moment angenommen. Bereits v. Basedow sah das Auftreten der Herzpalpitationen im Anschluß an einen Gelenkrheumatismus und seither liegen eine ganze Reihe von Angaben vor, die diese Tatsache bestätigen (Audry, Bäumler, Bech, Burton, Habershon, Hack, Hawthorne, Minet und Vanhaeke, Mouriquaud und Bouchut, Naumann, Parry, Pacchecco, Pepper, Reynolds, Robinsohn, Schenk, Souques, Thompson, Vincent, West u. a.). Chvostek sen., Grosz fanden Gelenkrheumatismus bei den Vätern, Pepper fand bei Mutter und Sohn Gelenkrheumatismus und Morbus Basedowi. Ein Eingehen in die Familienanamnese ergibt in der Tat, daß der Gelenkrheumatismus verhältnismäßig häufig in der Ascendenz und in der Familie der Kranken zu finden ist und Charcot zählt ihn deshalb zu den Erkrankungen der famille névropathique. Robinson findet in 127 Fällen in $18,9\%$ Gelenkrheumatismus in der Anamnese; ca. 9% der Fälle stammen aus rheumatischer Familie und bei weiteren 25% fanden sich einzelne rheumatische Affektionen. Über die Häufigkeit des Zusammenvorkommens sind die Angaben annähernd übereinstimmend. So findet ihn West in 21%, Mackenzie in 12%, Gauthier, Mouriquaud und Bouchut in einem Drittel der Fälle.

Die Anschauungen über die Beziehungen des Gelenkrheumatismus zum Morbus Basedowi differieren. Charcot und ein Teil der französischen Kliniker suchen die Beziehungen in dem gemeinsamen Boden, auf dem beide Erkrankungen fußen, ohne darüber Genaueres anzugeben. Robinson glaubt, daß der Morbus Basedowi auf einer rheumatischen Disposition oder einem rheumatischen Toxin beruhe und hält die Schilddrüsenhyperplasie für ein rheumatisches Symptom. In Deutschland steht man zumeist auf dem Standpunkt, daß der Gelenkrheumatismus als einfache Infektionskrankheit zu dem Morbus Basedowi in gar keiner anderen Beziehung stehe als jede andere Infektionskrankheit und gelegentlich, wenn sie zur Thyreoiditis führe, einen Morbus Basedowi erzeuge. Damit ist aber nicht erklärt, warum der Gelenkrheumatismus häufiger als alle anderen Infektionskrankheiten sich bei solchen Kranken in der Anamnese findet und zum Morbus Basedowi oder Thyreoidismus führt.

Diese Tatsache ist nur durch die Annahme einer gemeinsamen Anlage, auf welcher sich beide Erkrankungen entwickeln, zu erklären. Beim Status thymicolymphaticus, der sich so häufig bei Morbus Basedowi findet, finden sich auch sehr häufig Anginen infolge der Empfindlichkeit solcher Kranker Witterungseinflüssen gegenüber und wegen der häufig vorhandenen abnormen Beschaffenheit der Tonsillen. Dies dürfte, bei der Bedeutung der Tonsillen als Eingangspforte für den Gelenkrheumatismus, neben anderen die Ursache für die Häufigkeit von Gelenkrheumatismus bei Personen mit Status thymicolymphaticus und Lymphatismus sein. Da der Morbus Basedowi auf derselben degenerativen Anlage fußt, erklärt sich das Vorkommen von Gelenkrheumatismus in der Ascendenz und in der Familie solcher Kranker und die Häufigkeit des Zusammentreffens von Gelenkrheumatismus und Morbus Basedowi.

Ebenso dürften die Beziehungen des sogenannten chronischen Gelenkrheumatismus und der deformierenden Gelenkentzündungen, wenigstens für einen Teil dieser Fälle, darin zu suchen sein, daß dies Erkrankungen sind, bei welchen die abnorme Anlage und die Beteiligung von Blutdrüsen von Bedeutung sind. Auch sie finden sich verhältnismäßig häufig bei Kranken mit Morbus Basedowi und in der Ascendenz derselben.

Die Vorstellung, daß die Infektionskrankheiten auf dem Wege einer Thyreoiditis zum Morbus Basedowi führen, fand eine Stütze in den Untersuchungen de Quervains, welcher den Nachweis führte, daß sich bei Angina und Gelenkrheumatismus eine nichteitrige Thyreoiditis findet, die auch sonst primär auftreten kann und die in engen Beziehungen zum Morbus Basedowi steht. Man sucht dann diese Annahme durch einzelne vorliegende Beobachtungen zu stützen, bei welchen im Anschlusse an eine Thyreoiditis ein Morbus Basedowi aufgetreten ist. Hagen, der in seinem Sammelreferate die Fälle zusammenstellt, findet Beobachtungen von Gilbert und Castaigne, Gaillard, Reinhold, Breuer, de Quervain, Riedel, Apelt, Hagen. Von diesen sind die Fälle Gaillard (Morbus Basedowi fraglich), Breuer (Zusammenhang fraglich), de Quervain (Thyreoiditis fraglich), Hagen (fehlen genauere Angaben über den Morbus Basedowi) als nicht sicher auszuschalten. Ich selbst habe zwei Fälle von typischem Morbus Basedowi im Anschluß an eine akute, nicht eitrige Thyreoiditis gesehen. Die Zahl der verwertbaren Fälle ist also eine ganz geringe. Durch sie wird allerdings das Vorkommen des Ereignisses außer Zweifel gestellt, sie reichen jedoch nicht aus zu der Verallgemeinerung des Schlusses, daß die Entstehung des Morbus Basedowi nach Infektionskrankheiten auf dem Wege einer Thyreoiditis vor sich gehe. Auch ist der Schluß, daß die Schilddrüsenveränderungen bei Morbus Basedowi entzündlicher Natur seien, durch die pathologisch-anatomischen Befunde nicht gestützt. Es wäre nur die Annahme denkbar, daß durch toxische Substanzen exzessive Proliferationsvorgänge angeregt würden, wie in den Basedowschilddrüsen, die den auch sonst vorhandenen exzessiven Reaktionen als Ausdruck einer konstitutionellen Anomalie anzureihen wären. Häufiger als den typischen Morbus Basedowi sehen

wir nach Infektionserkrankungen und Thyreoiditis das Auftreten des Thyreoidismus (siehe dort). Es erscheint also vorläufig die Annahme, daß alle im
Anschluß an Infektionskrankheiten auftretenden Fälle von Morbus Basedowi
auf dem Wege einer Thyreoiditis zustande kommen, nicht genügend fundiert.
Pletnew nimmt an, daß bei Infektionskrankheiten nicht nur die Schilddrüse,
sondern auch die anderen endokrinen Drüsen mit betroffen werden (siehe
hierzu die folgenden Ausführungen über Intoxikation, insbesondere S. 27).

In letzter Zeit hat man den Beziehungen der Tuberkulose zum Morbus
Basedowi erhöhte Aufmerksamkeit geschenkt. Eine Reihe von Beobachtern
(Bialokur, Brandenburg, v. Brandenstein, Elliot, Hollos, Hufnagel,
Menzer, Pende, Poenaru und Caplescu, Sabourin, Saathoff u. a.)
machen auf das häufige Vorkommen von Basedowsymptomen bei Tuberkulose
(Struma, Schweiße, rasche Ermüdung, große Reizbarkeit, Zittern, Neigung
zu Diarrhöen, zeitweilig leichter Exophthalmus etc.) aufmerksam. Branden-
burg fand in 45 Fällen von Hyperthyreosen, darunter 6 Fällen von Morbus
Basedowi, Tuberkulose mit Ausnahme eines Falles von Morbus Basedowi. Lévy
fand bei 170 Tuberkulösen 13 mit Morbus Basedowi und 14 mit einzelnen
Basedowsymptomen. In vielen Fällen sind die Erscheinungen des Morbus
Basedowi die ersten Erscheinungen der Tuberkulose, die erst später in die
Erscheinung treten kann. Das Zusammenvorkommen beider kann nach den
übereinstimmenden Anschauungen der Autoren nicht als zufälliges gedeutet
werden: dafür spricht ihnen die Häufigkeit des Zusammenvorkommens, der
Umstand, daß man in einzelnen Fällen von Tuberkulose mit Basedowsymptomen und in einzelnen Fällen von ausgesprochenem Morbus Basedowi
auf Tuberkulinbehandlung eine Besserung gesehen haben will und daß der
Verlauf der Fälle es unwahrscheinlich macht, daß durch den Morbus Basedowi
nur eine latente Tuberkulose manifest gemacht wird. Man neigt der Auffassung zu, daß die Tuberkulose eine wesentliche Rolle für die Entwicklung
sämtlicher Thyreosen, inklusive des Morbus Basedowi, spielt und glaubt, daß
die Toxine der Tuberkulose auf die Schilddrüse einwirken (Bialokur,
v. Brandenstein u. a.), oder wie Pende, daß die bei Tuberkulose nachgewiesenen hyperplastischen Vorgänge an der Schilddrüse und Hypophyse, die
zum Teil toxischer Genese, zum Teil aber konstitutioneller Natur sind, hier
in Betracht kommen.

An den mitgeteilten Tatsachen ist kein Zweifel, aber die Deutung der
Befunde ist nicht zutreffend und auch hier liegt wieder die Schuld an der
irrtümlichen Fassung der formes frustes des Morbus Basedowi. Wenn wir
uns diese Kranken besser besehen, so finden wir unter ihnen wieder unsere
Degenerierten mit asthenischem Habitus, mit den Erscheinungen eines abnorm
reizbaren Nervensystems, eventuell mit degenerativem Exophthalmus, Kropf etc.
In ihrer Anlage ist die Neigung, an Tuberkulose zu erkranken, gegeben und
wenn die Tuberkulose aktiv wird, so bewirkt sie, wie auch sonst, Neigung
zu Schweißen und Tachykardie, nervöse Erscheinungen etc., die dann bei
den Dégénérés mit den labilen nervösen Organen deutlich in den Vordergrund treten und ähnliche Erscheinungen hervorrufen, wie wir sie beim
Morbus Basedowi sehen. Dabei wollen wir nicht in Abrede stellen, daß bei
einem oder dem anderen Falle, wenn hierzu sonst die notwendigen Vor-
bedingungen vorhanden sind, auch die Tuberkulose zum Thyreoidismus
oder zum Morbus Basedowi führen kann, wie sonst ein anderes ätiologisches
Moment. Es ist sogar meiner Erfahrung nach die Kombination: Basedow
und Tuberkulose in Wien keine seltene, im Gegensatze zu Greenfield,
dem Sattler beistimmt, der angibt, daß die Tuberkulose bei Morbus
Basedowi selten angetroffen wird. Selten sind m. E. nur die Fälle, in welchen

sich nachweisen läßt, daß die Tuberkulose als auslösendes Moment aufzufassen ist, wie in dem Falle Hopfengärtner. Weitaus häufiger sehen wir Fälle, bei welchen die Tuberkulose erst im Verlaufe des Morbus Basedowi aufgetreten ist. Welche Rolle in ersterem Falle den Toxinen oder tuberkulösen Prozessen in der Schilddrüse selbst zukommt, werden, sowie bei den übrigen Infektionskrankheiten, weitere Untersuchungen zu entscheiden haben (vgl. hierzu S. 180, Komplikationen Lunge). Jedenfalls ist aber vorläufig die heute ziemlich allgemein akzeptierte Deutung des Zusammenhanges nicht gerechtfertigt.

Von Intoxikationen, die zum Morbus Basedowi in Beziehung gebracht werden, wäre in erster Linie die Jodintoxikation zu erwähnen. Die Mitteilung von Breuer, daß sich bei manchen Personen oft schon auf kleine Dosen von Jod Erscheinungen einstellen, die den Erscheinungen des Morbus Basedowi sehr ähnlich sind, wurde in der Folge mehrfach bestätigt. Solche Beobachtungen liegen vor von Berg, Boltenstern, Csillag, Conried, Dunger, Elliot, Goldflam, Goldberger, Gundurow, Kocher, Lépine, Lublinski, Pulawski, Römheld, Simon, Schütz, Short, Ssergejew, Warschauer u. a. Auf Grund dieser Tatsache wird von einzelnen, als deren hervorragendsten Vertreter wir Th. Kocher anführen, die Anschauung vertreten, daß der Jodbasedow und der Morbus Basedowi identisch sind und daß Jod in der Ätiologie des Morbus Basedowi neben psychischen Einflüssen die hervorragendste Stelle einnimmt. De Quervain und Hagen nehmen an, daß das Jod zu einer Thyreoiditis führt, die, wie bei den Infektionskrankheiten, dann das Bindeglied zum Morbus Basedowi ist. Damit würde die Vermutung von Moebius ihre Bestätigung gefunden haben und wäre ein wichtiges Beweismoment für die thyreogene Genese des Morbus Basedowi gegeben.

Demgegenüber muß folgendes bemerkt werden: Daß ein solcher Entstehungsmodus für einzelne Fälle, wenn sonst noch Bedingungen erfüllt sind, in Betracht kommen kann, ist zuzugeben, sicher aber gilt das nicht für alle. Ob man aber dann die vereinzelten Beobachtungen ohne weiteres zu diesem für die Pathogenese der Erkrankung sehr wichtigen Schlusse verwenden kann, ist eine andere Frage. Denn es ist (vgl. die Ausführungen über Jodbasedow, Pathogenese S. 227 und S. 365) gar nicht erwiesen, daß die nach Jod auftretenden Erscheinungen nur auf eine Beteiligung der Schilddrüse zu beziehen sind und daß es sich in diesen Fällen auch wirklich um einen Morbus Basedowi handelt. Aus den vorliegenden Mitteilungen ist höchstens ersichtlich, daß dies für einen kleinen Bruchteil der Fälle zutrifft und daß selbst für einzelne von diesen als wahrscheinlich angenommen werden kann, daß der Morbus Basedowi schon vorher bestanden hat. Meist treten nur allgemeine nervöse Erscheinungen auf, die auch bei Morbus Basedowi vorkommen, die ihn aber nicht charakterisieren. Ein Teil der Autoren drückt sich auch sehr vorsichtig aus und spricht nur von sogenanntem Jodbasedow, von Basedowsymptomen und von Erscheinungen des Hyperthyreoidismus, da sie offenbar die Empfindung haben, daß die vorhandenen Erscheinungen von denen des echten Morbus Basedowi sich unterscheiden. Breuer spricht anläßlich der Demonstration eines solchen Falles, bei dem zuerst nur Abmagerung, Zittern, Tachykardie, ohne Struma und ohne Exophthalmus aufgetreten war, der dann später aber typische Erscheinungen bot, von einem echten Morbus Basedowi, der sich im Anschluß an einen konstitutionellen Jodismus (Thyreoidismus) entwickelt hat. Damit stimmt auch die Tatsache überein, daß es nur in ganz seltenen Fällen nach Jodgebrauch zu dem Auftreten eines echten Morbus Basedowi kommt. So finden wir in der Literatur den Exophthalmus nur in einer geringen Anzahl von Fällen angegeben: Chvostek sen. (1 Fall), Campbell (1 Fall), Breuer (1 Fall), Kocher, A. (1 Fall), Jaumin, Rendle Short (1 Fall), Rudinger (1 Fall), Zuber

(1 Fall, geringer Exophthalmus). In den Fällen Campbell, Rudinger, Zuber ist es außerdem noch fraglich, ob nicht ein beginnender Basedow durch Jod eine Verschlechterung erfuhr.

Ebenso verhält es sich in den Mitteilungen über das Auftreten von Morbus Basedowi nach Gebrauch von Schilddrüsentabletten. In den Beobachtungen von Gillmann Thompson, Ball, Béclère, Boinet, Kocher A., Elliot, Johnston und in zwei Fällen eigener Beobachtung mit sonstigen schwersten Erscheinungen fehlt der Exophthalmus vollständig und nur in dem Falle von Notthafft und von Stegman (geringer Exophthalmus) ist der Befund ein positiver.

Wir können daher nur zugeben, daß es für eine kleine Anzahl von Fällen erwiesen ist, daß eine Infektion oder Intoxikation einen Morbus Basedowi bewirken kann. In der weitaus überwiegenden Anzahl der von einzelnen hierher gezählten Fälle liegt kein echter Morbus Basedowi, sondern nur die Erscheinungen eines Thyreoidismus vor.

Auch die Frage, ob in allen diesen Fällen von Morbus Basedowi, die im Anschlusse an Infektionen oder Intoxikationen aufgetreten sind, entzündliche Vorgänge der Schilddrüse das Mittelglied darstellen, ist zu verneinen und kann dieser Entstehungsmodus nur für ganz vereinzelte Fälle angenommen werden. In diesem Sinne sprechen die Befunde der pathologischen Anatomie und auch die Ergebnisse der Klinik. Denn es ist nicht anzunehmen, daß das so auffallende und charakteristische Bild einer Thyreoiditis allen Beobachtern bisher entgangen sein sollte, auch in Fällen, in welchen der Ausbruch der Erscheinungen ein ganz akuter war. Finden sich aber in solchen Fällen nur ganz geringfügige Erscheinungen, so können sie eventuell auch anderer Genese sein. Es sei hier verwiesen auf die öfter zu beobachtende Empfindlichkeit der Schilddrüse bei nervösen Personen ohne irgendwelche Erscheinungen einer Schilddrüsenstörung. Solche geringfügige Erscheinungen an der Schilddrüse bei sonst schwer ausgeprägten Basedowerscheinungen können einfach durch die Hyperämie der Drüse und Kapselspannung bedingt sein. Es muß ein solches Mißverhältnis der Erscheinungen wenigstens gegen die alleinige Annahme entzündlicher Vorgänge sprechen. Der Einfluß nervöser Momente auf das Zustandekommen des Morbus Basedowi zeigt ganz deutlich, daß auch auf anderem Wege die Funktionsstörung der Schilddrüse herbeigeführt werden könnte. Denselben Einfluß wie ein nervöses Trauma kann auch eine Infektionskrankheit oder sonst irgend ein schädigender Einfluß auf den Körper und seine nervösen Organe ausüben. Die Dekonstitution des Individuums durch die Erkrankung, die dadurch gegebene größere Empfindlichkeit und Ansprechbarkeit nervöser Zentren kommt dabei gewiß mit in Betracht. Dazu kommt, daß mit der Annahme entzündlicher Vorgänge in der Drüse die Annahme einer Überfunktion nicht gut in Einklang zu bringen wäre, die entzündliche Natur der vorhandenen Schilddrüsenveränderungen z. B. nach Jod nicht allseitig zugegeben wird (Kocher) und daß die histologische Ähnlichkeit der Bilder bei Thyreoiditis und Morbus Basedowi keinen Beweis für die Annahme geben kann.

Wenn wir uns jetzt den Veränderungen und Vorgängen an Organen zuwenden, die als auslösende Momente für das Auftreten des Morbus Basedowi angeführt werden, so kommt hier zunächst wieder die Schilddrüse in Betracht. Abgesehen von den Angaben über entzündliche Vorgänge der Schilddrüse und ihrer Bedeutung, finden wir auch Beobachtungen von malignen Prozessen dieser Drüse, die zu Morbus Basedowi in Beziehung gebracht werden. Wenn wir die vorliegenden Beobachtungen überblicken, so ist ein Teil derselben als nicht sichergestellt auszuscheiden. So ist in den Beobachtungen von Bouveret, Carrel, Löwy, Kuchendorf, der Morbus Basedowi resp. Thyreoidismus schon vor der Neubildung der Schilddrüse vorhanden; kein Morbus Basedowi, sondern höchstens die Erscheinungen des Thyreoidismus oder einzelner Symptome desselben liegt in den Fällen von Hämig, Mosler, Mori Takeyoshi, (Fall Melanosarkom), Roussy-Clunet, Tillaux, Mosler vor. In einem Falle Kochers kommt außerdem Jod in Betracht. Zu kurz in der Mitteilung sind die Fälle von v. Mikulicz und Rehn, in einem Falle von Cornil sind die Erscheinungen des Morbus Basedowi erst kurz ante mortem aufgetreten und ist nicht zu entscheiden, ob ein Morbus Basedowi vorliegt und wie weit dabei eventuell die Pneumonie mitspricht. Nach Abzug dieser Fälle bleiben immerhin noch einige Beobachtungen, in welchen ein Zusammenhang von Morbus Basedowi mit malignen Prozessen der Schilddrüse möglich wäre. Es sind dies die Fälle von Benard (histologische Diagnose Fibrosarkom allerdings nicht ganz sicher), Boekel (Sarkom), Hirschfeld (Sarkom der Darmbeinschaufel mit multiplen Metastasen auch in der Schilddrüse), v. Stejskal (maligner Prozeß der Schilddrüse mit Metastasen), und je ein Fall von Erhardt, Clunet, Harmer, Löwy (Karzinom der Schilddrüse mit multiplen Metastasen), Mori Takeyoshi (Karzinom der Mamma und Schilddrüsenmetastasen). Von Interesse ist uns hier zunächst die Tatsache, daß auch metastatische Tumoren der Schilddrüse (Hirschfeld, Mori Takeyoshi) zu Morbus Basedowi führen. Bemerkenswert ist auch, daß sich in dem Falle Hirschfeld auch Metastasen in den Nebennieren und im Pankreas fanden, Organen, deren Beziehungen zum Morbus Basedowi wir annehmen. Ebenso wurden in Clunets Beobachtung Veränderungen an den Blutdrüsen gefunden. Die Fälle von Harmer, v. Stejskal, Löwy — und hierher zu rechnen ist wahrscheinlich auch der Fall von Erhardt — legen den Gedanken nahe, daß der mit dem Auftreten der Metastasen einsetzende Morbus Basedowi durch die Metastasen bedingt wurde. Für die Erklärung der Beziehungen der Schilddrüsentumoren zum Morbus Basedowi liegen die Verhältnisse noch am einfachsten in den Fällen, bei welchen die Erscheinungen mit dem Auftreten von zahlreichen Metastasen des Schilddrüsentumors einhergingen. Hier ist eventuell die Annahme möglich, daß diese Metastasen die Funktion des Organes beibehalten und so zum Hyperthyreoidismus geführt haben. Kein absoluter Beweis gegen diese Annahme wären die Fälle von Tumoren der Schilddrüse in zahlreichen Metastasen ohne Erscheinungen des Morbus Basedowi, wie einen solchen Meyer-Hurliman u. a. beschreiben. Jedenfalls kommen wir aber mit dieser Annahme nicht aus, ebensowenig wie mit der Annahme der Überfunktion der Schilddrüse allein für den Morbus Basedowi überhaupt. A. Kocher findet neben malignen Anteilen solche, welche analoge Veränderungen wie beim Morbus Basedowi aufweisen. Wenn wir auch solche Partien nachweisen und eventuell annehmen, daß in den Fällen, bei welchen die Schilddrüse nicht vollständig ersetzt war durch die Wirkung der Toxine, die normale Partie zu erhöhter Tätigkeit angeregt wurde, so ist damit noch nicht viel gewonnen. Noch schwerer verständlich ist uns aber der Fall Clunets, bei dem die ganze Schilddrüse malign entartet war und die Vorstellung einer Überfunktion schwer möglich ist. Minnich u. a. nehmen für diese Fälle eine Funktionsabnahme der Schilddrüse an und sehen in einer Hypothyreose die Ursache der Erscheinungen. Mori Takeyoshi glaubt, daß für das Zustandekommen der Erscheinungen notwendig sei eine Kolloidstruma, reichliche Geschwulstmetastasen, rasch wachsende Geschwülste, starke Vaskularisation und dadurch Eröffnung neuer Abflußbahnen, Bedingungen, die alle in dem Falle Clunets sicher nicht vorhanden sind. Wir sind also vorläufig über die Beziehungen von Schilddrüsentumoren zum Morbus

Basedowi nicht orientiert und sind uns hier die Beobachtungen von Clunet, Hirschfeld mit Veränderungen an den übrigen Blutdrüsen von Interesse, weil von hier aus vielleicht Aufklärung zu erwarten ist.

Das Auftreten von Morbus Basedowi oder von Erscheinungen von Thyreoidismus nach Operationen am Kropf berichten A. Kocher, Röser, Thévenot u. a., nach Massage eines Kropfes Brieger, nach Operation einer Kiemencyste Moser. Auch in diesen Fällen handelt es sich zumeist nicht um wirklichen Morbus Basedowi, sondern nur um Thyreoidismus. Für das Zustandekommen der Erscheinungen wird eine Überschwemmung des Körpers mit Schilddrüsenprodukten, Reizzustände durch entzündliche Vorgänge, abnorme reaktive Funktionsstörung der Drüse angenommen, ohne daß wir für alle diese Annahmen greifbare Anhaltspunkte hätten.

Ganz vereinzelte Angaben liegen über das Auftreten von Morbus Basedowi nach Bestrahlung der Schilddrüse vor. Die erste diesbezügliche Beobachtung konnte ich seinerzeit mitteilen. Dieselbe Beobachtung konnte dann Kienböck machen. Zur Erklärung habe ich auf die Möglichkeit hingewiesen, daß durch eine reaktive Entzündung analog der Thyreoiditis die Erscheinungen hervorgerufen werden, eine Möglichkeit, die unter bestimmten Kautelen zugegeben werden kann. Eine ähnliche Annahme macht auch Kienböck, indem er bei der Destruktion der oberflächlichen Teile eine stärkere Blutfülle der tiefen als möglich annimmt, die eine vermehrte Funktion der Drüse bedingen könnte. Der von Schmidt mitgeteilte Fall, in welchem 2 Jahre nach Bestrahlung die Erscheinungen eines Morbus Basedowi auftraten, ist wohl mit dieser nicht in Zusammenhang zu bringen.

Eine merkwürdige Mitteilung macht Himmelheber. Er sah bei einer 60jährigen Patientin mit Kropf nach gynäkologischen Operationen das Verschwinden des Kropfes und gleichzeitig das Auftreten von akutem Thyreoidismus. Er glaubt, daß durch das Schwinden des Kropfes der Organismus mit Schilddrüsensubstanz überschwemmt wird. Er hat aber Jodcatgut benützt, so daß die Einwirkung von Jod viel näher liegt.

In größerer Zahl liegen dann Beobachtungen vor, die zeigen, daß Erkrankungen der Genitalien und Vorgänge im Geschlechtsleben Beziehungen zum Morbus Basedowi haben. Hier hat sich durch die fortschreitende Erkenntnis der inneren Sekretion ein vollständiger Umschwung der Anschauungen über die Bedeutung dieser Vorgänge vollzogen. Moebius konnte seinerzeit noch annehmen: „Auch Krankheiten der weiblichen Geschlechtsteile sollen auf die Entwicklung des Morbus Basedowi Einfluß haben. Manche Autoren haben Parametritis gefunden, andere weisen besonders auf Uterusfibrome hin. Daß es sich um ein mehr als zufälliges Zusammentreffen handelt, scheint daraus hervorzugehen, daß durch Entfernung der Fibrome die Basedowsymptome einige Male wesentlich gebessert oder gar ganz beseitigt worden sind." Buschan, der in seiner bekannten Monographie eine Reihe von Fällen anführt, in welchen die Erscheinungen in Beziehung zu Gravidität und Lactation standen, glaubt, daß Aufregungen, Erschöpfung, übermäßige Laktation hautpsächlich verantwortlich zu machen seien. „In anderen Fällen mag die Schilddrüse, die bekanntlich zu dem Geschlechtsleben des Weibes in enger Beziehung steht, sich infolge des sich in den Geschlechtsorganen abspielenden Vorganges zuerst vergrößert und so einen sogenannten symptomatischen Morbus Basedowi erzeugt haben. Da die diesbezüglichen Berichte nur unvollständige sind, so läßt sich die Frage nach der Entstehung des Morbus Basedowi im Anschluß an Gravidität und Laktation vorderhand nicht beantworten." Heute steht der Einfluß, welchen die Vorgänge im Geschlechtsleben des Weibes und die Vorgänge an den Keimdrüsen überhaupt auf das Zustandekommen des Morbus

Basedowi haben, wohl außer Zweifel und wird auch von jenen anerkannt, die noch die Anschauung vertreten, daß dieser Erkrankung eine Neurose zugrunde liegt. Ja einzelne gehen so weit, in der Pathogenese den Keimdrüsen die maßgebende Rolle zuzuerkennen (vgl. dort).

Wenn bei den nahen Beziehungen von Schilddrüse und Keimdrüsen, die wir heute annehmen können, und bei der Bedeutung der letzteren für die Lebensvorgänge des Weibes der Morbus Basedowi nicht häufiger angetroffen wird, sondern immerhin als eine seltene Erkrankung bezeichnet werden muß, und nur eine verhältnismäßig geringe Zahl von Beobachtungen vorliegt, die die Abhängigkeit der Basedowschen Krankheit von Vorgängen in der Geschlechtssphäre erweisen, so ist der Grund dafür wieder darin zu suchen, daß eben dem Morbus Basedowi komplexere Störungen zugrunde liegen, als dies in einer einfachen von den Keimdrüsen abhängigen Funktionsstörung der Schilddrüse gegeben wäre.

Bisher hat man bei der Erklärung der Tatsachen zu wenig Rücksicht auf das konstitutionelle Moment genommen. Dadurch erschien es unverständlich, warum in einem Falle eine Veränderung zum Morbus Basedowi führt, in dem anderen nicht, wodurch eine gewisse Regellosigkeit gegeben war; dann hat man vielfach Erscheinungen, die mit dem Morbus Basedowi nicht direkt in Beziehung stehen, sondern Teilerscheinung der abnormen Körperkonstitution sind, als Basedowsymptome angesprochen und so Beziehungen zwischen Morbus Basedowi und Genitalsphäre angenommen, die dann durch die zahlreichen widersprechenden Befunde unverständlich wurden (vgl. Symptome, Genitale). Vielfach hat man auch die Bedeutung der Beziehungen zwischen Vorgängen in der Geschlechtssphäre und dem Morbus Basedowi überschätzt, indem man sich von der Annahme leiten ließ, daß es bei solchen sehr häufig zu Veränderungen der Schilddrüse komme und daß man alle zu diesen Zeiten auftretenden Erscheinungen verschiedener Genese auf die Schilddrüse bezogen hat. Bei der Tendenz, die Nebensymptome für die Diagnose zu verwerten, wurde so eine große Zahl von Fällen als forme fruste des Morbus Basedowi geführt und irrtümlich dem Morbus Basedowi zugezählt. Man hat die Beziehungen einerseits unterschätzt, andererseits überschätzt und sie überdies in falscher Richtung gesucht (vgl. Pathogenese Keimdrüsen).

Von den Vorgängen in der Geschlechtssphäre, die in Beziehung zum Morbus Basedowi gebracht werden, hat man abnormen sexuellen Erregungen, forciertem Koitus eine Rolle zugesprochen. Offenbar war auch hier die Ansicht mitbestimmend, daß solche Vorgänge auf die Schilddrüse einwirken. Die Messung des Halsumfanges nach der Brautnacht zur Beurteilung des Erfolges ist ein alter Volksbrauch. Rampoldi bringt eine Beobachtung Quaglinos von akutem Morbus Basedowi nach der Hochzeitsnacht, Winternitz einen solchen nach forciertem Koitus. Bei allen diesen Fällen spielen aber psychische Vorgänge, Erregungen, Erschöpfung etc. die Hauptrolle, welchen gegenüber die Beeinflussung der Schilddrüse durch die Keimdrüsen vollständig in den Hintergrund tritt.

Auch den Einfluß der Pubertät und des Klimakteriums auf das Zustandekommen des Morbus Basedowi hat man überschätzt. Wir haben schon gesehen, daß die Hauptzeit für den Morbus Basedowi die der vollen Geschlechtsreife ist, und daß die zur Zeit der Entwicklung auftretenden Fälle trotz der zu dieser Zeit öfter zu beobachtenden Schilddrüsenschwellung zumeist mit dem Morbus Basedowi nichts zu tun haben, sondern Degenerierte sind, bei welchen durch die im Organismus zu dieser Zeit sich abspielenden Vorgänge Erscheinungen auftreten können, die ähnlich dem Morbus Basedowi sind. In einer weiteren Anzahl könnten wir höchstens von Thyreoidismus sprechen, und nur für einen ganz geringen Prozentsatz bleibt die Annahme eines Morbus Basedowi, der mit der Pubertät in Beziehung steht, doch sind auch hier anderweitige Einflüsse wohl kaum mit Sicherheit auszuschließen.

Ähnliches gilt für das Klimakterium. Die klinische Erfahrung zeigt uns, daß wir zu dieser Zeit Veränderungen an der Schilddrüse vielleicht etwas häufiger sehen; v. Eiselsberg hält die größere Häufigkeit der Kropfentwicklung um diese Zeit für nicht erwiesen. Auch die statistischen Zahlen, die wir bei Besprechung des Alters angeführt haben, ergeben nur eine sehr geringe Zunahme der Morbidität um diese Zeit. Einen interessanten, hierher gehörigen Fall gibt z. B. Breton, in dem seit der Pubertät eine Struma bestand und in dem sich dann zur Zeit der Klimax ein typischer Morbus Basedowi entwickelt. Über das Auftreten des Morbus Basedowi mit Sistieren der Menses berichten Bettmann, Budde. Häufiger aber handelt es sich in den um die Zeit der Klimax auftretenden Fällen nicht um einen Morbus Basedowi, sondern nur um die Erscheinungen eines Thyreoidismus, wenn nicht, was wohl für die überwiegende Mehrzahl dieser Fälle zutrifft, überhaupt nur Erscheinungen vorliegen, die mit Schilddrüsensymptomen nur äußere Ähnlichkeit haben. Auch ein günstiger Einfluß des Klimakteriums auf den Verlauf eines Morbus Basedowi ist möglich. So berichtet Glaeßner über eine auch an Uterusmyomen leidende Frau, bei welcher die Veränderungen des Morbus Basedowi in der Klimax zurückgingen.

Hier anzuführen ist dann noch eine Tatsache, die wenig Erwähnung findet: die Beeinflussung durch die Menstruationsvorgänge. Nahezu in jedem Falle können wir bei Morbus Basedowi um die Zeit der Menstruation, vor und während derselben, eine deutliche Zunahme der Erscheinungen sehen, welche den Ablauf der Menses einige Zeit überdauern kann. Es liegen aber auch Fälle vor, die über eine anhaltende Verschlechterung berichten. Deny und Merklen fanden in einem Falle von Morbus Basedowi mit Psychose jedesmal in der Gravidität Besserung beider Prozesse und vor dem jedesmaligen Wiedereintritt der Menstruation Verschlechterung beider. Bret und Mouriquaud berichten über eine schubweise, meist mit der Menstrualperiode zusammenfallende Verschlechterung eines Falles. Berger beobachtet das Auftreten des Exophthalmus in seinem Falle anfangs immer nur zur Zeit der Menstruation, Schultze sah ihn prämenstruell auftreten und mit Eintritt der Blutung wieder schwinden. Cohn sah in einem Falle bei einem sonst gesunden Mädchen regelmäßig zur Zeit der Menses Struma, Exophthalmus und Tachykardie auftreten. Buschan erwähnt, daß der Exophthalmus dem Einflusse der Menstruation unterworfen ist. Dumontpalliere sah das Auftreten eines Morbus Basedowi nach gewaltsamer Unterdrückung der Menses.

Weitaus zahlreicher sind die Beobachtungen, bei welchen die Gravidität eine Rolle spielt. Davidowitsch sieht sogar in der Gravidität ein besonderes disponierendes Moment. Das Auftreten des Morbus Basedowi während oder im Anschluß an eine Gravidität berichten Audebert (Struma seit der 1. Gravidität, während der 2. im 8. Monat Morbus Basedowi, Abortus, Heilung), v. Basedow, Cantilena (Mutter und Tochter in der ersten Gravidität), v. Graff und Nowak (2 Fälle), Häberlin (im 8. Monat), Freund (im 7. Monat, verschwand nach der Geburt), Hennig (während derselben entstanden, mit der Geburt Besserung und Heilung), Hutchinson (im 5. Monat), Homén (in der Schwangerschaft entstanden, Besserung nach der Entbindung), Pinard, Roberts (im 2. Monat), v. Wecker (in der Schwangerschaft, nach Entbindung allmähliches Zurückgehen), Renaud (schwindet mit der Entbindung), Seitz. Über eine Verschlechterung eines bereits bestehenden Morbus Basedowi durch die Gravidität liegen Angaben vor von Lewin, Raymond-Sérieux, Strümpell, Souques

und Marinesco, Westedt, H. W. Freund, Cholmogoroff, P. Müller u. a.
Über das Auftreten der Erkrankung unmittelbar nach der Entbindung im
Wochenbett oder während der Laktation berichten Charcot, Cohen, Emmert,
Johnstone, Greenhow, Hamman, de Leon, Moebius, Pepper, Parry,
Taylor, Trousseau, Rockwell, Wähner.

Daß Änderungen in der Funktion der Blutdrüsen, die im Verlauf der
Gravidität auftreten, für das Zustandekommen der Erscheinungen ein Einfluß
zukommt, ist anzunehmen, wenn wir uns auch über die näheren Bedingungen
nicht klar sind. Ebenso ist aber auch anzunehmen, daß außer ihnen noch
andere Faktoren mit im Spiele sind wie psychische Momente, schwere körperliche Erschöpfung etc. und wesentliche Bedeutung haben, so daß der Einfluß
der Blutdrüsen in vielen Fällen nicht ohne weiteres zu erschließen ist. Der
Einfluß der durch die Gravidität bedingten Änderung in der Funktion der
endokrinen Drüsen tritt uns deutlich in jenen Fällen zutage, in welchen ein
bestehender Morbus Basedowi durch eine interkurrente Gravidität eine Besserung erfährt. Warum in dem einen Falle die Schwangerschaft die eine und
in dem anderen Falle die andere Wirkung auf diese Organe ausübt, entzieht sich
vorläufig unserer Erkenntnis. Fälle mit günstiger Beeinflussung durch die
Schwangerschaft berichten v. Basedow, Charcot, Corlieu, Kocher, Souza-
Leithe, Trousseau, Huard, Moore, Westedt, Berry, Pinard, Foster,
Bacquet, Mabille, Päßler, Nußbaum, Thompson, Quine, Weinberg,
Deny und Merklen u. a. In einem Falle eigener Beobachtung trat bei
einem länger schon bestehenden Morbus Basedowi eine weitgehende Besserung
auf. Léopold Lévy teilt einen Fall mit, bei dem in der ersten Gravidität
ein Morbus Basedowi auftrat, der durch die dritte Schwangerschaft zum
Schwinden gebracht wurde. Kron nimmt an, daß, wenn die Basedowsche Krankheit vor oder im Anfang der Gravidität besteht, sie sich ver-
schlimmern und zu Abort und Frühgeburt führen kann. Tritt sie in der zweiten
Hälfte der Schwangerschaft auf, so übt sie auf den Embryo keinen Einfluß,
kann aber für die Mutter gefährlich werden. Croom hält Basedow und Gravidität für eine seltene Kombination, die im allgemeinen keine Bedeutung für
die Gravidität hat. Nach Benedikt beeinflußt die Gravidität den Morbus Basedowi oft günstig. Jedenfalls geht aus allen diesen Befunden hervor, daß der
Schwangerschaft ein Einfluß auf den Morbus Basedowi zukommen kann, der
besonders in jenen Fällen zutage tritt, in welchen durch die Schwangerschaft
eine Besserung, resp. Heilung der Erkrankung herbeigeführt wurde. Es widerlegen diese Tatsachen auch die ursprüngliche Annahme von H. W. Freund,
daß es sich hierbei um Zufälligkeiten handeln dürfte und daß die Besserung
nicht durch die Schwangerschaft, sondern durch die Beendigung derselben
bedingt werde. Nur geht auch aus den hier vorliegenden Beobachtungen hervor,
daß die Verhältnisse nicht so einfach liegen können, wie vielfach angenommen
wird, daß es durch die Gravidität zu einer Überfunktion der Schilddrüse und so
zum Morbus Basedowi kommt.

In der Ätiologie der Basedowschen Krankheit wird dann auch an den
Genitalorganen sich abspielenden krankhaften Prozessen und daselbst vorgenommenen operativen Eingriffen eine gewisse Rolle zugesprochen. Eine besondere
Rolle sollte hier insbesondere den Myomen zukommen wegen ihrer Beziehungen
zur Struma, ebenso den Ovarien als den Organen, in welchen man die Ursache
für die ungleiche Beteiligung der Geschlechter sah. In den meisten der hier
vorliegenden Beobachtungen ist die Annahme berechtigt, daß es nicht die
Lokalisation des Leidens ist, die ursächlich mit dem Morbus Basedowi in Beziehung steht, sondern die durch dieses Leiden hervorgerufenen psychischen
und somatischen Folgezustände und daß es nicht die gerade an den Genitalien

vorgenommene Operation ist, die den Morbus Basedowi hervorgerufen oder ihn beseitigt hat, sondern daß es die Operation als solche mit ihren Einwirkungen auf Psyche und Körper, oder ihre Wirkung durch Beseitigung irgend eines dekonstituierenden Übels ist, die hier in Betracht kommt. Hierher gehören die Beobachtungen von Eulenburg, Hirst Barton, Vermes, Himmelheber, Mathieu, v. Graff und Nowak (Auftreten nach einer gynäkologischen Operation), François (nach Metrorrhagie), Wettergren (Besserung nach Entfernung eines submukösen Myomes), van Taußenbrock, de Leon (Heilung nach Kurettage wegen chronischer Endometritis), Jouin (Beeinflussung durch Besserung eines Uterinleidens). Für die Rolle der Myome weist Ullmann auf die bekannte Tatsache hin, daß Frauen viel häufiger an Kröpfen leiden als Männer und daß bei Myomträgerinnen sich häufig eine beträchtliche Vergrößerung der Schilddrüse findet, die sich nach Entfernung des Myoms verkleinerte oder verschwand. Damit in Einklang stünden die von Odeyl mitgeteilten Beobachtungen von Picqué (Heilung nach Entfernung eines Uterusmyoms), Tuffier (Besserung nach Schwinden eines Myoms durch Kastration), dann die Beobachtung von Vignard (Heilung nach Schwinden eines Myoms unter elektrischer Behandlung). Andererseits trat bei v. Graff und Nowak der Morbus Basedowi in einem Falle nach einer Myomoperation auf, in einem zweiten Falle nach Röntgenbestrahlung eines Myoms. Nach Eingriffen an den Adnexen berichten über günstige Erfolge Bouilly, van der Linden und de Buk (Heilung nach Entfernung eines Ovarialtumors), Blocq (Heilung nach beiderseitiger Kastration). Doch sind die vorliegenden Beobachtungen an Zahl zu gering und in ihren Resultaten zu widersprechend, um zu sicheren Schlußfolgerungen verwendet zu werden. So berichtet Mathieu über das Auftreten eines Morbus Basedowi nach doppelseitiger Kastration, und auch Léopold-Lévy weist auf die Tatsache hin, daß die völlige Beseitigung der Ovarien einerseits einen Morbus Basedowi hervorrufen, ihn andererseits aber auch zum Schwinden bringen kann. In Vermes Falle trat der Morbus Basedowi nach Entfernung von Uterusmyomen auf, ebenso in dem Falle von v. Graff nach Uterusexstirpation.

Aus allen diesen Beobachtungen geht wohl hervor, daß Vorgängen in der Geschlechtssphäre eine Rolle in der Ätiologie der Erkrankung zukommt. In diesem Sinne spricht außer dem Einflusse des Geschlechtes und der Geschlechtsreife der Umstand, daß wir bei einer relativ so seltenen Erkrankung wie bei dem Morbus Basedowi, verhältnismäßig so viele Fälle finden, bei welchen irgend ein Vorgang in der Geschlechtssphäre mit in Betracht kommt. Nur sind die Beziehungen nicht so einfach, wie man sie sich vielfach vorgestellt hat und kommen auch hier meist mehrere auslösende Momente in Betracht. Die Bedeutung der Keimdrüsen ist nicht darin zu suchen, daß sie mit der Schilddrüse in Konnex stehen und zu einer Überfunktion dieser Drüse führen, sondern in ihren Beziehungen zur Körperkonstitution (vgl. Pathogenese).

Obwohl zwischen den Blutdrüsen untereinander sehr enge Beziehungen bestehen und sich häufig bei Erkrankungen solcher auch eine Beteiligung von anderen erweisen läßt, wissen wir eigentlich sehr wenig über das Auftreten von Morbus Basedowi bei Erkrankungen anderer Blutdrüsen außer der Schilddrüse. Abgesehen von den Keimdrüsen haben wir noch einige Kenntnisse über Erkrankungen des Pankreas als ätiologisches Moment. Ich konnte seinerzeit auf einen Fall verweisen, bei welchem die Erscheinungen eines Morbus Basedowi und gleichzeitig Erscheinungen vorhanden waren, die auf eine Beteiligung des Pankreas hinwiesen. Durch Pankreon gelang es in diesem Falle die Erscheinungen zum Schwinden zu bringen, es schwanden die Fettstühle etc. und die Erscheinungen des Morbus Basedowi. Dann traten neuerlich wieder die Erscheinungen des Pankreas zutage und darauf dann auch wieder die Erscheinungen des Morbus Basedowi; auch jetzt gelang es wieder durch Pankreon die Erscheinungen zu beeinflussen. Hier ist durch den Verlauf die Annahme begründet, daß die Erkrankung des Pankreas ätiologisch für das Auftreten der Erscheinungen des Morbus Basedowi in Betracht kommt. Auffallend war in diesem Falle das Fehlen der Schilddrüsenschwellung. Eine Bestätigung erfuhr dann meine Annahme durch die Beobachtungen von Cohn und Peiser, die in fünf Fällen von autoptisch erwiesenen Pankreasaffektionen (drei Pankreatitis haemorrhagica, je einer Pankreatitis chronica und Pankreatitis purulenta) viermal die Erscheinungen des Morbus Basedowi fanden, einmal die Erscheinungen des Thyreoidismus. Später haben dann Falta, Bittorf, Salomon, Salomon und Almagia, A. Schmidt Fälle von Morbus Basedowi mit Fettstühlen mitgeteilt (vgl. Symptome Verdauungstrakt). Nach den Fällen, die ich seither noch gesehen habe, scheint es jedoch, daß das Auftreten eines Morbus Basedowi bei Pankreasaffektionen selten ist, daß in der überwiegenden Mehrzahl sich nur die Erscheinungen des Thyreoidismus finden (vgl. Thyreoidismus). Vielleicht gehören hierher auch einzelne der Fälle, bei welchen sich der Morbus Basedowi erst im Verlaufe eines Diabetes entwickelt. Auffallend ist es, wie oft in solchen Fällen eine Struma vermißt wird. In den Fällen von Morbus Basedowi bei Pankreasaffektionen fehlt sie öfter (eigene Fälle, bei Cohn-Peiser in drei von fünf Fällen), bei Diabetes und späterem Morbus Basedowi scheint ein ähnliches Verhalten für die Schilddrüse vorzuliegen.

Weitaus weniger Interesse beanspruchen die Veränderungen an anderen Organen, die man mit dem Morbus Basedowi in ätiologische Beziehung gebracht hat. Eine Ausnahme machen vielleicht noch die Affektionen der Nase, insoferne als sie zur Stütze der Auffassung herangezogen wurden, daß der Morbus Basedowi eine Neurose ist und dann die Erkrankungen des Herzens wegen ihrer Beziehung zur Struma und wegen des Umstandes, daß einzelne (Stokes u. a.) den Morbus Basedowi als Folge einer primären Herzaffektion ansahen.

Eine Reihe von Beobachtungen zeigt, daß Veränderungen der Nase und ihrer Nebenhöhlen sowie Veränderungen am Rachen und operative Eingriffe daselbst Veranlassung zum Auftreten des Morbus Basedowi geben können. So zitiert Poppi Fälle, in welchen ein Morbus Basedowi nach Abtragung von Gaumen- und Rachentonsillen entstand oder verschwand, Fälle, in welchen an die Operation adenoider Wucherungen Exophthalmus und Struma auftrat. Koenig sah 5 Monate nach doppelseitiger Tonsillektomie Erscheinungen von Thyreoidismus auftreten. R. Hoffmann betont, daß es wiederholt gelungen ist den Exophthalmus und die übrigen Symptome von der Nase aus reflektorisch zu beeinflussen, daß manchmal der Exophthalmus nach galvanokaustischer Ätzung auf derselben Seite innerhalb 24 Stunden zurückgeht, ohne daß die Ursache desselben in einer Erkrankung der Nebenhöhlen gelegen wäre. Sadriak glaubt wegen der günstigen Beeinflussung der Basedowsymptome durch Behandlung einer Nasenaffektion, daß die Annahme Hacks zu Recht besteht, daß manchen Symptomen, besonders dem Exophthalmus eine Reflexneurose nasalen Ursprungs zugrunde liege. Sichere Schlüsse sind aber, glauben wir, aus allen diesen Beobachtungen nicht zu ziehen. Es kann eine nasale Operation ebenso wie jeder andere operative Eingriff durch den Shock etc. bei gegebenen sonstigen Bedingungen das Auftreten der Erkrankung bewirken, ebenso wie sie durch Schaffung von Durchgängigkeit der Nase, durch Entfernung reizender Momente günstig auf das Nervensystem einwirken kann, analog dem Effekt nasaler Operationen bei Asthma bronchiale oder Epilepsie. Ob in vielen der mitgeteilten Fälle wirklich ein Morbus Basedowi vorgelegen hat, wäre überdies noch zu erwägen.

Die Tatsache, daß im Verlaufe des Morbus Basedowi Veränderungen am Herzen auftreten, ist allseitig anerkannt und soll auf sie an anderer Stelle eingegangen werden. Weit weniger hat man die Tatsache gewürdigt, daß auch Veränderungen des Herzens das Auftreten eines Morbus Basedowi veranlassen können. Revilliod spricht von einer goître cardiaque, bei welcher es zu den Erscheinungen von Thyreoidismus kommen kann. Poghossian hat einen Fall mit Struma nodosa, mit mäßigen Basedowsymptomen auch eine Herzinsuffizienz gesehen (Autopsie: Herzhypertrophie und Cystenniere) und vermutet, daß es vielleicht Fälle gibt, bei welchen der Morbus Basedowi abhängig ist vom Herzen. Elliot, ohne irgendwelche Daten zu geben, führt unter den Gelegenheitsursachen neben Anämie, Nephritis und Tuberkulose auch Herzaffektionen an. Staunig beschreibt einen Fall von Mitralstenose und relativer Tricuspidalinsuffizienz, bei welchem mit dem Auftreten und Schwinden der Kompensationsstörung Basedowsymptome auftraten und schwanden. Er spricht von Herzkropf und erwähnt das häufige Vorkommen thyreogener Symptome bei Aortenaffektionen und Herzfehlern. Als Ursache der Erscheinung sieht er die venöse Stauung und die Schädigung des Gewebes durch die Venenpulsation an. Kienböck findet bei Dilatation der Aorta und Aneurysmen häufig Erscheinungen von Hyperthyreoidismus. Meinen eigenen Erfahrungen nach sieht man gar nicht so selten bei kardialen Affektionen mit Stauungserscheinungen, auch ohne daß vorher ein Kropf vorhanden gewesen wäre, das Auftreten thyreogener Symptome abhängig von der Kompensationsstörung; solche Erscheinungen finden sich auch ohne Venenpuls und ohne Aorteninsuffizienz. Der weitaus größte Teil dieser Fälle mit meist ganz wenig ausgesprochenen Symptomen (größere Erregtheit, Zittern, Klaffen der Lider, leichte Tremores und Schweiße) kann nicht dem Morbus Basedowi zugezählt werden und ist als Thyreoidismus zu führen (siehe dort). Nur in einzelnen Fällen findet sich auch neben diesen Erscheinungen mehr oder weniger deutlicher Exophthalmus und können die Fälle ihrem Verlauf nach etc. auch als Morbus Basedow angesprochen werden. Daß die venöse Stauung durch Änderungen der Zirkulation zu einer Funktionsstörung des Organes führt, ist möglich. Es soll der Sauerstoffmangel als Reiz fungieren. Außerdem haben die Untersuchungen von Blum, Lüthi und v. Verebély histologische Veränderungen nach Stauung erwiesen. Daß aber diese Stauung in der Schilddrüse allein genügt, um ausgesprochenere Basedowsymptome hervorzurufen, ist schon aus dem Grunde nicht anzunehmen, weil wir sonst dem Morbus Basedowi viel häufiger begegnen würden. In den Fällen meiner Beobachtung mit halbwegs sicheren Erscheinungen von Thyreoidismus ergab sich bei der Autopsie das gleichzeitige Bestehen eines Status thymicolymphaticus (vgl. hierzu Kap. 7, S. 78).

Von Erkrankungen der Lunge finden sich als auslösende Momente angeführt Pneumonie (Impaccianti), Pleuritis (Meoni, 5 Fälle, davon 2 fraglich). Über das Auftreten von Basedowsymptomen im Asthmaanfall berichtet Curschmann jun.

Über Veränderungen der Niere bei Morbus Basedowi ist wenig bekannt, noch weniger über die ätiologische Bedeutung von Erkrankungen derselben. Pulawski berichtet über einen Fall von typischem Morbus Basedowi, der bei einer Frau mit Nephritis 2 Monate ante exitum aufgetreten ist. Er nimmt an, daß die Vergiftung des Organismus durch die Nephritis und Urämie eine Änderung des Stoffwechsels bedinge, der zu Morbus Basedowi führe.

Erkrankungen des Verdauungstraktes werden häufig mit dem Morbus Basedowi in Beziehung gebracht. So nimmt Federn die Darmatonie als wesentliches ätiologisches Moment an, ebenso glaubt Gauthier, daß Darmstörungen häufig in Betracht kommen. Hemeter berichtet über drei Fälle von Hyperthyreoidismus, welche im Anschlusse an eine schwere Colitis auftraten und durch Irrigation gebessert werden konnten. Für die Darmatonie und eine Reihe von Magendarmstörungen, die in ätiologische Beziehungen zum Morbus Basedowi gebracht werden, steht die Sache so, daß sie als Teilerscheinung abnormer Konstitution zu deuten sind, auf dessen Boden sich auch der Morbus Basedowi entwickeln kann. Sie entsprechen den Erscheinungen der asthenischen Konstitution (Stiller), die für die Enteroptose und die nervösen Dyspepsien von maßgebender Bedeutung ist.

In einem Falle von hydropisch-atrophischer Beri-Beri sah Werner einen Morbus Basedowi und hält es für möglich, daß sie ätiologisch zum Morbus Basedowi in Beziehung stand.

Bei allen den bisher angeführten ätiologischen Momenten finden wir zunächst eine Tatsache: daß wir mit ihnen allein nicht auskommen, daß wir zur Erklärung ihrer Einwirkung und für das Zustandekommen der Erscheinungen immer eine ganz besondere, individuelle Veranlagung des Individuums, eine besondere Konstitution annehmen müssen. Die zweite wichtige Tatsache, die sich hier zeigt, ist die, daß wenn wir von den nervösen Einflüssen absehen, alle übrigen selten zum Morbus Basedowi führen, daß sie viel häufiger nur jene Zustände bedingen, die wir als Thyreoidismus vom Morbus Basedowi trennen.

Bei dem Interesse, das man in letzter Linie der traumatischen Entstehung von Krankheiten entgegenbringt und bei der eminent praktischen Bedeutung dieser Frage müssen wir hier noch in Kürze auf die Beziehungen von Trauma und Morbus Basedowi eingehen. Hier tritt uns eine auffällige Tatsache entgegen. Allgemein wird zugegeben, daß psychische Traumen eine große Rolle spielen, wenn auch über die Bedeutung mehr akut einwirkender Insulte und von mehr chronisch einwirkenden Schädigungen die Anschauungen divergieren. Demgegenüber gehört das Auftreten des Morbus Basedowi nach einem somatischen Trauma, obwohl dasselbe, wenn man nach den Angaben Unfallverletzter gehen würde, immer mit schwerem psychischem Insulte verknüpft ist, sicher zu den Seltenheiten. Stern erwähnt in seiner Darstellung der traumatischen Entstehung innerer Krankheiten den Morbus Basedowi gar nicht und Thiem nur ganz nebenbei. Oppenheim sagt nur, daß auch nach Traumen ein Morbus Basedowi entstehen könne. Mendel, der sich in letzter Zeit mit dieser Frage beschäftigt hat, kann aus seinem Materiale von 1500 Fällen von Traumatikern nur drei Fälle auffinden, die in diesem Sinne sprechen. Ich selbst habe in einem Zeitraume von 15 Jahren, während welcher Zeit ich sehr viele Unfallkranke zu begutachten hatte, nur einen einzigen Fall gesehen, bei welchem nach einem Trauma (Stoß von der Plattform eines Waggons) sich ein Morbus Basedowi entwickelte. Viele von in der Literatur angeführten Fällen sind für die Beziehungen von Trauma und Morbus Basedowi nicht verwertbar, indem entweder die Diagnose eines Morbus Basedowi nicht sicher ist, oder das Intervall zwischen Unfall und dem Auftreten der ersten Basedowerscheinungen so groß ist, daß ein Zusammenhang fraglich erscheinen muß. So ist die Diagnose eines Morbus Basedowi fraglich in dem Falle Thiem, in zwei Fällen von Dyrenfurth, während der Zusammenhang fraglich erscheinen muß im Falle Tetzner, Miller, Dyrenfurth (1. Fall) u. a. In anderen Fällen hat der Morbus Basedowi schon vor dem Trauma bestanden (Cohen u. a.). Nach Abzug solcher Fälle bleibt dann noch eine kleine Anzahl von Fällen — Witmer, Mann, Mendel, Mackenzie, Ballet, eigene Beobachtung u. a. —, welche erweisen, daß nach somatischen Traumen ein Morbus Basedowi auftreten kann. Das sind aber immerhin seltene Ereignisse. Übereinstimmend tritt hier die Auffassung zutage, daß dies nur bei einem prädisponierten Menschen geschehen kann (Oppenheim, Mendel u. a.). Mendel hält es für höchst unwahrscheinlich, daß das somatische Moment des Traumas bei einem Nichtdisponierten einen Morbus Basedowi erzeugen könne, womit ja die von uns vertretenen Anschauungen im Einklange stehen, daß ohne abnorme Veranlagung weder ein psychisches, noch ein somatisches Trauma einen Morbus Basedowi herbeiführen könne. Wie weit das psychische Moment bei dem somatischen Trauma von Belang ist, ist schwer zu entscheiden. Schwere und Lokalisation des Traumas ist bei der vorhandenen abnormen Körperverfassung ohne Belang. Mendel meint, daß es sich zumeist aber um Kopfverletzungen gehandelt habe. Jedenfalls ist bei der Begutachtung auf die wesentliche Rolle der Veranlagung Rücksicht zu nehmen.

4. Kapitel.

Erscheinungen degenerativer Anlage.

Die ursprüngliche Auffassung des Morbus Basedowi als einer Konstitutionskrankheit mußte der streng anatomisch lokalisierenden Auffassung der späteren Zeit weichen, wenn auch ein Teil der Ärzte sich schwer zu einer solchen Auffassung entschließen konnte und sich hier insbesondere auf die Beziehungen und Ähnlichkeiten mit Erkrankungen stützen konnte, für die die Annahme der Erkrankung eines Organes allein schwer möglich war und für die die Vorstellung einer Konstitutionskrankheit bis in die letzte Zeit nicht ganz geschwunden war (Chlorose, Fettsucht, Diabetes u. a.). Auch in Frankreich, wo Charcot auf Grund klinischer Beobachtung zu dem Schlusse kam, daß der Morbus Basedowi eine auf degenerativer Basis fußende Erkrankung sei, auf welchem Boden auch eine Reihe anderer Erkrankungen entstehen, die hiedurch zueinander in Beziehung treten, schenkte man den klinischen Erscheinungen, durch welche man diese abnorme Anlage an den Personen erkennen konnte, keine Beachtung. Erst in letzter Zeit, in der sich ein Umschwung der Meinungen vorzubereiten beginnt, wandte man auch diesen Dingen wieder sein Augenmerk zu.

Für den Morbus Basedowi liegen nur ganz vereinzelte diesbezügliche Angaben vor. So die Angabe von Schwerdt, der bei Morbus Basedowi die Erscheinungen der Enteroptose findet, von Stiller, der in einem Teile der Fälle die Erscheinungen des Morbus asthenicus nachweisen konnte, von Dalmady, der auf die Neigung zu Fettleibigkeit hinweist, von Gowers, der bei vielen Basedowkranken die Merkmale der lymphatisch-chlorotischen Konstitution findet. Ebenso betont v. Neusser das Vorkommen von Erscheinungen von Status thymicolymphaticus bei Morbus Basedowi, über Vorkommen von Infantilismus sprechen A. Mayer, Klose-Lampé und Liesegang. Vetlesen konstatiert die Häufigkeit von Migränen bei Basedowkranken und in der Ascendenz derselben. Stern zieht zur Differenzierung der formes frustes vom Morbus Basedowi das konstitutionelle Moment heran. Außerdem finden sich noch vereinzelt Angaben über abnorme Größe und Kleinheit oder merkwürdige Erscheinungen bei Morbus Basedowi.

Der Einfachheit halber, um ·Wiederholungen zu vermeiden, seien hier zunächst jene Stigmen abnormer Körperanlage angeführt, welche uns für die Diagnose dieses Status von Belang sind. Wir können uns dann einfach auf dieses Kapitel berufen. Es ist dies aber vielleicht auch aus dem Grunde zweckmäßig, weil mit dem Begriffe der Konstitution auch jene Zeichen, aus welchen die älteren Ärzte auf eine abnorme Körperverfassung ihrer Kranken schlossen, in Mißkredit gerieten und in der modernen Medizin der Vergessenheit anheimfielen.

Es kann natürlich nicht unsere Aufgabe sein, hier auf die Bedeutung der degenerativen Stigmen in extenso einzugehen und eine eingehende Schilderung aller hier in Betracht kommenden psychischen und somatischen Veränderungen der Degenerierten zu geben. Wir wollen nur die Erscheinungen mehr kursorisch und nur in dem Maße herausheben, als es für unsere weiteren Ausführungen unerläßlich ist. Wir müssen uns auch von Hause aus klar sein, daß es eine für den Morbus Basedowi spezifische, durch ganz bestimmte Zeichen erkennbare Basedowsche Konstitution nicht geben kann.

Schon in der Familienanamnese solcher Degenerierter läßt sich häufig die hereditäre Belastung erweisen. Wir finden in der Ascendenz abnorme Menschen, hervorragend begabte, einseitig begabte Menschen, aber auch eventuell Idioten, wir finden Sonderlinge, gewalttätige exzessive Naturen, Spieler, Alkoholiker usw. Von Erkrankungen ist uns das Vorkommen von Asthma, Gicht, Fettleibigkeit, Diabetes, Chlorose oder sonstiger früher als Konstitutionskrankheiten geführter Erkrankungen von Belang, ebenso wie das Vorkommen von Psychosen bestimmter Art, von Hysterie, Epilepsie, vasomotorischen Neurosen, Migräne oder anderer nervöser Erkrankungen wie z. B. der hereditären oder familiären Formen der Erkrankungen des Nervensystems. Auch sind in solchen degenerierten Familien anderweitige Störungen wie Hoch- oder Zwergwuchs, Myopie, stärker hervortretende Augen, Struma etc. erweisbar.

In der Anamnese der betreffenden Individuen selbst finden sich auch — soweit anamnestische Daten zu erhalten sind — abnorme Vorgänge. So können wir Angaben über Stimmritzenkrampf, abnormes Zahnen, Krämpfe während der Dentition, spätes Sprechen- und Gehenlernen, lange anhaltendes Bettnässen, Zurückbleiben im Wachstum oder abnormes Wachstum finden, oder es finden sich Angaben über auffallende Schwächlichkeit, Blässe, oder Fettleibigkeit des Kindes, über abnorme Neigung zu Fieber. In früher Jugend schon kann es zu dem Auftreten von Myopie, von Blähhals und Plattfuß, der nicht durch die Rasse oder den Beruf bedingt ist, kommen. Zur Zeit der Pubertät bleibt das normale Wachstum aus, oder es tritt abnorm auf, die geschlechtliche Entwicklung tritt verfrüht oder verspätet ein, die sekundären Geschlechtscharaktere zeigen abnorme Entwicklung. Häufig kommt es in dieser Zeit bei solchen Frauen zur Chlorose. Auch späterhin finden wir dann bei ihnen abnorme Menstruationen, Sterilität, abnorm verlaufende, schwere Schwangerschaften, abnorme Geburten mit Wehenschwächen, Eklampsie usw. In einzelnen Fällen läßt sich wieder der vorzeitige Eintritt der Seneszenz erweisen (frühzeitiges Ergrauen, Änderung der Psyche, Verlust der Potenz). Ebenso können wir bei solchen Personen meist schon das Vorhandensein nervöser Störungen in der frühen Jugend finden. Wir begegnen oft der Angabe über Nervosität der Kinder, über Aufgeregtheit, schlechten und unruhigen Schlaf mit Aufschrecken oder Nachtwandeln, ebenso über Neigung zu Ohnmacht, Neigung zu Erröten, abnorme Schweißsekretion, impulsives Handeln, Zwangsvorstellungen, hysterische Erscheinungen. Auch in bezug auf das Sexualleben finden wir mannigfache Abweichungen: die Personen sind entweder abnorm sexuell ansprechbar oder zeigen geringen oder fehlenden Geschlechtstrieb, wir begegnen perversen Neigungen, Onanie bis in die spätere Zeit, auch bei Verheirateten, fehlendem Orgasmus beim Weibe, Dauererektionen ohne Ejakulation beim Manne usw.

Die Untersuchung solcher Menschen fördert eine Reihe abnormer Erscheinungen an den verschiedensten Teilen des Körpers zutage. Schon bei oberflächlicher Betrachtung ist oft ersichtlich, daß das normale Ebenmaß des menschlichen Körpers und seiner Teile fehlt. Wir begegnen hier abnorm großen, robusten, oder auffallend dicken Menschen, ebenso wie abnorm kleinen und zarten, solchen mit nahezu fehlender Muskulatur und geringem Panniculus adiposus, dann solchen von athletischem Körperbau und Muskulatur und endlich solchen mit abnormer Fettsucht. Wir finden in einem Falle einen auffallend großen Körper gegenüber kurzen Extremitäten wie beim Kinde, in einem anderen Falle auffallend lange Beine mit einem Überwiegen der Beinlänge über die Oberlänge, in anderen Fällen endlich z. B. abnorm großen Kopf bei kleinem sonstigen Körper oder auffallende Kleinheit des Schädels gegenüber dem sonst abnorm großen und massiven Körper. Auch an den einzelnen Teilen können wir solchen Disproportionen begegnen. So können wir die verschiedenen synostotischen Schädelformen finden oder wenigstens Andeutungen der verschiedenen Schädelmißbildungen (Mikrocephalie, Turmschädel, Cranium progenaeum usw.), oder ein auffallendes Mißverhältnis zwischen dem Schädel- und Gesichtsskelett: großer Schädel mit kleinem Gesicht und spitzem, kleinem Kinn, niedriger Schädel mit niedriger Stirn und massivem Kinn. An den Extremitäten fällt oft die abnorme Länge oder Kürze der Hände und Füße auf. Wir sehen Hände, die in auffallendem Kontrast stehen zu der übrigen Figur, oft auffallend schmale Hände mit überaus langen, schmalen, gespitzt zulaufenden Fingern (Madonnenhand) bei einem Menschen mit sonst grobem Knochenbau, und wieder Hände mit großen, derben, plumpen Fingern, wobei die Größe der Hand im Mißverhältnis zur ganzen Person steht, oder wir finden Hände mit sehr breiter Vola manus und sehr kurzen, gespreizt stehenden Fingern. Hierher gehört auch die Flughautbildung an den kleinen Fingern, die familiär auftritt (Ebstein). Sehr häufig begegnen wir einem auffallend langen, schmalen Fuß, der gleichzeitig die Erscheinungen des Plattfußes bietet. Hervorzuheben ist hier auch die auffallende Schlaffheit des Bandapparates und die Überstreckbarkeit in allen Gelenken. Ebenso begegnen wir in einzelnen Fällen einem Mißverhältnis zwischen Thorax und Abdomen, indem letzteres auffallend klein erscheint. Der Nabel steht bei Männern oft wie bei Weibern näher der Symphyse und ist vertieft. Der Thorax ist oft noch mehr walzenförmig wie in der Kindheit, mit mehr horizontal verlaufenden Rippen, bald auffallend breit, flach, oder sehr lang, schmal, mit stark abfallenden Rippen, oder er weist eine Deformität auf, die Wenckebach als Thorax piriformis beschrieben hat. Die Lendenwirbelsäule ist zu lang im Verhältnis zur Brustwirbelsäule, gerade gestreckt, ohne Lordose, die Brustwirbelsäule dann stärker kyphotisch, die Halswirbelsäule nach vorn gestreckt, ohne normale Lordose. Dadurch gewinnt der Körper mit dem langen Halse, dem vorgebeugten Kopf, der vornübergebeugten Haltung mit eingebogenen Knien ein ganz merkwürdiges Aussehen.

Solche Ungereimtheiten finden wir auch an den sogenannten sekundären Geschlechtscharakteren. So sehen wir Männer mit weit ausladendem weiblichen Becken, mit weiblichen, im Ellbogengelenk überstreckbaren Armen, runden Oberschenkeln mit Andeutung von X-Fußstellung und weiblichem Oberschenkel, runden Knien und umgekehrt Frauen mit ausgesprochen maskulinem Habitus.

Von umschriebenen Entwicklungsstörungen seien erwähnt angeborene Luxationen, Spaltung des Manubrium sterni, Spina bifida occulta, Polydaktylie, Syndaktylie.

Am Kopfe finden wir neben den früher erwähnten Veränderungen des Schädels Vorderkauerstellung der Zähne, abnorme Zahnbildungen, bei Männern weibliche Zahnbildung mit stärker entwickelten, etwas auseinanderstehenden oberen Schneidezähnen, stark vorspringende zahlreiche Querleisten am harten

Gaumen, abnorm hohen, gewölbten Gaumen, Defekte in der Knochenbildung. Die Bulbi können prominieren, es besteht Exophthalmus, unabhängig von Rasse und Familieneigentümlichkeit, die Lider können oft nicht ganz geschlossen werden, es besteht Lagophthalmus, auch Epicanthusbildung wird beobachtet. Von solchen degenerativen Stigmen können wir noch finden: ungleiche Färbung der Iris, exzentrische Lagerung der Pupillen, Pupillendifferenz, angeborenes Kolobom, Nystagmus, Astigmatismus, Myopie; dann Defekte in der Ohrbildung, wie auffallend kleine oder große Ohren, weit abstehende Ohren, Fehlen der Differenzierung des Ohrläppchens von der Wangenhaut (Morrelsches Ohr), abnorme Formation des Helix usw. Die Tonsillen sind häufig vergrößert, zerklüftet, die Zunge zeigt manchmal eine rissige Beschaffenheit (Skrotalzunge), die Zungengrundfollikel sind vergrößert. Das Gesicht erscheint oft gedunsen, zeigt ein anämisch pastöses Aussehen, häufig findet sich Lidödem, oder die Gesichtszüge sind schlaff, zeigen wenig Ausdruck und Mimik, beim Sprechen finden sich Innervationsdefekte im Fazialisgebiete, verschiedene Sprachstörungen und eine abnorme Stimmlage. Sehr häufig finden sich stark vortretende Augen, Myopie, Astigmatismus oder sonstige angeborene Anomalien am Auge. In anderen Fällen finden wir den Ausdruck der Erregtheit im Gesichte, stärkere Rötung desselben, stärkeren Glanz der Augen, stärkeres Klaffen der Lidspalten, das Graefesche und Moebiussche Symptom.

Auch die Muskulatur zeigt bei solchen Degenerierten eine Reihe von Abweichungen. So können wir einer übertriebenen Entwicklung der Muskeln, richtigen Muskelmassen begegnen, häufiger aber ist die Muskulatur auffallend schlecht entwickelt. Hier finden wir dann entweder wieder die mangelhafte Anlage und Entwicklung an der gesamten Muskulatur oder an einzelnen Muskeln. So kann sich oft eine ganze Körperseite in toto schwächer entwickelt zeigen und hier auch die Muskulatur geringer vorhanden sein, oder wir finden Differenzen in einzelnen Muskeln beider Seiten, z. B. im Sternocleidomastoideus, Cucullaris, Quadriceps cruris etc. Hierher gehört auch die in einzelnen Fällen vorhandene auffallend schlechte Entwicklung der Handmuskeln. Meist sind es auffallend lange schmale Hände mit nahezu knöchernen Fingern, bei welchen die Hohlhand ganz flach erscheint, die Muskulatur des Thenar und Antithenar kaum entwickelt ist, die Interossealräume eingesunken erscheinen, der Daumen wie in Affenhandstellung sich findet. In ausgesprochenen Fällen kann man zweifeln, ob nicht eine Muskelatrophie vorliegt.

Von seiten des Zirkulationsapparates finden wir ein abnorm kleines, tropfenförmiges Herz, oder eine Vergrößerung desselben, die durch die Veränderungen des Thorax und der Gefäße bedingt ist, oder Veränderungen, die uns als Wachstumsherz geläufig sind, oder endlich angeborene Defekte. Das Herz ist oft ungemein labil, leicht reizbar, die Pulsfrequenz oft erhöht, oft besteht Neigung zu anfallsweiser Tachykardie. An den Gefäßen finden sich Hypoplasien, eine abnorme Enge der Aorta in allen Teilen, oder nur in einzelnen Abschnitten, eine abnorme Enge der peripheren Gefäße oder auffallend weite, geblähte oder frühzeitig rigide Gefäße, abnormes Pulsieren der Gefäße oder einzelner Abschnitte.

Der Kehlkopf ist oft hochstehend geblieben, behält seine jugendliche runde Form, kann aber schon frühzeitig Verknöcherungen aufweisen; sehr häufig findet sich eine Vergrößerung der Schilddrüse. An den Lungen kann neben Hochstand des Zwerchfelles, für den sonst jede andere Erklärung fehlt, pueriles Atmen vorhanden sein. Der Thorax zeigt manchmal noch seine walzenförmige kindliche Form, in anderen Fällen asthenische Formation und verschiedene Deformitäten in wechselnder Kombination.

Das Abdomen ist manchmal auffallend klein, in anderen Fällen wieder im Verhältnis zum übrigen Körper abnorm groß, die Bauchdecken manchmal abnorm fettreich. In einzelnen Fällen finden wir schlaffe Bauchdecken, offene Leistenringe, fluktuierende X. Rippe, Tiefstand der Baucheingeweide, in anderen Fällen ist der Bauch stark gespannt, fühlt sich derb elastisch an, so als ob eine Cyste den Bauch ausfüllen würde, vermutlich durch starke Ansammlung von Netzfett. Dann begegnen wir hier den verschiedensten Störungen von seiten des Magendarmtraktes, nervöser Dyspepsie, der Erscheinung der Achylie, hartnäckiger Obstipation, Neigung zu Diarrhöen etc. In manchen Fällen läßt sich neben einer Vergrößerung der peripheren Lymphdrüsen auch eine Vergrößerung der Milz nachweisen.

Am Genitaltrakt finden sich mannigfach Abweichungen von der Norm: mangelhaft entwickeltes äußeres Genitale, Mißverhältnis zwischen Körpergröße und Glied beim Manne, auffallend kleine Hoden, schlaffer Hodensack, hängende Testes, ein- oder doppelseitiger Kryptorchismus, Azoospermie, Epispadie, Hypospadie, dann wieder ein sonst kleines, schwächliches Individuum mit einem Riesenpenis. So kenne ich einen kleinen, schwächlichen Mann mit einem derartigen Gliede, daß ihm die normale sexuelle Betätigung selbst bei den ältesten puellis publicis unmöglich wurde. Bei der Frau findet sich infantiler Uterus, Retroversio uteri, Uterus bicornis, Verdoppelung des Genitalkanals, Atresia vaginae, verkümmerte Entwicklung der Ovarien. Eine sehr auffallende Ungereimtheit beim Weibe sind oft auffallend groß entwickelte Mammae, mangelhaft entwickelte Crines pubis bei stark entwickeltem Kopfhaar und infantiler Uterus.

Wir finden in solchen Fällen oft auch auffallend stark entwickeltes Bauchfett wie bei Eunuchoiden, das auch bei sonstiger Abmagerung bestehen bleibt. Von sonstigen Differenzen in der Fettverteilung finden wir bei Männern reichliches Fett an der Streckseite der Oberarme, am Becken, den Oberschenkeln, wie sonst bei Frauen, und bei Frauen maskulinen Typus mit verhältnismäßig dünnen Beinen. Von sonstigen abnormen Erscheinungen der Fettverteilung seien Lipombildung, symmetrische Lipome und die Neigung zu Schürzenbildung in der Fettverteilung angeführt.

Ausgesprochene Veränderungen können wir auch in der Behaarung finden. So findet sich oft auffallend reichliches, straffes, tief in die Stirne hereinwachsendes Kopfhaar, oder auffallend buschige, zusammengewachsene Augenbrauen und mangelhafte Behaarung am sonstigen Körper, differente Färbung der Kopf- und Barthaare, büschelweise andere Färbung der Haare, stellenweises Ergrauen derselben, Mangel der Augenbrauen- und Lidhaare, Fehlen der Behaarung in den Axillen und am Mons veneris, mangelhafte Bartbildung beim Manne, abnorme beim Weibe, weibliche Formation der Schamhaare beim Manne und umgekehrt. Hierher gehört auch das von Walsh beschriebene streifenförmige Kahlbleiben der Stirnhaut.

Veränderungen der Haut sind ebenfalls häufig. Wir haben schon auf das pastöse, bleiche Aussehen, auf die abnorme Fettverteilung verwiesen. Hier sei noch das Vorkommen von Schwellungen der Lider, namentlich aber der Oberlider, auch Vitiligo angeführt.

Auch auf psychischem Gebiete läßt sich die Entartung nachweisen. Es sind unangenehme Menschen, abnorme Charaktere, mit welchen wir es zu tun haben, egoistisch, rechthaberisch, lügenhaft, die sich in nichts fügen, sich keiner Situation anpassen können, im vorhinein schon gegen alles, selbst die natürlichsten Dinge, in Opposition gehen, die eine ungemein hohe Meinung von sich und ihren Fähigkeiten haben, dann scheitern und die Schuld nicht sich, sondern anderen beimessen. Die Angst vor Ungewohntem und den eventuellen

Aufregungen macht sie konservativ, zurückgezogen, zu Sonderheiten geneigt (Stern). Binswanger führt als psychische Degenerationszeichen an: auffällige Labilität der Gemütsstimmung mit exzessiven Zorn- und Wutausbrüchen, eigensinniges Verharren in bestimmten pathologischen Gefühlszuständen, weitgehende motorische und vasomotorische Erregungs- und Hemmungsentladungen (Tendenz zu Ohnmachten, epileptischen Insulten, gehäuftes Erbrechen bei geringfügigen emotiven Anlässen), trübe, unzufriedene, misanthrope Stimmungen. Dabei braucht die intellektuelle Entwicklung keinerlei Störung aufzuweisen. Bei höhergradigen Entwicklungsstörungen tritt eine mangelhafte Ausbildung jener Gefühlsreaktionen zutage, die mit altruistischen Vorstellungen verknüpft sind, während sich alle egoistischen Gefühlsregungen abnorm entfalten (vorzeitige Entwicklung geschlechtlicher, normaler und perverser Gefühle). In einer zweiten Gruppe tritt nach Binswanger die abnorme, disharmonische intellektuelle Entwicklung stärker hervor (exzessive Phantasiewucherung, einseitige geistige Begabung bei Minderwertigkeit auf anderem Gebiete), verstärktes Auftauchen überwertiger Vorstellungen (zwangsartige Furchtvorstellungen). Weiter führt er an Schlafstörungen (Pavor nocturnus, protrahierte Enuresis nocturna), das Auftreten von Sinnestäuschungen, verminderte Widerstandsfähigkeit gegen toxische Schädlichkeiten (Alkohol).

Von seiten des vegetativen Nervensystems findet sich eine abnorme Ansprechbarkeit und Labilität. Sehr häufig finden sich abnorme vasomotorische Erscheinungen, Neigung zum Erblassen, unmotiviertes Erröten, abnorme Erweiterung der Hautgefäße, labile Gefäßerscheinungen.

Auch von seiten des Stoffwechsels finden sich eine Reihe von abweichenden Erscheinungen, wenn wir auch hier noch sehr wenig orientiert sind. So kann die Neigung zu alimentärer Glykosurie, das differente Verhalten des Blutzuckers hier angeführt werden. Es findet sich bei solchen Personen bei sonst normalen Nüchternwerten oft eine beträchtliche Hyperglykämie (H. Kahler). Hierher gehört auch die ungenügende Regulierung der Körpertemperatur, das starke Schwanken derselben, die Neigung zu erhöhten Temperaturen; es sind Personen, „die leicht fiebern".

Auch im Blute begegnen wir Veränderungen. So finden wir bei solchen Degenerierten, wie H. Kahler nachgewiesen hat, in einer großen Anzahl eine Vermehrung der mononukleären Elemente im Blute, die sowohl die Lymphocyten als auch die Übergangsformen betrifft. Es verhält sich das Blutbild solcher Personen bei infektiösen oder toxischen Prozessen abweichend, indem neben der Leukocytose und der Verminderung der Lymphocyten im Gegensatze zur Norm eine beträchtliche Vermehrung der großen mononukleären Elemente und Übergangsformen auftritt. Für die eosinophilen Zellen liegen Angaben vor, daß sie bei Status thymicolymphaticus (Neusser), bei anderweitigen degenerativen Zuständen (H. Kahler), bei Infantilismus (Guggenheimer) vermehrt sein können.

Die Entartungszeichen finden sich in einem Falle in reichlicher Auswahl, bei einem anderen ganz vereinzelt, in anderen endlich treten sie uns erst bei der Autopsie zutage, indem wir eine Reihe Abweichungen von dem normalen Bau der Organe, Hemmungsbildungen, Mißbildungen, Situs viscerum inversus, Persistieren infantiler Verhältnisse, oder jene Veränderungen finden, die Paltauf dem Status thymicolymphaticus, oder Bartel der hypoplastischen Konstitution zuzählen. (Über die Bedeutung der Stigmen vgl. Kap. 19, Pathogenese, konstitutionelles Moment.)

Die große Gruppe der Entarteten umfaßt eine große Zahl ganz verschiedener Zustände, deren größter Teil sich vorläufig unserer Erkenntnis entzieht. Auch über die anatomischen Grundlagen sind wir noch sehr wenig aufgeklärt.

Alles, was wir bei solchen Entarteten finden, trägt den Stempel des Abnormen, des Ungereimten an sich, es fehlt überall die notwendige Hemmung und Korrektur, es zeigt alles den Charakter des exzessiven und schießt über das Ziel, es erscheint nichts festgefügt, nicht konsolidiert, alles ist labil. Neben den Disproportionen im Äußeren und der abnormen Verfassung des Nervensystems und aller übrigen Organe finden sich solche abnorme Erscheinungen auch im Stoffwechsel. Alle Organe, oder nur einzelne, erweisen sich als abnorm ansprechbar, ein ganz geringfügiger Reiz genügt, um die schwersten Erscheinungen auszulösen; ebenso aber kann dadurch auch das frühzeitige Versagen und die Erschöpfung zutage treten. Wir können hier rapide Gewichtsstürze und Dekonstitution der Individuen durch einen an sich harmlosen Magenkatarrh sehen, ebenso wie eine rapide Zunahme des Körpergewichtes bei verhältnismäßig geringer Nahrungszufuhr. Ein geringfügiger Anlaß genügt, die Schlagfolge des Herzens zu ändern, seine Erschöpfung herbeizuführen, oder den Menschen aus dem psychischen Gleichgewichte zu bringen. Reparatorische Vorgänge an den Organen schießen über das Ziel und führen so zu ganz merkwürdigen Erscheinungen. Alles, was wir bei solchen Menschen finden, ist unberechenbar, es sind abnorme Menschen und wir dürfen zur Beurteilung des Geschehens bei ihnen nicht ohne weiteres die bei normalen Vorgängen geltenden Normen heranziehen. Begreiflich auch, daß sich auf einer solchen abnormen Anlage ganz eigenartige Erkrankungen entwickeln, bei welchen wir alle Züge der abnormen Körperkonstitution wiederfinden, womöglich noch bizarrer und noch exzessiver gesteigert. Dasselbe Mißverhältnis zwischen Ursache und Wirkung tritt auch bei ihnen zutage, ein Verhalten, das mit zu den Eigenheiten der Konstitutionskrankheiten gezählt werden muß.

5. Kapitel.

Erscheinungen von seiten der Schilddrüse.

Aus dem Verhalten der Schilddrüse im klinischen Bilde des Morbus Basedowi ist die hervorragende Rolle, die ihr in der Pathogenese zugesprochen wird, nicht ohne weiteres ersichtlich. Beweis dessen, daß gerade die Gegner der Schilddrüsenhypothese das Verhalten dieses Organes ihrer Beweisführung zugrunde gelegt haben. Die über die Schilddrüse vorliegenden Angaben variieren zum Teil so, daß es den Anschein gewinnen könnte, als ob ihre Beziehungen zum Morbus Basedowi nur äußerst lockere wären. Als Einwand hat man hier zunächst das häufige Fehlen einer Schilddrüsenveränderung vorgebracht, wenn auch schon Moebius darauf hingewiesen hat, daß die Vergrößerung nicht das Wesentliche der Drüsenerkrankung ist und nur insofern von Belang ist, als sie uns Nachricht von der Erkrankung der Drüse gibt. Er vermutet die primäre Störung so, daß sie von außen nicht wahrnehmbar ist und hält die anfangs auftretende Schwellung für sekundär, durch abnorme Blutfülle bedingt. Dann hat man darauf hingewiesen, daß die übrigen Erscheinungen des Morbus Basedowi der Schilddrüsenschwellung beträchtliche Zeit vorausgehen können, daß die Struma in der Regel nicht das erste Symptom darstellt, daß die Struma oft schon seit der Kindheit bestehen könne, ohne irgendwelche Erscheinungen zu setzen. Bei der Wichtigkeit dieser Dinge müssen wir hier etwas näher auf sie eingehen.

Die Vergrößerung der Schilddrüse bei Morbus Basedowi ist ein sehr häufiges, nahezu konstantes Symptom und gehören Fälle von sicherem Morbus Basedowi ohne irgendwelche Veränderungen der Schilddrüse jedenfalls zu den extremen Seltenheiten, namentlich wenn man den ganzen Verlauf eines Falles beobachten kann. Ich selbst kann mich keines Falles entsinnen, bei welchem Veränderungen der Schilddrüse vollständig gefehlt hätten. Wenn trotzdem die Angaben über die Häufigkeit des Vorkommens der Struma stark variieren, sie nach einigen ein konstantes Symptom ist, nie vermißt wird, (Clarke, Chvostek, Dock, Jackson, Kocher, Mead, Thompson u. a.), während sie andere nur in ca. $50^0/_0$ der Fälle finden (Griffith in $56{,}2^0/_0$, Thomson in $60^0/_0$), so muß das seine besonderen Gründe haben.

Zwischen diesen Extremzahlen finden wir alle möglichen Prozentzahlen. So fehlt bei Reynolds die Struma in $2^0/_0$, bei Murray in $1{,}6^0/_0$, bei Mannheim in $2{,}1^0/_0$, bei Dusch in $5{,}1^0/_0$, bei Sattler in $7{,}7^0/_0$, bei Mackenzie in $9{,}6^0/_0$, bei Pässler in $20^0/_0$, bei Emmert in $30^0/_0$. Sattler bekommt auf Grund der Zusammenfassung aller vorhandenen größeren Statistiken, abgesehen von denen der Chirurgen, eine Prozentzahl von $4^0/_0$, bei welcher eine sicher tastbare Schilddrüse nicht nachgewiesen werden kann.

Unter den Ursachen für diese differenten statistischen Zahlen kommt auch hier wieder vor allem der Umstand in Betracht, daß von den verschiedenen Beobachtern die Zuteilung der Krankheitsfälle zur Basedowkrankheit verschieden geübt wird, daß in dieses Zahlenmaterial Fälle mit eingerechnet sind, die unseres Erachtens mit Morbus Basedowi nichts zu tun haben. Dazu kommt, daß viele der Fälle nicht längere Zeit beobachtet wurden. Wir sehen aber, daß die Schwellung der Schilddrüse in einzelnen Fällen erst später deutlich zutage treten kann, oder daß sie im Verlaufe der Erkrankung sich rückbildet, während die übrigen Symptome persistent bleiben können. Fälle letzter Art sind von West, Murray, Warner, Mannheim, Topolansky u. a. erwähnt, Als ein weiteres ursächliches Moment kommt die Schwierigkeit der Beurteilung geringfügiger Veränderungen in der Größe der Schilddrüse in Betracht, die in der schon normalerweise ziemlich variablen Konfiguration des Halses, der anatomischen Lage und in der an und für sich individuell variablen Größe des Organes begründet ist. Zudem ist bei einer vaskulären Struma der Nachweis durch ihre Weichheit erschwert. Begreiflich daher, daß in einzelnen solchen Fällen, bei welchen intra vitam eine Schilddrüsenschwellung nicht konstatiert werden konnte, bei der Operation oder post mortem eine solche unzweifelhaft vorlag (Marie und Marinesco, Röper, Kocher u. a.). In anderen Fällen ist der erschwerte Nachweis der Struma durch die abnorm tiefe Lage oder die retrosternale Lage der Struma bedingt, Fälle, die jetzt in der chirurgischen Ära des Morbus Basedowi häufiger zur Perlustration gelangen, oder durch die Durchleuchtung nachgewiesen werden können. Beobachtungen solcher Art haben Minkowski, Sockolowski, Kreuzfuchs, Riedel, Toldt und Sarvonat u. a. beschrieben.

Immerhin bleibt dann immer noch eine, wenn auch verhältnismäßig sehr geringe Anzahl von Fällen, bei welchen eine Vergrößerung der Schilddrüse überhaupt nicht erweisbar war (Bruns, Chvostek sen., Dusch, Hutchinson, Mackenzie, Trousseau u. a.).

Auch über die Zeit des Einsetzens der Schilddrüsenschwellung in der Reihenfolge der Symptome differieren die Angaben beträchtlich. Das hat darin seinen Grund, daß in der Mehrzahl der Fälle von typischem Morbus Basedowi das Auftreten der Erscheinungen auf einen so kleinen Zeitraum zusammengedrängt erscheint, daß es schwierig ist zu sagen, welches von den Symptomen als erstes aufgetreten ist, um so mehr, als wir ja meist nur auf anamnestische Angaben angewiesen sind und es hierbei davon abhängt, welche Erscheinung dem Kranken sich unangenehmer fühlbar gemacht hat. Dann ist zu berücksichtigen, daß die Reaktion auf eine auslösende Ursache bei verschiedener

Organdisposition eine verschiedene sein wird, so daß in einem Falle mehr die Herzerscheinungen, in dem anderen die Augensymptome und endlich in einem dritten vielleicht die Schilddrüsenerscheinungen früher auftreten und überwiegen werden. Dann muß die Möglichkeit in Betracht gezogen werden, daß im Beginne des Prozesses keine wesentliche Veränderung des Organes vorhanden zu sein braucht und daß geringfügige Veränderungen an diesem Organ bei der Lage desselben nicht augenfällig sein können. Wir können daher weniger Gewicht auf die Reihenfolge der Symptome legen, als vielmehr auf den Umstand, daß, wenn wir alle typischen Fälle berücksichtigen, die einzelnen Symptome so einsetzen und so gruppiert sind, daß ihre Zusammengehörigkeit zweifellos zu erkennen ist, wobei es irrelevant ist, ob bald das eine, bald das andere Symptom etwas früher manifest wird. Fälle, bei welchen die Veränderung der Schilddrüse als das erste Symptom aufgetreten ist, finden sich in großer Anzahl.

Das Anschwellen der Schilddrüse entwickelt sich in der Mehrzahl der Fälle nicht stürmisch, aber doch so, daß innerhalb von Wochen oder einigen Monaten die definitive Größe erreicht wird; eventuell ist nach einiger Zeit mit der Verschlimmerung auch der übrigen Symptome, auch ein neuerliches Größerwerden der Schilddrüse zu beobachten. Aber auch diese Zunahme vollzieht sich dann innerhalb ziemlich enger Zeitgrenzen. Seltener ist der Verlauf der Schilddrüsenschwellung ein mehr protrahierter. In einzelnen Fällen ist das Anschwellen der Schilddrüse ganz akut und kann sie innerhalb weniger Stunden eine beträchtliche Größe erreichen (Trousseau, Winternitz, Solbrig, v. Noorden, Riedel u. a.). Diese Zunahme kann akut unter dem Bilde einer Blutung auftreten, wie in dem Falle Riedel, bei welchem innerhalb weniger Stunden ein faustgroßer Knoten sich entwickelte. Eine derartige plötzlich auftretende Größenzunahme der Struma kann auch bei einem bestehenden Morbus Basedowi eintreten und zu bedrohlichen Erstickungszuständen führen (Bristowe, Montgomery, Smith, Steinlechner, Spencer).

In einem Teil der Fälle von Morbus Basedowi treten die Erscheinungen zu einer längere Zeit schon vorhandenen Struma hinzu. Diese Tatsache ist unzweifelhaft, nur wird sie, glauben wir, in ihrer Häufigkeit überschätzt. Es handelt sich bei diesen Fällen, die oft unter eigenem Namen geführt werden (Goître basedowifié Marie, symptomatischer Basedow Buschan, Struma basedowificata Kocher), selten um typischen Morbus Basedowi, sondern entweder um symptomenärmere Fälle, die den formes frustes zugerechnet werden können, oder in der überwiegenden Mehrzahl nur um Fälle von Thyreoidismus. Kommt es bei bestehender Struma zu einem echten Morbus Basedowi, so geht in diesem Falle das Auftreten der Erscheinungen für gewöhnlich auch mit einer Größenzunahme des Kropfes und sonstigen bei Morbus Basedowi an ihm zu beobachtenden Erscheinungen einher; nur in seltenen Fällen vollzieht sich dieses Ereignis ohne erkennbare Veränderung an der Struma.

Ist die Schilddrüsenschwellung einmal aufgetreten, so zeigt sie mit den übrigen Symptomen gleichsinnige Schwankungen. Sie bleibt mit den übrigen Erscheinungen bestehen und kann mit der Heilung der Erkrankung selbst nach langer Dauer derselben vollständig, oder bis auf geringe Reste schwinden, abgesehen von den Fällen, in welchen früher schon eine Struma vorhanden war; sie schwindet allmählich wie die übrigen Symptome, oder in seltenen Fällen selbst nach sehr langem Bestande ganz plötzlich mit dem plötzlichen Rückgehen auch der übrigen Erscheinungen. In den akuten Fällen von Morbus Basedowi kann die Schilddrüsenschwellung ebenso rasch wie sie gekommen wieder schwinden und nur durch Tage zu beobachten sein (v. Noorden). Diese Kongruenz der Erscheinungen ist die Regel, doch kommen auch bei der Struma wie bei dem Exophthalmus und den übrigen Symptomen gewisse selbständige Schwankungen vor. So kann die Struma erst verhältnismäßig spät, wenn die übrigen Erscheinungen schon sehr ausgesprochen sind, deutlich zutage treten, sie kann nach stärkeren Anstrengungen, zur Zeit der Menstruation, eine Größenzunahme zeigen, ohne daß die übrigen Symptome eine analoge Verschlechterung aufzuweisen brauchen, sie kann auch in seltenen Beobachtungen größeren Schwankungen im Verlaufe unterliegen und selbst im Verlaufe vollständig schwinden, während die übrigen Erscheinungen persistent bleiben. Dieses Schwinden der Struma kann ganz plötzlich erfolgen (Trousseau, Guthrie). Für das nicht gleichsinnige Schwanken der Schilddrüse mancher Fälle mit den übrigen Symptomen kann zur Erklärung der Umstand herangezogen werden, daß bei längerem Bestande gewisse Symptome nicht mehr rückbildungsfähig sind, daß andere der vorhandenen Symptome mit dem Morbus Basedowi nichts zu tun haben, auf eine gleichzeitige Kombination oder auf die konstitutionelle Grundlage zu beziehen sind und auch nach Schwinden des Morbus Basedowi persistent bleiben, oder daß anfänglich akut entzündliche oder fluxionäre Zustände vorhanden waren, die sich später rückbildeten. In einem anderen Teile der Fälle sind aber alle diese Erklärungsversuche nicht zutreffend und müssen einfach selbständige Schwankungen angenommen werden. Das sind immerhin sehr seltene Fälle. Eine gewisse Inkongruenz kann auch dadurch hervorgerufen werden, daß bei längerem Bestehen der Struma Veränderungen an derselben auftreten, die einer Rückbildung nicht mehr fähig sind.

Die Größe der Struma in typischen Fällen von Morbus Basedowi mit vorher normaler Schilddrüse ist in der Regel keine beträchtliche. Für gewöhnlich sind es nur mittlere, oft sogar ganz geringfügige, gerade nachweisbare Schwellungen, und nur vielleicht in einem Drittel der Zahl begegnen wir großen Strumen. Sehr große Strumen gehören zu den Seltenheiten und werden zumeist nur in jenen Fällen angetroffen, bei welchen früher schon eine strumöse Veränderung der Schilddrüse vorhanden war.

Die Schwellung ist in typischen Fällen eine mehr gleichmäßig diffuse, wenn auch gewöhnlich eine etwas stärkere Schwellung des rechten Lappens zu beobachten ist. Seltener ist diese Differenz jedoch eine beträchtliche, oder nur die Schwellung eines Lappens erweisbar, wobei auch hier häufiger der rechte Lappen beteiligt erscheint. Diese stärkere Beteiligung der rechten Schilddrüsenhälfte ist offenbar durch anatomische Verhältnisse bedingt, da auch normalerweise schon diese Hälfte über die linke überwiegt. Kommt es bei vorher bestandenem Kropfe zum Morbus Basedowi, so begegnen wir allen möglichen Kropfformen, parenchymatösen, knotigen, cystischen, von verschiedener oft enormer Größe und ganz ungleichmäßiger Vergrößerung.

In den typischen Fällen von Morbus Basedowi mit früher unveränderter Schilddrüse erweist sich die Struma als eine vaskuläre Form, erkennbar schon neben der diffusen gleichmäßigen Veränderung des Halses, an ihrer Weichheit und an der Möglichkeit, sie durch Druck von außen zu verkleinern und durch Behinderung des venösen Abflusses bei Pressen oder Husten zum Anschwellen zu bringen. Gladstone läßt die Kranken auf gerader Unterlage liegen und liegend den Kopf heben, um nach den Füßen zu sehen, wobei durch Kompression der angespannten Halsfaszie die Struma verschwindet. Äußerlich fällt häufig schon, auch bei relativer Kleinheit der Struma, das starke Hervortreten der Venen über der Struma auf, ohne daß Gründe für eine Venenstauung (retrosternale Struma, kardiale Veränderungen etc.) vorhanden wären. Dann sehen wir in vielen Fällen an der Struma ausgesprochene Pulsationsphänomene. Von diesen ist das häufigere die mitgeteilte Pulsation durch die stark klopfenden Karotiden. Diese Pulsation, die oft schon auf Entfernung sichtbar sein kann, ist allerdings meist erst in späteren Stadien deutlich, wenn die Struma bereits eine gewisse Konsistenzvermehrung erfahren hat, oder in frischen Fällen, wenn vorher schon Veränderungen an der Struma vorhanden waren. Sie ist auch scheinbar an eine gewisse Größe des Kropfes gebunden, indem sie bei ganz großen Kröpfen vermißt wird. Es kommt ihr entschieden geringere Bedeutung zu, als der allerdings selteneren und auch nicht so ohne weiteres ersichtlichen wahren Gefäßpulsation, bedingt durch das starke Pulsieren der erweiterten Strumagefäße selbst, die sich gelegentlich auch an Schilddrüsen findet, an welchen eine Vergrößerung nicht sicher zu erweisen ist. Meist ist diese Pulsation, wenn sie vorhanden ist, an der ganzen Drüse nachweisbar, es kommen aber auch hier einzelne Abweichungen vor, indem die Pulsation in manchen Fällen einseitig stark angetroffen wird, oder sogar nur an einzelnen Partien nachgewiesen werden kann. Diese Pulsationen, die zumeist nicht oder gerade noch sichtbar sind und die meist nur durch die Palpation nachgewiesen werden können, weisen auch Schwankungen auf und zeigen eine gewisse Abhängigkeit von psychischen Emotionen und der Menstruation. Sie können auch auftreten in vorher schon vorhandenen Strumen. Angaben über ihre Häufigkeit lassen sich schwer machen, da es davon abhängt, in welchem Stadium man die Kranken zu sehen bekommt, und ob früher schon eine Struma vorhanden war oder nicht. Sie sind selten zu finden bei der Struma basedowificata und schwinden mit der Zeit, wenn an der Schilddrüse sekundäre Veränderungen platzgreifen. Kocher findet dieses Phänomen in ca. 41 $^0/_0$ der Fälle, eine Zahl, die unseres Erachtens als Durchschnittszahl gelten kann, aber für frische Fälle zu niedrig gegriffen sein dürfte. Außer diesem Pulsieren des Parenchyms kann man noch an manchen Fällen eine Erweiterung und starkes Pulsieren der oberen Schilddrüsenarterien beobachten.

Häufiger als die sicht- und fühlbaren Pulsationen der Struma kann man ein Schwirren über der Schilddrüse wahrnehmen. Dieses Sausen ist in einer Anzahl von Fällen ein mehr kontinuierliches, das oft an Venensausen erinnert. Seine Tonhöhe ist eine verschiedene: brausend tief, oder in seiner Tonhöhe leichter bestimmbar, mehr hoch und erfährt eine systolische Verstärkung. In anderen Fällen ist das Geräusch nur in der Herzsystole zu hören und kann förmlich musikalischen Charakter zeigen. Diese Auskultationsphänomene sind oft über der ganzen Drüse gleichmäßig zu hören, in anderen Fällen nur an ganz umschriebenen Stellen, meist in der Nähe der Eintrittstellen der Schilddrüsengefäße, übrigens schwanken die Erscheinungen bei ein und demselben Kranken oft innerhalb von Tagen so, daß man die verschiedensten Befunde erheben kann. Von Belang ist die Tatsache, daß die Geräusche nachweisbar sein können auch in anscheinend nicht vergrößerten Drüsen. Seltener als durch die Auskultation gelingt der Nachweis des Gefäßschwirrens durch einfache Palpation. Immerhin ist in einer Anzahl von Fällen deutliches Schwirren fühlbar.

Alle Erscheinungen, die wir in typischen frischen Fällen an der Schilddrüse beobachten können, lassen mit Sicherheit den Schluß zu, daß Gefäßveränderungen ein maßgebender Einfluß an dem Zustandekommen der Struma zufallen muß. Die Erweiterung der arteriellen und venösen Gefäße ist die Ursache des Blutreichtumes, das abnorme Pulsieren der Arterien die Ursache der nachweisbaren Gefäßphänomene. In diesem Sinne spricht das akute Auftreten der Struma oft unter dem Bilde einer Blutung, die Form der Struma, ihre Kompressibilität und ihre Abhängigkeit von Änderungen der Zirkulation, wie sie durch Anstrengung, Menstruation etc. gegeben sind, dann die oft schon äußerlich erkennbare venöse Überfüllung der ausgedehnten Venen der Struma, für die eine anderweitige Ursache nicht gefunden werden kann, ferner die Befunde an den sichtbaren Arterien, die Pulsationsphänomene, der Nachweis analoger Gefäßveränderungen an anderen Organen, wie z. B. am Auge, dann der Umstand, daß selbst nach jahrelangem Bestehen der Kropf plötzlich wieder schwinden kann, ebenso der Blutreichtum bei operativem Eingriff und endlich der histologische Befund.

Auf diese Gefäßveränderungen, die schon den ältesten Beobachtern bekannt waren (Trousseau), ist auch die Empfindlichkeit der Struma bei Morbus Basedowi zu beziehen, die v. Basedow schon beschreibt. Diese Empfindlichkeit, die in den Anfangsstadien, aber auch im späteren Verlaufe nachgewiesen werden kann, auf eine Thyreoiditis zu beziehen, wie dies von einzelnen Seiten geschieht, liegt in der überwiegenden Mehrzahl der Fälle kein Anhaltspunkt vor und wird sie durch die vorhandene Hyperämie und Spannung der Schilddrüse wohl genügend erklärt.

Im weiteren Verlauf der Erkrankung erleidet der Kropf bei Morbus Basedowi gewisse Veränderungen, die ihn dann weniger charakteristisch erscheinen lassen. Er wird vor allem derber und kann in manchen Fällen eine auffallend harte Konsistenz erreichen. Im allgemeinen aber läßt sich selbst bei derberen Kröpfen ihre eigentliche Genese noch erweisen, indem sich immer noch Erscheinungen finden, die auf eine stärkere Beteiligung der Gefäße hinweisen (stärkeres Schwanken in der Größe, eine gewisse Kompressibilität, Gefäßgeräusche etc.). Es kann aber in solchen Strumen auch später zu knolligen Hypertrophien kommen und können wir so Formen gegenüberstehen, die sich nicht von jenen Formen differenzieren lassen, bei welchen die Erscheinungen des Morbus Basedowi zu früher bestandenen Kröpfen verschiedener Art hinzugetreten sind.

Eine Kompression der Trachea und eine dadurch bedingte Störung der Atmung wird durch die gewöhnliche Basedowstruma nicht bewirkt, Ereignisse dieser Art gehören jedenfalls zu den Seltenheiten. Dagegen kann dies geschehen bei vorher schon bestandenen Strumen, namentlich dann, wenn sich in solchen Kröpfen akute hyperämische Veränderungen einstellen.

Wie weit die degenerative Anlage die Erscheinungen der Schilddrüse bei Morbus Basedowi beeinflußt, ist vorläufig nicht zu entscheiden, wenn auch einzelne Momente für eine solche Beeinflussung sprechen; hier werden weitere, darauf gerichtete Untersuchungen Aufklärung bringen müssen. Daß keine besondere Disposition zum Erkranken an Morbus Basedowi durch jeden Kropf gegeben ist, haben wir gesehen (Ätiologie, S. 16). Dagegen würden sich solche Beziehungen für gewisse Kropfformen ergeben; in diesem Sinne würden die Befunde von A. Kocher sprechen, der für gewisse vaskuläre Formen, die sich bei jüngeren Personen oft schon vor der Pubertät finden, die wir als degenerative deuten können, solche Beziehungen annimmt. Auch sprechen die Erscheinungen an der Struma dafür, daß hier einer abnormen Innervation oder einer abnormen Beschaffenheit der Gefäßwand eine Rolle zukommen muß. Es erfährt diese Annahme eine Stütze in den Befunden an den übrigen Gefäßapparaten bei Morbus Basedowi.

6. Kapitel.

Augensymptome.

Die Erscheinungen von seiten der Augen bei Morbus Basedowi beanspruchen in mehrfacher Beziehung unser Interesse. Zunächst schon aus dem Grunde, weil durch sie die Kranken ein höchst charakteristisches Aussehen bekommen, das uns die Erkrankung oft schon par distance erkennen läßt. Einzelnen von ihnen kommt eine für die Diagnose ausschlaggebende Bedeutung zu. Von der Stellung, die wir dem Exophthalmus gegenüber einnehmen, ist zum Teil auch der Standpunkt abhängig, den wir gegenüber den sogenannten formes frustes der Erkrankung und den übrigen Formen der Hyperthyreosen einnehmen. Endlich ist ihre Genese zum Teil noch strittig und ist die Entscheidung dieser Fragen für die Pathogenese des Morbus Basedowi von größter Bedeutung.

Von den Augensymptomen sind zwei, die in bezug auf ihre Dignität eine Sonderstellung einnehmen: der Exophthalmus und das Klaffen der Lider, die auch wegen ihrer Bedeutung eine eingehendere Besprechung erfordern.

Exophthalmus. In allen von v. Basedow beschriebenen Fällen war der Exophthalmus vorhanden und legt v. Basedow auf ihn das Hauptgewicht, wie schon aus den Titeln seiner Abhandlung: „Exophthalmus durch Hypertrophie des Zellgewebes in der Augenhöhle“ und „Die Glotzaugen“ hervorgeht. Der Exophthalmus war es auch, der ihn als Augenarzt in erster Linie interessierte und für den er wegen seiner Eigenartigkeit eine Erklärung zu geben versuchte. In allen ähnlichen Fällen, die er in der Literatur finden kann, handelt es sich immer um Fälle mit Exophthalmus. Später erst, als man sich schon mehr von der Schilddrüse leiten ließ, finden sich dann einzelne Fälle, die zwar im allgemeinen der klassischen Schilderung entsprechen, die Basedow von seiner Glotzaugenkrankheit gab, nur daß kein Exophthalmus vorhanden ist. Durch die Schule Charcots und die Aufstellung der forme fruste erfährt dann das ursprünglich enge Gebiet der Basedowkrankheit plötzlich eine ausgiebige Erweiterung und wird die Bedeutung des Exophthalmus durch die Nebensymptome in den Hintergrund gedrängt. Es wird dadurch dem willkürlichen Ermessen des einzelnen Beobachters der größte Spielraum gelassen und werden Fälle dem Morbus Basedowi zugezählt, die weder mit dem Morbus Basedowi, noch mit Thyreoidismus etwas zu tun haben. Daß eine solche Differenz in den Auffassungen, in den statistischen Zahlen über die Häufigkeit der Erkrankung und die Bedeutung der einzelnen Symptome zum Ausdruck kommen muß und auch tatsächlich gelangt, ist selbstverständlich. So findet z. B. Päßler den Morbus Basedowi, den wir als eine seltene Erkrankung bezeichnen müssen, in 2 % seiner Kranken, Kuhn sogar in 5 % seiner Rekruten Basedowsymptome. Dasselbe gilt natürlich dann von dem Vorkommen des Exophthalmus.

Die Zahlen über die Häufigkeit des Vorkommens des Exophthalmus variieren ungemein. Moebius meint, daß er in manchen Fällen ganz auszubleiben scheint, Griffith vermißt ihn nie, ebenso Cohen, J. Schulz, Clarke nur in 2,1 % der Fälle, West in 2,6 %, v. Dusch in 6,9 %, Moser in 6,2 %, während Reynold ihn in 12,4 %, Kocher in 13,7 %, Sattler in 20 %, Levison in 23,2 %, Murray in 27,6 %, Willbrand und Sänger in 30,7 %, Thompson in 36,2 %, Päßler in 45 %, Potain in ca. 50 % und Kroug in 57,6 % der Fälle vermißt. Buschan hält den Exophthalmus für das Krankheitsbild nicht erforderlich, Sattler hält ihn für das am wenigsten

konstante der Kardinalsymptome, das in der Regel auch als das letzte
dieser auftritt, während Stern in dem Exophthalmus das zuverlässigste und
sinnfälligste Unterscheidungsmerkmal sieht, das zur Diagnose unerläßlich ist.
Mit dieser Angabe im Einklang stehen auch meine Erfahrungen. Ich kann
mich keines Falles entsinnen, bei welchem im Verlaufe der Beobachtung
der Exophthalmus ganz gefehlt hätte. Er kann vielleicht gering sein, spät
auftreten und vorübergehend zu beobachten sein, aber Fälle von sicherem
Morbus Basedowi mit vollständigem Fehlen des Exophthalmus habe ich bisher nicht gesehen. Damit soll nicht in Abrede gestellt werden, daß man
vielleicht einen oder den anderen Fall treffen wird, bei welchem die übrigen
Symptome, ihr Einsetzen, der Verlauf, die ätiologischen Momente etc. die
Diagnose eines Morbus Basedowi stellen lassen werden, der auch im ganzen
Verlauf keinen Exophthalmus zeigt, wie es vielleicht Fälle von Tetanie ohne
mechanische oder elektrische Übererregbarkeit im ganzen Verlaufe der Erkrankung gibt, das müssen aber jedenfalls extrem seltene Vorkommnisse sein.

Der Exophthalmus ist in der Regel auf beiden Augen und zwar ziemlich
gleichmäßig vorhanden. Doch sind Differenzen zwischen beiden Augen nicht
so selten zu beobachten; sie können von Beginn an vorhanden sein und bestehen bleiben, oder sich aus einem ursprünglich beiderseits gleichem Exophthalmus entwickeln. Auch kann der Exophthalmus lange stärker einseitig
sein und sich dann ausgleichen. Das Vorkommen eines streng einseitigen
Exophthalmus wird von ganz verläßlicher Seite beschrieben, obwohl ich selbst
bisher nie einen solchen beobachtet habe. Sattler kommt auf Grund seiner
statistischen Zusammenstellung für den einseitigen Exophthalmus zu einem
Prozentsatz von $10^0/_0$, Worms und Hamaut fanden in der Literatur 112 Fälle.

Der Zeitpunkt des Einsetzens des Exophthalmus läßt sich in der Mehrzahl der Fälle mit Sicherheit nicht eruieren. Es erfolgt das Auftreten zumeist
in einem so kurzen Zeitraum, daß aus den Angaben der Kranken die
Reihenfolge der Symptome nicht zu entnehmen ist. Fälle, bei welchen der
Exophthalmus als erstes Symptom aufgetreten ist, sind aber in großer Zahl
beschrieben (Barella, Christens, Chvostek sen., Cromwell, Dreesmann,
Hack, Kahler, Payne, Rosenberg, Wilks u. a.). West fand den Beginn
mit Exophthalmus in 5 von 29, Mackenzie in 5 von 30, Murray in 4 von
120 Fällen. Verhältnismäßig häufig ist in diesen Fällen auch der Beginn mit
einseitigem Exophthalmus erwähnt und soll dieser in vereinzelten Fällen durch
lange Zeit das einzige Symptom gewesen sein (Hinshelwood $^1/_2$ Jahr, Gérard
Marchant 2 Jahre, Christens 6 Jahre). In einem Teil der Fälle ist das Auftreten des Exophthalmus nach dem Auftreten von Tachykardie und Struma
beobachtet worden. In 3 von 170 Fällen sah Murray die Anwesenheit eines
Exophthalmus schon vor dem Einsetzen des Morbus Basedowi.

Der Exophthalmus kann im Verlaufe der Erkrankung Schwankungen
unterliegen. Im allgemeinen sind diese den Schwankungen der übrigen Symptome parallel gehend. Mehr selbständige Schwankungen kommen vor, sind
aber jedenfalls als selten zu bezeichnen. Beobachtungen, daß im Verlaufe ein
vorhandener Exophthalmus geschwunden ist, während die übrigen Symptome
fortbestehen, liegen vereinzelt in der Literatur vor (Chvostek sen., Kocher,
Murray, Westedt). Ebenso liegen einzelne Angaben über stärkere Schwankungen des Exophthalmus von Berger, Riedel (zur Zeit der Menses), Caro,
Murray (während der Migräne), Savage (während maniakalischer Zustände),
Guineau de Mussy (während choreiformer Anfälle), Rummel, Becker u. a.
vor. Eine gewisse Selbständigkeit in dem Schwanken wird dadurch bedingt, daß
bei dem Exophthalmus als dem sinnfälligeren Symptome Schwankungen, wie
sie z. B. gleichzeitig an der Schilddrüse durch Stauungen, menstruelle Ein-

flüsse etc. sich geltend machen, leichter erkannt werden können. Dann spielt das Klaffen der Lider, das ziemlichen Schwankungen unterworfen ist, bei der Beurteilung des Grades des Exophthalmus eine große Rolle. Endlich zeigen die zahlreichen, um die Kardinalsymptome gruppierten Nebensymptome von der Intensität der Erkrankung unabhängige, selbständige Schwankungen, die Schwankungen in der Intensität des Morbus Basedowi vortäuschen, mit welchen dann natürlich die der Kardinalsymptome nicht im Einklang stehen. Häufig ist dann zu beobachten, daß bei halbwegs längerem Bestande der Erkrankung, auch wenn die übrigen Erscheinungen zurückgehen, der Exophthalmus bestehen bleibt. Immerhin gibt es auch hier Fälle, in welchen selbst nach langem Bestande der Exophthalmus schwinden kann. So erwähnt Stern eines solchen Falles, sah Pribram mehrmals ein fast völliges Verschwinden und ich selbst kenne zwei Fälle, eine Frau noch aus der Praxis meines Vaters und einen Mann, bei welchem ein Exophthalmus jahrelang bestand und trotzdem zurückging. Hierher gehört auch die Beobachtung von Chesneau.

Die Zeit, in welcher sich der Exophthalmus entwickelt, ist verschieden. In den akuten Fällen kann er innerhalb Tagen seine volle Höhe erreichen, in den meisten Fällen entwickelt er sich aber mehr langsam, zeigt anfangs noch gewisse Schwankungen auf verschiedene Einwirkungen hin, oder eine Zunahme in Schüben, um später dann mehr stationär zu bleiben.

Seine Intensität ist ungemein verschieden, sie schwankt von ganz leichten, gerade erkennbaren Veränderungen bis zu exzessiven Graden, bei welchen die Lidbedeckung der Bulbi nahezu fehlt, diese förmlich luxiert erscheinen. In vereinzelten solchen Fällen ist es auch auf unbedeutende Anlässe hin zur Luxation des Augapfels oder der Lider gekommen (Trousseau, Rehn, Tucker, Mason, Deschamps und Perriol, Dollinger).

Bestehen auch keine fixen Beziehungen zwischen der Intensität des Exophthalmus und der der übrigen Symptome, so ist doch in der Mehrzahl der Fälle eine gewisse Übereinstimmung zu beobachten, insofern, als zumeist den schweren Fällen auch stärkere Grade von Exophthalmus entsprechen und als ein meist gleichsinniges Schwanken mit den übrigen Symptomen beobachtet werden kann. Man stellt, glaube ich, die Ausnahmen zu sehr in den Vordergrund, wenn man, wie Moebius, sagt: „Überhaupt besteht kein festes Verhältnis zwischen dem Exophthalmus und den anderen Zeichen", oder wie Sattler: „Seine Stärke steht durchaus nicht in einem direkten Verhältnis zur Schwere der Erkrankung und zur Intensität der übrigen Symptome." Auch Levison findet keine Beziehungen zwischen Schwere der Erkrankung und Exophthalmus. Gewiß gibt es schwere Fälle mit geringem Exophthalmus, wie es solche mit geringer Struma oder geringer Tachykardie gibt und umgekehrt gibt es verhältnismäßig leichte mit ausgesprochenem Exophthalmus, im allgemeinen werden wir aber doch auf eine gewisse Übereinstimmung stoßen und können nur von einer gewissen Selbständigkeit des Exophthalmus im Symptomenkomplex des Morbus Basedowi sprechen. In älteren Fällen, wenn der Exophthalmus fixiert ist, ist natürlich die Inkongruenz mit Änderungen der übrigen Erscheinungen eine größere.

Von einzelnen Seiten wurde auf den Umstand Gewicht gelegt, daß häufig Struma und Exophthalmus in gewissen Beziehungen zueinander stehen, daß auf der Seite der Struma auch der Exophthalmus anzutreffen sei (Buschan, Gowers, De Wecker u. a.), da dieses Verhalten für die Genese des Exophthalmus von Bedeutung wäre. Hier ist auch die Tatsache zu erwähnen, daß in einzelnen Fällen nach operativer Entfernung der Schilddrüse auf der Seite der Operation der Exophthalmus zurückging (Fr. Müller, Pólya u. a.). Sattler, der diesbezüglich eine Zusammenstellung bringt, findet jedoch keine solchen fixen Beziehungen. Er findet unter 43 Fällen mit einseitigem Exophthalmus 17 mal eine Vergrößerung der Schilddrüse mit der Seite des Exophthalmus im Einklang, während sechsmal ein gekreuztes Verhalten zu konstatieren war. Er kommt zu dem Schlusse: „Es überwiegt somit allerdings bei einseitiger Struma und einseitigem Exophthalmus das Zusammentreffen auf der gleichen Seite, und es ist nicht in Abrede zu stellen, daß in manchen Fällen eine gewisse Einwirkung von seiten des vergrößerten Schilddrüsenlappens auf den Augapfel, vielleicht durch Vermittlung des Sympathikus bestehen mag. Aber irgend eine gesetzmäßige Beziehung wird durch das gekreuzte Vorkommen, sowie durch die Beobachtung von einseitigem Exophthalmus bei symmetrischer oder fehlender Struma bestimmt ausgeschlossen."

Entwickelt sich der Exophthalmus langsam und erreicht er keine beträchtliche Größe, so ist er meist nicht von subjektiven Empfindungen begleitet, während anderenfalls über Druckgefühl, abnorme Spannung geklagt werden kann. Im Beginn kann auch durch leichten Druck eine Zurückdrängung der Augen ohne Schmerz erzielt werden, während dies bei stärkeren Graden und bei längerem Bestande nicht mehr möglich ist.

Eine interessante Mitteilung verdanken wir Chesneau. Derselbe sah den Exophthalmus nach zehnjährigem Bestande in zwei Tagen ganz plötzlich schwinden und an seine Stelle Verengerung der Lidspalte und Pupille, Retraktion des Bulbus und verminderten Druck treten. Er glaubt, daß eine langjährige Sympathikusreizung in Lähmung umgeschlagen habe. Über das Auftreten eines Exophthalmus nach einer Thyreoparathyreoidektomie berichtet Gley.

Merkwürdigerweise findet sich durch den Exophthalmus bei Morbus Basedowi keine Beweglichkeitseinschränkung der Bulbi auch bei beträchtlichen Graden, eine Tatsache, die um so auffallender ist, als an den Augenmuskeln oft eine Degeneration nachgewiesen werden kann. Bei eventuell zu beobachtenden Bewegungseinschränkungen fällt, wie Sattler ausführt, der Verschiebung des Drehpunktes durch die Protrusio die wesentliche Rolle zu.

Auch bei geringen Graden von Exophthalmus kommt es oft zu Veränderungen der Lider, insbesondere des oberen: die Umgebung des Auges erscheint gequollen, die Haut am Oberlide wallartig vorgetrieben; in höheren Graden können die Lider auch cyanotisch, gedunsen erscheinen.

Über dem Bulbus hat Snellen ein Geräusch beobachtet, das als Gefäßgeräusch gedeutet (Snellen, Donders, Carrington u. a.) und dem dann insoferne eine Bedeutung zugesprochen wurde, als es in strittigen Fällen zum Nachweis eines Exophthalmus hätte dienen sollen. Es verlor jedoch bald alle Bedeutung durch den Nachweis, daß es sich auch außer dem Morbus Basedowi findet, daß es mit abnormer Gefäßweite nichts zu tun hat, sondern, wie schon Durozier angenommen hat, ein Muskelgeräusch ist.

Die Ursache des Exophthalmus ist noch nicht sichergestellt. Sicher ist eines, daß wir auch hier mit der Annahme eines einzigen kausalen Momentes nicht unser Auslangen finden und daß wir, wie auch sonst in der Pathologie, das Zusammenwirken mehrerer solcher annehmen müssen.

Wenn wir die verschiedenen Hypothesen gruppieren, so können wir im großen und ganzen zwei Richtungen erkennen: die eine verlegt die Ursache in Veränderungen des retrobulbären Gewebes, während die andere· den Exophthalmus durch muskuläre Vorgänge zu erklären versucht. Für beide Reihen von Veränderungen wird nach den herrschenden Anschauungen die Schilddrüse verantwortlich gemacht.

Erstere Annahme hat schon in v. Basedow ihren Vertreter, der in einer strumösen Hypertrophie des retrobulbären Zellgewebes die Ursache des Exophthalmus sah, eine Vorstellung, die einiges für sich hat. Später wurde dann von Jendrassik, Mendel u. a. die Anschauung vertreten, daß eine Vermehrung des retrobulbären Fettgewebes das maßgebende Moment sei. Auch in dieser Annahme steckt wieder eine richtige Tatsache, aber eine Verallgemeinerung derselben ist nicht zutreffend. Im Verlaufe der Erkrankung kommt es allerdings, wie auch durch die Autopsie erhärtet ist, zu einer Vermehrung des Fettgewebes und wir können uns daraus gewisse Eigentümlichkeiten des Exophthalmus, wie z. B. seine Persistenz auch bei Rückgehen der übrigen Symptome erklären. Aber diese Annahme erklärt nicht jene Fälle, bei welchen der Exophthalmus akut, wie mit einem Schlage einsetzt, oder jene, bei welchen er nach langem Bestehen plötzlich wieder schwinden kann.

Weitaus besser fundiert erscheint die Hypothese, die eine Änderung der Blutfülle des retrobulbären Gewebes annimmt. Differenzen bestehen hier nur insofern, als einzelne eine arterielle, andere eine venöse Hyperämie (v. Graefe, Sattler u. a.) annehmen. Was letztere Möglichkeit betrifft, so könnte es sich sicher nicht um eine passive Hyperämie handeln, wie dies von einzelnen angenommen wird. Denn es könnte, wenn wir von den ganz hochgradigen Fällen von Protrusion absehen, gar kein Hindernis für das Abströmen des Blutes gedacht werden, insbesondere kein akut entstandenes in den akuten Fällen; dann fehlen die Erscheinungen am Auge, die wir sonst bei solcher venöser Stauung finden; das Lidödem ist kein einfaches Stauungsödem. Wohl aber muß die Möglichkeit zugegeben werden, daß eine Erweiterung der Venen, wie wir sie am Halse, an den Venen des Augenhintergrundes und an anderen Organen finden können, auch im retrobulbären Gewebe vorkommen kann. In diesem Sinne spricht die Abhängigkeit des Exophthalmus von starker körperlicher Anstrengung, von Husten, Pressen, Geburtswehen etc. Die Venenausdehnung ist jedoch sicher nicht allein vorhanden, sondern wahrscheinlich mit arterieller Hyperämie verbunden. Für die Erweiterung der Gefäße, in erster Linie der arteriellen, als Ursache des Exophthalmus können mehrere Gründe angeführt werden: das in manchen Fällen ganz akute Einsetzen, die Abhängigkeit von psychischen Einflüssen, die Abhängigkeit von der Menstruation, die analogen Verhältnisse an der Schilddrüse, wie die akute Schwellung derselben und die Bedeutung der Gefäßerweiterung für dieselbe, die Veränderungen der übrigen Arterien, auch der des Auges, dann endlich die durch die Autopsie festgestellte Hyperämie im Nervensystem, an anderen Organen und auch im retrobulbären Gewebe. Wodurch diese Erweiterung der Gefäße bedingt ist, ob durch Lähmung der Vasokonstriktoren oder Reizung der Vasodilatatoren, läßt sich vorläufig nicht entscheiden.

So berechtigt die Annahme einer Gefäßerweiterung als Ursache des Exophthalmus ist (Fr. Kraus, Moebius u. a.), wenigstens für den Beginn und die früheren Stadien, so ist es doch noch eine andere Frage, ob wir mit ihr allein auskommen. Wir kennen doch eine Reihe von Veränderungen, die mit Erweiterung der Gefäße einhergehen, z. B. die atheromatöse Degeneration der Gefäße, die Aorteninsuffizienz, ohne daß bei denselben ein Exophthalmus vorhanden wäre. Findet sich ein solcher, so ist dies jedenfalls die Ausnahme und außerdem finden sich dann nur geringfügige Grade. Wir müssen daher entweder einen ganz besonderen Grad von Gefäßdilatation annehmen, oder auf die gleichzeitige Beteiligung der Venen rekurrieren, oder endlich noch eine Beteiligung anderer Faktoren suchen. So nehmen Schmidt-Rimpler, Haškovec, W. Kraus u. a. neben der Hyperämie auch eine seröse Durchtränkung des retrobulbären Gewebes an, wofür ihnen unter anderem das Lidödem und der Umstand spricht, daß durch Resektion der Orbitalwand der Exophthalmus beeinflußt werden kann. Auch das Tierexperiment würde erweisen, daß ein Flüssigkeitsaustritt in das Fettgewebe der Orbita bei Paraphenyldiaminvergiftung zu einem rasch vorübergehenden Exophthalmus führen kann (Birch-Hirschfeld). Sicher spielen aber auch noch andere Momente mit. Wie weit hierbei eine abnorme Veranlagung der Gefäßwand eine Rolle spielt, oder eine abnorme Beschaffenheit des retrobulbären Gewebes, ist bisher nicht festgestellt, doch sprechen eine Reihe von Tatsachen in diesem Sinne. (Vgl. Gefäße etc.)

Den Übergang von den Hypothesen dieser Gruppe zu den muskulären vermittelt Ferri. Er nimmt an, daß durch eine vermehrte Blutfülle der Muskeln eine Verkürzung derselben hervorgerufen wird; durch die auf diese Weise zustande gekommene Verkürzung des M. levator wird das Lidklaffen und der Exophthalmus bewirkt. Eine solche isolierte Hyperämie wäre schwer verständlich, eine Hyperämie aber auch der übrigen Augenmuskeln müßte das Zustandekommen des Exophthalmus verhindern.

v. Virchow, Cooper, v. Strümpell, Lemke u. a. sehen die Ursache des Exophthalmus in der durch die Verfettung bedingten Schwäche der Augenmuskeln, und zwar des Musc. orbicularis und der geraden Augenmuskeln. Aber selbst bei vollständiger Ophthalmoplegie aus irgend einer Ursache findet sich selten ein Exophthalmus und ist er dann außerdem noch nur sehr geringgradig; weiters zeigt sich bei Morbus Basedowi die Verfettung der Augenmuskeln durchaus nicht in jedem Falle und setzt, selbst in ausgesprochenen Fällen, keine Funktionsbehinderung. Wenn wir so ihre alleinige Beteiligung an dem Zustandekommen des Exophthalmus nicht zugeben können, so ist die Mitbeteiligung der Muskelentartung neben anderen kausalen Momenten doch plausibel.

In anderer Richtung bewegen sich die Hypothesen, die in einer abnormen Muskelkontraktion die Ursache des Exophthalmus sehen. Ihnen allen zugrunde liegt die Beobachtung Cl. Bernards, daß Reizung des Sympathikus beim Kaninchen eine Protrusion des Bulbus bewirkt. An dieser Tatsache ist nicht zu zweifeln, nur hat man sie einfach auf den Menschen übertragen wollen, was nicht zulässig ist. Der Müllersche Muskel, der durch seine Kontraktion auf Sympathikusreiz die Protrusion bedingt, ist beim Menschen nur ganz kümmerlich entwickelt und nicht imstande, einen Einfluß auf die Lage des Bulbus zu nehmen (Sattler, Fr. Kraus u. a.). Auch müßte sich bei Sympathikusreizung bei Morbus Basedowi eine Erweiterung der Pupillen finden, die für gewöhnlich vermißt wird.

In letzter Zeit wurde die Frage neuerdings durch die Untersuchungen Landströms in Diskussion gestellt. Durch den Nachweis von glatten Muskelfasern, die in kegelförmiger Anordnung vom Orbitalrand, vom Septum orbitale im Augenlid entspringend, gegen den Äquator bulbi hinziehen, wäre die Möglichkeit gegeben gewesen, daß durch die Kontraktion dieses Muskels eine Protrusio bulbi bewirkt wird (Landström, Barker, Biedl, Haines, Mitchell u. a.). Sattler spricht jedoch diesen Muskelfasern jede Bedeutung für das Zustandekommen des Exophthalmus ab und auch Kraus konnte weder die anatomischen Angaben bestätigen, noch die Wirkung durch das Experiment begründen. Es gelingt schon beim Affen nicht mehr, durch Reizung des Sympathikus einen Exophthalmus zu erzielen, ebenso kann man beim Menschen (am Hingerichteten) durch Sympathikusreizung keinen Exophthalmus erzielen (R. Wagner und H. Müller). Kraus konnte zeigen, daß bei den Versuchstieren der Exophthalmus auch dann in gleicher Stärke eintritt, wenn die Lider und die glatte Muskulatur des vorderen Augenhöhlenabschnittes reseziert werden. Auch Troell verhält sich gegen diese Annahme ablehnend wegen der wenig kräftigen Entwicklung dieses Muskels und seiner nicht ganz zylinderförmigen Anordnung.

Nichtsdestoweniger muß doch der glatten Muskulatur ein Einfluß auf das Zustandekommen des Exophthalmus zugesprochen werden. In diesem

Sinne spricht die geringe Protrusion der Bulbi bei Erregungszuständen und bei willkürlichem Glotzen. Willbrand und Sänger nehmen an, daß der Musc. palpebr. superior und inferior auf Sympathikusreizung eine geringe Protrusion des Bulbus bewirkt. Wie weit diese Annahme zutrifft, ist eine andere Frage, da der Levator palpebrae autonom (vagisch) innerviert wird. Außerdem ist zu bedenken, daß hier sicher kortikale Impulse und sicher das Großhirn und seine Bahnen auch eine Rolle spielen.

Aus allen diesen Tatsachen geht eines mit Sicherheit hervor, daß es unmöglich ist, den Exophthalmus bei Morbus Basedowi auf eine Sympathikusreizung zurückzuführen, und zweitens, daß es unmöglich ist, den Exophthalmus auf die Schilddrüse zu beziehen.

Die Beteiligung der Schilddrüse hat man sich mechanisch gedacht oder sie auf dem Wege der Blutbahn angenommen. Für erstere Auffassung wurde die Tatsache angeführt, daß die einseitige Schwellung der Schilddrüse auch mit einseitigem Exophthalmus einhergehe (Buschan, Gowers, Dufoir, Roasenda, De Wecker u. a.), daß nach einseitiger Strumektomie auch der Exophthalmus auf dieser Seite zurückgehen kann (Fr. Müller, Kocher, Pólya u. a.). Diese Koinzidenz mit der gleichseitigen Struma trifft jedoch, wie wir gesehen haben, nur für einen Teil der Fälle zu, zeigt keine Gesetzmäßigkeit, ebenso wie nach den Operationen der Exophthalmus weitaus öfter keine solche Abhängigkeit erkennen läßt. Solche vereinzelte Beobachtungen zeigen höchstens, daß der Schilddrüse bei dem Zustandekommen des Exophthalmus in einzelnen Fällen ein Einfluß zukommen kann, der nur auf dem Wege der Nerven denkbar wäre, ohne daß wir uns dabei irgendwelche klarere Vorstellungen bilden könnten. Das Fehlen von sonstigen Stauungserscheinungen von seiten der Venen und das Vorkommen auch bei kleinen Kröpfen muß gegen die Annahme einer venösen Stauung als Ursache sprechen. Nun ist aber auch eine Sympathikuswirkung nicht imstande, beim Menschen den Exophthalmus zu erzeugen, so daß die Annahme einer mechanischen Beeinflussung dieses Nerven entfällt.

Der Annahme, daß die Schilddrüse auf dem Wege der inneren Sekretion den Exophthalmus herbeiführt, steht zunächst die Tatsache entgegen, daß Schilddrüsenverabreichung, wenn wir von ganz seltenen Ausnahmen absehen, nicht imstande ist, einen Exophthalmus zu erzeugen, daß der Nachweis vermehrter Schilddrüsenstoffe im Blute bisher nicht erbracht ist. Die Angabe Isovescos, daß ein Lipoid die Ursache des Exophthalmus sei, bedarf der Bestätigung, ist aber nach allem a priori unwahrscheinlich. Auch die fettige Entartung der Augenmuskeln (vgl. Pathologische Anatomie S. 209) ist nicht Folge der Schilddrüsenwirkung, endlich kann eine Einwirkung ihres Hormons auf den Sympathikus keinen Exophthalmus machen. Es ist daher auch die Annahme von Maurice abzulehnen, der die Sympathikusreizung durch die Überfunktion der Nebenniere besorgen läßt. Ebensowenig Beweiskraft kommt den vereinzelten Angaben zu, daß sich in manchen Fällen Adrenalinmydriase nachweisen läßt, oder daß auf Sympathikusdurchschneidung ein Zurückgehen des Exophthalmus konstatiert wurde. Fr. Kraus hat daher seinerzeit schon der Ansicht Ausdruck gegeben, daß Struma und Exophthalmus koordinierte Folgen derselben unbekannten Krankheitsursache wären.

Eine besondere Ansicht vertreten Hack, Sadriak u. a., indem sie, ausgehend von ihren Erfahrungen, daß der Exophthalmus durch Operationen in der Nase günstig beeinflußt wird, eine Reflexneurose nasalen Ursprunges annehmen.

Wie der Exophthalmus zustande kommt, ist nach alledem ebenso unklar wie früher, wenn es auch möglich war, einige irrtümliche Auffassungen auszuschalten und einige Tatsachen mit Wahrscheinlichkeit zu fixieren. Für sein Zustandekommen kommen sicher mehrere und komplexe Vorgänge in Betracht. Der abnormen Gefäßerweiterung, der abnormen Exsudation in das Gewebe, dem lokalisierten Auftreten von Fettgewebe, der Muskelschwäche und abnormen Muskelspannung kommt sicher ein Einfluß zu und wahrscheinlich noch einer Reihe weiterer uns unbekannter Einwirkungen. Wie diese Vorgänge zustande kommen, sich gegenseitig beeinflussen, entzieht sich ganz unserer Beurteilung. Wir können uns vorläufig das Chaos von Reiz und Lähmungszuständen, von sympathischen und vagischen Symptomen nicht gut erklären. Der Fehler liegt offenbar in unserer bisherigen zu einseitigen Betrachtungsweise. Wir waren bisher immer gewöhnt, die Ergebnisse des Tierexperimentes auf den Menschen zu übertragen und haben beim Menschen auch in krankhaften Zuständen immer Normalreaktionen vorausgesetzt, so daß wir bei differentem Verhalten immer einen differenten Reiz, nie eine differente Reaktion angenommen haben. Es ist aber die differente Reaktion des Erfolgsorganes ebenso maßgebend wie der differente Reiz (Cushny). Wir müssen uns die Tatsache vor Augen halten, daß wir es mit abnormen Reaktionen abnormer Menschen zu tun haben. Wir sind hier, wie bei allen übrigen Erscheinungen des Morbus Basedowi, gezwungen, einen weiteren Faktor, ein konstitutionelles Moment zur Erklärung der Erscheinungen mit heranzuziehen. Dieselben konstitutionellen Momente, wie die abnorme Gefäßreaktion, das Auftreten von angioneurotischen Ödemen und teigigen Schwellungen, das Auftreten von Fett an umschriebener Stelle bei sonstiger Abmagerung, die wir auch sonst an dem Morbus Basedowi beteiligt finden, kommen auch für die Genese des Exophthalmus in Betracht und führen darauf hin, für das Zustandekommen der Erscheinungen des Exophthalmus die abnorme Reaktion der Gewebe mit heranzuziehen. Das Zustandekommen des Exophthalmus ist durch alle bisher angenommenen Momente allein nicht zu erklären, sie kommen gewiß dabei in Betracht, sie sind aber nur zu verstehen, wenn wir von den Verhältnissen normaler Individuen absehen und ein neues, ein konstitutionelles Moment heranziehen, das bewirkt, daß auf Reize abnorme Reaktionen auftreten.

Dalrymples Zeichen. In der überwiegenden Mehrzahl der Fälle, man kann sagen in der Regel, findet sich mit dem Exophthalmus auch das auffallende Klaffen der Lider, für das Sattler nach seinem ersten Beobachter den Namen Dalrymplesches Zeichen vorgeschlagen hat. Es wurde diese Erscheinung früher vielfach mit dem Stellwagschen Zeichen identifiziert, ein Vorgang, der, wie Sattler auf Grund literarischer Daten auseinandersetzt, nicht richtig ist.

Daß dieses Klaffen der Lider schon von den ältesten Beobachtern der Krankheit gesehen worden ist, ist wohl anzunehmen, denn es gehört mit dem Exophthalmus zum „Glotzauge", und wir können Moebius beipflichten, wenn er glaubt, daß der Grund, warum es nicht früher schon gesondert beschrieben wurde, darin zu suchen ist, daß es als Teilerscheinung des Exophthalmus aufgefaßt wurde.

Durch dieses Klaffen der Lider gewinnt das Aussehen der Kranken jenen Ausdruck starren, wilden Entsetzens und verbissener Wut, das dem Laien Furcht einzuflößen imstande ist. Die Augen blicken starr, sind weit geöffnet, so daß noch ein deutlicher Streifen weißer Sklera oberhalb der Hornhaut zu sehen ist und lassen den normalen Lidschlag vermissen. Analoges, wenn auch nicht so ausgesprochen und nur vorübergehend, finden wir beim normalen Menschen als Ausdruck des Entsetzens, sonst bei krankhaften Angst- und maniakalischen Zuständen. Diese Retraktion betrifft nur das obere Lid, wie nahezu übereinstimmend angenommen wird. Durch das Klaffen der Lidspalten können geringe Grade von Exophthalmus vorgetäuscht und durch ihr Fehlen, wie Sattler hervorhebt, erhebliche Prominenzen des Bulbus weniger auffällig erscheinen. Durch eine starke Retraktion des Lides wird aber auch eine geringe Protrusion des Bulbus bewirkt.

Wenn auch das Klaffen der Lidspalten und der Exophthalmus in gewissen Beziehungen zueinander stehen, was sich darin manifestiert, daß bei Fehlen des Exophthalmus zumeist auch das Dalrymplesche Zeichen vermißt wird, daß es bei einseitigem Exophthalmus nur einseitig vorhanden ist, so ist es doch in seiner Genese unabhängig vom Exophthalmus und kann eine gewisse Selbständigkeit aufweisen. Es wird nicht bedingt durch den Exophthalmus, wofür schon die Tatsache spricht, daß es auch bei gesunden oder nervösen Personen vorübergehend als Ausdruck einer Erregung angetroffen werden kann, daß es sich oft schon vor dem Auftreten des Exophthalmus findet und daß es ferner in einzelnen Fällen persistent bleiben kann, wenn der Exophthalmus schwindet, oder daß es bei doppelseitigem Exophthalmus auf beiden Seiten ungleich gefunden werden kann und daß es endlich bei Exophthalmus aus anderer Ursache vermißt wird.

Was die Häufigkeit des Symptomes anbelangt, so ist bei der Beurteilung immer in Rechnung zu ziehen, daß dieses Zeichen weniger stabil als der Exophthalmus ist und größeren Schwankungen unterliegt, so daß Angaben über vollständiges Fehlen nur bei längerer Beobachtung des Verlaufes gemacht werden könnten. Moebius nimmt an, daß das Klaffen der Lider wahrscheinlich nie ganz fehle. Sattler, der das Symptom in einer Anzahl von Fällen vermißte, glaubt, daß sich eine vielleicht vorübergehende Anwesenheit nur bei Beobachtung des ganzen Verlaufes ausschließen ließe. Ich habe auch in einer Anzahl von Fällen, trotz eines bestehenden Exophthalmus, das Dalrymplesche Symptom, auch bei längerer Beobachtung, vermißt. Es handelte sich in diesen Fällen immer um Personen mit ausgesprochenen Erscheinungen der Asthenie (Stiller) und ausgesprochener Muskelschlaffheit, oft mit förmlicher Ptose. Ob dieses Zusammenvorkommen nur Zufall war, müssen weitere Beobachtungen entscheiden. Immerhin ist die Möglichkeit für das Zustandekommen dieser auffallenden Erscheinung in der bei dieser Konstitutionsanomalie zu beobachtenden Hypotonie auch der Lidmuskeln gegeben. Die Fälle mit fehlendem Lidklaffen bei Morbus Basedowi sind aber meines Erachtens nur Ausnahmen.

Mit dem Dalrympleschen Zeichen ganz nahe verwandt, offenbar auf analogen pathogenetischen Vorgängen fußend und daher von demselben nicht scharf zu trennen sind das Stellwagsche und das Graefesche Symptom.

Das Stellwagsche Zeichen besteht darin, daß bei Kranken mit Morbus Basedowi der Lidschlag Veränderungen aufweist. Während beim normalen Menschen, allerdings in weitgehender Abhängigkeit von einer Reihe von Faktoren, die Lidschläge in ziemlich gleichen Intervallen, öfter in der Minute erfolgen, bleiben sie bei diesen Kranken oft lange Zeit hindurch aus und erfolgen unvollständig. Mitunter kann man nach der Pause einige mehr krampfartig ablaufende Lidschläge beobachten, worauf dann wieder eine Pause folgt. Es zeigt dieses Symptom noch größere Schwankungen der Intensität als das Lidklaffen und ist auch durch den jeweiligen Erregungszustand, durch die Fesselung der Aufmerksamkeit etc. weitaus beeinflußbarer. Auch diese Erscheinung zeigt eine gewisse Unabhängigkeit gegenüber dem Exophthalmus und den übrigen Lidsymptomen und ist durch den Exophthalmus nicht bedingt. Es ist seltener als das Dalrymplesche Zeichen, wenn auch die Angaben über seine Häufigkeit schwanken. Der Grund für die differenten Angaben liegt darin, daß vielfach das Stellwagsche Symptom mit dem Lidklaffen zusammengeführt wurde, und darin, daß es so variabel ist. Es kann bei klaffenden Lidern der Lidschlag normal sein, dagegen kann ich mich nicht entsinnen, bei Morbus Basedowi das Stellwagsche Zeichen bei fehlendem Lidklaffen gesehen zu haben. In der vereinzelten Beobachtung von Perregaux mit isoliertem Stellwag ohne Dalrymple ist die Erscheinung wohl auf die gleichzeitig bestehende Hysterie zu beziehen, bei welcher man solche Beobachtungen machen kann. Sattler hält es für seltener als die beiden anderen Lidsymptome und gibt an, daß es, wenn es zugegen ist, in der Regel mit diesen gemeinsam vorhanden ist.

Graefes Symptom. Es ist von den Lidsymptomen meiner Erfahrung nach das seltenste und kommt ihm die geringste diagnostische Dignität zu. Es besteht darin, daß das obere Lid beim Abwärtsblicken nicht gleichmäßig der Bewegung des Bulbus folgt. Am besten läßt es sich demonstrieren, wenn man den Kranken auffordert, ohne die vorgehaltene Hand anzustarren, der Bewegung der Hand zu folgen, die man in einigem Abstand von dem Kranken aus ungefähr Stirnhöhe desselben langsam nach abwärts bewegt. Dabei sieht man, daß entweder das Lid nur vorübergehend etwas zurückbleibt, dann aber wieder den Bulbus einholt und mit ihm die volle Bewegung ausführt, oder daß es den normalen Endpunkt nicht ganz erreicht; es kann auch, wie Boston angibt, bevor es nachfolgt, noch eine kurze Bewegung nach oben ausführen. Kann dieser kurzdauernde Spasmus nicht überwunden werden, so kann es, wie Ramsay beobachten konnte, zu einer spastischen Retraktion der Lider kommen. Folgt der Blick der nach aufwärts bewegten Hand, so ist meist die Bewegung gleichmäßig. Es kann dabei aber auch geschehen, daß das Lid sich schneller hebt, förmlich in die Extremstellung zurückschnellt (Bruns, Päßler). Hierher gehört auch die Beobachtung von Kocher, die irrig als Kochersches Lidsymptom beschrieben wird, daß bei Fixieren eines rasch auf- und abwärts bewegten Gegenstandes eine krampfhafte Retraktion des oberen Lides auftritt, auch dann, wenn Stellwag negativ ist. Ebensowenig zu sondern ist die von Boston als neues Augensymptom beschriebene Erscheinung, daß nach möglichstem Nachobensehen und dem Versuche, dem Finger des Untersuchers möglichst rasch nach unten zu folgen, ein Krampf eintritt, das Lid eine Strecke stehen bleibt und dann nach Lösung des Krampfes dem Bulbus weiter folgt. Auch die von Gifford beschriebene Erscheinung, daß das obere Augenlid bei Morbus Basedowi auch bei geringem Exophthalmus nur sehr schwer umgestülpt werden kann, ist auf denselben Vorgang zu beziehen. Sattler konnte übrigens dieses Verhalten nicht bestätigen. Kocher und Dalmady sahen das Graefesche Symptom deutlicher im Liegen. Letzterer empfiehlt, die Untersuchung am quer im Bette liegenden Kranken mit herunterhängendem Kopfe vorzunehmen.

Es ist auch dieses Symptom wie die übrigen Lidsymptome nicht bedingt durch den Exophthalmus und zeigt so wie die übrigen eine gewisse Selbständigkeit. Die Angaben über die Häufigkeit schwanken, was darin seinen Grund hat, daß dieses Symptom auch außerhalb des Morbus Basedowi bei verschiedenen nervösen Erkrankungen angetroffen werden kann und daß es selbst bei Gesunden, wenn sie bei Vornahme des Versuches das bewegte Objekt anstarren, ausgelöst werden kann. Immerhin finden sich auch in der Literatur eine Reihe von Angaben, die mit meinen Erfahrungen in Einklang stehen würden, daß es bei Morbus Basedowi bei Berücksichtigung aller Kautelen verhältnismäßig selten angetroffen wird (West, Ballet, Kahler, Eulenburg, Ditisheim, F. Kraus, Bruns, Murray u. a.). Demgegenüber stehen Angaben, nach welchen man, namentlich wenn man wiederholt danach sucht, es als häufig bezeichnen müßte (Hughlings Jakson, Griffith, Moebius, Sattler u. a.).

Ich selbst habe bei Morbus Basedowi ohne Lidklaffen das Graefesche Zeichen nie gesehen, doch liegen verläßliche Angaben vor (Sattler u. a.), daß in einigen Fällen kein Dalrymple vorhanden war und erst bei Senkung des Blickes der Hornhautstreifen sichtbar wurde, also Graefe sich fand.

Bei der Beeinflußbarkeit des abnormen Erregungszustandes und dem Einflusse dieses auf das Zustandekommen der einzelnen Lidsymptome und ihr Schwanken wird sich bei Morbus Basedowi nicht leicht ein fixes Zahlenverhältnis über die Häufigkeit eines der Symptome geben lassen. Das ist auch irrelevant, da es bei ihrer pathogenetischen Identität mehr auf die Anwesenheit der Lidsymptome überhaupt ankommen wird. Sattler kommt für das Dalrymplesche und Graefesche Zeichen auf Grund eigener Beobachtungen und der Literaturbefunde zu dem Schlusse, daß beide oder eines oder das andere von ihnen in annähernd zwei Dritteln aller Fälle wenigstens vorübergehend angetroffen werden.

Alle Beobachtungen ergeben die wichtige Tatsache, daß die Lidsymptome, obwohl durch den Exophthalmus nicht bedingt, zu diesem doch in festeren Beziehungen stehen: sie fehlen zumeist, wenn der Exophthalmus fehlt und sind bei einseitigem auch meist einseitig und auf der Seite des Exophthalmus vorhanden. Derartige Fälle mit einseitigem Exophthalmus und einseitigen Lidsymptomen sind in der Literatur wiederholt verzeichnet, in letzter Zeit erst wieder von Worms und Hamant, Le Gras de Vobercey, Roasenda. Es gehört das Klaffen der Lider mit zum Glotzauge und fehlt nur in einer geringen Anzahl von Fällen, für die wir als Ursache eine bestimmte Konstitutionsanomalie vermuten. Die verhältnismäßig geringe Anzahl von Fällen, die sich in der Literatur finden, bei welchen sich die Lidsymptome ohne Exophthalmus gefunden haben, sind, wenn wir von ganz vereinzelten Fällen absehen, kein Morbus Basedowi, sie beweisen höchstens die auch sonst bekannte Tatsache, daß sich diese Lidsymptome auch außerhalb des Morbus Basedowi finden können.

Von den zahlreichen für das Zustandekommen der Lidsymptome herangezogenen Erklärungsversuchen konnte sich die Mehrzahl nicht behaupten, so daß heute eigentlich nur mehr zwei in Diskussion stehen. Die Momente, die gegen die älteste Annahme sprechen, daß sie abhängig von Exophthalmus seien, haben wir schon beim Dalrympleschen Symptom angeführt. Ebensowenig konnte sich die Annahme von Stellwag, Sharkey halten, daß eine verminderte Spannung im M. orbicularis und daher ein Überwiegen des Levator die Ursache sei.

Erben, der sich in letzter Zeit mit dieser Frage beschäftigt, kommt neuerdings zu der Anschauung, daß für das Zustandekommen des Graefeschen Symptoms ein verminderter Tonus im Schließmuskel, der durch die stärkere Dehnung dieses Muskels durch den Exophthalmus bedingt wird, eine Rolle spiele. Er stützt sich dabei unter anderen auch auf die Tatsache, daß bei frischen Gesichtslähmungen durch den Ausfall der die Lidsenkung unterstützenden Wirkung des M. orbicularis oft ein Zurückbleiben des Oberlides bei Blicksenkung beobachtet wird, allerdings nicht so hochgradig, wie bei Morbus Basedowi, weil dort der Exophthalmus fehlt, der auch mit für das Zustandekommen des Graefeschen Symptoms in Betracht kommt. Daß ein verminderter Tonus im M. orbicularis die Erscheinungen wird begünstigen können, ist zuzugeben, ebenso wie dies für den Exophthalmus angenommen werden kann. Aber sie sind nicht die maßgebenden Faktoren, wofür schon das Schwanken der Erscheinungen und das Vorkommen auch bei Personen ohne Exophthalmus und ohne Anhaltspunkte für eine Orbikularisschwäche spricht.

Die ursprüngliche Annahme Sattlers von der Läsion eines Koordinationszentrums wurde von ihm selbst aufgegeben. Gegen die Annahme von Wilbrand und Saenger, daß es anatomisch begründete mechanische Verhältnisse sind, die unter dem Einflusse des Exophthalmus mehr zur Geltung gelangen, muß vor allem die Tatsache angeführt werden, daß diese Lidsymptome auch ohne Exophthalmus auch bei Gesunden zur Beobachtung gelangen, und daß sie Schwankungen aufweisen können, die denen des Exophthalmus nicht kongruent sind. Die Erscheinungen weisen in ihrem ganzen Gepräge und ihrem Verhalten auf eine nervöse und nicht mechanisch bedingte Störung hin. Es findet denn auch die Annahme, daß es sich um abnorme Erregungsvorgänge handeln müsse, die bei weitem größte Zahl von Anhängern. Nur in bezug auf den Sitz der Erregung bestehen Divergenzen. Nach der einen Hypothese soll die Ursache in einem erhöhten Tonus der sympathisch innervierten Müllerschen Lidmuskeln gelegen sein, während die andere Hypothese, die wohl die Erscheinungen am besten zu erklären imstande ist, die Ursache in einem erhöhten Tonus des Lidhebers sieht. Gegen erstere, zu deren Anhängern sich eine Reihe namhafter Autoren zählt (Gowers, Abadie, Landström, Jessop, Schmidt-Rimpler u. a.), und die sich vor allem auf den Umstand stützt, daß es durch sympathikuserregende Mittel gelingt, ein Klaffen der Lider zu erzielen und daß bei Morbus Basedowi durch diese Mittel ein vorhandenes Lidklaffen verstärkt werden kann (Jessop), liegen schwerwiegende Bedenken vor. So konnten Lang und Pringle den Nachweis führen, daß die durch Kokain bedingte Erweiterung der Lidspalte deutlich verschieden ist von der bei Morbus Basedowi vorkommenden durch das Fehlen von Graefe, durch die Beteiligung des unteren Lides und durch das Vorhandensein der Pupillenerweiterung. Es liegen zwar einzelne Beobachtungen vor, daß auch bei Morbus Basedowi mit halbseitigen Symptomen die Pupille mitbeteiligt sein kann. So berichtet Dufour über einen Fall mit Kompression des Sympathikus durch einen Kropf mit konsekutivem Exophthalmus, Verengerung der Lidspalte und Miose. Roasenda spricht direkt von einem Basedowsyndrom, womit er Exophthalmus, Erweiterung der Lidspalte und Erweiterung der Pupille meint und beschreibt drei derartige Fälle mit einseitigen Erscheinungen. Doch das sind Ausnahmen, die keinen Schluß zulassen, der allgemeine Gültigkeit haben könnte.

Am besten fundiert erscheint die Annahme, die auch den klinischen Tatsachen am meisten gerecht wird, daß die Ursache der Lidsymptome in einem erhöhten Erregungszustand des M. levator palpebrae superioris zu suchen ist. Schon die ältesten Beobachter wurden auf Grund der klinischen Erscheinungen zu der Annahme gebracht, daß ein Krampfzustand in dem Lidheber das maßgebende Moment sei (Dalrymple, Cooper, Lang und Pringley, Graefe), später haben dann Moebius, Bruns, E. Fuchs, Landström mit Nachdruck auf die vermehrte Tendenz der Lidspalte zur Erweiterung, auf den vermehrten Tonus in diesem Muskel hingewiesen. Durch die Annahme eines vermehrten Tonus im Levator palpebrae erklärt sich ungezwungen das Klaffen der Lider, das Graefesche und Stellwagsche Phänomen und die übrigen damit im Zusammenhange stehenden zeitweilig zu beobachtenden Erscheinungen. Sattler widerlegt mit triftigen Gründen die von Wilbrand und Sänger gemachten Einwände und führt des genaueren aus, daß durch diese Annahme alle Vorgänge restlos erklärt werden können. Zugegeben wird allerdings werden müssen, daß der Exophthalmus und eine eventuell durch Muskeldegeneration bedingte Schwäche des M. orbicularis die Erscheinung begünstigen.

Sehr häufig findet sich auch bei Morbus Basedowi das Lidflattern, das wir auch sonst bei nervösen Zuständen antreffen (siehe S. 69). Es ist hier nur insofern von Interesse, als durch dasselbe Bewegungsstörungen der Lider zustande kommen, die einige Ähnlichkeit mit dem Graefeschen Symptom haben. Wir können in solchen Fällen mit ausgesprochenem Lidflattern beim Senken des Lides leichte, kurzdauernde Unterbrechungen der Abwärtsbewegung sehen, die sich aber durch das mehr Tremorartige von der Bewegungsstörung beim Graefeschen Symptom unterscheiden.

Bei der Bedeutung, die dem Verhalten der Pupillen für die Erklärung der an den Augen zu beobachtenden Erscheinungen bei Morbus Basedowi zukommt, wollen wir der Einfachheit halber gleich hier auf dasselbe eingehen. Es kann als feststehend angenommen werden, daß sich an den Pupillen bei Morbus Basedowi keinerlei nennenswerte Erscheinungen nachweisen lassen, weder Motilitätsstörungen noch auffallende Pupillendifferenz, es sei denn, daß gleichzeitig Komplikationen vorliegen, die die Veränderungen bedingen (Tabes, Sympathikuskompression durch die Struma, Refraktionsanomalien etc.). Zu bedenken ist ferner, daß sich auch sonst bei nervösen Personen Pupillen- und Liddifferenzen nachweisen lassen. Sainton findet bei 419 Fällen von Morbus Basedowi in 86% die Pupillen von normaler Weite, in 7% beiderseitige Mydriase und in 2% Miose.

Gewisse geringfügige Abweichungen lassen sich jedoch meines Erachtens in sehr vielen Fällen nachweisen. Dazu gehören vor allem die oft verhältnismäßig weiten Pupillen, die, wenn wir die stärkere Belichtung des Auges infolge von Exophthalmus und Lidretraktion berücksichtigen, jedenfalls auffallend sind, wenn sie auch nicht abnorm weit sind. Die Reaktion ist stets erhalten, im Gegenteil, die Pupille erweist sich oft als reizbar, beim Einstellen schwankend, aber die Pupillen sind so, wie wir sie auch sonst bei nervösen Erregungszuständen sehen können, weit und verleihen dadurch dem Auge einen gewissen Glanz und Ausdruck. Diese weiten Pupillen werden gar nicht so selten angetroffen und stehen hier meine Erfahrungen im Einklang mit den Befunden von v. Graefe, der eine Dilatation der Pupille sehr häufig findet, sie aber auf eine wahrscheinlich gleichzeitig vorhandene Myopie bezieht, von Eulenburg, Stellwag, Knies, die eine mäßige Erweiterung der Pupille häufig, und Abadie, der sie als Regel bezeichnet. Sonst liegen nur Angaben über weite Pupillen in vereinzelten Fällen vor, wobei meist nur die abnorm weiten Pupillen Beachtung fanden und man scheinbar auf die stärkere Belichtung zu wenig Rücksicht genommen hat.

Auch über das Vorkommen abnorm enger Pupillen wird in vereinzelten Beobachtungen berichtet (Gildemeister, Bäumler, Russel, Buschan, Emmert, Chvostek sen. u. a.).

Pupillendifferenzen mäßigen Grades bei erhaltener Reaktion sind wiederholt beobachtet, ohne daß man daraus irgendwelche Schlüsse ziehen kann. Ob sie häufiger angetroffen werden, als dies auch bei anderweitigen Zuständen der Fall ist, ist die Frage. Sattler fand in 95 Fällen zweimal Pupillendifferenz. Lafon gibt für Morbus Basedowi keine eigentlichen Pupillenstörungen zu und bezieht die vorhandenen auf asthenische Störungen oder die erhöhte geistige Erregung. Sainton gibt für das Vorkommen von Pupillendifferenz einen Prozentsatz von 4% an, Troell findet von 165 nur zwei Fälle, davon einer mit einer Sympathikusresektion. Für gewöhnlich lassen sich Differenzen an den Schilddrüsenlappen nicht zur Erklärung heranziehen. Fälle, bei welchen die vorhandene Pupillendifferenz auch sonst mit Zeichen einhergeht, die auf eine Beteiligung des N. sympathicus zu beziehen sind, sind selten. Sattler kann fünf Fälle zusammenstellen (Eulenburg, Chvostek sen., Fraenkel, Jacobsohn, Nitzenadel), welchen noch die Beobachtungen von Roasenda und Dufour anzufügen wären. Von diesen sind aber nicht alle als Morbus Basedowi zu bezeichnen, sondern als Thyreoidismus, so die Beobachtung Chvostek, Fraenkel, Jacobsohn.

Den vereinzelten Beobachtungen von Oser, Raehlmann, Sainton und Rathery mit nicht auf eine Seite beschränkter, wechselnd auftretender Pupillendifferenz kommt keine Bedeutung zu und dürfte sich dieser Befund, der bei nervösen Personen nicht gar so selten anzutreffen ist, auch hier häufiger erheben lassen.

Im auffallenden Gegensatz zu den bisher vorliegenden Erfahrungen über das Vorkommen von Pupillendifferenz bei Morbus Basedowi steht die Angabe von Cantonnet, der angibt, daß bei Tageslicht eine Pupillendifferenz selten zu beobachten ist, dagegen häufig im Dunkelzimmer und nach Einträufeln von Kokain vor der maximalen Mydriase, während er dies bei Gesunden nicht beobachten konnte. Die Differenz bei Einträufelung mit Kokain konnte er jedoch nicht in allen Fällen beobachten, so daß dieser Erscheinung keine Konstanz zukommt. Eine ähnliche Beobachtung konnte Sattler in einem seiner beiden Fälle mit Pupillendifferenz machen, indem sich bei einer bestimmten mittleren Beleuchtung keine Pupillendifferenz fand, während eine solche im Dunkeln sehr auffallend war; auch die Konvergenzreaktion war auf dieser Pupille geringer.

Hier wäre auch in Kürze noch das Verhalten der Pupille nach Adrenalineinträufelung zu erwähnen. Nachdem Löwi in einzelnen Fällen von Morbus Basedowi durch die Instillation von Adrenalin eine Mydriase erhielt, die sich bei Gesunden nicht finden soll, wurde der Befund einige Male bestätigt (Falta, Curschman jun., Mattirolo u. a.). Doch ist dieses Vorkommen bei Morbus Basedowi keineswegs häufig und findet es sich ebenso häufig auch außerhalb des Morbus Basedowi bei verschiedenen Zuständen. Wichtiger wäre ein eigenartiges Verhalten der Pupille, das Curschmann als dissoziierte Reaktionsstörung der Pupille beschreibt. Bei Basedowkranken mit Mydriase nach Adrenalin sah er träge, aber noch vorhandene Reaktion auf Licht, dagegen fehlende Konvergenzreaktion, also eine direkte Umkehrung des Argyll-Robertsonschen Zeichens. Er hat diese Reaktion nur bei Basedowkranken gesehen und glaubt, daß ihr ein diagnostischer Wert zukommt.

Dann finden wir noch Augensymptome, die zwar nicht konstant und auch nicht für den Morbus Basedowi spezifisch sind, deren Anwesenheit jedoch mit beiträgt, das Äußere des Basedowkranken zu beeinflussen. Hierher gehören die nervöse Unruhe der Augen, das Glanzauge und das Lidödem.

Die nervöse Unruhe der Augen, das Unstete im Blicke durch die Unmöglichkeit längere Zeit an einem Gegenstande haften zu bleiben, das schon Trousseau schildert, ist eine Teilerscheinung der nervösen Unruhe und Erregtheit, einer sehr häufigen und wichtigen Erscheinung bei Morbus Basedowi. Sie ist für den Morbus Basedowi durchaus nicht charakteristisch, gibt aber den Kranken zusammen mit den übrigen Symptomen ein ganz merkwürdiges Aussehen. Hierher gehört auch jene Bewegungsstörung der Augen, die wir beim Einstellen derselben beobachten können und die in leichten Zitterbewegungen besteht. Sie dürften mit dem Tremor, den wir sonst finden, in Beziehung zu bringen sein (siehe auch S. 85).

Der stärkere Glanz der Augen wird ebenfalls schon von den ältesten Beobachtern beschrieben (Romberg und Henoch, Trousseau, Virchow, F. Kraus u. a.). Er ist jedoch ebenfalls nicht für den Morbus Basedowi spezifisch, kommt nicht nur ihm zu, sondern ist einfach der Ausdruck stärkerer Erregung, wie wir ihn normalerweise schon z. B. im Zustande der Begeisterung oder in krankhaftem Erregungszustande sehen können. Man sieht daher das stärkere Glänzen der Augen ungemein häufig z. B. bei den verschiedenen Neurosen (Neurasthenie, Hysterie), bei Psychosen. Als Ursache für das Glanzauge nimmt Sattler die durch den Exophthalmus und die Lidretraktion bedingte stärkere Belichtung durch Wegfall der Lidbeschattung und die Wahrnehmung des ungewohnt starken Lichtreflexes an. Das allein kann jedoch nicht der Grund sein, denn wir sehen dieses eigentümliche Glänzen des Auges auch bei den Zuständen ohne Exophthalmus und ohne Lidretraktion. Es kommen dabei sicher auch Änderungen in der Gefäßfüllung in Betracht, die wir bei diesen Zuständen sehr häufig beobachten können (kongestioniertes Gesicht, fleckige Rötung), dann die Unruhe der Augen, die die Lichtreflexe deutlicher macht, und in manchen Fällen die Weite der Pupillen, die ebenfalls in dem Sinne wirkt.

Eine weitaus interessantere Tatsache ist das Auftreten von Lidödemen. Wenn wir die in der Literatur vorfindlichen Angaben überblicken, so ist die Anwesenheit von Ödemen kein gar so seltenes Ereignis. Chvostek sen. gibt an, bei Morbus Basedowi gar nicht selten ein Ödem der Augenlider zu finden, Mackenzie beobachtete eine Anzahl von Fällen und betont, daß manchmal diese Schwellungen sehr hartnäckig sind und bisweilen die übrigen Symptome überdauern, Landström fand in 52 Fällen das Lidödem zweimal und Sattler unter 95 Fällen viermal. Wir müssen dabei natürlich von jenen Schwellungen der Lider absehen, die durch mechanische Momente des Exophthalmus bedingt sind und die sich meist schon durch die gleichzeitigen Stauungserscheinungen an der Konjunktiva, durch die Färbung der Schwellung und durch die Ektasie der Venen erkennen lassen. Die Schwellungen, die hier in Betracht kommen, lassen Begleiterscheinungen, die auf Venenstase hindeuten, vermissen, die Haut ist unverändert, oder häufiger blaß, mehr durchschimmernd, die Schwellung ist mehr teigig und sitzt meist wie in einem Wulste unter dem Augenbrauenbogen vorquellend am Oberlide. Nur in einer Beobachtung von Stellwag wird das Auftreten einer stärkeren Vene bemerkt, und in einem Falle von Gowers ist bei geringem Exophthalmus gleichzeitig Ödem der Konjunktiva vorhanden. Diese Schwellung steht auch zur Intensität des Exophthalmus in keinem Verhältnis, sie kann als eines der ersten Symptome, noch vor dem Exophthalmus auftreten (Mackenzie, Auerbach, Oppenheim, Stein u. a.). Die Ödeme sind, wenn wir uns an die vorliegenden Angaben halten, andauernd und nur in ganz vereinzelten Fällen (Stellwag, Sydney Stephenson, Sattler) wird über flüchtiges, mehrmaliges Auftreten berichtet.

Über die Genese dieser Schwellungen liegen nicht viele Angaben vor, im allgemeinen scheint man geneigt, dieses Ödem den angioneurotischen Ödemen zuzurechnen. Diese Annahme dürfte für die Fälle Geltung haben, bei welchen, wie in den Beobachtungen von Stellwag, Sydney Stephenson, Sattler, die Erscheinungen plötzlich auftreten, mit Schmerzen einhergehen und wieder schwinden; ich selbst habe keinen derartigen Fall beobachtet. Für die weitaus überwiegende Mehrzahl der Fälle trifft aber eine solche Annahme nicht zu. Hier sind es chronische Schwellungen, die in vielen Fällen nur lose Beziehungen zum Morbus Basedowi erkennen lassen, vielfach schon vor dem Morbus Basedowi vorhanden waren und auch nach Ausheilen desselben bestehen können. Denselben Schwellungen begegnen wir, wenn wir von seltenen Fällen von Bleiintoxikation, den nephritischen Ödemen und dem Auftreten nach Hautveränderungen, z. B. nach Variola absehen, als Familieneigentümlichkeit besonders in höherem Alter, dann bei einer Reihe von Degenerationszuständen. Hier sei zunächst an das Aussehen der Kranken erinnert, bei welchen Paltauf seinen Status thymicolymphaticus beschrieb, dann auf das Auftreten der Schwellung zur Zeit der Pubertät bei jenen Zuständen, die als Pseudochlorose beschrieben sind, oder die, wenn gleichzeitig neben der Blässe und

Gedunsenheit nervöse Erscheinungen vorhanden sind, als forme fruste des Morbus Basedowi gedeutet werden. Hierher gehört auch ein Fall von Landström mit Lidödem und Schwellung unter dem Kinn. Dann finden wir diese Schwellung häufig bei Erkrankungen der Blutdrüsen, welche auf einer degenerativen Anlage fußen, z. B. Myxödem, Akromegalie, Tetanie und auch bei Morbus Basedowi. In einzelnen Fällen sind sie allein neben sonstigen degenerativen Stigmen vorhanden und als solche zu deuten. Es wird uns die Annahme nahegelegt, daß diese eigenartigen Schwellungen Teilerscheinung einer abnormen Konstitution sind und mit der gestörten Funktion von Blutdrüsen in Beziehung stehen dürften, ohne daß wir zunächst angeben könnten, welche dabei in Betracht kommen.

Das Moebiussche Symptom. Moebius hat als Insuffizienz der Konvergenz eine Erscheinung beschrieben, die sich darin zeigt, daß Kranke, wenn sie auf einen nahen Gegenstand sehen, oder wenn sie den allmählich genäherten Finger fixieren, von einer bestimmten Entfernung an nicht mehr konvergieren, sondern ein Auge allmählich nach außen abweicht und nur ein Auge den Finger weiter noch fixiert. Nach dem Vorschlage von Moebius kann man die Erscheinung auch deutlich machen, wenn man den Kranken auffordert, zuerst auf die Decke und dann auf die eigene Nasenspitze zu sehen. Sonst sind bei diesen Kranken alle Augenmuskel frei, es treten auch bei diesem Vorgange keine Doppelbilder auf. Moebius hebt schon hervor, daß diese Erscheinung bei ein und demselben Kranken großen Schwankungen unterliegt, bald nachgewiesen werden kann, bald fehlt, daß sie nicht in geradem Verhältnis zum Exophthalmus steht, wenn auch ein gewisser Grad von Exophthalmus sie begünstigen mag. Er betont schon, daß sie auch außerhalb des Morbus Basedowi zur Beobachtung gelangt bei verschiedenen Schwächezuständen, bei progressiver Bulbärparalyse und vermutet als Ursache eine besondere Schwäche der Augenmuskeln, deren anstrengendste Bewegung offenbar die Konvergenz auf nahe Gegenstände ist. Er glaubt, daß diese Erscheinung in der Mehrzahl der Fälle von Morbus Basedowi vorhanden ist und daß sie nicht abhängt von der allgemeinen Schwäche, da sie bei im übrigen rüstigen Kranken vorhanden sein und bei Hinfälligen fehlen kann.

Die Angaben über die Häufigkeit des Symptoms schwanken, es wird von den einen als selten (Charcot, Eulenburg, Sattler u. a.), von anderen als häufig bezeichnet (Kahler, Bruns u. a.). Wenn wir aus den vorliegenden Angaben der Literatur Prozentzahlen angeben wollten, so würden sie von ca. 5—50 % schwanken. Meiner Erfahrung nach kann ich Sattler beipflichten, daß es, wenn wir alle Fälle ausschalten, bei welchen andere Ursachen dafür in Betracht kommen (Myopie), bei Morbus Basedowi nicht häufig angetroffen wird; dann stimme ich auch mit Stern überein, daß es außerhalb des Morbus Basedowi, z. B. bei Asthenikern und bei Fällen von sogenanntem Basedowoid, häufiger angetroffen wird. Sattler kommt auf Grund eingehender Untersuchungen zu dem Schluß, daß man „von einer Insuffizienz der Konvergenz als einem Basedowsymptome erst sprechen darf, wenn man sich über den Refraktionszustand beider Augen ungefähr orientiert hat, einen höheren Grad dynamischer Divergenz ausschließen kann und bei der Untersuchung selbst Fehlerquellen vermeidet". Bei Berücksichtigung aller Kautelen findet er es unter 90 Fällen siebenmal. Abgesehen von der Schwierigkeit der Verwertung der Erscheinung kommt dann noch der Umstand in Betracht, daß es gar nicht als Basedowsymptom zu deuten ist. Die Annahme, daß die Konvergenzstörung durch die bei Morbus Basedowi vorhandene fettige Degeneration der Augenmuskeln bedingt wäre, ist abzulehnen. Dagegen spricht schon die Häufigkeit des Vorkommens dieser Erscheinung bei Zuständen, bei welchen uns von

solchen Augenmuskelveränderungen nichts bekannt ist. Außerdem ist die
Konvergenzstörung ein sehr häufiges Vorkommen bei Degenerationszuständen
und ist hier bedingt durch die häufig zu beobachtenden Veränderungen des
Auges, wie Myopie, Astigmatismus, und durch Schwächezustände der Muskeln.
Damit im Einklange steht die Häufigkeit des Vorkommens bei dem Base-
dowoid (Stern), bei dem endemischen Kropf (Bauer), bei der Asthenie
(Stiller). Es ist das Moebiussche Symptom als ein Stigma der degenerativen
Anlage zu deuten; möglich, daß sein Auftreten durch die fettige Degeneration
der Muskeln, durch die nervöse Erregung, durch die Schwächezustände etc.
noch begünstigt wird.

Von Veränderungen am Auge seien hier noch gewisse Veränderungen der
Tränensekretion, der Konjunktiva und Kornea erwähnt.

Auf das häufige Vorkommen einer abnormen Tränensekretion bei Morbus
Basedowi hat seinerzeit schon v. Stellwag hingewiesen. Er glaubt, daß das
Klaffen der Lidspalte und der seltene Lidschlag genügen, um vermehrte Tränenabsonderung herbeizuführen. Diese Auffassung hat zahlreiche Anhänger gefunden (Brandenberg, Schmidt-Rimpler, Köster, Sattler u. a.). Die
interessante Tatsache jedoch, daß diese abnorme Tränensekretion als Initialsymptom auftreten kann, bevor noch sonst ausgesprochene Erscheinungen von
seiten der Augen vorhanden sind, daß sie in Paroxysmen auftreten kann (Bäumler, Berger, Roth, Willbrand-Saenger u. a.), und sich dabei gleichzeitig
das Auftreten anderer nervöser Erscheinungen findet (Berger, Willbrand-
Saenger), mußten den Gedanken nahelegen, daß nervöse Einflüsse mit im
Spiele sind. Berger sieht die Ursache in einer Affektion des Sympathikus.
Sattler, der ebenfalls einen nervösen Ursprung, eine Art Sekretionsneurose
der Tränendrüse annimmt, wendet sich gegen die Annahme, daß es eine Sympathikusneurose sei, da nach den bisher vorliegenden Erfahrungen am Menschen
der Sympathikus mit der Tränensekretion zwar in gewissen Beziehungen steht,
aber für sich allein nicht imstande ist, eine Tränenabsonderung hervorzurufen.

Ebenso wie eine abnorm reichliche Tränensekretion ist in einzelnen Fällen
eine abnorm geringe beobachtet worden. Die Klagen von abnormer Trockenheit der Augen, der Nachweis von geringerem Glanz durch Vertrocknen der
oberen Epithelschichten im Bereiche der Lidspalte sprechen in diesem Sinne.
Auch für diese ist neben der durch die Augenveränderungen bedingten größeren
Verdunstung bei normaler Sekretion, in einzelnen Fällen wenigstens, eine
nervöse Störung anzunehmen. Ob dies, wie Stellwag annimmt, dadurch
geschieht, daß die verminderte Erregung durch Abstumpfung der sensiblen
Nerven eine verminderte reflektorische Tätigkeit der Tränendrüsen zur Folge
hat, oder, wie Berger meint, eine direkte Beteiligung der Sekretionsnerven
vorliegt, ist vorläufig noch nicht zu entscheiden.

Eine auffallende Hyperämie der Konjunktiva als Initialsymptom be-
schreibt Goldzieher. Auf die Erweiterung der Gefäße ist offenbar auch die
Erscheinung zurückzuführen, die Topolansky gesehen hat, der ebenfalls als
Frühsymptom noch vor dem Auftreten des Exophthalmus ein eigentümliches
Verhalten der Gefäße im vorderen Bulbusabschnitte sah, sich manifestierend
in dem Sichtbarwerden eines blauroten, eventuell bläulichroten Bandes am
Bulbus, wobei zwei starkgefüllte Venen sichtbar werden.

Eine unangenehme Erscheinung bilden die glücklicherweise sehr selten
im Verlaufe des Morbus Basedowi auftretenden Veränderungen der Hornhaut,
die schon Basedow seinerzeit gesehen und beschrieben hat. Meist nur in
schweren Fällen, mit beträchtlichem und längere Zeit bestehendem Exophthalmus
kommt es unter gleichzeitig einhergehenden, aber auch vollständig fehlenden
Schmerzen, zu dem Auftreten meist doppelseitiger, kleiner Infiltrate und Ge-

schwüre in der Nähe des Randes, die sich manchmal in ganz kurzer Zeit über
die ganze Hornhaut ausdehnen und zu mehr oder weniger ausgedehnter eitriger
Einschmelzung und Zerstörung derselben führen können. Kleinere solche Veränderungen können ohne wesentliche Defekte ausheilen, meist kommt es aber
zu mehr oder weniger umfangreichen Narben mit Staphylombildung und zur
Erblindung des Kranken (v. Poppen). Zur Erklärung dieser Erscheinung
müssen mehrere Faktoren herangezogen werden. Zunächst unterliegt es keinem
Zweifel, daß die mechanischen Momente, die Austrocknung etc. eine Rolle spielen;
in diesem Sinne spricht der Umstand, daß sie nur bei schweren Formen von Morbus Basedowi getroffen wird, bei schwerem Exophthalmus, und daß in einzelnen
Fällen mit einseitig stärkeren Exophthalmus ihr Auftreten auch einseitig auf der
stärker betroffenen Seite beobachtet werden konnte (Pooley). Dann kommt
weiters in Betracht die Austrocknung und die dadurch bedingte geringere Empfindlichkeit der Kornea, die die Möglichkeit traumatischer Einwirkungen begünstigt und günstigere Bedingungen für die Ansiedlung von Mikroorganismen schafft.
Der Umstand, daß es aber Fälle von Hornhautvereiterung gibt, bei welchen der
Exophthalmus nur kurze Zeit bestand und gering war, daß Fälle auch bei Tränen-
fluß vorkommen und andererseits in Fällen mit Austrocknung und Veränderung
des Epithels und Störung der Sensibilität die Hornhaut keinen weiteren Schaden
nehmen kann (Stellwag), nötigt zu der Annahme eines weiteren ursächlichen
Moments. Moebius, Leber, Sattler u. a. suchen es in toxischen Stoffen
die bei den schweren Formen von Morbus Basedowi im Blute kreisen, den Ernährungszustand des Kornealgewebes herabsetzen und damit seine ·Wider-
standsfähigkeit gegen äußere Schädlichkeiten in hohem Maße beeinträchtigen,
so daß jetzt geringfügige Einwirkung, der mangelhafte Schutz der Lider etc.
zur Geltung gelangen. Dieser Auffassung können wir nicht ganz zustimmen
und glauben, daß statt des toxischen Einflusses die Annahme eines trophischen
richtiger ist. Solche trophische Störungen sehen wir im Verlaufe von Erkrankungen der Blutdrüsen und auch bei Morbus Basedowi nicht so selten, ohne
daß wir vorläufig wissen, wie sie zustandekommen und ohne daß wir sagen
könnten, daß sie auf toxischer Einwirkung fußen. Auch ist der Nachweis
einer Intoxikation für den Morbus Basedowi noch nicht erbracht. Bei der
Hornhauteiterung spielen solche trophische, von Blutdrüsen ausgehende Einflüsse allem Anschein nach eine Rolle. Ein auffallender Umstand, auf den
schon Graefe seinerzeit aufmerksam gemacht hat, muß hier Erwähnung finden:
die im Verhältnis zum Prozentsatz der Morbidität bei Morbus Basedowi auffallende stärkere Beteiligung des männlichen Geschlechts an der Hornhautvereiterung, und das verhältnismäßig hohe Alter dieser Kranken.

Ein selteneres Vorkommnis, welchem aber für die Deutung des Krank-
heitsprozesses große Bedeutung zugesprochen wurde, sind die Augenmuskellähmungen. Nach der in der Literatur vorfindlichen Anzahl von
Mitteilungen müßte es den Eindruck erwecken, daß dieses Vorkommnis verhältnismäßig häufig sei. Treffend sagt jedoch Moebius: „es ist ihrer eine
ziemliche Zahl beschrieben worden, weil sie eben als etwas Merkwürdiges erscheinen, doch kann man viele Basedowkranke sehen, ehe man eine Augenmuskellähmung findet." Die Registrierung jedes einzelnen Falles und die Schwierigkeit der Deutung solcher Fälle bringt es auch mit sich, daß sich unter ihrer
Zahl auch solche finden, in welchen die Augenmuskellähmungen als eine zufällige Komplikation aufzufassen sind und mit dem Morbus Basedowi in keiner
Beziehung stehen. Hierher dürften zu rechnen sein die Beobachtungen von
Jones Makeig (Tumor cerebri), Marina (hochgradige Arteriosklerose der
zerebralen Arterien), Bruns (Nephritis), Finlayson (rheumatische Lähmung
des N. oculomotorius), vielleicht die von Rothmann (früher starker Trinker),

Jendrassik (Blei in der Anamnese), Marina (angeborene Störung). Ebenso ist in der Beobachtung von Voß wegen des raschen, oft sogar von einem Tage zum anderen auftretenden Wechsels der Lähmungen eine Kombination mit Myasthenie wahrscheinlich. In anderen Fällen ist die Diagnose eines Morbus Basedowi fraglich. Immerhin bleibt dann noch eine Reihe von Beobachtungen, in welchen wir einen Zusammenhang der beobachteten Lähmungen mit dem Morbus Basedowi annehmen können. Aus diesen Fällen läßt sich eine Gruppe herausheben, und das ist die Mehrzahl der Fälle, in welchen aus der Art des Einsetzens, aus der Doppelseitigkeit, der ungleichmäßigen Verteilung auf beiden Seiten und dem Verhalten zu den inneren Augenmuskeln, sowie aus der gleichzeitigen Beteiligung anderer Hirnnerven eine Kernläsion als wahrscheinlich angenommen werden kann. Hierher gehören die Beobachtungen von Ballet, Warner-Bristow, Chevalier, Debove, Gordon, Joffroy, Liebrecht, Maud, Rothman, Suckling, Kappis, Dommering, wahrscheinlich auch von Kahler, Campbell Posey. Eine Beteiligung höher gelegener Zentren ist in den Fällen Stellwag, Jendrassik (assoziierte Blicklähmung) und Chvostek sen., Roth (Blicklähmung nach oben) anzunehmen. In mehreren Fällen ist auch eine gleichzeitige Beteiligung anderer Nervenkerne beobachtet worden: Warner-Bristowe (Fazialis, motorischer Trigeminus), Jendrassik (Fazialis, motorischer Trigeminus, Schultergürtel), Chevalier (Fazialis, Gaumen, Zunge), Voß, Rothman, Maud (Fazialis). Für diese Fälle können gewisse Beziehungen zum Morbus Basedowi angenommen werden, wofür auch die Art des Einsetzens in den Fällen von Chevalier, Gordon und vielleicht auch von Jendrassik sprechen würde, wenn wir auch vorläufig nicht in der Lage sind, uns darüber genauere Vorstellungen zu bilden. Wodurch diese Kernläsionen bedingt werden, wissen wir nicht. Die anatomische Untersuchung Bristowes in dem Falle Warner ergab keinen Befund, der uns Aufklärung gebracht hätte. Die Annahme toxischer Einflüsse ist möglich, bisher aber nicht erwiesen. Außerdem kommen wir mit ihr allein nicht aus. Denn die Augenmuskellähmungen sind sehr selten, finden sich in verhältnismäßig leichten und fehlen in schweren Fällen. Vielleicht spielt hier die Hyperämie durch die Weite der Gefäße bei Morbus Basedowi und der Umstand, daß die Kerne reicher an Gefäßen sind und durch Endarterien versorgt werden, eine Rolle (vgl. Pathologische Anatomie). Auch eine andere Möglichkeit kommt hier noch in Betracht; es wäre denkbar, daß in diesen Fällen eine durch die Anlage gegebene Minderwertigkeit der grauen motorischen Substanz vorhanden wäre, wie wir eine solche für die spinale progressive Muskelatrophie, die Bulbärparalyse und für die progressiven nukleären Augenmuskellähmungen postulieren. Durch eine solche Annahme kommen wir über eine Reihe von Schwierigkeiten hinweg und wird uns der Einfluß anderer Faktoren verständlicher.

Noch schwieriger ist die Deutung der im Verlaufe des Morbus Basedowi beobachteten Lähmungen einzelner Muskeln. Hier sind wir nicht einmal in der Lage anzugeben, ob die Störung nukleär, faszikulär, peripher oder muskulär ist, abgesehen davon, daß es zumeist nicht möglich ist zu entscheiden, ob die Lähmung nicht durch andere Momente bedingt und nur als zufällige Komplikation zu deuten ist. Wir können hier nur das eine sagen: eine Lähmung eines peripheren Nerven durch die dem Morbus Basedowi zugrunde liegenden Vorgänge ist bisher nicht erwiesen und ist, wenn in einem Falle eine periphere Lähmung angenommen werden kann, ein anderes ätiologisches Moment als vorhanden anzunehmen. Es ist daher in den Fällen von Morbus Basedowi mit Abduzenslähmung (Eulenburg, Hock, Kurella, Liebrecht, Mackenzie, Moebius) und der Häufigkeit dieser Lähmung aus anderen Ursachen eine Komplikation sehr wahrscheinlich. Dasselbe gilt für die Okulomotoriuslähmung im Falle Finlayson. Moebius scheint ähnliche Bedenken in seinem Falle gehabt zu haben, denn er betont, daß höchstwahrscheinlich keine Syphilis vorhanden war. Die Zugehörigkeit solcher Fälle zum Morbus Basedowi wäre wahrscheinlicher, wenn wir sie als nukleäre oder aber als muskuläre ansprechen könnten. Ersteres ist bei dem Fehlen sonstiger Lähmungen etc. unmöglich. Die Entscheidung, ob Lähmung eines Augenmuskels durch eine Muskelveränderung bedingt ist, ist schwierig und wird man wohl kaum über eine Vermutung hinausgehen können. Als Stütze kann die Tatsache angeführt werden, daß sich bei Morbus Basedowi an den Muskeln und auch an den Augenmuskeln in manchen Fällen Verfettungen nachweisen lassen. Es ist nur die Frage, ob solche Verfettungen in den Muskeln wirklich eine Lähmung herbeiführen können. Diese Möglichkeit muß zugegeben werden, wenn auch Befunde vorliegen, die zeigen, daß trotz hochgradiger Veränderung intra vitam keine Funktionsstörung erweisbar war. Wir können im gegebenen Falle einen gewissen Schluß auch aus anderen Momenten ziehen. So findet sich verhältnismäßig häufig bei Morbus Basedowi nur ein oder der andere der Muskeln affiziert, die vom N. oculomotorius versorgt werden. So berichten über Lähmung des M. rectus internus Cohen, Homén, Päßler, West, des M. rectus superior Campbell Posey, Fischer-Degranges, Sattler, Schlesinger, Sollier. Da sich in diesen Fällen sonst kein Anhaltspunkt für eine nukleäre Läsion findet, eine periphere Läsion des N. oculomotorius, wenn keine Komplikation vorliegt, nicht anzunehmen ist, da auch periphere Lähmungen für gewöhnlich unter anderem Bilde verlaufen, gewinnt die muskuläre Genese dieser Lähmungen an Wahrscheinlichkeit. Schwieriger ist schon die Deutung in dem Falle Gauthier, in dem sämtliche äußeren, vom N. oculomotorius versorgten Muskeln eines Auges affiziert waren. In den Fällen von doppelseitiger Abduzenslähmung (Scholz, Mackenzie) ist eine Kernläsion nicht wahrscheinlich, da sonst Veränderungen, die dieser Lokalisation entsprechen würden, fehlen; hier ist ein basaler Prozeß anzunehmen. Welcher Art dieser ist, entzieht sich unserer Beurteilung. Wenn nicht eine Komplikation vorliegt, könnte man an Quellungszustände im Gehirn resp. im Pons denken, wie wir solche bei Blutdrüsenerkrankungen kennen, oder einen Hydrocephalus, doch das sind natürlich nur Vermutungen. Über Lähmungen im Gebiete des N. trochlearis berichten Terson und Fereol, doch hält Sattler im letzteren Falle die Trochlearislähmung für nicht sicher. Über Augenmuskellähmungen, bei welchen die Entscheidung der Art der Lähmung ganz unmöglich ist, berichten Kocher, Mannheim, Ohleman, Schoch.

Nach alledem glauben wir annehmen zu können, daß in den verschiedenen Fällen von Morbus Basedowi mit Augenmuskellähmungen ganz verschiedene Prozesse vorliegen. In einem Teil der Fälle handelt es sich um zufällige Komplikationen, die mit dem Morbus Basedowi nichts zu tun haben. Hierher gehören Lähmungen der peripheren Nerven. Für einen Teil der Fälle ist eine nukleäre Lähmung wahrscheinlich und können sie mit dem Basedow in Beziehung stehen, wofür in einzelnen Fällen auch die Art des Einsetzens sprechen würde. Wie sie zustande kommen, entzieht sich vorläufig unserer Erkenntnis; toxische Einflüsse sind bisher nicht erwiesen. Für eine Anzahl von Fällen ist eine muskuläre Genese wahrscheinlicher. Endlich bleiben noch Fälle, in welchen die Deutung der Lähmung und ihrer Beziehung zum Morbus Basedowi ganz unmöglich ist.

Von sonstigen Lähmungszuständen im Bereiche der Augenmuskeln wäre eine Beobachtung von Mons zu erwähnen, in welcher er eine Lähmung des M. levator palpebrae eines Auges annimmt und dann die Beobachtungen von Liebrecht, Vosius, Schmidt-Rimpler mit Konvergenzlähmung bei Morbus Basedowi.

Hervorzuheben ist auch noch die wichtige Tatsache, daß bei den Augenmuskellähmungen im Verlauf des Morbus Basedowi die inneren Augenmuskel
stets freibleiben, so daß eine eventuelle Lähmung dieser auf eine Komplikation zu beziehen ist.

Von den von außen am Auge bei Morbus Basedowi erkennbaren Ver-
änderungen ist noch der Tremor der Lider und des Bulbus zu erwähnen. Das
Zittern der Lider bei Morbus Basedowi wird von einzelnen erwähnt und scheint
man ihm eine Bedeutung beizulegen, da diese Beobachtungen, (Liebrecht,
Herrmann, Lewin, Mannheim, Ditisheim) immer wieder zitiert werden.
Moebius hält sowohl das Lid- als auch das Augenzittern für eine sehr seltene
Erscheinung, Homén dagegen findet das Lidzittern in 11 von 13 Fällen. Nach
meinen Erfahrungen, die mit denen von Homén in Einklang stehen würden,
findet sich das Lidzittern bei Morbus Basedowi sehr häufig, unterscheidet sich
aber in nichts von dem auch sonst bei anderweitigen nervösen Zuständen
(Neurasthenie, Hysterie, nervösen Erregungszuständen) zu beobachtenden
Lidflattern, das von einigen auch als Rosenbachsches Zeichen geführt wird.
Einen Lidtremor, der irgend etwas an sich hätte, um ihn als dem Morbus
Basedowi eigentümlich anzusprechen, gibt es nicht. In der Mehrzahl der Fälle
hat er mit dem Morbus Basedowi nichts zu tun; ob er in einzelnen Fällen
irgendwelche Beziehungen zum Morbus Basedowi hat, ist vorläufig nicht
einwandfrei erwiesen.

Von Bewegungsstörungen des Auges wäre hier noch der Tremor des Bulbus
und der Nystagmus anzuführen. Die bisher in der Literatur vorliegenden Angaben leiden vor allem darunter, daß beide Bewegungsformen nicht scharf genug
auseinander gehalten erscheinen und daß in manchen Fällen die Diagnose
eines Morbus Basedowi nicht sicher steht. Auch hier tritt die Auffassung zutage, die beobachteten Störungen als Basedowsymptome zu deuten.

Der Tremor des Bulbus wird als seltenes Vorkommnis angegeben. Sattler
gibt an, „Zittern der Augen, ein eigentlicher Nystagmus, ist bei der Basedowkrankheit eine außerordentlich seltene Erscheinung“. Eigentlichen Tremor
der Bulbi kann ich mich nicht entsinnen, gesehen zu haben. Man sieht, abgesehen von der Unruhe der Augenstellung, nicht so selten beim Einstellen
der Augen auf den vorgehaltenen Finger, besonders nach einigen Seitwärts-
bewegungen, leichte Zitterbewegungen auftreten, doch dürfen diese nicht als
Tremor gedeutet werden. Bruns bringt einen Fall mit Zittern des Bulbus
bei gedankenlosem Blick in die Ferne, das beim Fixieren fehlte. Kocher
erwähnt in acht Fällen Zittern der Bulbi gesehen zu haben, ebenso Schultze
in zwei Fällen.

Gar nicht so selten dagegen findet sich Nystagmus, er findet sich viel
häufiger, als dies aus den vorliegenden Angaben hervorgehen würde. Erst
der letzten Zeit verdanken wir bemerkenswerte Angaben darüber. Vereinzelte
Angaben lagen bis dahin nur vor von Moutet, Renault, Voß, Kroug,
Freund, Mannheim. Von diesen ist in beiden letzten Fällen die Diagnose eines
Morbus Basedowi nicht sicher. Kroug gibt an, in 106 Fällen dreimal Nystagmus
gesehen zu haben. Sattler bezeichnet den Nystagmus als sehr selten. Demgegenüber stehen die Angaben von Sainton, der fast in der Hälfte seiner
46 Fälle Nystagmus fand, und von Stöcker, der in 32 Fällen 26 mal bei Blick
nach oben einen Nystagmus fand und dies als neues Augensymptom bei Morbus
Basedowi von diagnostischer Bedeutung bringt. Dabei tritt hier überall die
Tendenz zutage, den Nystagmus als durch den Morbus Basedowi bedingt anzusehen (Moutet, Renault, Sainton, Stöcker), wobei man sich auf die
Tatsache stützt, daß der Nystagmus mit dem Morbus Basedowi gleichsinnig
schwankt. Stöcker weist noch darauf hin, daß sich die Erscheinung nur

ausnahmsweise bei Psychopathen, Neurosen etc. findet. Stern findet bei
Morbus Basedowi häufig Nystagmus, besonders aber bei seinem Basedowoid.
Vereinzelt liegen auch Angaben über das Vorkommen bei anderweitigen Schilddrüsenerkrankungen, wie bei Kretinismus und endemischem Kropf vor (Alexander, Bauer). Biach, der sich in letzter Zeit mit dieser Frage beschäftigt
hat, konnte in ca. einem Drittel aller Fälle von Morbus Basedowi Nystagmus
finden, der aber nicht als thyreotoxisches Symptom gedeutet werden darf, wie
das bisher geschehen war. Da er sich auch bei Zuständen mit Ausfall der
Funktion der Schilddrüse und außerdem bei einer Reihe von degenerativen Zuständen findet, bei welchen keine Beteiligung der Schilddrüse anzunehmen
ist, da er ferner unabhängig von den übrigen Basedowsymptomen schwankt,
ist der Schluß gerechtfertigt, daß der Nystagmus als Teilsymptom der degenerativen Anlage aufzufassen ist, auf welcher sich der Morbus Basedowi aufbaut,
daß er ein degeneratives Stigma darstellt. In diesem Sinne spricht auch sein
Vorkommen z. B. bei Hysterie. Möglich, daß er in einzelnen Fällen durch den
Morbus Basedowi eine Verstärkung erfährt.

Funktionsstörungen des Auges gehören nicht zum Morbus Basedowi.
Subjektive Angaben über schlechteres Sehen, rascheres Ermüden, Empfindlichkeit gegen Licht finden sich nicht häufiger, als wir sie sonst bei neurastheni-
schen, asthenischen oder nervös erregbaren Menschen finden und sind vielfach Erscheinungen der degenerativen Anlage und der mit ihr in Beziehung
stehenden komplizierenden Erkrankungen. Störungen der Akkommodation
lassen sich nicht erweisen, außer solchen, die in dem somatischen Zustande
der Kranken begründet sind. Den gegenteiligen Angaben von Dianoux mit
positiven Befunden stehen zahlreiche Angaben mit negativem Resultate gegenüber (Trousseau, Hansen Grut, Sattler). Das Sehvermögen wird durch
den Morbus Basedowi in nicht bemerkenswerter Weise beeinträchtigt. Griffith
fand in 17 Fällen das Sehen normal, in 12 Fällen subnormal. Von Interesse
sind hier nur die Angaben über das Vorkommen der Kurzsichtigkeit wegen
des Einflusses, der scheinbar hier der abnormen Veranlagung zukommt. Die
Angaben von Panas, der von einer symptomatischen, durch den Exophthalmus
bedingten Myopie bei Morbus Basedowi sprach, scheinen durch einzelne Beobachtungen von Zunahme der Myopie während der Erkrankung (Beard),
durch das Vorkommen von Myopie bei derselben (Griffith, Gowers) eine
Bestätigung zu erfahren. Griffith fand unter 30 Fällen viermal Myopie,
Gowers meint, daß sich in seltenen Fällen eine Myopie zu entwickeln scheine.
Graefe sah einen Fall mit Myopie, konnte aber erweisen, daß dieselbe schon
vor der Erkrankung bestanden habe, ja sogar während derselben einen Rückgang erfuhr. Diesbezüglich sind uns die Angaben von Stern von Interesse,
der bei seinem Basedowoid und bei seiner degenerativen Form des Morbus
Basedowi Myopie öfter beobachten konnte; er kommt zu dem richtigen Schluß,
daß sowohl die „großen Augen" bei diesen Zuständen und die Myopie einem
beiden gemeinsamen degenerativen Grundzustande zuzuschreiben sind. Jedenfalls eröffnen uns diese Angaben einen neuen Gesichtspunkt, von dem aus
wir das Vorkommen der Myopie bei Morbus Basedowi beurteilen können.
Größere Beobachtungsreihen werden über die Anwesenheit der Myopie als
degeneratives Stigma bei Morbus Basedowi Aufklärung bringen müssen.

Die Angaben von Kast und Willbrand über das häufige Vorkommen
von Gesichtsfeldeinschränkung bei Morbus Basedowi als ein Symptom dieser
Erkrankung haben sich nicht bestätigt. Übereinstimmend hat sich ergeben,
daß die Gesichtsfeldeinschränkung dem Morbus Basedowi nicht zugehört,
sondern einer Kombination meist mit Hysterie ihre Anwesenheit verdankt
(Buschan, Ballet, Berger, Grohmann, Mathes, Fr. Müller, Moebius,

Mannheim, Perregaux, Souques und Perinaud, Sattler, Schmidt-Rimpler). Derartige vorübergehende Gesichtsfeldeinschränkungen könnten auch als Ausdruck der Zerstreutheit und des Unvermögens, sich konzentrieren zu können, und der rascheren Ermüdung zur Beobachtung gelangen.

Von intraokular nachweisbaren Veränderungen sind es Veränderungen an den Netzhautgefäßen, am Sehnerven und an der Linse, die wir kurz berühren müssen.

Der von Becker beschriebene Netzhautarterienpuls, dem unter Umständen eine diagnostische Bedeutung zukommen kann und der uns über das Verhalten der Gefäße bei Morbus Basedowi Aufklärung zu bringen imstande gewesen wäre, hat sich nur in einer geringen Anzahl von Fällen gefunden und wird von Sattler auf Grund seiner Zusammenstellung und eigener Beobachtung als ein recht seltenes Symptom bezeichnet. Er steht damit in Übereinstimmung mit der überwiegenden Mehrzahl der 'Beobachter. Er konnte in 92 Fällen Kaliberschwankungen an den Arterien nur zweimal, leichte Lokomotion des Arterienrohres, erkennbar in geringen seitlichen Verschiebungen des Reflexstreifens, neunmal beobachten.

Auch die sonst über das Verhalten der Netzhautgefäße bei Morbus Basedowi vorliegenden Angaben zeigen keine Übereinstimmung. Den Angaben über normales Verhalten der Gefäße stehen ebenso viele über Veränderungen an denselben gegenüber. Eine Erweiterung der Venen und Arterien wird von Andrews, Eales, Fenwick, Feri, Gowers, Kocher, Raehlman, Westedt u. a. angegeben. Von den Arterien sagt Gowers, daß sie weiter sind und sich von den Venen in ihrem Durchmesser kaum unterscheiden. Eine Erweiterung der Arterien findet auch Gaill, während Emmert sie. verengt angibt. Am konstantesten sind noch die Befunde über erweiterte Venen (Balacescu, Emmert, Eckervogt, Graefe, Magnaughton, Schmidt-Rimpler, Voß, Wagenmann, West u. a.). Zu den vorliegenden Angaben über Netzhautvenenpuls (Griffith, Gunn, Ditisheim, Fenwick, Westedt u. a.) bemerkt Sattler, daß die Zugehörigkeit des Venenpulses zum Morbus Basedowi sehr fraglich sei, er scheint hier nicht häufiger vorzukommen, als man ihn auch sonst trifft.

Vereinzelte Angaben liegen auch vor über Veränderungen am Sehnerven und dadurch bedingte Sehstörungen. Von diesen meint Moebius, daß sie durch Komplikationen bedingt sind. „Die Amblyopie ist kein Zeichen der Basedowkrankheit.“ Diese Annahme trifft gewiß auch für die überwiegende Mehrzahl der Fälle zu. Auch Oppenheim nimmt in einem Falle mit Neuritis optica eine Komplikation an. In einer Beobachtung von Mooren vermutet er Lues hereditaria als ursächliches Moment einer Neuritis, und in den Beobachtungen von Hollis und Friedheim mit Papillitis handelte es sich um zwei anämische Frauen. Nun ist das Vorkommen von Neuritis und Stauungspapille bei Anämie, insbesondere Chlorose (Evans, Grawitz, Otten u. a.) bekannt und die Möglichkeit gegeben, die vorhandene Veränderung des Sehnerven auf die gleichzeitig vorhandene Anämie zu beziehen. Auch für die wenigen vorliegenden Befunde von Sehnervenatrophie läßt sich das gleiche behaupten. Immerhin bleibt dann noch eine geringe Zahl von Fällen mit Veränderungen am Sehnerven (Eckervogt, Ramsay, Gowers, Hougardy mit Ödem an den Papillen, Story, Ferry mit Papillitis, Emmert, Rampoldi mit Sehnervenatrophie), bei welchen eine Komplikation möglich ist, aber auch eine Abhängigkeit vom Morbus Basedowi bestehen kann. Letztere Annahme erfährt eine gewisse Stütze durch die Beobachtungen, daß nach längerem Gebrauch von Schilddrüsentabletten sich Veränderungen am Sehnerven und Sehstörungen einstellen können (Coppez, Aalbertsberg), sowie die im Tierexperiment erhaltenen Befunde von Birch-Hirschfeld und Nobuo-Inouye nach Schilddrüsenverfütterung an Hunden. Diese fanden dabei nach langer Verfütterung, wobei sich auch individuelle Verschiedenheiten ergaben, Sehnervenveränderungen mit ausgesprochener Atrophie und histologisch nachweisbaren Veränderungen.

Ebensowenig ist die Frage spruchreif, ob die in einzelnen Fällen von Morbus Basedowi konstatierte Kataraktbildung nur einen durch Komplikation bedingten zufälligen Befund darstellt, was ja tatsächlich für einzelne Fälle zutrifft, oder ob nicht doch, analog wie dies für die Tetanie bekannt ist, auch unter dem Einflusse der Schilddrüse Kataraktbildung zustande kommen kann, wie dies von Vossius vermutet wird. Eine Stütze würde diese Auffassung durch das Vorkommen von sonstigen trophischen Störungen bei Blutdrüsenerkrankungen erfahren.

7. Kapitel.

Erscheinungen von seiten des Zirkulationsapparates.

Eine hervorragende Rolle in dem Symptomenkomplex des Morbus Basedowi spielt der Zirkulationsapparat. Es gehören die Erscheinungen von seiten des Herzens und der Gefäße zu den konstantesten, sie sind für die Diagnose der Erkrankung von großer Bedeutung und bestimmen oft die Prognose des Falles. Charcots kategorischer Satz: „ohne Tachykardie kein Morbus Basedowi" und Moebius' Ausführungen: „Die Basedowkranken leiden und sterben durch das Herz, selten nehmen andere Symptome (Durchfall, akute Manie) die Führung, fast immer ist der Zustand des Herzens maßgebend, und in der Frage nach der relativen Heilung entscheidet er durchaus", fußen auf der reichen klinischen Erfahrung dieser Autoren. Und doch zeigt sich uns auch hier die Tatsache, daß diese Vorstellungen einer Korrektur bedürfen, daß man vieles dem Morbus Basedowi in die Schuhe geschoben hat, woran er nicht Schuld trägt. Es tritt uns auch hier wieder die Tatsache entgegen, daß konstitutionelle Momente, die man bisher nicht beachtet hat, von ausschlaggebender Bedeutung für die Erscheinung sind. Auch noch aus einem anderen Grunde sind die Erscheinungen am Zirkulationsapparate von Interesse. Die Konstanz und Bedeutung der Erscheinungen, der Umstand, daß unsere Kenntnisse über die Innervationsvorgänge am Zirkulationsapparate und über ihre Folgen auf die Zirkulation etwas besser fundierte sind, als auf manchem anderen einschlägigen Gebiete, lassen an die Möglichkeit denken, von hier aus einiges Licht in die immer komplizierter sich gestaltenden Basedowprobleme zu bringen.

Die Tachykardie wird von einzelnen als das konstanteste der Kardinalsymptome angegeben, sie fehlt wohl nur ganz selten im ganzen Verlaufe. Sie zeigt auch für gewöhnlich den übrigen Symptomen analoge Schwankungen, so daß Moebius sie zu prognostischen Schlüssen verwertbar findet und meint, daß man nicht von Besserung in einem Falle sprechen kann, wenn auch das eine oder das andere der Symptome schwindet, die Tachykardie aber bestehen bleibt oder zunimmt. Gewisse Differenzen ergeben sich insoferne, als ihre Intensität in verschiedenen Fällen eine verschiedene sein kann, daß sie in einzelnen Fällen gegenüber den übrigen Symptomen mehr in den Hintergrund tritt oder umgekehrt die Tachykardie im Krankheitsbilde dominiert. Das sind jedoch Ausnahmen, ebenso wie die in vereinzelten Fällen beobachtete Tatsache, daß die Tachykardie schwindet und die übrigen Erscheinungen fortbestehen (Friedreich, Reid).

Die Tachykardie kann mit einem Schlage einsetzen und bestehen bleiben, in der Mehrzahl der Fälle wird zunächst vorübergehend, meist im Anschluß an psychische oder körperliche Emotionen eine stärkere Pulsbeschleunigung verspürt, die nicht mehr ganz abklingt, um dann neuerdings in verstärktem Maße aufzutreten und länger anzuhalten, bis sie endlich in ihrer definitiven Intensität persistent bleibt. Wenn auch die Tachykardie dann konstant ist, läßt sich eine abnorme Erregbarkeit daran erkennen, daß bei solchen Kranken ganz geringfügige Anlässe genügen, um eine vorübergehende weitere Steigerung der Pulsfrequenz herbeizuführen. Als Regel können wir annehmen, daß die Tachykardie eine anhaltende ist und daß sich auf diesem konstant höheren Niveau der Pulszahl dann noch gewisse Schwankungen aufbauen, die abhängig sind von der Tageszeit, der Nahrungsaufnahme, der Menstruation, dann von Erregungen und sonstigen Ereignissen. Die Zahl der Pulsschläge kann in seltenen Fällen so wenig erhöht sein, daß ohne Kenntnis der Pulszahlen in normalen Zeiten die Annahme einer auf den Morbus Basedowi zu beziehenden Tachykardie auf Schwierigkeiten stößt, erreicht in schweren Fällen die Höhe von 100—140; es sind aber auch Pulse bis 200 und darüber beobachtet. Die Pulsbeschleunigung hält auch im Schlafe an (Klewitz u. a.) und wird im allgemeinen von denselben Momenten beeinflußt, die auch sonst Einfluß auf die Pulsfrequenz haben (Lage, Nahrung, Schlaf, Erregung), nur erzielen im allgemeinen die beschleunigenden Faktoren größere Ausschläge. Es gibt aber auch Fälle, bei welchen die Tachykardie anhaltend auf einer bestimmten Höhe bleibt, ohne daß wir eine besondere Zunahme durch Erregung, Arbeit etc. erzielen könnten. Für gewöhnlich klingt die Tachykardie bei Ausheilen der Erkrankung langsam ab, gleichzeitig mit den übrigen Erscheinungen. Es gibt aber vereinzelte Fälle, bei welchen die Tachykardie mit einem Schlage schwindet. Einen solchen Fall teilt Stern mit.

Eine abnorme Reizbarkeit des Herzens gehört nicht zum Morbus Basedowi. Es zeigt der Puls selbst bei abnormer tiefer Respiration keine abnormen Schwankungen, es findet sich kein Pulsus respiratione intermittens, ebenso läßt sich bei Vornüberbeugen (Erbenscher Versuch) keine Pulsverlangsamung, Unregelmäßigkeit etc. beobachten. Auch der Vagusdruckversuch (Tschermak) ist nahezu in allen von uns daraufhin untersuchten Fällen negativ gewesen. Strübing berichtet allerdings über vier Fälle mit positivem Vagusdruckversuch; über drei dieser fehlen Angaben, in dem vierten handelt es sich um einen 16 jährigen Kranken, in welchem Alter die erhöhte kindliche Vaguserregbarkeit noch vorhanden sein kann. Dagegen ist eine abnorme Reizbarkeit des Herzens sehr häufig bei den Neurosen des Herzens zu beobachten und bei jenen degenerativen Zuständen, auf die Sée aufmerksam gemacht hat und die uns als Wachstumsherz oder besser als Cor juvenum geläufig sind. In den Fällen, in welchen wir bei Morbus Basedowi einer solchen Reizbarkeit des Herzens begegnet sind, war dieselbe für gewöhnlich auf solche Momente zu beziehen. Hierher würde auch z. B. der Fall Krougs zu rechnen sein, der bei einem 19 jährigen Jünglinge ein unvermitteltes Herabgehen des Pulses von 120 im Stehen auf 60 im Liegen beobachtete.

Ebenso kann angenommen werden, daß die rein paroxysmale Steigerung der Tachykardie im Beginne und das Auftreten von Paroxysmen im weiteren Verlaufe, mit oder ohne gleichzeitige Erscheinungen einer Angina pectoris vasomotoria (Nothnagel) oder Stenokardie, wie sie bei Morbus Basedowi beobachtet werden kann (Trousseau, P. Marie, Souques und Marinesco, Ingelrans, v. Hößlin, C. Gerhardt, Kocher u. a.), nicht als direktes Basedowsymptom zu deuten ist. In einem Teil der Fälle läßt sich, wenn man darauf achtet, die Neigung zu Anfällen von Herzklopfen, oder direkt zu Paroxysmen schon vor dem Auftreten des Morbus Basedowi feststellen, in anderen ist sie als Ausdruck einer gleichzeitig vorhandenen Neurose zu deuten, so z. B. in den Fällen von Aubry, Perregaux, Ingelrans u. a.; in einem Teil der Fälle ist sie auf Veränderungen des Herzens und der Gefäße zu beziehen, die mit dem Morbus Basedowi nicht in Beziehung stehen, wie z. B. in den Fällen von Köppen, Röper, Souques und Marinesco u. a., in einem Falle von Breton war ein hämorrhagisches Pleuraexsudat vorhanden. Gerade die letztere Gruppe von Fällen ist insofern wichtig, als ihre Prognose eine ungünstige ist, gegenüber dem sonst harmlosen Ereignis bei den übrigen Formen. Nach Abzug aller dieser Fälle bliebe nur eine verschwindende kleine Zahl übrig, bei welchen die Möglichkeit besteht, die Anfälle von paroxysmaler Tachykardie auf den Morbus Basedowi selbst zurückzuführen. Doch ist sie auch in diesen seltenen Fällen wohl nicht als direktes Basedowsymptom zu deuten, sondern kommt wohl dadurch zustande, daß bei vorhandener Anlage die Erscheinungen durch den Morbus Basedowi, sowie durch ein anderes ätiologisches Moment nur manifest gemacht wurden.

Wir können im allgemeinen sagen, daß eine gewisse Labilität des Herzens, die bedingt wird durch eine erhöhte Ansprechbarkeit der nervösen Regulierungsmechanismen, durch die Vorgänge, die dem Morbus Basedowi zugrunde liegen, gegeben sein kann. Dagegen ist jede stärkere Labilität des Herzens, eine abnorme Reizbarkeit, das Auftreten von Herzparoxysmen als Teilerscheinung abnormer Konstitution zu deuten, bei welcher wir dieselben Erscheinungen abnormer Labilität, Reizbarkeit etc. am Herzen und seinen nervösen Apparaten, sowie auch an den anderen Organen kennen. In einem Teile der Fälle spielen noch organische Veränderungen eine Rolle.

Ebenso kann als Regel gelten, daß bei noch so hochgradger Tachykardie die Herzaktion regelmäßig ist. Ganz geringfügige, passagere Unregelmäßigkeiten der Schlagfolge können wohl zeitweilig vorkommen, ausgesprochene Arhythmien gehören jedenfalls zu den Seltenheiten und sind zumeist nicht durch den Morbus Basedowi als solchen bedingt. Wir befinden uns hier wohl im Einklange mit den meisten Autoren und im Gegensatze zu Germain Sée, der die Arhythmie bei Morbus Basedowi als häufig bezeichnet. Wenn wir die von Sattler zusammengestellten Zahlen ins Auge fassen, so würde sich die Arhythmie bei Pierre Marie in 9,1%, bei Kocher in 5%, bei Murray in 6,6%, bei Schultze in 4%, bei Mosse in 0,8% finden. Moebius gibt an, daß es hier wie bei anderen Vergiftungen mit der Zeit zu Unregelmäßigkeiten der Herzaktion kommen kann, die in schweren akuten Fällen frühzeitig auftreten können, daß es aber für gewöhnlich sehr lange, unter Umständen bis zum Tode, bei der einfachen Tachykardie bleibt und daß in den leichteren Fällen die Herzaktion immer regelmäßig ist. Die Asystolie ist seiner Meinung nach ein schlechtes Zeichen und bedeutet oft den Anfang des Endes.

Von den zu beobachtenden Arhythmien entfällt der größte Teil auf Veränderungen, die mit dem Morbus Basedowi nichts zu tun haben (Herzklappenfehler nach Gelenkrheumatismus und Angina, Arteriosklerose, Myokardveränderungen aus anderen Ursachen, Lues, Nikotin etc.), in einem anderen Teil der Fälle ist sie als Teilerscheinung gleichzeitig vorhandener nervöser Affektion zu deuten und kann in manchen Fällen die Neigung zu Herzklopfen und Herzunregelmäßigkeiten schon vor dem Beginne der Erkrankung erwiesen werden. Nach Abzug dieser bleibt nur für eine kleine Anzahl von Fällen die Möglichkeit bestehen, daß der Morbus Basedowi als solcher die Arhythmie bedingt, sei es, daß er zu Veränderungen des Herzmuskels, oder zu Störungen in der Innervation führt.

So konstant sich auch die Tachykardie finden mag, so gibt es doch unzweifelhaft Fälle, bei welchen eine solche im ganzen Verlaufe der Erkrankung nicht nachgewiesen werden kann. Murray fand in 180 Fällen nur dreimal die Tachykardie fehlend. Dem Verständnisse näher gebracht werden diese Fälle durch die allerdings ganz seltenen Fälle von Morbus Basedowi mit Bradykardie, und zwar konstitutioneller Bradykardie. Wenn wir die Fälle mit Bradykardie bei Morbus Basedowi gruppieren, so finden wir ganz vereinzelt die Bradykardie im Verlaufe des Morbus Basedowi im Abklingen der Erkrankung als passagere Erscheinung auftreten, so in dem Falle von Friedreich. Es ist in diesen Fällen die Bradykardie wohl als Erschöpfungszustand zu deuten und der in der Rekonvaleszenz fieberhafter Erkrankungen auftretenden gleichzustellen. Dann aber gibt es Fälle, allerdings äußerst seltene, in welchen für die Bradykardie ein ursächliches Moment sonst nicht zu finden ist und in welchen die Bradykardie konstant anhält. Solche Fälle haben Aschioté, Holetschek mitgeteilt. In letzterem war bei der ein und zwei Jahre später an der Klinik vorgenommenen Nachuntersuchung die Bradykardie trotz Verschlechterung der übrigen Erscheinungen in derselben Intensität noch immer anhaltend. In diesen Fällen ist wohl die Annahme gerechtfertigt, die Bradykardie als eine konstitutionelle anzusehen. Es ist möglich, daß ähnliche Verhältnisse in jenen Fällen maßgebend sind, in welchen die Tachykardie vermißt wird.

Die Tachykardie als solche braucht dem Kranken wenig Beschwerden zu machen, selbst beträchtliche Grade können ihm gar nicht zum Bewußtsein kommen, wenn nicht gleichzeitig Herzklopfen oder Klopfen der Gefäße vorhanden ist. Die Herzpalpitationen sind unabhängig von der Tachykardie: sie können bei ausgesprochener Tachykardie fehlen und in Fällen mit kaum angedeuteter ungemein stark vorhanden sein, wenn auch in der Mehrzahl der Fälle beide gleichzeitig und gleichmäßig ausgebildet sind. Sehr häufig sind die Palpitationen mit Würgegefühl im Halse, Angstzuständen, Lufthunger etc. verbunden. Die diesen Erscheinungen zugrunde liegende Hyperästhesie hat in der Mehrzahl der Fälle sicher nichts mit dem Morbus Basedowi zu tun. Sie kann sehr oft schon vor der Erkrankung erwiesen werden und ist als Teilerscheinung der Neuropathie der Kranken anzusehen, die durch den hinzutretenden Morbus Basedowi nur eine Verstärkung erfährt. In anderen Fällen tritt sie erst mit den Erscheinungen des Morbus Basedowi auf, wird durch ihn manifest gemacht, aber ihre Zugehörigkeit zur Neuropathie wird durch die Anwesenheit sonstiger nervöser Erscheinungen oder Stigmen neuropathischer Belastung sichergestellt.

Die Erscheinungen von seiten des Gefäßsystemes zeigen ebenfalls eine so große Mannigfaltigkeit, daß aus diesem Grunde schon die Berechtigung, sie alle als Basedowsymptome zu deuten, zweifelhaft erscheinen muß. Vielfach sehen wir dann, daß dieselben Erscheinungen, wie z. B. Neigung zu Kongestionszuständen und Neigung zu Rotwerden, zu rotem Kopf, oder andererseits Neigung zum Erblassen etc. schon vor dem Morbus Basedowi vorhanden waren und daß die Erscheinungen unserer Kranken nur ein getreues Spiegelbild jener früheren Zustände darstellen (R. Chiari). Endlich finden wir eineReihe von Erscheinungen an den Gefäßen, die Teilerscheinungen abnormer Körperkonstitution sind, die uns einen Teil der Erscheinungen verständlicher erscheinen lassen und uns zu der Annahme zwingen, daß der abnormen Anlage der Gefäße eine wesentliche Rolle an dem Zustandekommen der Erscheinungen zufallen muß, die wir bei Morbus Basedowi finden können.

Das Aussehen der Kranken variiert. In den meisten Fällen ist die Färbung der Haut, namentlich des Gesichts, eine mehr blasse, ein Umstand, der ja zur Annahme geführt hat, daß der Morbus Basedowi mit Anämie einhergehe. Vielleicht ist diese Blässe auch die Grundlage der Annahme Benedikts, daß bei Morbus Basedowi eine spastische Enge des Gefäßsystems vorhanden sei. Es kann aber diese Blässe bestehen, auch wenn die Konjunktiven stärker kongestioniert sind, stärkerer Glanz der Augen besteht und sonst weite Gefäße vorhanden sind, so daß die Blässe nicht mit der Gefäßweite in direkter Beziehung stehen kann. In anderen Fällen besteht leichte Kongestionierung des Gesichtes und Halses bis zu ausgesprochener Röte, die am Halse zum Teil fleckig ist. Aber weder die Blässe und Gedunsenheit, noch die Röte kann als Basedowsymptom gedeutet werden. Sie finden sich viel häufiger außerhalb desselben bei anderweitigen Konstitutionsanomalien, wie z. B. die Blässe bei Pseudochlorose, beim Status thymicolymphaticus, bei Erkrankungen, die auf degenerativer Basis fußen, bei den Blutdrüsenerkrankungen, wie Myxödem, Tetanie etc.; andererseits sind die verschiedenen Formen der abnormen Rötung bei nervösen Zuständen häufig und sind zum Teil schon vor dem Morbus Basedowi in derselben Art erweisbar.

Als Erscheinung von seiten der Gefäße, die mit dem Morbus Basedowi in Beziehung gebracht werden muß, kann nur die Neigung der Gefäße zur Erweiterung angesehen werden. Wir sehen, daß diese Erweiterung nicht nur die Arterien, sondern auch die Venen und wenigstens in einzelnen Teilen (Gesichtsrötung) auch die Kapillaren betreffen kann. Wir sehen diese Erweiterung an den Gefäßen der Retina, der Konjunktiva, im retrobulbären Gewebe, an der Struma, am Halse, an den Radialarterien, der Bauchaorta etc. Der Puls fühlt sich voll, die Arterie wie gebläht an. Dabei besteht keine Dikrotie, kein Tönen der Gefäße. Doch findet sich diese Erweiterung der Gefäße nicht in jedem Falle gleichmäßig an allen Gefäßen. Möglich, daß bei der Beurteilung die Lage der Gefäße mitspielt oder der Umstand, ob gleichzeitiges Klopfen der Gefäße vorhanden ist oder nicht, außerdem müssen aber lokale Veränderungen der Gefäße oder deren Innervation hier von Einfluß sein. Diese Erweiterung der Gefäße beruht allem Anscheine nach nicht auf einer einfachen Lähmung der Gefäße. Dagegen spricht, wie schon Buschan hervorhebt, die bedeutende Ausdehnung der Gefäße, das einseitige Auftreten der enorm erweiterten Gefäße (unilateraler Gefäßkropf) und dann, wie wir glauben, das Fehlen von Dikrotie des Pulses. Die Erscheinungen lassen sich am besten durch einen Reiz der Dilatatoren deuten.

Häufig ist gleichzeitig Klopfen der Gefäße vorhanden. Dieses abnorme Pulsieren kann an den Retinalgefäßen, an den Karotiden, an den Schilddrüsenarterien (Thyr. superior), zeitweilig an den Temporalarterien, an der Bauchaorta und auch an den peripheren Gefäßen zu beobachten sein, zu Pulsationen der Leber (Gerhardt, Lebert, Kocher u. a.) und Milz (Gerhardt, Maybaum u. a.) führen. Für die Pulsation der Leber kommt allerdings wohl für die Mehrzahl der Fälle die Annahme von Friedreich in Betracht, die die Ursache in einer venösen, durch Tricuspidalinsuffizienz bedingten Pulsation sieht (Friedreich, Stiller). In erster Linie aber betrifft die abnorme Pulsation, wenn sie auch an den kleinen Gefäßen gar nicht so selten ist, die Karotiden, die oberen Schilddrüsenarterien, also die größeren Arterien des Halses und Kopfes, und dann zweiter in Linie die Bauchaorta. Es kann die Pulsation der Gefäße bei einem schweren Morbus Basedowi an allen Arterien während des ganzen Verlaufes fehlen, und auch bei geringen sonstigen Erscheinungen des Morbus Basedowi an allen Arterien, auch den kleinen Arterien der Hand, des Fußes, an Brust und Unterleib erweisbar sein, in anderen Fällen sich nur an den Karotiden oder an der Bauchaorta finden. Bei starkem Klopfen der großen Hals- und Kopfgefäße kommt es wie bei Aorteninsuffizienz oder diffuser Arteriosklerose zu pulssynchronen Kopfbewegungen (Mussets Zeichen). Zeitner nimmt an, daß durch die Erweiterung der Gefäße in der Unterkiefergegend der Kopf nach oben ausweicht um dann wieder infolge der Schwere nach vorne zu sinken In den Fällen mit starkem Klopfen der Gefäße zeigt der Puls auch Celerität. Von der Beschaffenheit der Gefäßwand und der Aktion des Gefäßes hängen die verschiedenen Auskultationserscheinungen ab, die an den Gefäßen beobachtet werden können, wie abnormes Schwirren und Tönen der Arterien, das Auftreten von Doppeltönen an der Kruralarterie etc.

Dieses Klopfen der Gefäße ist jedoch nicht als Basedowsymptom zu deuten. Dagegen spricht schon der Umstand, daß es zu inkonstant ist, in schweren Fällen vollständig fehlen, in sonst leichten Fällen in ausgesprochener Weise vorhanden sein kann und daß es endlich mit den übrigen Symptomen nicht gleichsinnig schwankt. Diese Neigung zu Herzpalpitationen, das Klopfen der Gefäße ist mit der Labilität, der abnormen Erregbarkeit etc. als Teilerscheinung der abnormen Körperanlage, mit welcher der Morbus Basedowi in Beziehung steht, zu deuten. In diesem Sinne spricht die Tatsache, daß wir diesen Zuständen sehr häufig auch sonst bei Neuropathen begegnen und daß sie uns eine geläufige Erscheinung bei anderweitigen degenerativen Erkrankungen ist, wie bei den Gefäßneurosen, bei den Herz- und Gefäßerscheinungen jugendlicher Degenerierter, der Neurasthenie, der Hysterie; Stiller betont das häufige Vorkommen des Klopfens der Bauchaorta bei Asthenie. Dieses abnorme Pulsieren der Gefäße, für welches wegen ihres oft ganz lokalisierten Auftretens neben abnormen Bedingungen der Innervation, wahrscheinlich auch eine abnorme Beschaffenheit der Gefäßwand in Betracht kommt, ist als degeneratives Stigma zu deuten, es wird vielleicht durch den Morbus Basedowi nur insofern beeinflußt, als es durch die Tendenz der Gefäße zur Erweiterung eine Verstärkung erfährt.

Von diesem Gesichtspunkte aus wird uns auch eine Reihe weiterer Erscheinungen verständlich. Wenn wir am Gefäßsystem des Basedowkranken nach Veränderungen suchen, die wir sonst bei degenerativen Zuständen finden, so sind wir überrascht, wie häufig wir auf solche stoßen. Von solchen finden wir zunächst die angeborene Enge der Aorta und des Gefäßsystems in allen seinen Teilen oder nur in einzelnen Abschnitten, wie wir das auch sonst bei diesem Zustande zu sehen gewöhnt sind. Die Häufigkeit, mit welcher wir diese Zustände bei Morbus Basedowi sehen, entspricht der, mit welcher wir sie sonst bei Status thymicolymphaticus oder sonstigen degenerativen Zuständen finden. Hierher gehört dann auch die eigenartige Blähung der Gefäße, wie wir sie auch außer dem Morbus Basedowi bei jugendlichen Degenerierten sehen können, bei Morbus Basedowi allerdings vielleicht potenzierter. In solchen Fällen macht die Arterie intra vitam den Eindruck eines dicken Rohres mit stärkeren Wandungen, während die Autopsie ein ganz zartwandiges Gefäß ergeben kann. Für diese Fälle ist die Annahme nervöser Einflüsse nicht von der Hand zu weisen. Dann finden wir auch die frühzeitige Arterienrigidität, wie sie von Wolkow bei jugendlichen Degenerierten beschrieben wurde, in mehr oder weniger ausgesprochenem Maße mit Neigung zur Hypertonie.

Allen diesen Veränderungen hat man bisher keine Beachtung geschenkt und erst kürzlich hat R. Chiari in einer Arbeit meiner Klinik darauf verwiesen. Sie sind aber für das Verständnis der hier in Betracht kommenden Verhältnisse wichtig. So erklären sie uns, warum in einem Teil der Fälle sich z. B. weite Karotiden und enge sonstige Gefäße finden und umgekehrt, warum in einem Teil der Fälle die Arterien weit gebläht sind, in dem anderen enger sind, warum bei einzelnen ein Pulsus celer vorhanden ist, während er in anderen keine Ände-

rung aufweist. Sie erklären uns auch das Auftreten frühzeitiger arterioskleroti-
scher Prozesse. Mendel und Tobias, die in letzter Zeit dem Morbus Basedowi bei Männern eine Studie gewidmet, finden in ca. 20% der Fälle eine frühzeitige Arteriosklerose, ohne daß sie eine Erklärung dafür zu geben vermochten.
Sie lassen es unentschieden, ob sie durch die Pulsbeschleunigung bedingt ist, oder
durch dieselben Ursachen, welche auch zur Basedowkrankheit geführt haben
Auch bei Frauen mit Morbus Basedowi findet sich meiner Erfahrung nach
eine solche frühzeitige Arteriosklerose häufiger als bei normalen. Durch die
Annahme solcher lokaler Gefäßveränderungen wird uns auch das abnorme Pulsieren einzelner Gefäßstrecken (Aorta abdominalis) verständlicher gemacht, für
das wir mit der Annahme einer abnormen Innervation der Gefäße allein nicht
gut auskommen. Und endlich werden uns gewisse Veränderungen am Herzen
selbst verständlich.

Diese konstitutionell begründete abnorme Beschaffenheit der Gefäßwand, ihre abnormen Reaktionen und Neigung zu Erweiterung könnte aber
möglicherweise in anderer Richtung von einschneidender Bedeutung sein, was
wir allerdings vorläufig nur mit großer Reserve vermuten können. Vielleicht
ist in ihr ein Moment gegeben, das für die Erweiterung der Gefäße in der Orbita,
die bei dem Exophthalmus eine so große Rolle spielt und bei der akuten Erweiterung der Schilddrüsengefäße in Betracht kommt. Hier werden genauere
histologische Untersuchungen der Gefäße in diesen Organen vielleicht näheren
Aufschluß geben.

Wenn wir uns nun den Veränderungen des Herzens bei Morbus Basedowi
zuwenden, so müssen wir zunächst feststellen, daß einerseits der Morbus Basedowi zu Veränderungen am Herzen führen kann, daß aber andererseits auch
Erkrankungen des Herzens einen Morbus Basedowi bedingen können. Auf
letztere Tatsache haben wir schon bei der Ätiologie verwiesen (Kap. 3, S. 35)
und dort hervorgehoben, daß dies im allgemeinen seltene Ereignisse sind, daß
hier viel häufiger die Erscheinungen des Thyreoidismus zu beobachten sind
und es nur unter offenbar ganz besonderen Bedingungen zum Auftreten eines
Morbus Basedowi kommen kann. Hierher ist wahrscheinlich der Fall Cecikas
zu rechnen, welchen der Autor zu anderen, weitgehenden Schlußfolgerungen
benützt.

Dann ist die Tatsache anzuführen, daß wir bei Basedowkranken verhältnismäßig häufig Erkrankungen des Herzens vorfinden, die von dem Morbus
Basedowi unabhängig sind, zum Teil als zufällige Komplikation gedeutet werden
können, zum Teil aber zu der degenerativen Körperanlage in Beziehung stehen.

Als zufällige Komplikationen sind die Veränderungen des Herzmuskels
verschiedener Genese (durch Gefäßveränderungen, entzündliche Prozesse,
Alkohol, Nikotin, Lues, Fettherz etc.) zu deuten, ebenso wie die durch solche
Momente bedingten Veränderungen an den Gefäßen. Hier tritt uns aber in
einzelnen Fällen schon der Einfluß konstitutioneller Momente entgegen, indem
sich in der Ascendenz solcher Kranken oft Veränderungen des Herzens, oder
Erkrankungen, die auf Gefäßveränderungen hinweisen, nachweisen lassen. Die
Entscheidung, ob eine Herzmuskel- oder Gefäßveränderung im gegebenen
Falle auf den vorhandenen Morbus Basedowi zu beziehen ist, ist in vielen Fällen
sehr schwierig, oft unmöglich und sicher werden eine Reihe hierher gehöriger
Veränderungen fälschlich dem Morbus Basedowi in die Schuhe geschoben.
Hierher gehören dann auch noch die Fälle, bei welchen die Veränderungen des
Herzens auf eine gleichzeitig vorhandene Affektion der Niere zu beziehen sind.
Allerdings sind dies seltene Fälle.

In einer weiteren Reihe von Fällen sind die vorhandenen Veränderungen,
obwohl sie nicht als Basedowsymptome gedeutet werden können, doch keine

einfachen Komplikationen. Hier tritt uns der .Einfluß des konstitutionellen .Momentes und der Beziehungen, die durch die gemeinsame degenerative Anlage gegeben sind, entgegen. Es gilt dies für die große Mehrzahl der Klappenerkrankungen, welchen wir bei Morbus Basedowi begegnen. Gegen die Annahme einer zufälligen Komplikation spricht schon das häufige Vorkommen der Klappenerkrankungen. Eigenen Erfahrungen nach würde man Klappenerkrankungen in ca. einem Fünftel der Fälle von Morbus Basedowi finden. Dazu kommt dann noch der Nachweis hereditärer Einflüsse (vgl. Kapitel 3, Gelenkrheumatismus), das Vorkommen von Herzerkrankungen in der Ascendenz und in der Familie und die Beziehungen des Gelenkrheumatismus zur abnormen Körperkonstitution (siehe Ätiologie S. 23).

Endlich finden wir eine dritte Gruppe von Fällen, bei welchen die vorhandenen Herzveränderungen ebenfalls vom Morbus Basedowi unabhängig sind. Hier sind sie direkt als Teilerscheinung der abnormen Körperverfassung zu deuten, die dem Morbus Basedowi zugrunde liegt. Wir finden Veränderungen des Herzens selbst, oder solche, die sich im Gefolge der öfter vorhandenen abnormen Beschaffenheit der Gefäße einstellen.

Die durch den Morbus Basedowi selbst hervorgerufenen Veränderungen des Herzens werden entschieden zu hoch veranschlagt. Wir verweisen hier auch auf die Ergebnisse der pathologisch-anatomischen Untersuchungen des Herzens. Nach den jetzt geltenden Anschauungen beherrscht das Herz das Symptomenbild des Morbus Basedowi und sind die vorhandenen Herzveränderungen, wenn nicht gerade Herzklappenfehler vorliegen, nur durch den Morbus Basedowi hervorgerufen. Der Chirurg empfiehlt, mit der Operation nicht zu lange zu warten, weil sonst durch den Morbus Basedowi schwere Veränderungen des Herzmuskels zu befürchten sind und der Interne bezieht alle von seiten des Herzens zu beobachtenden Erscheinungen auf die Erkrankung. So bringt in letzter Zeit z. B. Poghossian zwei Fälle von Morbus Basedowi mit Herzinsuffizienzerscheinungen und schließt aus dem parallelen Schwanken der Herzinsuffizienzerscheinungen mit den Basedowsymptomen, daß die Herzinsuffizienz in direkter Abhängigkeit vom thyreotoxischen Moment steht. Er glaubt, daß Herzbeschwerden neben Herzinsuffizienz bereits in den frühesten Stadien des Morbus Basedowi auftreten und in ganz akuten Fällen auch den Tod herbeiführen können. Die Annahme, daß eine Schädigung des Herzens durch den Morbus Basedowi erfolgen muß, gilt als so sicher, daß man auch in Fällen eine solche annimmt, in welchen die Untersuchung des Herzens keine Veränderung zu erweisen braucht. In einer Anzahl von Fällen finden sich Erscheinungen von seiten des Herzens, wie Verbreiterung, abnorme auskultatorische Veränderungen, die dann auf eine durch den Morbus Basedowi bedingte thyreogene Schädigung des Herzmuskels bezogen werden.

Überprüfen wir aber das vorliegende Material, so erscheint eine solche Annahme keineswegs begründet.

Nach den vorliegenden statistischen Zahlen, die Sattler bringt, findet sich in ca. der Hälfte der Fälle eine Verbreiterung des Herzens (Päßler ca. 33$^0/_0$, Kocher ca. 44$^0/_0$, Murray 44$^0/_0$, Riedel 50$^0/_0$). Häufiger wird eine Verbreiterung des Herzens nach links gefunden (F. Kraus, Päßler, Riedel, Volkammer), aber auch das rechte wird vergrößert gefunden. Volkammer, Blauel, Müller und Schlayer, Scholz kommen auf Grund ihrer Beobachtungen zu der auch von anderen vertretenen Anschauung, daß das mechanische Kropfherz vorwiegend Veränderungen des rechten Ventrikels aufweise, während die rein thyreogene Störung vorwiegend, aber keineswegs ausschließlich das linke Herz in Mitleidenschaft zieht, wie seinerzeit schon Fr. Müller hervorgehoben hat.

Es würden also diese Befunde ergeben, daß sich nur in ca. der Hälfte der Fälle überhaupt Anhaltspunkte für eine Vergrößerung des Herzens finden. Das ist doch jedenfalls eine auffallende Tatsache, die mit der Annahme, daß der Morbus Basedowi eine Schädigung des Herzens herbeiführen muß, nicht gut in Einklang zu bringen ist. Dazu kommt, daß wir in vielen Fällen die Kongruenz der Herzerscheinungen mit der Schwere des Morbus Basedowi vermissen. Es gibt schwere Fälle von Morbus Basedowi, bei welchen solche Herzveränderungen fehlen und umgekehrt, wenn auch sonst vielleicht ein gewisser Parallelismus zwischen Dauer und Schwere der Erkrankung mit den vorhandenen Herzerscheinungen zu konstatieren ist. Aus diesen Tatsachen ist doch nur der eine Schluß zulässig, daß die bei Morbus Basedowi nachweisbaren Veränderungen in der Größe des Herzens nicht allein durch den Morbus Basedowi bedingt sein können, sondern, daß an dem Zustandekommen der Herzveränderungen noch andere Faktoren mitwirken müssen.

Als Ursache der Herzvergrößerung wird eine Dilatation oder Hypertrophie des Herzens angenommen. Wie diese zustande kommen, gilt allerdings als nicht entschieden und die Meinungen divergieren in mancher Richtung; einig ist man sich nur darüber, daß sie thyreogen sind. Für die Dilatation des Herzens neigen einige der Anschauung zu, daß es sich nur um eine vermehrte diastolische Füllung handle, auf die seinerzeit Fr. Kraus verwiesen hat, während es später erst zu einer dauernden Dilatation kommen soll. In der Mehrzahl der Fälle wird aber die Verbreiterung des Herzens auf eine passive Dilatation bezogen und diese mit einer Schädigung des Herzmuskels durch Schilddrüsentoxine in Verbindung gebracht. Diese Dilatation, allein durch die thyreogene Herzmuskelschädigung bedingt, soll sich ganz akut entwickeln und zu den Erscheinungen von Herzinsuffizienz, sogar mit relativer Tricuspidalinsuffizienz führen können. Für eine Reihe von Fällen wird intra vitam eine Hypertrophie des Herzens angenommen, die man zumeist aus der hebenden Beschaffenheit und Verbreiterung des Spitzenstoßes erschließt und die bald den linken, bald den rechten oder beide Ventrikel betreffen soll. Als Ursache für die Hypertrophie wird für gewöhnlich die verstärkte und beschleunigte Herzaktion angesehen (Krehl u. a.), die, wie Plesch nachgewiesen hat, eine vermehrte Herzarbeit bedingt, oder eine mechanische durch die Struma bedingte Änderung der Zirkulation.

Worauf stützt sich die Annahme der schweren Schädigung des Herzmuskels? Sie stützt sich außer der nachweisbaren Verbreiterung des Herzens nur auf die auskultatorischen Erscheinungen und die Tatsache, daß es im Verlaufe der Erkrankung zu den Erscheinungen schwerer Herzinsuffizienz kommen kann.

Bei der Auskultation finden sich in der großen Mehrzahl der Fälle entweder dumpfe Töne, oder neben den systolischen Tönen systolische Geräusche, oder endlich systolische Geräusche allein. Es finden sich aber auch in einer großen Anzahl von Fällen, der Prozentsatz wird verschieden angegeben, vollständig normale Töne, sehr häufig ist dann der erste Mitralton sehr laut. Die zweiten Töne an der Herzbasis verhalten sich verschieden, zumeist findet sich keine wesentliche Differenz beider Töne, in einzelnen Fällen erweist sich der zweite Pulmonalton, in anderen der zweite Aortenton akzentuiert. Fr. Müller findet häufig den zweiten Pulmonalton lauter. Eine Gesetzmäßigkeit läßt sich hier nicht erkennen.

Die vorhandenen systolischen Geräusche sind am häufigsten an der Herzbasis, seltener an der Herzspitze zu hören, doch schwanken die Angaben über die Häufigkeit. Seltener sind Geräusche an der Aorta allein. In vielen Fällen finden sich die Geräusche an allen Ostien, am lautesten an der Herzbasis. Die in einzelnen Fällen an der Mitralis und Aorta nachgewiesenen diastolischen Geräusche (Leube) sind, wenn sie nicht durch eine Komplikation bedingt sind, wohl als kardiopneumatische zu deuten. Im allgemeinen sind die Geräusche weich, nicht scharf differenziert und tragen meist den Charakter der akzidentellen Geräusche; es gelingt in den meisten Fällen, aus dem Geräusche zu sagen, ob eine organische Veränderung an den Klappen vorliegt oder nicht. Nur in seltenen Fällen finden sich sehr laute, rauhe Geräusche. Die Geräusche finden sich am Herzen, ob eine Dilatation vorhanden ist oder nicht, und zeigen eine ausgesprochene Abhängigkeit von der Lage des Kranken, wie wir dies auch z. B. bei den Herzgeräuschen mancher nervöser Personen beobachten können. In vielen Fällen, bei welchen im Liegen ein Geräusch vorhanden ist, schwindet es im Stehen. Die Geräusche variieren auch bei ein und demselben Kranken sehr stark, schwinden oft, treten dann wieder auf, ohne daß wir für dieses Verhalten eine halbwegs plausible Erklärung wüßten. Diese Tatsachen, sowie der Umstand, daß in Fällen von schwerer Herzmuskelveränderung die Geräusche fehlen können, muß die Annahme nahelegen, daß hier andere Momente maßgebend sind, wenn wir darüber auch keine sicheren Aufschlüsse geben können. Die Geräusche sind in einer großen Anzahl von Fällen wohl nur auf Innervationsstörungen oder Änderungen im Tonus zu beziehen, vielleicht auch auf die abnorme Dehnung der Gefäße, in einigen mag es sich vielleicht um anämische Geräusche handeln, sicher aber kommen hier abnorme Verhältnisse an den Gefäßen etc., konstitutionelle Momente, in Betracht. Auf ihre Bedeutung für das Zustandekommen der Geräusche hat Bauer bei seinem torpiden Kropfherzen hingewiesen (vgl. dort.) Daß vielleicht die Beschaffenheit des Herzmuskels dabei eine Rolle spielt, kann nicht ganz in Abrede gestellt werden, aber jedenfalls rechtfertigen die Geräusche im allgemeinen nicht die Annahme einer schweren Schädigung des Herzmuskels, einer organisch bedingten Schwäche desselben (Traube), oder einer relativen Klappeninsuffizienz (Friedreich).

Auch rechtfertigt nicht jede Dilatation des Herzens den Schluß auf eine passive Dilatation als Ausdruck einer organischen Herzmuskelschädigung. Wir finden allerdings Fälle, für welche dies zutrifft, diese bieten aber auch sonst das Bild der Herzinsuffizienz. Wir finden in solchen Fällen die Cyanose, die Dyspnoe, die leichte Erschöpfbarkeit des Herzens, Venenpulse am Halse, Stauungsleber, Stauungsharn, Ödeme, Arhythmie etc. Dagegen findet sich in den meisten Fällen von Morbus Basedowi mit Dilatation nichts dergleichen. Die Kranken sind nicht merklich cyanotisch, nicht wesentlich dyspnoisch, haben trotz ihrer Tachykardie keine nennenswerten Beschwerden, gehen ohne wesentliche Atemnot umher, das Herz wird durch Bewegung wenig beeinflußt, die Venenpulse fehlen, ebenso wie die Stauungsleber oder der Stauungsharn, es finden sich keine Ödeme. Diese Kranken bieten doch ein so ganz anderes Bild, wie die mit organisch bedingter Herzmuskelschwäche, so daß aus diesem Grunde allein schon die Verallgemeinerung der Annahme abgelehnt werden muß, daß eine organische, durch Schilddrüsentoxine bewirkte Schädigung des Herzmuskels der Dilatation zugrunde liegt. Damit im Einklange steht die Tatsache, daß bei solchen Kranken, die jahrelang die Erscheinungen einer Herzdilatation gehabt haben, wenn die Erscheinungen des Morbus Basedowi zurückgehen, auch die Dilatation des Herzens zurückgeht und sie dann auch keinerlei Erscheinungen aufweisen, die wir sonst bei Herzmuskelerkrankungen finden (v. Hößlin, Stiller, Thompson u. a.). Dieser Umschwung kann sich in manchen Fällen ganz plötzlich vollziehen, innerhalb eines Zeitraumes, in welchem sich eine Restitution eines schwer kranken Herzmuskels unmöglich einstellen könnte. Gegen diese Annahme der Dilatation durch eine organische Schädigung des Herzmuskels spricht auch der pathologisch-

anatomische Befund, der in vielen Fällen mit ausgesprochenen Dilatationserscheinungen am Herzen eigentlich keine Veränderungen des Herzmuskels
ergibt. **Diese Tatsachen sprechen strikte dafür, daß die Herzdilatation bei Morbus Basedowi in der Mehrzahl der Fälle nicht
durch eine schwere Herzmuskelveränderung bedingt sein kann.**

In diesem Sinne sprechen auch die am Herzen gemachten Röntgenunter-
suchungen. So findet F. Kraus anfangs nur eine Zunahme des diastolischen
Volums als Ursache der Verbreiterung des Herzens und Dernini findet das
Herz rasch erschöpfbar und das Auftreten einer rasch vorübergehenden Erweiterung.

Im Verlaufe des Morbus Basedowi kann es zu den Erscheinungen einer
schweren Herzmuskelinsuffizienz kommen, mit starker Dilatation des Herzens,
ausgesprochenen Stauungserscheinungen an den Venen, eventuell relativer
Tricuspidalinsuffizienz, Ödemen, Asthma cardiale und stenokardischen Anfällen. Solche Fälle sind wiederholt auch in der Literatur mitgeteilt (Bäumler,
Hößlin, Stiller, Thompson, Gerhardt, Boinet et Rouslacroix, Mouriquand et Bouchut, Poghossian u. a.); ja es kann in solchen Fällen rasch
zum Exitus kommen. Aber es geht nicht an, alle diese Zufälle auf den Morbus
Basedowi zu beziehen. Diese Auffassung könnte höchstens für einen Teil der
Fälle Geltung haben. Wenn der Morbus Basedowi lang genug gedauert hat,
wäre eventuell die Annahme möglich, daß durch ihn eine Herzmuskelschädigung
bedingt werden kann, wenn wir uns auch über die näheren Modalitäten keine
sicheren Vorstellungen bilden könnten und die Befunde der pathologischen Anatomie im allgemeinen gegen eine solche Auffassung sprechen. Wir begegnen hier
aber wieder Tatsachen, die gegen eine Verallgemeinerung dieses Schlusses sprechen
müssen. Wir sehen, daß lange Zeit bestehende Fälle von schwerem Morbus Basedowi, mit hochgradiger Tachykardie etc., ohne Erscheinungen von Herzinsuffizienz
einhergehen, daß dagegen andere kaum im Beginne der Erkrankung schon zu
solchen führen, sehen dann Fälle, bei welchen die übrigen Erscheinungen auf
keine schwere Erkrankung deuten und nur die Herzerscheinungen im Vordergrunde stehen, so daß die Annahme einer Herzmuskelerkrankung mit Stauungskropf nahegelegt werden könnte. Solche Dissonanzen müssen doch auch hier
wieder den Schluß ziehen lassen, daß in diesen Fällen nicht den Morbus Basedowi
allein die Schuld treffen kann, sondern daß die Ursache für die schweren Herzerscheinungen in vorher schon bestandenen Schäden des Herzmuskels zu suchen
ist. Zu demselben Schlusse gelangen auch Mouriquand et Bouchut.
Sie glauben, daß die als Herztod infolge von Tachykardie etc. bei Morbus
Basedowi beschriebenen Fälle nicht beweisend sind, daß sich stets noch andere
Momente finden, die das Herz ungünstig beeinflußt haben. In der Tat läßt
sich in derartigen Fällen auch meist der Nachweis solcher Momente führen.

Damit soll jedoch nicht jeder Einfluß des Morbus Basedowi
auf das Herz geleugnet werden. Die Möglichkeit, daß durch den
Morbus Basedowi der Herzmuskel beeinflußt werden kann, muß
zugegeben werden. Dagegen spricht schließlich auch nicht die
pathologische Anatomie, die gewisse Veränderungen am Herzen
nachweisen kann, die auf den Morbus Basedowi bezogen werden
könnten. Jedenfalls aber sind unsere bisherigen Vorstellungen
über die Schädigung des Herzmuskels durch den Morbus Basedowi
übertrieben. Die Beobachtung der Klinik und die Befunde der
pathologischen Anatomie sprechen strikte dafür, daß hier andere
Einflüsse mit im Spiele sein müssen.

Dasselbe gilt für die so häufig angenommene Hypertrophie des Herzens.
Zunächst ist hier schon die Tatsache auffallend, daß anscheinend viel häufiger

intra vitam eine solche diagnostiziert wird, als sie post mortem erwiesen werden kann. Dann kann eine solche nur dann auf den Morbus Basedowi bezogen werden, wenn alle sonstigen Momente, die sonst zu einer solchen führen, ausgeschlossen werden können, oder wenn sich bei Morbus Basedowi wenigstens immer bestimmte Herzabschnitte als befallen erweisen würden. Beides ist aber durchaus nicht der Fall. Auch der pathologische Anatom ist nicht imstande, die verschiedenen Befunde am Herzen durch den Morbus Basedowi allein befriedigend zu erklären. Wir sind auch hier gezwungen, selbst wenn wir die Möglichkeit zugeben, daß durch die Tachykardie etc. eine Herzhypertrophie zustande kommen könne, noch auf andere Momente für ihr Zustandekommen zu rekurrieren.

Wir können natürlich vorläufig auch keine befriedigende Erklärung für das Zustandekommen der Dilatation und Hypertrophie am Herzen bei Morbus Basedowi geben, da dazu unsere Kenntnisse über das Geschehen bei Morbus Basedowi zu geringe sind. Wir glauben aber, daß das Abgehen von unbegründeten Vorstellungen und die Berücksichtigung anderer Faktoren für die Erforschung der hier in Betracht kommenden Fragen einen Gewinn bedeuten wird. Es wird ein großer Teil der am Herzen bei Morbus Basedowi zu beobachtenden Erscheinungen unserem Verständnisse näher gebracht, wenn wir auch hier wieder konstitutionelle Einflüsse heranziehen. Wir können die Herzerscheinungen nicht allein durch den Morbus Basedowi erklären. Dies zeigt die Beobachtung der Klinik und zu demselben Resultat gelangt der pathologische Anatom. (Vgl. Pathologische Anatomie S. 205.) Die Divergenz der Befunde und das Unvermögen, aus den nachweisbaren Veränderungen die Erscheinungen zu erklären, sind ja Veranlassung, daß Simmonds, Pettavel zur Annahme gelangen, daß für die Dilatation in der Mehrzahl der Fälle nicht organische Veränderungen des Herzmuskels verantwortlich gemacht werden können, sondern funktionelle Störungen. Für diese Funktionsschwäche können wir, sicher in der Mehrzahl der Fälle, eine konstitutionelle Organschwäche annehmen. Dafür spricht die Tatsache, daß wir ganz analogen Erscheinungen von seiten des Herzens außerhalb des Morbus Basedowi bei Zuständen begegnen, bei welchen die degenerative Anlage eine Rolle spielt. Wir verweisen hier auf die Erscheinungen des sogenannten Wachstumsherzens (Sée) mit den Erscheinungen von Dilatation und Hypertrophie des Herzens, auf die Dilatation des Herzens bei der sogenannten Pseudochlorose, auf die Erscheinungen beim sogenannten torpiden Kropfherz, bei der Asthenie, auf die Neigung des Herzens solcher Degenerierter auf Anstrengung mit Dilatation als Ausdruck der Erschöpfung zu antworten etc. Wir finden in allen diesen Fällen neben der geringen Leistungsfähigkeit, neben dem Unvermögen, sich einer Änderung der Ansprüche entsprechend anzupassen und dem Mangel verfügbarer Reservekräfte, meist auch gleichzeitig die Erscheinungen einer abnormen Ansprechbarkeit der nervösen Apparate, ein ungleichmäßiges Arbeiten und Versagen derselben. Wir können die Erscheinungen der abnormen reizbaren Schwäche, der Labilität des Herzens als Teilerscheinung der degenerativen Anlage ansehen, wie wir dies ja auch an anderen Organen kennen. Bei Morbus Basedowi finden wir außerdem eine Reihe von Momenten (hereditäre Verhältnisse, sonstige degenerative Stigmen, analoges Verhalten auch anderer Organe), die zur Stütze einer solchen Auffassung herangezogen werden können, und schließlich sind wir imstande, mit dieser Annahme eine Reihe von Erscheinungen besser als sonst zu erklären. So wird es uns verständlich, warum die Erscheinungen der Herzdilatation nicht in allen Fällen von Morbus Basedowi vorhanden zu sein brauchen, selbst in schweren Fällen bei längerer Dauer fehlen können, während sie sich in anderen, wenn eine solche abnorme Veranlagung des Herzens vorhanden ist, frühzeitig einstellen. In manchen

Fällen wird die Verbreiterung des Herzens den Veränderungen des Cor juvenum entsprechen, die ja nur in einem Teil der Fälle verschwinden, in einem anderen späterhin noch nachweisbar bleiben. Vielleicht stehen auch die Erscheinungen, die auf eine vermehrte diastolische Füllung des Herzens hinweisen, mit diesen Zuständen in Beziehung. Auch die plötzlichen Todesfälle bei Morbus Basedowi lassen sich, wie schon Mouriquaud und Bouchut betont haben, nicht so ohne weiteres auf eine Beeinflussung des Herzens durch den Morbus Basedowi beziehen, hier kommt vielmehr für eine Reihe von Fällen sicher der Status thymicolymphaticus ursächlich in Betracht und dürfte auch hierbei die abnorme Veranlagung des Herzens und seiner Regulierungsmechanismen eine Rolle spielen.

Auch für die in manchen Fällen zu beobachtende Hypertrophie einzelner Herzabschnitte kommen neben anderen Momenten, die eine solche verursachen können, konstitutionelle Momente in Betracht. Wir kommen, wenn wir als Ursache den Morbus Basedowi allein im Auge behalten und annehmen wollen, daß dem Herzen eine Mehrleistung zufällt, nicht über die Tatsache hinweg, daß die Hypertrophie nicht in allen Fällen nachweisbar ist, auch in schweren Fällen fehlen kann, daß sie einmal die linke, einmal die rechte, endlich beide Herzhälften betreffen kann. Auch der Anatom kann keine befriedigende Aufklärung geben, und Matti sieht sich daher veranlaßt, an die Thymus als Ursache zu denken. Damit ist er der Annahme konstitutioneller Einflüsse schon sehr nahe gekommen. Wenn er keine übereinstimmende Relation zwischen Thymushyperplasie und Herzgröße findet, so liegt das darin, daß u. E. auch die Thymushyperplasie nur als Teilerscheinung der abnormen Körperverfassung zu deuten ist, ebenso wie die Erscheinungen an den Gefäßen, am Herzen oder an anderen Organen, und daß Thymus und Herzveränderung nicht in einem einfachen Abhängigkeitsverhältnisse voneinander stehen. Dafür, daß die bei Morbus Basedowi vorhandene Herzhypertrophie in manchen Fällen auf solche degenerative Vorgänge bezogen werden kann, spricht der Umstand, daß wir sie durch den Morbus Basedowi nicht gut erklären können, daß keine andere Ursache dafür nachgewiesen werden kann, daß wir auch sonst bei einer Reihe degenerativer Zustände einer solchen Hypertrophie begegnen (Cor juvenum, torpides Kropfherz, orthostatische Albuminurie etc.) und daß wir endlich bei Morbus Basedowi eine Reihe von degenerativen Erscheinungen an den Gefäßen finden, die ungezwungen eine Hypertrophie zu erklären imstande sind. So führt ja bekanntlich die angeborene Enge des Gefäßsystems zu einer Hypertrophie des linken, aber auch des rechten oder beider Ventrikel; ebenso kommt hier die Frührigidität der Gefäße und jene Zustände in Betracht, die Gull und Sutton seinerzeit als fibröse Veränderung der Arterien und Kapillaren beschrieben haben. Vielleicht spielt auch hier die abnorme Gefäßinnervation eine Rolle. Ebenso kommt für die Veränderung des rechten Herzens der in vielen Fällen nachweisbare degenerative Hochstand des Zwerchfells in Betracht. Wir müssen uns vorstellen, daß, wenn irgendwelche derartige degenerative Veränderungen vorhanden sind, es bei Mehranforderungen an das Herz leichter zu dem Auftreten einer Hypertrophie kommen kann (vgl. auch hier Kropfherz).

Wenn wir früher angenommen haben, daß für die Erscheinungen am Herzen bei Morbus Basedowi dieser allein nicht verantwortlich gemacht werden könne und daß hier andere Momente mit im Spiele sein müssen, können wir jetzt eines dieser Momente in der abnormen Körperkonstitution sehen, die sich bei Morbus Basedowi findet.

Über das Verhalten des Blutdruckes schwanken die Angaben; zudem kommt einer Reihe von Angaben, die nur die Untersuchung eines oder zweier

Kranken mit vereinzelten Messungen betreffen (Marie, Garten, Sittman, Suker, Römheld, v. Schroetter, Klien) kaum irgend ein Wert zu. Die vorliegenden Zahlen sind untereinander auch nicht vergleichbar, da die Messungen an den Kranken zu verschiedenen Tageszeiten und mit verschiedenen Apparaten ohne Rücksicht auf Nahrungsaufnahme etc. vorgenommen wurden. Die an einer größeren Zahl von Fällen vorgenommenen Untersuchungen von Griffith, Haškovec, Spiethoff, Donath, Fr. Kraus, Dalmady, Stark ergeben übereinstimmend, daß der Blutdruck sowohl normale als auch erhöhte oder niedrigere Werte geben kann. Geringe Differenzen finden sich nur insoferne, als z. B. Griffith den Blutdruck ebenso oft gleich, als erniedrigt und selten erhöht findet, während Donath angibt, ihn ebenso oft gleich als erhöht und nur selten erniedrigt gefunden zu haben und Stark den Blutdruck in der Hälfte der Fälle erhöht findet. Dalmady findet eine Neigung zu niedrigem Blutdruck namentlich bei Fällen mit anfallsweise auftretender Myasthenie und Spiethoff findet den Blutdruck bei leichten Fällen unverändert, in schweren erhöht oder erniedrigt. Federn konstatiert in seinen Fällen einen erhöhten Blutdruck, Grosz zeitweise Erhöhung. Nach meinen eigenen Erfahrungen und den an meiner Klinik von Silatschek vorgenommenen Messungen ist der Blutdruck im allgemeinen der Norm entsprechend, eher an der unteren Grenze gelegen. Auch Gibson findet in der Regel normale Werte. Das wesentliche Resultat aller dieser Untersuchungen liegt darin, daß bei Morbus Basedowi konstant sicher keine Blutdruckverminderung vorliegt, die man bei der Tachykardie und der Neigung der Gefäße zur Erweiterung erwarten sollte. Irgendwelche fixe Beziehungen des Blutdruckes zu bestimmten Formen des Morbus Basedowi, wie z. B. Haškovec annehmen zu können glaubte, insofern, als die Fälle mit Exophthalmus mit erhöhtem Blutdruck einhergingen, lassen sich nicht feststellen. Als ein zweites wesentliches Ergebnis der Untersuchung kann die Tatsache festgestellt werden, daß der Blutdruck bei ein und demselben Kranken zu verschiedenen Zeiten auffallend große Differenzen aufweisen kann (Kraus, Dalmady, Silatschek), im Gegensatze zu Spiethoff, der nur verhältnismäßig geringe Schwankungen fand. Diese Schwankungen des Blutdruckes sind jedoch durchaus nicht für den Morbus Basedowi pathognomonisch, sondern sie finden sich auch bei anderweitigen Zuständen, insbesondere Neurosen mit labilem Gefäßsystem (Silatschek). Im allgemeinen kommen beim Morbus Basedowi so viele und den Zirkulationsapparat so verschieden beeinflussende Momente in Betracht, daß ein bestimmtes Verhalten des Blutdruckes nicht zu erwarten ist.

Über die Wirkung von Schilddrüsenstoffen auf den Blutdruck liegen im Tierexperiment widersprechende Angaben vor. Für den Menschen geben Falta, Newburgh und Nobel an, daß bei normalen Menschen auf stomachale Einverleibung von Thyreoideapräparaten der Blutdruck absinkt. Blakford und Sandford fanden, daß Extrakte aus Basedowstrumen und Serum von Basedowkranken beim Tier den Blutdruck herabsetzen, im Gegensatze zu solchen von nicht hyperplastischen Kröpfen.

Elektrokardiographische Untersuchungen des Herzens bei Morbus Basedowi liegen bisher nur vereinzelt vor (Eppinger, Chiari und Winterberg). Letztere bekommen Kurven, die im Sinne einer Acceleransreizung sprechen würden.

Überblicken wir die bei Morbus Basedowi zu beobachtenden Erscheinungen am Zirkulationsapparate, so stoßen wir auf eine Reihe interessanter Tatsachen. Es zeigt sich, daß die zahlreichen und ganz verschiedenen Erscheinungen, die zudem in jedem Falle variieren, ausgesprochen vorhanden sein oder fehlen können, die man bisher als Basedowsymptome gedeutet hat, in ihrer Gänze diesem nicht zugehören, sondern vielfach nur als Teilerscheinung der degenerativen Anlage zu deuten sind, die auch dem Morbus Basedowi zugrunde liegt. Betrifft die degenerative Anlage den Zirkulationsapparat und seine nervösen Regulierungsmechanismen, so kommt es hier wie auch außerhalb des Morbus Basedowi zu denselben Erscheinungen, die für den Morbus Basedowi gar nichts Charakteristisches haben. Sie finden sich als einfache Komplikation, oder aber es baut der Morbus Basedowi weiter auf ihnen auf und führt seinerseits noch zu weiteren Veränderungen. Es geben die Erscheinungen durch ihre Eigenart, durch ihre Ungereimtheit, durch das oft Exzessive und durch die große Labilität, durch das Vorkommen von abnormer Reizbarkeit neben funktioneller Schwäche, dem Krankheitsbilde des Morbus Basedowi ein eigenartiges Gepräge, das man fälschlich diesem als eigen zugesprochen hat, während darin nur die degenerative Grundlage der Erkrankung zum Ausdruck kommt. Nur durch die Berücksichtigung des konstitutionellen Momentes können eine Reihe von Erscheinungen am Herzen und an den Gefäßen, ihre Regellosigkeit etc. erklärt werden. Legen wir uns die Frage vor, welche Erscheinungen als Basedow-Symptome zu deuten sind und welchen Einfluß der Morbus Basedowi auf die übrigen Erscheinungen nimmt, so läßt sich vorläufig diese Frage nicht mit Sicherheit beantworten, da wir über die einschlägigen Vorgänge zu wenig orientiert sind. Als Basedowsymptome können wohl nur die Tachykardie und die Neigung zu Erweiterung der Gefäße angesprochen werden. Mit dem Morbus Basedowi in Beziehung steht dann wohl auch die Tatsache, daß die Erscheinungen von seiten des Zirkulationsapparates, die wir als degenerative deuten müssen, hier deutlicher zutage treten, als bei anderweitigen Zuständen. Das hat wohl darin seinen Grund, daß, wie wir annehmen können, die Schilddrüse verstärkend auf alle vitalen Vorgänge einwirkt und so bei der abnormen Ansprechbarkeit der Organe zu einer abnormen Reaktion führt.

GenauereVorstellungen, wie die einzelnen Erscheinungen zustande kommen, können wir uns derzeit nicht bilden. Wir wissen zu wenig über die Rolle der einzelnen pathogenetischen Faktoren, über die Funktionen der Schilddrüsen, über ihre Wirkung unter normalen Verhältnissen auf den Zirkulationsapparat. Dann haben wir es beim Morbus Basedowi mit abnormen Menschen mit abnormen Reaktionen zu tun, ein wesentliches Moment für die Beurteilung der Vorgänge, das bisher ganz vernachlässigt wurde. Wir müssen für pathogenetische Überlegungen künftig die Tatsache mehr im Auge behalten, daß nicht nur der Reiz maßgebend ist für den Effekt, sondern daß auch die Verfassung des Erfolgsorganes von bestimmendem Einfluß ist. Wir wissen nicht, wie die Tachykardie zustande kommt, wodurch die Erweiterung der Gefäße bedingt wird, ob hier Lähmungs- oder Reizzustände vorliegen, wir verstehen nicht, wieso es kommt, daß trotz Tachykardie und weiter Gefäße der Blutdruck nicht vermindert ist und sind über das Verhalten des Splanchnikusgebietes, das für die Beantwortung vieler Fragen von Bedeutung wäre, ganz unorientiert. Hier werden weitere Untersuchungen die notwendigen Aufschlüsse zu bringen haben.

8. Kapitel.

Nervöse Erscheinungen.

In dem Symptomenbilde des Morbus Basedowi stehen die nervösen Erscheinungen so in dem Vordergrunde, daß von einzelnen heute noch diese Erkrankung den Krankheiten des Nervensystems zugezählt wird. Dabei läßt man sich, wenn nicht augenfällige Anhaltspunkte für die Annahme einer Komplikation vorliegen, auch hier von der Anschauung leiten, daß alle vorhandenen nervösen Symptome nur auf den Morbus Basedowi zu beziehen, als direkte Symptome desselben zu deuten sind. Dadurch, daß man wahllos die verschiedenen zu beobachtenden Erscheinungen als Basedowsymptome registriert hat, ist ihre Zahl ganz unmotiviert angewachsen. Ein genaueres Zusehen ergibt aber, daß dieser Standpunkt nicht gerechtfertigt ist. Es sind die bei Morbus Basedowi zu beobachtenden nervösen Erscheinungen nur zu einem kleinen Bruchteile als direkte Basedowsymptome zu deuten, und auch hier nicht in allen Fällen mit Sicherheit als solche anzusprechen, während es sich bei dem Gros der Erscheinungen um Manifestationen der abnormen Körperanlage handelt, die eventuell durch den Morbus Basedowi nur eine Verstärkung erfahren haben, oder endlich sind sie ganz zufällige Komplikationen. Dieses Verhalten tritt selbst bei denjenigen Symptomen zutage, die man wegen ihrer Konstanz unter den Kardinalsymptomen der Erkrankung führt, wie z. B. beim Tremor.

Tremor. Der Tremor wird von Charcot und P. Marie, die ihm zuerst ihre Aufmerksamkeit zuwandten, den Kardinalsymptomen der Erkrankung zugezählt. Der Tremor ist eine fast konstante Erscheinung bei Morbus Basedowi. Nach Sattlers Zusammenstellung würde er sich in 99% der Fälle finden. Zumeist handelt es sich um ein schnellschlägiges, vibrierendes Zittern mit ca. 8—10 Oszillationen in der Sekunde mit ziemlich gleichmäßigen Schwingungen, das zumeist auf die oberen Extremitäten beschränkt ist, aber auch die unteren Extremitäten, den Stamm und den Kopf betreffen kann. Der Tremor, der häufig als 'eines der frühesten Symptome angegeben erscheint und oft den übrigen Erscheinungen durch längere Zeit vorausgehen soll, kann während des Verlaufes der Erkrankung zeitweilig wieder schwinden oder wenigstens in der Intensität wechseln, er besteht auch in der Ruhe, wird bei intendierten Bewegungen nicht wesentlich gesteigert, zeigt dagegen eine auffallende Beeinflußbarkeit durch psychische Momente. Seine Intensität ist in den einzelnen Fällen eine verschiedene: er kann kaum angedeutet vorhanden sein und nur bei daraufgerichteter Aufmerksamkeit erkannt werden, während in anderen Fällen das Vibrieren des ganzen Körpers eine auffallende Erscheinung ist. Von diesem gewissermaßen typischen Verhalten gibt es aber zahlreiche abweichende Varianten. So gibt Gowers an, daß der Tremor bei Morbus Basedowi meist ein ziemlich grober sei, dann ist öfter der Tremor nicht so regelmäßig, von mehr wechselnder Größe der Exkursionen und mit kurzen Pausen zwischen den einzelnen Tremorphasen, in einzelnen Fällen finden sich daneben Zuckungen, die an choreatische erinnern (Kahler, Oppenheim, vgl. Komplikationen: Chorea), dann wieder steigert er sich bei intendierten Bewegungen, wie beim Schreiben, so daß dieses unmöglich wird (Trousseau, Mackenzie, Kocher u. a.), oder der Löffel nicht zum Munde gebracht werden kann (Fr. Müller, Vanderhoof), oder die Kranken überhaupt nichts in den Händen halten können (Mannheim, v. Mikulicz, Russell u. a.). In wieder anderen Fällen erscheint er halbseitig oder wenigstens auf einer Seite stärker lokalisiert (Ditisheim, Gowers, Johnston, Mackenzie, Mannheim), tritt wie in einem Falle Kochers anfallsweise halbseitig auf, oder findet sich an den unteren Extremitäten so stark, besonders nach Erregung auftretend, daß der ganze Körper zittert und die Kranken sich nicht auf den Beinen halten können (Charcot, Kocher, Lanz, Marie u. a.). Als dem Tremor zugehörige Erscheinungen finden sich dann Zittern der Zunge, Lidzittern, Zittern der Lippen, der gesamten Gesichtsmuskulatur, so daß die Sprache leidet (Millard), ein eigenartiges, dem Tic convulsif ähnliches Zittern der Lider (Schöler und Liebrecht) und anderes mehr.

Fragen wir uns aber, wie weit die Auffassung aller dieser Tremorformen als direktes Basedowsymptom gerechtfertigt ist, so können wir dies eigentlich kaum begründen. Daß der Tremor ein so konstantes Symptom darstellt, ist begreiflich, wenn wir bedenken, wie oft wir auch sonst dem Tremor bei den verschiedensten Prozessen begegnen und wenn wir uns vor Augen halten, daß der Tremor ein ungemein häufiges Symptom der Neuropathen ist, durch das sich die neuropathische Anlage schon in der Kindheit kundgeben kann. Ebenso häufig begegnen wir daher dem Tremor bei den auf degenerativer Basis fußenden nervösen Affektionen, den Neurosen, wie der Neurasthenie und Hysterie und bei den auf degenerativer Basis fußenden konstitutionellen Anomalien, wie z. B. bei Chlorose, der Pseudochlorose etc. Sicher können wir auch in einem Teil der Fälle von Morbus Basedowi den Tremor schon vor dem Auftreten der Erkrankung nachweisen und finden dann nur eine Verstärkung durch den hinzutretenden Morbus Basedowi. Als klassisches Beispiel wäre hier der von Charcot in seiner ersten Mitteilung über den Tremor gebrachte Fall anzuführen, in welchem bei der Patientin schon als Mädchen leichtes Zittern der Hände vorhanden war, welches sich dann bei Auftreten des Morbus Basedowi, kurz nach der Hochzeit, so ausbreitete und steigerte, daß der Gang dadurch behindert wurde. Wir haben wiederholt schon darauf hingewiesen, daß der Morbus Basedowi eine exquisit degenerative Erkrankung ist, die sich auf dem Boden abnormer Konstitution entwickelt und können auch den bei Morbus Basedowi vorhandenen Tremor als konstitutionellen deuten. Es hat auch der Tremor gar keine Eigenschaften an sich, die es ermöglichen würden, denselben als Basedowsymptom anzusprechen. Auch die Neurasthenie und Hysterie zeigen denselben feinwelligen, vibrierenden Tremor wie der Morbus Basedowi und in sehr vielen Fällen sind sie neben dem Morbus Basedowi vorhanden, so daß die Differenzierung, ob der Tremor dem Morbus Basedowi oder der Neurose angehört, nicht möglich ist. In manchen Fällen mag dies vielleicht gelingen, wenn der Tremor gewisse Eigenheiten aufweist, die wir sonst bei ersterem für gewöhnlich nicht finden, wohl aber bei letzteren. So sind die Fälle mit förmlichem Schütteltremor und die mit starker Steigerung des Tremors bei bestimmten Hantierungen einhergehenden, den Beschäftigungsneurosen analogen Fälle, wohl nicht auf den Morbus Basedowi als solchen zu beziehen. Hierher gehören auch Fälle von Morbus Basedowi, kombiniert mit hereditärem, essentiellen Tremor, bei welchen die Anamnese, oft die Art des Tremors die Entscheidung ermöglicht. Ebenso ist es mit dem Lidflattern, das sicher nicht als Basedowsymptom gedeutet werden kann. In anderen Fällen sind toxische Momente vorhanden, wie Tabak und Alkohol, die als auslösende angesehen werden können. Wir könnten also nur in einem Teil der Fälle von Morbus Basedowi mit einiger Berechtigung den Tremor als Symptom desselben deuten, wenn sonst kein ursächliches Moment aufgefunden werden kann, wenn keine Kombination mit Erkrankungen vorliegt, die häufig denselben Tremor aufweisen, und wenn er gleichzeitig mit den übrigen Basedowsymptomen aufgetreten ist oder wenigstens eine Verstärkung erfahren hat. Diese Momente sind viel maßgebender als die Tremorform selbst, da einerseits dieselbe Tremorform sich bei den verschiedensten Zuständen findet, andererseits der Tremor durch zahlreiche bei Morbus Basedowi vorhandene Komplikationen modifiziert werden kann. Es ist die Neigung zum Tremor Teilerscheinung abnormer Konstitution. Bei vorhandener Anlage kann er durch verschiedene Ursachen ausgelöst werden, so auch durch die Vorgänge beim Morbus Basedowi, die eine stärkere Erregung des Nervensystems setzen. Wie der Tremor bei Morbus Basedowi zustande kommt, ist uns, wie die Genese des Tremors überhaupt, ganz unbekannt. Ballet glaubt, daß der Tremor nicht durch den Morbus Basedowi bedingt werde, sondern durch die Tachykardie, da man ihn bei den verschiedenen Formen der Tachykardie finden könne.

Erscheinungen abnormer Erregbarkeit. Ebenso konstant wie der Tremor finden sich nahezu in jedem Falle von Morbus Basedowi auch sonst Erscheinungen abnormer Erregung, Reizbarkeit und Unruhe.

Die Kranken fangen an unruhig zu werden, ohne daß sie eine Ursache dafür wüßten, sie bekommen oft unbestimmte Angstgefühle und Beklemmungen, unangenehmes Hitzegefühl, das sie quält und auch am Schlafe hindert, der Schlaf wird schlecht, sie schlafen schwer ein, schrecken aus dem Schlafe auf, haben unruhige Träume. Beim Erwachen fühlen sie sich nicht erfrischt, sie sind beunruhigt, werden schreckhaft, sie reagieren auf Dinge, die sie sonst nicht beachteten, nachhaltig und werden für äußere Einwirkungen viel empfänglicher. Sie verlieren die Selbstbeherrschung und Selbstdisziplin und die durch die Erziehung gegebene gleichmäßige Reaktion, sie werden launenhaft, reizbar, aufbrausend, impulsiv und selbst vorher sanfte Naturen erscheinen streitsüchtig; aus dem Phlegmatiker wird ein Choleriker. Die Kranken erscheinen ruhelos, vollführen unabhängig eine Reihe von Bewegungen, wie Kopfbewegungen, Hand- und Fingerbewegungen, kurze Körperbewegungen, die zum Teile als Abwehrbewegungen gegen äußere Reize zu deuten sind, denen sie ängstlich auszuweichen bestrebt sind, zum Teil Angstgefühlen und dem Hitzegefühl ihre Entstehung verdanken, endlich sind es ganz zwecklose Bewegungen als Ausdruck des gesteigerten Bewegungstriebes. Ihre Bewegungen erscheinen hastig, eckig, zerfahren. Die Sprache ist hastig, vibrierend, zeitweilig mit leichtem Stottern. Durch den schreckerfüllten Gesichtsausdruck mit den weit offenen Augen, durch die stetigen unruhigen Bewegungen machen die Kranken einen merkwürdigen Eindruck. Dabei vermögen sie ihre Aufmerksamkeit nicht auf einen Gegenstand zu konzentrieren, sie sind zerstreut, erfassen oft schlecht, sind vergeßlich, ermüden rasch. Die Intensität dieser Erscheinungen ist in den verschiedenen Fällen sehr variabel, oft gerade vorhanden, in anderen sehr ausgesprochen und schwankt auch bei demselben Kranken im Verlaufe der Erkrankung.

Im allgemeinen findet sich neben den Erscheinungen erhöhter Reizbarkeit nur eine ängstliche Verstimmung. Selten ist neben dem erhöhten Bewegungsdrange eine submanische, heitere Verstimmung, mit ausgesprochener Ideenflucht (v. Basedow, Geigel, Maude, Moebius, Russel Reynolds u. a.). vorhanden. Etwas häufiger noch als diese finden sich ausgesprochene Depressionen mit intensiven Angstzuständen, Todesgedanken, melancholischer Verstimmung, ausgesprochenen Zwangsvorstellungen, doch sind diese Ereignisse glücklicherweise immer noch als seltene zu bezeichnen. Erwähnt sei noch das Vorkommen sehr lebhafter Träume und deren Herübernehmen in die Wirklichkeit und das Vorkommen von Halluzinationen ohne sonstige Zeichen einer Psychose (Murray).

Ebenso wie der Tremor haben auch die Erregungszustände nichts für den Morbus Basedowi Charakteristisches. Wir können dieselben Erscheinungen auch bei Hysterie, Neurasthenie und sonstigen degenerativen Zuständen finden; hierher gehören sicher auch die Formen mit ausgesprochenen Zwangsideen und die mit den Halluzinationen. In vielen Fällen läßt sich denn auch die neuropathische Anlage und das Bestehen derselben Erscheinungen schon vor dem Morbus Basedowi erweisen, die dann nur in potenziertem Maße zutage treten, oder es sind sonst Erscheinungen und abnorme Reaktionen nachweisbar, die auf die abnorme Veranlagung hinweisen. In anderen Fällen allerdings fehlen Erscheinungen von seiten des Nervensystems scheinbar vorher vollständig. Die nervöse Erregung ist ein so konstantes Symptom, daß sie den Kardinalsymptomen zugezählt werden muß und der Tremor ist nur als Teilerscheinung derselben zu deuten. Sie ist die Reaktion eines abnorm veranlagten Nervensystems auf verschiedene Einwirkungen hin, so auch auf die Vorgänge beim Morbus Basedowi. Die Zugehörigkeit zum Morbus Basedowi ist nur wieder durch die gleichzeitige Anwesenheit anderer Basedowsymptome, das gleichzeitige Einsetzen oder wenigstens durch die Verstärkung der Erscheinungen, oder aus dem gleichmäßigen Schwanken mit den übrigen Symptomen etc. zu erschließen. Im übrigen sei hier noch auf die Ausführungen bei den Psychosen verwiesen.

Weitaus weniger Bedeutung als der allgemein nervösen Erregung mit dem Tremor kommt den übrigen allgemein nervösen Erscheinungen zu, die sich bei Morbus Basedowi finden. Sie sind entweder viel seltener, manche von ihnen werden nur ganz vereinzelt beobachtet und die Berechtigung, sie als direkte Krankheitssymptome zu deuten, ist für viele sehr fraglich; bei vielen handelt es sich sicher nur um Komplikationen.

Kopfschmerzen finden sich, wenn man darauf achtet, bei den Kranken sehr häufig; für gewöhnlich allerdings vermissen wir Angaben, da diese Beschwerden durch die übrigen in den Hintergrund gedrängt werden. Der Kopfschmerz ist in den meisten Fällen geringfügig, meist ist es nur ein leichter Kopfdruck, oder Eingenommensein des Kopfes, wie wir ihn auch sonst bei nervösen Zuständen finden, meist des Morgens oder nach Erregungen stärker. Eigentliche intensive Kopfschmerzen, über die spontan geklagt wird, sind selten. Daher schwanken die Angaben der Autoren über die Häufigkeit der Kopfschmerzen von $6^0/_0$ (Murray) bis $82^0/_0$ (Kocher). Ist stärkerer Kopfschmerz vorhanden, so läßt er sich zumeist schon vor der Erkrankung, wenn auch vielleicht in geringer Intensität, nachweisen oder es finden sich sonstige somatische Veränderungen, die ihn genügend erklären (Hydrocephalus, Herz- und Gefäßveränderungen, Nierenaffektionen etc.). Ein Teil der Kopfschmerzen ist auf die Struma und die konsekutive Stauung zu beziehen und kann z. B. bei Frauen, die, um den Kropf zu verbergen, den Hals enge umschließen, durch Beseitigung dieses Umstandes zum Schwinden gebracht werden. Sicher als Komplikation sind die Fälle von Hemikranie bei Morbus Basedowi zu deuten, d. h. die Hemikranie ist Teilerscheinung der abnormen Körperanlage, die auch zum Morbus Basedowi in Beziehung steht, daher die Häufigkeit der Hemikranie bei Morbus Basedowi, auf die neuerdings Vetlesen aufmerksam macht, und ihre Häufigkeit in der Ascendenz der Basedowkranken (vgl. hierzu Komplikationen Migräne).

Ohrensausen ist eine verhältnismäßig seltene Erscheinung und ist die Zugehörigkeit zum Morbus Basedowi, wenn es nicht wie in einem Falle Päßlers synchron mit der Arterienpulsation auftritt, oder sonst zwingender Gründe dafür sprechen, fraglich. Ebenso unklar sind die seltenen Beobachtungen, bei welchen Schwerhörigkeit zur Beobachtung gelangte (Eckervogt, Morrice u. a.).

Sprachstörungen werden verhältnismäßig häufig beobachtet. Es sind zunächst jene, welchen wir auch sonst bei Neuropathen und Degenerierten begegnen und die als Stigma degenerationis zu deuten sind, wie Syllabismus, nasale Sprache, Stottern. Dann finden wir jene Formen, die als Ausdruck der nervösen Erregung, mangelhafter Konzentrationsfähigkeit etc. zu deuten sind und sich auch sonst, z. B. bei Neurasthenikern finden, wie verhältnismäßig rasches Sprechen, ungleichmäßige vibrierende Phonation, leichtes Versprechen, Schwierigkeit beim Aussprechen schwerer Worte, zeitweiliger Ausfall eines oder des anderen Wortes. Auch habe ich einige Male auffallend leise Sprache beobachtet, für welche die gleichzeitig vorhandene Adynamie oder Hysterie in Betracht kamen. Ausgesprochen aphasische Störungen, Paraphasie etc., wie sie von Brück, Boettger, Geigel, Moebius u. a. beobachtet wurden, gehören nicht dem Morbus Basedowi zu, sondern sind u. E. als Komplikationen zu deuten. Sicher ist dies z. B. bei dem Kranken von Emmert der Fall, bei welchem beim Sprechen krampfartige Bewegungen der Unterkiefer auftraten.

Schlafzustände. In vielen Fällen ist der Schlaf ungestört, in anderen erscheint er, wie wir früher angeführt haben, gestört als Teilerscheinung der nervösen Erregtheit; endlich sind Fälle beschrieben (Oppenheim), bei welchen abnorm tiefer Schlaf vorhanden war, so daß die Patienten nicht zu erwecken waren und es zu Enuresis kam. Anfälle von Schlafsucht beschreiben Meige und Allard, A. Kocher. Ich habe nie ähnliches gesehen, nur einige Male die Angabe gefunden, wie wir das auch bei Neurasthenikern beobachten können, daß die Kranken bei Tage beim Lesen, bei geistiger Arbeit oder nach Tisch sehr schläfrig werden und leicht einschlafen, im Gegensatz zur Nacht, wo ihr Schlaf gestört ist.

Schwindel. Verhältnismäßig häufig wird über Schwindel geklagt. Zumeist sind es Schwindelgefühle, wie wir sie auch sonst bei Neurosen beobachten. Sie lassen sich vielfach schon vor dem Morbus Basedowi erweisen oder können ungezwungen auf andere Zustände (Magen, Darm, Anämie, Ohr) bezogen werden. Nur in einem Teil der Fälle ist ein Zusammenhang mit dem Morbus Basedowi anzunehmen und ist der Schwindel als Teilerscheinung der gesteigerten Erregbarkeit zu deuten. In zwei Fällen Päßlers, bei welchen sich die Schwindelanfälle zu mehrmals täglich auftretenden Ohnmachtsanfällen steigerten, dürfte es sich wohl um hysterische Zustände gehandelt haben. Einen Fall mit Menierschem Schwindel bei intaktem Ohr berichtet v. Frankl-Hochwart.

Epilepsie. Im Verlaufe des Morbus Basedowi kann es zum Auftreten von Epilepsie und zwar von unvollkommenen Anfällen wie einfachen Absenzen (Maude, Merklen), sowie von ausgesprochenen Anfällen kommen. Im allgemeinen ist das Vorkommen epileptischer Zustände ein seltenes Ereignis. Dazu kommt, daß es sich in einem Teile der Fälle sicher um eine bloße Komplikation handelt, in dem Sinne, daß sich zwar der Morbus Basedowi und die Epilepsie auf dem Boden der degenerativen Anlage entwickeln, aber sonst voneinander nicht abhängig sind. Es gilt das sicher für die Fälle, bei welchen die Epilepsie schon längere Zeit vor dem Morbus Basedowi vorhanden war und wahrscheinlich auch für einen Teil der Fälle, bei welchen die Epilepsie erst im Verlaufe des Morbus Basedowi zutage trat. In anderen Fällen handelt es sich um Komplikationen mit Prozessen, die die Epilepsie herbeiführen können, so in dem Falle Bristows, bei dem allem Anschein nach ein organischer Gehirnprozeß als die Ursache der Epilepsie anzunehmen ist. In einem Falle von Jonnesco ist wahrscheinlich Hysterie Ursache der Anfälle. In anderen Fällen, wie in einem Falle von Nias ist die Diagnose eines Morbus Basedowi fraglich. So bleibt dann eine geringe Zahl, bei welchen Beziehungen zwischen Morbus Basedowi und Epilepsie angenommen werden können. Eine Beobachtung von Parry, bei welcher kurze Zeit nach dem Auftreten gehäufter Anfälle (über 500) der Morbus Basedowi auftrat, legt den Gedanken nahe, ob nicht die während der Anfälle in der Thyreoidea auftretende Stauung, bei sonst vorhandener Anlage, die Erscheinungen des Morbus Basedowi hervorgerufen hat. Ähnliches gilt vielleicht für eine Beobachtung Cohens mit Epilepsie und später fraglichem Morbus Basedowi. In den Fällen von Raynaud, Berliner hat ein psychisches Trauma gleichzeitig zu Morbus Basedowi und Epilepsie geführt, wie uns das für das Entstehen beider Erkrankungen geläufig ist. In den Fällen von West, Delasiauve und dem akut letal verlaufenden von Chevalier treten die Erscheinungen beider gleichzeitig auf, so daß Beziehungen zueinander wahrscheinlich sind. Dasselbe gilt von zwei Beobachtungen Ballets, bei welchen die Epilepsie einige Monate nach dem Einsetzen des Morbus Basedowi auftrat und von dem Falle Merklens, bei dem es zu dem Auftreten von Anfällen in einer Exazerbation des Jahre lang schon bestehenden Morbus Basedowi kam. Wir sind jedoch vorläufig nicht in der Lage, Genaueres über die hierbei in Betracht kommenden Vorgänge angeben zu können, da wir zu wenig über die Bedingungen orientiert sind, die für das Auftreten des Morbus Basedowi und der Epilepsie notwendig sind. Wenn wir schon annehmen, daß in einzelnen Fällen die dem Morbus Basedowi zugrunde liegende Störung auch zum Auftreten von Epilepsie führen kann, so ist dies jedenfalls ein seltenes Ereignis und scheint anderen Faktoren hierbei mehr Einfluß zuzukommen. Margarot nimmt für die Beziehungen des Morbus Basedowi zur Epilepsie drei Gruppen an, eine, bei welcher beide aus derselben Ursache hervorgehen, eine, wo beide ohne Beziehung nebeneinander bestehen und eine Gruppe, bei welcher die Epilepsie schwindet, wenn der Morbus Basedowi beginnt.

Psychosen. Verhältnismäßig häufig finden sich psychische Anomalien bei Morbus Basedowi; hier tritt eine Tatsache evident zutage: der Einfluß der abnormen Anlage.

Die Frage, ob es eine charakteristische Basedowpsychose gibt, kann heute als erledigt angesehen werden, indem die Erfahrung der Klinik zeigt, daß alle bei Morbus Basedowi vorkommenden Formen psychischer Erkrankung sich auch außerhalb desselben finden. Der Standpunkt, daß die Psychose bei Morbus Basedowi eine Erkrankung sui generis ist, wird nur mehr von einzelnen vertreten (Pawlowskaja u. a.). So bleibt die Frage zu erörtern, in welchen Beziehungen Morbus Basedowi und Psychosen zueinander stehen.

Überblicken wir zunächst die bei Morbus Basedowi bisher beobachteten Psychosen, so stellt Parhon 86 Fälle zusammen, von welchen 23 Manie, 16 Melancholie, 18 manisch depressives Irresein, 10 Psychasthenie (Zwangsvorstellungen), 7 Hysterie, 6 Amentia, 4 nicht systematischen Verfolgungswahn und 2 progressive Paralyse hatten; er findet in 67 von 86 Fällen Affektpsychosen. Sattler stellt aus der Literatur 150 Fälle von Morbus Basedowi mit Psychosen zusammen, davon betrafen 70, also nahezu die Hälfte der Fälle manisch depressives Irresein (davon u. a. 20 mit periodischer Manie, 27 mit Depressivzuständen), ferner fanden sich in einer großen Reihe von Fällen Melancholie, ferner Dementia praecox, Zwangspsychosen, dann Paranoia, in 2 Fällen Alkoholpsychosen, endlich Amentia und Delirium acutum. Schalten wir aus den in der Literatur niedergelegten Fällen jene aus, bei welchen ein anderes Moment als der Morbus Basedowi als auslösend in Betracht kommt, wie Alkohol (Escat, Grohmann, Carrier, Hudovernig) oder Puerperium (Laehr, Murray, Rendu), dann jene Fälle, bei welchen die Psychose schon vor dem Morbus Basedowi bestand (Hay, Bäumler, Cantonnet, Joffroy, Jacquin, Boeteau, Raymond und Serieux, Thompson, Impaccianti, Cohen u. a.), dann Fälle, bei welchen die Diagnose eines Morbus Basedowi fraglich ist (Angelo, Colla u. a.), so bleibt doch noch eine große Zahl von Fällen, welche die Annahme gestatten, in dem Morbus Basedowi das ursächliche Moment für die Psychose zu suchen. Die Mehrzahl der Autoren neigt denn auch der Auffassung zu, daß die bei Morbus Basedowi vorhandenen Psychosen nur zum Teil zufällige Komplikationen vorstellen, zum großen Teil aber durch den Morbus Basedowi bedingt werden (Arsimoles und Legrand, Cramer, Hudovernig, Hellpach, Laignel-Lavastine, Parhon und Marbe, Sattler, Wigert, Ziehen u. a.), wobei man von der allgemeinen Vorstellung ausgeht, daß sich die Psychosen auf dem Boden des Morbus Basedowi entwickeln (Cramer u. a.), daß der Morbus Basedowi das Terrain vorbereitet, auf dem die Geistesstörung leichter zur Entwicklung kommt (Sattler). Einzelne nehmen direkt an, daß die Toxine der Schilddrüse, die bei Morbus Basedowi in vermehrter

Menge vorhanden sein sollen, oder sonstige giftige Substanzen die Psychose herbeiführen (Laignel-Lavastine, Schroeder, Parhon et Marbe u. a.). Ziehen trennt die auf den Morbus Basedowi zu beziehenden Psychosen in zwei große Gruppen, von welchen die eine mit den affektiven Formen auf zerebrale Zirkulationsstörungen, die durch den Morbus Basedowi bedingt werden, zurückzuführen sind, während die zweite Gruppe auf eine Intoxikation durch Schilddrüsenstoffe zu beziehen sind (Amentia, toxische Begleitdelirien). Die erste Gruppe umfaßt auch die Manie, die er als Basedowpsychose katexochen bezeichnet.

Über den Einfluß der hereditären Belastung gehen im allgemeinen die Anschauungen dahin, daß ihr eine Bedeutung für die Psychose in demselben Umfange wie für das Zustandekommen der Psychosen überhaupt zukommt. Einzelne betonen diesen Standpunkt schärfer; so glaubt Sattler, daß zum Zustandekommen einer Psychose bei Morbus Basedowi in der großen Mehrzahl noch eine ererbte neuropathische oder psychopathische Veranlagung mit im Spiele sein müsse.

Die Annahme, daß der Morbus Basedowi als Ursache der Psychose anzusehen ist, findet ihre Stütze in den Fällen, bei welchen der Morbus Basedowi zuerst vorhanden war und dann die Psychose hinzutrat, dann durch die Fälle, in welchen Morbus Basedowi und Psychose ziemlich gleichsinnige Schwankungen aufwiesen und die Psychose eventuell mit der Heilung des Morbus Basedowi schwand (Bötger, Hay, Jensen, Meynert, Robertson u. a.). Dann wird hier auch angeführt, daß die Psychosen beim Morbus Basedowi ein eigenartiges Gepräge haben, das für den Morbus Basedowi geradezu als charakteristisch bezeichnet werden könnte, daß auch sonstige Psychosen wie z. B. Alkoholdelirien durch ihn in ihren Erscheinungen modifiziert werden, daß manche der bei Morbus Basedowi zu findenden Psychosen durchaus dem Bilde der Intoxikationspsychosen entsprechen und endlich daß nach Schilddrüsenverabreichung beim Menschen das Auftreten einer Psychose beobachtet werden konnte (Boinet, Parhon und Marbe), die mit dem Aussetzen der Schilddrüsenmedikation wieder schwand.

Die Bedeutung aller dieser Beweismomente zugegeben, wird doch die darauf basierende Anschauung den Tatsachen nicht vollständig gerecht. Sie stellt die Bedeutung des Morbus Basedowi zu sehr in den Vordergrund auf Kosten der Bedeutung des konstitutionellen Momentes und werden durch sie nicht alle Beziehungen der Psychosen zum Morbus Basedowi erschöpft. Hervorzuheben ist zunächst die Tatsache, daß sich unter den Psychosen bei Morbus Basedowi auffallend häufig jene Formen finden, bei welchen Störungen im Affektleben im Vordergrunde stehen und die Kraepelin als manisch depressives Irresein zusammenfaßt. Gerade aber für diese Form ist der Einfluß der Degeneration außer Zweifel gestellt, so daß sie als eine aus der allgemeinen Degeneration herauswachsende Störung zu deuten ist (Stransky). Dasselbe gilt von den mit starker Betonung der Zwangsvorstellungen einhergehenden Zwangspsychosen, der Paranoia und den Fällen von Dementia praecox. Die bei Morbus Basedowi vorkommenden Psychosen unterscheiden sich aber in nichts in ihren Symptomen oder im Verlauf von den außerhalb des Morbus Basedowi vorkommenden Formen, sie werden durch den Morbus Basedowi nicht erkennbar beeinflußt, sie erhalten durch ihn kein besonderes Gepräge. Es wird dieser Eindruck nur hervorgerufen durch das häufige Vorkommen des manisch depressiven Irreseins bei Morbus Basedowi und die Gleichartigkeit der Erscheinung dieser Psychose mit den Erscheinungen, die wir auch sonst bei Morbus Basedowi ohne Psychosen finden können. Dieser Umstand ist aber darauf zurückzuführen, daß diese Psychose sehr viele Züge mit den allgemeinen Defektzuständen gemein hat, so daß es Fälle gibt, bei welchen es strittig sein kann, ob man sie noch zur Entartung oder schon zum manisch depressiven Irresein rechnen soll (Stransky). Es finden sich bei Morbus Basedowi mit und ohne Psychose die Erscheinungen der Entartung, wie abnormer Charakter, abnorme Veranlagung zu krankhaften Gemütsstimmungen, zu stark betonter Affektivität, die labile Gemütsverfassung, die Ungeordnetheit, Zerstreutheit, die innere Unruhe, die abnorme Ansprechbarkeit etc., weil sie eben Erscheinungen der krankhaften Anlage sind, die dem Morbus Basedowi und der Psychose gemeinsam ist. Mit Recht deutet schon Hirschl seinerzeit die hochgradige Reizbarkeit als Stigma degenerationis. Der Grund, warum gerade das manisch depressive Irresein bei Morbus Basedowi so häufig anzutreffen ist, ist darin zu suchen, daß die bestimmte degenerative Anlage, ein konstitutioneller Reaktionstypus, der sich bei allen Instabilen, Unzuverlässigen, Affektlabilen, Stimmungsmenschen, Ruhelosen, Unkonzentrierten, bei allen jenen Neuro- und Psychopathen findet, deren Wesensgrundzug in einer degenerativen Labilität und Polymorphie des psychischen Geschehens sich ausprägt, auf welcher die krankhafte Unbeständigkeit basiert und in der das manisch depressive Irresein wurzelt (Stransky), auch in sich günstige Bedingungen für das Zustandekommen des Morbus Basedowi hat. Es kommt zum Auftreten des Morbus Basedowi, wenn eine bestimmte Anlage vorhanden ist und es kann der Morbus Basedowi, wenn diese vorhanden ist, zu einer Psychose führen, die bestimmte, in der Anlage begründete Erscheinungen aufweisen muß.

Wir nähern uns so einer meist von französischen Psychiatern vertretenen Anschauung, wenn wir auch nach mancher Richtung davon abweichen. Raymond, Sérieux, Boeteau, Drommard und Levassort, Deny und Merklen u. a. halten dafür, daß sowohl der Morbus Basedowi, als auch die Psychose sich auf derselben Basis entwickeln, jedoch koordinierte Erscheinungen vorstellen, die voneinander unabhängig sind, wobei sie sich auf die in manchen Fällen zu beobachtende Selbständigkeit der Erscheinungen und auf die Tatsache stützen, daß in einzelnen Fällen die Psychose vorausgeht. Trifft dies auch für einzelne Fälle zu, so entspricht die Verallgemeinerung nicht den Tatsachen, weil sie nicht den Fällen Rechnung trägt, bei welchen eine Abhängigkeit anzunehmen ist. Joffroy und seine Schüler sehen die Basedowpsychose nicht als Basedowsymptom, sondern als Ausdruck der Entartung an, so daß in den meisten Fällen beide nebeneinander vorkommen, manchmal kann aber der Morbus Basedowi, so wie eine andere Gelegenheitsursache bei Entarteten, eine Psychose hervorrufen. Das ist eine Auffassung, die den Tatsachen in großem Umfange gerecht wird. Es ist der Morbus Basedowi als ätiologischer Faktor zu führen, der ebenso wie ein psychisches Trauma oder eine Intoxikation zur Psychose führen kann, aber so ganz identisch sind die Verhältnisse doch nicht, denn die Beziehungen beider sind viel engere, durch viel mehr gemeinschaftliche Berührungspunkte der gemeinsamen Anlage fester geknüpfte, als die losen einer zufälligen Intoxikation.

Hier sind dann natürlich eine Reihe von Kombinationen möglich. So kann in einem Falle ein psychisches Trauma zum Morbus Basedowi und später vielleicht Alkoholabusus zu einer Psychose führen, in einem anderen Falle kommt es zur Psychose und wenn sonst die Bedingungen vorhanden sind, durch irgend ein Ereignis zu dem Auftreten des Morbus Basedowi oder endlich beide stehen in einem Abhängigkeitsverhältnis voneinander.

Bei Berücksichtigung des konstitutionellen Momentes und der hier sonst maßgebenden Faktoren werden uns die Verhältnisse verständlicher. Wir verstehen so das verhältnismäßig häufige gleichzeitige Vorkommen von Psychosen und Morbus Basedowi, das Vor-

kommen von Psychosen vor dem Morbus Basedowi, das häufige
Auftreten bestimmter Psychosen, sowie auch den verschiedenen
Verlauf der Psychosen. So macht Schroeder aufmerksam, daß die Fälle
von Dementia praecox keine Übereinstimmung ihrer Symptome mit den in
ihrem Verlaufe auftretenden Basedowsymptomen haben, daß in diesen Fällen
jeder Anhaltspunkt für eine Abhängigkeit beider Formen fehlt, während bei
den manisch depressiven Formen ein gleichsinniges Schwanken zu beobachten
ist. Es wären diese letzteren Fälle in Analogie zu bringen zu den Fällen, in
welchen bei gegebener Anlage auf Schilddrüsenmedikation das Auftreten psychischer Erscheinungen beobachtet wurde, die dann mit dem Aussetzen des Mittels
schwanden. Wir verstehen so auch besser, warum die nervösen Erscheinungen
bei Morbus Basedowi und ein Teil der bei ihm zu beobachtenden Psychosen
so ähnliche Erscheinungen bieten, daß es den Eindruck erwecken muß, der
Morbus Basedowi verleihe den Psychosen ein eigenartiges Gepräge.

Genaueres über die Beziehungen der Psychosen zum Morbus Basedowi,
über ihre Genese und die Beziehungen zu Zirkulationsstörungen, Intoxikationen
etc. wird sich erst sagen lassen, wenn wir über die Genese des Morbus Basedowi
und der Psychosen überhaupt besser orientiert sein werden, wenn der Einfluß
der Zirkulationsstörungen und Intoxikationsvorgänge bei beiden besser erkannt
und der Einfluß der Blutdrüsen auf diese Vorgänge unserer Erkenntnis mehr
zugänglich sein wird.

Motorische Reizzustände. Abgesehen von dem Tremor sind motorische Reizerscheinungen bei Morbus Basedowi selten. Hier anzuführen wäre
fibrilläres Muskelzittern, Dasselbe findet sich zeitweilig, namentlich bei Einwirkung von Kältereiz nach Abdecken, wie wir es auch sonst bei nervös erregbaren Personen finden. In seltenen Fällen ist es sehr ausgebreitet und intensiv,
so daß es als Myokymie bezeichnet werden kann. Diese Erscheinung, die
übrigens sehr selten ist, stellt augenscheinlich eine Komplikation dar. Ganz
selten findet sich ein auf einzelne Muskeln beschränktes fibrilläres Zittern,
ohne daß eine organische Läsion am Nervensystem nachweisbar wäre. In
solchen Fällen fand ich oft die Erscheinungen latenter Tetanie, so daß es nahe
lag, sie auf diese zu beziehen.

Dalmady bringt den starren Gesichtsausdruck der Basedowkranken mit
einem gesteigerten Tonus der Gesichtsmuskeln in Verbindung, durch welchen
die unwillkürlichen mimischen Gesichtsbewegungen gestört werden, während
die willkürlichen unbehindert sind.

Auf eine zufällige Komplikation sind offenbar die Krampfzustände zu
beziehen, die bei Morbus Basedowi beschrieben sind. Hierher gehören die
von Chvostek sen. beobachteten zwei Fälle mit Anfällen von Schlundmuskel-
krampf, die durch galvanische Behandlung rasch zum Schwinden gebracht
werden konnten, dann die im Zwerchfell beschriebenen Krämpfe, die zu sakka-
diertem Atmen und in einzelnen Fällen zu lautem Stridor geführt haben (Charcot, Marie, Maude), die Fälle von Torticollis von Stern und Cantonnet,
dann der Fall, den Sattler erwähnt mit generalisierten klonischen Krämpfen,
ein Fall Gluzinskis mit gleichzeitiger Kontraktur im Kniegelenk. Über
häufig auftretende Krampfzustände, besonders in der Wadenmuskulatur berichten Makenzie, Päßler; ich habe ähnliches wohl gesehen, aber in den
Fällen, in welchen über Krampf geklagt wurde, war irgend ein ätiologisches
Moment, wie Alkohol etc. nachweisbar oder Erscheinungen vorhanden, die auf
eine Tetanie oder eine gleichzeitig vorhandene Neurose hinwiesen. Vielleicht
hat es sich auch in einem Teil der Fälle der obgenannten Autoren um solche
Zustände gehandelt.

Choreatische Zustände siehe Kapitel Komplikationen Nervensystem.

Motorische Ausfallserscheinungen. Von den bei Morbus Basedowi vorkommenden motorischen Ausfallserscheinungen sind die seltenen Lähmungszustände zum Teil in ihrer Genese vollständig unklar, zum Teil durch Komplikationen bedingt. Weitaus häufiger finden sich nur Schwächezustände, die wenigstens teilweise durch den Morbus Basedowi bedingt werden, deren Deutung in einzelnen Fällen möglich ist und die uns wieder interessante Beziehungen zur konstitutionellen Grundlage des Morbus Basedowi erweisen.

Hier ist zunächst die leichte Erschöpfbarkeit vieler Basedowkranker anzuführen. Die Kranken ermüden rasch, sind keiner körperlichen Anstrengung gewachsen, in manchen Fällen besteht ein dauerndes Schwächegefühl, das besonders des Morgens ausgesprochen sein kann. Ein genaueres Zusehen ergibt dann, daß ähnliche Zustände meist schon früher vorhanden waren und nur durch den Morbus Basedowi eine Verstärkung erfahren haben. In solchen Fällen können wir zumeist die Erscheinungen des Morbus asthenicus (Stiller) mit seinen verschiedenen Manifestationen nachweisen, oder wir finden die Erscheinungen einer Neurasthenie, auf die sie zu beziehen sind. Nur in einem Teil der Fälle von Morbus Basedowi macht es den Eindruck, als ob dieser Schwächezustand, resp. diese Erschöpfbarkeit auf den Morbus Basedowi selbst zu beziehen wäre.

Mit dem Morbus Basedowi in irgendwelcher Beziehung stehen dann die hochgradigen Schwächezustände, die in seinem Verlaufe auftreten können, die mit oder ohne Abmagerung der Kranken, mit und ohne Muskelschwund einhergehen. Die Kranken fühlen sich namenlos schwach, empfinden die Schwäche oft sehr quälend und sind dann eigentlich zu jeder Bewegung unfähig. Dabei sind sie psychisch sehr verstimmt, empfinden ihre Lage sehr unangenehm und werden unruhig. In manchen Fällen gehen diese Schwächezustände mit hochgradiger Abmagerung einher, an welcher auch die Muskeln beteiligt sind; die Reflexe können dabei herabgesetzt sein. Diesen Schwächezuständen liegen offenbar nicht einheitliche Vorgänge zugrunde. Dafür, daß sie mit dem Morbus Basedowi in irgendwelchen Beziehungen stehen, spricht die Tatsache, daß sie in einzelnen Fällen mit den übrigen Symptomen gleichsinnige Schwankungen zeigen und bei Rückgehen des Morbus Basedowi selbst in den höchsten Graden noch rückbildungsfähig sind. Sie sind aber nicht für den Morbus Basedowi pathognomonisch, denn wir finden solche Zustände auch bei anderen Prozessen, hier sei nur an den Morbus Addisoni, an gewisse Formen konstitutioneller Fettsucht, an die Myasthenie erinnert, wir sehen sie aber auch z. B. bei verhältnismäßig geringen Graden von perniziöser Anämie, Neurasthenie, im Klimakterium etc. Dieses Vorkommen der Erscheinungen auch bei anderweitigen Prozessen, bei welchen konstitutionelle Momente eine Rolle spielen, das oft zu beobachtende Mißverhältnis zwischen sonstigen Erscheinungen und der Schwere der Erschöpfung, das auf eine abnorme Reaktion zu beziehen ist, sowie der Umstand, daß sie in einzelnen Fällen trotz Besserung der übrigen Symptome bestehen bleiben, weisen auch hier auf eine Mitbeteiligung der abnormen Körperanlage neben anderen in Betracht kommenden Faktoren hin. Dann treten uns in einzelnen dieser Fälle Erscheinungen entgegen, die auf Beteiligung anderer Blutdrüsen hinweisen. So können wir Fälle sehen, bei welchen wir an Myasthenie erinnert werden, insbesondere wenn wie in den Fällen von Chvostek sen. und Kocher eine außergewöhnliche Schwäche der Nackenmuskeln vorhanden ist, während in den anderen Fällen mit Pigmentierung, Schmerzen im Abdomen, Diarrhöen, Erbrechen, Beziehungen zum Morbus Addisoni nicht zu verkennen sind. In solchen Fällen wird der Gedanke nahe gelegt, daß eventuell die Thymus oder die Nebenniere oder sonst welche Blutdrüsen an den Schwächezuständen beteiligt sind. Und endlich ist für einen Teil dieser Schwächezustände die bei

Morbus Basedowi von Askanazy beschriebene Muskelveränderung in Betracht zu ziehen. Dafür spricht außer den anatomisch nachgewiesenen Muskelveränderungen, die von Fr. Müller erhobene Tatsache, daß die Muskelkraft bei Morbus Basedowi, wie zahlenmäßig nachweisbar ist, herabgesetzt erscheint und mit Besserung der Erscheinungen sich bessern kann. Vielleicht kommt auch für die Lähmungszustände die Hypotonie der Muskulatur in Betracht, die zu einer Pseudoparese führen kann. Wir erinnern hier an das analoge Verhalten bei Chorea und dessen Deutung durch Heinevetter, Oppenheim, Wollenberg.

Noch unklarer und vieldeutiger sind die bei Morbus Basedowi in Anfällen auftretenden Schwäche- und Lähmungszustände. Es kann bei solchen Kranken, ohne daß sonst nennenswerte Erschöpfungszustände vorhanden sind, plötzlich ein Schwächegefühl auftreten, ohne Schwindel und ohne Versagen der Sinne wie bei Ohnmachtszuständen, so daß die Kranken fürchten zu stürzen; in einzelnen Fällen ist das Schwächegefühl so stark, daß die Kranken tatsächlich einknicken. Die Dauer dieses Zustandes ist eine verschiedene, er kann rasch vorübergehen, oder einige Zeit anhalten. Dieser Zustand, den Charcot zuerst als l'effondrement des jambes beschrieben hat, der von den Engländern als givingway of the legs bezeichnet wird, braucht nur einmal aufzutreten, kann sich aber auch wiederholen; es kann auch anschließend zu anhaltender Paraparese oder Paraplegie kommen. Bei den lähmungsartigen Zuständen ist die Blase frei, die Reflexe sind nicht wesentlich geändert, in einzelnen Fällen sollen sie gefehlt haben; die Sensibilität ist intakt. Hier liegen offenbar verschiedene Zustände vor, die wegen der Ähnlichkeit der Erscheinungen zusammengefaßt werden. Ähnliches finden wir schon beim normalen Menschen, oder bei Neuropathen bei Einwirkung von Schreck als „Versagen der Knie", dann finden wir analoge Zustände bei den Neurosen, ferner sind sie uns geläufig bei der Tabes, bei Myasthenie und bei den periodischen Lähmungen, wenn wir auch unentschieden lassen müssen, ob sie genetisch identisch sind. Analoge Zustände haben Makenzie, Revilliod bei Myxödem beschrieben. Augenscheinlich war in einem Teil der Fälle von Morbus Basedowi, die mit solchen Zuständen beschrieben wurden, eine Kombination mit Hysterie vorhanden, so in den Fällen von Charcot, Kahler u. a., zum Teil mit den Erscheinungen von Abasie und Astasie, wie bei Dienot, Eulenburg, Maude, Renault u. a. während es sich in anderen Fällen um gleichzeitige organische Affektionen gehandelt haben dürfte, so in den Fällen von Charcot mit starker Abmagerung der Beine, in den Fällen von Ballet mit Schmerzen und Einsetzen einer Lähmung zuerst in einem, dann in dem anderen Bein, in den Fällen von Joffroy, Chevallié mit Ataxie. Oppenheim vermutet in einzelnen dieser Fälle das Vorhandensein einer myasthenischen Paralyse und teilt eine Beobachtung von Saenger und Edinger mit, in welcher eine periodische Lähmung bei Morbus Basedowi vorlag. Wieweit muskulare Veränderungen hierbei mitspielen, läßt sich nicht entscheiden.

Ebenso unklar ist die Ursache der in einzelnen solcher Fälle beobachteten beträchtlichen Abmagerung der Muskeln, die so stark sein kann, daß in einzelnen Fällen eine ausgesprochene Atrophie angegeben wird (vgl. hierzu Kapitel Komplikationen Nervensystem).

Als Joffroysches Zeichen wird das Ausbleiben der normalerweise beim Blick nach oben und bei Hebung des oberen Lides auftretenden Kontraktion des Musculus frontalis bei Morbus Basedowi beschrieben. Eine Bestätigung liegt bisher nur von Abram, Debove, Sattler vor. Sattler, der es in 22 Fällen von Morbus Basedowi 7 mal antraf, fand es nie bei Gesunden, wenn auch bei diesen einige Male die normale Kontraktion des Muskels in die dadurch bedingte Faltung der Stirne nur andeutungsweise zu finden war. Es wird angegeben, daß die

Kranken willkürlich die Stirne runzeln können. Vielleicht ist es die analoge Erscheinung, die Dalmady beschreibt, der den starren Gesichtsausdruck bei Morbus Basedowi auf einen erhöhten Tonus der Gesichtsmuskeln bezieht, wodurch die mimische Ausdrucksbewegung behindert wird, während die willkürliche Bewegung erhalten ist. Möglich aber auch, daß wir es mit einem der Innervationsdefekte zu tun haben, die wir bei Degenerierten nicht so selten finden.

Über Lähmungszustände im Bereiche einzelner Gehirnnerven liegen verhältnismäßig wenige Angaben vor und sind ihre Beziehungen zum Morbus Basedowi in der Mehrzahl der Fälle zweifelhaft. Über die Lähmungen im Bereiche der Augennerven haben wir bereits berichtet (S. 66). Sonst finden sich nur noch ganz vereinzelte Angaben über den Fazialis resp. einzelne Äste desselben, meist mit gleichzeitiger Beteiligung der Augenmuskeln oder mit Bulbärerscheinungen. Potain und Vigouroux haben Lähmungen mit Atrophie und Herabsetzung der elektrischen Erregbarkeit im Gebiete des Fazialis und Sternocleidomastoideus gesehen, ohne daß genauere Angaben vorliegen. Jendrassik beschreibt Gaumenlähmung und Fazialisparese mit Entartungsreaktion, Ballet fand Lähmung beider Faziales neben totaler Ophthalmoplegie und Schlucklähmung, bei Leube fanden sich Hypoglossuserscheinungen und Schlingbeschwerden, bei Bret und Mouriquand Hypoglossuslähmung. Päßler sah in einem Falle Parese der Muskeln, die vom Bulbus innerviert werden und Störung der Bewegung der Lippen und des weichen Gaumens, Maude beobachtete Parese des oberen Fazialisastes in einem Falle mit Ophthalmoplegie auf beiden Augen.

Hieran reiht sich eine Gruppe von Fällen mit Bulbärsymptomen, die deshalb von Interesse sind, weil sie zur Stütze der bulbären Hypothese des Morbus Basedowi herangezogen wurden. In einzelnen dieser sind aber die vorhandenen nervösen Störungen nicht auf den Morbus Basedowi zu beziehen. So sind die Fälle von Voß, Ballet mit Fazialisparese, Sprachstörungen, Regurgitieren wahrscheinlich als Myasthenie zu deuten, in dem Falle Rothman ist Alkohol in der Anamnese, in dem Falle Jendrassik liegt allem Anscheine nach Bleiintoxikation vor; in dem Falle Klien sind 7 Abortus in der Anamnese und ist der Verdacht auf Lues, obwohl sie negiert wird, nicht von der Hand zu weisen. Eine sichere Komplikation liegt auch in dem Falle Dana vor mit einem Erweichungsherde im Pons und in einem Falle Kappis mit einer im Anschlusse an die Operation aufgetretenen Schlucklähmung. In einer weiteren Reihe hierher gehöriger Fälle besteht die Möglichkeit, die vorhandenen Bulbärsymptome auf den Morbus Basedowi zu beziehen, wenn auch eine andere Erklärung möglich ist. Es sind das die Fälle von Chevalier, Fr. Müller, Sutcliff, eventuell der Fall Klien u. a. Es sind das schwere, meist innerhalb kurzer Zeit letal verlaufene Fälle, bei welchen sich mehr oder weniger kurze Zeit sub finem die Bulbärsymptome einstellten, bei welchen aber gleichzeitig meist erhöhte Temperaturen, starke Prostration, Benommenheit oder Delirien, starke Austrocknung des Mundes etc. vorhanden waren. Hier liegt die Möglichkeit vor, die bulbären Erscheinungen auf diese letzteren zu beziehen, immerhin besteht für einzelne wenigstens die Möglichkeit der Annahme einer Schädigung bulbärer Zentren, zumal in einzelnen Fällen positive Befunde an der Medulla erhoben werden konnten. Klien findet, daß in sämtlichen als besonders schwer angegebenen Fällen der Literatur positive Befunde an der Medulla erhoben werden konnten. Demgegenüber steht aber die Tatsache, daß nicht bei allen diesen Fällen intra vitam auch bulbäre Symptome vorhanden waren, daß umgekehrt Fälle mit bulbären Symptomen einen negativen Befund am Nervensystem aufwiesen (Fr. Müller u. a.) und daß endlich die Bedeutung der vorgefundenen Veränderungen strittig ist. So bleibt höchstens eine ganz geringe

Anzahl von Fällen (Bruns, Rankin u. a.), bei welchen wir aus dem Einsetzen der Erscheinungen, dem Verlaufe etc. einen Zusammenhang des Morbus Basedowi mit den Erscheinungen der Bulbärparalyse mit einiger Wahrscheinlichkeit annehmen können.

Ganz unklar ist der Fall Werner-Bristowe mit Beteiligung des Nervus facialis, Ophthalmoplegie, motorischer Trigeminuslähmung, progredienter rechtsseitiger Körperlähmung und negativem anatomischen Befunde und die Beobachtung von Bret und Mouriquand mit Polyphagie, Polydypsie und halbseitiger Zungenlähmung.

Der strikte Nachweis einer peripheren Lähmung der Gehirn- und übrigen Nerven steht noch aus, daher ist auch die Annahme einer toxischen Neuritis durch Schilddrüsenstoffe bei Morbus Basedowi vorläufig nur Hypothese (über das Vorkommen der peripheren Neuritis siehe Komplikationen).

Von motorischen Ausfallserscheinungen sind dann noch mono- und hemiplegische Zustände beschrieben, die teils isoliert, teils kombiniert mit Hirnnervenlähmungen zur Beobachtung gelangten und die als Manifestation des Morbus Basedowi gedeutet werden. Zumeist erscheint die Ansicht vertreten, daß sie toxischer Natur sind, hervorgerufen durch die in abnormer Menge vorhandenen Schilddrüsenstoffe. Ein genaueres Eingehen zeigt aber, daß eine solche Auffassung keineswegs als erwiesen angesehen werden kann. In einer großen Anzahl der mitgeteilten einschlägigen Fälle liegen unzweifelhaft hysterische Lähmungen vor, so in den Fällen von Boeteau, Cardarelli, Cheadle, Clarke, Dreschfeld, Murchison, Panas u. a. vielleicht auch in einem Falle Ballets mit hysterischen Erscheinungen in der Jugend, mit dem Auftreten einer plötzlich mit Schwindel einsetzenden Hemiparese und später einsetzendem fraglichen Morbus Basedowi. In einem Falle Cohens ist allem Anscheine nach die vorhandene Epilepsie Ursache der Hemiplegie und vielleicht auch des sich daran anschließenden fraglichen Morbus Basedowi, in einem zweiten Falle dieses Autors ist ebenfalls eine Komplikation anzunehmen. In einem Falle von Gause ist die ante mortem einsetzende Hemiparese offenbar auf Gehirnödem zu beziehen. Schwer zu deuten ist eine Beobachtung Dinklers, bei der intra vitam vorübergehende Schwächezustände vorhanden waren, die den Gedanken an Myasthenie aufkommen ließen, bei der vorher schon an gastrische Krisen erinnernde Brechanfälle vorhanden waren und sich dann ganz merkwürdige heftige Zuckungen, Charakterveränderung, bulbäre Symptome einstellten und post mortem multiple Erweichungsherde in der Hirnrinde und bulbäre Veränderungen gefunden wurden. Jedenfalls liegt es hier näher, die gefundene schwere Veränderung in den Zentralwindungen auf eine anderweitige Ursache als auf den Morbus Basedowi zu beziehen. In den Beobachtungen von Bradshaw, Clarke liegt eine gleichzeitige Chorea vor, auf welche die vorhandene Hemiparese ungezwungen bezogen werden kann, während in Beclères Fall die wiederholt vorgenommenen Operationen gewiß in Betracht kommen. Wenn wir auch nicht die Möglichkeit ganz in Abrede stellen wollen, daß im Verlaufe des Morbus Basedowi zerebrale Lähmungen als direkte Manifestationen des dem Morbus Basedowi zugrunde liegenden Prozesses vorkommen könnten, so müßten dies jedenfalls große Raritäten sein, da ein einwandsfreier Fall, soweit uns die Literatur zugänglich war, bisher nicht erbracht erscheint und in allen bisher vorliegenden Beobachtungen die Annahme einer Komplikation viel näherliegend ist.

Sensible Reizsymptome. Verhältnismäßig häufig finden sich abnorme sensible Erscheinungen bei Morbus Basedowi, die mit ihm in Beziehung gebracht werden können. Hierher gehört vor allem das intensive Hitzegefühl, über das sehr viele der Kranken klagen. Es tritt anfallsweise auf, in anderen Fällen ist es mehr kontinuierlich, nur zeitweilig sich intensiv steigernd, es ist zum Teil abhängig von Erregungen, in anderen Fällen nur des Nachts stärker, einzelne Kranken klagen über Hitzewellen, die gegen den Kopf aufschießen, über Wallungen, ähnlich wie bei Frauen im Klimax, während bei anderen die Hitzeempfindung den ganzen Körper betrifft, bald ist es weniger betont, in anderen Fällen wieder sehr intensiv, so daß diese Kranken über brennende Hitze klagen. Meist ist das Hitzegefühl mit Unruhe, Angstgefühl und Beklemmung verbunden, die Kranken leiden die Kleider nicht, schlafen nachts unbedeckt bei offenen Fenstern, sind unruhig. In manchen Fällen fühlt sich die Haut dabei auffallend trocken, heiß an und findet sich an einzelnen Teilen, besonders an Hals und Gesicht fleckige Rötung; in den meisten Fällen ist die Haut mit Schweiß bedeckt und blaß. Selten finden sich Angaben über Brennen und Hitze im Munde und im Rachen. Es ist dieses Hitzegefühl auch außerhalb des Morbus Basedowi bei Neurosen im Klimakterium etc. zu finden, doch läßt sich in den meisten Fällen durch das Auftreten erst mit der Erkrankung, durch das gleichsinnige Schwanken mit den übrigen Symptomen die Zugehörigkeit zum Morbus Basedowi erkennen. In einigen Fällen können wir das Bestehen des Hitzegefühls schon vor dem Morbus Basedowi erweisen, als zugehörig der neuropathischen Anlage. Sehr selten, wie in Beobachtungen Cohens schlägt das vorher bestandene Hitzegefühl später dann in Kältegefühl um. Weitaus seltener klagen die Kranken über Kältegefühl.

Pruritus. Am häufigsten findet sich dieses Jucken lokalisiert im Gesicht, an den Ohren, der Kopfhaut (Sokolowski, Moebius), tritt jedoch auch an anderen Körperstellen auf und kann mit großer Intensität den ganzen Körper betreffen, bald hier, bald dort auftreten, anfallsweise oder mehr kontinuierlich sich finden und durch verschiedene Einflüsse verstärkt werden. In manchen Fällen treten im Verlaufe angioneurotische Störungen, wie Urticaria, Bläschenbildung, Ödeme auf (Budde, Lewin, Nevins Hyde). Auch dieses Juckgefühl ist dem Morbus Basedowi nicht allein zugehörig, es findet sich bei den verschiedensten Zuständen, wie z. B. bei Stoffwechselerkrankungen, Intoxikationen, rein nervösen Zuständen, bei Myxödem, bei Angioneurosen etc. und ist wohl in manchen Fällen auf solche Vorkommnisse zu beziehen, immerhin gibt es aber Fälle, bei welchen das Einsetzen mit den übrigen Symptomen, die gleichsinnigen Schwankungen, oder die Beseitigung durch die Operation (Reinbach, v. Mikulicz, Bertels u. a.) die Zugehörigkeit zum Morbus Basedowi erweisen.

Schwieriger schon zu deuten sind die in manchen Fällen nachweisbaren Parästhesien wie Formikationen, Einschlafen der Finger etc. und Schmerzen. Parästhesien verschiedener Art finden sich verhältnismäßig häufig; so klagten einige meiner Fälle über Vertaubungsgefühl der Hände, Einschlafen der Hände während des Schlafes, leichtes Einschlafen der Finger etc., doch waren in diesen Fällen ähnliche Zustände oft schon früher vorhanden oder fanden sich sonst Veränderungen, auf welche sie zurückgeführt werden konnten (Neurose, Klimax, vereinzelt latente Tetanie etc.); überdies sind sie so häufig außerhalb des Morbus Basedowi, daß man nicht fehl gehen wird, sie nicht dem Morbus Basedowi zuzuschreiben. Als eine sichere Komplikation waren die in einem Falle vorhandenen „toten Finger" zu deuten.

Ebenso häufig finden sich Schmerzen verschiedener Art bei Morbus Basedowi, obwohl auch sie in den seltensten Fällen auf ihn selbst zu beziehen sein werden. Kocher findet in 4% seiner Fälle Schmerzen vorhanden. Am häufigsten finden sich sogenannte rheumatische Schmerzen verschiedener Intensität, wie wir sie auch sonst bei verschiedenen Zuständen, so bei Obstipation, uratischer Diathese, verschiedenen Infektionen, wie Lues, Gonorrhöe, Tuberkulose, bei nervösen Zuständen etc. nachweisen können. Sie auf den Morbus Basedowi zu beziehen und alle anderen Möglichkeiten auszuschließen, ist natürlich zumeist unmöglich. In einzelnen solchen Fällen läßt sich eine ausgesprochene Abhängigkeit der Schmerzen von der Menstruation erweisen. Manchmal kommt es auch zum Auftreten von intermittierenden Gelenkschwellungen.

Seltener sind intensive Schmerzen verschiedener Art, wie Neuralgien, anhaltende Rückenschmerzen, mehr lanzinierende Schmerzen etc. Diese Schmerzen sind in den meisten Fällen sicher auf eine Komplikation zu beziehen, in erster Linie auf Hysterie, dann Tabes, Ischias, multiple Neuritis, Diabetes, gynäkologische Affektionen, Lues etc. In einzelnen Fällen waren sie auf einen Herpes zoster zurückzuführen. In den Tetaniegegenden kommt noch die Tetanie in Betracht. In seltenen Fällen finden sich Hyperästhesien der verschiedenen Körperteile, wie der Kopfhaut, der Extremitäten, die schwer zu deuten sind.

In einer geringen Anzahl von Fällen liegen aber die Verhältnisse so, daß wir die vorhandenen sensiblen Reizerscheinungen verschiedener Art, die Parästhesien, der heftige Schmerzen auf den Morbus Basedowi beziehen müssen. Auf im Abdomen auftretende Schmerzanfälle werden wir noch zu sprechen kommen (vgl. Verdauungstrakt S. 121). Cheadle u. a. beschreiben Nackenschmerzen, die auch Moebius geneigt ist, auf den Morbus Basedowi zu beziehen, Kocher berichtet über anfallsweise auftretende Schmerzen in den Ohren und Zähnen, die auch durch Karotidenkompression ausgelöst werden konnten. Immerhin sind das recht seltene Ereignisse.

Sensible Ausfallserscheinungen sind immer nur durch Komplikationen bedingt, in erster Linie wieder durch Hysterie. Hierher gehören die zahlreichen Beobachtungen mit Hemianästhesie (Debove, Ditisheim, Huber, Kocher, Féréol, Mannheim, Perregaux u. a.). In einem Falle Oppenheims war ein Bluterguß in die innere Kapsel Ursache der motorischen und sensiblen Ausfallserscheinungen, in zwei Fällen von Mendel sind die sensiblen Erscheinungen auf Tabes zu beziehen.

Vasomotorische Erscheinungen finden sich verhältnismäßig häufig. Ihre direkte Abhängigkeit vom Morbus Basedowi ist jedoch mindestens für die große Mehrzahl der Fälle fraglich. In sehr vielen Fällen läßt sich erheben, daß die Neigung z. B. zu erröten oder zu erblassen schon vor dem Morbus Basedowi vorhanden war, sich oft bis in die Kindheit hinein verfolgen läßt und wir sehen dann, daß dasselbe Verhalten in der Erkrankung beibehalten wird, nur vielleicht in etwas potenzierter Weise. In anderen Fällen läßt sich beobachten, daß die vasomotorischen Erscheinungen trotz Schwankungen der übrigen Symptome und selbst nach Heilung des Morbus Basedowi persistent bleiben. Wir können für die Mehrzahl der Fälle die vorhandenen abnormen vasomotorischen Erscheinungen ungezwungen als Teilerscheinung der abnormen Konstitution, als Stigma degenerationis deuten. Wenn wir etwas auf den Morbus Basedowi beziehen dürfen, ist es die Neigung zu Gefäßerweiterung, die wir an Venen und Arterien beobachten. Dadurch kann natürlich die vorhandene Neigung zu abnormer Gefäßreaktion beeinflußt werden und können Erscheinungen, die vorher nicht manifest waren, zutage treten. Vielleicht ist darauf die Tatsache zurückzuführen, daß sich verhältnismäßig häufig bei Morbus Basedowi vasomotorische Erscheinungen finden, die auf eine Gefäßerweiterung hinweisen, selten dagegen solche, bei welchen eine abnorme Gefäßkontraktion vorhanden ist.

Zu diesen abnormen Erscheinungen von seiten der Vasomotoren gehört die Labilität der Erscheinungen, das Flüchtige und Unmotivierte im Auftreten, Eigenschaften, die deutlich schon auf den degenerativen Ursprung hinweisen. So kommt bei Morbus Basedowi häufig die Neigung zu unmotiviertem Erröten vor, auf dessen Vorkommen frühzeitig schon hingewiesen wurde (Begbie, Cheadle, Chvostek sen., Stellwag u. a.). Neben dieser Neigung zu erröten, die bloß das Gesicht oder auch ausgedehnte Körperteile betreffen kann, findet sich dann das Auftreten fleckiger Röte oder dauernder Rötung. So können solche rote Flecken am Halse, am Gesicht, um den Mund herum auftreten, sie können konfluieren, so daß Hals und angrenzende Partien gleichmäßig rot erscheinen und nur in der Umgebung finden sich einzelne Flecken, die die Genese der Rötung erkennen lassen. In anderen Fällen finden sich die Ohren, Teile des Thorax oder das ganze Gesicht dauernd gerötet. Hier kann dann z. B. die Rötung eines Ohres eine Zeitlang anhalten, verschwinden und dann auf das andere übergehen (Chvostek sen.). Ebenso kommen Fälle vor, in welchen die Rötung nur einseitig auftritt und sich gleichzeitig einseitige Erscheinungen von seiten des Sympathikus finden (Chvostek sen., Eulenburg, Jacobson, Fridenberg u. a.). Über den geröteten Partien wurde einige Male die Temperatur gemessen und erhöht gefunden (Schulz, Demme), in einzelnen Fällen kann man über solchen geröteten Stellen die Rötung mehr marmoriert, zum Teil livid sehen und es finden sich ausgedehnte Venen.

Hierher gehört auch der Dermographismus, auf welche Erscheinung seinerzeit Trousseau hingewiesen hat (Taches cérébrales), die bei ausgesprochener Quaddelbildung als Urticaria factitia bekannt ist. Peyron und Noir teilen einen Fall mit, bei welchem mechanische Reize erfolglos waren, der Funke des Induktionsstromes aber zur Urticariabildung führte; sie bezeichnen diesen Zustand als elektrischen Dermographismus.

Auf der Neigung der Gefäße zu Erweiterung beruht, zum Teil wenigstens, die in einzelnen Fällen vorhandene Neigung zu Blutungen aus verschiedenen Organen, ohne daß wir sonst eine Veränderung an denselben nachweisen könnten. Für die Neigung der Gefäße zur Erweiterung kommt allem Anschein nach die abnorme Anlage der Gefäße mit in Betracht, die auch bei der Genese der Blutungen eine Rolle spielen dürfte. Am häufigsten findet sich Nasenbluten, das oft als erstes Symptom sich einstellen kann (Garré, Makenzie u. a.), häufiger allerdings erst im Verlaufe der Erkrankung und in einzelnen Fällen gehäuft und abundant auftritt (Begbie, Cheadle, Trousseau u. a.), in einzelnen Fällen von Kopfschmerz begleitet ist. Dabei können gleichzeitig Blutungen an anderen Stellen vorhanden sein, wie am Zahnfleisch (Kocher, Popoff u. a.), Metrorrhagien (Popoff). Über Blutungen in der Haut, Lungen und Darmblutungen sei hier auf die entsprechenden Kapitel verwiesen.

Sekretorische Störungen. Von sekretorischen Störungen haben wir die Störungen der Tränensekretion schon erwähnt (siehe Auge), hier anzuführen sind dann noch die Störung der Schweiß- und Speichelsekretion.

Stärkere Schweißbildung wird nur in ca. $^1/_3$ der Fälle bei Morbus Basedowi vermißt, Fälle, bei welchen die Schweißbildung vollständig fehlt, sind selten; in mehr als der Hälfte der Fälle bestehen sehr reichliche Schweiße. Die Schweißbildung kann nur lokal vermehrt sein und hier gewisse Partien, wie Kopf, Achselhöhle, Hand- und Fußflächen bevorzugen, oder sie betrifft den ganzen Körper. In seltenen Fällen findet sich die Schweißsekretion auf einer Körperhälfte, häufiger noch auf einer Gesichtshälfte stärker (Chvostek sen., Demme, Fraenkel, Lewin, Jacobson, Nitzenadel, Russel, Taylor u. a.). Die Hyperidrose kann ständig anhalten und anfallsweise sich noch steigern, wozu oft ganz geringfügige Anlässe den Anstoß geben oder nur in Paroxysmen auftreten; in einzelnen Fällen finden sich besonders starke und ungemein quälende Nachtschweiße. Über übelriechende Schweiße berichtet seinerzeit schon Basedow. Bei starker Schweißbildung kann es zu dem Auftreten von Miliaria kommen. In einzelnen Fällen fehlt die Schweißsekretion vollständig und ist die Haut auffallend trocken (Chvostek sen., Cohen, Kocher u. a.). Hitzegefühl kann während der Schweißsekretion vorhanden sein oder fehlen, in manchen Fällen wurde über Kältegefühl beim Schweißanfall geklagt.

Die abnorme Schweißsekretion muß, wenn sie auch für den Morbus Basedowi durchaus nicht pathognomonisch ist, als Basedowsymptom gedeutet werden. Dafür spricht die Häufigkeit des Vorkommens, das Einsetzen der Schweiße, resp. der Verstärkung bei bereits vorhandener Neigung mit der Erkrankung. Sehr häufig läßt sich auch hier der Einfluß der Veranlagung erkennen, indem in den Fällen mit starken Schweißausbrüchen oft auch früher schon die Neigung leicht zu schwitzen vorhanden war und manchmal die Prädilektionsstellen wie vor der Erkrankung beibehalten werden, während wir es in den Fällen ohne Schweiß oft mit Menschen zu tun haben, die auch vorher nicht zum Schwitzen gebracht werden konnten. Wie die abnorme Schweißsekretion zustande kommt, wissen wir vorläufig nicht. Als wahrscheinlich kann eine Beeinflussung der im Sympathikus verlaufenden Schweißfasern angenommen werden, ob der Reiz zentral oder peripher angreift, ist nicht zu sagen. Jedenfalls spielt aber die Erweiterung der Gefäße dabei auch eine Rolle, weil, wenn auch die Sekretion in gewissen Grenzen von der Durchblutung unabhängig ist, ceteris paribus eine gute Durchblutung die Sekretion begünstigt. Für das Fehlen der Schweißsekretion kommt in manchen Fällen abgesehen von der geringen Ansprechbarkeit der Drüsen, die Kombination mit anderweitigen Erkrankungen, z. B. Diabetes in Betracht (Bettmann); für das halbseitige Schwitzen wurde in manchen Fällen als Ursache eine stärkere einseitig ausgebildete Struma und dadurch bedingte Beeinflussung des Sympathikus angenommen, da sich auch sonst Sympathikuserscheinungen fanden.

In seltenen Fällen findet sich eine abnorme Speichelsekretion (Boedeker, Charcot, Chvostek sen., Kocher, Strümpell u. a.). Wie die vermehrte Speichelsekretion zustande kommt, von wo aus sie ausgelöst wird, entzieht sich vorläufig unserer Erkenntnis. Möglicherweise spielt hier die Beteiligung anderer Blutdrüsen wie Pankreas, Hypophyse eine Rolle. Viel häufiger klagen die Kranken über Trockenheit im Munde.

Sehnenreflexe. Die Sehnenreflexe zeigen im allgemeinen bei Morbus Basedowi keine auffallenden Veränderungen. Am häufigsten noch finden wir eine geringfügige Erhöhung, seltener sind sie schwer auslösbar, aber es sind die Abweichungen von der Norm nur so, wie wir sie auch sonst bei nervösen Personen treffen. In seltenen Fällen fehlen die Sehnenreflexe, da ist dann eine Kombination mit anderweitigen Prozessen vorliegend (Diabetes, Neuritis, Tabes etc.) oder die Kachexie der Kranken verantwortlich zu machen. In einzelnen Fällen, wie in den mit Schwächezuständen einhergehenden, ist vielleicht die nachweisbare Hypotonie mit im Spiele, doch sind diese Fälle noch nicht genügend geklärt. Ebenso unklar wie das Fehlen der Sehnenreflexe in manchen Fällen ist eine zeitweilig zu beobachtende Reflexsteigerung. Moebius erwähnt eine pathologische Steigerung, die eine gewisse Selbständigkeit zeigt und gewöhnlich nach einiger Zeit wieder verschwindet, so findet er zeitweilig das Auftreten des Fußphänomens. Beträchtlichere Grade von Reflexsteigerung mit Klonus und Babinski sind wohl stets auf Komplikationen zu beziehen. Geringere Grade sind wohl auf die gleiche Stufe zu stellen mit den bei Neurasthenie und Hysterie zu beobachtenden. Für sie läßt sich auch die Selbständigkeit erweisen, die Moebius erwähnt. Vielleicht ist sie in einigen Fällen Teilerscheinung der neuropathischen Anlage, ebenso wie vielleicht die Herabsetzung der Reflexe in einzelnen Fällen. Ein Parallelismus in der Schwere der Erkrankung und dem Verhalten der Sehnenreflexe ist nicht zu beobachten.

Das Verhalten der Hautreflexe zeigt keine irgendwie verwertbare Abweichung und ist sicher nicht vom Morbus Basedowi abhängig.

Loeper und Mougeot finden in einzelnen Fällen von Morbus Basedowi den okulo-kardialen Reflex fehlend, doch kann er auch, wie sie selbst hervorheben, bei anderweitigen Erkrankungen, wie bei Bleiintoxikation, Diabetes, sogar auch bei Gesunden fehlen.

In letzter Zeit hat man der Funktionsprüfung des vegetativen Nervensystems und ihrem Verhalten gegen bestimmte Pharmaka erhöhte Aufmerksamkeit geschenkt und auf Grund des differenten Verhaltens verschiedene Formen der Erkrankung aufgestellt (über die Berechtigung siehe S. 276). Vorläufig sind wir jedoch über die Funktionen dieses Teiles des Nervensystems und seiner Korrelationen, selbst unter normalen Verhältnissen, so wenig orientiert und sind die Anschauungen über den Wert der Funktionsprüfung so divergente, daß irgendwelche Schlüsse auf das Verhalten dieser Nerven in krankhaften Zuständen wohl nicht gut gezogen werden können. Außerdem leiden alle bisher vorliegenden Annahmen an dem Fehler, daß man nur einseitig das auslösende Moment in Betracht gezogen hat, während man den Zustand der Erfolgsorgane und die dadurch bestimmte Reaktion außer acht läßt. Tedeschi findet, daß Muskelarbeit die Empfindlichkeit des vegetativen Nervensystems bei Morbus Basedowi mehr steigert als bei Gesunden und nimmt eine erhöhte Erregbarkeit an.

Außerdem finden sich noch eine Reihe nervöser Zustände und Erscheinungen bei Morbus Basedowi, die sicher durch Komplikationen bedingt sind und sei hier auf das betreffende Kapitel verwiesen.

Ein Überblick über die große Anzahl der bei Morbus Basedowi zu beobachtenden Erscheinungen von seiten des Nervensystems zeigt, wie unbegründet auch hier die Annahme ist, daß es spezifische, nur durch die Erkrankung auslösbare Erscheinungen gibt, die dem Morbus Basedowi ein eigenartiges Gepräge geben und bewirken, daß Störungen, die in seinem Verlaufe auftreten, durch ihn auch eine besondere Färbung bekommen. Ebensowenig erscheint die Annahme berechtigt, daß alle Erscheinungen, wenn sie nicht durch augenfällige Komplikationen bedingt sind, als Basedowsymptome gedeutet werden können. Wir können nur annehmen, daß durch den Morbus Basedowi eine erhöhte Erregbarkeit des Nervensystems bedingt wird; das kann als Basedowsymptom bezeichnet werden. Aber auch hier werden wir zur Annahme gedrängt, die mit den modernen Anschauungen über die Bedeutung der Schilddrüse für den Biotonus im Einklange steht, daß durch die Vorgänge beim Morbus Basedowi, vielleicht durch die vermehrte Tätigkeit der Schilddrüse, das Nervensystem nur sensibilisiert, für exo- und endogene Reize empfindlicher gemacht wird. Neue spezifische Erscheinungen werden nicht bedingt, es werden nur in der Anlage gegebene, durch die Erfolgsorgane mögliche zutage treten können. Es bestimmt vor allem die durch die Organverfassung gegebene Konstitution die Art der Erscheinungen. Dadurch kommt es, daß wir hier nur Zuständen begegnen, die alle kein für den Morbus Basedowi typisches Gepräge zeigen, sondern auch durch verschiedene andere Ursachen ausgelöst werden können. Dadurch wird es auch verständlich, daß wir so häufig Erscheinungen treffen, die Teilerscheinungen der degenerativen Anlage sind, bei welcher von Haus aus schon eine abnorme Ansprechbarkeit des Nervensystems vorhanden ist; bei der Bedeutung der degenerativen Anlage für die Genese des Morbus Basedowi wird es aber auch verständlich, daß wir in allen Erscheinungen, die wir beim Morbus Basedowi finden, überall wieder die Eigenheiten der degenerativen Anlage, die Labilität, die reizbare Schwäche etc. wiedersehen.

9. Kapitel.

Stoffwechselstörungen.

In der Symptomatologie des Morbus Basedowi nehmen Stoffwechselstörungen einen hervorragenden Platz ein.

Abmagerung. Für die Bedeutung dieser Vorgänge spricht schon die Tatsache, daß in ca. $^4/_5$ der Fälle trotz genügender Nahrungszufuhr eine Abmagerung zu konstatieren ist; Murray findet eine solche nur in ca. $^1/_3$ der Fälle. Diese Abmagerung tritt in der Mehrzahl der Fälle mit den übrigen Symptomen in die Erscheinung, zeigt mit ihnen auch gleichsinniges Verhalten und ist häufig proportional der Schwere der Erkrankung. Abweichungen kommen jedoch insoferne vor, als in manchen Fällen die Abmagerung den Reigen der Erscheinungen eröffnet und eine scheinbar unmotiviert auftretende Abmagerung durch einige Zeit das einzige Zeichen sein kann. Dann können wir auch insoferne eine Inkongruenz der Erscheinungen beobachten, als die Abmagerung gegenüber den sonst vollständig vorhandenen Erscheinungen stärker in den Vordergrund tritt, zunehmend progressiv ist, während die übrigen Erscheinungen schwanken, sich sogar bessern können. Es kann diese Abmagerung ganz plötzlich und scheinbar unmotiviert, oft nach ganz geringfügigen Anlässen, auftreten und fortschreiten (crises d'amaigrissement, Huchard), dann plötzlich wieder sistieren und einer rapiden Gewichtszunahme Platz machen. Auch diesen Schwankungen brauchen die übrigen Symptome nicht zu folgen. In einzelnen Fällen von Morbus Basedowi kann dann, selbst bei nicht schweren sonstigen Erscheinungen die Dekonstitution der Kranken solche Grade erreichen, daß wir von einer Kachexie sprechen können (Cachexie thyréoidienne, Gautier). Für gewöhnlich geht mit der Abmagerung eine zunehmende Schwäche einher, doch kann auch hier, namentlich in den Anfangsstadien, eine Inkongruenz zutage treten. Dabei ist der Appetit der Kranken in der Regel gut, die Kranken essen reichlich, oft besteht sogar eine Steigerung des Appetites, Heißhunger und wirkliche Polyphagie und trotz der reichlichen Nahrungszufuhr und der scheinbar guten Ausnützung der Nahrung ist die Abmagerung nicht aufzuhalten. In manchen Fällen allerdings gelingt es, bei entsprechendem Verhalten (Ruhe, Liegen) durch vermehrte Nahrungszufuhr einen Gewichtsansatz zu erzielen, ohne daß sonst ein Rückgehen der Erscheinungen zu beobachten wäre. Am stärksten ist die Abmagerung für gewöhnlich in den Fällen, in welchen der Appetit abnimmt und sonstige Störungen von seiten des Verdauungstraktes, wie Erbrechen und Diarrhöen vorhanden sind. Selbst in hochgradigen Fällen von Abmagerung kann diese zum Stillstand kommen und allmählich oder schneller wieder ein normales oder annähernd normales Körpergewicht erreicht werden. Dabei zeigt sich, daß in manchen Fällen die Gewichtszunahme trotz gleichbleibender Nahrungsaufnahme erfolgt, in einzelnen Fällen die rapide Gewichtszunahme in einem auffallenden Mißverhältnis zur Nahrungsaufnahme steht. In seltenen Fällen kann es sogar zu einer abnormen Gewichtszunahme, zu reichlichem Fettansatz kommen. So erwähnt v. Wagner einen Fall, in welchem es zuerst zu rapider Abmagerung und dann zu dem Auftreten von Fettsucht gekommen ist. Das Auftreten von konstitutioneller Fettsucht nach Ablauf eines Morbus Basedowi habe ich in einem Falle gesehen.

Die durch die Abmagerung bei Morbus Basedowi bedingten Gewichtsstürze erreichen oft ganz enorme Grade. So verlor ein Patient Russells in 1 Jahre 30 kg, ein Kranker Isaacs in 5 Monaten 31 kg, ein anderer Boinets 40 kg, ein Fall von Hirschl in einem halben Jahre 39 kg, ein anderer von Revilliod $60^1/_2$ kg.

Wichtig ist die Tatsache, daß nicht alle Basedowkranken abmagern, daß in manchen Fällen selbst bei ziemlich schweren sonstigen Erscheinungen die Abmagerung durch lange Zeit vollständig fehlen kann; es kann sogar Fettleibigkeit vorhanden sein. Solche, allerdings seltene Fälle habe ich gesehen und berichten darüber auch Kocher (trotz fünfjährigen Bestandes des Morbus Basedowi) und Dalmady, Jamin. Die zweite interessante Tatsache ist die, daß die Abmagerung sehr häufig keine gleichmäßige ist, sondern daß, worauf schon v. Basedow hingewiesen hat, der Oberkörper, Gesicht etc. in der Regel abmagern, während „eine bleibende Fülle des Bauches und sulzige Anschoppung der Unterschenkel" fortbesteht (vgl. hierzu Komplikationen Haut) und daß es seltene Fälle gibt, bei welchen die Abmagerung halbseitig oder vorwiegend halbseitig konstatiert wurde (Chvostek sen., Johnstone).

Dieses Abmagern trotz reichlicher Nahrungszufuhr und zumeist genügender Ausnützung der Nahrung ist aber für den Morbus Basedowi keineswegs pathognomonisch. Wir sehen dieselbe Erscheinung bei verschiedenen nervösen Erregungszuständen, bei Neurasthenie und Hysterie, auch im Verlaufe einzelner organischer Erkrankungen, wie z. B. bei der Tabes. Stiller hat bereits darauf hingewiesen, daß bei manchen scheinbar ganz gesunden und robusten Personen eine geringfügige Ursache, wie ein psychisches Trauma oder ein leichter Magenkatarrh genügt, um eine auffallende Dekonstitution herbeizuführen, als deren Grundlage sich dann Symptome der asthenischen Konstitution nachweisen lassen; er betont, daß eine solche abnorme Reaktion auffordern muß, nach dieser Konstitutionsanomalie zu suchen. Solche abnorme Reaktionen, wie rapide unmotivierte Abmagerung, dann wieder rapide Gewichtszunahme, sehen wir nicht nur bei der asthenischen Konstitution, die nur eine der Formen konstitutioneller Anomalien darstellt, sondern auch bei anderen degenerativen Zuständen, für welche wir die Labilität der vitalen Vorgänge als charakteristisch kennen.

Stoffwechsel. Für die Abmagerung bei Morbus Basedowi nimmt man allgemein eine Erhöhung der Stoffwechselvorgänge unter dem Einflusse gesteigerter Schilddrüsentätigkeit an. Es ist, wie Fr. Müller zuerst durch Stoffwechseluntersuchungen nachweisen konnte, der Gesamtumsatz wesentlich erhöht. Da hierbei eine Reihe von Momenten, wie die motorische Unruhe, das Zittern, die abnorme Nahrungsaufnahme mitbeteiligt sind, hat Magnus Levy in einer eingehenden Untersuchungsreihe den Grundumsatz, d. i. die CO_2-Produktion und den O_2-Verbrauch im nüchternen Zustande bei völliger körperlicher Ruhe untersucht und gefunden, daß derselbe in den schweren Fällen von Morbus Basedowi, und zwar ungefähr der Schwere der Krankheit entsprechend, erhöht ist. Er fand eine Zunahme der Werte bis 50 und selbst $70^0/_0$ und glaubt, daß eine solche beträchtliche Erhöhung sich nur bei Morbus Basedowi findet. Interessant ist die Tatsache, daß Magnus Levy diese Steigerung des Grundumsatzes in seinen vier leichten Fällen vollständig vermißte. Die Erhöhung des Grundumsatzes bei Morbus Basedowi wurde durch die folgenden

Untersuchungen von Falta, H. Salomon, Steyrer, Stüve, Thiele und Nehring, Undeutsch u. a. bestätigt, so daß sie als gesichert gelten kann. Dabei würde sich ergeben, daß der Grundumsatz ebenso wie die übrigen Symptome starken Schwankungen unterworfen ist (Falta) und daß er mit den übrigen Erscheinungen gleichsinnig schwankt (Magnus Levy). Salomon, Falta fanden, daß der Grundumsatz auch bei den formes frustes erhöht ist.

Bei diesen Untersuchungen haben sich auch noch einige andere interessante Tatsachen ergeben. So konnte Magnus Levy feststellen, daß sich bei Morbus Basedowi nach Nahrungszufuhr nur eine solche Steigerung der Grundwerte einstellte, wie sie sich auch bei Gesunden und gleicher Kost finden würde, eine Angabe, die im Widerspruche steht mit dem Befunde von Jaquet und Svenson, die einen erhöhten Umsatz nach Nahrungsaufnahme beobachtet haben. Undeutsch fand, daß die größte Steigerung der Oxydationsprozesse wie bei Gesunden 1—2 Stunden nach der Nahrungsaufnahme fällt. Přibram und Porges, die den Grundumsatz während verschiedener Diätperioden untersuchten, fanden den Umsatz durch Eiweißabstinenz nicht beeinflußt, aber abnorm erhöht durch Eiweiß- resp. Fleischüberfütterung. Falta hält den Stoffwechsel bei Morbus Basedowi für besonders labil und vermutet, daß vielleicht die Eiweißzufuhr die Tätigkeit der Schilddrüse in besonderem Grade steigert. Magnus Levy hat ferner die wichtige Tatsache festgestellt, daß eine Verabreichung von Schilddrüsenpräparaten bei Morbus Basedowi keine weitere Zunahme des Gaswechsels eintreten ließ, wie zu erwarten gewesen wäre, eine Tatsache, die durch Steyrer bestätigt wurde.

Als Ursache des erhöhten Umsatzes kommen sicher eine Reihe von Momenten in Betracht, so die erhöhte Herz- und Atemtätigkeit, der Tremor (Speck), der allgemein nervöse Erregungszustand, vielleicht auch in einzelnen Fällen die vermehrte Nahrungsaufnahme, und gewiß hat Magnus Levy gegenüber Speck recht, wenn er den Tremor als alleinige Ursache des erhöhten Umsatzes ablehnt. Da aber alle angeführten Momente zusammen nicht ausreichen, die bei Morbus Basedowi vorhandenen beträchtlichen Änderungen zu erklären, Magnus Levy dieselben Veränderungen bei seinen Kranken auch bei völliger Ruhe, bei möglichster Ausschaltung des Tremors im natürlichen und Morphiumschlaf erhielt, ist der Anschauung von Magnus Levy beizupflichten, daß der Umsatz schon in der ruhenden Zelle erhöht ist. Für dieses Verhalten kommt die Tonussteigerung des gesamten vegetativen Nervensystems und die erhöhte Aktivität seiner Erfolgsorgane mit in Betracht (Falta). Anderson und Bergmann wenden sich gegen die Annahme von Magnus Levy auf Grund von Versuchen, bei welchen sie auf große Dosen von Schilddrüsenstoffen im Schlafe und in der Ruhe keine Erhöhung des Umsatzes fanden.

Als die letzte Ursache aller dieser Vorgänge wird die abnorme Tätigkeit der Schilddrüse angenommen und der gesteigerte Umsatz als ein wichtiges Beweismoment der Moebiusschen Auffassung des Morbus Basedowi angesehen. Gestützt wird diese Annahme durch die Tatsache, daß eine so enorme Steigerung des Grundumsatzes, wie sie sich bei Morbus Basedowi findet, wohl kaum so konstant bei einer anderen Erkrankung vorkommt, ferner durch den Umstand, daß alle Momente, die als Ursache der Stoffwechselsteigerung sonst in Betracht kämen, Symptome des Morbus Basedowi sind, bei welchem die Schilddrüse eine Rolle spielt, dann durch den Nachweis, daß es gelingt, bei Myxödem und gewissen Formen von Fettsucht durch Schilddrüsenstoffe eine Steigerung des Umsatzes zu erzielen und endlich dadurch, daß man auch bei normalen Menschen und beim Tier durch Schilddrüsenstoffe eine Steigerung des Grundumsatzes erzielen kann. Im allgemeinen kann dieser Beweisführung zugestimmt werden, nur muß hier wieder das konstitutionelle Moment eingeschaltet werden, denn eine große Reihe von Menschen verhält sich gegen Schilddrüsenstoffe vollständig refraktär, und ebenso ist im wesentlichen nur bei den konstitutionellen Formen von Fettsucht gegenüber der Mastfettsucht ein Resultat zu erzielen. Der Grundumsatz wird allem Anscheine nach durch Schilddrüsenzufuhr unter normalen Verhältnissen nicht wesentlich geändert und läßt eine abnorme Beeinflussung auf eine abnorme Beschaffenheit der Zellen schließen, deren vitale Vorgänge die Schilddrüsenstoffe beeinflussen. Die Wirkung der Schilddrüsenstoffe stellt, wie Fr. Kraus betont, keinen einfach dissimilatorischen Vorgang dar, sondern sie erhalten in den von ihnen beeinflußten Organen Dauerzustände, in welchen die sonstigen exogenen und endogenen Reize anders wirken und bewirken so eine Verstärkung der in den Geweben sich abspielenden Stoffwechselvorgänge. Von diesem Gesichtspunkte wird uns die verschiedene Wirkung der Schilddrüsenstoffe bei Myxödem und bei Morbus Basedowi verständlich, wir verstehen aber auch bei der Rolle, die den Erfolgsorganen zufällt, die verschiedene Wirkung in den einzelnen Fällen von Morbus Basedowi.

Es wäre noch die Frage zu beantworten, ob die durch die Schilddrüse bedingte Steigerung des Grundumsatzes als einzige Ursache der bei Morbus Basedowi auftretenden Abmagerung angesehen werden kann. Dies muß verneint werden. Die Ursache der Abmagerung muß in verschiedenen Momenten gesehen werden, die uns wahrscheinlich nicht einmal alle geläufig sind, von welchen in den verschiedenen Fällen verschiedene in Aktion treten. Die Steigerung der Kalorienproduktion ist nur eines der Momente. In Betracht kommen hier sicher konstitutionelle Momente, worauf wir gerade hingewiesen haben, die uns erklären, warum nicht alle Fälle von Morbus Basedowi abmagern, einzelne rapid abnehmen, in anderen wieder ein reichlicher Panic. adiposus bleiben kann; diese Annahme wird auch durch die Tatsache gestützt, daß wir denselben Attacken von Abmagerung auch außerhalb des Morbus Basedowi bei konstitutionellen Anomalien begegnen. Dann müssen noch gewisse lokale, in den Geweben gelegene Momente in Betracht kommen, die uns erklären, warum das Fett an einzelnen Stellen, wie am Bauche, trotz sonstiger beträchtlicher Abmagerung persistent bleiben kann. Endlich weisen die allerdings seltenen Fälle von halbseitiger Abmagerung mit Wahrscheinlichkeit auf nervöse Einflüsse hin. Für den Grad der Abmagerung kommen überdies Änderungen in den Ernährungsvorgängen, Änderungen in der Resorption und Ausnützung der Nahrung in Betracht, Vorgänge, für welche die Funktionsstörung von Blutdrüsen ebenfalls von Belang sind.

Auch die in manchen Fällen vorhandene Kachexie kann nicht einfach durch die Steigerung der Verbrennungsprozesse und die Abmagerung erklärt werden. Einzelne Fälle, die ich gesehen habe, legen den Gedanken nahe, daß hier trophische Vorgänge eine Rolle spielen, wie wir solche ja auch sonst bei Morbus Basedowi finden. Es würde sich hier um analoge Vorgänge handeln, wie bei manchen Formen von Kachexie bei Tabes.

Eiweißumsatz. So wie der Grundumsatz zeigt sich auch der Eiweißumsatz bei Morbus Basedowi erhöht (Clemens, Lepine, Lustig, Magnus Levy, Matthes, Fr. Müller, Rudinger) und muß man, um solche Kranke im N.-Gleichgewicht zu erhalten, die Kalorienzufuhr beträchtlich erhöhen, die Eiweißzufuhr stark steigern oder eiweißsparende Kohlehydrate und Fette geben. Es findet sich der vermehrte Eiweißzerfall nicht in allen Fällen (Schiödte) und wie Clemens, Magnus Levy hervorheben, nicht die ganze Zeit der Erkrankung hindurch, sondern vorwiegend in den Zeiten der Verschlimmerung; in den Zeiten einer Remission oder der Zunahme des Körpergewichtes kann er fehlen. In einem solchen Falle hat W. Scholz Stickstoffansatz beobachtet;

Scordo und Franchini konstatierten dasselbe in der Rekonvaleszenz. Es kann dieser Eiweißzerfall auch durch entsprechende Nahrungszufuhr, selbst in Zeiten der Progression der Erkrankung, verhindert werden und kann in einzelnen solcher Fälle sogar eine Mast erzielt werden (Hirschlaff, Matthes u. a.). Rudinger fand bei Morbus Basedowi bei einer nahezu N-freien, Kohlehydrat- und fettreichen Kost (nach Landergreen) eine um über $100^0/_0$ erhöhte Einschmelzung des Körpereiweißes, die bei fortgesetzter reichlicher Kohlehydratfütterung auf die Norm zurückgeführt werden konnte. Im Tierexperiment konnte Mayerle zeigen, daß die Kohlehydrate in hohem Maße imstande sind, die Wirkung der Schilddrüsenpräparate zu hemmen, während die Fette, die lebhaft angegriffen werden, nur bei großer Zufuhr imstande sind, den Eiweißzerfall zu verhüten.

Der vermehrte Eiweißzerfall bei Morbus Basedowi wird auf die erhöhte Tätigkeit der Schilddrüse bezogen. Diese Annahme stützt sich auf die Tatsache, daß durch Schilddrüsenverabreichung sowohl beim Menschen, als auch beim Tier vermehrte N-Ausscheidung zu beobachten ist (Eppinger, Falta und Rudinger, Matthes, Mayerle, F. Voit), die nicht lediglich durch eine Ausschwemmung von Stoffwechselschlacken bedingt sein kann (Schöndorff), da die gleichzeitige Steigerung der Schwefel- und Phosphorausscheidung auf einen erhöhten Eiweißzerfall hinweist und sich durch reichliche Kalorienzufuhr der Stickstoffverlust beheben läßt (Bleibtreu und Wendelstadt u. a.).

Es bleibt die Frage zu beantworten, ob der vermehrte Eiweißzerfall primär durch die Schilddrüse bedingt wird oder ob er nur Folge der relativen Unterernährung ist, die durch die vermehrte Kohlehydrat- und Fettumsetzung bedingt wäre. Hier sprechen die meisten Tatsachen zugunsten der ersten Annahme. In diesem Sinne spricht der Umstand, daß, um Stickstoffgleichgewicht zu erzielen, mit der Kalorienzufuhr und namentlich mit der Eiweißzufuhr beträchtlicher hinaufgegangen werden muß, als bei Gesunden (Magnus Levy), daß bei Fettzufuhr oder reichlichem Fettdepot der Stickstoffverlust zwar erheblich eingeschränkt, aber nicht völlig aufgehoben werden kann (Magnus Levy) und daß beim Tier nach Schilddrüsenverfütterung bei reichlicher Fettzufuhr und Fettansatz die Stickstoffausscheidung erhöht, negative Stickstoffbilanz vorhanden sein kann (F. Voit), endlich die von v. Bergmann konstatierte Tatsache, daß bei Morbus Basedowi die Stickstoffwechselsteigerung auf Kosten jenes Materiales bestritten wird, das im gegebenen Falle zur Verfügung steht. Falta glaubt, daß für die leichteren Grade nur eine Steigerung der physiologischen Verhältnisse vorliegt, während er für die schwereren Grade eine toxische Störung annimmt. Kottmann, K. Meyer erklären den vermehrten Eiweißzerfall durch die Wirkung proteolytischer Fermente.

Von Interesse ist hier auch die Tatsache, daß nach Schilddrüsenverabreichung bei Morbus Basedowi ebenso wie der Grundumsatz, auch der Eiweißzerfall keine weitere Zunahme zu zeigen braucht (Hirschlaff, Scholz), daß eine solche nur in einzelnen Fällen eingetreten ist (David, Matthes).

Im Harne lassen sich keine wesentlichen Abweichungen der Stickstoffverteilung erkennen.

Der Harnstoffgehalt wird unverändert angegeben von Daddi, ebenso die Menge des Ammoniaks (Magnus Levy), während Clemens angibt, daß die Harnstoffausscheidung sehr starke Schwankungen aufweist und manchmal abnorm erhöht ist (bis 63,7 g).

Die Harnsäurewerte wurden normal gefunden von David, Magnus Levy, Schreiber und Waldvogel, vermindert von Scordo und Franchini, Falta und Zehner. Letztere Autoren fanden in allen schweren Fällen von Morbus Basedowi sowohl den endogenen Faktor der U-Ausscheidung, als auch die exogene U-Ausscheidung auffallend gering und glauben, daß unter dem Einflusse des Hyperthyreoidismus ein Teil der Harnsäure weiter abgebaut wird. Eine ganz auffallende Vermehrung der Ausscheidung von 5 g beobachtete A. Kocher in einem Falle. Magnus Levy vermutet für diesen Fall den Einfluß einer Thymusmedikation.

Eine Vermehrung der Amidosäuren im Harne berichten Scordo und Franchini. Bei Erkrankungen, die auf Störungen der inneren Sekretion beruhen, so bei Morbus Basedowi und Adipositas cerebrogenitalis fanden Přibram und Löwy die Werte des N-haltigen Kolloids im Harne vermehrt.

Es betreffen die vermehrten Oxydationen bei Morbus Basedowi nicht bestimmte Stoffe und haben kein spezifisches Gepräge. v. Bergmann hat nachgewiesen, daß sich die gesteigerten Verbrennungen in nichts von anderweitig zu beobachtenden unterscheiden und auf Kosten des jeweils gerade zur Verfügung stehenden Materials erfolgen.

Auch für den Stickstoffwechsel halten wir die Annahme nicht für erwiesen, daß die vermehrte Schilddrüsentätigkeit allein zur Erklärung des vermehrten Eiweißzerfalles genügt. Hier kommen offenbar analoge Verhältnisse mit in Betracht, wie wir sie beim Grundumsatz angeführt haben. Damit im Einklange steht die Anschauung, zu der Rahel Hirsch über die Wirkung der Schilddrüsenzufuhr beim gesunden Organismus kommt: daß man aus diesen Resultaten die Bedeutung der Drüse für den Stoffwechsel nicht zu bewerten imstande wäre. „Die Vermutung, daß die Gland. thyreoidea normalerweise einen wesentlichen Faktor für die Regulierung des Stoffwechsels bildet, hat erst das Studium ihrer pathologischen Veränderungen nahegelegt."

Fettstoffwechsel. Über den Fettstoffwechsel bei Morbus Basedowi sind wir, abgesehen von der Rolle, die die Fette bei der Erhöhung des Umsatzes spielen, sehr wenig orientiert. Über die Kombination mit Fettsucht sei hier auf das Kapitel (Komplikationen, Haut) verwiesen. Gar nichts bekannt ist über das Verhalten der Lipoide. Und doch sind hier wegen der Beteiligung der Blutdrüsen und der Beteiligung der Leber Veränderungen im Fettstoffwechsel anzunehmen. Weltmann hat in zwei Fällen normale Cholesterinwerte im Blute gefunden. Das Vorkommen von Fettstühlen in einzelnen Fällen von Morbus Basedowi erweist ungenügende Spaltung und mangelhafte Resorption der Fette im Darme, die wahrscheinlich auf eine Pankreasstörung zu beziehen ist (vgl. Sympt. Verdauungstrakt). Wir hätten es dann bei Morbus Basedowi neben einer vermehrten Verbrennung der Fette, in einzelnen Fällen wenigstens, auch mit Störungen der Resorption zu tun.

Kohlehydratstoffwechsel. Etwas besser orientiert sind wir über die Störungen im Kohlehydratstoffwechsel. Auch hier begegnen wir außer den Erscheinungen, die auf eine vermehrte Verbrennung der Kohlehydrate bezogen werden müssen, solchen, die auf eine Änderung in der Assimilation hinweisen. Vielfach werden die Störungen jetzt auf das Pankreas und die Schilddrüse bezogen, indem angenommen wird, daß durch die Schilddrüse die Funktion des Pankreas beeinflußt wird (Falta, Fr. Schultze u. a.).

Alimentäre Glykosurie. Unter den alimentären Glykosurien ist die alimentäre Dextrosurie seinerzeit von Kraus und Ludwig und dann von Chvostek beschrieben worden. Durch eine Reihe von Untersuchungen (Diénot, Goldschmidt, Hirschl, Mackenzie, Naunyn, v. Noorden, Scholz, Stern, Strauß, Szél u. a.) wurde das Vorkommen alimentärer Dextrosurie bei Morbus Basedowi bestätigt, wenn auch die Angaben über die Häufigkeit variieren und sich im allgemeinen ergeben hat, daß sie nicht so häufig vorkommt, wie die ersten Angaben ergeben haben. Es schwanken die Zahlen von ca. 60%

(Kraus und Ludwig, Chvostek), $30\,^0/_0$ (Hirschl), $25\,^0/_0$ (Schultze), bis durch ca. $16-20\,^0/_0$ (Strauß, Goldschmied). Diese Differenzen lassen sich auf die verschiedene Art der Verabreichung der Dextrose (nüchtern oder nach den Mahlzeiten), das ungleiche Lösungsmittel, vielleicht die ungleiche Reinheit des Zuckers und endlich durch die verschiedene Intensität der Erkrankung (v. Noorden, Hirschl) erklären. Nach den Untersuchungen, die in letzter Zeit an meiner Klinik von H. Kahler, Szél gemacht wurden, trat nach 100 g Dextrose nüchtern in über $50\,^0/_0$ der Fälle Dextrosurie auf. Durch die bisherigen Untersuchungen ist auch die Tatsache festgestellt, daß das Vorkommen alimentärer Glykosurie durchaus nicht für den Morbus Basedowi pathognomonisch ist, sondern sich auch bei anderen Erkrankungen, so bei Neurosen mit derselben Häufigkeit findet (Goldschmied, v. Jaksch, Strauß, Strümpell u. a.).

Den herrschenden Anschauungen nach wird die bei Morbus Basedowi vorhandene alimentäre Dextrosurie als Basedowsymptom gedeutet und mit der Funktionsstörung der Schilddrüse in Zusammenhang gebracht. Als Stütze für diese Auffassung dient ihr Vorkommen bei Morbus Basedowi, sowie der Umstand, daß es gelingt, durch Verabreichung von Schilddrüse beim Menschen Glykosurie zu erzeugen (Beclére, Bruns, Dale, Dennig, Ewald, Fr. Müller, v. Noorden, v. Notthaft, Senator, Stabel u. a.) und daß bei solchen Personen auch die Erscheinungen alimentärer Glykosurie gefunden werden können (Bettmann, Strauß). Diese Fassung wird den Tatsachen nicht voll gerecht. Es ist zunächst die Abhängigkeit der alimentären Glykosurie vom Morbus Basedowi selbst nicht erwiesen, da nicht festgestellt werden kann, ob sie in den positiven Fällen nicht auch schon vor dem Morbus Basedowi vorhanden war, und dann zeigt auch die Glykosurie kein Parallelgehen mit den übrigen Erscheinungen. Wir sehen schwere Fälle von Morbus Basedowi mit fehlender oder leichter Glykosurie und ganz leichte Fälle mit schwerer Zuckerausscheidung. Auch sonst im Verlaufe kann ein gleichsinniges Schwanken mit den übrigen Symptomen vollständig fehlen. Wir sind hier nicht der Ansicht Schultzes, der einen Parallelismus in den Erscheinungen findet. Ferner spricht der Umstand dagegen, daß wir der alimentären Glykosurie auch außerhalb des Morbus Basedowi bei verschiedenen Zuständen in annähernd gleicher Häufigkeit begegnen und daß ihr Vorkommen nach Schilddrüsenverabreichung ein verhältnismäßig sehr seltenes Ereignis ist. Überblicken wir aber die Fälle, bei welchen alimentäre Dextrosurie beobachtet wird und bei welchen eine Glykosurie nach Schilddrüsengebrauch auftrat, so sehen wir, daß es hier wieder Zustände sind, bei welchen die degenerative Anlage eine wesentliche Rolle spielt (Neurosen, Fettleibigkeit, Kropf), so daß wir aus diesem Verhalten schon zu der Annahme gedrängt werden müssen, daß die Neigung zu alimentärer Glykosurie als ein konstitutionelles Stigma zu deuten ist, eine Teilerscheinung der degenerativen Anlage. Den Beweis für die Richtigkeit dieser Anschauung hat H. Kahler erbracht. Er fand, daß die Blutzuckerwerte bei normalen Menschen und solchen mit hypoplastischer Konstitution in ihren Nüchternwerten übereinstimmen, daß aber nach Zufuhr von 100 g Dextrose bei letzteren die Blutzuckerwerte, im Gegensatze zu den normalen Personen, in über $60\,^0/_0$ der Fälle beträchtlich ansteigen. Gleichzeitig fand er in seinen Fällen auch in ca. $70\,^0/_0$ alimentäre Glykosurie in allerdings nicht vollständiger Kongruenz mit den Blutzuckerwerten, wofür wahrscheinlich renale Einflüsse in Betracht kommen. Dieselbe alimentäre Hyperglykämie in bezug auf Intensität und Häufigkeit des Vorkommens (in ca. $60\,^0/_0$ der Fälle) findet sich auch bei Morbus Basedowi (Flesch, Forschbach und Severin, H. Kahler, Klose, Tachau). Diese Neigung zu Hyperglykämie und Glykosurie kommt außerdem noch bei anderweitigen Blutdrüsenerkrankungen vor, für welche die abnorme Körperanlage ebenfalls von prinzipieller Bedeutung ist, so bei Myxödem (Flesch), Akromegalie (Leire), Hyperthyreoidismus und Pankreaserkrankungen (Forschbach und Severin), Diabetes insipidus, Chlorose, Tetanie (H. Kahler).

Wenn wir auf Grund der vorliegenden Tatsachen annehmen müssen, daß die bei Morbus Basedowi vorhandene alimentäre Hyperglykämie und Glykosurie kein Basedowsymptom ist, sondern eine Teilerscheinung der abnormen Konstitution, die dem Morbus Basedowi zugrunde liegt, so muß doch die Möglichkeit zugegeben werden, daß sie durch den Morbus Basedowi beeinflußt werde. In diesem Sinne spricht die von Flesch angegebene Tatsache, daß die vorhandene alimentäre Hyperglykämie nach der Operation schwindet, ebenso die Angabe von Schultze, daß die alimentäre Glykosurie nach der Operation schwindet, vielleicht auch die Angaben von Falta, Hirschl und Schwarz, daß nach Röntgenbestrahlung und Besserung des Morbus Basedowi die Glykosurie verloren geht. Nach unseren heutigen Kenntnissen müssen wir dem Pankreas einen hervorragenden Anteil an dem Zustandekommen der alimentären Dextrosurie zuerkennen und annehmen, daß in den Fällen, die wir als konstitutionelle gedeutet haben, eine angeborene Minderwertigkeit des Organes vorliegt, das erhöhten Anforderungen gegenüber nicht die notwendige Anpassungsfähigkeit hat, und einwirkenden Einflüssen leichter unterliegt. Nun wirkt die Schilddrüse wenigstens auf gewisse Funktionen des Pankreas hemmend ein (vgl. Pathogenese Pankreas) und so wäre uns das Auftreten von Glykosurie nach Schilddrüsenmedikation bei bestimmten Personen, ebenso ihr Vorkommen bei Morbus Basedowi und ihr Schwinden nach der Operation verständlich. Gegen die Annahme, daß die Überfunktion der Schilddrüse allein ausreicht, Veränderungen des Pankreas zu setzen, die genügend sind, um zur alimentären Glykosurie zu führen, spricht schon die Tatsache, daß selbst in schweren Fällen von Morbus Basedowi die alimentäre Dextrosurie fehlen kann. In ein oder dem anderen Falle wird auch die alimentäre Glykosurie durch eine komplizierende organische Veränderung des Pankreas bedingt sein; hierher dürfte der Fall Pettavel gehören. Daß bei dem Zustandekommen der alimentären Glykosurie auch die Leber eine Rolle spielt, ist anzunehmen; doch scheint die Annahme von Léopold-Lévi, daß die Leber die alleinige Ursache sei, zu einseitig.

Alimentäre Galaktosurie. Eine interessante Störung im Kohlehydratstoffwechsel bei Morbus Basedowi bedeutet das Vorkommen alimentärer Galaktosurie, weil nach den derzeit herrschenden Anschauungen letztere Störung auf eine Schädigung der Leber bezogen wird (Bauer). Nach den vorliegenden Angaben findet sie sich viel häufiger bei Morbus Basedowi als die Dextrosurie (Bauer, Hirose, Strauß, Szél), da ja auch beim normalen Menschen die Assimilationsgrenze für diese Zuckerart niedriger liegt; sie wird nämlich übereinstimmend mit 30 g angenommen. Die bei Morbus Basedowi vorliegenden Werte sind untereinander nicht gut vergleichbar, da die angewandten Zuckermengen bei den einzelnen Untersuchern schwanken. Szél, der sich in letzter Zeit eingehend mit dieser Frage beschäftigt hat, findet, daß nur Werte von über 0,4 g Galaktose im Harn nach Verabreichung von 30 g Galaktose nüchtern, als sicher pathologisch angesehen werden können. Er findet von 23 Fällen von Morbus Basedowi bei Zugrundelegung seiner Grenzwerte in 78% ein positives Resultat, während sich bei denselben Kranken nur in 54% positive Dextrosurie nachweisen ließ. Die ausgeschiedenen Galaktosewerte reichten bis 3 g und schien es, als ob sie der Schwere der übrigen Erscheinungen, insbesondere den nervösen Allgemeinerscheinungen parallel gingen. Dabei zeigt sich, daß im Gegensatze zu der Annahme von Bauer, kein Parallelgehen der Werte der Dextrose- und Galaktoseausscheidung stattfindet und auch beträchtliche Galaktosurie ohne Dextrosurie vorkommen kann (Pollitzer, Szél), während umgekehrt Dextrosurie ohne Galaktosurie nicht vorzukommen scheint.

Worauf die alimentäre Galaktosurie bei Morbus Basedowi beruht, läßt sich derzeit nicht mit Sicherheit entscheiden. Bauer, dem wir grundlegende Untersuchungen über die Bedeutung der Galaktosurie im allgemeinen verdanken, glaubt, daß bei Morbus Basedowi das Vorhandensein von Dextrosurie bei hohen Galaktosewerten für Störungen in der Resorption spricht und nimmt nur für die Fälle mit geringer Galaktosurie und fehlender Dextrosurie eine angeborene Minderwertigkeit der Leber an, während Pollitzer für alle Fälle auf eine Funktionsstörung der Leber rekurriert. Die Frage, ob eine vorhandene Galaktosurie, wie es die herrschende Lehre will, immer auf eine Funktionsstörung der Leber hinweist, ist jedoch u. E. nicht sicher entschieden. Für diese Auffassung spricht die Tatsache, daß die Leber im Kohlehydratstoffwechsel, speziell für die Verarbeitung bestimmter Zuckerarten, eine hervorragende Rolle spielt, daß sich alimentäre Galaktosurie sehr häufig bei Erkrankungen der Leber findet und gerade bei solchen, bei welchen das Parenchym stärker geschädigt ist (Bauer, Hatiegan, Neugebauer, Reiß und Jehn, Strauß u. a.). Doch rechtfertigen diese Tatsachen keineswegs den Schluß, daß jede Galaktosurie auch hepatal bedingt sein muß, da hier komplizierte Verhältnisse wie Resorption, Einfluß der Gewebe auf den Zuckerspiegel, die Nieren in Betracht kommen (Maliwa, Szél) und wir sonst vorläufig keinen klinischen Anhaltspunkt für die Beteiligung der Leber bei Morbus Basedowi haben. Als ein für die Leber sprechendes Moment käme die Tatsache in Betracht, daß die Leber in nahen Beziehungen zu den Blutdrüsen steht, daß für die Regulierung des Kohlehydratstoffwechsels in der Leber das Pankreas und die Nebennieren eine hervorragende Rolle spielen, die ja auch bei Morbus Basedowi beteiligt sind. So viel auch die Annahme der hepatalen Genese der alimentären Galaktosurie bei Morbus Basedowi für sich hat, so sind zur endgültigen Fixierung noch weitere Untersuchungen über den Blutzuckerspiegel notwendig, um die Rolle der Niere klarzustellen.

Die alimentäre Galaktosurie findet sich auch außerhalb der Erkrankungen der Leber bei Neurosen und konstitutionellen Anomalien. So hat Pollitzer in drei Fällen von Status thymicolymphaticus ohne Leberveränderungen ausgesprochene Galaktosurie gesehen, eine Angabe, die wir nach unseren Erfahrungen bestätigen können. Doch liegen bisher zu wenig einschlägige Untersuchungen vor, um die Frage zu entscheiden, wie weit das konstitutionelle Moment bei der Galaktosurie des Morbus Basedowi mitspielt.

Alimentäre Lävulosurie hat Falta in einigen Fällen von Morbus Basedowi gesehen.

Spontane Glykosurie. Verhältnismäßig selten findet sich bei Morbus Basedowi, abgesehen von Diabetes, passagere oder permanente Glykosurie angeführt. Naunyn gibt an, sie in seinen zahlreichen Fällen von Morbus Basedowi nie gesehen zu haben und doch ergibt sich, wenn man darauf achtet, auch für sie kein allzu geringer Prozentsatz. Die Schwierigkeit liegt hier, wie auch sonst, vor allem darin, solche Fälle von Diabetes abzugrenzen und umfaßt diese Gruppe daher offenbar ganz verschiedene Formen, die uns die verschiedene Auffassung derselben von verschiedenen Beobachtern verständlich machen. Hierher gehörige Fälle bringen Brower, Bret und Mouriquand, Burton, Collins, Drummond, Falta, Hill Griffith, Kocher, Lewin, Mosse, Parisot, Rauchwenger, Runeberg, Stern, v. Notthafft. Bei einzelnen dieser Fälle sind die Angaben so ungenau, daß ein Urteil über sie nicht möglich ist (Brower, Collins, Drummond, Hill Griffith). Leichter verständlich sind die Fälle mit passagerer Glykosurie. Hier liegen, wenn ich nach meinen Erfahrungen gehe, sicher zwei Formen vor. Zunächst sind es Fälle von alimentärer Glykosurie, bei welchen unter dem Einflusse irgendwelcher Art diese Störung im Kohlehydratstoffwechsel manifest wird und sich auch bei gewöhnlicher Nahrung zeigt. Daß die alimentäre Glykosurie intensive Schwankungen, z. B. unter dem Einflusse psychischer Erregungen zeigen kann, es bei solchen Personen zu vorübergehender spontaner Glykosurie kommen kann, habe ich gesehen. Dann gehören aber hierher auch Fälle von passagerer Glykosurie, bei welchen vorher das Bestehen von alimentärer Glykosurie nicht erwiesen ist, und bei welchen auch nachher eine Belastung vollständig negativ bleibt. Diese sind offenbar den nervösen Glykosurien einzureihen, deren Stellung zum Diabetes allerdings nicht vollständig klargestellt erscheint, da wenigstens für einzelne dieser nervösen Glykosurien die Annahme von v. Noorden zutrifft, daß die Grenze zwischen transitorischer Glykosurie und Diabetes schwer zu ziehen ist. Hierher würden die Fälle von Stern, Rauchwenger, Runeberg, Burton zu zählen sein. Endlich liegt in der Beobachtung von Bret und Mouriquand gleichzeitig vorübergehende Albuminurie und Glykosurie vor, eine Kombination, die den Gedanken nahelegen kann, die Glykosurie als renale zu deuten.

Noch schwieriger stellen sich die Verhältnisse für die dauernden Glykosurien; auch sie sind offenbar nicht einheitlich. Sicher sind die Fälle, wie Lewin einen beschreibt und wie auch ich einen gesehen habe, bei welchem der Zucker in geringen Mengen durch die lange Zeit meiner Beobachtungen nahezu immer vorhanden war, nur vorübergehend schwand und bei welchem die Nahrung keinen Einfluß auf die Zuckerausscheidung hatte, nicht so ohne weiteres dem Diabetes zuzuzählen, wenn auch in dem Falle von Lewin Diabetes in der Ascendenz war. Verschieden von diesen Fällen sind die Fälle, die Falta gesehen hat, in welchen der Einfluß der Nahrung vorhanden war und in welchen sich auch häufig Störungen der Fettresorption fanden. Falta glaubt, daß diese Fälle thyreogen sind, da die Glykosurie mit dem Morbus Basedowi auftritt, nach Ausheilung desselben schwindet und dann auch nicht mehr bei Belastung auftritt; er hält sie für nur graduell verschieden von der alimentären Glykosurie. Wieweit diese Annahmen Faltas zutreffen, werden weitere Beobachtungen sicherstellen müssen. Keinesfalls kann man aber seiner Anschauung beipflichten, daß er alle außerhalb des Diabetes stehenden Glykosurien bei Morbus Basedowi als genetisch identisch zusammenfaßt.

Gegen die Annahme, daß alle diese Glykosurien einfach als Basedowsymptome, als rein thyreogene Störung zu deuten sind, spricht schon der Umstand, daß auch in den schweren Fällen Störungen des Kohlehydratstoffwechsels vollständig fehlen können. Auch tritt auf Schilddrüsenzufuhr durchaus nicht bei allen Personen Glykosurie auf und endlich findet sie sich auch bei Myxödem (Parisot). Es kommen hier weitaus kompliziertere Verhältnisse in Betracht, unter welchen wieder eine durch konstitutionelle Momente gegebene Disposition eine Rolle spielen muß.

Diabetes siehe Komplikationen.

Sehr wenig Untersuchungen liegen bisher über den Mineralstoffwechsel bei Morbus Basedowi vor.

Angaben über die Kochsalzausscheidung liegen von Scholz, Lustig, Clemens vor. Beide letzteren Autoren finden eine Vermehrung der Ausscheidung, Clemens macht auch noch auf die großen Schwankungen derselben aufmerksam. Genaue Bilanzen fehlen jedoch.

Den Jodgehalt des Harnes fand Donath nicht erhöht.

Die Kalkausscheidung findet Towler ohne Besonderheiten, sie geht dem N-Wechsel parallel, bei gesteigertem N-Verlust ist auch der Kalkverlust gesteigert. Eine gesteigerte Kalk- und Magnesiaausscheidung im Stuhle und im Urin finden Scordo und Franchini.

Die ersten Angaben über die Phosphorausscheidung liegen von Scholz vor. Er fand in seinem Falle im Stadium des N-Ansatzes auch eine Retention von P_2O_5, und eine Änderung der Ausscheidung, indem auffallend wenig durch die Fäzes ausgeschieden wurde. Wurde dieser Kranken dann Schilddrüse verabreicht, so trat eine vermehrte P_2O_5-Ausscheidung auf, die fast ausschließlich durch den Darm erfolgte. Diese Änderung in der Verteilung der P_2O_5-Ausscheidung auf Niere und Darm hängt nach v. Noorden, Oeri von der Kalkausscheidung ab. Falta, Bolaffio und Tedesco konnten beim Tiere zeigen, daß unter dem Einfluß von Thyreoidin im Harn die P_2O_5 abnimmt, im Kot stark vermehrt ist und daß die abnorme Verteilung auf Niere und Darm durch eine Steigerung der Kalziumausscheidung durch den Darm hervorgerufen wird. Clemens berichtet über große Schwankungen der P_2O_5-Ausscheidung im Harne und über vermehrte Ausscheidung daselbst, ebenso findet Alt eine Steigerung der P_2O_5-Ausscheidung, während Lépine eine Vermehrung der Phosphorausscheidung im Harne nach Röntgenbestrahlung findet.

Auch die bei Morbus Basedowi vorhandenen Stoffwechselstörungen erweisen sich als nicht pathognomonisch für diese Erkrankung, wenn auch einzelne manchmal durch ihre Intensität, mit welcher sie sonst außerhalb des Morbus Basedowi selten angetroffen werden, einen gewissen Wahrscheinlichkeitsschluß gestatten. Aber auch für die noch am meisten charakteristische Störung, die Steigerung des Grundumsatzes und für die rapiden Gewichtsstürze kommen wir mit der Annahme einer rein thyreogenen Genese nicht aus und müssen für sie außer der Funktionsstörung der Schilddrüse noch ein konstitutionelles Moment mit in Rechnung ziehen. Bei anderen Stoffwechselveränderungen tritt der Einfluß der degenerativen Anlage noch deutlicher zutage, sie können, wie die Neigung zu alimentärer Glykosurie, direkt als degeneratives Stigma gedeutet werden und kommt hier den Vorgängen des Morbus Basedowi scheinbar nur ein verstärkender Einfluß zu. Für eine weitere Reihe von Erscheinungen sind die Beziehungen zur Basedowschen Krankheit und zur Schilddrüse nicht sichergestellt. Die abnorme degenerative Grundlage der Erkrankung gibt sich auch in den Erscheinungen des Stoffwechsels durch das Exzessive und die Labilität der Erscheinungen kund. Jedenfalls besteht aber die Annahme, die vorhandenen Stoffwechselstörungen nur auf den Morbus Basedowi resp. auf eine Funktionsstörung der Schilddrüse allein zu beziehen, nicht zu Recht.

10. Kapitel.

Verhalten der Körpertemperatur.

In engen Beziehungen zu den abnormen Stoffwechselvorgängen bei Morbus Basedowi steht das Verhalten der Körpertemperatur.

Verhältnismäßig frühzeitig wurde die Beobachtung gemacht, daß in einzelnen Fällen von Morbus Basedowi die Körpertemperatur erhöht ist (Bar-

8*

winski, Bristow, Cheadle, Eulenburg, Gluzinski, Gueneau de Mussy
u. a.). Die ersten eingehenden Untersuchungen nahm Bertoye vor, der zur
Annahme gelangt, daß Temperatursteigerungen sehr häufig sind. Er spricht
von Basedowfieber, das passager oder anhaltend, initial oder terminal oder
während des Verlaufes vorhanden sein kann, das als Ephemera oder als remit-
tierendes oder intermittierendes Fieber auftreten kann. Es können, wie er
angibt, diese Fieberzustände Anlaß zu Verwechslungen mit Tuberkulose und
Typhus geben. In einem Falle beobachtete er eine Abhängigkeit der Temperatursteigerung von der Menstruation. Seither liegen eine große Anzahl von Angaben vor, die übereinstimmend das Vorkommen erhöhter Körpertemperatur
bei Morbus Basedowi ergeben, jedoch über die Häufigkeit ihres Vorkommens
weit divergieren. Während Wolfenden, Thompson sie als eine konstante
Erscheinung ansehen und H. Stern leichte Temperatursteigerungen für das
sicherste und eines der ersten Frühsymptome des Morbus Basedowi hält, findet
sie sich nach Charcot, Graziadei, Mackenzie, Moebius selten, den $100^0/_0$
positiver Fälle Thompsons stehen $100^0/_0$ negativer Fälle von Kocher gegenüber
und zwischen beiden Extremen finden sich alle Abstufungen. Die Ursache
dieser Differenzen kann nur in dem differenten Materiale gelegen sein oder in
der längeren und kürzeren Beobachtungsdauer der Fälle. Hier kommt wieder
in Betracht, ob die verschiedenen Beobachter nur sichere Fälle von Morbus
Basedowi einbezogen haben oder auch formes frustes, ob sie es mit leichten
initialen Fällen oder mit schweren, mit mehr protrahiert oder mehr akut verlaufenden Fällen zu tun hatten und ob endlich in den einzelnen Fällen Komplikationen vorlagen oder nicht. So waren unter den 43 positiven Fällen Thompsons 16 mit irgend einer Komplikation (Tonsillitis, Pharyngitis, Bronchitis).
Ferner verdient der Umstand Berücksichtigung, daß es oft ungemein schwierig,
ja unmöglich ist, irgend eine Komplikation vollständig auszuschließen. Ein
kleiner Herd in einer scheinbar ganz normalen Tonsille, eine tiefsitzende Drüse,
ein okkulter Darmprozeß oder Veränderungen an den Herzklappen können
lange Zeit Temperatursteigerung setzen, die uns auf ganz falsche Fährten führen
können. Es sei hier nur an die Erfahrung erinnert, wie oft wegen der vorhandenen Temperatursteigerungen ein Spitzenkatarrh diagnostiziert wird, der
mit Entfernung der Tonsillen schwindet. Auch Moebius rechnet mit der
Möglichkeit, daß in den Fällen von Morbus Basedowi mit Fieber vielleicht latente
Tuberkulose mit im Spiele war.

Nach möglichster Ausschaltung aller Fehlerquellen bleibt aber doch noch
eine Reihe von Fällen, die dafür sprechen, daß die zeitweilig vorhandene Steigerung der Körpertemperatur auf den Morbus Basedowi selbst zu beziehen ist.
In diesem Sinne spricht auch die Tatsache, daß sich die Temperatursteigerung
in leichten und protrahiert verlaufenden Fällen viel seltener findet, als in den
akut verlaufenden schweren.

In letzteren Fällen findet sich sehr häufig erhöhte Temperatur, wenn ich
nach der relativ kleinen Zahl dieser Fälle schließen darf, die ich gesehen
habe. Damit im Einklange stehen die vorliegenden Angaben von Arneill,
Atkinson, Breuer, Chevalier, Diller, Dinkler, Hardy, Hirschlaff,
Humphry, Klien, Matson, Merklen, F. Müller, Reymond, Röper,
Rogers, Spencer u. a., die in schweren, akut verlaufenden Fällen hohe Temperaturen nachweisen konnten. Fr. Müller fand von fünf solchen Fällen in
vier, Röper von sechs Fällen in vier zeitweilige Temperatursteigerungen. Nur
H. Stern glaubt, daß die Temperaturerhöhung sich weit häufiger bei milden
Fällen findet. In den schweren Fällen zeigt das Fieber, wie schon Bertoye
hervorhob, entweder nur vorübergehend auftretende Steigerungen oder anhaltende, unregelmäßig remittierende Erhöhungen, Temperaturen von mittlerer

Höhe neben solchen von 39⁰ und darüber, endlich findet sich initiales oder noch häufiger terminales Fieber. Häufig finden wir, daß in solchen Fällen, bei welchen die Temperaturerhöhung vorher nur mäßig war, in den letzten Phasen ante mortem eine beträchtliche Erhöhung derselben eintritt (Arneill, Atkinson, Diller, Hirschlaff, Fr. Müller, Reymond, Röper, Spencer u. a.); es kann sich diese Temperatursteigerung auch in bisher fieberfreien Fällen erst Tage oder Wochen vor dem Tode einstellen (Breuer, Dinkler, Klien u. a.). Die zu dieser Zeit vorhandenen Temperaturen können manchmal eine exzessive Höhe erreichen (Klien 40,7⁰, Arneill 41⁰). Solche prämortale Temperatursteigerungen hat Kocher bei sonst afebrilen Fällen nach der Operation auftreten gesehen. Es kann aber auch in schweren, akut oder subakut verlaufenden Fällen die Temperaturerhöhung vermißt werden, oder nur so liegen, daß sie noch als normal angesehen werden kann, wenn wir über das Verhalten der Temperatur vorher nicht orientiert sind.

Wenn auch das Fieber in einzelnen solchen febril verlaufenden schweren Fällen durch Komplikationen bedingt sein mag, was vielleicht besonders für die prämortalen Temperatursteigerungen im Auge behalten werden muß, so trifft das gewiß nur für einen Teil der Fälle zu. In der Mehrzahl der Fälle finden wir für sie, auch autoptisch, keinen Anhaltspunkt, oder stehen die vorhandenen Veränderungen in krassem Mißverhältnisse zu den intra vitam beobachteten Erscheinungen, so daß wir die Temperaturerhöhung mit dem Morbus Basedowi in Beziehung bringen müssen. Damit im Einklange steht die Tatsache, daß diese Temperaturerhöhungen in der Regel unter Verschlechterung der übrigen Symptome auftreten und in einzelnen Fällen mit auftretender Besserung wieder schwinden können (Merklen u. a.).

Anders stellen sich die Temperaturverhältnisse in den protrahiert verlaufenden Fällen. Hier sind Steigerungen der Körperwärme, die wir sicher als pathologisch deuten können, selten. Aber trotzdem sind die Temperaturverhältnisse bei diesen Kranken häufig nicht normal und läßt sich eine Störung in der Wärmeregulierung deutlich erkennen. Zunächst erscheint es auffallend, daß wir bei einer Anzahl von Fällen dauernd Werte finden, die noch innerhalb der normalen Breite, wenn auch an der oberen Grenze derselben gelegen sind, die wir aber bei dem sonstigen Habitus der Kranken nicht erwarten würden. In einem Teil dieser Fälle sind Angaben über die Temperatur vor der Erkrankung da, so daß eine Erhöhung unzweifelhaft festgestellt werden kann, in anderen ermöglicht vielleicht ein Stadium der Remission eine solche Feststellung, für eine Anzahl bleibt aber die erhöhte Temperatur nur Vermutung. Eine weitere Eigentümlichkeit der Temperatur vieler Basedowkranken zeigt sich darin, daß sie bei ihnen stärkere Unregelmäßigkeiten aufweist, als bei normalen Personen. Es sind oft die täglichen Maxima nicht annähernd gleich, es schwanken die Minima stärker und ist der normale Ablauf der Temperaturkurven geändert: die Maxima und Minima fallen oft nicht in die gewöhnlichen Zeiten. Ferner ist es auffallend, wie labil die Temperatur ist. Es zeigt sich dies nicht nur darin, daß an und für sich belanglose Vorkommnisse geeignet sind, Änderungen der Temperatur herbeizuführen, sondern daß sich auch ganz unmotiviert höhere Temperaturen einstellen. Es sind Personen, die „sehr leicht fiebern". Es genügt in manchen solcher Fälle irgend ein psychisches Trauma, um eine Temperatursteigerung auszulösen, in anderen tritt sie zur Zeit der Menstruation ein; ich habe Fälle gesehen, bei welchen eine Temperatursteigerung durch Koprostase bedingt war und mit dieser prompt zum Schwinden gebracht werden konnte. Solche Temperatursteigerungen sind auch nach Nahrungsaufnahme beschrieben. So berichtet Reicher, daß er bei drei Basedowkranken nach starker Fettzufuhr Temperaturen bis 39⁰ erhielt, eine Angabe, die wir allerdings vorläufig nicht bestätigen konnten. Dann sehen wir, daß z. B. eine leichte Bronchitis oder eine geringfügige Angina schon sehr beträchtliche Temperatursteigerung zur Folge haben kann. In einzelnen Fällen kommt es scheinbar zu spontaner Temperaturerhöhung. Zumeist ist allerdings in diesen Fällen die Erhöhung keine beträchtliche und meist auch eine rasch vorübergehende. In einer Reihe von Fällen finden wir aber an der Körpertemperatur der Kranken nach keiner Richtung etwas von der Norm Abweichendes.

Anzuführen ist hier noch die Tatsache, daß in einzelnen Fällen die Temperatur der beiden Körperhälften nicht gleich angetroffen wurde. So berichtet Chvostek sen. über einen Fall mit einer Temperaturdifferenz beider Körperhälften (0,5 in der Axilla) und stärkerem Schweiß an der wärmeren Seite, Gluzinski über vier Fälle mit halbseitigen Temperaturdifferenzen von $0,1-0,7^0$, und Eulenburg und Schulz über je einen Fall mit höherer Temperatur einer Gesichtshälfte und sonstigen Sympathikussymptomen.

Über das Verhalten der Innentemperatur zur Oberflächentemperatur liegen bisher keine Angaben vor. Graziadei findet in einzelnen Fällen Rektaltemperaturen bis $38,7^0$.

Alle bei Morbus Basedowi eventuell vorhandenen Abweichungen der Körpertemperatur sind jedoch durchaus nicht pathognomonisch. Wir begegnen einem verhältnismäßig hohen Niveau auch bei Personen außerhalb des Morbus Basedowi, finden auch hier Personen, die zu Fieber neigen und auf geringe Anlässe mit erhöhter, auch abnorm hoher Temperatur reagieren und können denselben unregelmäßigen Schwankungen begegnen, wie bei Morbus Basedowi, wenn auch im allgemeinen vielleicht die Erscheinungen weniger ausgesprochen sind. Eine Analyse solcher Fälle zeigt, daß wir es mit Degenerierten zu tun haben, bei welchen sich Erscheinungen abnormer Erregbarkeit und Labilität des Nervensystems, insbesondere des vegetativen finden. Wir begegnen daher denselben Erscheinungen wie bei Morbus Basedowi auch bei anderen Erkrankungen, die auf dieser degenerativen Anlage fußen, wie z. B. den Neurosen. Die Erscheinungszeichen decken sich dann so, daß die Entscheidung, ob wir es im gegebenen Falle mit einem hysterischen Fieber oder mit einem initialen Fieber bei Morbus Basedowi zu tun haben, unmöglich werden kann. In manchen Fällen wird uns nur die Häufigkeit des Vorkommens bei Morbus Basedowi gegenüber den seltenen bei Hysterie einen Wahrscheinlichkeitsschluß gestatten, während uns alle anderen Kriterien im Stiche lassen können (vgl. Kapitel Diagnose).

Die Frage, ob wir die bei Morbus Basedowi zu beobachtende Steigerung der Körpertemperatur als Fieber bezeichnen können oder bloß als Hyperthermie, ist noch nicht spruchreif. Es hängt diese Beantwortung mit der Beantwortung der Frage zusammen, ob zwischen dem nervösen Fieber und dem durch sonstige Ursachen veranlaßten ein prinzipieller Unterschied besteht oder nicht. Den Momenten, die für gewöhnlich angeführt werden, um die Annahme zu stützen, daß bei Morbus Basedowi eine Hyperthermie vorliege, kann eine entscheidende Bedeutung nicht beigemessen werden. So sollen bei Morbus Basedowi mit Temperaturerhöhung die übrigen Fiebersymptome, wie die Benommenheit, der Kopfschmerz, die Appetitlosigkeit etc. fehlen, der Urin nicht die Charaktere des Fieberharnes haben (Charcot), seine Menge nicht vermindert sein (Gilles de la Tourette und Cathelineau), Harnstoff, P_2O_5, Urobilin etc. normale Verhältnisse zeigen. Tatsächlich können bei Basedowkranken mit Temperatursteigerung alle übrigen Fiebersymptome, die Allgemeinsymptome, der Fieberharn etc. vorhanden sein, während in anderen einzelne von diesen Erscheinungen, in manchen alle fehlen. Solchen Differenzen begegnen wir aber auch beim Fieber aus anderer Ursache bei verschiedenen Personen. Hier kommen außer der Ursache des Fiebers die Dauer, die Höhe und individuelle Momente mit in Betracht. Ob man berechtigt ist, allein aus dem Umstande, daß bei Morbus Basedowi die Gesamtoxydation erhöht ist und dies in erster Linie auf Kosten der Fette geschieht, während beim Fieber der erhöhte Zerfall des Körpereiweißes das Charakteristische vorstellt, eine Differenzierung vorzunehmen, ist fraglich. Es trifft dies schon aus dem Grunde nicht zu, weil auch der vermehrte Eiweißzerfall bei Morbus Basedowi primär ist und weder allein von der vermehrten Fettverbrennung, noch von der erhöhten Temperatur abhängig sein kann und auch beim Morbus Basedowi der erhöhte Umsatz auf Kosten jenes Materiales erfolgt, das gerade zur Verfügung steht (v. Bergmann). Endlich darf zum Vergleiche der Stoffwechselvorgänge im Fieber nicht der Stoffwechsel des Morbus Basedowi im allgemeinen, sondern von Basedowkranken mit erhöhter Temperatur herangezogen werden.

Für die erhöhte Temperatur bei Morbus Basedowi kommen, wie auch sonst, zwei Faktoren in Betracht: die erhöhten oxydativen Prozesse und Störungen in den die Wärmeabgabe regulierenden Mechanismen. Für gewöhnlich funktioniert ja auch hier die Regulierung ausreichend, so daß nur geringfügige Abweichungen vom Verhalten der normalen Körpertemperatur vorliegen. In den schweren, akut verlaufenden Fällen scheint die stark erhöhte Steigerung der Verbrennungen neben einer Insuffizienz der Regulation der Wärmeabgabe bestimmend zu sein, während es in den leichten Fällen den Anschein hat, als ob die nervösen, die Wärmeabgabe beeinflussenden Vorgänge das Maßgebende wären. Bei der Steigerung der Oxydationen spielt die Schilddrüse die Hauptrolle, bei der gestörten Regulierung der Wärmeabgabe scheint der Hypophyse ein maßgebender Einfluß zuzukommen (vgl. Pathogenese Hypophyse).

Da aber nicht alle Fälle von Morbus Basedowi mit Fieber einhergehen, dieses auch in den schweren, akut verlaufenden Fällen fehlen kann, müssen hier noch individuelle Momente maßgebend sein. Worin diese begründet sind, läßt sich vorläufig nicht sagen, es läßt sich nur vermuten, daß auch hierbei der degenerativen Anlage eine Rolle zufällt. Es würde damit die Tatsache im Einklange stehen, daß sich die Neigung zu Temperaturerhöhung auch außerhalb des Morbus Basedowi häufig bei degenerativen Zuständen findet und daß die Ungereimtheiten der Temperatur bei Morbus Basedowi, die auf eine abnorme Ansprechbarkeit der oxydativen Vorgänge, andererseits auf ein abnorm leichtes Versagen der Regulierungsmechanismen, auf eine abnorme Labilität der Einstellung hinweisen mit den Erfahrungen, die wir sonst an den Erscheinungen der degenerativen Anlage machen können, übereinstimmen.

11. Kapitel.

Erscheinungen von seiten des Verdauungstraktes.

Verhältnismäßig häufig finden sich auch bei Morbus Basedowi Erscheinungen von seiten des Verdauungstraktes. Aber auch hier zeigt sich wieder, daß durchaus nicht alle Symptome der Erkrankung zugehören, daß dies wohl für einen Teil zutrifft, daß aber die Mehrzahl der Erscheinungen als Manifestationen der abnormen Körperanlage zu deuten, oder daß sie durch Komplikationen bedingt sind.

In der Mundhöhle finden sich, wenn wir von den Entartungszeichen, wie abnormer Zahnstellung, Defekten in der Zahnbildung, abnorm hohem steilen Gaumen, von den Veränderungen der Zunge, wie abnorm rissige Zunge (Skrotalzunge), der Vergrößerung der Zungengrundfollikel und der Vergrößerung der

Tonsillen etc. absehen, keine Veränderungen. Die zeitweilig zu beobachtende abnorme Trockenheit im Munde, das Brennen und Hitzegefühl daselbst, wie auch die abnorm reichliche Speichelsekretion, die Pigmentierungen der Mundschleimhaut finden an anderer Stelle Erwähnung.

Erscheinungen von seiten des Verdauungstraktes können bei Morbus Basedowi vollständig fehlen, in anderen Fällen tritt uns das Heer jener subjektiven und objektiven Erscheinungen entgegen, die wir bei der nervösen Dyspepsie kennen. Launischer Appetit, falscher Appetit, Heißhunger, totale Anorexie, bizarre Geschmacksrichtung, Widerwillen gegen bestimmte Nahrungsmittel, schlechter Geschmack im Munde, Aufstoßen der verschiedensten Art, Magendrücken, Luftschlucken und Rumination, Schmerzen der verschiedenen Art, abhängig oder unabhängig von der Nahrungsaufnahme, Störungen der Stuhlentleerung, Obstipation mit dem Gefühl der Völle und Aufgetriebenheit, spastische Erscheinungen von seiten des Darmes, Diarrhöen, wechselnde Stuhlbeschaffenheit etc. treten uns hier entgegen. Ein Eingehen in die Anamnese ergibt uns hier, daß die Erscheinungen eines empfindlichen Magens oder Darmes seit jeher schon vorhanden waren oder wir finden schon Symptome von ganz derselben Art, wie wir sie jetzt im Morbus Basedowi sehen, wie z. B. die Neigung zu Erbrechen oder die Neigung zu Magenkrämpfen oder Diarrhöen, nur daß sie jetzt in verstärktem Maße auftreten. Die Untersuchung solcher Kranker ergibt dann die Erscheinungen der asthenischen Konstitution mit Enteroptose, mit Atonie des Magens und Darmes etc., bei welcher uns die vorerwähnten Erscheinungen ja geläufig sind. Allerdings gibt es auch Fälle, bei welchen die Kranken angeben, vorher ganz gesund gewesen zu sein, so daß der Morbus Basedowi als Ursache der Verdauungsstörungen angesehen werden könnte. Doch sind wir auch hier oft in der Lage, durch die abnorme Reaktion der Kranken, die Art der Erscheinungen, durch die gleichzeitig vorhandenen somatischen Stigmen etc. die konstitutionell bedingte Disposition zu erkennen.

Die Untersuchung der Funktion des Magens ergibt die verschiedensten Befunde. In manchen Fällen findet sich normale Motilität, normale Sekretion, in anderen herabgesetzte Motilität und leicht erhöhte Salzsäurewerte oder fehlende Salzsäure (Miesowicz u. a.). Gaultier, Marannon erwähnen Hypersekretion, Wolpe, Friis Möller finden bei typischem Morbus Basedowi echte Achylie, mit sehr geringer Absonderung des Magensaftes. Gerade letzter Befund ist uns von Interesse, weil die Achylie als Ausdruck degenerativer Anlage zu deuten ist (Martius, Stiller, Albu, Einhorn u. a.), eine Konstitutionsanomalie darstellt, die dauernd manifest sein kann, oder durch irgendwelche Anlässe leicht zur Erscheinung gebracht wird. So faßt auch Wolpe die bei Morbus Basedowi nachweisbare Achylie als Folge einer zentralen Intoxikation und des Depressionszustandes der Magennerven, gleichzeitig aber auch als Teilerscheinung einer allgemeinen Konstitutionsanomalie auf. Abgesehen von der Bedeutung dieses Befundes für die Pathogenese der Erkrankung wird durch ihn ein Teil der am Magen und Darm zu beobachtenden Erscheinungen dem Verständnisse näher gebracht.

Von den bei Morbus Basedowi vorkommenden Symptomen am Verdauungstrakt werden einzelne, sei es wegen ihrer Häufigkeit, sei es wegen der Eigenart der Erscheinung, mit der Erkrankung in irgendwelche Beziehung gebracht und als direkte Basedowsymptome angesprochen.

Hierher gehört die in einzelnen Fällen beobachtete Bulimie, die schon v. Basedow beschrieb. Diese Anfälle von Heißhunger mit dem krankhaft gesteigerten, unbedingt Befriedigung erheischenden Eßtrieb sind unbedingt zu trennen von der einfachen Polyphagie, die wir hier ebenfalls beobachten können. Die Bulimie, die schon in der Art ihrer Erscheinung die degenerative, auf konstitutioneller Anomalie fußende Störung erkennen läßt, findet sich bei den verschiedensten Prozessen. Bei Morbus Basedowi tritt sie selten unter den ersten Symptomen im Beginn der Erkrankung auf (Grünfeld), weitaus häufiger findet sie sich im Verlaufe der Erkrankung vergesellschaftet entweder mit Anfällen von Erbrechen oder von Diarrhöe und starker Abmagerung; ihr dürfte als Ursache eine Hypermotilität zugrunde liegen. In anderen Fällen tritt sie im Anschlusse an solche Anfälle mit dem Schwinden der Appetitlosigkeit und des Erbrechens auf und ist hier offenbar als Polyphagie zu deuten, wie wir ja das auch sonst im Anschlusse an konsumierende Prozesse sehen (Typhus etc.). Der Polyphagie zuzuzählen sind auch die Fälle mit abnorm starkem, anhaltenden Hungergefühl, für welche die Annahme Sattlers zutrifft, daß die erhöhten Stoffwechselvorgänge wahrscheinlich mit der Bulimie in Beziehung stehen.

Polydypsie. Ebenso verschiedener Genese ist offenbar das in einer verhältnismäßig großen Zahl, vielleicht in einem Drittel der Fälle, vorhandene vermehrte Durstgefühl. In einem Teile der Fälle ist es augenscheinlich auf die erhöhte nervöse Erregbarkeit zu beziehen, wie wir dies auch bei anderweitigen nervösen Erregungszuständen finden, in einem anderen Teil der Fälle ist es scheinbar abhängig von der Störung der Magenfunktion, wie wir es z. B. bei Hyperchlorhydrie und bei Magenneurosen kennen, in anderen Fällen endlich ist es bedingt durch die Wasserverarmung des Körpers durch Schweiße, Diarrhöe, Erbrechen, oder durch eine Komplikation mit Diabetes. Hier kann dann Polyphagie kombiniert mit vermehrtem Durstgefühl vorkommen (Bret und Mouriquand). Abzüglich dieser Fälle finden wir aber noch Fälle von Polydypsie, die sehr viel Ähnlichkeit mit der Bulimie haben, durch das oft anfallsweise Auftreten, ihr gleichzeitiges Einhergehen mit den Paroxysmen von Erbrechen und Diarrhöe und das Zwangsartige ihrer Erscheinungen und die auch mit Bulimie vergesellschaftet vorkommen können. Sie sind auch wie diese als Manifestation der degenerativen Anlage zu deuten. Endlich gibt es Fälle, bei welchen die Steigerung des Durstgefühles anhält und mit Polyurie einhergeht, die dem Diabetes insipidus gleichzustellen sein dürften; für diese kommt allem Anscheine nach eine Funktionsstörung der Hypophyse mit in Betracht.

Schmerzen im Abdomen. Gar nicht selten begegnen wir Schmerzen im Abdomen, die zum Teil eine bestimmte Lokalisation aufweisen und auf bestimmte Veränderungen zurückgeführt werden können, zum Teil von ganz unbestimmter Lokalisation sind und schwer gedeutet werden können. Ein Teil der Schmerzen ist einfach zu beziehen auf Komplikationen von seiten des Magen- und Darmtraktes, des uropöetischen Systemes und der Genitalien, ein anderer Teil steht in Beziehungen zu konstitutionellen Anomalien und kann zurückgeführt werden auf die durch die Enteroptose selbst gegebenen Veränderungen oder auf die in der degenerativen Anlage begründeten nervösen Störungen der Hypersekretion und spastischen Darmzustände oder endlich auf die durch die Asthenie bedingten Veränderungen am Genitaltrakt etc. Wir sehen hier, daß in einem Teil der Fälle schon ähnliche Schmerzen vorhanden waren, die jetzt nur eine Verstärkung erfuhren oder nach langer Pause wieder hervorgerufen wurden; in anderen Fällen sind sie mit dem Morbus Basedowi aufgetreten, doch sind wir imstande, aus der Art der Schmerzen und den sonstigen somatischen Veränderungen ihren Ursprung richtig zu deuten. Endlich aber begegnen wir Schmerzen, die scheinbar auf den Morbus Basedowi selbst zu beziehen sind. Über solche, oft krisenartig auftretende Schmerzanfälle berichten C. Kraus, Desbouis, Horsley und Rosebro u. a. und habe ich solche auch gesehen. Die Schwierigkeit liegt nur darin, daß wir einerseits die Schmerzen fälschlich auf eine anderweitige Affektion beziehen, wie Horsley und Rosebro, oder andererseits ein anderes ursächliches Moment nicht ausschließen können. Die Schmerzen selbst haben nichts Charakteristisches, es sind in Anfällen von mehr oder weniger langer Dauer auftretende Schmerzen, von oft großer Intensität und unbestimmter Lokalisation, wie wir sie bei den verschiedensten Organerkrankungen (Gallenblase, Pankreas, Nieren, Genitalien), bei Syphilis, bei nervösen Erkrankungen, wie multiple Sklerose, Tabes etc. sehen können. In dem Falle Desbouis waren die Schmerzen schon einmal zur Zeit der Pubertät vorhanden, um dann mit dem Morbus Basedowi wieder aufzutreten. Ihre Zugehörigkeit zum Morbus Basedowi wird sich annehmen lassen, wenn sonst alle Ursachen ausgeschlossen werden können, wenn sie gleichzeitig mit diesem einsetzen und mit den übrigen Erscheinungen wieder schwinden. Diese Postulate werden wohl nur in wenigen Fällen vorhanden sein. Worauf diese Schmerzen zurückzuführen sind, ist, glaube ich, derzeit nicht zu entscheiden. Die Ähnlichkeit mit den Schmerzen bei gastrischen Krisen, die scheinbare Identität der Schmerzen mit jenen, die wir zeitweilig bei den Brechanfällen bei Morbus Basedowi sehen, legt den Gedanken an eine Beteiligung des vegetativen Nervensystems nahe.

Erbrechen. Nach der Zusammenstellung Sattlers würde sich Erbrechen in ca. 15 % der Fälle von Morbus Basedowi finden. Auch hier zeigt eine Analyse der einzelnen Fälle, daß das Erbrechen durch verschiedene andere Momente bedingt werden kann: durch Komplikationen, durch Veränderungen, welche mit der abnormen Körperanlage in irgendwelchen Beziehungen stehen (Atonie des Magens, nervöse Magenstörungen, abnorme Saftsekretion, Hysterie etc.); häufig läßt sich nachweisen, daß die Neigung zu Erbrechen auf psychische Emotionen oder auf sonstige Ereignisse hin vorher schon vorhanden war. Mit dem Morbus Basedowi in näheren Beziehungen scheint es nur in einem Teil der Fälle zu stehen. Wir sehen in solchen Fällen das Auftreten von Erbrechen selten als Frühsymptom der Erkrankung, meist auf der Höhe derselben, bei akuten Exazerbationen oder in Fällen mit abnorm akutem Verlaufe. Es tritt ohne irgendwelche bekannte Ursache, hie und da nach psychischer Erregung auf, hält Tage bis Wochen lang (Eger, Graefe), ja Monate lang (Schultze) an, ist äußerst qualvoll und bedingt eine schwere Dekonstitution der Kranken, die auch an Erschöpfung zugrunde gehen können (Baumblatt, Fraenkel, P. Marie, Matson, Murray u. a.). In anderen Fällen kann aus dem desolaten Zustande heraus, wenn das Erbrechen aufhört, noch Genesung eintreten (Demargne, Hößlin, Newman, Nixon, v. Voß u. a.), und endlich gibt es Fälle, bei welchen das kurz dauernde Erbrechen keinen wesentlichen Vorgang darstellt, sich eventuell nur nach den Mahlzeiten einstellt. Für gewöhnlich gehen diese Brechanfälle ohne Schmerzen einher, in einer nicht unbeträchtlichen Anzahl aber sind sie mit gleichzeitigen Schmerzanfällen kombiniert. Sattler gibt an, daß in den meisten Fällen das Erbrechen nicht von Üblichkeiten begleitet sein soll, was m. E. oft schwer zu entscheiden und nicht ganz zutreffend ist. Das Erbrochene ist von wechselnder Beschaffenheit, bald sind es nur die Speisenreste, die erbrochen werden und hat der Inhalt je nach der Verweildauer und der sonstigen Beschaffenheit wechselnde Acidität, oder es kommt bei längerem Erbrechen zur Entleerung von wässerigen, gallig-schleimigen Massen, hie und da zu kleinen Blutbeimengungen. Ebenso unmotiviert wie der Brechanfall gekommen ist, schwindet er auch meist plötzlich. Diese Brechanfälle haben für den Morbus Basedowi nichts Charakteristisches, sie finden sich, wenn auch für gewöhnlich nicht in der Dauer und Intensität bei einer Reihe von Zuständen, so z. B. bei Neurosen, bei organischen Erkrankungen des Nervensystems wie Tabes, bei Morbus Addisoni etc. Das meist akute und unmotivierte Einsetzen, das ebenso plötzliche Schwinden, die in einem Teil der Fälle gleichzeitig vorhandenen Schmerzen, der negative Befund der klinischen Untersuchungen, die Ähnlichkeit mit gewissen Formen der gastrischen Krisen müssen auch hier den Gedanken an eine nervöse Genese des Erbrechens nahelegen. Sicher spielen in einem Teil der Fälle abnorme sekretorische Vorgänge eine Rolle. Das unvermittelte Auftreten in Paroxysmen, die Labilität läßt den konstitutionellen Einschlag erkennen. Wieweit die von Moebius ausgesprochene Anschauung Geltung hat, daß das Erbrechen, ebenso wie die Durchfälle, direkte Wirkung des Basedowgiftes sind und die Anfälle Versuche des Körpers darstellen, das Gift auszuscheiden, wird sich derzeit wohl kaum erhärten lassen.

Ganz vereinzelt kommt es zu Hämatemesis (Oppolzer, Mannheim, Maude, Thorbeke, Revilliod u. a.), sei es infolge einer Komplikation, wie Ulcus ventriculi, sei es als Teilerscheinung einer hämorrhagischen Diathese mit gleichzeitigem Nasenbluten oder Darmblutungen, bei welchen offenbar Gefäßveränderungen eine Rolle spielen. Bei der Autopsie kann sich dann an der Schleimhaut negativer Befund (Thorbeke) ergeben.

Darmstörungen. Für gewöhnlich fehlen in ca. der Hälfte der Fälle nennenswerte Erscheinungen von seiten des Darmes, oder es sind Darmstörungen vorhanden, die durch den Morbus Basedowi keine Änderung erfahren haben. Wir begegnen hier normalen Entleerungen und normalen Stühlen oder der bei Frauen auch sonst so häufigen Obstipation, die durch verschiedene Ursachen bedingt erscheint (habituelle Obstipation durch die asthenische Konstitution, vorangegangene Graviditäten mit Erschlaffung der Bauchpresse, mangelnde Bewegung, unzweckmäßige Diät etc.), oder den Erscheinungen von Reizzuständen und Katarrhen des Darmes in verschiedenen Abschnitten und verschiedener Genese. In anderen Fällen treten im Verlaufe des Morbus Basedowi die Darmerscheinungen mehr in den Vordergrund, sei es, daß die früher vorhandenen stärker zutage treten, oder daß die Erscheinungen umschlagen, aus der Obstipation z. B. Diarrhöen werden, oder endlich daß früher nie vorhandene Erscheinungen, wie Diarrhöen, Fettstühle etc. auftreten. In einem Teil dieser Fälle mag es sich um zufällige Komplikationen handeln, für die überwiegende Mehrzahl dieser Fälle gewinnen wir aber den Eindruck, daß die vorhandenen Darmsymptome mit dem Morbus Basedowi in irgendwelchen Beziehungen stehen. Die ersten hierher gehörigen Beobachtungen bringt denn auch schon Basedow, indem er von einer „lienterischen Weichleibigkeit zeitenlang wechselnd mit sehr trägem grauen Stuhl" spricht.

Weitaus die größte Bedeutung von den Darmerscheinungen kommt den Diarrhöen zu, deren klassischen Typus Charcot beschrieb. Es kommt meist ganz unvermittelt und ohne Störungen von seiten des Magens, ohne Schmerzen im Bauche zu dem Auftreten von Diarrhöen, die sehr oft des Tages auftreten und den Patienten rasch herunterbringen. Nachdem sie eine Zeitlang bestanden und jeder medikamentösen Beeinflussung getrotzt haben, schwinden sie ebenso unvermittelt, wie sie gekommen, um eventuell nach einiger Zeit von neuem aufzutreten. Diese Erscheinungen, wie das unvermittelte Einsetzen und Schwinden, die Schmerzlosigkeit, das Erhaltensein des Appetits, ja eventuell sogar Heißhunger hält Charcot für so charakteristisch, daß man aus ihnen allein die Natur des Leidens erraten kann. In schweren Fällen kommt es zu gehäuften Entleerungen wässerigen Schleimes, wie bei Cholera und zu letalem Ausgang. In einzelnen Fällen sind diese Darmattacken in den Frühstadien, selten als Initialsymptome beobachtet worden (v. Basedow, Chvostek sen., Mathes, Moebius, Mosse, Kocher, Thorbeke u. a.), für gewöhnlich begegnen wir ihnen erst auf der Höhe der Erkrankung, am häufigsten in den akut verlaufenden schweren Fällen; häufig kombinieren sie sich gleichzeitig mit Brechanfällen. Die Dauer dieser Anfälle variiert von Tagen bis Monaten (Warner), die Zahl der Stuhlentleerungen betrug in einzelnen Fällen 30—40; die Anfälle können

sich ein oder das andere Mal, in einzelnen Fällen wiederholt in Intervallen einstellen.

Daß diese Form der Diarrhöe eine eigene Type repräsentiert, ist außer
Zweifel. Sie ist aber keineswegs für den Morbus Basedowi pathognomonisch,
sondern sie findet sich in analoger Form, wenn auch vielleicht nicht so häufig
in so großer Intensität auch bei anderen Zuständen. So finden wir ganz dieselben Zustände gar nicht so selten bei Degenerierten, besonders bei Neuropathen mit Vorwiegen der Darmerscheinungen. Dalmady betont, daß sich
diese Diarrhöen vorwiegend bei dem sogenannten Basedowoid (Stern) finden,
sehr häufig im Zusammenhange mit der Menstruation. Wir können nur aus
der Eigenart ihrer Erscheinungen und ihres Verlaufes annehmen, daß auch
hier wie bei den Brechanfällen nervöse Momente von ausschlaggebender Bedeutung sind, wobei wir es zunächst unentschieden lassen müssen, wodurch
sie in Aktion versetzt werden. Das Vorkommen ähnlicher Zustände auch
bei Morbus Addisoni spricht gegen die Annahme, diese Zustände einfach
auf eine Überproduktion toxischer Schilddrüsenstoffe zu beziehen. Moebius
nimmt, wie für das Erbrechen, auch für die Diarrhöen an, ,,daß die Anfälle von wässerigen Abscheidungen des Darmrohres Überschwemmungen des
Körpers mit dem Basedowgifte entsprechen, Versuche sind, das Gift auszuscheiden". Für diese Auffassung, die im allgemeinen Anklang fand (Ballet,
Leopold-Lévi), wird das Ergebnis des Tierexperimentes zur Stütze herangezogen. So fanden Ballet und Enriquez bei den mit Schilddrüse ver-
gifteten Hunden blutige Durchfälle; Marbe, nach welchem die Schilddrüsenstoffe anregend auf die sekretorische Tätigkeit der Darmdrüsen einwirken, fand
beim Hunde eine längere Zeit anhaltende Vermehrung des Darmsaftes. Falta,
Newburgh und Nobel sahen, daß bei drei Personen nach Schilddrüsenmedikation der Stuhl weicher wurde. Das sind noch zu wenig Beweise für die toxische
Genese der Diarrhöen, um so mehr als der Nachweis vermehrter Schilddrüsenstoffe im Blute ebensowenig erbracht ist, wie eine toxische Wirkung derselben
und außer der Schilddrüse noch eine ganze Reihe von Faktoren in der Pathogenese des Morbus Basedowi beteiligt erscheinen. Wir können vorläufig bloß
annehmen, daß diese Form der Diarrhöen, die sich auch außerhalb des Morbus
Basedowi findet, auch von den dem Morbus Basedowi zugrunde liegenden
Vorgängen, unter welchen die Funktionsstörung der Schilddrüse eine hervorragende Rolle spielt, ausgelöst werden kann. Dafür spricht die Tatsache,
daß diese Form der Diarrhöe bei Morbus Basedowi verhältnismäßig häufig
ist, dann die Tatsache, daß es Fälle von Morbus Basedowi gibt, in welchen
vorher nie Diarrhöen vorhanden waren, eventuell sogar Obstipation bestand
und mit dem Einsetzen der Erkrankung die Diarrhöen sich einstellen, ferner
das gleichsinnige Schwanken, eventuell Schwinden der Diarrhöen mit der
Heilung, das Sistieren der Diarrhöen nach operativer Entfernung der Schilddrüse. Die Rolle der Schilddrüse im Rahmen der Vorgänge des Morbus
Basedowi gibt nur die Möglichkeit zur Annahme, daß auch die Schilddrüse von Einfluß ist. Da jedoch nicht alle Fälle von Morbus Basedowi
diese Diarrhöen zeigen, müssen noch andere Faktoren mit im Spiele sein.
Das ganze klinische Bild der Diarrhöen zwingt zu der Annahme, daß nervöse
Vorgänge in letzter Linie hier maßgebend sind und zwar muß es sich, wenn
wir uns an die gesamten Erscheinungen, an den eingezogenen Bauch, an das
Erbrechen etc. halten, um einen Erregungszustand der Darmmuskulatur mit
gesteigerter Peristaltik handeln. Für diese Fälle trifft vielleicht die Annahme
von Eppinger und Heß zu, die die Diarrhöen auf einen vermehrten Reizzustand im Vagus beziehen. Doch kommen wir mit dieser Annahme nicht aus,
es muß sich sicher auch noch um sekretorische Erscheinungen handeln; in

diesem Sinne sprechen wenigstens die analogen, am Magen sich abspielenden Vorgänge und die Diarrhöen und Zustände bei Personen mit angioneurotischen Ödemen, einer Urticaria interna. Die Analogie mit diesen Zuständen, für welche konstitutionelle Einflüsse sicher von Belang sind, weist auch neben der Eigenart der Erscheinungen, der Neigung zu Paroxysmen etc. auf die konstitutionelle Komponente hin.

Aber nicht alle bei Morbus Basedowi zu beobachtenden Diarrhöen haben diesen Ursprung. Hier reiht sich eine zweite große Gruppe an mit vorwiegend chronischen Diarrhöen oder der Neigung zu Diarrhöen, die gastrogen ist, ihre Entstehung der Achylie oder der Herabsetzung der Magensekretion verdankt. Sie sind zum Teil wenigstens durch Diät und medikamentös zu beeinflussen. Für eine große Zahl dieser Fälle kommt die degenerative Anlage sicher in Betracht, wenn auch vielleicht die Erscheinungen durch den Morbus Basedowi manifest gemacht wurden. Wieweit diese abnorme Anlage der Magenschleimhaut und ihrer Nerven bei den Diarrhöen der vorigen Gruppe mitspielt, läßt sich natürlich nicht entscheiden, immerhin ist ihr Einfluß auch dort möglich und wahrscheinlich. Wolpe geht zu weit, wenn er alle Diarrhöen bei Morbus Basedowi als gastrogene auffaßt und als Stütze dafür anführt, daß sie bei eiweißfreier Diät schwinden.

In einer dritten Gruppe von Fällen sind die Diarrhöen mit Wahrscheinlichkeit auf das Pankreas zu beziehen. Es sind Fettstühle von verschiedener Konsistenz, die bei weicherer Beschaffenheit von einzelnen als Fettdiarrhöen geführt werden, obwohl eine scharfe Grenze hier nicht gezogen werden kann und in den einzelnen Fällen die Konsistenz des Stuhles eine wechselnde ist. Die Fettstühle bei Morbus Basedowi sind im allgemeinen ein seltenes Ereignis. Die erste hierher gehörige Beobachtung hat offenbar schon Basedow gemacht, wenn er in einzelnen Fällen neben der lienterischen Weichleibigkeit von einem sehr trägen, grauen Stuhl spricht. Seither sind eine Anzahl von Fällen mitgeteilt worden (Bittorf, Chvostek, Falta, Salomon, Salomon und Almagia, A. Schmidt). Die Stühle sind in solchen Fällen sehr kopiös, die Stuhlmengen stehen im Mißverhältnis zur eingenommenen Nahrung, es erfolgen mehrere Stuhlentleerungen täglich, von normaler Konsistenz, geformt oder mehr breiig, in anderen Fällen von geformten Massen mit breiigen gemengt, endlich von mehr dünnbreiiger Beschaffenheit. Die Farbe des Stuhles zeigt keine wesentliche Veränderung, sie ist bräunlich, in anderen Fällen mehr licht, grau. In typischen Fettstühlen sieht man die Oberfläche des Stuhles wie mit Fett übergossen (Butterstühle), besonders nach stärkerer Zufuhr von Fett.

Überblicken wir die hierher gehörigen Fälle, so können wir sie unschwer wieder in zwei Gruppen bringen. Eine Gruppe umfaßt allem Anscheine nach Erkrankungen des Pankreas, bei welchen es zu dem Auftreten von Erscheinungen des Thyreoidismus oder in seltenen Fällen zum Morbus Basedowi kommt. Auf diese Fälle habe ich seinerzeit hingewiesen und später haben Cohn und Peiser durch die Autopsie erhärtete Fälle von verschiedenen Erkrankungen des Pankreas mit Basedowsymptomen gebracht. Damit im Einklange steht die Angabe von Falta, nach welcher es sich in den Fällen von Fettstühlen, anscheinend fast immer, um formes frustes mit fehlenden oder gering entwickelten Augensymptomen handelt. Ich habe seither eine Anzahl von Fällen gesehen und bin zu derselben Anschauung gelangt: die Mehrzahl der Fälle mit typischen Fettstühlen bei Morbus Basedowi sind Pankreaserkrankungen mit den Erscheinungen von Thyreoidismus, typische Fälle von Morbus Basedowi bei Pankreaserkrankungen sind sehr selten; finden sich im Verlaufe eines Morbus Basedowi typische Fettstühle, so spricht dies zugunsten einer gleichzeitigen organischen Veränderung des Pankreas (vgl. Pathogenese Pankreas S. 247).

Schwieriger zu deuten ist die zweite Gruppe der Fälle, bei welchen es im Verlaufe des Morbus Basedowi zu Fettstühlen kommt, die aber nicht ganz typisch sind, wenig freies Neutralfett enthalten, auch bei Belastung keine Fettschichte zeigen (Salomon). Salomon und Almagia, die einen solchen Fall genauer untersucht haben, kommen zu dem Resultate, daß diese Stühle nicht pankreatogen sind, sondern auf einer resorptiven Störung im Darme beruhen. Sie stützen sich auf den Umstand, daß das Fett, auch nach Fettbelastung, im Stuhle stets gleichmäßig verteilt erscheint, keine Butterschichte vorhanden ist, daß die Stickstoffausnützung im wesentlichen nur durch den Fettgehalt des Stuhles behindert ist und daß eine günstige Beeinflussung durch Pankreatin nicht zu erzielen war. Solche Fettstühle kommen nach Salomon auch bei nervösen Personen ohne Pankreasstörung vor. Salomon und Almagia fassen auf Grund dieses einen Befundes die Fettdiarrhöen bei Morbus Basedowi im allgemeinen als nicht pankreatogen auf. Die Möglichkeit wird für einzelne Fälle zugegeben werden müssen, aber sicher nicht für alle. Selbst in den Fällen, wo solche resorptive Störungen vorliegen, wird zu bedenken sein, daß dem inneren Sekret des Pankreas ein wesentlicher Einfluß auf die resorptive Fähigkeit der Darmschleimhaut, auch für Fette, zugesprochen werden muß. Und dann spricht doch, was auch Salomon und Almagia fühlen, das Fehlen von katarrhalischen Erscheinungen, der normale Gallenabfluß in den Darm bei Fettstühlen sehr zugunsten einer Funktionsstörung des Pankreas. Dazu kommt, daß in den Fettstühlen bei Pankreasaffektionen das Neutralfett, ihr Seifengehalt etc. sehr variiert, von einer großen Reihe im Darme sich abspielender Prozesse abhängt, daß selbst bei ausgesprochenen Veränderungen dieser Drüse Fettstühle vollständig fehlen können, so daß auf diese Kriterien nicht allzuviel Gewicht zu legen ist. Endlich spricht für eine Beteiligung des Pankreas auch die in einzelnen dieser Fälle vorhandene Glykosurie. Eine sichere Entscheidung dieser Frage wird sich erst geben lassen, wenn mehrere einschlägige Untersuchungen vorliegen.

Einen eigenen Standpunkt vertreten in der Frage der Basedowdiarrhöen Balint und Molnar. Sie kommen zu dem Schlusse, daß ihnen eine Sekretionssteigerung des Pankreas zugrunde liegt, die vielleicht in einem Parallelismus steht mit der Überproduktion eines peristaltischen Hormones. Eine Einflußnahme des inneren Pankreassekretes stellen sie in Abrede. Eine Überprüfung ihrer Befunde steht noch aus, doch sind die durch ihre Methode gewonnenen Werte so vieldeutig und solchen Fehlerquellen unterworfen, daß sie zu Schlüssen nur mit größter Reserve verwendbar erscheinen.

Darmblutungen. In einzelnen Fällen beobachten wir auch Darmblutungen. So kann es bei den stürmisch auftretenden Diarrhöen, die förmlich unter dem Bilde einer Cholera verlaufen können, auch zu Blutabgang kommen, allerdings handelt es sich hier für gewöhnlich nur um geringe Mengen. In einzelnen Fällen steht jedoch die Blutung gegenüber den Diarrhöen im Vordergrunde und kommt es in solchen Fällen zu abundanten Blutungen (Begbie, Graves, Maude, Thorbeke u. a.). In manchen dieser Fälle mag es sich um Komplikationen gehandelt haben, sicher finden sich jedoch in anderen Fällen solche Blutungen ohne nachweisbaren anatomischen Befund (Thorbeke) und sind auf eine hämorrhagische Diathese zu beziehen, bei welcher offenbar die Gefäßerweiterung und vielleicht Gefäßanomalien eine wesentliche Rolle spielen.

Ikterus. Das Auftreten von Gelbsucht ist ein bei Morbus Basedowi seltenes Ereignis, was um so merkwürdiger ist, als ja die Leber zu den verschiedenen Blutdrüsen, die bei Morbus Basedowi affiziert sind, in engen Beziehungen steht und eine Schädigung der Leber aus diesem Grunde verständlich wäre; dann ist außerdem das Herz beim Morbus Basedowi beteiligt und wäre auch aus diesem Grunde eine öftere Veränderung der Leber durch Stauung zu erwarten. Im allgemeinen wird angegeben, daß das Auftreten von Ikterus von ungünstiger prognostischer Bedeutung ist (Boix, Chevalier, Jaccoud, Mouriquand et Bouchut, Letienne, Rendu), daß er sich meist in letal verlaufenden Fällen findet. Übereinstimmend wird auch angenommen, daß es kein Stauungsikterus ist, da Galle reichlich in den Darm abläuft, sondern daß der Ikterus durch toxische Einflüsse bedingt wird. In dem Sinne deutet man auch die Veränderungen an der Leber wie den Blutreichtum, multiple Hämorrhagien etc. Davon ist zunächst nur zuzugeben, daß der Ikterus in den meisten Fällen kurze Zeit vor dem Tode auftritt und daß er sich häufiger in den schweren, in kurzer Zeit letal verlaufenden Fällen findet. Dagegen ist der Schluß, daß der Ikterus toxischer Genese ist, vorläufig nicht bewiesen. Der Ikterus tritt in vielen Fällen ante mortem auf, weil zu dieser Zeit Erscheinungen von Herzinsuffizienz vorhanden sind und es zu Stauungserscheinungen in der Leber kommt. Auch Mouriquand und Bouchut kommen auf Grund der in der Literatur vorhandenen Fälle zu dem Schlusse, daß der Ikterus meist zu Herzstörungen und Asystolie mit Leberkongestion hinzutritt. Die zu dieser Zeit zu beobachtenden Erscheinungen einer allgemeinen Intoxikation sind aber, zum Teil wenigstens, auf die Stauungsvorgänge zu beziehen; wieweit hier noch andere toxische Vorgänge mitspielen, wird sich schwer entscheiden lassen. In anderen Fällen ist der Ikterus Ausdruck einer interkurrenten Infektion, wie in den Fällen von Habersohn, Gaill u. a., dann finden sich Erkrankungen der Leber, die für die Erscheinungen verantwortlich zu machen sind, wie Cirrhose in den Fällen von Eger, Farner, Mouriquand und Bouchut, Paul, Atrophie der Leber in einem mit perniziöser Anämie kombinierten Falle v. Neussers, fettige Entartung der Leber im Falle von Bodensteiner, Jaccoud Cholelithiasis bei einem Falle Eders. Nehmen wir noch die Fälle hinzu, wo der Ikterus im Anfange eines Morbus Basedowi auftritt und bei welchen mit größter Wahrscheinlichkeit eine außerhalb des Morbus Basedowi gelegene Ursache angenommen werden kann, so bleibt eine ganz kleine Gruppe von Beobachtungen, die daran denken lassen, daß der Ikterus mit den Vorgängen des Morbus Basedowi in engeren Beziehungen steht, ohne daß wir uns aber vorläufig irgendwelche präzisere Vorstellungen über seine Genese bilden könnten. Es sind das Fälle, wie ich auch zwei gesehen habe, bei welchen der Morbus Basedowi akut einsetzt, akut innerhalb einiger Wochen letal verläuft, bei welchen von Beginn an das ganze Krankheitsbild mit seinen Erregungszuständen, mit den psychischen Anomalien, der späteren Benommenheit, dem Tremor, den Diarrhöen, Erbrechen, Albuminurie etc. den Eindruck einer Intoxikation hervorruft und auch der Tod nicht durch Herzinsuffizienz herbeigeführt wird. Post mortem findet sich an der Leber eigentlich negativer Befund, höchstens Verfettung, die uns den Ikterus nicht erklärt. In Zusammenhang mit den intra vitam vorhandenen, normal gefärbten oder dunklen Stühlen wird der Gedanke an polycholen Ikterus nahegelegt (Mouriquand et Bouchut).

Daß die Leber bei Morbus Basedowi in Mitleidenschaft gezogen ist, erhellt aus den häufig vorhandenen Störungen im Kohlehydratstoffwechsel, insbesondere aus der Häufigkeit alimentärer Galaktosurie. Wieweit die Leber an den Fettstoffwechselstörungen beteiligt ist, entzieht sich vorläufig unserer Beurteilung.

Über Erscheinungen von seiten des Pankreas außer den früher angeführten sei auf das Kapitel Stoffwechsel verwiesen. Hier sei nur noch erwähnt, daß Torday aus Diastasebestimmungen im Urin, den Schluß zieht, daß die Funktion des Pankreas bei Morbus Basedowi nicht gestört ist, eine Annahme, die wohl auf Grund solcher Bestimmungen nicht gemacht werden kann.

Die Milz ist bei Morbus Basedowi häufig vergrößert, meist nur perkutorisch nachweisbar, manchmal aber auch palpabel. Die Vergrößerung der Milz ist wohl meist nur als Teilerscheinung eines Status thymicolymphaticus zu deuten oder auf sonstige Ursachen zurückzuführen. H. Schlesinger beschreibt das Auftreten eines oft mächtigen Milztumors bei akutem Morbus Basedowi. Wieweit bei der Vergrößerung der Milz fluxionäre Zustände (Sattler) mitspielen, läßt sich vorläufig nicht entscheiden.

Zusammenfassend kämen wir auch für die Erscheinungen von seiten des Verdauungstraktes bei Morbus Basedowi zu denselben Anschauungen, zu welchen uns bisher die Erscheinungen der übrigen Organe geführt haben. Es zeigt sich auch hier, wie wenig berechtigt die Auffassung ist, alle hier vorhandenen Symptome als Basedowsymptome, wenn auch als Nebensymptome, zu deuten. Selbst für die als charakteristisch angesprochenen Erscheinungen, wie für die sogenannten Basedowdiarrhöen läßt sich zeigen, daß hier Zustände ganz verschiedener Genese zusammengebracht und irrtümlich als thyreogene gedeutet werden. Beim Versuche einer Sonderung der zahlreichen und ganz verschiedenen Erscheinungen gelingt es leicht, eine große Gruppe von Erscheinungen herauszuheben, die einfach als Teilerscheinung der degenerativen Anlage zu deuten sind, die vielleicht in einzelnen Fällen erst durch den Morbus Basedowi manifest gemacht wurden oder eine Verstärkung erfuhren, wie dies auch durch andere auslösende Ursachen hätte geschehen können. In einer weiteren Gruppe handelt es sich um rein zufällige Komplikationen. Nur in einem Teile der Erscheinungen endlich läßt sich eine engere Beziehung zum Morbus Basedowi annehmen, doch auch hier können die der Erkrankung zugrunde liegenden Vorgänge nicht allein das Maßgebende sein, es spielen auch hier andere Momente, u. a. auch konstitutionelle, eine Rolle. Nur so gewinnen wir einige Einsicht in das Gewirre der Erscheinungen und wird uns ihre Eigenart, die Regellosigkeit ihres Auftretens etc. verständlicher.

12. Kapitel.

Die Atmungsorgane bei Morbus Basedowi.

Erscheinungen von seiten der Atmungsorgane bei Morbus Basedowi sind wohl nur als Komplikationen zu deuten (vgl. hierzu Kap. Komplikationen). Zwei Erscheinungen dürften jedoch in engeren Beziehungen zur Basedowschen Krankheit stehen und können, wenn sie auch nicht pathognomonisch sind, doch als Symptome der Erkrankung gedeutet werden: es ist dies die Änderung der Atemfrequenz und der Atmungsform.

Im allgemeinen erscheint die Atmung bei Morbus Basedowi etwas frequenter (Charcot und Marie, Fraentzel u. a.). Es ist diese Beschleunigung allerdings für gewöhnlich keine auffallende und kann sie in vielen Fällen noch als innerhalb der Norm gelegen gedeutet werden in anderen Fällen tritt sie aber sehr ausgesprochen zutage. Sie findet sich bei völliger körperlicher Ruhe, auch unabhängig von der Nahrungsaufnahme, ohne von den Kranken empfunden zu werden. Sie steigert sich selbst bei geringfügigen Anlässen manchmal beträchtlich und kann dann mit Atemnot einhergehen. Dabei ist bei gewöhnlichem Zusehen die Atmung regelmäßig. Worauf diese zuerst von Charcot und Marie beobachtete Zunahme der Atemfrequenz beruht, ist vorläufig nicht zu entscheiden. Sicher kommen hierfür nicht irgendwelche mechanisch durch die Struma bedingte Veränderungen oder eine Herzinsuffizienz etc. in Betracht, die ja in manchen Fällen mitspielen können (vgl. Komplikationen). Hier kann allem Anscheine nach nur die durch die vermehrten oxydativen Vorgänge erhöhte Bluttemperatur, die Beschleunigung der Herzaktion und endlich die erhöhte nervöse Erregbarkeit zur Erklärung herangezogen werden. Für die Bedeutung des letzteren Momentes spricht die Tatsache, daß wir dieselbe Beschleunigung der Atmung auch außerhalb des Morbus Basedowi bei verschiedenen Zuständen, die mit erhöhter Erregbarkeit einher gehen, beobachten können.

Schwieriger verständlich sind die Fälle, bei welchen die Atemfrequenz sehr beträchtlich gesteigert ist und die selbst mit hochgradiger Dyspnoe einhergehen können. Von diesen sind die Fälle mit chronischer Dyspnoe in erster Linie auf Komplikationen zu beziehen. Anders steht es mit den akuten Anfällen von Atemnot. Auch hier gibt es natürlich solche, welche als kardiales Asthma, als Stenokardie, Asthma bronchiale etc. auf Komplikationen beruhen. Es kommen hier aber auch akut auftretende Anfälle von Atemnot vor, für welche solche Momente nicht vorliegen. Solche Fälle haben Da Costa, Hofbauer, v. Notthaft, Lichtwitz und Sabrazès, Sharp, Schultze u. a. beschrieben. Sharp spricht direkt von respiratorischen Krisen und hat damit einen ganz bezeichnenden Ausdruck gebraucht. Diese Anfälle beginnen meist ganz plötzlich mit hochgradiger Atemnot und Erstickungsgefühl, hochgradigen Angstzuständen und gehen gleichzeitig mit beträchtlicher Steigerung der Pulsfrequenz einher. Hofbauer, der in einem solchen Anfalle eine Atemkurve schreiben konnte, fand eine enorme Vertiefung der Atmung abwechselnd mit Atempausen. Es würde dieser Atemtypus an das Biotsche Atmen erinnern, wie wir es bei verschiedenen Zuständen finden können, wenn durch anhaltende CO_2-Überladung oder durch Intoxikation (Urämie) das Atemzentrum gegen den Reiz des CO_2 abgestumpft und gleichzeitig Sauerstoffmangel vorhanden ist. In den Fällen der anderen Autoren scheint aber dieses eigentümliche Verhalten nicht vorhanden gewesen zu sein, wenigstens wird darüber nichts erwähnt. Hier sind weitere Beobachtungen abzuwarten. Für die Zugehörigkeit dieser Anfälle von Atemnot zum Morbus Basedowi würde der Fall Schultzes sprechen, bei welchem nach Operation der nur gering vergrößerten Schilddrüse diese Erscheinungen schwanden. Die Art der Anfälle, ihr Einsetzen und Schwinden sprechen zugunsten der Annahme, daß sie nervösen Ursprunges sind.

Die zweite bei Morbus Basedowi vorhandene Veränderung betrifft die Änderung des Atmungstypus. Es ist die Atmung nicht nur beschleunigt, sondern auch auffallend flach und es zeigt sich, worauf Bryson aufmerksam gemacht hat, daß auch bei intendierter tiefer Inspiration der Brustkorb sich viel weniger erweitert, als unter normalen Verhältnissen. Es findet sich diese Erscheinung in ca. der Hälfte der Fälle, und ist auch in den positiven Fällen nicht immer sehr ausgesprochen. Nehmen wir die normale Differenz im Thoraxumfang auf der Höhe der Inspiration mit ca. 5 cm an, so finden wir bei Morbus Basedowi Extremwerte von 0,5—1 cm (Sattler, Hitschmann), neben Werten, die sich der Norm schon nähern. Von Interesse ist hier eine Beobachtung von Christens mit Werten von 1,5 auf der Höhe der Erkrankung und Zunahme der Atemexkursionen auf 5 cm bei Besserung der Erscheinungen. Hofbauer, der in einigen Fällen die Atemkurven geschrieben hat, findet als konstanten Befund eine Abflachung der Atemkurve, eine gleichmäßige Verlängerung der In- und Exspiration und endlich Unregelmäßigkeiten in der Höhe und Form

der einzelnen Elevationen mit streckenweisen, fast oder vollkommen ausgeprägten Atempausen. Dieselben Veränderungen weist auch eine früher schon
von Charcot aufgenommene Atemkurve auf.

Über die Ursache des Brysonschen Symptomes sind die Meinungen geteilt. Sicher ist es nicht durch mechanische Momente bedingt. Vielfach wird
es als Teilerscheinung der allgemeinen Muskelschwäche gedeutet und steht
damit die Tatsache im Einklange, daß wir es auch bei asthenischer Konstitution
und bei hochgradigen Schwächezuständen beobachten können. Wieweit hier
die von Askanazy bei Morbus Basedowi an den Muskeln nachgewiesene Verfettung eine Rolle spielt, läßt sich nicht entscheiden. Hofbauer sieht die
Ursache sowohl der Abflachung der Atmung, als auch der Paroxysmen in einer
Intoxikation durch Schilddrüsenstoffe. Er stützt sich dabei auf die Tierversuche von Ballet und Enriquez, Cyon, Georgiewsky, Fenyvessy, die mit
Schilddrüsenextrakten oder mit Jodothyrin und Jod Änderungen in der Atmung
wie Beschleunigung oder Anfälle von Atemnot erhielten. Diese Änderungen
der Atmung sind jedoch ganz inkonstant (Ballet und Enriquez), es bleibt
die Atmung in vielen Fällen — trotz Injektion großer Dosen ganz unverändert
(Fenyvessy) und werden solche Zufälle beim Tier durch die verschiedensten
Vorgänge erzielt, so daß sie nicht gut zur Erklärung herangezogen werden
können. Auch durch die Beobachtungen von Nothafft, Alexander, Mikulicz und Reinbach, die nach Schilddrüsenverabreichung beim Menschen
Beschleunigung der Atmung und Neigung zur Dyspnoe bemerkten, ist dieser
Nachweis nicht erbracht, denn bei der großen Mehrzahl der Menschen treten
diese Erscheinungen nicht auf, es muß also noch wenigstens eine Disposition dazu
vorhanden sein. Dann ist es nicht von der Hand zu weisen, daß die Beschleunigung der Atmung als Ausdruck der allgemeinen Erregung zu deuten ist und
nicht durch eine direkte Beeinflussung der Atemvorgänge, und daß ebenso
die Neigung zur Dyspnoe durch die vorhandene Tachykardie etc. bedingt wird.
Noch unverständlicher wird uns durch diese Annahme der thyreogenen
Genese aber die Abflachung der Atmung. Da bisher auch der Nachweis
vermehrter Schilddrüsenstoffe im Blute bei Morbus Basedowi nicht geglückt
ist, so ist der Schluß, daß die Atemstörungen bei Morbus Basedowi als primäre Folge der diese Krankheit produzierenden Funktionsstörung der Thyreoidea anzusprechen sind, noch nicht berechtigt.

Zu den Erscheinungen von seiten der Atmungsorgane, die mit dem Morbus
Basedowi in gewisser Beziehung stehen, gehört auch das sakkadierte Atmen.
Charcot und P. Marie beziehen es auf Zitterbewegungen im Zwerchfell, Minor,
der es besonders im Exspirium und bei leichter Spannung der Stimmbänder
fand, glaubt, daß es durch einen Tremor der Stimmbänder hervorgerufen wird.
Daß dieser von wesentlichem Einflusse ist, ist zuzugeben, doch sind sicher auch
der Tremor der Atemmuskulatur und die Zitterbewegungen des ganzen Körpers
daran beteiligt. Es findet sich dieses sakkadierte Atmen bei allen Tremorformen, bei Kältetremor, bei Hysterie etc.

Auf eine Erscheinung, die sich bei Hyperthyreoidismus und bei Morbus
Basedowi finden soll, hat Abrams aufmerksam gemacht. Es soll bei Druck
auf den 7. Halswirbeldorn bei normalen Menschen das Zwerchfell tiefer treten,
während dies bei Morbus Basedowi ausbleiben soll, eine Erscheinung, die auf
verminderten Vagustonus bezogen wird. Eigene Nachuntersuchungen konnten
die Angabe nach keiner Richtung bestätigen.

Hier anzuführen wären endlich noch die bei Morbus Basedowi zu beobachtenden Lungenblutungen. Sie sind sicher in der überwiegenden Mehrzahl der Fälle
durch Komplikationen, in erster Linie mit Tuberkulose, bedingt. Wenigstens
habe ich noch keinen Fall gesehen, bei welchem nicht außerhalb des Morbus

Basedowi gelegene Momente genügende Erklärung für die Blutung gegeben hätten. Es liegt aber doch eine kleine Anzahl von Beobachtungen hervorragender Kliniker vor, die Erkrankungen der Lunge, welche die Hämoptyse bedingt hätten, ausschließen konnten (Friedreich, v. Graefe, Kocher, Murray, Thompson). Hier sind aber die Schwierigkeiten zu bedenken, welche dem Nachweis geringfügiger Lungenveränderungen entgegenstehen, so daß wir vielfach gezwungen sind, bei bestehender Hämoptoe diese als erstes Zeichen einer solchen latenten Läsion hinzunehmen. Möglicherweise aber ist in einzelnen Fällen die Hämoptoe, analog den an anderen Organen beobachteten Blutungen (Nase, Darm, Genitale etc.), bedingt durch abnorme Gefäßanlage und -erweiterung. Jedenfalls sind diese Fälle bisher nicht genügend erklärt.

Von sonstigen Lungenveränderungen, die mit dem Morbus Basedowi ursächlich in Beziehung stehen könnten, wäre die Bronchitis anzuführen, der wir verhältnismäßig häufig begegnen. In der überwiegenden Mehrzahl der Fälle lassen sich allerdings anderweitige ätiologische Momente nachweisen (siehe Komplikationen), immerhin muß die Möglichkeit zugegeben werden, daß auch der Schilddrüse hierbei eine Rolle zufallen könnte. In diesem Sinne würde uns wenigstens die Beobachtung an einem Ehepaare sprechen, bei welchem als auffallendes Symptom einer schweren Kachexie nach Einnahme enormer Mengen von Schilddrüsentabletten neben anderen Erscheinungen eine Bronchitis mit sehr reichlichem, ungemein zähen, rein glasigen, fadenziehenden Auswurf vorhanden war.

13. Kapitel.

Erscheinungen von seiten der Niere.

Eine geringe Rolle spielen in dem Symptomenkomplexe des Morbus Basedowi Erscheinungen von seiten der Niere. Vielleicht hat man ihnen auch bisher zu wenig Beachtung geschenkt. Für einen Teil der hier beobachteten Erscheinungen steht es überdies noch nicht fest, ob sie als Basedowsymptome zu deuten sind, oder ob sie durch Komplikationen bedingt werden.

Harnmenge. In der weitaus überwiegenden Mehrzahl der Fälle hält sich die Harnmenge innerhalb normaler Grenzen. Es ist diese Tatsache bemerkenswert, weil sie a priori bei der vorhandenen Tachykardie, der Erweiterung der peripheren Gefäße nicht zu erwarten wäre und mit der Annahme, daß bei Morbus Basedowi das Herz schwer beeinträchtigt wird, nicht gut in Einklang zu bringen ist.

Eine Verminderung der Harnmenge findet sich durch verschiedene Momente veranlaßt. In einem kleinen Bruchteil der Fälle wird sie bedingt durch Herzinsuffizienz, und zwar vorwiegend bei solchen Kranken, bei welchen vorhandene Veränderungen des Herzens (Klappenfehler, Herzmuskelerkrankungen, Anomalien der Gefäße etc.) die Erschöpfung des Herzens durch den Morbus Basedowi begünstigen. Dann kann sich eine Oligurie finden bei verminderter Flüssigkeitsaufnahme, die durch habituell vermindertes Durstgefühl, Oligodipsie bedingt sein kann, die auch schon vor dem Morbus Basedowi bestanden haben kann und durch geeignete Zufuhr behoben wird, oder sie ist bedingt durch hochgradige Prostration des Kranken, durch Erbrechen etc. Endlich kommen hier noch in Betracht auffallende Wasserverluste durch starke Schweiße, Erbrechen und Diarrhöen. Von einer Neigung des Morbus Basedowi zu Oligurie kann aber gewiß nicht gesprochen werden.

9*

Viel eher könnte man in einer großen Anzahl von Fällen eine Neigung zu Polyurie annehmen, und findet sich selbst ausgesprochene Polyurie nach meinen Erfahrungen nicht selten. Sattler findet auf Grund der vorhandenen Angaben die Häufigkeit dieser Erscheinung mit 13,5 %. Die Ursache der Polyurie ist verschieden; in manchen Fällen sind wir nicht imstande, eine genügende Erklärung zu geben.

Für die Mehrzahl der Polyurien kommt wohl die durch vermehrtes Durstgefühl bedingte Steigerung der Flüssigkeitszufuhr in Betracht. Der erhöhte Erregungszustand, die Unruhe, der Tremor, das vermehrte Hitzegefühl, die Trockenheit im Munde, die starken Schweiße etc. wirken hier auslösend. Doch ist in allen diesen Fällen die Polyurie zumeist keine beträchtliche. In anderen Fällen kommt vielleicht auch die durch das vermehrte Hungergefühl bedingte Mehrzufuhr von Nahrung in Betracht, wie dies Magnus Levy z. B. für den Fall Hirschlaff annimmt. Vielfach finden sich aber schon bei diesen Fällen Personen, die auch früher schon die Gewohnheit hatten, viel zu trinken, namentlich bei Erregung aus Nervosität Wasser hinunterzugießen. Sie bilden den Übergang zu jenen Fällen, bei welchen wir von einer eigentlichen Polydipsie nicht sprechen können, bei welchen die vermehrte Flüssigkeitsaufnahme den Zwangsvorstellungen und Zwangshandlungen gleichzustellen wäre. Diese Trinkwut kann durch längere Zeit anhalten oder nur in kürzeren Paroxysmen auftreten. In letzterem Falle erinnert sie in manchen Beziehungen an die Quartalsäufer. In solchen Fällen können enorme Flüssigkeiten genommen und ausgeschieden werden, es gelingt hier aber, wie in einem Falle meiner Beobachtung, durch Isolierung der Kranken, Ausschaltung der Flüssigkeit, eventuell durch psychische Therapie die Trinkwut und die Polyurie zu beseitigen. Diese Zustände sind wohl als Manifestationen der degenerativen Anlage zu deuten und finden sich auch häufig bei Degenerierten außerhalb des Morbus Basedowi und bei auf degenerativer Basis fußenden Erkrankungen, wie Hysterie etc. So konnte Mannheim von 47 Fällen von Morbus Basedowi in 13 Fällen Polyurie finden, darunter bei drei Kranken mit gleichzeitiger Hysterie.

Endlich finden wir Fälle von Morbus Basedowi mit Polyurie, die wir den nervösen Polyurien zuzählen müssen, ohne daß wir vorläufig über die Genese dieser Art orientiert wären. Wir sehen in nicht seltenen Fällen von Morbus Basedowi nach Perioden von annähernd normalen Harnmengen das Auftreten einer meist kurz anhaltenden polyurischen Periode, während welcher sonst keine Änderungen in den übrigen Erscheinungen wahrnehmbar zu sein brauchen, bei welchen auch das Durstgefühl und die Flüssigkeitszufuhr, bei kürzerer Dauer wenigstens, nicht gesteigert ist. Hier handelt es sich offenbar um abnorme vasomotorische und sekretorische Vorgänge in der Niere. In diesem Sinne spricht die Tatsache, daß in einzelnen solchen Fällen auch andere sekretorische Störungen vorliegen können. So berichtet Pullitzer über einen Fall mit gleichzeitigem Ptyalismus und Jeunet über einen Fall von Polyurie mit Ptyalismus und profusen Diarrhöen.

Dann sehen wir Fälle mit anhaltender Polyurie und Polydipsie, die durch lange Zeit anhalten und die als Diabetes insipidus angesprochen werden müßten. In solchen Fällen wird auch die Flüssigkeitsentziehung, wie ich aus einem Falle meiner Beobachtung schließe, sowie bei Diabetes insipidus nicht vertragen und hat der Versuch einer Wasserentziehung eine schwere Beeinträchtigung des Kranken zur Folge gehabt; auch Kochsalzentziehung hatte in diesem Falle keinen Effekt. Über die Frage, wieweit in diesen Fällen die Konzentrationsfähigkeit der Niere in Betracht kommt, liegen keine einschlägigen Untersuchungen vor. Doch soll hier angeführt werden, daß sich u. E. darauf eine Diffe-

renzierung des Diabetes insipidus in eine essentielle und eine symptomatische
Form nicht aufbauen läßt.

Auf noch eine Tatsache sei hier verwiesen, die von einigem Interesse ist,
d. i. die auffallend starken Schwankungen in der Tagesmenge. Lustig, dem
wir die ersten einschlägigen Daten verdanken, fand, daß die Schwankungen
der täglichen Harnmenge viel größer sind als die normaler Individuen, oft
mehr als das doppelte betragen, und glaubt, daß sie auf nervöse Einflüsse
zurückzuführen sind. Dieselbe Angabe macht auch Clemens, der jedoch als
die Ursache der Schwankung die schwankende Ausscheidung der festen Be-
standteile ansieht, mit welcher die Harnmenge parallel geht. Sicher sind hier
eine Reihe von Faktoren maßgebend, wie nervöse Einflüsse, Stoffwechselvorgänge, Änderungen der Flüssigkeitszufuhr und -Ausfuhr etc.

Zeigt sich auch bei der Polyurie, der wir bei Morbus Basedowi begegnen können, daß sie verschiedener Genese ist und daß dem Morbus Basedowi
vielfach nur ein indirekter Einfluß auf ihre Entstehung zukommt, wie durch
die Steigerung der Erregung, Vermehrung des Durstgefühls aus verschiedenen
Ursachen, oder als agent provocateur bei gegebener Anlage, so ist doch die
Tatsache, daß trotz der Erscheinungen am Zirkulationsapparate eine Neigung
zu Polyurie besteht, so auffallend, daß der Gedanke nahegelegt werden muß,
daß auch den Vorgängen, die dem Morbus Basedowi zugrunde liegen, ein direkter
Einfluß auf die Wasserausscheidung zukommen muß. Wie das geschieht und
wodurch er bewirkt wird, ist uns allerdings vorläufig unklar, da wir über den
ganzen Komplex der hier in Betracht kommenden Vorgänge noch viel zu wenig
orientiert sind. Wir werden vorläufig nur auf nervöse Einflüsse hingeführt,
indem das Fehlen irgendwelcher anatomischer Veränderungen, das Fehlen einer
primären Polydipsie in vielen Fällen, die Art der Erscheinungen, ihr Schwanken,
ihre Abhängigkeit von nervösen Vorgängen in diesem Sinne spricht. Dafür
würden auch jene Beobachtungen sprechen, die die Annahme abnormer vasomotorischer und sekretorischer Erscheinungen in der Niere nahelegen. Dann
wissen wir, daß den Blutdrüsen ein wesentlicher Einfluß auf das Nervensystem
und den Stoffwechsel zukommt und daß beide ja von entscheidendem Einflusse
auf die Wasserausscheidung sind, kennen auch einzelne Tatsachen des Tierexperimentes und der Beobachtung der Klinik, die den Einfluß einzelner Drüsen
für den Wasserhaushalt dartun. Bei der Bedeutung, die der Schilddrüse in
der Genese des Morbus Basedowi zufällt, muß natürlich zuerst der Gedanke sich
aufdrängen, daß die Funktionsstörung der Schilddrüse hier in Betracht kommt.
Diese Möglichkeit muß zugegeben werden, da wir auch als eine Erscheinung
des artefiziellen Thyreoidismus beim Menschen die Neigung zu Polyurie
beobachten können. Nun weisen aber die Beobachtungen der Klinik beim
Diabetes insipidus und bei Erkrankungen der Hypophyse darauf hin, daß dieser
Drüse ein hervorragender Einfluß auf die Wasserbilanz zukommt, daß sie von
Einfluß auf die Wasserausscheidung ist und allem Anscheine nach auch die
Wasserbindung der Gewebe reguliert, so daß Störungen im Wasserhaushalt
des Organismus mit zu den Symptomen der Hypophyse gehören. Können wir
also auch einen Einfluß der Schilddrüse auf das Zustandekommen der Polyurie
zugeben, so werden wir doch der Hypophyse einen weitaus wichtigeren Anteil an derselben zuerkennen und namentlich starke Polyurien auf sie beziehen müssen. Wie ihre Wirkung zustande kommt, wissen wir aber vorläufig
nicht. Wir hätten demnach in der Neigung zu Polyurie und in einzelnen
Polyurien ein Basedowsymptom, das auf eine Funktionsstörung der Schilddrüse und vor allem der Hypophyse hinweisen würde.

Albuminurie. Das Vorkommen von Albuminurie bei Morbus Basedowi
wird von einzelnen als selten bezeichnet (Kocher, Moebius, Mannheim,

Magnus Levy u. a.), während sie sich nach der Zusammenstellung von Sattler in ca. 11 % der Fälle finden würde. Murray findet sie sogar in 20 %. Eigenen Erfahrungen nach sind diese Zahlen zu hoch gelegen und sind sie vielleicht darauf zurückzuführen, daß von einzelnen wieder formes frustes bei jugendlichen Personen dem Morbus Basedowi angereiht wurden, bei welchen Albuminurie, eventuell orthostatische Albuminurie nicht so selten angetroffen wird.

Die vorhandene Albuminurie ist in unkomplizierten Fällen fast durchgehend keine beträchtliche und keine anhaltende, ebenso fehlen nahezu immer renale Elemente. Nur in einem Teil der Fälle finden wir höheren und anhaltenden Eiweißgehalt und Formelemente der Niere, doch handelt es sich in diesen Fällen wohl immer um eine Komplikation. Aber auch die Frage, wieweit die flüchtigen und passageren Eiweißausscheidungen auf den Morbus Basedowi selbst zu beziehen sind, bedarf einer eingehenden weiteren Untersuchung. Vorläufig scheint sie uns nicht im positiven Sinne beantwortet. (Weiteres siehe Komplikationen Niere.)

Funktionsprüfungen der Niere bei Morbus Basedowi liegen bisher nur vereinzelt vor. Alt schließt bei seinen Stoffwechselversuchen aus der Belastung mit Kochsalz in 6 Fällen auf eine starke Niereninsuffizienz, ebenso nimmt Jamin für seine Fälle, die wir als Nephritis deuten (vgl. Komplikationen) eine solche wegen der Albuminurie an.

Auch sonstige Veränderungen im Harne sind, abgesehen von den durch Stoffwechselanomalien bedingten belanglos. Ketonkörper finden sich in normaler Menge (Schreiber und Waldvogel), eventuell vermehrt und sind dann auf die Inanition und den relativen Kohlehydratmangel zu beziehen (Magnus Levy). Über Acetessigsäure berichtet Dreschfeld in einem Falle von nervösem Erbrechen. Auch die zeitweilig vorhandene Vermehrung des Indikans und Urobilins hat offenbar mit dem Morbus Basedowi nichts zu tun.

Boinet und Silbert haben aus dem Harne von Basedowkranken Ptomaine isoliert, die bei Tieren Herzerscheinungen etc. bewirken sollen. Solche Substanzen können wohl aus jedem Harn isoliert werden und haben keine Bedeutung, auch wenn Boinet angibt, daß die Giftigkeit des Harnes sich bei Morbus Basedowi nach der Operation der Struma vermindert. Ebensowenig Wert haben die Befunde von Chevalier, der Harn von Basedowkranken direkt den Tieren injizierte und eine vermehrte Giftigkeit des Urins gefunden haben will.

14. Kapitel.

Erscheinungen der Genitalsphäre.

Die Bedeutung der Vorgänge in der Geschlechtssphäre wurde schon von v. Basedow erkannt. Er weist auf den Einfluß von Metrorrhagien, Fluor albus, Laktation als auslösende Momente hin, erwähnt, daß bei den Frauen durchwegs Menostase vorhanden ist, er hebt das auffallende Schwinden der Brüste hervor und macht die Mitteilung von einem Manne, bei welchem die Brüste anschwollen und Kolostrum abgaben. Seither hat man von seiten der Ärzte diesen Veränderungen immer Beachtung geschenkt und es liegen eine große Reihe von Angaben über die verschiedensten Vorgänge vor, aber leider auch die verschiedensten Ansichten darüber. Eigentlich brauchbare Angaben und Befunde und eine kritische Sichtung des vorhandenen Materiales vermissen wir zum großen Teile. Dies hat darin seinen Grund, daß eigentlich Mitteilungen von seiten gynäkologischer Fachärzte in sehr geringer Anzahl vorliegen. Aber auch bei diesen vermissen wir bis in die letzte Zeit die Berücksichtigung einzelner Fragen, so ob die eventuell vorfindlichen Veränderungen zu dem vorhandenen Morbus Basedowi in direkten Beziehungen stehen, von ihm direkt abhängen, oder ob anderweitige Momente hierfür maßgebend sind. Man hat auch hier das konstitutionelle Moment außer acht gelassen und alle Veränderungen als Basedowsymptome gedeutet, während dies tatsächlich nicht zutrifft.

Über die Störungen der Menstruation liegen eine ganze Reihe von Angaben vor. Während die einen wie Basedow Störungen derselben als konstant angeben, glauben andere, daß die Störungen nicht häufiger sind, als auch außerhalb des Morbus Basedowi (Moebius, Buschan, Reynolds). Im allgemeinen wird aber das Vorkommen von Menstruationsstörungen in größerem Umfange angenommen (Kleinwächter, Hoedemaker, Bamours, Theilhaber, Pinard, Murray, Mannheim u. a.). Von größeren Beobachtungsreihen der letzten Zeit findet A. Kocher in ca. $80^0/_0$ Störungen der Menstruation, darunter nur einmal unter 73 Fällen eine Verstärkung, v. Graff und Nowak finden in $58^0/_0$ Störungen und in einem von 31 Fällen eine Verstärkung, Murray fand in ca. $38^0/_0$ Menstruationsstörungen, in $7^0/_0$ Amenorrhöe, Seitz fand in ca. $18^0/_0$ eine Änderung. Croom, Lazarewicz finden im Anfange der Erkrankung öfter Unregelmäßigkeit der Menstruation und stärkere Blutung, später dann zuweilen Amenorrhöe. Eigenen Erfahrungen nach fehlen ca. in einem Drittel der Fälle Menstruationsstörungen, doch habe ich eine Verstärkung der Menstruation öfter gesehen, als dies den Zahlen der Statistiken entsprechen würde. Die Menstruation kann, wie auch O. Frankl angibt, in leichten und schweren Fällen unbeeinflußt sein, sie fehlt aber ebenso in leichten und schweren Fällen; hier decken sich meine Erfahrungen nicht mit Frankl, der findet, daß die Menstruation nur in schweren Fällen fehlt. Es ist die Intensität der Erkrankung ohne erkennbaren Einfluß auf die Menstruation.

Nach den bisher vorliegenden Angaben setzen die Störungen mehr oder weniger lange Zeit vor den ersten Basedowsymptomen, gleichzeitig mit ihnen oder erst im Verlaufe der Erkrankung ein und können mit der Besserung des Zustandes wieder schwinden (Rosenstrauß u. a.). Allgemein wird dann angenommen, daß diese Menstruationsstörungen thyreogen, daß sie als direktes Basedowsymptom zu deuten sind. Nahezu nirgends findet aber der Umstand Berücksichtigung, der für die Beurteilung der bei Morbus Basedowi vorliegenden Störungen von einschneidender Bedeutung ist: ob bei diesen Kranken nicht schon vor dem Morbus Basedowi irgendwelche Menstruationsanomalien vorhanden waren. Bei der Bedeutung der degenerativen Anlage für den Morbus Basedowi und bei der Häufigkeit, mit welcher wir bisher Manifestationen der abnormen Körperanlage von seiten der verschiedenen Organe begegnet sind, sind solche Erscheinungen auch von seiten des Genitalsystems bei Morbus Basedowi zu erwarten. Wir haben bereits bei den Erscheinungen der abnormen Körperverfassung auf die Stigmen in der Genitalsphäre hingewiesen (siehe 4. Kap.) und spätes oder verfrühtes Einsetzen der Menses, Schmerzhaftigkeit, abnorm lange Dauer und Stärke oder auffallende Schwäche derselben, starke Unregelmäßigkeit oder frühzeitiges Zessieren als häufige Vorkommnisse bei Degenerierten hingestellt. Tatsächlich finden sich auch bei Morbus Basedowi solche Störungen sehr häufig. So konnte ich in einer an anderer Stelle mitgeteilten Reihe von Fällen in 20 Fällen, in welchen Angaben zu erhalten waren, nur in 8 Fällen ($40^0/_0$) annähernd normales Einsetzen und Verhalten der Menstruation vor dem Auftreten des Morbus Basedowi finden; von den übrigen 12 Fällen ($60^0/_0$) mit abnormem Verhalten trat sie in 3 Fällen verfrüht auf, in 5 Fällen war sie vom Beginn an unregelmäßig (in einem Falle oft mehrere Monate aussetzend), in 5 Fällen von sehr langer Dauer und sehr stark (in einem Falle sehr stark und 1—2 Wochen anhaltend) und schmerzhaft. Bisher liegen sonst nur noch Angaben von v. Graff und Nowak vor. In ihrer Statistik ist der Prozentsatz solcher Fälle geringer. Sie finden von 31 Fällen in 10 Fällen (ca. $32\,^0/_0$ gegen ca. $60\,^0/_0$ meiner Fälle) schon vor der Erkrankung gewisse Menstruationsanomalien, wie spätes Einsetzen der Menstruation, Auftreten derselben in unregelmäßigen Zwischenräumen oder spärliche Blutung. Ferner gibt Weljaminow an, daß in vielen Fällen die Menstruation früher einsetzt als normal. Hierher gehören auch die Angaben von Henoch, Hall Edwards, daß es, wenn die Krankheit bei jugendlichen Personen einsetzt, mitunter gar nicht zu dem Auftreten der Menstruation kommt. In einem Falle Hezels trat die Menstruation mit 30 Jahren ein.

Diese Menstruationsanomalien, die also nicht als direktes Symptom des Morbus Basedowi gedeutet werden können, weisen uns darauf hin, daß sich bei Personen, die später an Morbus Basedowi erkranken, im Bereiche der Genitalsphäre resp. der Keimdrüsen eine abnorme Veranlagung und Funktionsstörung findet, die es uns begreiflich erscheinen läßt, daß sie, wenn später irgendwelche Schädigungen auf diese Organe einwirken, abnorm reagieren und eventuell vollständig ausspannen. Dieses Verhalten läßt es uns auch verständlich erscheinen, warum in einem Teil der Fälle bei Morbus Basedowi die Störungen der Menstruation vollständig ausbleiben oder nur geringfügig sind, während uns ein solches Verhalten bei einer direkten Abhängigkeit derselben vom Morbus Basedowi schwer verständlich wäre. Wir können also in einem großen Teil der Fälle von Morbus Basedowi schon vor der Erkrankung Menstruationsanomalien finden, als Ausdruck konstitutioneller Anomalien, als Symptom der degenerativen Anlage, die uns eine abnorme Anlage und Funktion im Bereiche der Genitalsphäre und der Keimdrüsen erschließen lassen, ein Umstand, der uns nicht nur die Störungen der Menstruation bei Morbus Basedowi verständlicher macht, sondern auch zur Erklärung der übrigen im Bereiche der Gestationssphäre sich abspielenden Vorgänge herangezogen werden muß.

Mit diesen abnormen sexuellen Verhältnissen in Zusammenhang steht auch die auffallende Tatsache, daß wir bei Frauen mit Morbus Basedowi sehr häufig Naturae frigidae treffen, Fehlen von Orgasmus etc. Auch v. Graff und Nowak finden bei Morbus Basedowi einen großen Prozentsatz von Virgines. Sie finden von 36 Frauen 10 Virgines, ein jedenfalls für großstädtische Verhältnisse und die Bevölkerungsklassen, aus welchen sich das Krankenhausmaterial bezieht, und für das in Betracht kommende Alter höchst merkwürdiger Befund. Er ist, wie wir glauben, zum Teil wenigstens durch die geringe Sexualität begründet, zum Teil auch durch abnorme sexuelle Betätigung, wie Homosexualität, protrahierte Onanie etc. Zahlenmäßige Angaben werden sich hier bei der Schwierigkeit, nach dieser Richtung Erhebungen zu pflegen und bei der geringen Vertrauenswürdigkeit der Angaben über diese Punkte nicht geben lassen.

Über die Fertilität der Frauen mit Morbus Basedowi liegen keine genaueren Angaben vor, wenn auch im allgemeinen angegeben wird, daß sie herabgesetzt ist. Das würde ja auch im Einklange stehen mit den bei diesen Personen vorhandenen Störungen der Genitalfunktionen. In den früher angeführten 20 Fällen findet sich, ohne daß überall diesbezügliche Angaben erweisbar waren, von den in Betracht kommenden Beobachtungen dreimal: in 24jähriger Ehe ein Abortus, dann keine Gravidität mehr, dann im zweiten Falle nach 10jähriger Ehe ein Kind und endlich im dritten Falle nach 5jähriger Ehe ein Kind, während nur in 3 Fällen mehrere Geburten (zwei, drei und vier Kinder) vorliegen. v. Graff und Nowak, die mehr die Fertilität der schon Basedowkranken im Auge haben, finden auch, daß von ihrem Materiale sieben Frauen Gelegenheit hatten, gravid zu werden, aber nicht konzipierten. Sie äußern sich mit Vorsicht, indem sie sagen, daß bei ausgesprochenen Basedowfällen Schwangerschaften nach Ausbruch der Krankheit nicht häufig sind, möchten aber in jenen Fällen, in welchen keine Menstruationsstörungen auf das Vorhandensein einer herabgesetzten Ovarialfunktion hindeuten, kein definitives Urteil über die Ursache der Sterilität abgeben. Lazarewicz glaubt, daß es in schweren Fällen zu vollständiger Atrophie des Genitaltraktes kommt, daher die Gravidität selten ist. Haliday Croom hält die Kombination mit Gravidität für äußerst selten.

Die Anschauungen über den Einfluß der Schwangerschaft und des Puerperiums auf den Morbus Basedowi divergieren sehr. Eine günstige Beeinflussung des Morbus Basedowi durch die Gravidität resp. Heilung derselben sahen Basedow, Charcot, Corlieu, Moore, Pinard, Rübsamen, Souza-Leite, Trousseau, Westedt u. a. Eine Verschlechterung resp. ein Auftreten des Morbus Basedowi während der Gravidität geben Freund, Hennig, Benike, Haliday Croom, Weker, Roberts, Hutchinson, Haeberlin, Homén, Renaut, Cantilena, Lewin, Raymond-Serieux, Strümpell u. a. an. Nowak und Seitz kommen auf Grund der in der Literatur angeführten Angaben auf Grund von 98 von mit Schwangerschaft kombinierten Fällen von Basedow zu dem Resultate, daß in $60\,^0/_0$ der Fälle eine Verschlechterung des Morbus Basedowi durch die Schwangerschaft beobachtet werden kann und daß nur in $40\,^0/_0$ keine Verschlechterung, hie und da sogar eine geringe Besserung zu beobachten ist. Häufiger kommt es auch nach ihrer Zusammenstellung zur vorzeitigen Unterbrechung der Schwangerschaft und zum Absterben des Kindes. Von den Müttern starben $6,4\,^0/_0$ meist an einer Herzschädigung, namentlich bei gleichzeitiger Thymuspersistenz. Die Gefahr einer vorzeitigen Plazentalösung, auf welche Haeberlin, Bennicke u. a. hingewiesen haben, ist jedoch, wie sich ergeben würde, nicht sehr groß. Auch die Laktation kann zu Gefahren Anlaß geben (Bonnaire u. a.).

Auf Grund des vorliegenden Materiales ist wohl der Schluß gerechtfertigt, daß der Gravidität kein elektiver Einfluß zukommt. Die Schwangerschaft ist ein auch für die normale Frau eingreifendes Ereignis und wirkt bei Frauen mit irgendwelchen krankhaften Zuständen auf diese oft verschlechternd. Der abnorme Verlauf der Schwangerschaft, das häufigere Vorkommen von Abortus ist aber wahrscheinlich in vielen Fällen auf die konstitutionelle Anlage der Genitalorgane zu beziehen und findet sich bei Degenerierten auch außerhalb des Morbus Basedowi verhältnismäßig häufig. Das Fehlen solcher konstitutioneller Veränderungen läßt uns die Fälle mit normalem Verlaufe der Schwangerschaft verständlicher erscheinen und wird uns durch Berücksichtigung des konstitutionellen Momentes das verschiedene Verhalten der einzelnen Fälle erklärlich. Daß daneben eine Reihe anderer Momente mitspielen können, ist selbstverständlich.

Die Frage der Zulassung zur Ehe wird verschieden beantwortet. Wenn es auch im Interesse der Rasse gelegen ist, solche Ehen Degenerierter nach Möglichkeit zu beschränken, so ist doch der Standpunkt im Interesse der Kranken jede Ehe zu verbieten, nicht berechtigt. Es ist auch sicher zu weit gegangen, wenn Bonnaire nur ganz leichten Fällen die Ehe erlaubt und für eine eventuelle Gravidität eine ständige ärztliche Überwachung anrät.

Von Genitalveränderungen, die als dem Morbus Basedowi eigentümlich angesprochen werden, beansprucht die von Freund beschriebene, nicht entzündliche Schrumpfung des Parametriums mit konsekutiven Sekretions- und Zirkulationsstörungen Interesse. Leider sind die Meinungen der Gynäkologen über diese Erkrankung nicht übereinstimmend. Während Freund angibt, daß er sie bei keinem Falle von Morbus Basedowi vermißt und sie als charakteristisch ansieht, glauben v. Graff und Nowak, daß eine Parametritis atrophicans, wenn sie überhaupt ein selbständiges Krankheitsbild vorstellt, jedenfalls ein sehr seltener Befund ist. Und doch wären gerade hier Untersuchungen von berufener Seite sehr lohnend. Der Umstand, daß, wie wohl übereinstimmend zugegeben wird, bei den bei Morbus Basedowi vorkommenden gynäkologischen Affektionen atrophische Prozesse an den Genitalorganen sehr häufig gegenüber anderweitigen Prozessen gefunden werden (Freund), daß die pathologisch-anatomischen Befunde an den Ovarien Verkleinerung und fibröse Beschaffenheit in einzelnen Fällen (Askanazy, Hezel, Mattiesen) Bindegewebswucherung ergeben (Chrustalew), wir bei der hypoplastischen Konstitution resp. dem Status thymicolymphaticus Veränderungen am Bindegewebe mit Bindegewebswucherung und nachfolgender Atrophie desselben kennen (Bartel), daß solche Veränderungen sich auch bei Zuständen finden, die mit dem Status thymicolymphaticus in Beziehung stehen (Polyserositis und Cirrhose nach v. Neusser, multiple Blutdrüsensklerose nach Wiesel), muß den Gedanken nahelegen, daß auch bei Morbus Basedowi solche konstitutionellen Anomalien, die ja hier eine wesentliche Rolle spielen, Ursache der eigenartigen Genitalaffektionen sind. Hier sind also jedenfalls weitere Aufklärungen zu erwarten.

Weiters beansprucht die zuerst von Cheadle nachgewiesene Genitalhypoplasie unser Interesse. Er konstatierte in zwei Fällen mangelhafte Entwicklung des Uterus und der Ovarien neben Atrophie der Mamma. Kleinwächter bringt dann eine Beobachtung von hochgradiger Genitalatrophie mit Rückbildung der sekundären Geschlechtscharaktere und Schwinden der Libido bei einer Frau, die schon dreimal geboren hatte und faßt den Befund als gleich dem bei Marasmus senilis auf. Die Befunde Cheadles und Kleinwächters, der dann später noch weitere zwei Fälle beibringen konnte, fanden eine Bestätigung durch Hoedemaker, Bamours, Cholmogoroff, Maude, Mannheim, Theilhaber, Seligmann, Hirschl, und so galt es als feststehend, wie schon Cheadle angenommen hatte, daß sich im Verlaufe des Morbus Basedowi Veränderungen in der Genitalsphäre einstellen können, die sekundärer Natur sind. Sänger, der in seinen Fällen solche Befunde nicht erheben konnte, kommt zu dem Schlusse, daß sich über die Veränderungen der Sexualorgane nichts Sicheres sagen lasse, daß jedoch die Atrophie des Uterus und der ganzen Sexualorgane keine konstante Folge des Morbus Basedowi sei. Das zur Beantwortung dieser Frage vorliegende Material rechtfertigt jedoch keineswegs die daraus gezogenen Schlüsse. In einzelnen dieser Fälle fehlen genauere Angaben, so daß es schwer ist, sich ein Bild der vorhandenen Veränderungen zu machen (Hoedemaker, Bamours, Seligmann), in anderen sind die Befunde so, daß die vorhandenen Veränderungen nicht sekundärer Natur sein müssen, sondern eher einer anderen Deutung fähig sind. So betrifft der erste Fall Kleinwächters eine Frau, die nie menstruiert und nie geboren hat, bei der sich normal großer Uterus, Descensus der vorderen Vaginalwand und kirschengroßes rechtes Ovarium fand, im Falle Mauds findet sich bei einem 24jährigen Fräulein eine dünne Vagina und kleiner prolabierter Uterus. Von Interesse ist der Befund Theilhabers in einem Falle mit Atresia vaginae, kleinem spindelförmigen Uterus und sehr kleinen Ovarien. Hier anzureihen sind dann die Befunde von Hezel, Mattiesen mit post mortem erhobener auffallender Kleinheit des Uterus.

Nach den vorliegenden Befunden erscheint es nur für eine Anzahl einwandfreier Fälle außer Zweifel gestellt, daß es im Verlaufe eines Morbus Basedowi zu Veränderungen am Genitale kommen kann, die nach den vorhandenen Befunden, dem gleichzeitigen Einhergehen von Erscheinungen an den sekundären Geschlechtscharakteren, dem Verluste der Libido, den im Senium vorhandenen entsprechen und die, da sie durch das Alter nicht bedingt sind und sich mit dem Einsetzen der Erscheinungen des Morbus Basedowi einstellen (Fall 3 von Theilhaber), in Abhängigkeit von dem Morbus Basedowi gebracht werden müssen. Damit ist jedoch nicht die Frage erledigt, ob nicht in einzelnen solcher Fälle schon früher Veränderungen vorhanden waren, die die frühzeitige Senescenz dieser Organe erklären. Daß solche Vorgänge in Betracht kommen, ist u. E. für die früher erwähnten Fälle Kleinwächters, den Fall Mauds und einen Fall Theilhabers (Dysmenorrhöe, nie geboren, seit jeher nervös, Uterus anteflektiert, Uterus myomatosus) anzunehmen. Hier einzureihen ist auch die Beobachtung mit Atresia vaginae. In diesem Sinne sprechen auch die häufig bei Basedowscher Krankheit zu erhebenden Befunde und die Tatsache, daß wir analogen Veränderungen bei Degenerierten auch außerhalb des Morbus Basedowi begegnen.

Erst in der letzten Zeit bringt man von seiten der Gynäkologen konstitutionellen Fragen regeres Interesse entgegen und versucht der Frage näherzutreten, wieweit vorhandene gynäkologische Affektionen Stigmen einer abnormen Veranlagung sind, oder wenigstens das Auftreten von bei Morbus Basedowi vorfindlichen Veränderungen begünstigen.

A. Meyer erwähnt, daß sich bei Morbus Basedowi häufig Hypoplasie an den Genitalien findet, so daß kein zufälliges Zusammentreffen vorliegen könne, ebenso erwähnt Pinard das Vorkommen von genitalem Infantilismus. v. Graff und Nowak, die in der letzten Zeit an einem größeren Materiale diese Frage studierten, fanden in 25 nicht graviden Fällen von Morbus Basedowi 16 mal vollständig normalen Genitalbefund, 3 mal Veränderungen, die als senile Rückbildungserscheinungen gedeutet werden können (35, 40 und 42 Jahre), 3 Fälle waren über 43 Jahre alt und kamen wegen der möglicherweise senilen Veränderungen nicht in Betracht. In 3 Fällen fanden sie sichere Zeichen von genitalem Infantilismus: klaffende Vulva infolge mangelhafter Entwicklung der Labien, Muldendamm, Kleinheit des Uterus. In einem Falle fanden sie einen auffallend kleinen Uterus, ohne daß sie entscheiden konnten, ob Atrophie oder primäre Hypoplasie vorliege und in einem Falle bei einer 47 jährigen Nullipara Veränderungen, die sie nicht dem Senium angehörig ansehen, sondern auch als Infantilismus deuten: Klaffende Vulva durch mangelhaft entwickelte Schamlippen, auffallend kleinen Uterus. Auch erwähnen sie, daß sie auch sonst andersartige Zeichen von Infantilismus, wie geringe Entwicklung von Achsel- und Schamhaaren, schlechte Entwicklung der Brüste, Anomalien in der Behaarung nachweisen konnten. Sie schließen, daß die Richtigkeit der Anschauung, daß alle bei Morbus Basedowi vorfindlichen Genitalveränderungen Folge der Hyperthyreose seien, zu bezweifeln sei. Die vorhandenen Infantilismen können nie Folge des Morbus Basedowi sein, sie sind entweder koordinierte Störungen oder es wäre auch denkbar, daß der Infantilismus als kausales Moment in Betracht kommt. Jedenfalls glauben sie, daß in einer Reihe von Fällen die Genitalveränderungen primär auftreten und sogar die Rolle eines auslösenden Momentes spielen können.

Von Veränderungen, die mit der Genitalsphäre in gewissen Beziehungen stehen, wäre der wiederholt beobachtete Schwund der Mammae, auf die schon v. Basedow hinwies, zu erwähnen. Geringere Grade sind ein häufiges Vorkommen, so daß sie A. Kocher in ca. $37^0/_0$ seiner Fälle sah. In einem Teil dieser Fälle ist sie wohl Teilerscheinung der allgemeinen Abmagerung, in einem anderen Teile jedoch sicher nicht allein davon abhängig. Die Mammaatrophie kann sehr hochgradig sein, bis zum völligen Schwund derselben, ohne daß sonst stärkere Abmagerung vorhanden wäre, sie kann einseitig auftreten (Tapret), während der Schwangerschaft sich einstellen (Cholmogoroff), allein auftreten oder mit gleichzeitigem Schwund der Kopf- und Schamhaare vergesellschaftet sein (Kleinwächter, Mannheim u. a.). Fälle mit Atrophie der Brustdrüsen liegen vor von v. Basedow, Bamours, Caracussi, Cheadle, Cholmogoroff, Kocher, Kleinwächter, A. Kocher, Moutard-Martin, Mannheim, Mooren, Maud, Hoedemaker, Tapret u. a.

Seltener ist eine auffallend starke Entwicklung der Mammae beobachtet (v. Basedow, Hill Griffith, v. Mikulicz und Reinbach); davon betrifft der Fall Hill Griffiths eine Frau, die beiden anderen Männer. v. Mikulicz sah in seinem Falle ein Zurückgehen der Mammae nach Operation der Schilddrüse, eine Beobachtung, die gegen die Annahme spricht, daß nur zufällige Komplikationen in diesen Fällen vorliegen. Die Ursache dieser Veränderungen der Mammae ist bei ihren nahen Beziehungen zu den Keimdrüsen in erster Linie auf Veränderungen in diesen zu beziehen.

Daß verhältnismäßig häufig bei Kranken mit Morbus Basedowi auffallend geringe, selten abnorm starke Geschlechtslust angetroffen wird, die nicht Symptom der Erkrankung ist, sondern Teilerscheinung der abnormen Konstitution, haben wir schon erwähnt. Es gibt aber auch sicher Beobachtungen, bei welchen vorher eine normale Libido vorhanden war, die mit dem Einsetzen der Erkrankung schwand und deren Schwinden zum Teil wenigstens auf innersekretorische Vorgänge zu beziehen ist. v. Mikulicz-Reinbach berichten über einen Fall, bei dem die lange bestehende Impotenz bei einem Manne nach der Kropfoperation vollständig schwand.

Angaben über Genitalveränderungen bei Männern liegen verhältnismäßig spärlich vor. Pic und Bonamour geben an, daß die Geschlechtsfunktionen abgeschwächt, in schweren Fällen erloschen sind. Stern findet sie bei echtem Morbus Basedowi meist normal oder etwas herabgesetzt, bei den mit Manie komplizierten Fällen die Geschlechtslust erhöht. Er erwähnt das Vorkommen von Ejaculatio praecox und mangelhafte Steifung des Gliedes, Masturbation in der Anamnese. Mendel und Tobias fanden in den meisten Fällen keinerlei Abweichung von der Norm, sie fanden weder geschlechtliche Übererregbarkeit noch völliges Erloschensein der Potenz, vereinzelt Fehlen des Orgasmus, Ejaculatio praecox, späte Entwicklung der Geschlechtslust, mangelhafte Entwicklung derselben. Überblicken wir diese Angaben, so ist unschwer zu erkennen, daß eine Reihe der hier geschilderten Erscheinungen nichts mit dem Morbus Basedowi als solchem zu tun hat, sondern Teilerscheinung der abnormen Konstitution ist. Hierher gehört auch die Angabe von Mendel und Tobias, über ausgesprochen feminines Aussehen in einem Falle, von auffallend kleinen Hoden mit nahezu fehlenden Scham- und Achselhaaren. Walzberg und Kocher finden in je einem Falle auffallende Kleinheit der Hoden bei einem 20- resp. 18jährigen Manne.

Nach den bisher vorliegenden Befunden über die Erscheinungen von seiten der Geschlechtssphäre bei Morbus Basedowi, die allerdings noch kein abschließendes Urteil erlauben, kann eines als sicher angenommen werden, daß die bisher geltenden Anschauungen, daß alle eventuell vorfindlichen Veränderungen Erscheinungen des Morbus Basedowi sind, nicht richtig ist. Wir finden allerdings in einer Reihe von Fällen Erscheinungen von seiten der Genitalsphäre (Menstruationsanomalien, Veränderungen am Uterus, den Ovarien, Erscheinungen von seiten der sekundären Geschlechtscharaktere, der Geschlechtslust etc.), die abhängig sind von den dem Morbus Basedowi zugrunde liegenden Störungen und die den Symptomen dieser Erkrankung zugezählt werden können. Dann finden wir aber eine Reihe solcher Veränderungen, die schon vor der Erkrankung bestanden haben, zufällige Komplikation bedeuten, oder die durch die Art ihrer Erscheinungen und sonstige Kriterien erkennen lassen, daß sie Teilerscheinungen der abnormen Konstitution sind, die mit dem Morbus Basedowi in Beziehungen steht. Die in solchen Fällen vorhandene abnorme Anlage und Funktion der Organe muß selbstverständlich zum Ausdrucke kommen, wenn an diesen Organen irgendwelche Vorgänge sich abspielen, wenn an sie größere Anforderungen gestellt werden oder sie zur Rückbildung angeregt werden. Wir würden auf diese Weise das Zessieren der Menses bis zur Amenorrhöe, den Schwund des Uterus, die Seltenheit und den schweren Verlauf der Gravidität, die Neigung zu Abortus verstehen, so aber auch die Tatsache, daß bei einer ganzen Reihe von Fällen auch von schwerem Morbus Basedowi die Geschlechtssphäre in keiner Weise tangiert erscheint.

15. Kapitel.

Hautveränderungen.

In einem großen Prozentsatz der Fälle von Morbus Basedowi finden sich Erkrankungen der Haut und ihrer Gebilde. Davon ist keine pathognomonisch, einzelne von ihnen finden sich jedoch so häufig, daß man annehmen kann, daß sie mit dem Morbus Basedowi in irgendwelchen Beziehungen stehen müssen. Für einen Teil dieser Erscheinungen können wir mehr direkte Beziehungen annehmen, insoferne als sie durch die dem Morbus Basedowi zugrunde liegenden Vorgänge hervorgerufen werden; sie können wir als Basedowsymptome ansprechen. In einem anderen Teile können wir jedoch wieder nur Teilerscheinungen der abnormen Körperverfassung sehen, die auch dem Morbus Basedowi zugrunde liegt. Endlich liegen in einem Teile rein zufällige Komplikationen vor.

Zu den Erscheinungen, welche wir als Basedowsymptome deuten können, gehört die eigentümliche Beschaffenheit der Haut, ein Teil der Hautpigmentierungen und der Haarausfall.

Die Haut bei Morbus Basedowi zeigt im allgemeinen einen sehr guten Turgor, der oft mit der sonstigen Verfassung der Kranken, der Abmagerung etc. in auffälligem Mißverhältnisse steht; sie fühlt sich weich, glatt, samtartig an, sie ist wärmer und gut durchfeuchtet. Diese Veränderungen beruhen auf der besseren Durchblutung der Haut durch die erweiterten Gefäße und auf der stärkeren Schweißsekretion. Hier spielt aber auch ein konstitutionelles Moment mit hinein, das ist die auffallend zarte, weiche und dünne Beschaffenheit der Haut, die wir oft bei solchen degenerativen Zuständen, z. B. bei Hypoplasten, besonders bei blonden, finden können.

Mit der abnormen Durchfeuchtung und Durchblutung der Haut hängt auch die Änderung des Hautleitungswiderstandes zusammen. Nachdem schon Chvostek sen. und Vigouroux gefunden hatten, daß der Widerstand der Haut gegen den Batteriestrom geringer ist als bei Gesunden, wurde das Verhalten des Hautleitungswiderstandes durch Eulenburg und besonders durch Kahler einer eingehenden Untersuchung unterzogen. Dabei stellte sich heraus, daß sowohl der Anfangswiderstand auffallend niedrig eingestellt ist, daß das relative Widerstandsminimum bei einer bestimmten elektromotorischen Kraft viel rascher erreicht wird, daß der Hautleitungswiderstand viel rascher absinkt und das Minimum viel tiefer liegt als unter gleichen Verhältnissen beim normalen Menschen und daß endlich das absolute Widerstandsminimum bei viel geringerer elektromotorischer Kraft erreicht wird und wesentlich tiefer liegt als in der Norm.

Die ursprüngliche Annahme von Vigouroux, daß die Änderung des Hautleitungswiderstandes eine ganz konstante und diagnostisch maßgebende Erscheinung sei, konnte sich in vollem Umfange nicht halten. Durch eine Reihe einschlägiger Untersuchungen (Cardew, Martius, Moebius, Seta, Seglas, Silva und Pescarolo, Steppetat, Wolfenden u. a.), deren Ergebnisse mit meinen Erfahrungen im allgemeinen übereinstimmen, kann als festgestellt angesehen werden, daß die Änderung des Hautleitungswiderstandes in so ausgesprochenem Maße und so anhaltend sich wohl sehr selten außerhalb des Morbus Basedowi findet; sie kann wohl auch bei Morbus Basedowi fehlen, das ist aber gewiß ein sehr seltenes Ereignis. Öfter vielleicht schwindet sie im Verlaufe der Erkrankung, auch wenn sonst die übrigen Erscheinungen weiter bestehen. Weniger ausgesprochene Veränderungen finden sich auch bei anderweitigen Prozessen, insbesondere bei Personen mit leicht erregbaren Vasomotoren und Neigung zur Schweißbildung, aber auch bei Morbus Basedowi, sie sind zu diagnostischen Schlüssen nicht verwertbar. Dagegen kommt ausgesprochenen Veränderungen, wenn sie sich öfter nachweisen lassen, auch in Zeiten, während welcher Schweiße fehlen, sicher eine diagnostische Bedeutung zu.

Als Ursache der Herabsetzung des Hautleitungswiderstandes kommt neben der zarteren Beschaffenheit der Kutis (Eulenburg, Martius, Jolly, Remak u. a.) die stärkere Blutfülle (Vigouroux), vor allem die Durchfeuchtung der Haut, nicht allein das sichtbare Schwitzen (Kahler, Martius, Moebius, Eulenburg u. a.) in Betracht. Die stärkere Blutfülle begünstigt das Auftreten der Schweißsekretion und der Durchfeuchtung der Haut. Dafür, daß nicht allein das sichtbare Schwitzen maßgebend ist, sprechen die Beobachtungen von Herabsetzung des Leitungswiderstandes bei Morbus Basedowi trotz trockener Haut (Bettmann, Ditisheim, Solier u. a.).

Pigmentierungen. Zu den Symptomen von seiten der Haut, die wir in Beziehung zum Morbus Basedowi bringen können, gehören auch gewisse Pigmentierungen der Haut. Ist uns ihre Genese auch nicht vollständig klar, so wissen wir doch, daß sie mit Blutdrüsen in Zusammenhang stehen, bei deren Erkrankung wir sie finden und können den Schluß ziehen, daß diese Drüsen auch bei Morbus Basedowi affiziert sein dürften. Ihre Zugehörigkeit zu den Vorgängen bei Morbus Basedowi erschließen wir aus dem Einsetzen der Pigmentierung mit den übrigen Basedowsymptomen, ihrem gleichsinnigen Schwanken und dem Schwinden mit den übrigen Erscheinungen. Die Angaben über die Häufigkeit der Pigmentierungen differieren sehr stark, von ca. 3 bis $70^0/_0$, ohne daß ein Grund für diese Differenzen ersichtlich wäre, Sattler kommt auf Grund seiner Zusammenstellung größerer Statistiken zu einem Prozentsatz von $18^0/_0$. Jackson und Mead finden ca. $38^0/_0$. Im allgemeinen können wir die Fälle in zwei große Gruppen bringen: solche mit Pigmentierungen, wie bei Morbus Addisoni und solche mit Pigmentierungen, wie sie häufiger bei Genitalaffektionen gefunden werden.

In den ausgesprochenen Fällen der ersten Gruppe ist die Pigmentierung so vollständig gleich in bezug auf Lokalisation etc. mit der bei Morbus Addisoni vorhandenen, daß von erfahrenen Klinikern die Fälle als Kombinationen von Morbus Basedowi und Morbus Addisoni gedeutet wurden (Oppenheim, Eulenburg u. a.). Seit den ersten hierher gehörigen Mitteilungen von Begbie, Friedreich, Chvostek sen. ist eine große Anzahl von Beobachtungen mitgeteilt worden, welche alle Abstufungen von der intensiven Verfärbung nahezu des ganzen Körpers (Allbutt, Bittorf, Kraus, v. Neusser, Osler u. a.) mit der starken Verfärbung an den Prädilektionsstellen im Gesicht, Hals, Axilla, Brustwarzen, Genitale und den Stellen, die stärkerem Druck ausgesetzt sind, mit Pigmentierung der Schleimhäute bis zu den wenig ausgesprochenen Fällen mit nur einzelnen braunen Flecken und ohne Schleimhautpigmentierung enthalten. Es kann die abnorme Pigmentierung schon mit den ersten Erscheinungen des Morbus Basedowi auftreten (Burton, Drummond, Fr. Müller, Hirschlaff u. a.), in anderen Fällen tritt sie erst nach längerem Bestehen der Erkrankung auf der Höhe derselben ein, um mit der Besserung des Morbus Basedowi sich rückzubilden oder ganz zu schwinden (Chvostek sen., Davis, Etienne, Hirschl u. a.). Ein durchgreifender Unterschied in der Pigmentierung zwischen Morbus Basedowi und Morbus Addisoni durch das Verhalten der Schleimhautpigmentierung, die bei Morbus Basedowi in der Regel fehlen soll (Sattler), ist wohl nicht vorhanden, indem in ausgesprochenen Fällen von Pigmentierung bei Morbus Basedowi auch die Schleimhautpigmentierung vorgefunden wird (Eulenburg, Kocher, Fr. Müller, Oppenheim u. a.), sie andererseits in Fällen von Morbus Addisoni fehlen kann. Als Ursache dieser Pigmentierung kann mit Wahrscheinlichkeit eine Funktionsstörung der Nebennieren resp. des chromaffinen Systems angenommen werden, deren Bedeutung für die Pigmentierung der Haut durch die Untersuchungen von Biedl und Hofstätter, Königstein auch experimentell bewiesen erscheint. Daß hierbei der Sympathikus eine wesentliche Rolle spielt, ist als sehr wahrscheinlich anzunehmen, aber noch nicht genügend fixiert. Für letztere Annahme sprechen in erster Linie die Fälle mit halbseitiger Pigmentierung (West).

Die zweite Gruppe von Pigmentierungen betrifft am meisten die Augenlider, seltener den Mund und deren nächste Umgebung. Wir sehen in solchen Fällen eine leicht dunklere Färbung der Oberlider oder besonders der unteren Lider, die in ausgesprochenen Fällen dunkel blaubraun verfärbt erscheinen. Diese Verfärbung grenzt sich nach oben so ziemlich mit den Augenbrauen, nach unten mit dem unteren Augenhöhlenrande ab und geht nach innen gegen den Nasenrücken zu, so daß die Augen wie von einer Automobilbrille umgeben erscheinen. Diese eigentümliche Pigmentierung, die Jellinek und Teillais als Basedowsymptom beschrieben haben, findet sich auch außerhalb des Morbus Basedowi bei einer Reihe von Prozessen, die sich in der Genitalsphäre abspielen. Wir erinnern hier nur an die vorübergehende Dunkelfärbung nach sexuellen Vorgängen, an die dauernde Pigmentierung bei geschlechtskranken Frauen, an das Auftreten im Klimax etc. Diese Pigmentierung kann, ebenso wie die früher angeführte, frühzeitig auftreten und mit dem Zurückgehen der Basedowsymptome auch schwinden. Sie ist in einzelnen Fällen nur auf die Augen beschränkt, in anderen auch um den Mund vorhanden oder kombiniert mit der Pigmentierung des Gesichtes etc., wie wir sie bei den Fällen der vorigen Gruppe gefunden haben, wobei dann die Augenlider stärker verfärbt erscheinen können (Kocher, Mannheim, Murray u. a.). Im allgemeinen ist diese Form der Pigmentierung seltener als die früher erwähnte. In anderen Fällen finden wir fleckenförmige Pigmentierungen, die an das Chloasma uterinum erinnern. Für das Zustandekommen dieser Gruppe von Pigmentierungen dürften, nach dem so häufigen Vorkommen bei Vorgängen am Genitaltrakte, Funktionsstörungen der Keimdrüsen einen hervorragenden Einfluß haben, so daß wir sie in Zusammenhalt mit den auch sonst bei Morbus Basedowi zu beobachtenden Erscheinungen von seiten dieser Organe mit Wahrscheinlichkeit auf eine im Verlaufe der Erkrankung auftretende oder vorhandene Keimdrüsenstörung beziehen können. Allerdings kommen auch bei Erkrankungen der Genitaldrüsen Pigmentierungen vor, die denen des Morbus Addisoni vollständig gleichen (v. Neusser).

Haarausfall. Der Ausfall der Haare ist ein bei Morbus Basedowi verhältnismäßig häufiges Ereignis. Am häufigsten begegnen wir dem Ausfall der Kopfhaare, in anderen Fällen bleibt das Kopfhaar verhältnismäßig verschont und es kommt vorwiegend zu einem Verluste der Barthaare, die schütter werden und, besonders die mittleren, ausfallen, so daß am Schnurrbarte nur dünne Enden langer Haare bleiben, der Rest dem der Eunuchoiden ähnelt; gleichzeitig erfolgt oft auch der Verlust der Behaarung am Körper, in den Axillen, am Mons veneris. Selten kommt es wohl zu dem Ausfall der Augenwimpern und Augenbrauen (Greenhow, Kocher, Murray, Willbrand und Sänger u. a.). In manchen Fällen ist der Haarverlust fast total (Barnes, Berliner, Fiske Bryson u. a.). Bei der Beurteilung der einzelnen Fälle müssen wir uns vor Augen halten, daß vielfach schon vor dem Morbus Basedowi Anomalien in der Behaarung vorhanden waren (vgl. konstitutionelle Stigmen), die die Erscheinungen dann beeinflussen. Der Haarausfall kann, sowie die übrigen Symptome oft schon als Frühsymptom sich einstellen und mit dem Rückgehen der Erkrankung wieder normalen Verhältnissen Platz machen, es kann aber auch der Verlust persistent bleiben. Die Ursache des Haarausfalles bei Morbus Basedowi ist uns vorläufig nicht klar. Wir wissen nur, daß den Blutdrüsen, und zwar den Keimdrüsen, der Nebenniere, der Hypophyse und der Schilddrüse ein Einfluß auf die Behaarung zukommt und können bei den nahen Beziehungen der Blutdrüsen zueinander auch für den Morbus Basedowi die Ursache der Störung in einer Beteiligung einer oder mehrerer dieser Drüsen suchen. Außerdem sind hier sicher konstitutionelle Momente maßgebend.

Selten kommt es bei Morbus Basedowi zu dem Auftreten abnormer Behaarung. So fand Kocher in einem Falle zur Zeit der Verschlimmerung ein starkes Wachstum der Kopfhaare und Nägel und in zwei Fällen die Angaben der Kranken, daß die Körper- und Barthaare stärker wuchsen, während die Kopfhaare ausfielen. In einem Falle meiner Beobachtung gab die Kranke an, daß ihr mit dem Einsetzen der Erkrankung, noch bevor die Augen größer waren, die Haare im Gesichte stark wuchsen, daß sie einen förmlichen Schnurr- und Backenbart hatte, die dann wieder ausfielen.

Auch eine besondere Form des Haarausfalles, als Alopecia areata wurde in einzelnen Fällen (Berliner, Fiske Bryson, Peterson, Unna u. a.) beobachtet.

Veränderungen an den Nägeln. Neben den Veränderungen an den Haaren sind solche auch an den Nägeln wiederholt beobachtet (Kocher, Kohn, Schultze, Stern, Ulrich u. a.). Sie sind als trophische Alterationen zu deuten, für welche Störungen in der Funktion der Blutdrüsen als Ursache in Betracht kommen können. Ihre Abhängigkeit von den dem Morbus Basedowi zugrunde liegenden Vorgängen ist in einzelnen Fällen aus dem Auftreten mit den übrigen Erscheinungen und aus dem gleichsinnigen Schwanken zu erschließen, während sie in anderen Fällen bloß zufällige Erscheinungen vorstellen oder als degenerative Stigmen zu deuten sind. Einfache Komplikationen stellen z. B. die multiplen Nagelbetteiterungen vor, die Ditisheim sah.

Zu den Veränderungen der Haut, die nicht dem Morbus Basedowi angehören, sich aber verhältnismäßig häufig bei demselben als Teilerscheinung der abnormen Körperanlage finden, gehört vor allem die Blässe der Haut. Die zarte dünne Haut erscheint wie durch die Ansammlung einer weich elastischen Masse im Unterhautzellgewebe stärker gespannt, die Personen sehen pastös aus, das Gesicht erscheint etwas gedunsen und manchmal findet sich an den Lidern, besonders am Oberlid, eine leicht wulstförmig vortretende Schwellung. Es ist das dieselbe Veränderung im Aussehen, die seinerzeit schon Virchow und dann Paltauf beim Status thymicolymphaticus beschrieben haben und die wir sehr häufig zur Zeit der Pubertät stärker hervortreten sehen. Die Ähnlichkeit solcher Personen mit Chlorotischen, während aber der Blutbefund keine Anämie ergibt, war die Veranlassung, eine „Pseudochlorose" aufzustellen. Da sich bei solchen Fällen auch sehr häufig ein Kropf findet (Fr. Kraus, Fr. Müller), der wohl in der Mehrzahl der Fälle gleichfalls als Stigma zu deuten ist, wurde vielfach eine forme fruste diagnostiziert; so gehören Fälle von Holmgreen, Kostlivy u. a. hierher. Was die Ursache dieser Hautveränderung ist, läßt sich vorläufig nicht angeben, histologische Untersuchungen liegen bisher auch keine vor. Wir wissen nur, daß sie nicht durch Anämie bedingt ist. Eine Rolle dürfte dabei die in manchen Fällen vorhandene Enge der Gefäße spielen, auf deren Vorkommen bei diesen Zuständen Virchow seinerzeit schon hingewiesen hat. Demgegenüber ist nur zu bedenken, daß wir bei Morbus Basedowi im allgemeinen der Tendenz zur Erweiterung der Gefäße begegnen und daß das Aussehen der Haut für die Ablagerung von Stoffen spricht. Vielleicht ist in der abnormen Beschaffenheit der Gefäßwand ein begünstigendes Moment für den Austritt von Flüssigkeit in die Gewebe gegeben; möglicherweise spielen hier auch trophische Störungen der Haut eine Rolle.

Hierher gehören ferner auch Anomalien der Behaarung. Auf einzelne derselben haben wir früher verwiesen; hierher zu rechnen ist auch die von Walsh beschriebene Erscheinung, die er besonders bei Mädchen gefunden hat. Er beschreibt ein streifenförmiges Kahlbleiben der Stirnhaut als konstantes Symptom bei reinen Basedowfällen. So häufig scheint jedoch dieses Symptom bei Morbus Basedowi nicht zu sein, denn ich habe es bisher nicht finden können. Gegen die Annahme als Basedowsymptom spricht schon der Umstand, daß Walsh dieselbe Erscheinung auch bei Myxödem fand.

Hieran reiht sich eine zweite Reihe von Veränderungen der Haut, welche zwar nicht einfach als Teilerscheinungen abnormer Konstitution gedeutet werden können, bei welchen aber die abnorme Anlage von maßgebendem Einflusse ist. Hierher gehören der Vitiligo, die vasomotorisch-trophischen Neurosen, gewisse Erscheinungen abnormer Fettverteilung und manche Formen von Sklerodermie. Da in manchen dieser Fälle der Zusammenhang mit dem Morbus Basedowi fraglich erscheinen kann, dieser in anderen Fällen vielleicht nur die Rolle eines auslösenden Momentes spielt und hier auch noch mit anderen ätiologischen Momenten gerechnet werden kann, da ferner in der Mehrzahl der Fälle aber sicher nur eine Komplikation mit Zuständen vorliegt, die deshalb nur häufiger vorkommt, weil sie auf dem gemeinsam en Boden der degenerativen Anlage fußen, werden wir diese Störungen besser im Kapitel Komplikationen anführen. Ebenso sollen dort die als zufällige Komplikationen zu deutenden Befunde von Leukoplakie und Teleangiektasie Erwähnung finden.

16. Kapitel.

Blutbefunde bei Morbus Basedowi.

Die Frage nach der Bedeutung der Blutbefunde bei Morbus Basedowi ist erst in letzter Zeit stärker in den Vordergrund getreten; hier ist es das weiße Blutbild, dem sich das Interesse hauptsächlich zuwandte.

Anämie. Die älteren Befunde, die vorliegen und sich mit der Frage beschäftigen, ob sich bei Morbus Basedowi Anämie findet, und ob eine solche dem Morbus Basedowi zugehörig ist oder als bloße Komplikation zu deuten wäre, haben zu divergenten Anschauungen geführt. Die ursprüngliche Auffassung, daß sich bei Morbus Basedowi immer Anämie findet und daß Chlorose und Basedowsche Krankheit in festen Beziehungen zueinander stehen (Immermann), haben wir schon angeführt (vgl. Kap. 3 S. 19). Es stützen sich die älteren Angaben von Squire, Russel-Reynolds, dann die Angaben von Mannheim, Päßler, Kroug, Raehlmann u. a. meist nur auf das Aussehen der Kranken ohne eingehende Untersuchung des Blutes. Begreiflich daher, daß Buschan in seiner Monographie bei Berücksichtigung dieser Befunde zu dem Resultate kommt, daß die Anämie bei Morbus Basedowi so häufig ist, daß es nicht wundernehmen kann, daß die älteren Beobachter beide Krankheiten kurzweg miteinander zu identifizieren suchten. Später verlor die Frage an Interesse, als durch genauere Untersuchungen des Blutes der Nachweis geführt wurde, daß die Anämie bei Morbus Basedowi nicht konstant ist und ein Abhängigkeitsverhältnis zwischen Morbus Basedowi und Chlorose nicht erwiesen werden konnte. Moebius kann in seiner bekannten Darstellung im Jahre 1896 die Blutbefunde mit einigen Zeilen abtun und erwähnt bloß, daß die Untersuchungen des Blutes von Leclerc, Oppenheimer, Fr. Müller und Vorster keine pathologischen Veränderungen des Blutes ergeben haben. Auch die Frage nach den Ursachen der Anämie bei Morbus Basedowi scheint nicht einheitlich beantwortet. Buschan glaubt, da der Morbus Basedowi ohne Anämie vorkommen kann, daß ein engerer ätiologischer Zusammenhang nicht angenommen werden dürfe; er glaubt, daß die Anämie entweder sekundär ist durch die Schädigung des Organismus, oder daß sie primär dem Morbus Basedowi vorausgeht und eine Disposition für letzteren bedingt.

Erst die spätere Untersuchung mit Berücksichtigung der Zahl der roten Blutkörperchen, des Hämoglobingehaltes haben hier die Entscheidung gebracht. Wir wissen heute, daß eine Anämie nicht zum Bilde des Morbus Basedowi gehört und daß wir für gewöhnlich keine oder höchstens ganz geringfügige Abweichungen des Blutes von der Norm finden. Findet sich eine Anämie, so ist zumeist eine andere Ursache dafür erweisbar. Dabei hat sich die wichtige Tatsache ergeben, daß auch in den Fällen mit blassem Aussehen die Blutbefunde normal oder wenigstens annähernd normal sind (Oppenheimer, Fr. Müller, Zappert, Päßler, Scholz, Kocher, Sattler, Mackenzie u. a.). Türck betont, daß wesentliche Anämien dem Morbus Basedowi nicht zugehören, ebenso findet Naegeli, daß die Zahl der roten Blutkörperchen gewöhnlich normal, oder selbst leicht erhöht ist und daß an ihnen morphologische Veränderungen immer fehlen. Grawitz glaubt, daß nur in schweren Fällen mit Kachexie auch die Zusammensetzung des Blutes leidet, ohne daß wesentliche Veränderungen an den roten Blutkörperchen auftreten.

Damit stimmen auch die eigenen Erfahrungen überein. Es gehört die Anämie nicht zum Bilde des Morbus Basedowi. Das Aussehen der Kranken ist nicht maßgebend, es gibt Fälle mit blassem Aussehen und normalen, manchmal sogar etwas übernormalen Werten der roten Blutkörperchen und des Hämoglobins und rot, kongestioniert aussehende Kranke mit anämischen Erscheinungen. Nur finden sich meiner Erfahrung nach leichte Grade von Anämie nicht so selten, wobei vielleicht die Zahl der positiven Befunde durch das Material, das vorwiegend der Großstadt angehört, beeinflußt wird. Es ist aber die Intensität der Veränderung meist eine sehr geringe, keine größere, als wir sie auch sonst bei Kranken aus den gleichen Kreisen sehen und spielen hier vielfach die hygienischen Verhältnisse eine Rolle.

In einzelnen Fällen sind auch schwerere Anämien beobachtet worden. So gibt Türck an, daß er einen Fall mit ausgesprochener Anämie mit 4,362 000 r. Blk. und 48 % Hb. bei einer 48 jährigen Frau gesehen hat. A. Kocher konnte in zwei Fällen 3 680 000 resp. 3 800 000 r. Blk., Landström in einem Falle 2 900 000 r. Blk., Miesowicz ca. 3 800 000 r. Blk. bei 57 °/₀ Hb., Vorster 1 844 000 r. Blk. mit 22 °/₀ Hb., Wybaun hochgradige Abnahme der r. Blk. und des Hb., Zappert in zwei Fällen 2 858 000 resp. 2,736 000 r. Blk. konstatieren. Ganz vereinzelt sind die Beobachtungen von v. Neusser, Schur, Sanz Fernández. In dem Falle von Neusser ging eine typische Perniziosa 3 Monate dem Auftreten eines Morbus Basedowi voraus und bestand durch 8 Jahre bis zum Tode neben dem Morbus Basedowi mit wiederholten Remissionen, die unabhängig von dem Verlaufe des Morbus Basedowi erfolgten. In diesem Falle, den auch Decastello beschreibt und welchen ich selbst noch in seinem Beginne sah, trat die perniziöse Anämie scheinbar als Initialsymptom des Morbus Basedowi auf. Im Falle Schur trat 10 Jahre nach dem Auftreten eines Morbus Basedowi, nachdem derselbe wesentlich gebessert war und eigentlich nur noch Residuen (Exophthalmus und Struma) nachweisbar waren, eine perniziöse Anämie auf. Im Blute dieser Kranken fanden sich merkwürdige, basisch färbbare Körnchen. Dann ist noch die Beobachtung Fernández, die mir nicht im Original zugänglich war, mit einer schweren Anämie bei einem 15jährigen Mädchen (1 480 000 r. Blk., 38 °/₀ Hb., 3 °/₀ Myelocyten, 7 °/₀ große Mononukleäre, 32 °/₀ Lymphocyten). Über eine hochgradige Anämie mit Milztumor bei einem $4^1/_2$ jährigen Knaben berichten Variot und Roy. Solche Fälle sind wohl als Komplikationen zu deuten und beeinflussen nicht die Auffassung, daß im allgemeinen eine Anämie nicht zum Bilde des Morbus Basedowi gehört.

Nichtsdestoweniger finden wir doch in einer Anzahl von Fällen eine Anämie, meist geringen Grades, für welche der Morbus Basedowi verantwortlich gemacht werden kann. Versuchen wir die Fälle mit anämischen Erscheinungen zu gruppieren, so ergeben sich verschiedene Beziehungen. In einem Teil der Fälle kann die sekundäre Anämie auf die ungünstigen sozialen und hygienischen Verhältnisse bezogen werden, während für andere Affektionen verschiedener Organe, gynäkologische Affektionen, Tuberkulose etc. in Betracht kommen. Auf eine solche Komplikation ist auch die Beobachtung von Vorster mit schwerer Anämie zu beziehen. Nicht so selten sehen wir Fälle, bei welchen die Anämie als Teilerscheinung abnormer Körperanlage zu deuten ist. In diesem Sinne spricht die Anamnese, die das Bestehen schon vor dem Morbus Basedowi ergibt, die hereditären und familiären Verhältnisse, der Nachweis degenerativer Stigmen und degenerativer Zustände, wie Asthenie mit den Erscheinungen von Enteroptose, Obstipation, nervöser Dyspepsie etc., bei welchen Erkrankungen uns anämische Zustände geläufig sind. Hierher gehören auch die Fälle, bei welchen sich bei einer Chlorose ein Morbus Basedowi entwickelt. Vielleicht spielt auch bei den Fällen mit perniziösem Blutbefunde die abnorme Körperveranlagung eine Rolle. Dann sehen wir aber Fälle, bei welchen die Anämie erst im Verlaufe des Morbus Basedowi auftritt und wir wenigstens sonst keine Ursache für sie auffinden können, so daß wir sie mit dem Morbus Basedowi in Beziehung bringen müssen. Das sind die Fälle, von welchen Buschan meint, daß auch die blutbereitenden Organe in Mitleidenschaft gezogen werden. Diese Möglichkeit kommt vorwiegend für jene Fälle in Betracht, in welchen eine stärkere Abmagerung der Kranken besteht, diese eventuell in akuten Attacken auftritt, ebenso wie für jene Fälle, in welchen die Abmagerung durch Appetitstörungen oder durch anhaltendes Erbrechen herbeigeführt wird. Hierher wäre auch der Fall Miesowicz zu zählen. Schließlich bleiben noch einzelne Fälle übrig, bei welchen wir gar keine Erklärung geben können, wir aber doch nach dem Verlaufe etc. die Empfindung haben, daß die Anämie mit dem Morbus Basedowi in Beziehung steht. Hier kommt vielleicht dem Alter ein Einfluß zu, wenigstens waren bei diesen Fällen,

die ich gesehen habe, öfter Kranke mit höherem Alter. Damit in Einklang
würden auch die Angaben in der Literatur stehen. So ist in den von Sattler
angeführten 9 Fällen mit Anämie in 5 das Alter angegeben und davon sind
zwei Frauen im Alter von 40 resp. 45 Jahren (Fall Landström, Zappert).
Vielleicht spielt hier die Einwirkung von Blutdrüsen auf die hämatopoetischen
Organe eine Rolle.

Ebenso wie eine Anämie können sich auch bei Morbus Basedowi Erscheinungen einer Polycythämie finden. So fand Humphry bei einer 32jährigen
Frau mit akutem, letalem Morbus Basedowi 6 250 000 r. Blk. und Sattler
bei einer 25jährigen Frau mit schweren Erscheinungen 6 000 000 r. Blk. Stark
gibt an, daß der Hämoglobingehalt meist vermehrt ist. Wieweit bei solchen
Befunden die Eindickung des Blutes durch Entwässerung mitspielt, ist derzeit
nicht entschieden.

Weitaus größeres Interesse beanspruchen die Veränderungen an den
weißen Blutzellen, die auch in den letzten Jahren beinahe ausschließlich das
Interesse der Kliniker in Anspruch nahmen. Haben die zahlreichen Untersuchungen, an die man mit großem Optimismus ging, auch nicht die ge-
hegten Hoffnungen erfüllt, so haben sie immerhin Tatsachen gebracht, die
von Interesse sind. Die ersten Mitteilungen von Miesowicz, von Ciuffini,
der 1906 in 6 Fällen von Morbus Basedowi eine Abnahme der polynukleären
Leukocyten sowie eine Zunahme der mononukleären Elemente, namentlich
der mittleren und großen beobachtete, dann die Mitteilung von Sawyer, der
1907 bei seinen als forme fruste angesprochenen Fällen eine Vermehrung der
großen mononukleären Elemente konstatierte, sowie auch eine Beobachtung
von Caro, der in einem Falle, den er als eine Kombination mit Pseudoleukämie
anspricht, eine Vermehrung der mononukleären Elemente, fast ausschließlich
der Lymphocyten, sah, fanden keine weitere Beachtung. Erst durch eine
Mitteilung Kochers wurde die Frage in Fluß gebacht.

Th. Kocher, der in 106 Fällen von Morbus Basedowi Blutuntersuchungen
vornehmen ließ, fand die Anzahl der roten Blutkörperchen ungefähr normal,
während er eine Abnahme der Zahl der weißen auf 3700—5000 konstatierte.
Die Reduktion betraf die polynukleären neutrophilen Zellen (bis 35%), während
die Lymphocyten eine absolute oder wenigstens prozentische Vermehrung
aufwiesen. Die große Häufigkeit seiner Befunde, der Umstand, daß durch die
Operation nach einem kurz dauernden Anstieg der weißen Blutzellen der Blutbefund zur Norm gebracht werden konnte, daß auch die Zahl der Lymphocyten
in einem Abhängigkeitsverhältnis zur Schwere des Prozesses zu stehen schien,
ließen Kocher die Veränderungen des Blutes als eine wichtige Manifestation
der Basedowschen Krankheit ansehen. Er weist noch darauf hin, daß seine
Befunde nur an Erwachsenen erhoben wurden, während ähnliche Befunde bei
Kindern ja belanglos wären. Durch diesen Befund Kochers erschien ein
neues und wichtiges Symptom gegeben zu sein, das imstande war, in zweifelhaften
Fällen die Diagnose zu sichern. Es war dadurch auch die Möglichkeit gegeben,
die Frage zu entscheiden, wie weit es berechtigt ist, die sogenannten formes
frustes des Morbus Basedowi dieser Erkrankung zuzuzählen oder nicht. Begreiflich daher, daß in ganz kurzer Zeit eine große Reihe von Arbeiten erschien,
die sich mit diesenVeränderungen des Blutes bei Morbus Basedowi beschäftigten
und die dabei in erster Linie die Fragestellung im Auge hatten, ob die Blutveränderung ein pathognomonisches Symptom ist.

Bei der Bedeutung, die diesem Befunde zukäme und dem Umstande,
daß den Veränderungen des Blutes vielfach noch bis in die jüngste Zeit eine
große Bedeutung sowohl für die Diagnostik, als auch für die Prognose und die
Indikationsstellung der Operation zugesprochen wird (Weispfenning, Rose,

Verebely, Salis und Vogel, Falta, Nägeli u. a.), müssen wir etwas ausführlicher darauf eingehen.

Legen wir uns zunächst die Frage vor, welche Veränderungen des weißen Blutbildes als charakteristisch für den Morbus Basedowi angesehen werden können, so stoßen wir hier schon auf Divergenzen in den Anschauungen. Eine vollständige Bestätigung der Kocherschen Angaben konnte nur verhältnismäßig selten erbracht werden (Turin, Kurlow, Roth u. a.); von einzelnen wurde darauf hinwiesen, daß die Veränderungen häufig, aber nicht konstant sind (Carpi u. a.).

Die Verminderung der weißen Blutzellen auf Kosten der Leukocyten kann nicht als charakteristisch gelten, da die Leukopenie durchaus kein konstanter Befund bei Morbus Basedowi ist. Denn wenn ihr Vorkommen bei Morbus Basedowi auch sichergestellt ist (Kocher, Turin, Roth, Kurlow, Ciuffrini, Ch. Müller, Merone, Michalajow u. a.), so steht es doch andererseits fest, daß sie in einer großen Reihe von Fällen vollständig fehlen kann (Klose, Lampé und Liesegang, Bühler u. a.) und daß sich normale Verhältnisse oder sogar, wenn auch selten und nur unter bestimmten Bedingungen Leukocytose finden kann (Borchardt, Roth, Ledoux).

Weit mehr Bedeutung kommt dem Verhalten der Lymphocyten zu, doch zeigt auch hier schon die Divergenz der Anschauungen, daß diese Veränderungen nicht in einfachem Kausalitätsverhältnisse zum Morbus Basedowi stehen können. Wir finden nicht allein Meinungsdifferenzen über die Bedeutung der verschiedenen mononukleären Elemente, sondern auch über die Existenz der Lymphocytose überhaupt. Daß eine Lymphocytose sich bei Morbus Basedowi finden kann (absolut oder relativ), ist durch die Befunde von Kocher, Sudeck, Caro, Michalajow, Bühler, Kappis, Turin, Stark gesichert. Aber sie findet sich nicht in allen Fällen (Carpi, Ledoux, Borchardt, E. Meyer u. a.) und ist auch in den positiven Fällen oft so wenig ausgesprochen, daß Türck der Lymphocytose sehr skeptisch gegenübersteht. Er meint, daß es sich meist nur um eine relative Lymphocytose handelt und daß in den Fällen mit absolut erhöhten Zahlen für die einkernigen Elemente die Werte so gering waren, daß sie sich von den Höchstwerten bei Normalen nicht unterscheiden. Ebenso ist die Bedeutung der verschiedenen Arten der ungranulierten Elemente der weißen Blutzellen nicht feststehend. Während einzelne nur die Lymphocytose als charakteristisch ansehen (Klose, Lampé und Liesegang, McWilliams, Bühler, Kappis, Turin u. a.), finden andere auch eine Vermehrung der Übergangszellen (Borchardt, Caro), die wieder Naegeli, Turin vermissen; andere halten endlich nur die Mononukleose (große und kleine Lymphocyten, Übergangsformen) für wichtig (Caro, Gordon und Jagic, Morone, Ciuffrini u. a.). Roth gibt an, daß bei interkurrenten febrilen Prozessen die Lymphocytose abnimmt resp. verschwindet, während die Mononukleose bleibt.

Als Beweis für die Zugehörigkeit der Veränderung des Blutbildes zum Morbus Basedowi hat man angeführt, daß sie der Schwere des Falles parallel geht (Kocher, Weispfenning, Verebély u. a.), daß sie wohl in leichten Fällen fehlen kann, in schweren aber vorhanden ist (Naegeli). Auch diese Annahme hat sich als nicht zutreffend erwiesen, indem sich zeigt, daß die Mononukleose in schweren Fällen vollständig fehlen, andererseits in ganz wenig ausgesprochenen vorhanden sein kann.

Der größte Wert mußte natürlich dem Nachweise zufallen, ob sich das Blutbild ändert, wenn der Morbus Basedowi spontan ausheilt, oder wenn es gelingt, ihn durch Operation zur Heilung zu bringen. Hier fällt der Operation der Wert eines Experimentes zu, das die Spezifität des Blutbildes erweisen könnte. Den positiven Angaben von Kocher, Morone, van Lier, Rose, Weispfenning u. a. stehen die Angaben von Baruch, Sudeck, Tomaschewsky, Klose, Galambos, Kostlivy, Hallervorden, Awetschky, Klose, Lampé und Liesegang u. a. gegenüber, nach welchen durch die Operation, auch in geheilten Fällen, der Blutbefund unverändert blieb, oder nur in einzelnen Fällen eine Änderung zu beobachten war. Caro sah nach Heilung in einzelnen Fällen die Vermehrung der großen mononukleären Elemente bestehen bleiben. Auch für die Entfernung der Thymus ist der Effekt auf das Blutbild nicht feststehend. Zunächst ist hier die Zahl der Fälle noch zu gering, um ein abschließendes Urteil zu ermöglichen und dann sind die wenigen bisher vorliegenden Befunde auch nicht eindeutig (vgl. hierzu Pathogenese Thymus S. 263), sie erweisen höchstens in einem oder dem anderen Falle eine gewisse Beeinflussung des Blutbildes. Es sind also die Erfolge des operativen Eingriffes, auch in solchen Fällen, in welchen die Operation sonst von Effekt war, keine derartigen, daß sie einen Zusammenhang des Morbus Basedowi mit der zeitweilig vorhandenen Änderung des weißen Blutbildes erweisen würden. Günstigsten Falles gestatten sie den Schluß, daß das Blutbild in manchen Fällen durch den Morbus Basedowi in gewissem Grade beeinflußt werden kann.

Auch die Versuche, ein weiteres Beweismaterial durch das Tierexperiment und durch die Einverleibung von Schilddrüsenstoffen beim Menschen zu erhalten, können als gescheitert angesehen werden. Den positiven Angaben, daß beim Menschen nach Schilddrüsengebrauch eine Lymphocytose auftritt (Caro, Pokrowsky, Ciuffrini, Staehelin, Turin u. a.), stehen negative Angaben gegenüber (Baruch u. a.). Ebenso konnten Baruch, Klose, Lampé und Liesegang die Angaben von Turin, Kostlivy nicht bestätigen, nach denen es beim Tiere durch Einverleibung von Schilddrüsenstoffen gelingt, Lymphocytose zu bewirken. Zudem könnte ja diesem Argumente, selbst wenn sich seine Konstanz erweisen würde, keine allzu große Beweiskraft zugesprochen werden.

Ebensowenig gelang es, eine halbwegs befriedigende Erklärung für die Genese der Lymphocytose zu geben. So bringen sie Kocher, Turin u. a. in direkte Abhängigkeit von der Schilddrüse, durch deren vermehrtes Sekret es zu einer Reizung des lymphatischen Apparats und zur Ausschwemmung der Lymphocyten kommen sollte, Klose, Lampé und Liesegang, Koch, Coenen, Schuhmacher und Roth, Capelle und Beyer, sehen in der Thymus den maßgebenden Faktor für die Lymphocytose, die eventuell auf dem Umwege über andere endokrine Drüsen (Ovarien — Klose, Lampé und Liesegang) in Aktion gesetzt wird. Bergel sieht in der Lymphocytose eine Reaktionserscheinung des Organismus auf hämolytische und lipolytische Fermente, die aus Milz und Lymphdrüsen stammen.

War so schon keine sichere Grundlage für die Annahme eines für den Morbus Basedowi typischen Blutbildes zu schaffen, so mußte diese Auffassung durch den Nachweis derselben Veränderung des Blutes auch bei anderen Zuständen, die mit dem Morbus Basedowi nicht das Mindeste gemein haben, schwer erschüttert werden. Zunächst ergab die Untersuchung auch bei Kröpfen außerhalb des Morbus Basedowi durch Kappis, Kostlivy, Morone, Ledoux, Bielajew, Hatiegan, Marañon, Kreke, Carpi, Borchardt u. a., dann beim endemischen Kropf durch McCarrison und später J. Bauer, daß derselbe Blutbefund auch hier angetroffen werden kann und dann fand sich auch hier die Tatsache, daß durch eine Operation der Blutbefund günstig beeinflußt werden kann (Nägelsbach). Morone findet die Lymphocytose bei malignen Prozessen der Schilddrüse. War für einzelne dieser Fälle immer noch der Einwand möglich, daß eine erhöhte Funktion der Schilddrüse vorliege und eine Struma basedowiana vorhanden sei (Lampé), so war eine solche Deutung hinfällig bei dem Nachweise desselben Blutbefundes auch bei Myxödem (Mendel, Leichtenstern, Bence und Engel, Carpi, Fonio, Borchardt, Heyn, Turin, H. Kahler u. a.). Borchardt, der diese Fälle zusammengestellt hat, findet in fast allen Fällen die Lymphocytose. Auch die entfernte Möglichkeit, daß sich zwar bei Zuständen von Hyper- und von Hypothyreoidismus eine Lymphocytose finden könne, diese aber differenter Genese ist und sich auf verschiedene Einwirkungen verschieden verhalte (Kocher, Falta), kommt nicht in Betracht. Die Angaben von Kocher, Falta, Newburgh und Nobel, Salis und Vogel, daß bei Zuständen von Hyperthyreoidismus durch Jod- und Schilddrüsenverabreichung eine Verschlechterung des Blutbildes auftritt, bei Hypothyreosen eine Besserung, konnte Bauer nicht bestätigen. Es findet sich die Lymphocytose aber auch bei anderweitigen Affektionen, die mit der Schilddrüse gar nicht in Beziehung stehen. So findet sich die Lymphocytose bei Erkrankungen des lymphatischen Apparates, bei Pseudoleukämie, bei Mikuliczscher Krankheit (Coenen), bei Diabetes (Caro, Bühler), bei Fettsucht (Caro), bei Lebercirrhose als konstanter Befund (Bühler), bei Parotitis epidemica, Schrumpfniere (Bühler), bei Hysterie und Neurasthenie (Sauer, Bühler u. a.), bei Psychosen (Goldstein und Reichmann), bei Akromegalie (Bittorf, Borchardt u. a.), bei Morbus Addisoni, bei hypophysärer Fettsucht, bei Tetanie (H. Kahler), bei Chlorose (H. Kahler) etc. Galambos gibt an, daß sie sich auch bei scheinbar ganz gesunden Menschen findet, Dirks, daß sich während der Menstruation Lymphocytose einstellt; von der normalerweise auftretenden postinfektiösen Lymphocytose und von dem normalen Vorkommen bei Kindern können wir ganz absehen.

Alle diese Momente, wie das zeitweilige Fehlen der Blutveränderung bei Morbus Basedowi, das Fehlen eines Parallelismus mit der Schwere der Erscheinungen des Morbus Basedowi, das Fehlen in schweren und das Vorhandensein in leichten Fällen, die Unbeeinflußbarkeit des Blutbildes mancher Fälle durch Operation und Heilung, endlich das Vorkommen bei verschiedenen Zuständen mit Unterfunktion der Schilddrüse und auch bei solchen, bei welchen eine Beteiligung dieser Drüse nicht anzunehmen ist, sprechen strikte für die Annahme, daß die Ursache der Lymphocytose außerhalb des Morbus Basedowi gelegen sein muß, daß aber wegen der Häufigkeit des Befundes irgendwelche Beziehungen bestehen müssen. Über alle diese Schwierigkeiten hilft uns nur die Annahme hinweg, in dieser Lymphocytose eine Teilerscheinung abnormer Körperanlage zu sehen, sie als konstitutionelles Stigma zu deuten. Eine Stütze findet diese Annahme durch die Tatsache, daß die Lymphocytose beim Kinde normal ist, daß wir bei degenerativen Zuständen neben der Lymphocytose sehr häufig die Persistenz kindlicher Verhältnisse auch an anderen Organen finden und daß die Lymphocytose sich auch bei sogenanntem Infantilismus findet (Pende). Ein weiteres Moment ist darin zu finden, daß sich dieses Blutbild bei allen diesen Zuständen, bei welchen die abnorme Körperanlage eine wesentliche Rolle spielt, wie bei den sogenannten Konstitutionskrankheiten Diabetes, Fettsucht, Chlorose etc., bei den Erkrankungen der Blutdrüsen und bei den Neurosen und Psychosen mit ziemlich gleicher Häufigkeit findet wie bei Morbus Basedowi. Gestützt wird endlich diese Annahme durch den Nachweis, daß bei Personen mit degenerativer Anlage und Lymphocytose die hämopoetischen Organe auf die Einwirkung verschiedener Noxen, wie z. B. auf eine Infektion oder Intoxikation, in einer von der Norm abweichenden Weise mit einer Vermehrung der mononukleären Elemente reagieren (H. Kahler).

Genaueres über die Genese der Veränderung des Blutbildes anzugeben, halten wir derzeit für nicht möglich. Wieweit die Annahme von Borchardt,

Marañon, Bauer, Sauer, Stark zutrifft, daß die Lymphocytose, weil bei den Erkrankungen, bei welchen sie sich findet, sehr häufig auch ein Status thymicolymphaticus vorhanden ist, auch auf diesen zu beziehen ist und daß die Thymus damit im Zusammenhange steht, müßten weitere Untersuchungen erst zeigen. Vorläufig können wir nur feststellen, daß ein Parallelismus, der diesen Schluß rechtfertigen würde, nicht zu bestehen scheint. Wir finden bei Morbus Basedowi nicht in allen Fällen die Erscheinungen eines Status thymicolymphaticus und es erscheint nicht festgestellt, daß sich die Veränderung des Blutbildes gerade nur in den Fällen mit solchem findet, ferner kann, wie aus den Untersuchungen von H. Kahler hervorgeht, in Fällen, in welchen wir die Diagnose eines Status thymicolymphaticus auf Grund der maßgebenden Kriterien stellen, die Veränderung des Blutbildes fehlen. Es ist der Status thymicus resp. Status thymicolymphaticus nur eine besondere Manifestation der degenerativen Anlage und es ist möglich, daß die Änderungen der hämatopoetischen Organe, die zu dem eigenartigen Blutbilde führen, einer anderen Reihe von Vorgängen entsprechen, die zwar auch Teilerscheinung der abnormen Körperverfassung sind, doch nicht dem Status thymicolymphaticus zugehören, so daß sich beide Zustände nur nebeneinander finden würden.

Mit der Annahme, daß die Veränderung des Blutbildes konstitutionell bedingt sei, ist jedoch keineswegs gesagt, daß der Morbus Basedowi überhaupt keinen Einfluß auf dasselbe hat. Ein solcher ist sogar wahrscheinlich und wird auch durch den Umstand nahegelegt, daß in manchen Fällen die Operation und Heilung von Einfluß auf die Blutveränderung ist. Nur wäre in diesem Falle der Änderung durch die in der Anlage gegebene Reaktionsmöglichkeit der hämatopoetischen Organe eine bestimmte Richtung gegeben. Ob die Veränderung durch toxische Vorgänge bewirkt wird, wie dies Kocher, Naegeli und die Mehrzahl der Autoren annehmen, die an der Spezifität des Blutbildes festhalten, oder dies, wie Türck vermutet, durch den vermehrten Eiweißzerfall geschieht, sind vorläufig Detailfragen, deren Beantwortung noch aussteht.

Durch die Feststellung des Einflusses des konstitutionellen Momentes auf das Blutbild bei Morbus Basedowi fallen aber alle Hoffnungen, die man an dasselbe für die Diagnose, Prognose und Indikationsstellung geknüpft hat. Damit fällt auch vor allem die Annahme, daß es möglich sei, auf Grund des Blutbildes zu entscheiden, ob ein Morbus Basedowi vorliegt und somit die Möglichkeit, mit einem Schlage das Problem zu lösen, ob die sogenannte forme fruste des Morbus Basedowi ihm zugehört oder nicht, wie dies von Caro, Roth, Bühler, Kostlivy, Weispfenning, Sawyer u. a. zu entscheiden versucht wurde. Wir können hier nicht dem vermittelnden Standpunkte einzelner beipflichten, so Hallervordens, dem der Blutbefund eher für als gegen einen Morbus Basedowi spricht, Hatiegans, der ihm keine große diagnostische Bedeutung beimißt, ihn aber für wertvoll ergänzend hält, Verebelys, der ihm keine absolute Beweiskraft zuerkennt, Starks, der glaubt, daß er nur insofern von Bedeutung ist, als er bei Morbus Basedowi nie fehlt. Damit entfällt natürlich auch die Möglichkeit, von dem Blutbefunde die Indikationsstellung für die Operation abhängig zu machen, wie dies Kocher, Weispfenning, Verebely wollen, ebenso wie der Versuch, daraus Anhaltspunkte für die Prognose zu gewinnen, wie dies Weispfenning, Verebely, Lier u. a. glauben. An der geringen Wertbemessung des Blutbildes bei Morbus Basedowi, die in letzter Zeit immer mehr Anhänger gewinnt (Galambos, Sauer, Türck u. a.), ändert auch nichts die Einbeziehung sonstiger Veränderungen des Blutes, wie sie sich gelegentlich bei Morbus Basedowi finden können, wie die Änderungen der Viskosität, der Gerinnbarkeit etc. (siehe diese).

Weniger Interesse haben vorläufig die Befunde an den übrigen weißen Blutzellen; vielleicht hat man ihnen zu wenig Beachtung geschenkt. Die meisten Angaben liegen über das Verhalten der eosinophilen Zellen vor. Zappert fand in vier Fällen Werte von 1,63% bis 8,5%, Morone sah bei verschiedenen Affektionen der Schilddrüse und auch bei Morbus Basedowi die eosinophilen Zellen leicht vermehrt und durch die Operation beeinflußbar. Naegeli findet ihre Zahl variabel, meist vermehrt; nach Ciuffini sind sie meist in normaler Zahl vorhanden, Sattler fand in einem mit einer Hautaffektion komplizierten Falle 3% eosinophile Zellen, H. Kahler beobachtet in 7 Fällen keine Vermehrung (Werte von 0,6—2,4%), Borchardt sah in 31 Fällen einmal Eosinophilie. Wenn sich also gelegentlich bei Morbus Basedowi Eosinophilie findet, so ist sie wohl nicht auf den Morbus Basedowi zu beziehen, sondern durch Komplikationen bedingt oder gleichfalls als konstitutionelles Stigma zu deuten. In diesem Sinne spricht das Vorkommen einer Eosinophilie bei konstitutionellen Anomalien (v. Neusser, Guggenheimer, H. Kahler), so wie das Vorkommen bei anderweitigen Blutdrüsenerkrankungen (Borchardt), für welche die degenerative Anlage von maßgebendem Einfluß ist (Chvostek).

Von den Mastzellen gibt Naegeli an, daß sie bei Morbus Basedowi vermindert sind, Kahler fand in 7 Fällen dreimal 0,0%, zweimal 0,3%, je einmal 0,4 und 0,6%.

In einem Falle sah Sattler das Auftreten einer beträchtlichen Zahl von Myelocyten (4,8%).

Änderung der Gerinnungsfähigkeit. Kottmann fand, daß beim hyperthyreoidisierten Tiere die Blutgerinnung verzögert ist, daß eine verminderte Koagulationsfähigkeit und Verminderung des Fibringehaltes des Blutes vorliegt; entgegengesetzte Verhältnisse findet er bei dem Hypothyreoidismus. Den vermehrten Fibringehalt beim schilddrüsenlosen Tiere bestätigt Albertoni. Lidsky fand die Gerinnungszeit des Blutes in 29 unter 37 Fällen von Morbus Basedowi verlängert und spricht diesen Gerinnungsänderungen eine große diagnostische Bedeutung zu. Kocher stützt sich, nachdem er die Lymphocytose auch für das Myxödem zugeben mußte, auf dieses Verhalten zur Differenzierung; dadurch gewinnt diese Erscheinung an Interesse. Leider hat sich aber auch diese Erscheinung als nicht charakteristisch und nicht zur Differenzierung geeignet erwiesen. Wird auch von einzelnen Seiten die Verlangsamung der Gerinnung des Blutes bei Morbus Basedowi bestätigt (Klose, Salis und Vogel u. a.), so ergibt sich, daß die Gerinnungsänderung durchaus nicht konstant ist, indem sie bei typischem Morbus Basedowi fehlen (Kottmann und Lidsky, Nel, Schloßmann u. a.), und sich hier sogar eine vermehrte Gerinnungsfähigkeit des Blutes finden kann (Kottmann, Lidsky), und daß sich endlich dieselbe Gerinnungsänderung wie bei Morbus Basedowi auch bei gewöhnlichem Kropf (Bauer, Matschawariani u. a.), dann bei Zuständen von Hypothyreoidismus, Kretinismus und anderen Blutdrüsenerkrankungen (Bauer), bei Hämophilie, Neuropathie, bei Hypoplasten (Bauer und Bauer-Jockl), bei einfacher Nervosität (Kottmann) häufig findet. Matschawariani fand sie auch bei Myxödem. Demgegenüber verliert die Angabe von Salis und Vogel an Bedeutung, daß sich bei Morbus Basedowi auf Jodzufuhr die Gerinnungszeit ändert, während dies beim einfachen Kropf nicht der Fall sein soll. Jedenfalls erhellt aus den bisher vorliegenden Angaben, daß die Gerinnungsänderung des Blutes für den Hyperthyreoidismus nicht spezifisch ist und daß sie zur Diagnosestellung nicht herangezogen werden kann; dies auch nicht mit gleichzeitig vorhandener Lymphocytose, wie Kocher seinerzeit meinte. Auch die experimentelle Erfahrung spricht in diesem Sinne. So konnte Matthes für die Schilddrüse keine andere Gerinnungsbeschleunigung finden, wie für andere parenchymatöse Organe.

Ebenso wenig Bedeutung kommt der Änderung der Viskosität des Blutes bei Morbus Basedowi zu. Kottmann fand sie vermehrt, Lampé kann die Angabe nicht bestätigen, Kaess findet sie in 19% der Fälle normal, in 50% vermindert und in 31% vermehrt, Stark findet sie anscheinend gesteigert und Matschawariani konstatiert dieselbe Änderung der Viskosität wie bei Morbus Basedowi bei den verschiedenen Kropfformen und bei Myxödem.

Adrenalingehalt. Eine für die Pathogenese wichtige Frage wäre die Feststellung des Adrenalingehaltes des Blutes bei Morbus Basedowi. Kraus und Friedenthal kommen bei ihren Tierversuchen mit Injektion von Schilddrüsenstoffen zu der Vermutung, daß die Einverleibung derselben eine vermehrte Tätigkeit der Nebennieren bedingt, die zur Erklärung der Erscheinungen herangezogen werden müsse. Sie finden dann auch in 9 Fällen von Morbus Basedowi mit dem Froschaugenversuche einen vermehrten Adrenalingehalt. Diese Angabe wurde später wiederholt bestätigt (Kostlivy u. a.), wobei sich nur ergab, daß nicht in allen Fällen ein erhöhter Adrenalingehalt erweisbar ist. Den Fehlern, die der Meltzer-Ehrmannschen Reaktion anhaften, suchen die Versuche von Adler, Fraenkel am überlebenden Uterus und von Trendelenburg, Bröking am überlebenden Gefäße zu entgehen. Allen diesen Befunden kann aber keine Beweiskraft zugesprochen werden, da, wie O'Connor gezeigt hat, ein sehr bedeutender Anteil der physiologischen Aktivität des Serums nicht auf Adrenalin, sondern auf adrenalinähnliche Substanzen zurückzuführen ist, die erst bei der Gerinnung in das Blutserum gelangen. Es müßte deshalb nicht Blutserum, sondern Blutplasma bei der Adrenalinbestimmung zur Verwendung gelangen. Gottlieb teilt mit, daß in fünf bisher untersuchten Fällen von Morbus Basedowi bei Berücksichtigung dieses Umstandes das Blut keinen oder wenigstens nicht nachweisbar erhöhten Adrenalingehalt besaß. Er glaubt, daß der erhöhte Gehalt des Basedowserum an adrenalinartigen, bei der Gerinnung entstehenden Substanzen vielleicht mit der Besonderheit des Blutbildes (Lymphocytose?) in Zusammenhang stehe. Jedenfalls hält er die Angabe, daß im lebenden Blute der Basedowkranken der Adrenalingehalt über die Norm gesteigert sei, nicht mehr für erwiesen. Bei der prinzipiellen Bedeutung dieser Frage wären hier weitere Untersuchungen nötig, dies um so mehr, als die Beobachtung der Klinik für manche Fälle wenigstens eine mangelhafte Funktion der Nebennieren nahelegt. Doch scheitern bisher alle Versuche an den Mängeln, die der Tecknik anhaften und die die Entscheidung nicht ermöglichen, ob die wirksame Substanz wirklich Adrenalin ist. Sandford und Blackford haben sowohl in Basedowstrumen, als auch im Serum den Blutdruck mächtig herabsetzende Substanzen gefunden, die nicht Cholin sind.

Schilddrüsenstoffe. Bei der Bedeutung, die dem Nachweis von Schilddrüsenstoffen im Blute für die Auffassung der Erkrankung zukommen müßte, ist es begreiflich, daß eine Reihe von Forschern mit verschiedenen Methoden und auf verschiedenem Wege diese Frage zu lösen versuchten. Begreiflich aber ist es auch bei der Schwierigkeit des Problems, daß bisher keine einheitlichen Angaben vorliegen und der Beweis bisher absolut nicht erbracht werden konnte. Die Untersuchungen bewegen sich vorwiegend nach zwei Richtungen: man versucht den Nachweis von Schilddrüsenstoffen überhaupt oder den Nachweis von spezifischen Basedowschilddrüsenstoffen im Blute.

Für den Nachweis vermehrter Mengen von Schilddrüsenstoffen schlug Reid Hunt einen originellen Weg ein. Er beobachtete die merkwürdige Tatsache, daß mit Schilddrüse gefütterte weiße Mäuse gegen Acetonitril viel widerstandsfähiger sind als Normaltiere und umgekehrt gegen Morphin viel empfindlicher werden. Er nimmt an, daß durch die Wirkung des jodhaltigen Schilddrüseneiweißes der Abbau des Giftes gehemmt wird, wodurch im ersten Falle die Giftwirkung verzögert, in letzterem Falle das Morphin mehr zur Geltung kommt, giftiger wirkt. Versuche, mit Jod gegen Methylcyanid zu schützen, ergaben Reid Hunt und Asherton Seidell, daß Jod in allen anderen Verbindungen weniger wirksam ist, als in den der Thyreoidea. Damit war, wenn diese Eigenschaft wirklich nur der Thyreoidea zukommen würde, ein einfaches Mittel gegeben, das Schilddrüsensekret im Blute der Basedowiker nachzuweisen und die Frage nach dem Hyperthyreoidismus zu entscheiden. Reid Hunt fütterte denn auch Mäuse mit Blut von normalen Menschen und mit Basedowblut und erhielt in letzterem Falle einmal ein positives Resultat gegen Acetonnitril. Gottlieb wiederholt diese Versuche mit Verfütterung von Schilddrüsensubstanz und Basedowblut und kann sie bestätigen. Er findet, daß bei Ratten nach Verfütterung von Schilddrüse die Morphinzersetzung nahezu aufgehoben ist, die Tiere rasch zugrunde gehen, daß dagegen thyreoidektomierte Tiere Morphin etwas besser vertragen. In zwei Fällen mit Basedowblut erhielt er ebenfalls Hemmung der Morphinzersetzung, so daß er mit Vorbehalt weiterer Bestätigung seiner Befunde annimmt, daß das Basedowblut auf den Morphinabbau wie Schilddrüsensubstanzen wirkt. Leider haben weitere Untersuchungen keine Bestätigung dieser wichtigen Befunde Reid Hunts gebracht. Er selbst konnte in vier Fällen von Morbus Basedowi, von welchen er das Blut verfütterte, nur in einem Falle ein positives Resultat gegen Acetonnitril erhalten. Carlson und Wölfel konnten mit Basedowblut kein Resultat erzielen, während wieder Ghedini in drei Fällen von Morbus Basedowi einen positiven Befund erzielen konnte, den er aber auch mit dem Blute von chronischer Nephritis, Adipositas dolorosa, bei Struma ohne Morbus Basedowi erhielt. Vollends erschüttert wurde aber diese Annahme durch die Versuche Trendelenburgs, der mit dem Blute thyreoidektomierter Katzen Mäuse ebenfalls gegen Acetonnitril schützen konnte, Olds, der fand, daß thyreoidektomierte Ratten dieselbe Widerstandsfähigkeit gegen Morphin haben wie normale, Lußkys, der die Versuche Trendelenburgs für Kaninchen bestätigte und bei Mäusen nach Verfütterung von Schilddrüse und Blut von schilddrüsegefütterten Menschen und Tieren negatives Resultat erhielt. Port zeigt, daß weiße Mäuse gegen Acetonitril so empfindlich sind, daß es nicht möglich ist, eine Grenze zu fixieren und daß daher die Methode für klinische Untersuchungen ungeeignet ist. Eine eingehende Kritik der Methode gibt Biedl in seinem Buche, auf die wir hier verweisen. Es kann demnach die von Reid Hunt nachgewiesene Änderung im Abbau von Morphin und Methylcyanid nicht allein von der Schilddrüse abhängen und selbst bei positivem Ausfall der Versuche mit Basedowblut darf nicht auf die Anwesenheit von Schilddrüsensekret im Blute geschlossen werden. Damit entfällt ein Argument, das für die Lösung des Basedowproblems von der größten Tragweite gewesen wäre.

Einen anderen Weg schlagen Asher und Rodt ein, indem sie das Serum von Basedowkranken im Tierexperiment prüfen und aus dem Verhalten der Vaguserregung, der Adrenalinwirksamkeit und der Erregbarkeit des Splanchnikus und des Depressor auf die Anwesenheit von Schilddrüsenstoffen schließen. Abgesehen davon, daß die Versuche noch der Bestätigung bedürfen, steht noch der Nachweis aus, daß nicht andere im Blute vorhandene Substanzen in derselben Weise wirken. Marañon bekam mit Blutserum im Froschaugenversuche eine mydriatische Wirkung, die den Extrakten der Schilddrüse derselben Kranken fehlten und schließt daraus, daß diese Substanz nicht aus der Schilddrüse stammen könne.

Für den Nachweis spezifischer Schilddrüsenstoffe im Blute verwenden Harrant, Roseo u. a. die Komplementablenkungsmethode. Serum von Basedowkranken und Extrakte aus Basedowstrumen mit einem hämolytischen System zusammengebracht verhindern die Hämolyse. Hat die Methode als solche schon gewisse Grenzen der Verwertbarkeit, so zeigen die Untersuchungen, daß sich die Komplementablenkung nicht in allen Fällen von Morbus Basedowi findet und daß sie sich auch mit dem Blute von nicht Basedowkranken einstellt. So fand Roseo die Reaktion positiv im Serum eines syphilitisch Kranken.

In letzter Zeit hat man auch das Abderhaldensche Verfahren zur Lösung des Problems herangezogen. Wenn blutfremde Stoffe in den Kreislauf gelangen, veranlassen sie den Organismus zur. Bildung von Abwehr- oder Schutzfermenten. Wenn die Schilddrüse ein abnormes Sekret an die Blutbahn abgibt, so müssen Abwehrfermente nachweisbar sein, die die Drüse abbauen. Fauser findet bei Erkrankungen der Schilddrüse und auch bei Morbus Basedowi solche Schutzstoffe im Blute. Lampé findet bei Morbus Basedowi für die Schilddrüse, häufig für die Thymus und die Ovarien positive Befunde, Angaben, welche Levi und Folly bestätigen. Lampé und Fuchs, Lampé und Papazolu finden aber den Abbau auch bei Myxödem, endemischer Struma, Basedowoid, nur soll sich hier kein gleichzeitiger Abbau von Ovarien und Thymus wie beim Morbus Basedowi finden. Einige eigene Versuche ergaben ein negatives Resultat. Bemerkenswert ist die Tatsache, daß auch normale Schilddrüse von Basedowserum abgebaut wird (Lampé). Es bedürfen zunächst die Befunde einer weiteren Bestätigung, ehe sie zu Schlußfolgerungen berechtigen und überdies sind unsere Erfahrungen über das Abderhaldensche Verfahren und seine Eignung, die Grundlage für solche Schlüsse abzugeben, noch zu wenig fundiert.

Blutzucker. Von Interesse ist schließlich das Verhalten des Blutzuckers bei Morbus Basedowi. Lampé macht die Angabe, daß derselbe sehr häufig erhöht ist, oft so beträchtlich, daß Werte des doppelten der Norm keine Seltenheit sind. Dabei ist der vermehrte Blutzuckergehalt niemals von Glykosurie begleitet. Er konnte auch experimentell durch intravenöse Injektion von Thyreoideapreßsaft immer eine Steigerung des Blutzuckergehaltes nachweisen. Diese Angaben fanden aber später keine Bestätigung. Die vorliegenden Untersuchungen ergaben, daß im nüchternen Zustande die Blutzuckerwerte Basedowkranker dem normaler Individuen entsprechen (Bing und Jacobsen, Flesch, Klose, H. Kahler, Port, Purjesz); nur bei Fällen mit spontaner Glykosurie scheint der Blutzuckergehalt höher zu stehen (H. Kahler). Dagegen finden sich sehr häufig hohe Werte nach Zufuhr von Zucker (vgl. Kap. Stoffwechsel, alimentäre Glykosurie).   .

Weit weniger Interesse beanspruchen die sonst noch im Blute bei Morbus Basedowi nachgewiesenen Veränderungen.

So liegt eine Angabe von Kottmann vor, daß bei Morbus Basedowi eine Erniedrigung von $\varDelta$ vorliegt, die bedingt wird durch den vermehrten Salzgehalt, der durch die gesteigerte Eiweißeinschmelzung gesetzt wird.

Den Cholesteringehalt des Blutes fand Weltmann in zwei Fällen normal.

Die fettspaltenden Fermente im Blute fand Bauer bei Lues und Morbus Basedowi vermindert. Meyer fand eine Vermehrung der antitryptischen Kraft des Serums. Dieselbe Vermehrung erhielt er im Tierexperiment mit Schilddrüsenverfütterung und nach subkutaner Injektion von Preßsaft und bei Menschen nach Verabreichung von Tabletten und sieht sie als eine Teilerscheinung des Hyperthyreoidismus an.

Von sonstigen vereinzelten Befunden wäre der von Schur zu erwähnen, der im Blute einer Frau, die noch die Residuen eines Morbus Basedowi aufwies und später die Erscheinungen der perniziösen Anämie bot, eigentümliche, in den Blutkörperchen gelegene, wandständige Körperchen fand, die sich mit basischen Farbstoffen sehr leicht färbten. In einem Blutkörperchen war immer nur ein derartiges Körperchen vorhanden. Schur glaubt, aus dem Verlaufe schließen zu können, daß diese Gebilde die erste Erscheinung der später einsetzenden perniziösen Anämie vorstellen.

Marbé konstatiert eine Herabsetzung des phagocytären und opsonischen Index und schließt aus der abnormen Färbbarkeit der Leukocyten auf eine verminderte Azidität des Serums.

17. Kapitel.

Komplikationen.

Bei dem Versuche, die bei Morbus Basedowi vorhandenen Erscheinungen auf ihre Zugehörigkeit zur Erkrankung zu prüfen, sind wir bei allen Organen auf dieselbe Tatsache gestoßen: nur ein Teil der Erscheinungen kann auf den Morbus Basedowi bezogen, als Basedowsymptom gedeutet werden, während für die übrigen die Beziehungen losere sind. Sie sind entweder nur Teilerscheinung abnormer Konstitution, die auch dem Morbus Basedowi zugrunde liegt und deren Symptome durch den Morbus Basedowi manifest gemacht werden konnten, oder sie sind endlich nur die Folge von zufällig vorliegenden Komplikationen. Die Entscheidung, welche dieser Möglichkeiten jeweils vorliegt, wird vielleicht nicht immer zu treffen sein. Denn auch bei den Symptomen, die wir wegen ihrer Konstanz, der Art ihres Auftretens etc. als Basedowsymptome deuten, ist die abnorme Anlage, die abnorme Reaktion maßgebend für die Eigenart der Erscheinungen. Daher sehen wir ja, daß Fälle irrtümlich dem Morbus Basedowi zugezählt werden, die mit dem Morbus Basedowi eigentlich nichts gemein haben als die degenerative Anlage. Dasselbe gilt für die Sonderung der Erscheinungen der zweiten und dritten Gruppe. Wir können hier auf Zustände und Vorgänge stoßen, die nicht mehr einfach als Teilerscheinungen abnormer Konstitution gedeutet werden können, die selbständige Vorkommnisse darstellen, die aber durch die abnorme Anlage so beeinflusst werden, daß die Annahme einer Komplikation Bedenken erregt. Dann kommt noch ein Umstand in Betracht. Auf dem Boden der degenerativen Anlage entwickeln sich eine Reihe der verschiedensten Zustände unter Bedingungen, die uns noch völlig unklar sind, die zwar gewisse Eigenschaften gemeinsam haben, aber sonst in ihren Äußerungen grundverschieden sind: Akromegalie, Zwerg- und Riesenwuchs, Morbus Basedowi, Myxödem, Diabetes, Fettsucht, Morbus Addisoni, Chorea, Angioneurosen etc. Ihre Erscheinungen können selbständig bestehen und sich nur mit dem Morbus Basedowi kombinieren, es ist aber auch möglich, daß sie durch die dem Morbus Basedowi zugrunde liegenden Vorgänge erst ausgelöst werden, wir es also eigentlich mit einem Basedowsymptom zu tun hätten. So kann es in einem Falle von Morbus Basedowi mit den Erscheinungen eines gleichzeitigen Morbus Addisoni schwierig sein zu entscheiden, ob die dunkle Pigmentierung etc. als Basedowsymptom zu deuten ist, oder ob sie durch einen komplizierenden Morbus Addisoni hervorgerufen wurde. Hier kann nur eine eingehende Analyse des Falles, oft nur der Obduktionsbefund die Entscheidung bringen. Ebenso schwierig kann z. B. auch die Ent-

scheidung werden, ob angioneurotische Ödeme in einem Falle als Basedowsymptom zu deuten sind, die bei vorhandener Anlage durch ihn, aber auch
durch andere Vorgänge ausgelöst sein könnten. Es kann das Ergrauen der Haare
nach Schreck bei gleichzeitigem Morbus Basedowi ein Basedowsymptom sein,
es können aber beide nur koordinierte Erscheinungen, Manifestationen der
degenerativen Anlage sein.

Wenn wir diese Zustände, trotz der Schwierigkeiten, die ihrer Gruppierung
in einzelnen Fällen entgegenstehen, hier als Komplikationen führen, hat dies
darin seinen Grund, daß ihre selbständige Existenz außerhalb des Morbus
Basedowi die Regel bedeutet, daß sie sich ebenso wie bei Morbus Basedowi
auch bei anderen Krankheiten finden und daß demgegenüber die dem Morbus
Basedowi zugrunde liegenden Vorgänge als ätiologischer Faktor höchstens in
vereinzelten Fällen Geltung haben können, wodurch die Annahme einer Komplikation die Wahrscheinlichkeit für sich hat.

Trotz der in manchen Fällen der Trennung entgegenstehenden Schwierigkeiten erscheint ihre Durchführung schon aus dem Grunde notwendig, weil auf
diesem Wege die Abgrenzung des Morbus Basedowi und der Thyreosen von dem
Heer jener Zustände angebahnt werden kann, die unberechtigt hierher gerechnet
werden.

Im folgenden sollen die Komplikationen nach Organen getrennt angeführt
und gleichzeitig ihre Sonderung in solche, die durch die degenerative Anlage
zum Morbus Basedowi in Beziehung stehen und solche, die als bloße Komplikation zu deuten sind, durchgeführt werden, wobei immer auf das betreffende Kapitel verwiesen sei. Insbesondere gilt das von einzelnen Organen,
wie Auge, Zirkulationsapparat, Genitaltrakt, Darm, die hier nicht angeführt
sind, weil wir, der Übersichtlichkeit halber, die Komplikationen im betreffenden
Kapitel gleichzeitig abgehandelt haben.

Haut. Von Hauterscheinungen, die auf konstitutioneller Basis fußen
und dadurch mit dem Morbus Basedowi in Beziehung stehen, sind anzuführen
der Vitiligo, die Angiotrophoneurosen und gewisse Formen abnormer
Fettentwicklung.

Verhältnismäßig häufig begegnen wir Vitiligo in verschiedener Ausdehnung,
sehr oft in symmetrischer Anordnung; in einzelnen Fällen findet sich daneben
ausgedehnte Pigmentierung, öfter nur Pigmentierung in der Umgebung der
affizierten Hautpartien. In den meisten Fällen läßt sich eine Abhängigkeit
von dem Morbus Basedowi nicht erweisen, insofern als die Hautveränderung
schon vorher bestanden hat, späterhin nach Abklingen des Morbus Basedowi
unverändert weiter besteht (Beobachtung Clay u. a.). In einer kleinen
Reihe von Fällen kann aber an einen Zusammenhang gedacht werden, indem hier die Hautveränderung erst im Laufe des Morbus Basedowi sich
entwickelt wie bei Achard, Bettmann, Caracoussi, Fr. Kraus u. a. und
mit Heilung der Krankheit vollständig geschwunden ist. (Fall Baginski.)

Dasselbe gilt von dem frühzeitigen Ergrauen der Haare. Es findet
sich so häufig außerhalb des Morbus Basedowi und verhältnismäßig so selten
bei dieser Erkrankung, daß aus diesem Grunde schon eher an eine Komplikation zu denken ist. Auch in den Fällen, in welchen im Anschlusse an
Schreck ein Ergrauen der Haare und dann ein Morbus Basedowi aufgetreten ist
wie in der Beobachtung von West, hat man den Eindruck, als ob durch das
psychische Trauma sowohl die Veränderung an den Haaren als auch der Morbus
Basedowi als zwei voneinander unabhängige Prozesse ausgelöst worden wären.
Immerhin mag für einzelne Fälle bei sonst gegebener Disposition das frühzeitige Ergrauen der Haare auch durch den Morbus Basedowi ausgelöst werden können. Das Erbleichen der Haare kann allgemein sein oder nur einzelne

Büschel oder Abschnitte betreffen (Fälle von Boinet, Durozier, Kahler, Kocher u. a.). Häufiger ist das Erbleichen von Haaren im Bereiche der Vitiligoflecken.

Urticaria. Unzweifelhaft handelt es sich in der Mehrzahl der nicht sehr häufigen Fälle von Urticaria bei Morbus Basedowi um eine Komplikation, indem entweder die Urticaria schon vorher vorhanden war (Joseph), in anderen im Beginne des Morbus Basedowi ganz vorübergehend auftrat, um dann nicht mehr zu erscheinen (Fälle von Mathes, Rosenblatt), oder im Verlaufe der Erkrankung durch anderweitige Momente hervorgerufen werden konnte und keine Abhängigkeit von den übrigen Symptomen ersichtlich ist wie bei Burton, Elliot, P. Marie, Wherry u. a. In seltenen Fällen scheint ein gewisser Zusammenhang zu bestehen, in denen Verschlechterungen mit Eruptionen an der Haut einhergehen (Fall Billinger), oder mit der Heilung verschwinden (Kocher).

Hautödem. Dasselbe gilt von dem akuten umschriebenen Hautödem (Quincke). Auf die Schwellung der Augenlider als konstitutionelles Stigma sind wir schon wiederholt eingegangen (vgl. die Kap.: Haut, Auge, Erscheinungen abnormer Konstitution). Von dieser Lidschwellung, sowie von den eventuell vorhandenen kardialen oder nephritischen Ödemen können wir hier absehen. Angioneurotisches Ödem findet sich bei Morbus Basedowi selten und unterscheidet sich in nichts von den außerhalb des Morbus Basedowi vorkommenden Fällen von akutem umschriebenem Hautödem. Wenn ich nach den Fällen meiner Beobachtung schließe, womit auch die in der Literatur angeführten Fälle von Homèn, Sosef, Maude u. a. übereinstimmen, so ist der Eindruck einer Abhängigkeit von Morbus Basedowi nicht zu gewinnen. Das gilt auch für die hierher gehörigen Fälle von intermittierenden Gelenkschwellungen (Pletzer, Homèn u. a.), während in anderen Fällen sicher kein Morbus Basedowi vorgelegen hat wie im Fall Köster oder die Fälle ganz unklar sind (Fall Loewenthal), oder endlich die angioneurotische Natur der Gelenkschwellungen zweifelhaft ist wie in den Beobachtungen von Oppenheim, Päßler. Oppenheim führt nur an, daß Gelenkschwellungen bei Morbus Basedowi selten sind und daß er in zwei Fällen im Verlaufe des Leidens sich eine schmerzhafte Gelenkaffektion mit Muskelschwund entwickeln sah. Die Möglichkeit, daß in einem oder dem anderen Falle von Morbus Basedowi mit angioneurotischem Ödem eine gewisse Abhängigkeit des letzteren vom Morbus Basedowi bestehen könnte, wird, wie bei den übrigen hierher gehörigen Zuständen, zugegeben werden müssen. In dem Sinne würde eine Angabe Oppenheims sprechen, daß in einigen seiner Fälle das Lidödem eines der ersten Zeichen der Erkrankung war. Zu den angioneurotischen Ödemen gehören die Fälle von Herz, Lublinski, die sie nicht zutreffend als Periostitis angioneurotica beschrieben haben.

Derbe Hautschwellung. Von den Ödemen different ist eine relativ häufiger vorkommende Veränderung der Haut, die schon Basedow beschrieb. Er findet bei zunehmender Abmagerung eine bleibende Fülle des Unterleibes und sulzige Anschoppung der Unterschenkel, „nicht ödematös, das Zellgewebe vielmehr mit einer plastischen Sulze angeschoppt, welche manchmal bei Chlorosis angetroffen wird, auf Eindrücken keine Grube hinterläßt und auf Akupunktur kein Ausfließen von Serum gestattet". Diese Schwellungen, die vorwiegend die unteren Extremitäten betreffen, aber nicht die Verteilung von Stauungsödem haben, meist die Knöchel und den Fußrücken frei lassen, sich oft unregelmäßig wie diffuse Lipome abgrenzen, sich auch auf die Bauchdecken erstrecken, können sich in seltenen Fällen auch oberhalb der Schlüsselbeine finden und erinnern ganz an die Hautschwellungen bei Myxödem. Doch sind

sie durch die sonstige Beschaffenheit der Haut, das Fehlen anderer Myxödemsymptome und die Unbeeinflußbarkeit durch Schilddrüsentherapie von diesen
zu unterscheiden. Sie stimmen auch ganz mit jenen Schwellungen überein,
die wir bei Tetanie sehen können. Daraus erhellt schon, daß kein Basedowsymptom vorliegt, wofür auch der Umstand spricht, daß diese Schwellungen, wie
in einem Falle meiner Beobachtung und in den Fällen von Deshusses, Laignel-Lavastine und Thaon schon vor dem Morbus Basedowi vorhanden
sein können. Diese derben Hautschwellungen, von Meige als Trophoedème bezeichnet, sind wiederholt beobachtet worden (Achard, v. Basedow, Canter,
Deshusses, Dieulafoy, Ditisheim, Eckervogt, Felix, Laigne-Lava-
stine und Thaon, v. Jaksch, Joffroy, Mackenzie, Miesowicz, Mikulicz und Reinbach, Murray, Sattler, Vogt u. a.), doch scheint es, als
ob man nicht immer die gleichen Veränderungen vor sich gehabt hätte. So
ist die Schwellung, die Sattler von seinem Falle abbildet, sicher ganz etwas
anderes, als die derben Schwellungen, die ich in meinen Fällen gesehen habe.
Ein gewisser Zusammenhang mit dem Morbus Basedowi ist nur in wenigen
Fällen plausibel, in welchen die Hautschwellungen ziemlich gleichzeitig mit den
übrigen Basedowsymptomen auftraten (Fälle von Felix, v. Mikulicz und
Reinbach), oder in denen sie, wie in dem Falle der letzteren Autoren,
durch die Operation zum Schwinden gebracht werden konnten. Im allgemeinen müssen wir auch diese Hautveränderung als eine auf degenerativer
Basis fußende Störung auffassen, welche sich daher bei Erkrankungen ver-
schiedener Blutdrüsen findet, als Komplikation vorkommen kann, in anderen
Fällen mit den Vorgängen des Morbus Basedowi in Beziehungen steht. Daß
Blutdrüsen zu dieser Hautaffektion in Beziehung stehen, ist wohl anzunehmen:
hier kommen in erster Linie Schilddrüse, Epithelkörper und Hypophyse in Betracht, genaueres läßt sich jedoch darüber vorläufig nicht sagen. In dem
Falle v. Jaksch bestanden gleichzeitig Tetaniesymptome. Die Annahme
Sattlers, der, gestützt auf die histologische Untersuchung seines Falles, glaubt,
daß diesen Fällen ein Flüssigkeitserguß in den tiefen Lagen der Lederhaut
zugrunde liegt, trifft vielleicht nur für einzelne Fälle zu (siehe auch Lipome).

Erythromelalgie. In einer Beobachtung von Engelen fand sich Erythromelalgie, doch ist die Diagnose eines Morbus Basedowi nicht berechtigt.

Symmetrische Gangrän. In einer geringen Anzahl von Fällen von
Morbus Basedowi ist das Auftreten symmetrischer Gangrän beobachtet worden
und wurden diese Fälle als Raynaudsche Gangrän gedeutet. Doch sind die hier
mitgeteilten Beobachtungen wohl Fälle symmetrisch auftretender Gangrän
aus verschiedener Ursache, die aber nicht der Raynaudschen Erkrankung
zuzuzählen sind. Hierher würde ich die Beobachtungen von Marsh, Fournier und Oliver, Thompson, Bartholon rechnen. Fraglich sind die Fälle
von Rabejac und Hay; in dem einzigen sicheren Falle von Piazza bestand
die Raynaudsche Erkrankung schon Jahre vor dem Morbus Basedowi. Das
Vorkommen von Basedowsymptomen bei Raynaudscher Gangrän, auf das
auch Moebius hinweist, ist darauf zurückzuführen, daß diese auf degenerativer
Anlage fußt und sich nervöse Erscheinungen finden, die wir auch bei Morbus
Basedowi sehen, wie Tachykardie, Neigung zu Schweißen, Tremor, degenerative
Struma etc.

Sklerodermie. Das verhältnismäßig häufige Zusammenvorkommen
von Morbus Basedowi und Sklerodermie, zweier an und für sich so seltener
Erkrankungen spricht schon dafür, daß hier irgendwelche Beziehungen bestehen müssen. Diese Beziehungen sind darin zu suchen, daß auch die Sklerodermie, d. h. eine Form derselben, die nicht allein als eine Hauterkrankung zu
deuten ist, sondern die eine Teilerscheinung der Erkrankung des bindegewebigen

Apparates darstellt, eine Form bindegewebiger Diathese repräsentiert, eine Erkrankung der Blutdrüsen ist. Die nahen Beziehungen der Blutdrüsen zueinander, die gleichzeitige Beteiligung mehrerer an einer Störung, die gemeinsame degenerative Anlage, auf welcher sich sowohl der Morbus Basedowi, als die Sklerodermie entwickeln, sind die Momente, auf welchen das häufige Zusammenvorkommen basiert. Von diesem Gesichtspunkte aus werden uns auch die Fälle von Sklerodermie mit Basedowsymptomen verständlich, in welchen wir nicht eine Kombination beider Erkrankungen annehmen können. Hier liegt eine Sklerodermie vor und die Erscheinungen der degenerativen Anlage, auf welcher sie sich entwickelt hat; diese können unter Umständen die äußerliche Ähnlichkeit mit dem Morbus Basedowi geben. Welche Blutdrüsen bei Sklerodermie affiziert sind, wissen wir nicht; anzunehmen ist, daß wie bei allen Blutdrüsenerkrankungen, mehrere beteiligt sind, von welchen eine die wesentliche Rolle spielt. Hier scheint es die Schilddrüse zu sein; wahrscheinlich ist auch die gleichzeitige Beteiligung der Hypophyse. Marinesco und Goldstein sehen für die Beziehungen von Morbus Basedowi und Sklerodermie die Ursache in der Erkrankung der Schilddrüse.

Seit Leubes erster Mitteilung der Kombination beider Erkrankungen liegen Beobachtungen von Dupré, A. Fuchs, Grünfeld, Jeanselme, Kahler, Krieger, Marinesco, Kornfeld, Peterson, Bloch und Reitmann, Saint-Marie, Samuelson, Sittmann, Ziegel u. a. vor. In den vorliegenden Fällen sind mehrere Tatsachen vielleicht nicht ohne Interesse: Zunächst, daß zumeist der Morbus Basedowi lange Zeit, meist Jahre besteht, bevor es zum Auftreten der Erscheinungen der Sklerodermie kommt, dann der Umstand, daß in einer verhältnismäßig großen Anzahl von Fällen eine Struma Jahre lang dem Auftreten des Morbus Basedowi voranging (v. Leube, Jeanselme (2 Fälle), Saint-Marie), endlich, daß die Fälle, in welchen der Morbus Basedowi und die Erscheinungen der Sklerodermie ziemlich gleichzeitig auftraten (Sainte-Marie, Jeanselme, Krieger), in höherem Alter stehen und bei den Fällen der beiden ersten Autoren das Klimakterium mitspielt. In allen diesen Fällen lagen diffuse Hautveränderungen vor, nur in den Fällen Grünfeld, Ziegel, Peterson, Sittmann waren sie umschrieben, doch ist in den zwei letzten Beobachtuugen die Angabe zu kurz, um zu entscheiden, ob wirklich ein Morbus Basedowi vorgelegen hat. In dem Falle Ziegel war Lues mit im Spiele.

Ferner liegen noch einzelne Beobachtungen vor, welche man als forme fruste des Morbus Basedowi deutete, doch ist die Diagnose in diesen Fällen keineswegs sicher, sie sind u. E. Manifestationen der neuropathischen Anlage. Solche Erscheinungen, wie allgemeine nervöse Erregbarkeit, Herzklopfen, Tachykardie, Struma etc. finden sich bei Degenerierten sehr häufig und sind auch bei unkomplizierter Sklerodermie beobachtet. In diese Gruppe gehören die Fälle von Beer, Freund, Rasch u. a. Zu den degenerativen Stigmen gehören vielleicht auch die von Kocher an den Fingern gefundenen Veränderungen, indem die Fingerenden verdünnt und zugespitzt erschienen, Veränderungen, die sich auch außerhalb der Sklerodermie als Degenerationszeichen finden können.

Lipombildungen. Gar nicht so selten kann man, wenn man darauf achtet, Lipombildungen bei Morbus Basedowi begegnen, die allerdings in der Mehrzahl der Fälle nicht in die Augen springend sind, leicht der Beobachtung entgehen können und nur in einem Teil der Fälle auffallende Veränderungen setzen. Den ersten hierher gehörigen Fall hat allem Anscheine nach schon Basedow gesehen, indem es ihm aufgefallen war, daß trotz sonstiger Abmagerung der Bauch auffallend stark blieb; der Bauch ließ ihn durch Perkussion massiven Inhalt erkennen und deutete so auf Fettablagerung und Drüsenhypertrophie. Dann hat v. Schrötter einen Fall mitgeteilt, bei welchem eine Anschwellung des unteren Teiles des Unterleibes und der unteren Extremitäten vorhanden war, die, wie die vorgenommene Untersuchung zeigte, aus Fettgewebe bestand. Durch diese Mitteilung wurde die Aufmerksamkeit auf diese Veränderungen gelenkt und liegen seither einige einschlägige Beobachtungen über supraskapulare Lipombildungen von Rendu, Saint Marie, Kocher, über ausgebreitete symmetrische Lipome von Neuwelt, symmetrische Lipome bei Struma von Koetnitz, über Kombination mit Dercumscher Erkrankung von Roux, Ghelst, Curschmann jun., Tratti, Truelle-Bessière vor.

Allgemeine Fettsucht während des Bestehens eines Morbus Basedowi ist nicht häufig und wenn Dalmady gegenteilige Erfahrungen machen konnte, so sind sie offenbar in konstitutionellen Momenten seiner Patienten, vielleicht in der Rasse begründet. Wohl aber stimmt die Tatsache, daß bei solchen Kranken oft Fettleibigkeit in der Ascendenz und in der Familie angetroffen wird, daß die Kranken vor dem Morbus Basedowi fettleibig waren und dann abgemagert sind. Auch gibt es Fälle, bei welchen die Fettsucht sich nach Ablauf des Morbus Basedowi einstellt (v. Wagner, Chvostek). Bei solchen Kranken sehen wir dann, daß trotz eventueller beträchtlicher Abmagerung die Fettdepots an einzelnen Stellen auffallend hartnäckig bestehen bleiben, so an den Bauchdecken, an den Hüften, und wir können in solchen Fällen häufig ausgesprochene Lipombildung, zumeist von der diffusen Form, nachweisen. Diese Neigung des Fettpolsters zu Lipombildung, die als konstitutionelles Stigma zu deuten ist, und ein Charakteristikum der konstitutionellen Fettsucht darstellt, findet sich auch bei Personen, die gar nicht wesentlich fettleibig sind oder waren. So finden sich namentlich stärkere Fettansammlungen an den Nates mit buckeliger Oberfläche, an den Bauchdecken, an der Innenseite der Oberschenkel in der Gegend des Condylus internus, an den Unterschenkeln oberhalb der Knöchel, an der Streckseite der Oberarme, in der Gegend der Brüste. Es sind das dieselben Stellen, welche wir bei den exzessiven Formen wie beim Dercum ebenfalls durch massive Fettwulstbildung beteiligt finden. Ich habe solche Fälle gesehen, bei welchen die Differenzierung gegenüber angioneurotischen Ödemen schwierig war, um so mehr, als auch hier ein zeitweiliges An- und Abschwellen beobachtet werden kann. In manchen der als Trophoödem beschriebenen Fälle dürften solche Veränderungen vorgelegen haben. Hierher gehören auch die Wulstbildungen mancher Fälle an der Clavicula, die einige Ähnlichkeit mit den Schwellungen bei Myxödem haben, ohne daß sonst Erscheinungen dafür vorhanden wären, so z. B. die Fälle von Kocher. Neben den supraklavikularen Lipombildungen begegnen wir auch hier Pseudolipomen, die in erster Linie auf erweiterte Venen bei kardialer Stauung zu beziehen sind.

Es ist diese Neigung zu Lipombildung in manchen Fällen exzessiv; diese Fälle werden, wenn irgendwelche Schmerzen vorhanden sind, als Dercumsche Erkrankung geführt, obwohl eigentlich die Aufstellung eines eigenen Krankheitsbildes nicht berechtigt erscheint. Auch die veröffentlichten Fälle von Roux, Ghelfi bei Morbus Basedowi sind solche Formen von Lipomen, die zeitweilig schmerzhaft sein können.

Zu den degenerativen Formen der Fettsucht gehören auch jene merkwürdigen Fälle, die in letzter Zeit als Lipodystrophie beschrieben wurden, bei welchen es zu einer förmlichen Fettwanderung kommt: Abnahme des Fettes im Gesicht und Oberkörper, so daß hier das Fett ganz geschwunden erscheint und massive Ansammlung desselben an den Hüften und Oberschenkeln. Zu dieser Gruppe dürfte, soweit man dies aus der vorliegenden Beschreibung entnehmen kann, der Fall v. Schrötters gehören.

Multiple Fibrome. Hier anzureihen wären zwei Beobachtungen von Sattler mit multiplen Neurofibromen und Fibromen in einem zweiten Falle.

Hautblutungen. Während man bei den Blutungen aus den Schleimhäuten und den inneren Organen den Eindruck gewinnt, als ob die Beschaffenheit der Gefäße und die vorhandene Neigung derselben zu Erweiterung bei Morbus Basedowi an dem Zustandekommen der Blutungen mitbeteiligt ist, kommt bei den Hautblutungen dieses Moment scheinbar nicht so zur Geltung. Die Fälle mit Hautblutungen sind sehr selten, finden sich meist nur in den sehr schwer verlaufenden Fällen (Beobachtungen von Ball, Popoff, Revillod, Rogers) oder sie sind bloße Komplikationen (Fall Dore). In einem Falle Ulrichs traten sie gleichzeitig mit dem Auftreten myxödematöser Erscheinungen auf. Unklar ist die Beobachtung von Variot und Roy. Im Falle Popoffs schwand die Neigung zu Hautblutungen mit dem Rückgehen der übrigen Erscheinungen.

Leukoplakie. Eine merkwürdige Beobachtung teilt v. Hößlin mit: es fand sich eine Leukoplakia buccalis, die konform den übrigen Erscheinungen schwankte und mit der Heilung des Morbus Basedowi schwand.

Zu den Hauterscheinungen, die als zufällige Komplikation zu deuten sind, gehört die in einem Falle von Letienne und Arnal beobachtete Teleangiektasie.

Erythema nodosum. Ekervogt, v. Forster, Schiff u. a. beobachteten in einzelnen ihrer Fälle Hautveränderungen, die als Erythema nodosum zu deuten waren. Sie sind offenbar Komplikationen.

Herpes. Dasselbe gilt von dem von Sattler mitgeteilten Falle von Herpes zoster, während in einer Beobachtung von Trousseau eine multiple neurotische Hautgangrän vorgelegen haben dürfte.

Medikamentöses Exanthem. Über ein ausgedehntes juckendes Exanthem nach Bromgebrauch bei einer Patientin mit gleichzeitiger Urticaria factitia berichtet Ulich.

Nervensystem. Sehr häufig begegnen wir Komplikationen von seiten des Nervensystems. Auch hier sehen wir wieder die Tatsache, daß gerade jene Erkrankungen häufig vorkommen, für welche der Einfluß abnormer, durch die Anlage gegebener Körperverfassung außer Zweifel steht, so daß für diese Erkrankungen nicht die Annahme einer zufälligen Komplikation möglich ist, sondern für die Häufigkeit des Vorkommens die gemeinsame degenerative Anlage zur Erklärung herangezogen werden muß. Hierher gehören die Komplikationen mit den Neurosen Neurasthenie, Hysterie, Epilepsie, das Vorkommen von Chorea, Hemikranie, dann die Kombination mit organischen Nervenerkrankungen, wie Tabes, progressive Paralyse, Syringomyelie, amyotrophischer Lateralsklerose, progressiver Muskelatrophie. Außerdem kommen noch gleichzeitig Nervenerkrankungen zur Beobachtung, für welche Beziehungen zu konstitutionellen Anomalien nicht so sicher stehen, oder die als einfache Komplikationen gedeutet werden müssen. In diese zweite Gruppe wären einzureihen die Beobachtungen über Kombination von Morbus Basedowi mit Paralysis agitans, mit Tumor cerebri, Poliomyelitis, myelitischen Prozessen, multipler Sklerose, multipler Neuritis.

Am häufigsten wohl begegnen wir den Neurosen, der Neurasthenie und Hysterie bei Morbus Basedowi und wir haben auch bereits wiederholt Gelegenheit gehabt, darauf hinzuweisen, daß eine ganze Reihe von Erscheinungen, die bei Kranken mit Morbus Basedowi von seiten der verschiedenen Organsysteme angetroffen werden können, als Manifestationen einer gleichzeitig vorhandenen Neurose zu deuten sind. Wir begegnen hier dem ganzen Heere von Erscheinungen wie der abnormen reizbaren Verstimmung, den ausgesprochen hysterischen Psychosen, der leichten geistigen Erschöpfbarkeit und körperlichen Ermüdung und den schweren psychischen und somatischen Erschöpfungszuständen, hysterischen Krampfzuständen, epileptischen Anfällen, halbseitigen Lähmungen, Krämpfen, Tremor und choreiformen Zuständen, sensiblen Störungen der verschiedensten Art, abnormen Erscheinungen von seiten der Sinnesorgane, abnormen vasomotorischen und sekretorischen Störungen, paroxysmaler Tachykardie, Magen- und Darmzuständen verschiedenster Art mit Erbrechen, Diarrhöen etc. Dabei kann es natürlich manchmal schwierig sein, zu entscheiden, ob die vorhandenen Symptome dem Morbus Basedowi angehören oder auf die Komplikation zu beziehen sind, um so mehr, als sich auch bei Morbus Basedowi dieselben Symptome finden können. Hier kann oft nur die eingehende Analyse des Falles, genaues Eingehen in die Anamnese, Feststellung des Einsetzens der Erscheinungen, Beobachtung des Verlaufes etc. die Entscheidung bringen. Für manche der Erscheinungen wird eine Entscheidung vielleicht unmöglich sein.

Wir begegnen denselben Neurosen häufig auch schon in der Ascendenz oder in der Familie, es können die Erscheinungen derselben schon vor dem Morbus Basedowi vorhanden sein und durch denselben nur eine Verstärkung erfahren, während in anderen Fällen die Symptome durch den Morbus Basedowi erst ausgelöst werden. Es kann der Morbus Basedowi ebenso als agent provocateur der Neurasthenie, Hysterie, Epilepsie auftreten, wie irgend ein anderes ätiologisches Moment, es kann irgend ein solches zum Auftreten der Neurose und des Morbus Basedowi führen. So traten z. B. in einem Falle Witmers nach einem Trauma die Erscheinungen einer Neurose und eines Morbus Basedowi zutage. Die nervösen Komplikationen zeigen mit den Basedowsymptomen analoges Schwanken oder wir sehen ein Divergieren derselben. (Zur Ergänzung sei hier noch auf die einzelnen Kapitel über die Erkrankungen der Organe verwiesen, ebenso auf Kapitel Ätiologie über den Einfluß des Traumas.)

Über die Beziehungen der Epilepsie siehe Kapitel „Symptome des Nervensystems".

Organische Erkrankungen des Nervensystems. Hierher gehört vor allem die Kombination mit Tabes. Daß die Tabes eine besondere Form der Lues ist, ist außer Zweifel. Für ihr Zustandekommen kann nur die besondere Art der Erreger oder die besondere Art der befallenen Individuen maßgebend sein. Letzteres ist durch die Untersuchungen von Stern erwiesen, der bei allen seinen Tabikern die Erscheinungen abnormer Konstitution nachweisen konnte, eine Tatsache, die ich nach meinen Erfahrungen bestätigen kann. Es entwickeln sich die Veränderungen der Tabes durch das luetische Virus nur bei bestimmter Anlage der Individuen. Durch die degenerative Anlage sind die Beziehungen der Tabes zum Morbus Basedowi gegeben. Auf die Bedeutung der neuropathischen Anlage bei dieser Kombination weisen auch Barié, Boix, Joffroy u. a. hin. Darauf beruht aber auch die Tatsache, daß bei Tabes zu oft ein Morbus Basedowi diagnostiziert wird, die Kombination mit formes frustes zu häufig angenommen wird oder die Annahme, daß, wie Joffroy meint, auch die Tabes zu einer Protrusio bulbi führen könne. Malaisé glaubt, daß es sich in diesen Fällen nicht um echte Tabes, sondern um Sympathikussymptome handle. Daß in manchen Fällen die Lues zur Tabes und zum Morbus Basedowi führt (vgl. Kap. Ätiologie), muß als möglich zugegeben werden. In bezug auf das zeitliche Einsetzen der Tabes und des Morbus Basedowi können die Erscheinungen ziemlich gleichzeitig auftreten, zumeist aber geht die eine der anderen voraus. Angaben über diese Kombination liegen zahlreiche vor, so von Achard, Barié, Ballet, Bern-

hardt, Brissaud, Curschmann jun., Charcot, Cohen, Deléarde, Hudovernig, Ingelrans, Joffroy, Kaliebe, Kollarits, Mannheim, Marie
und Marinesco, Mendel, Moebius, Timotheef, Wiener u. a. In einzelnen Beobachtungen ist allerdings die Diagnose eines Morbus Basedowi nicht
sicher, so in einzelnen Fällen von Joffroy, Lewinek, während in anderen,
wie in einer Beobachtung Wieners, die Diagnose der Tabes nicht sicher ist.
Ganz eigenartig ist der Fall von Curschmann. Hier traten bei einem Tabes-
kranken mit dem Einsetzen von Krisen jedesmal die Erscheinungen des Morbus Basedowi auf: Exophthalmus, Graefe, Stellwag, Tachykardie, Tremor etc.,
die anfangs immer wieder vollständig zurückgingen. Alle diese Symptome
ließen sich eventuell noch ohne die Annahme eines gleichzeitig vorhandenen
Morbus Basedowi als Schmerzreaktionen deuten, wenn nicht später der
Exophthalmus und eine mäßige Struma persistent geblieben wären. Ob hier
wirklich ein Morbus Basedowi vorgelegen hat, ist nicht ganz sicher. Mendel
gibt an, daß bei Frauen die Kombination von Morbus Basedowi mit Tabes
und Paralysis agitans viel häufiger ist, während sich beim Manne reine
Tabes oder Kombination mit Neurasthenie und progressiver Paralyse findet.

Progressive Paralyse. Hierher gehören die Fälle von Kombination
dieser Erkrankung mit Morbus Basedowi (Boeteau, Savage).

Syringomyelie. Auch für die Pathogenese der Syringomyelie steht
die Bedeutung konstitutioneller Anomalien wohl außer Zweifel, dafür spricht
die pathologische Anatomie und der Nachweis von Entartungszeichen, wie
das Finzi in einer Arbeit aus meiner Klinik nachweisen konnte. Die Kombination mit Morbus Basedowi haben Joffroy und Achard, Spillmann,
Oppenheim gesehen. Hierher gehören wahrscheinlich auch die Fälle von
Ditisheim, Huber mit Muskelatrophie (vgl. hierzu Muskelatrophie).

Muskelatrophie. Die bei Morbus Basedowi vorkommenden Muskelatrophien bedürfen noch eines eingehenden Studiums. In der verhältnismäßig
geringen Anzahl der hier vorliegenden Beobachtungen liegen offenbar Atrophien
verschiedener Genese vor, die unter dem Namen Muskelatrophie subsumiert
werden, wobei man im allgemeinen eine Dystrophie anzunehmen geneigt ist.
So gibt Oppenheim an, daß eine echte Muskelatrophie nur in vereinzelten, meist
atypischen Fällen von Ballet, Jendrassik, Miesowicz konstatiert wurde.
Moebius glaubt, daß der Muskelschwund bei Morbus Basedowi verschiedene
Ursachen haben könne: eine Erkrankung des Vorderhornes, eine solche der
peripheren Nerven oder der Muskeln selbst und nimmt außerdem noch das
Bestehen von Komplikationen in solchen Fällen an, in welchen, wie z. B. in
einem Falle seiner Beobachtung, der allgemeine Muskelschwund schon lange
vor dem Morbus Basedowi bestand.

Versuchen wir zunächst die Fälle der Literatur zu gruppieren, so wären
zunächst die Fälle von Ditisheim, Huber und Dreyfuß-Brisac zu eliminieren. In der Beobachtung Ditisheim (2.) liegt offenbar ein spinaler Prozeß,
allem Anscheine nach Syringomyelie als Ursache der Atrophie vor; ein spinaler oder peripherer Prozeß (Entartungsreaktion) liegt auch in dem Falle
Hubers vor, ohne daß sich jedoch aus den vorliegenden Angaben eine genauere
Entscheidung treffen ließe. Jedenfalls aber bestand die Affektion schon
vor dem Morbus Basedowi und ist nicht als Basedowsymptom zu deuten, wie
Huber will, der es auf die Medulla oblongata bezieht. Bei Dreyfuß-
Brisac bestand neben Atrophie eines Vorderarmes eine sensible Störung im
Bereiche des Nervus ulnaris.

Dann wäre eine zweite Gruppe von Fällen herauszuheben, bei welchen
sich allem Anscheine nach eine wirkliche Dystrophia musculorum mit dem
Morbus Basedowi kombiniert. Die Beziehungen beider wären wieder in der

gemeinsamen degenerativen Anlage gegeben, auf welcher sich beide entwickeln. Hierher gehören die Fälle von Cardarelli, Moebius, Liebers, vielleicht auch eine Beobachtung von Ditisheim (1.) und Miesowicz, bei welch letzterer sich später sklerodermische Veränderungen an der Haut entwickelten. Miesowicz glaubt an spinale Muskelatrophie.

In einer dritten Gruppe spielen möglicherweise die der Sklerodermie zugrunde liegenden Vorgänge eine Rolle. Auch bei der Sklerodermie wird Muskelatrophie gefunden, für gewöhnlich zwar findet sich nur ein kontinuierlicher Übergang des sklerodermischen Prozesses von der Haut auf die Muskeln, es gibt aber Fälle, bei welchen die Hautveränderungen gegenüber den Muskelveränderungen in den Hintergrund treten, geringfügige Hautveränderungen neben ausgesprochenen Muskelatrophien, auch unter unveränderter Haut, sich finden (Brocq, Goldschmidt, Pelizaeus, Westphal u. a.). Dabei kann sich an den Muskeln einfache Atrophie oder auch eine sklerotische Veränderung finden. Hierher gehören die Beobachtung von Kahler, vielleicht die von Miesowicz und Bathurst. Wenn auch in letzterem Falle keine Angaben über Hautveränderungen vorliegen, so sind die Befunde von fibröser Umwandlung einzelner Muskeln, die Kontrakturen auffallend. Für diese Fälle wären die Beziehungen zum Morbus Basedowi durch die Anlage und die Beteiligung der verschiedenen Blutdrüsen gegeben.

Hier ist ferner eine Gruppe von Muskelveränderungen anzureihen, die verhältnismäßig häufig zu beobachten sind, die auf Anomalien in der Anlage zu beziehen sind. Sie stehen, wenn wir von den seltenen angeborenen Defekten einzelner Muskeln absehen, mit einer mangelhaften Anlage der Muskeln in Verbindung. Eine solche mangelhafte Entwicklung der Muskulatur ist uns beim Morbus asthenicus etwas geläufiger und betrifft meist die gesamten Muskeln. Wir können aber in solchen Fällen auch nur eine schlechte Entwicklung einzelner Muskeln, die eine Muskelatrophie vortäuschen kann, sehen, so z. B. die schlechte Entwicklung der kleinen Handmuskeln (vgl. Kap. Erscheinungen abnormer Konstitution). Solche Anomalien der Muskulatur sind auch bei Morbus Basedowi nicht selten als Teilerscheinung der degenerativen Anlage. Vielleicht gehört hierher eine Beobachtung von Cardarelli.

Endlich bleibt noch eine Gruppe von Fällen, bei welchen die Muskelatrophie von dem Morbus Basedowi abhängig zu sein scheint. Es sind das Fälle, bei welchen sich eine Muskelatrophie im Verlaufe eines Morbus Basedowi mehr oder weniger rasch einstellt und Erscheinungen zeigt, die von dem gewöhnlichen Typus der Dystrophie abweichen. Dabei kann die Abnahme alle Muskeln, auch die des Gesichtes, betreffen, wie in einem Falle von Du Cazal, oder wie in einem Falle von Miesowicz nicht alle Muskeln. Es waren in diesem Falle die meisten Oberarm- und Schultergürtelmuskeln, weniger die Vorderarm- und Handmuskeln ergriffen, an den unteren Extremitäten nur die M. glutaei, dabei bestand weder fibrilläres Zittern, noch sensible Störungen. Genaueres läßt sich über die Genese dieser Atrophien bei den spärlichen bisher vorliegenden Beobachtungen und dem Mangel an histologischen Untersuchungen nicht angeben. Es erinnern aber diese Atrophien an die bei Myotonia atrophica vorhandenen und dürften, vielleicht auch wie diese, auf eine Störung in der Funktion von Blutdrüsen zu beziehen sein.

Damit sind natürlich nicht alle Möglichkeiten erschöpft und es bleibt immer noch eine Reihe von Fällen, bei welchen eine Klassifizierung nicht gut möglich ist. Hierher würden wir eine Beobachtung von Money mit Atrophie der Masseteren ohne Beeinträchtigung der Funktion, von Vigouroux mit Paraplegie und Atrophie des Sternocleidomastoideus, von Oppenheim mit fast völligem Schwund der Glutäalmuskulatur und von Moebius zählen, der wiederholt Atrophie der Nackenmuskeln gesehen hat. Nicht ausreichend für die Beurteilung sind die Angaben in einem Falle von Silva.

Amyotrophische Lateralsklerose bei Morbus Basedowi will Ulrich beobachtet haben, doch ist die Diagnose nach den vorliegenden Angaben keineswegs sicher.

Chorea. Verhältnismäßig häufig sind Chorea und choreatische Bewegungsstörungen bei Morbus Basedowi anzutreffen.

Die choreatischen Bewegungsstörungen haben wir schon beim Tremor angeführt (Kap. 8). Wir begegnen einfachen Unruhebewegungen bis zu ausgesprochenen choreatischen Motilitätsstörungen, die von Chorea nicht zu unterscheiden sind. Daß hier, ebenso wie beim Tremor, die degenerative Anlage eine Rolle spielt, ist anzunehmen. Dafür spricht neben der Anwesenheit sonstiger degenerativer Stigmen die Tatsache, daß bei Kindern diese Bewegungsform bei Erregung, Verlegenheit etc. physiologisch ist und wir bei unseren Kranken auch sonst eine Reihe solcher sogenannter Infantilismen nachweisen können. Wir sehen sie außer beim Morbus Basedowi noch bei einer Reihe von Zuständen, die ebenfalls als degenerative aufzufassen sind. Diese Bewegungsstörungen sind, wie auch Reynolds angibt, nicht selten anzutreffen. Hierher zu zählen sind wohl auch die Beobachtungen von Gros, Rockwell u. a.

Des weiteren finden wir häufig ausgesprochene Chorea. Hier ist das Häufigste die rheumatische Chorea. Hierher gehörige Fälle haben Bootz, Bouchut, Frey, Gagnon, Gueneau de Mussy, Jacobi, Klose, Rudinger, Runge, Sutherland, West, Zuber u. a. mitgeteilt. Es kann die Chorea dem Morbus Basedowi vorangehen, meist aber entwickelt sich die Chorea im Verlaufe des Morbus Basedowi, sie erscheint meist in den Morbus Basedowi wie eingestreut, ohne daß eine direkte Abhängigkeit ersichtlich wäre. Moebius glaubt daher, daß es sich bei diesem Zusammentreffen wohl meist um Zufall handelt, wenn auch Rheumatismus und Schwangerschaft zu beiden Krankheiten ursächliche und verwandtschaftliche Beziehungen haben; doch hält er solche nicht für erwiesen. In einzelnen Fällen, bei welchen die Symptome des Morbus Basedowi und der Chorea ziemlich gleichzeitig einsetzen, oder wie in den Beobachtungen von Klose die beiden Erkrankungen gleichzeitig durch die Operation beseitigt werden konnten, ist ein engerer Zusammenhang ersichtlich. Dafür spricht auch das relativ häufige Vorkommen von Chorea in der Ascendenz. Die Beziehungen werden uns aber auch hier nur einigermaßen verständlich, wenn wir auf die degenerative Anlage rekurrieren. Auch der akute Gelenkrheumatismus ist eine Erkrankung, die sich sehr häufig bei Status thymicolymphaticus resp. hypoplastischer Konstitution findet, weil u. a. die bei diesen Zuständen häufig vorhandenen Anomalien an den Tonsillen eine Neigung zu Anginen mit sich bringen, die ja zum Gelenkrheumatismus in unzweifelhaften Beziehungen stehen. Die Beziehungen des letzteren zur Chorea würden uns einen Teil der Beziehungen von der degenerativen Anlage zur Chorea vermitteln. Dazu kommt, daß die Chorea vorwiegend eine Erkrankung des jugendlichen Alters ist, wo die Neigung zu choreatischen Bewegungen physiologisch, die kortikale Hemmung noch nicht genügend ausgebildet ist und die subkortikalen Mechanismen noch mehr Bedeutung haben. Bei unseren Basedowkranken finden sich auch sonst sogenannte Infantilismen von seiten des Nervensystems, so daß wir auch für die Neigung zu choreatischen Bewegungsstörungen auf eine solche zerebrale in der Anlage gegebene Disposition und Ansprechbarkeit bestimmter Territorien rekurrieren zu können glauben. Daß außerdem eine Reihe anderer Faktoren mitspielt, ist anzunehmen. Sind wir von einer vollen Erkenntnis der Vorgänge auch noch weit entfernt, so hat die Vorstellung doch den Wert, daß uns von diesem Gesichtspunkte aus die Beziehungen des Gelenkrheumatismus zum Morbus Basedowi und zur Chorea verständlicher werden. Wir verstehen auch, warum in einzelnen Fällen von Chorea sich Erscheinungen finden, die fälschlich als formes frustes des Morbus Basedowi gedeutet werden, während sie als Manifestation der degenerativen Anlage zu deuten sind. Hierher würden wir z. B. eine Beobachtung von Päßler zählen, bei welcher Basedowsymptome zu einer lange Zeit bestehenden Chorea hinzutraten.

Neben der Chorea rheumatica gibt es auch eine Kombination mit der Neurose Chorea. Hierher wäre z. B. der Fall von Kelly von Morbus Basedowi mit Hysterie und choreatischen Bewegungen der Arme, sowie der Fall Mathes zu zählen, bei welchem im Anschluß an Schreck zunächst die Chorea und dann der Morbus Basedowi zutage trat. Hierher gehören ferner Fälle von halbseitiger Chorea, wie ich einen Fall beobachten konnte.

Als dritte Gruppe von Choreaformen, die vorkommen können und bei welchen der Einfluß der Heredität und der degenerativen Anlage klar zutage tritt, ist die Kombination von Morbus Basedowi mit Huntingtonscher Chorea anzuführen. Hierher gehören die Beobachtungen von Pelman und Hay, nur ist in letzterem Falle die Diagnose des Morbus Basedowi nicht sicher.

Als vierte Gruppe kommen endlich die Fälle von halbseitiger Chorea in Betracht, die wohl als zufällige Komplikation zu deuten sind und irgendwelchen zum Teil unklaren organischen Gehirnprozessen ihre Entstehung verdanken. Hier wären anzuführen die Beobachtungen von Bradshaw, Clarke, Dinkler.

Migräne, Hemikranie. Die Bedeutung der Veranlagung für das Zustandekommen ersterer Kopfschmerzform steht wohl außer Zweifel. Wir finden die Migräne häufig in der Ascendenz und in der Familie von Basedowkranken. Vetlesen fand bei 43 Fällen von Morbus Basedowi 6 mal in der direkten Ascendenz und in 3 Fällen in der Verwandtschaft Migräne, 8 seiner Kranken hatten selbst Migräne. Zu weit geht Cutler, wenn er die Migräne in der Mehrzahl der Fälle von Morbus Basedowi annimmt. Jedenfalls findet sie sich bei Morbus Basedowi nicht selten und läßt sie sich in der Mehrzahl der Fälle, die ich gesehen habe, schon vor dem Auftreten des Morbus Basedowi konstatieren, selten kommt es erst während desselben zu Migräne. In diesen Fällen ist aber die Diagnose einer Migräne immer sehr fraglich. Wenn Vetlesen der Migräne eine Mittelstellung zwischen Symptom und Komplikation zuspricht, so ist diese Auffassung nicht zutreffend. Die Migräne und der Morbus Basedowi sind zwei verschiedene Erkrankungen, welchen ganz verschiedene Veränderungen zugrunde liegen, beiden gemeinsam aber ist eine abnorme Körperanlage, in ihr ist der Berührungspunkt und ein wesentliches Moment für das häufig gleichzeitige Vorkommen gegeben.

Außer der Migräne finden sich als bloß zufällige Komplikationen auch symptomatische Hemikranien. Hierher würde die Beobachtung von Wilbrand und Saenger zu zählen sein, bei welcher die Erscheinungen bei einer 45 jährigen Frau einsetzten.

Zu den Kombinationen, die Beziehungen zum Morbus Basedowi haben, gehört auch die Kombination mit sog. essentiellem Tremor, auf dessen Anwesenheit bei Morbus Basedowi auch Flattau und Fraenkel hinweisen. (Vgl. hierzu Tremor, Symptome Nervensystem.)

Von den als rein zufällige Komplikation zu deutenden Veränderungen am Nervensystem sind ganz vereinzelte Fälle von Tumor cerebri (Walzberg), Haemorrhagia cerebri (Oppenheim), von multipler Sklerose mit familiärem Vorkommen (E. S. Reynolds), von Poliomyelitis anterior (Drummond), von Myelitis (Angiolella und wahrscheinlich auch Reymond) beschrieben.

Neuritis. Als rein zufällige Komplikationen sind auch die vorliegenden Beobachtungen von peripherer Neuritis von Bartholow, Diller, Ditisheim, Perregaux, v. Voß, Perrero, Ziehen u. a. zu deuten. Sie mit dem Morbus Basedowi in direkte Beziehung zu bringen und eventuelle Toxine etc. zur Erklärung heranzuziehen, erscheint vorläufig nicht begründet. So ist in einem Falle Rosenfelds sicher eher die Erkältung nach einem kalten Fußbad und in dem Falle Perregaux das Trauma die Ursache; auch die in diesem Falle gemachte Annahme, daß der Morbus Basedowi bei dem verhältnismäßig geringfügigen Trauma für die Intensität der neuritischen Erscheinungen verantwortlich zu machen ist, ist durch nichts begründet. In dem Falle Dillers, einem akut letal verlaufenen Falle, bestand Broncefärbung der Haut und besteht die Möglichkeit einer Komplikation, eine Autopsie liegt nicht vor, in einem Falle Perreros bestand gleichzeitig Gravidität, in dem Falle Ziehens kommt Alkohol in Betracht und endlich in einem Falle von v. Voß ist die Diagnose der Neuritis nicht sicher.

Paralysis agitans. Auch das Vorkommen von Paralysis agitans (Moebius, Gordon, Goldstein und Cobilovici) dürfte als bloß zufällige Komplikation ohne irgendwelche Beziehung aufzufassen sein. Die sichere Beantwortung dieser Frage wird sich geben lassen, wenn wir über die Genese der Paralysis agitans, insbesondere über den Einfluß konstitutioneller Momente, besser orientiert sein werden. Im übrigen ist die Diagnose eines Morbus Basedowi im Falle Moebius nicht sicher und hat er selbst später die Möglichkeit zugegeben, daß es sich vielleicht nur um eine Struma gehandelt hat und alle übrigen Erscheinungen, wie starrer Blick, Hitzegefühl, Schweiße, Tachykardie vielleicht Symptome der Parkinsonschen Krankheit waren. Jedenfalls ist die Annahme von Beziehungen zwischen beiden Erkrankungen durch die Blutdrüsen, wie dies Goldstein und Cobilovici wollen, vorläufig als verfrüht zu bezeichnen.

In einem Falle sah Werner eine Kombination mit Beri-Beri.

Blutdrüsenerkrankungen. Eine besondere Gruppe repräsentiert die Kombination von Morbus Basedowi mit verschiedenen Blutdrüsenerkrankungen. Für die Beurteilung der hier in Betracht kommenden Verhältnisse muß zunächst die Tatsache angeführt werden, daß, soweit ich die Verhältnisse übersehe, für alle diese Erkrankungen die kongenitale Anlage von maßgebendem Einflusse ist, daß sie die Grundlage ist, auf welcher sie sich entwickeln. Zweitens hat die Erfahrung gelehrt, daß bei einer Blutdrüsenerkrankung nie eine Blutdrüse allein beteiligt ist, sondern immer mehrere, wahrscheinlich sogar alle, wenn auch die Störung einer im Vordergrunde steht. Monoglanduläre Affektionen im strengen Sinne gibt es nicht, es sind alle pluriglandulär. Dadurch wird es uns auch verständlich, daß bei den verschiedenen Erkrankungen der Blutdrüsen so häufig Züge von anderen Blutdrüsenaffektionen zu finden sind. Durch die gemeinsame degenerative Anlage und durch die gleichzeitige Beteiligung der verschiedenen Blutdrüsen sind die Beziehungen gegeben, in welchen der Morbus Basedowi zu den übrigen Blutdrüsenkrankheiten steht. Bei diesen nahen Beziehungen ist uns auch ihre verhältnismäßig häufige Kombination verständlich.

Myasthenie. Daß die Myasthenia pseudoparalytica gravis den Blutdrüsenerkrankungen zuzuzählen ist, ist anzunehmen. Beteiligt daran sind die Epithelkörper, wenn ich sie auch nach unseren heutigen Kenntnissen nicht mehr als allein maßgebend ansehen kann, der Thymus, dessen Hyperplasie als Teilerscheinung abnormer Konstitution zu deuten ist, wahrscheinlich noch die Nebennieren und vielleicht noch andere Drüsen. Die endokrine Genese der Myasthenie nehmen Lundborg, Chvostek, Markeloff, Massalongo, Moorhead, Palmer, Sitsen, Celler, Mandelbaum u. a. an, wenn auch die Anschauungen über die Beteiligung der einzelnen Drüsen noch divergieren. Die Bedeutung der kongenitalen Anlage erhellt aus der Häufigkeit, mit welcher Entwicklungsanomalien nachgewiesen werden können (Oppenheim, Curschmann und Hedinger, Eisenlohr, eigene Beobachtungen).

Tobias, der in letzter Zeit die Fälle von Myasthenie mit Morbus Basedowi zusammengestellt hat, gruppiert die Fälle in drei Reihen. Dieser Einteilung können wir im allgemeinen beipflichten, wenn wir auch in der Deutung der einzelnen Fälle und in der Zuteilung zu den verschiedenen Gruppen anderer Meinung sind. Die erste und größte Gruppe umfaßt die Fälle von Myasthenie, bei welcher ein oder mehrere Basedowsymptome vorhanden sind. Das sind u. E. die Fälle von Myasthenie, bei welcher nur die Erscheinungen der degenerativen Anlage zufällig nach dieser Richtung hin stärker vortreten (Beobachtung Charcot-Marinescu, Finizio, Goldflam I, Kalischer, Karplus, Murri, Oppenheim II, Punton). Dann gehören aber u. E. hierher die offenbar seltenen Fälle, bei welchen zur Myasthenie ein sicherer Morbus Basedowi hinzutritt (Meyerstein). Die zweite Gruppe umfaßt die Fälle, bei welchen es sich nicht entscheiden läßt, welche Affektion die primäre ist, diese eventuell nach den dominierenden Symptomen benannt wurde. Hierher würden wir die Fälle von Remak, Loeser I, Kalischer II, Goldflam IV rechnen. Die dritte Gruppe umfaßt die Fälle von Morbus Basedowi mit später hinzutretender Myasthenie oder Augenmuskellähmungen, die sonst bei Morbus Basedowi ungewöhnlich sind und wahrscheinlich auf eine Myasthenie bezogen werden können. Hierher würden wir die Fälle von Brissaud, Bauer, Loeser II, Tobias, Rennie, Schuhmacher und Roth mit vollständiger Kombination rechnen können, an die sich die Fälle mit Augenmuskellähmungen (Ballet, Bristowe, Jendrassik, Liebrecht, Rothmann, Seligmüller, Suckling u. a.) anreihen. Anfallsweise auftretende myasthenische Zustände bei Morbus Basedowi erwähnt noch Dalmady.

Tobias macht auf den Umstand aufmerksam, daß bei der Kombination beider Prozesse immer nur eine Symptomengruppe dominiert, ein gewisses Alternieren zu beobachten ist, daß z. B. bei Beginn der Myasthenie die Basedowsymptome zurückgehen, um mit Nachlassen der ersteren wieder deutlicher hervorzutreten. Einen ganz komplizierten Fall bringt E. Stern, bei welchem neben dem Morbus Basedowi und der Myasthenie noch Tetanie und außerdem Broncefärbung vorhanden war.

Myxödem. Besonderes Interesse beanspruchen die Fälle von Morbus Basedowi mit gleichzeitigen Symptomen von Myxödem, weil die gleichzeitige Anwesenheit von Erscheinungen von Hypothyreoidismus mit Recht gegen die Annahme eines Hyperthyreoidismus als Grundlage des Morbus Basedowi verwertet werden könnte. Wir haben hier zunächst die Frage zu beantworten, ob wir es in allen diesen Fällen mit wirklichem Myxödem zu tun haben, für welches wir eine mangelhafte Funktion der Schilddrüse als wesentlich ansehen können.

Verhältnismäßig einfach liegen die Verhältnisse in der weitaus größten Gruppe von Fällen, bei welchen die Erscheinungen des Morbus Basedowi zuerst vorhanden sind und nach mehr oder weniger langer Zeit ihres Bestehens abnehmen und dann nach dem Schwinden des Morbus Basedowi das Myxödem auftritt. In diesen Fällen ist die Diagnose sowohl des Morbus Basedowi als auch des Myxödems außer Zweifel. Sie bereiten unserem Verständnisse auch keine Schwierigkeit; für sie ist die Annahme plausibel, daß allmählich an der Schilddrüse Veränderungen Platz gegriffen haben, die eine mangelhafte Funktion bedingen, so daß bei entsprechender Intensität die Erscheinungen des

Hypothyreoidismus manifest werden. Dafür spricht auch die klinische Beobachtung, die in vielen Fällen eine Abnahme der Schilddrüsenschwellung, der Gefäßgeräusche etc. erweist, und die histologische Untersuchung, die Befunde ergibt, die mit den klinischen Symptomen gut in Einklang gebracht werden können. In diese Gruppe gehören die Fälle von Baldwin, Bruce, Burghart, Busch, Campbell Gowan, Davidson, Foster, Gautier, Hartmann, Hirschl, Imrédy, Joffroy und Achard, Kausch, Miesowicz, Murray, Marañon, Pasteur, Simonds, Goodings, Thaon et Paschetta, Williams u. a. Kurze Angaben ohne ausführlichere Mitteilung der Erscheinungen liegen vor von Bowles und Arel, Faust, Gowers, de Havilland-Hall, Herzberger, Minkowski, Ord u. a. Die Diagnose eines Morbus Basedowi ist u. E. in den Fällen von Corkhill, Guthrie, Putnam, Sitmann nicht sicher, ebenso ist in einem Falle von Ulrich das Myxödem nicht außer Zweifel. Meist entwickelt sich das Myxödem aus dem Morbus Basedowi erst nach längerem, Jahre langem Bestehen desselben; nur in dem Falle Hirschl und dem zweifelhaften von Corkhill ist ein sehr rasches Einsetzen und rasches Abklingen des Morbus Basedowi und rasches Auftreten des Myxödems konstatiert worden. Zu erwähnen wäre noch das Auftreten des Myxödems mit Einsetzen des Klimakteriums (Baldwin) und das Auftreten nach Masern (Campbell Gowan).

Verhältnismäßig einfach liegen die Verhältnisse auch noch in einer zweiten kleinen Gruppe von Fällen, bei welchen ein Myxödem zuerst in Erscheinung trat. In allen diesen Fällen wurden die Erscheinungen des Thyreoidismus oder Morbus Basedowi erst auf Verabreichung von Schilddrüsenpräparaten ausgelöst. Auch diese Fälle sind uns plausibel. Hierher gehören die Beobachtungen von Béclère, Ewald, Kausch, Kocher, Morrow, Ulrich. Bei der Kranken von Kausch war zuerst ein Morbus Basedowi vorhanden, der allmählich in Myxödem überging, das auf Schilddrüsengebrauch schwand, der neuerlich zu einem Morbus Basedowi führte.

Unklar und viel umstritten sind nur die Fälle, bei welchen die Erscheinungen des Morbus Basedowi und des Myxödems gleichzeitig angetroffen wurden. Eine Durchsicht der hier angeführten Fälle zeigt aber, daß diese Annahme mindestens für einen großen Teil der Beobachtungen nicht zutrifft, da entweder die Diagnose des Morbus Basedowi oder die des Myxödems zweifelhaft ist. So ist in den Beobachtungen von Kroug, Osler, Stabel die Diagnose eines Morbus Basedowi nicht sicher, in einer Beobachtung von Batten liegt ein zerebraler Prozeß, möglicherweise eine hypophysäre Störung, aber weder ein Morbus Basedowi, noch ein Myxödem vor. Die Diagnose eines Myxödems ist sicher nicht gerechtfertigt in den Fällen Dyson, da die Diagnose nur auf das Zurückgehen der Schilddrüsenschwellung und das Absinken der Pulsfrequenz basiert, von Aschiote, der bei seiner Patientin bei Morbus Basedowi gleichzeitig Bradykardie fand, die er für die Diagnose verwendet, und in dem Falle von Rehn, der ante mortem bei hochgradiger Atemnot ein gedunsenes Gesicht aufwies. Die Diagnose eines Myxödems ist außerdem zweifelhaft in den Fällen, bei welchen außer Schwellungen sonst keines der übrigen Myxödemsymptome vorhanden war. Ein Teil dieser Schwellungen sind sicher als angioneurotische Ödeme oder als Fettansammlungen zu deuten (vgl. Komplikationen Haut). Hierher würden wir die Beobachtung von West (vorübergehende Schwellungen mit Verschlechterung des Allgemeinzustandes bei einer Hysterica, Verschwinden der Schwellung und Ersatz durch Fett), von Sollier I (wechselnde Schwellung des ganzen Körpers abhängig von Erregung und Menstruation, wiederholtes Schwinden und Auftreten derselben), Osler (Fehlen von Myxödemsymptomen, nur Schwellung des Gesichtes, besonders der Augenlider und der Hände), wahrscheinlich auch von Kowaleski (Hautschwellungen, mit vorübergehendem Bestehenbleiben des Fingereindruckes an Füßen, Wangen, Lippen, vorübergehende Schwellung der Hände) und Sollier II (Schwellung des ganzen Körpers, mit Persistentbleiben des Fingereindruckes, keine sonstigen Myxödemerscheinungen) rechnen. Der im Falle Kowaleski beobachtete Ausfall der Haare und Zahnausfall kann auch auf den Morbus Basedowi bezogen werden. Auch nicht gesichert erscheint die Diagnose eines Myxödems in den Beobachtungen von Jeunet (myxödematöses Aussehen), Hirschl II (Schwellung der Augenlider, Haut nicht feucht), denn ein solches pastöses Aussehen, Schwellung der Augenlider sehen wir auch außerhalb des Myxödems und haben wir dasselbe auch bei den degenerativen Zuständen kennen gelernt. Solche degenerative Zustände, die in Äußerlichkeiten dem Morbus Basedowi und dem Myxödem ähnlich sind, bei welchen sich auch Erscheinungen finden, die bei beiden Erkrankungen vorhanden sind, ohne daß tatsächlich eine Kombination beider vorliegen würde, haben offenbar auch Alvarez und Loewy vor sich gehabt. Hier anfügen müssen wir ferner die Fälle von Hirschl I, Holub, F. Moebius, in welchen sich außer dem Morbus Basedowi und den Veränderungen, die als Myxödem angesprochen werden, noch Erscheinungen anderer Blutdrüsenerkrankungen finden und zwar im Falle Holub von Tetanie (Fazialisphänomen), in den beiden anderen Fällen von Osteomalacie. Hier sind also sicher andere Blutdrüsen mitbeteiligt und es besteht die Möglichkeit, die vorhandenen Hautschwellungen auf die Funktionsstörung anderer Blutdrüsen zu beziehen. Für die Tetanie sind solche Schwellungen des Gesichtes, das myxödematöse Aussehen bekannt, ebenso finden sich solche bei Hypophysenveränderungen, die ja auch bei der Osteomalacie eine Rolle spielen. Auf die Möglichkeit, daß die bei Morbus Basedowi beobachteten Schwellungen der Haut nicht immer auf einer Schilddrüsenstörung allein beruhen, sondern auf die Hypophyse bezogen werden könnten, weist auch Falta hin. Wir hätten also hier, abgesehen davon, daß in diesen Fällen außer den Hautschwellungen keine sicheren Anhaltspunkte für Myxödem vorlagen, noch die Möglichkeit, die Schwellungen auf andere Blutdrüsen zurückzuführen. In den Fällen von Meige und Allard (Ödem der Augenlider, geistige Hemmung, Anfälle von Schlafsucht) und Ulrich (Gedunsenheit des Gesichtes, spärliches Kopfhaar, mangelhaft entwickelte Brustdrüsen, Haarausfall, Trägheit der Sprache und der Bewegungen) handelt es sich zum Teil um degenerative Stigmen (mangelhafte Behaarung, mangelhafte Brüste, Ödeme der Augenlider), zum Teil können sie auch bei Morbus Basedowi vorkommen (Lidödeme, Anfälle von Schlafsucht, Haarausfall) und es kann sich, wie eine eigene Beobachtung lehrt, das ausgesprochene Bild eines Myxödems mit allen typischen Erscheinungen finden, wo wir post mortem eine pluriglanduläre Affektion fanden mit den wesentlichen Veränderungen an der Hypophyse. Zusammenfassend kämen wir zu dem Resultate, daß ein gleichzeitiges Vorkommen von Morbus Basedowi und Myxödem mit Sicherheit nicht erwiesen ist. Sichergestellt und auch plausibel sind nur jene Fälle, bei welchen sich das Myxödem nach einem Morbus Basedowi entwickelt oder solche, allerdings seltene, in welchen Erscheinungen von Thyreoidismus und Morbus Basedowi nach Myxödem durch Schilddrüsenmedikation hervorgerufen wurden. In den Fällen, in welchen ein gleichzeitiges Bestehen beider Erkrankungen angenommen wurde, handelt es sich um Veränderungen der Haut und sonstige Erscheinungen, die konstitutionell sind und sich auch außerhalb beider Affektionen finden oder um Schwellungen, die durch angioneurotische Ödeme oder abnorme Fettansammlungen bedingt sind, oder endlich können sie auf eine gleichzeitige Beteiligung anderer Blutdrüsen bezogen werden, deren Erkrankungen zu analogen Schwellungen führen.

Osteomalacie. Die Anschauung, daß auch die Osteomalacie den Erkrankungen der endokrinen Drüsen zuzuzählen ist, wird wohl heute von den meisten Autoren akzeptiert (Ascoli, Bulius, Bossi, Christofoletti, Erdheim, Fehling, Hoenike, Kehrer, Kretschmar, Latzko, Revilliod, Tolot und Sarvonat, Schottländer u. a.), wenn auch noch die Anschauungen über die Lokalisation des Prozesses divergieren. Nach den bisher vorliegenden Befunden und nach eigenen Erfahrungen ist wohl anzunehmen, daß auch die Osteomalacie eine auf degenerativer Basis sich entwickelnde Erkrankung vorstellt, bei welcher mehrere Blutdrüsen beteiligt sind, sicher das Ovarium und die Nebennieren, sehr wahrscheinlich die Schilddrüse und Hypophyse und wahrscheinlich auch die Epithelkörper, und bei welcher auch ähnlich wie bei der Tetanie lokale Verhältnisse mit in Betracht kommen. Eine scharfe Differenzierung der osteomalacischen Veränderungen von einer Reihe verwandter Zustände können wir vorläufig nicht durchführen, hier sind wir erst im Beginn der Erkenntnis.

Die Kombination von Morbus Basedowi mit Osteomalacie oder verwandten Zuständen ist keine seltene, jedenfalls so häufig, daß ein bloß zufälliges Zusammenvorkommen dieser beiden an sich seltenen Erkrankungen nicht angenommen werden kann. Aber auch hier, wie bei allen anderen bisherigen Komplikationen sehen wir, daß die Kombination ausgesprochener Fälle beider Erkrankungen selten ist, daß meist die eine mit ihren Erscheinungen prävaliert und von der anderen nur Züge vorhanden sind; dann begegnen wir auch hier wieder der Tatsache, daß bei der Annahme einer solchen Kombination das Vorhandensein eines Morbus Basedowi zu häufig angenommen wird, während wir nur die Erscheinungen der degenerativen Anlage vor uns haben. In einem anderen Teil endlich ist die Diagnose der Osteomalacie nicht genügend fundiert.

Ausgesprochene Fälle von Kombination, die zum Teil durch die Autopsie erhärtet sind, finden sich von Recklinghausen, Hoenike, Hämig, hier liegen Obduktionsbefunde vor, dann von Dauber, Hirschl, v. Jaksch, Latzko (II), F. Moebius. Bemerkenswert erscheint bei diesen Fällen außer der Kombination von Morbus Basedowi mit Osteomalacie noch das häufige gleichzeitige Vorkommen anderweitiger Blutdrüsenerkrankungen, wie Myxödem (F. Moebius, Hirschl), Tetanie (Latzko). In allen diesen Beobachtungen mit Ausnahme des Falles Hoenicke sind Frauen betroffen und geht in der großen Mehrzahl der Fälle der Morbus Basedowi der Osteomalacie voraus, nur bei F. Moebius bestand die Osteomalacie vor dem Morbus Basedowi.

Die Diagnose des Morbus Basedowi ist nicht sicher in dem Falle von Tolot und Sarvonat und in einzelnen der Fälle von Latzko, die nur kursorisch mitgeteilt erscheinen. Die Osteomalacie ist fraglich in dem Falle Köppers, den Beobachtungen von Revilliod mit Knochenschmerzen und einem Falle mit vielleicht seniler Knochenveränderung und in dem Falle Weintraud, in dem auch ein Myxödem vorhanden war. Im übrigen sind die vorliegenden Mitteilungen von Weintraud, Hallervorden und zum Teil von Latzko zu kurz und kursorisch, um ein sicheres Urteil zu gestatten.

Sicher nicht auf Osteomalacie zu beziehen ist die von Revilliod angeführte abnorme Überstreckbarkeit der Finger und die spitzen Endglieder derselben, sie sind ein degeneratives Stigma. Auch die von Cheadle und Lewin hervorgehobene Druckempfindlichkeit der Wirbelsäule in einzelnen Fällen ist zu vieldeutig, um auf Osteomalacie bezogen werden zu können; viel häufiger finden wir diese Erscheinung bei den Neurosen, auf welche sie vermutlich auch zurückzuführen sein dürfte.

Tetanie. Wir haben früher schon darauf hingewiesen (vgl. Kapitel Nerven unter Reizerscheinungen), daß in einem Teil der Fälle, bei welchen Krampfzustände zur Beobachtung gelangen, diese als Manifestationen einer Tetanie zu deuten sind und daß vermutlich die Beobachtungen von Mackenzie, der schmerzhafte Krämpfe bei Morbus Basedowi häufig sah, darunter auch solche mit typischer Handstellung, zur Tetanie zu zählen seien.

Die Angaben über die Häufigkeit der Kombination dieser beiden Erkrankungen variieren. So gibt Maude an, daß diese Komplikation gar nicht selten sei, Fraisseix gibt an, daß Joffroy einige derartige Fälle gesehen habe, während Sattler bei seiner Zusammenstellung es auffallend findet, wie wenig Mitteilungen hier vorliegen. Hier spielt offenbar der Ort der Beobachtung eine Rolle, ob dort ein Tetanieboden ist oder nicht, dann der Umstand, daß von verschiedenen Autoren für die Diagnose der Tetanie verschiedene Gesichtspunkte maßgebend sind, ebenso wie für den Morbus Basedowi. Meinen eigenen Erfahrungen nach sind Fälle von Morbus Basedowi mit ausgesprochener Tetanie auch in Wien, einem Tetanieboden, nicht häufig, namentlich habe ich in den letzten Jahren, seit die Fälle von Tetanie bei uns seltener werden, keine solche Kombination gesehen. Dagegen sind Fälle von Morbus Basedowi mit sogenannter latenter Tetanie, bei welchen wir keine akuten Krampfanfälle, sondern nur Parästhesien, eventuell die Neigung zu Versteifung, mechanische Übererregbarkeit der Nerven, insbesondere das Fazialisphänomen, nachweisen können, eventuell auch das Erbsche oder Trousseausche Zeichen vorhanden sind, nicht so selten. Am häufigsten sind die Fälle mit ganz wenig ausgesprochenen sonstigen Veränderungen, nur leichter Neigung zu krampfartigen Zuständen und Fazialisphänomen oder letzterem allein. Gerade aber diese Zustände finden wir auch bei einer Gruppe von Degenerierten sehr häufig und es ist fraglich, ob bei diesen eine Störung der Epithelkörper eine Rolle spielt; sie sind identisch mit den von Peritz als spasmophile Zustände zusammengefaßten Veränderungen. v. Frankl-Hochwart erwähnt, daß er wiederholt bei Fällen von Tetanie Symptomenkomplexe gesehen hat, die man als forme fruste des Morbus Basedowi ansehen könnte (Struma, Tremor, Tachykardie, vasomotorische Erscheinungen), die auch Jacoby, Marinesco u. a. angeben. Das sind, wie wir schon wiederholt ausgeführt haben, Symptome der degenerativen Anlage. Rechnet man diese Fälle zum Morbus Basedowi, dann ist die Zahl der kombinierten Fälle natürlich eine viel größere.

Beobachtungen, bei welchen eine ausgesprochene Tetanie bei Morbus Basedowi vorhanden war, liegen vor von Dupré und Guillain, v. Jaksch, A. Kocher, Latzko, Logetschnikow, Stumme, vielleicht auch Steinlechner. In letzterem Falle waren allerdings typische Krämpfe vorhanden, die Kranke war in Wien, aber es war das Fazialisphänomen nur angedeutet und die elektrische Untersuchung fehlt. Fälle von sicherem Morbus Basedowi mit Krampferscheinungen, die aber nicht der Tetanie zugehören dürften, bringen Faure (schmerzhafte Krämpfe in den Beinen), A. Kocher, Groves, mit scheinbar hysterischen Krampfzuständen und Matiesen, bei welch letzterem Angaben über mechanische und elektrische Erregbarkeit der Nerven fehlen. Hingegen findet sich in den Beobachtungen von Loewenthal und Wiebrecht wohl eine Tetanie, aber sicher kein Morbus Basedowi, auch für eine Beobachtung von Marinesco gilt das. Bemerkenswert wäre noch die Kombination von Morbus Basedowi mit Tetanie und Sklerodermie (Dupré und Guillain) oder Osteomalacie (Latzko). Den Fällen mit latenter Tetanie oder spasmophilen Zuständen sind die Beobachtungen von Holub mit Fazialisphänomen (außerdem noch Sklerodermie) und Mann (2 Fälle mit Fazialisphänomen und positivem Erb) zuzuzählen.

Akromegalie, Riesenwuchs, Kleinwuchs. Sind wir über die hier in Betracht kommenden pathogenetischen Vorgänge auch noch nicht sicher orientiert, so wissen wir doch, daß diese Zustände in engen verwandtschaftlichen Beziehungen zueinander stehen, daß sie Erkrankungen von Blutdrüsen sind und daß u. E. auch für sie die degenerative Anlage von ausschlaggebender Bedeutung ist. An dem Riesenwuchs und der Akromegalie sind wieder mehrere Drüsen beteiligt: sicher die Keimdrüsen, die Hypophyse und die Schilddrüse. Im allgemeinen ist die Kombination mit Wachstumsstörungen nicht sehr selten.

Angaben über abnorme Größe der Patienten liegen vor von Baldwin, Ballet, Bouchut, Charcot, Chvostek sen., Ditisheim, Hock, Jacobi, Kronthal, Landström, Lewinberg, Rosenberg, Ritter, Stern, Steiner, Stridsberg, Trousseau, Wolf, Zuber. Neuerdings hat Holmgreen wieder auf die auffallenden Größenverhältnisse bei Morbus Basedowi hingewiesen. Er fand bei seinen jugendlichen Patienten nahezu immer eine Körpergröße, die die Durchschnittsgröße des entsprechenden Alters überragt. Er schließt aus seinen Untersuchungen, daß das vermehrte Längenwachstum Folge der Überfunktion der Schilddrüse sei und zustande komme, wenn der Morbus Basedowi vor unvollendetem Wachstum auftrete. Nun sind aber die Fälle, die er anführt, u. E. keine Fälle von Morbus Basedowi, sondern einfache Degenerationszustände. Außerdem findet er die abnorme Größe auch bei einfachem Kropf, so daß wir annehmen können, daß in den Fällen von Holmgreen, abgesehen von gewissen Eigentümlichkeiten der Rasse, das abnorme Längenwachstum durch die degenerative Anlage und die durch sie gegebene abnorme Funktion und das Zusammenspiel verschiedener Blutdrüsen bedingt ist. Gestützt wird diese Annahme durch die Tatsache, daß wir diesen Hochwuchs bei den verschiedensten degenerativen Zuständen beobachten können (Eunuchoidismus, Morbus asthenicus, Status thymicolymphaticus usw.). Wieweit bei solchem abnormen Wachstum gerade die Schilddrüse mitspielt, läßt sich derzeit nicht entscheiden.

Dem Riesenwuchs zuzuzählen sind nur wenige Beobachtungen: Stern (14jährige Patientin mit 178 cm), Ballet. Von Interesse erscheint hier auch die Beobachtung von Trousseau, dessen Patient während des Morbus Basedowi in den ersten Tagen um 4 cm gewachsen war.

Als ein akromegaler Zug, der als degeneratives Stigma zu deuten wäre, ist die starke massive Entwicklung des Unterkiefers anzuführen, die Stern in mehreren seiner Fälle fand. Über Kombination mit Akromegalie berichten Dienot, Lancereaux, Murray (5 Fälle); als wahrscheinlich nahm diese Kombination in einem Falle Magnus Levy an. Bemerkenswert erscheint der auch sonst bei Akromegalie nicht gar so selten vorhandene gleichzeitige Diabetes in den Fällen von Dienot, Lancereaux, Murray.

Hierher gehören ferner die Beobachtungen von abnormer Kleinheit der Kranken, die in einzelnen Fällen mitgeteilt wurde (Baldwin, v. Dusch, Jacobi, Lewinberg). Auch sie ist nur als Komplikation zu deuten; auch in vielen Fällen dieser Störung spielt wohl die degenerative Anlage eine Rolle. Genaueres, welche Blutdrüsen hierbei beteiligt sind, läßt sich aus den vorliegenden Beschreibungen nicht entnehmen.

Morbus Addisoni. Wir haben an anderer Stelle (vgl. Pigmentierungen Kapitel Haut) auf die Schwierigkeit der Entscheidung hingewiesen, ob in einem Falle von Morbus Basedowi nur eine solche ihm zugehörige abnorme Hautpigmentierung vorliegt, oder eine Kombination mit Morbus Addisoni. Die Entscheidung wird sich vielleicht in einem oder dem anderen Falle, unter besonders günstigen Umständen, bei Berücksichtigung des Verlaufes, der Symptome wie des Blutzuckergehaltes, der Pulsbeschaffenheit, des Verhaltens der

Temperatur etc. treffen lassen, im allgemeinen werden wir aber auch hier über eine Wahrscheinlichkeitsdiagnose nicht hinauskommen und mit der Entscheidung auf den autoptischen Befund angewiesen sein. Daher sind die Fälle, bei welchen intra vitam nur auf Grund der Pigmentierung eine Kombination mit Morbus Addisoni angenommen wurde, wenn keine Autopsie vorliegt, mit größter Reserve aufzunehmen. Verwertbare Sektionsbefunde solcher Fälle liegen aber bisher kaum vor und über das Verhalten der Nebennieren bei Morbus Basedowi sind wir noch wenig orientiert. Einen hierher gehörigen Fall beschreibt Levi, bei welchem die Erscheinungen des Morbus Basedowi und des Morbus Addisoni nach der Menopause auftraten und bei welchem bei der Autopsie Veränderungen der Schilddrüse, der Nebennieren und ein persistenter Thymus gefunden wurden. H. Benedikt erwähnt kurz, eine solche Kombination gesehen, zu haben, ebenso nehmen Fletcher und Greenhow eine solche an.

Stoffwechselkrankheiten. Nicht alle bei Morbus Basedowi beobachteten Veränderungen des Stoffwechsels sind durch den Morbus Basedowi als solchen bedingt; einzelne werden vielleicht später hier unterzubringen sein. Sicher spielen bei vielen Vorgängen konstitutionelle Momente mit, die uns das ganz Eigenartige, Bizarre der Störung, die Labilität der Erscheinungen am besten erklären würden. Wir sind aber derzeit über die Vorgänge noch zu wenig orientiert, um den Anteil dieses Faktors abgrenzen zu können. Doch sind wir schon (vgl. Stoffwechsel) auf Tatsachen gestoßen, die uns zwingen, auch hier mit abnormen Menschen und abnormen Reaktionen zu rechnen und dem konstitutionellen Momente Rechnung zu tragen. Solchen Tatsachen sind wir bei dem erhöhten Stoffumsatz, der Abmagerung, dem Vorkommen von Fettsucht (vgl. Komplikation Haut) begegnet; ihren Einfluß auch für das Zustandekommen der alimentären Dextrosurie bei Morbus Basedowi haben wir bereits hervorgehoben. Wenn wir einzelne von ihnen, wie die alimentäre Glykosurie hier nicht unter den Komplikationen anführen, so geschieht dies nur, weil wir vorläufig nicht wissen, wieviel von den Erscheinungen jeweilig auf die degenerative Anlage oder auf die dem Morbus Basedowi zugrunde liegenden Störungen zu beziehen ist, und weil wir die alimentäre Glykosurie als ein Symptom deuten können, das bei gegebener Anlage durch verschiedene Momente, so auch durch den Morbus Basedowi in Erscheinung gebracht werden kann. Anders stellt sich die Sache mit dem Diabetes. Dieser ist eine komplexe Erkrankung mit sonst wohlcharakterisierten Störungen und Symptomen, deren eines die Glykosurie ist. Hier können wir bei gleichzeitigem Vorhandensein nur von einer Komplikation sprechen, wenn wir auch zugeben müssen, daß zwischen Diabetes und den verschiedenen Formen der Glykosurie enge Beziehungen bestehen und eine scharfe Trennung der einzelnen Formen vom Diabetes nicht immer durchführbar ist.

Diabetes mellitus. Die Kombination von Morbus Basedowi und Diabetes ist sicher keine rein zufällige, sondern es müssen für beide Erkrankungen irgendwelche Beziehungen gegeben sein. Dafür spricht schon die relative Häufigkeit, mit welcher wir dieser Kombination begegnen. Sattler findet ihn bei Zusammenstellung aller größeren Statistiken in 3 % der Fälle, Magnus Levy gibt allerdings an, daß bei der außerordentlichen Häufigkeit des Morbus Basedowi das Hinzutreten von Diabetes verhältnismäßig selten ist. Der Grund dieser Differenz liegt offenbar in der nicht zutreffenden Annahme, daß der Morbus Basedowi eine sehr häufige Erkrankung ist.

Was die Intensität der Erkrankung betrifft, so begegnen wir leichten und schwersten Formen des Diabetes. Wenn Magnus Levy auf Grund der ihm vorliegenden Fälle annimmt, daß Fälle von schwerem Diabetes jedenfalls selten sind, so geben die sonst bisher vorliegenden Fälle hierfür keine Bestätigung. So findet sich schwerer Diabetes (zum Teil mit letalem Ausgange) in den Fällen von Barneß, Budde, Hannemann, Hartmann, Lannois, Morris Mange, O'Neill, Pitres, Přibram, Souques und Marinesco u. a. Von 37 Fällen von Morbus Basedowi mit Diabetes, in welchen Sattler Angaben über den weiteren Verlauf vorfand, verliefen 22 letal, und zwar 7 mit Koma. Eine Kongruenz in der Intensität der Erscheinungen beider Affektionen läßt sich nicht erkennen, wir können schweren Morbus Basedowi und leichten Diabetes und umgekehrt finden, wenn auch in einzelnen Fällen ein solches Parallelgehen vorzuliegen scheint.

Nicht ohne Interesse ist die Tatsache, daß in der überwiegenden Mehrzahl der Fälle sich der Diabetes im Verlaufe eines mehr oder weniger lange Zeit bestehenden Morbus Basedowi entwickelt (Ballet, Barneß, Bettmann, Budde, Brunton, Hannemann, Kleinwächter, Köster, Lannois, Pitres, Přibram, Souques und Marinesco, Stern, West, Wilk, Winter u. a.). Nach Sattler fand sich von 40 Fällen in 26 die Basedowsche Krankheit schon vorher, d. i. in $65\,^0/_0$. In den Fällen von Morris Mange, Winter war der Morbus Basedowi schon geheilt, ehe es zu dem Auftreten des Diabetes kam. In den übrigen Fällen tritt der Diabetes vor dem Morbus Basedowi in Erscheinung oder es erfolgt sein Auftreten ziemlich gleichzeitig. Bemerkenswert erscheint ferner die gleichzeitige Kombination mit Akromegalie in den Fällen von Dienot, Lancereaux, Murray.

Außer der Häufigkeit des Zusammenvorkommens glaubt Sattler, daß der Umstand noch für nähere Beziehungen der beiden Erkrankungen spricht, daß in der Kombination von Morbus Basedowi und Diabetes das weibliche Geschlecht viel stärker vertreten ist, während sonst der Diabetes vorwiegend Männer befällt.

Wenn wir nach den Beziehungen fragen, die sich für beide Erkrankungen finden lassen, so wäre die einfachste Vorstellung die, die auch von einzelnen akzeptiert wird, daß die Funktionsstörung der Schilddrüse bei Morbus Basedowi durch ihre Überfunktion auf das Pankreas einwirkt und es so zum Diabetes kommt (Eppinger, Drury u. a.). Damit wäre allerdings zur Not das Gros der Fälle erklärt, bei welchen der Morbus Basedowi den Diabetes im Gefolge hat, nicht aber die Fälle, bei welchen der Diabetes vorangeht. Und dann ist nach allem, was wir wissen, der Diabetes keine einfache Erkrankung des Pankreas. Der Diabetes ist eine Blutdrüsenerkrankung, bei welcher sehr komplexe Vorgänge in Betracht kommen, bei welcher sicher mehrere Blutdrüsen beteiligt sind, darunter auch das Pankreas, dem ein wesentlicher Einfluß zukommt, bei welcher auch, wie beim Morbus Basedowi, das Nervensystem eine wesentliche Rolle spielt und für die ebenfalls die degenerative Anlage von maßgebendem Einflusse ist. Nach Falta hat der Diabetes auch eine geringe Abhängigkeit vom Verlaufe des Morbus Basedowi. Es gelingt nicht, ihn durch Röntgenbestrahlung der Schilddrüse zu beeinflussen.

Viel plausibler wäre schon die Vorstellung, daß in der gemeinsamen degenerativen Anlage der Berührungspunkt gegeben ist, der das häufige Zusammenvorkommen erklären würde. Daß dieses Moment von wesentlichem Einflusse ist, steht außer Zweifel. In diesem Sinne spricht die Tatsache, daß diese zur famille névropathique gehörenden Erkrankungen sich auch häufig in der Ascendenz und in der Familie der Kranken mit Morbus Basedowi und Diabetes in wechselnder Folge, neben anderen hierher gehörigen Erkrankungen, nachweisen lassen. Hierher gehören würden die Beobachtungen von Allan Reeve Manby, Chvostek, Grober, Lancereaux, Přibram, Schmey u. a. Schultheis nimmt mit Rücksicht auf die Tatsache, daß in Familien mit Morbus Basedowi häufig Diabetes angetroffen werden könne, an, daß es ein hereditäres

und familiäres Vorkommen des Morbus Basedowi gibt und daß in Basedow-
familien häufig eine gleichzeitige Belastung mit Konstitutionskrankheiten und
Erkrankungen des Nervensystems, besonders häufig Diabetes und Neurosen,
zu beobachten ist. Grober kommt auf Grund eines Stammbaumes zu dem
Schlusse, daß es sich vielleicht um die Übertragung einer mehr allgemeinen
Konstitutionsschwäche handelt, die je nach der Lage der einzelnen Belasteten,
je nach den exogenen oder endogenen Einflüssen, die auf sie einwirken, bald als
Morbus Basedowi, bald als Diabetes, bald als Neurose in Erscheinung tritt.

Wenn wir dem konstitutionellen Momente Rechnung tragen, so können
wir ungezwungen die Häufigkeit des Vorkommens beider Erkrankungen, das
Auftreten des Morbus Basedowi vor, gleichzeitig und nach dem Diabetes erklären.

Neben der gemeinsamen degenerativen Basis kommt dann noch, wie für
die übrigen Blutdrüsenerkrankungen, der Umstand in Betracht, daß immer
mehrere Blutdrüsen gleichzeitig affiziert sind und so sehr häufig Kombinationen
mit anderen endokrinen Erkrankungen zur Beobachtung gelangen.

Aber ein Umstand bleibt noch zu erklären: warum in so überwiegender
Zahl der Fälle der Morbus Basedowi dem Diabetes vorausgeht. Diese Fälle
müssen den Gedanken nahelegen, daß die dem Morbus Basedowi zugrunde
liegenden Vorgänge auch für die Entwicklung der komplexen für den Diabetes
in Betracht kommenden Veränderungen von Bedeutung sind. Wir müssen
annehmen, daß beide vielfache gemeinsame Berührungspunkte haben, daß aber
der Morbus Basedowi noch solche Veränderungen bewirkt, die zu dem schließ-
lichen Auftreten des Diabetes führen. Nun wissen wir, daß in der Pathogenese
des Diabetes dem Pankreas eine hervorragende, wenn auch nicht die allein
maßgebende Rolle zufällt; bei den bestehenden Beziehungen zwischen Schilddrüse und Pankreas ist die Annahme nahegelegt, daß hier eine Beeinflussung
der Funktion des Pankreas erfolgt, die dann bei sonst noch vorhandenen
Bedingungen zum Diabetes führt. (Vgl. auch Pathogenese Pankreas.) Wir
nähern uns so der Anschauung derjenigen, welche den Einfluß des Pankreas
in den Vordergrund stellen, legen aber, da wir mit ihr nicht das Auskommen
finden, mindestens ebensoviel Gewicht auf die besondere Veranlagung, die erst
das Zustandekommen der komplexen, dem Diabetes zugrunde liegenden Vorgänge ermöglicht. Umgekehrt müssen wir erwarten, daß unter Umständen
Affektionen des Pankreas zu den Erscheinungen des Morbus Basedowi führen
können. In der Tat (vgl. Symptome, Verdauungstrakt und Pathogenese) gibt
es Fälle von organischen Pankreaserkrankungen, zu welchen die Erscheinungen des Thyreoidismus oder ein Morbus Basedowi hinzutritt.

Erkrankungen der Lungen. Eine Reihe von Störungen von seiten
der Atmungsorgane werden als Symptome des Morbus Basedowi geführt,
während sie doch wohl nur als Komplikationen zu deuten sind.

Hierher gehört der durch verschiedene Vorgänge ausgelöste Husten. In
einem Teil der Fälle kann der Husten auf organische Veränderungen bezogen werden. So finden wir trockenen Husten oder Husten mit spärlichem
Auswurf bei Kranken mit größeren Strumen, wie wir ihn auch sonst bei
Struma sehen; er kann zuweilen in Anfällen auftreten. Dann sehen wir einen
in Anfällen auftretenden Husten, dem kardiale Vorgänge zugrunde liegen,
oder für welchen wir Veränderungen an den peribronchialen Drüsen vermuten können. Kardial bedingt sind Hustenanfälle, die nur des Nachts auftreten, wie wir sie auch sonst bei kardialen Affektionen, oft als erstes Symptom
beginnender Herzinsuffizienz, beobachten können. Solche sehr heftige Hustenparoxysmen können für die Kranken ungemein quälend werden. Als Ursache
solcher Paroxysmen kommt dann neben Stauung im Kehlkopf in einzelnen

Fällen noch eine organische Veränderung in den Kehlkopfnerven in Betracht. So beschreiben Fr. Müller und Sutcliff Fälle, bei welchen es später zu dem Auftreten von Lähmungen der Larynx- und Pharynxmuskulatur gekommen war. Von organischen Veränderungen, die zu Husten führen, ist ferner die bei Morbus Basedowi nicht so selten zu beobachtende Bronchitis anzuführen (siehe dort).

Des weiteren begegnen wir einem Husten, von leichtem Hüsteln bis zu Hustenparoxysmen, für welchen eine organische Grundlage fehlt und welchen wir durch seine Eigenheiten, durch die Anwesenheit sonstiger nervöser Erscheinungen als nervösen Husten ansprechen können. Hierher gehört zunächst das oft zu beobachtende einfache Hüsteln, dem Verlegenheitshüsteln mancher Personen an die Seite zu stellen und offenbar Ausdruck der gesteigerten nervösen Erregbarkeit. Dann finden wir Fälle, welche wir als Reflexhusten deuten müssen. So kenne ich einen Fall, bei welchem sich eine Abhängigkeit des Hustens von der Menstruation erkennen ließ; hierher gehören auch einige Fälle, in welchen der Hustenanfall zu bestimmten Tageszeiten auftritt und auf Vorgänge im Magen und Darm zurückgeführt werden kann. Der Füllungszustand des Magens und Darmes kommt vermutlich auch als auslösendes Moment, ebenso wie für die stenokardischen Erscheinungen und für die Anfälle von Asthma cardiale für einzelne Fälle von nächtlich auftretenden Hustenparoxysmen in Betracht, wofür mir die Beobachtung eines Falles sprechen würde, bei welchem die nächtlichen Hustenanfälle durch Verlegung der Abendmahlzeit koupiert werden konnten. Ferner gehören hierher die verschiedenen Hustenformen als Teilerscheinung der komplizierenden Neurosen, insbesondere der Hysterie.

Solche Anfälle von trockenem Husten sind, seit Charcot die Aufmerksamkeit darauf gelenkt hat, wiederholt bei Morbus Basedowi beobachtet und immer als Basedowsymptom gedeutet worden (Aran, Andrews, Benedikt, Bristowe, White Cooper, Durosiez, Handfield, Hermann, Lannegrace, P. Marie, Mannheim, Päßler, Roeser, Sattler, Trousseau, Westedt u. a.). Wenn auch die Möglichkeit zugegeben werden kann, daß vielleicht in einem oder dem anderen Falle die Hustenanfälle auf den Morbus Basedowi zu beziehen waren, so habe ich selbst solches nicht gesehen. In allen meinen Fällen konnten Momente gefunden werden, die die Erklärung plausibler gaben.

Zu den Manifestationen der degenerativen Anlage oder der auf ihnen fußenden nervösen Störungen gehören die subjektiven Empfindungen des Angstgefühles, verbunden mit Atembeklemmung, das Unvermögen genügend Luft einatmen zu können etc., Zustände, welchen wir auch außerhalb des Morbus Basedowi sehr häufig bei Neurosen begegnen. Dieser nervösen Atemsperre in Verbindung mit subjektiven Sensationen in der linken Thoraxseite und Herzgegend, mit sensiblen Störungen an bestimmten Stellen, einem Symptomenkomplex, den M. Herz als Phrenokardie herausgehoben hat, begegnen wir nicht so selten bei Morbus Basedowi. Sie sind nicht von dem Morbus Basedowi abhängig, sondern ein bei Degenerierten häufig anzutreffender Zustand, bei welchem u. a. Vorgänge in der sexuellen Sphäre eine wesentliche Rolle spielen. Auf sie zurückzuführen dürfte auch die in den Fällen von Bettmann und Peter gefundene Schmerzhaftigkeit der linken Thoraxhälfte sein, die Peter als névralgie diaphragmatique deutet. Als Komplikation zu deuten sind auch die manchmal zu beobachtenden Anfälle von Tachypnoe. Hierher gehört offenbar auch die von Maude gemachte Angabe, daß bei Tremor der Atemmuskeln ein laryngealer, stoßweise hörbarer Ton erzeugt wird.

Sehr häufig beobachten wir bronchitische Erscheinungen. Auch ihre Genese ist eine ganz verschiedene. In einem Teil der Fälle bedeutet die Bronchitis eine ganz zufällige Komplikation. In anderen Fällen aber ist sie als Teilerscheinung der abnormen Konstitution zu deuten. Wir sehen sehr häufig bei solchen Individuen mit Status thymicolymphaticus, hypoplastischer Konstitution eine geringe Resistenz gegen äußere Schädigungen, so auch gegen Witterungseinflüsse und finden häufige Katarrhe. In anderen Fällen dieser Gruppe sind adenoide Wucherungen vorhanden, die Kranken atmen mit offenem Munde und neigen deshalb zu Katarrhen, oder die Nasen-Rachenaffektion führt zu absteigenden Prozessen. Endlich gibt es Fälle, bei welchen der vorhandene Katarrh als Stauungskatarrh zu deuten ist, oder durch die stenosierende Struma unterhalten wird. Einen Fall von Bronchitis fibrinosa beschreibt Fritsche.

Als eine Komplikation, die ebenfalls auf degenerativer Anlage fußt, wäre das Vorkommen von Asthma zu erwähnen. In der Ascendenz läßt es sich häufiger nachweisen, die Komplikation mit Morbus Basedowi scheint eine seltene zu sein. Curschmann jun. teilt zwei schwer zu deutende Beobachtungen mit. In beiden kam es während der Asthmaanfälle zu dem Auftreten von Basedowsymptomen (Exophthalmus etc.), später blieb der Exophthalmus bestehen, war aber auch da noch während des Anfalles deutlicher. Hierher gehört vielleicht auch die Beobachtung von Murray, der in zwei Fällen die Expektoration reichlicher Mengen dünnen, wässerigen Schleimes beobachtete. Sie entsprechen dem Catarrhus pituitosus (La ënnec), für den ein Zusammentreffen von Bronchitis und Asthma anzunehmen ist (Asthma humidum).

Als eine rein zufällige Komplikation sind die Lungenerscheinungen zu deuten, die Grober in einem Falle als bronchiektatische deutet.

Hier muß auch noch der Tuberkulose gedacht werden. Wir haben schon an anderer Stelle (vgl. Kap. Ätiologie) angeführt, daß von einer Reihe von Autoren ein ungemein häufiges Zusammenvorkommen von Morbus Basedowi und Tuberkulose angenommen wird und daß die Annahme, daß die Tuberkulose in der Ätiologie des Morbus Basedowi eine hervorragende Stelle einnimmt, immer mehr an Geltung gewinnt. Wir haben dann unseren Standpunkt dahin präzisiert, daß in den zur Stütze dieser Auffassung angezogenen Fällen kein Morbus Basedowi vorliegt, sondern nur die auch sonst bei Tuberkulose zu beobachtenden Erscheinungen, die hier durch die in der Anlage gegebene stärkere Ansprechbarkeit des nervösen Apparats stärker vortreten und dann mit zufällig vorhandenen degenerativen Stigmen, wie Exophthalmus, Struma ein in Äußerlichkeiten dem Morbus Basedowi ähnliches Bild bewirken. Was nun die Frage anbelangt, ob bei Morbus Basedowi tatsächlich häufiger als bei anderweitigen Erkrankungen Tuberkulose vorkommt, häufiger als dies den lokalen Verhältnissen entsprechen würde, so liegen hierüber keine ausreichenden statistischen Daten vor; hier könnten nur große Zahlenreihen halbwegs verläßliche Resultate geben. Greenfield hält das Vorkommen von Tuberkulose bei Morbus Basedowi sogar für selten, eine Annahme, der auch Sattler zuneigt. Röper findet bei 10 Todesfällen von Morbus Basedowi 2 durch Tuberkulose bedingt, Murray fand bei 120 Kranken nur 2 mal Tuberkulose. Aber selbst wenn die Entscheidung in positivem Sinne ausfallen sollte, wofür ich in meinen bisherigen Erfahrungen vorläufig keinen Anhaltspunkt finde, so käme dafür neben dem konstitutionellen, in der Anlage gegebenen Moment noch die durch den Morbus Basedowi bedingte Dekonstitution in Betracht. Wir glauben demnach die in Fällen von Morbus Basedowi vorhandene Tuberkulose als Komplikation deuten zu müssen, wenn ihr auch vielleicht in einem oder anderen der Fälle eine ätiologische Bedeutung zukommen könnte. Über Heilung eines langjährigen Morbus Basedowi durch das Auftreten von Tuberkulose berichtet Grober.

Erkrankungen der Nase und ihrer Nebenhöhlen sind bei Morbus Basedowi verhältnismäßig häufig (vgl. hierzu Kapitel Ätiologie). Sie bedeuten im
allgemeinen wohl nur Komplikationen. Ihre Häufigkeit ist in erster Linie durch
die Häufigkeit gegeben, mit welcher wir solche Affektionen bei konstitutionellen Anomalien, wie Lymphatismus, hypoplastischer Konstitution finden.

Veränderungen der Stimme bei Morbus Basedowi sind vereinzelt von
Cros, Trousseau, Baldwin, Edwards, Grünfeld u. a. beschrieben, sind
aber verhältnismäßig häufig zu beobachten. In einem Teil der Fälle finden
wir die Stimme als Ausdruck der großen Schwäche und Ermüdbarkeit matt,
kraftlos; bei anderen Fällen können wir eine gewisse Unsicherheit als Ausdruck
der erhöhten nervösen Erregbarkeit und ein Vibrieren durch den Tremor bedingt
beobachten. Schwere Störungen sind jedoch wohl durch Komplikation, zum
Teil durch Lähmung der Kehlkopfnerven, durch hinzutretendes Myxödem
(Baldwin) bedingt. Hierher gehören offenbar auch die beiden Fälle von
Koeppen mit Kyphoskoliose.

Niere (vgl. hierzu Symptome Niere, Albuminurie). Wenn wir die Fälle
von Albuminurie bei Morbus Basedowi gruppieren, so sind zunächst die Fälle
herauszuheben, bei welchen die Eiweißausscheidung durch eine Komplikation
bedingt ist. Hierher gehören wohl die Fälle mit Stauungsniere und Nephritis.
In diesen ist die Albuminurie in der Regel eine beträchtlichere, anhaltende, es
finden sich Formelemente der Niere und klinisch sonst Anhaltspunkte, welche
die Diagnose ermöglichen.

Für die Stauungsniere kann man in der übergroßen Mehrzahl eine Schädigung des Herzens als maßgebend ansehen, die mit dem Morbus Basedowi nichts
zu tun hat (Klappenfehler, Herzmuskelentartung aus verschiedenen Ursachen,
Gefäßveränderungen). Nur in einem Teil der Fälle fehlen solche Veränderungen
und kann die Ursache in einer Erschöpfung des Herzens durch die Tachykardie
etc. angenommen werden.

Ebenso steht es mit der Nephritis. Die Annahme einer thyreogenen
Nephritis von Graupner ist durchaus noch nicht außer Zweifel gestellt (vgl.
path. Anatomie, Niere) und die einfache fettige Degeneration der Niere führt
für gewöhnlich entweder zu gar keinen Erscheinungen im Harn oder doch nur
zu geringfügiger Albuminurie ohne Formelemente etc. Finden sich bei Morbus
Basedowi Erscheinungen, die für eine Nephritis sprechen, so kann sie wohl
immer als Komplikation gedeutet werden. Auf eine solche Komplikation sind
u. E. auch die Fälle zu beziehen, die Jamin bringt, bei welchen es sich zumeist um Frauen mit Morbus Basedowi in reiferem Alter handelt, mit Hypertrophie des linken Ventrikels, dauernder beträchtlicher Blutdrucksteigerung,
Polyurie, geringgradiger Eiweißausscheidung und leichter Zylindrurie. Die
Veränderungen des Herzens und der in diesen Fällen gleichzeitig vorhandene
Status thymicolymphaticus lassen Gefäßveränderungen an den peripheren und
an den Nierengefäßen als Ausdruck der Konstitutionsanomalie viel plausibler
erscheinen, als die von ihm gemachte Annahme, daß die thyreotoxische Veränderung der Niere die Veränderungen des Herzens herbeigeführt hat. Höchstens
wäre noch die Annahme möglich, daß bei vorhandener Disposition der Niere
ihre toxische Schädigung leichter zustande kam und daß beide Erscheinungsreihen, die von seiten des Herzens und die der Niere, nebeneinander einhergehen.
Daß konstitutionelle Anomalien in der Genese solcher Formen von Nephritis
eine maßgebende Rolle spielen, sehen wir nach den Erfahrungen der Klinik
als gesicherte Tatsache an.

Hieran würden sich die Fälle von dauernder, starker Albuminurie ohne
renale Elemente reihen, wie einen solchen Bramwell beschreibt, bei dem
auch sonst keine klinischen Zeichen einer Nephritis bestanden. Das sind offen-

bar sehr seltene Vorkommnisse; ich habe nie etwas Ähnliches gesehen. Eine Deutung solcher Fälle ist schwierig.

Sicher als konstitutionell aufzufassen ist auch ein Teil der Fälle mit passagerer Albuminurie bei Morbus Basedowi. Es sind dies jene vorwiegend zur Zeit der Pubertät, bei Degenerierten auftretenden, oft bis in das spätere Alter hinein persistierenden passageren Albuminurien, die durch verschiedene Anlässe, wie Erregungen, Anstrengungen, aufrechte Körperhaltung, Nahrungsaufnahme, refrigeratorische Einflüsse etc. manifest gemacht werden können. Für die am besten studierte Form dieser zyklischen Albuminurien, die orthostatische, hat schon Leube ein konstitutionelles Moment, eine größere Undichtigkeit des Nierenfilters postuliert; seither ist die Bedeutung des konstitutionellen Faktors bei diesen Formen wohl außer Zweifel gestellt. Hierher dürfte das Gros der Fälle von passageren Albuminurien zu zählen sein, die Ballet, Banks, Bret und Mouriquand, Begbie, Charcot, Cohen, Dienot, Friedreich, Gowers, Hay, Hiffelsheim, Makenzie, Mannheim, Merklen, Murray, Oppenheim, Päßler, Schenk, West, Westedt u. a. bringen. So berichtet Begbie nicht selten Albuminurie angetroffen zu haben, die in der Regel mit der Mahlzeit zusammenfiel, Jamin bringt einen Fall mit orthostatischem Typus bei einem 15jährigen Mädchen mit Morbus Basedowi. Mit dieser Auffassung steht die Tatsache nicht im Widerspruche, daß in einzelnen Fällen die Albuminurie immer mit einer Verschlimmerung des Allgemeinzustandes zutage trat (Jamin, Merklen).

Funktionsprüfungen der Niere bei Morbus Basedowi, die möglicherweise einige Aufschlüsse bringen könnten, liegen bisher nicht vor.

Ob es nach Ausschaltung aller dieser Fälle noch solche gibt, in welchen die Albuminurie ausschließlich durch Veränderungen bewirkt wird, die auf den Morbus Basedowi zu beziehen sind, ist wohl möglich, aber bisher kaum erwiesen.

Blutkrankheiten. Über die Kombination von Morbus Basedowi mit Pseudoleukämie berichtet Caro in einem Falle. Doch handelt es sich hier offenbar um Drüsenschwellungen als Ausdruck eines Status thymicolymphaticus, wenn auch keine Angaben über das Verhalten des Thymus vorliegen. Der gegebene Blutbefund (Zahl der r. Blk. normal, Hb. leicht vermindert, w. Blk. 9000) genügt jedenfalls nicht mit der vorhandenen Vergrößerung der Milz und Leber, um die Diagnose Pseudoleukämie zu stellen.

Über die Veränderungen am lymphatischen Apparate vergleiche Path. Anatomie, Thymus. Über die Komplikation mit Chlorose vgl. Ätiologie S. 19.

Als Komplikation zu deuten sind ferner die Fälle von schwerer Anämie bei Morbus Basedowi (siehe Blut), wie dies Türck auch für den Fall v. Neusser annimmt. Hierher gehört eigentlich auch die Lymphocytose als Teilerscheinung abnormer Konstitution, auf die hier verwiesen sei.

Knochensystem. Veränderungen am knöchernen Skelett gehören dem Morbus Basedowi nicht an. Sie sind zum Teil bloße Komplikationen, zum Teil degenerative Stigmen, oder Folge von Erkrankungen, die auf degenerativer Basis fußen. Zufällige Ereignisse irgendwelcher Art am Knochensystem sind natürlich ganz belanglos. In die zweite Gruppe gehören zunächst jene zahlreichen Veränderungen am knöchernen Skelett, die wir als degenerative Stigmen angeführt haben (vgl. Erscheinungen abnormer Konstitution). Hierher gehört auch ein Teil der von Revilliod bei Morbus Basedowi beschriebenen Erscheinungen, wie Hyperostosen, die Mißgestaltung der Finger (Madonnenhand). Bernhardt teilt einen hierher gehörigen Fall mit doppelseitiger Halsrippe mit. Hier anzureihen sind dann die Fälle mit habitueller Skoliose der Jugendlichen, die Parhon und Jiano als durch Hyperthyreoidismus bedingt ansehen und die Beobachtungen von Fr. Müller, Seeligmüller mit Karies der Wirbelsäule. Bei diesen Fällen spielt die Anlage eine Rolle. Sicher in Betracht kommt sie dann bei der Osteomalacie (siehe Komplikationen, Blutdrüsen). Hierher gehören ferner auch die sehr häufig zu beobachtenden Residuen rachitischer Veränderungen. Über die verschiedenen in dieses Gebiet gehörigen Knochenerkrankungen sind wir noch zu wenig orientiert, um sichere Differenzierungen vornehmen zu können. So bringen v. Jacksch und Rothky einen merkwürdigen Fall, den sie nicht für Osteomalacie halten, bei welchem sich im Anschluß an die Strumaoperation Auftreibungen und Verbiegungen der Knochen eingestellt haben. Den Auftreibungen lagen Bruchspalten mit konsekutivem, nicht kompaktem Kallus zugrunde. Die Beckenknochen waren wenig am Prozeß beteiligt und die Knochenkonturen radiologisch Jahre hindurch auffallend gut sichtbar.

Als Periostitis angioneurotica sind Fälle von M. Herz, Lublinski beschrieben, die nur tiefer sitzende angioneurotische Ödeme sind.

Oppenheim erwähnt in zwei Fällen eine schmerzhafte Gelenkaffektion mit Muskelschwund gesehen zu haben, doch fehlen nähere Angaben. Die flüchtigen Gelenkschwellungen siehe Komplikation Nerven.

Auch an den Zähnen kommen Veränderungen vor. Als solch ewurden abnorme Brüchigkeit, rasches Kariöswerden der Zähne (Buschan, Kocher, Mannheim u. a.) und rasches Ausfallen der Zähne im Verlaufe der Erkrankung beobachtet (Bettmann, Jeanselme, Koeppen, Kowalewski). Da der Einfluß der Blutdrüsen (Schilddrüse, Epithelkörper) auf die Entwicklung und den normalen Bestand der Zähne sichergestellt ist, wäre es möglich, diese Veränderungen auf den Morbus Basedowi zu beziehen. Wieweit dies jedoch tatsächlich zutrifft, läßt sich schwer entscheiden.

18. Kapitel.

Pathologisch-anatomische Befunde.

Trotz der vielfach vorgenommenen pathologisch-anatomischen Untersuchungen sind wir über die anatomischen Veränderungen sehr wenig orientiert. Die Ursache hierfür liegt in mehreren Momenten. Die älteren Untersuchungen kommen wegen der geringen Entwicklung der pathologisch-anatomischen Kenntnisse und der technischen Mängel nicht in Betracht. In späterer Zeit wurde entsprechend der jeweiligen Anschauung über das Wesen des Morbus Basedowi die Untersuchung meist nur immer in bestimmter Richtung vorgenommen, während die übrigen Veränderungen des Körpers als Komplikationen gedeutet und vernachlässigt wurden. Die vorliegenden Mitteilungen enthalten, wenn man in ihnen nach sonstigen Veränderungen sucht, darüber keine oder nur ganz kursorische Angaben, so daß sie nur beschränkten Wert haben. In neuerer Zeit hat die mächtig aufstrebende Lehre von den Drüsen mit innerer Sekretion die Untersuchungen in neue Bahnen gewiesen. Doch sind unsere Kenntnisse über den normalen Bau dieser Organe und ihre Veränderungen bei krankhaften Zuständen noch sehr lückenhaft und überdies liegen hier wieder nur Befunde über die Schilddrüse vor, während die übrigen Drüsen bis in die letzte Zeit keine Beachtung fanden. Erst jetzt sucht man auch diese Lücke auszufüllen; die Zahl der einschlägigen Untersuchungen ist bisher noch viel zu gering, um irgendwelche definitiven Schlüsse zu ermöglichen. Ein entschiedener Mangel dieser Untersuchungen ist es auch, daß der pathologische

Anatom und der Kliniker getrennt arbeiten, so daß aus den Befunden post mortem und intra vitam Beziehungen nicht erschlossen werden können. Vereinzelt liegt allerdings von seiten der Chirurgen der Versuch vor, zu entscheiden, wieweit das klinische Bild von den pathologisch-anatomischen Veränderungen bestimmt wird, doch bewegen sich diese Untersuchungen in einer wenig Erfolg verheißenden Richtung, weil sie nur in Veränderungen der Schilddrüse und des Thymus das Um und Auf des Prozesses suchen und bestimmte histologische Bilder dieser Organe auch mit bestimmten klinischen Typen in Zusammenhang bringen wollen. Zunächst müßten wir uns über die gröbsten Dinge einigen und nachsehen, ob sich die Befunde der klassischen Fälle von Morbus Basedowi irgendwie unterscheiden von den Fällen, die wir als Thyreoidismus führen. Ein weit größeres Augenmerk wäre den konstitutionell bedingten Veränderungen zuzuwenden, um auch auf anatomischem Gebiete zu entscheiden, welche Veränderungen dem Morbus Basedowi zugehören, welche Teilerscheinungen abnormer Konstitution sind und wieweit sich beide beeinflussen. Immerhin liegt hier schon eine Reihe von Tatsachen vor, die die Bedeutung des konstitutionellen Momentes in der Pathogenese der Erkrankung erweisen. Ein verheißungsvoller Beginn! Dadurch wird die Entscheidung vieler Fragen, wie z. B. die der monosymptomatischen Formen des Thyreoidismus, des Kropfherzens usw. näher gerückt werden. Hier liegt noch ein großes Arbeitsgebiet, dessen Erforschung nur durch gemeinsame Arbeit der Klinik und der pathologischen Anatomie möglich ist.

Nervensystem. Bei der Annahme, daß dem Morbus Basedowi eine Erkrankung des Nervensystems zugrunde liege, erscheint das Interesse, das man Veränderungen des letzteren entgegenbrachte, begreiflich. Wenn trotzdem das Ergebnis aller darauf gerichteten Untersuchungen ein negatives ist, so ist dies ein Moment, das unsere Auffassung vom Wesen der Erkrankung wesentlich beeinflussen muß. Die bisher vorliegenden Untersuchungen, die sowohl das zerebrospinale als auch das vegetative Nervensystem umfassen, haben weder konstante, noch übereinstimmende Befunde ergeben, zudem sind die positiven Ergebnisse so vieldeutig, daß sie für irgendwelche Schlüsse nicht zu verwerten sind.

Am Großhirn sind wiederholt Adhäsionen der Dura (Joffroy und Achard, Farner u. a.), allgemeine Hyperämie, zum Teil mit kleinen Blutungen (White, Foxwell, Gimbault, Reymond u. a.) oder kleinen hämorrhagischen Herden (Joffroy und Achard) gefunden worden; ein Angiom im Hinterhauptlappen fanden Joffroy und Achard. Ebenso liegen vereinzelte Angaben über hier belanglose Veränderungen am Kleinhirn vor, wie Hyperämie (White) oder Sklerose des Wurmes (Foxwell). Im Mittelhirn und in der Medulla oblongata wären die von Mendel, Kedzior und Janiedowsky erhobenen Befunde einer Atrophie des Corpus restiforme von Interesse; sonst finden sich Angaben über Sklerose des IV. Ventrikels und der Pyramide (Foxwell), Pigmentflecken im IV. Ventrikel (Bristowe). Hezel fand das Gehirn histologisch normal.

Erweichungen in der Vierhügelgegend und den Kleinhirnstielen fand Naumann, zahlreiche hämorrhagische Erweichungsherde im Großhirn sah Johnstone, Lamy beschreibt eine subependymale Blutung in der Gegend des Locus coeruleus, ebenso fanden Lesvènes, Gibson und Grainger Stewart Blutungen im IV. Ventrikel. Letzterer fand auch in einem Falle eine Eitercyste an der Unterfläche des Pons. Joffroy und Achard, Johnstone berichten über hämorrhagische Herde im Gehirn. Aoyagi hatte als Nebenbefund einen Tumor cerebri, Kaliebe eine Sinusthrombose. Klien, der die vorhandenen anatomischen Befunde zusammenstellt, findet in 37 mikroskopisch untersuchten Fällen 24 mal Veränderungen im Zentralnervensystem überhaupt (64,9 %),

19 mal umschriebene Veränderungen im Pons oder in der Medulla oblongata, 6 mal solche im Großhirn und 3 mal im Kleinhirn. In bezug auf die Art der Veränderungen in diesen, sowie in den nur makroskopisch untersuchten Fällen handelte es sich 3 mal um bloß zirkumskripte Hyperämie, 20 mal um frische Blutungen, 5 mal um Leukocyteninfiltration, 3 mal um frische Degeneration von Fasern und Ganglienzellen, 2 mal um ältere Blutungen, je· 5 mal um Atrophie von Ganglienzellen und Fasersystemen, 3 mal um akute Erweichung.

Von den erhobenen Befunden erregten am meisten Interesse die von Mendel in einem Falle erhobene Atrophie des Corpus restiforme und des Solitärbündels und die Blutungen in die Medulla oblongata, weil sie für die bulbäre Genese des Morbus Basedowi verwertet werden konnten. Was zunächst die Befunde Mendels betrifft, so wurde die Atrophie des Corpus restiforme nur ganz vereinzelt konstatiert (Joffroy und Achard, Dinkler, Kedzior und Janiedowsky, Klien u. a.), ebenso wurde einige Male das Solitärbündel verändert gefunden (Joffroy und Achard, Marie und Marinesco, Farner, Dinkler), viel öfter sind diese Fasersysteme vollständig intakt; außerdem finden sich dieselben Veränderungen bei anderweitigen Erkrankungen, wie bei Tabes (Oppenheim). In kausale Beziehung zum Morbus Basedowi können sie nicht gebracht werden, immerhin ist es möglich, daß sie auf bestimmte Erscheinungen einen Einfluß haben (Marie und Marinesco, Klien).

Von den in der Medulla oblongata vorhandenen Blutungen sitzen die meisten, oft ausschließlich, am Boden des IV. Ventrikels und hier wieder besonders in der Umgebung des Vaguskernes, vereinzelt erscheinen auch andere Kerne (V, XII) in Mitleidenschaft gezogen. Die Deutung dieser Blutungen ist eine verschiedene. Die Annahme, daß in diesen Blutungen die Ursache des Morbus Basedowi zu suchen sei, war nicht haltbar, denn es handelte sich in den meisten dieser Fälle um ganz frische Blutungen; Zeichen älterer Blutung waren nicht nachweisbar, obwohl es sich ja um lang dauernde Fälle gehandelt hatte. Askanazy wendet schon dagegen ein, daß eine derartige Auffassung höchstens für akute, kurz dauernde Fälle Geltung haben könnte, und Fr. Müller betont mit Recht, daß die Erkrankung nicht apoplektiform verlaufe und daß Blutungen an dieser Stelle die Erscheinungen der Bulbärparalyse, aber nicht des Morbus Basedowi machen; auch Moebius hebt hervor, daß sich dadurch die Erscheinungen des Morbus Basedowi nicht erklären lassen. White, der in Veränderungen der Medulla oblongata das Wesen des Morbus Basedowi sieht, nimmt daher an, daß sonst nicht nachweisbare Veränderungen der Medulla oblongata vorhanden sind und daß, wenn durch das Fieber etc. eine Neigung zu Blutungen bedingt werde, diese nur in dem dort veränderten Gewebe auftreten, während das übrige intakte Gewebe frei bleibt. Es ist die Auffassung, daß diese Blutungen kurze Zeit vor dem Tode oder agonal entstehen und für die Pathogenese ganz bedeutungslos sind, sicher berechtigt (Fr. Müller, Moebius, Askanazy, Farner u. a.). Dagegen ist die Annahme, daß es sich um reine Zufälligkeiten handelt, wohl nicht ganz begründet. Denn für gewöhnlich vermissen wir doch solche Veränderungen am Obduktionstische, wenn nicht eine besondere Todesursache, wie Erstickung etc. vorliegt, wenn sich nicht Erscheinungen von Hirnhyperämie finden, oder Erscheinungen einer hämorrhagischen Diathese vorhanden sind oder endlich gewisse Erkrankungen vorliegen, die zu einer Schädigung des Blutes oder der Gefäße führen (Infektionskrankheiten, schwere Blutkrankheiten). Die Häufigkeit dieser Befunde gerade bei Morbus Basedowi spricht gegen die Annahme eines bloßen Zufalles. Klien hält die Auffassung Whites in vieler Richtung für berechtigt und nimmt an, daß es sich wahrscheinlich ebenso wie bei den Veränderungen im übrigen Nervensystem um eine Wirkung des

Basedowgiftes handelt, eine Annahme, der auch Oppenheim zustimmt. So lange aber der Nachweis toxischer Substanzen bei Morbus Basedowi nicht geliefert ist, erscheint diese Annahme etwas zu präjudizierend. Wir können nur annehmen, daß die Blutungen in Zusammenhang stehen dürften mit der vorhandenen Neigung des Gefäßsystems zu Erweiterung, die wir auch sonst an anderen Gefäßen (Haut, Auge etc.) nachweisen können und die, zum Teil wenigstens, auch als Ursache der sonst zu beobachtenden Blutungen bei Morbus Basedowi in Betracht kommt. Wodurch diese Neigung zu Gefäßerweiterung bedingt wird und ob daneben noch eine Schädigung der Gefäßwand mitspielt, wissen·wir vorläufig nicht. Vielleicht hängt die Neigung zum Auftreten der Blutungen gerade an dieser Stelle von der Art der Gefäßversorgung (Endarterien) und dem Gefäßreichtum der Nervenkerne in der kernreichen Region ab. Für die Beteiligung der Gefäßerweiterung an dem Zustandekommen der Blutungen könnten auch die Befunde von allgemeiner Hyperämie, insbesondere des IV. Ventrikels (Hermann, Köppen, Johnstone, Reymond u. a.), sowie des Rückenmarks (Geigel) herangezogen werden, sowie z. B. der Befund von Cheadle, Greenfield mit starker Erweiterung der Gefäße in den Nervenkernen.

In einem Falle von Morbus Basedowi mit Psychose beschreibt Dinkler Degenerationsherde im Großhirn mit Veränderungen an den Fasern und Ganglienzellen, Crile fand in einem tödlich verlaufenen Falle die Ganglienzellen stark verändert. Über Degeneration im Kern des IX., X., in einem Falle mit Schlucklähmung berichtet Kappis, über eine Blutung in den Vaguskern Brucc, Blutungen, die die verschiedenen Kerne dieser Region betreffen, liegen vor in den Beobachtungen von White (VI), Simmerling (X, XII), Fr. Müller (IX, X), Farner (X, XII, VI), Foxwell (X), Degeneration von Nervenzellen (VII, X, XII) sah Klien. Den einen Vaguskern fanden Kedzior und Janiedowsky kleiner. Eine Degeneration der spinalen V-Wurzel fanden Marie und Marinesco, eine Degeneration der Wurzeln V, VIII, IX, XI, XII Dinkler.

Von seiten des Rückenmarks liegen vereinzelte, ganz belanglose Befunde vor. Abgesehen von der Angabe über Hyperämie (Geigel), über Erweiterung der Blutgefäße in den Nervenkernen (Cheadle), vereinzelten Blutungen in das Rückenmark (White), die von dem Morbus Basedowi abhängig gedacht werden könnten und dem Befunde eines obliterierten Zentralkanals und Anhäufung gliösen Gewebes (Fr. Müller, Geigel), die als konstitutionelle Anomalien in Betracht kämen, handelt es sich wohl um zufällige Komplikationen. So finden sich dorsale Myelitis (Angiolella), typische Tabes und Syringomyelie (Joffroy und Achard), dann Veränderungen in den Strangsystemen, wie Sklerose der Pyramiden (Bristowe, Foxwell), der Hinterstränge (Marie und Marinesco), mehrerer Strangsysteme (Dinkler). Eine Kleinhirnseitenstrangbahn fanden Kedzior und Janiedowsky kleiner, Marie und Marinesco sahen Atrophie eines Intervertebralganglions und Fr. Müller einzelne gequollene Achsenzylinder.

Diesen positiven Befunden an Gehirn und Rückenmark steht eine weit größere Reihe mit ganz negativen Befunden gegenüber (Askanazy, Mc. Callum, Joffroy und Achard, Hezel, Rosevelt u. a.).

Das vegetative Nervensystem ist wiederholt untersucht worden. Die Befunde ergeben aber auch hier weder ein spezifisches, noch ein konstantes Resultat, sondern erweisen nur Veränderungen, die auch bei verschiedenen anderen Zuständen angetroffen werden, so daß mit ihnen nicht viel anzufangen ist. Außerdem finden sich auch zahlreiche Fälle mit ganz normalem Verhalten. Eine Verdickung des eines oder anderen Ganglion des Halssympathikus, be-

sonders der unteren, mit Bindegewebsvermehrung, eventuell mit Hyperämie
fanden Peter und Lancereaux, Moore, Reith, Virchow, Knight, Hezel,
Greenfield, u. a. Über Degeneration der Ganglienzellen berichten Aoyagi,
Ehrich, Greenfield, Hezel, Knight, Klien, Fr. Müller, René Horand
u. a. Leukocyteninfiltration in den Ganglien sahen Greenfield, Hezel,
White, Lymphocytenanhäufung um die Gefäße Askanazy. Den Grenzstrang
verändert sahen Reith (verdickt), Goldscheider (ein Grenzstrang grauer
wie der andere), Siemerling (degeneriert bis in alle Zweige), Ehrich, René
Horand (Verdickung des Halssympathikus, Vermehrung des Bindegewebes),
Meoni (Veränderung des Grenzstranges durch Einbettung in eine pleuritische
Schwarte).

Ganz vereinzelt wurden Veränderungen im Nervus vagus gefunden (Joffroy
und Achard, Fr. Müller), während die größte Mehrzahl der untersuchten
Fälle keine Veränderungen erkennen ließ.

Normalen Befund am Sympathikus erhoben Peter und Lancereaux
(Plexus cardiacus), Askanazy, Cheadle, Joffroy und Achard, Bristowe,
Drummond, Eger, Geigel, Goodhart, Habershon, Howse, Hammer,
Moebius, Mendel, Fournier und Olivier, Recklinghausen, Paul,
Rabejac, Savage, White, Wilks, Waehner u. a., normalen Befund am
Vagus fanden Dinkler, Farner, Hezel, Joffroy und Achard, Mendel,
Rosevelt.

Vereinzelt wurden auch die peripheren Nerven untersucht. Zumeist
mit negativem Resultat (Marie und Marinesco, Askanazy, Dinkler u. a.),
nur ganz vereinzelt liegen außerdem noch irrelevante Befunde vor. So
finden Joffroy und Achard in einem Falle im Nervus tibialis spärliche
Degeneration.

Schilddrüse. Da durch die thyreogene Hypothese die Schiddrüse in
den Mittelpunkt des Basedowproblemes gestellt wurde, wenden sich die anatomischen Untersuchungen vorwiegend der Erforschung dieses Organes zu.
Bei der Bedeutung dieser Befunde für die Pathogenese müssen wir etwas
ausführlicher auf sie eingehen.

Hier war zunächst festzustellen, ob sich an der Thyreoidea bei Morbus
Basedowi Veränderungen finden, die für diese Erkrankung charakteristisch
sind, und ob sich solche Veränderungen in allen Fällen nachweisen lassen,
auch in solchen ohne wesentliche Vergrößerung der Drüse.

Greenfield veröffentlichte zuerst die Untersuchungen von 6 Basedowschilddrüsen, in welchen er eine eigentümliche Hyperplasie finden konnte.
Makroskopisch schon erschien die Drüse verändert, indem sie auf dem
Durchschnitte blassrot war, und an eine Speicheldrüse erinnerte. Histologisch
erwiesen sich die Epithelzellen enorm gewuchert, zylindrisch, die Acini verlängert, so daß sie an Drüsenschläuche erinnerten, Massen von desquamierten
Epithelien lagen im Innern der Acini, das Kolloid fehlte für gewöhnlich, ebenso
eine abnorme Gefäßentwicklung. In typischen Fällen war diese Veränderung
gleichmäßig über die ganze Drüse ausgebreitet. Die hochgradige Hyperplasie
des sezernierenden Gewebes, das an Adenombildung erinnerte, ließ Greenfield
den Vergleich ziehen, die Basedowschilddrüse verhalte sich zur normalen wie
die milchende Brustdrüse zur normalen. In späteren Stadien der Veränderung
entwickeln sich fibröse Septa, die schließlich das Drüsengewebe verdrängen.
Ähnliche Veränderungen konnte er an gewöhnlichen Kröpfen nicht finden.
Diese Befunde erfuhren in den wesentlichen Punkten eine Bestätigung durch
McCallum, Berry, Lubarsch, Marchand, Edmunds, Ehrich, Farner,
Hämig, Langhans, A. Kocher, Wilson, Ewing, Otto, Oehler, Matti,
Marine-Lenhart, Pettavel, Roussy und Clunet, Rubens-Duval,

Tomacewsky, Tolot und Sarvonat, Wilson, Simmonds, Watson, Zander u. a.

Den Einfluß entzündlicher Vorgänge stellt Renaut in den Vordergrund, eine Annahme, die jedoch keinen Anklang fand. Nach ihm sollte es eventuell unter dem Einfluß des Nervensystems zu einer vermehrten Sekretion kommen, die ohne Veränderung des anatomischen Bildes einhergeht. Diese vermehrte Sekretion führt aber späterhin zu entzündlichen Veränderungen und zum Verschlusse der Lymphgefäße. Letztere sind in den Drüsenläppchen verödet, hingegen zwischen den Läppchen stark ausgedehnt, die Veränderungen sind am stärksten im Zentrum der Läppchen, das Kolloid ist verändert, färbt sich nicht mit Eosin, im übrigen findet sich Bindegewebswucherung mit Bildung neuer Drüsenkörner und Schläuche (Cirrhose hypertrophique thyroïdienne). Die Angaben Renauts konnten durch Farner nicht bestätigt werden. Später hat de Quervain wieder entzündliche Veränderungen der Schilddrüse herangezogen (siehe Kap. 3 S. 37), die sich vielleicht in einzelnen Fällen finden können. Im allgemeinen aber sprechen sich die meisten Untersucher gegen eine solche Annahme aus (siehe auch später S. 191). Differenzen finden sich auch in bezug auf den Kolloidgehalt der Drüse.

Greenfield hatte dieses als gewöhnlich fehlend angegeben. Lubarsch fand es streckenweise ganz fehlend und sonst verändert, durch Farbstoffe nur blau färbbar. Da der Kolloidschwund in der Schilddrüse sonst nicht häufig zur Beobachtung gelangt, wurde dieser Erscheinung, die man auf verminderte Bildung des Kolloids oder auf Verflüssigung und vermehrte Resorption bezog, eine größere Bedeutung beigemessen. Wilson findet in Fällen, in welchen die klinischen Erscheinungen zurückgegangen waren und in remittierenden älteren Fällen Kolloid als Zeichen verminderter Sekretion, Wolley glaubt, daß das Kolloid verändert ist, sei es durch abnorme Produktion oder durch Modifikation infolge äußerer Einflüsse und daß es so die Fähigkeit zur Ablagerung verliert, Watson gibt an, daß der Gehalt an Kolloid sowie die übrigen Befunde an der Basedowschilddrüse ungemein schwanken, Ewing fand neben Fällen mit Kolloidschwund solche mit reichlichem, abnorm färbbarem Kolloid, McCallum beschreibt eine Verminderung und Zerklüftung der kolloiden Substanz, Otto gibt an, daß die Veränderung der Sekretbeschaffenheit nicht in jedem Falle vorhanden sein müsse, Pettavel findet spärliches dünnflüssiges Kolloid und andererseits diffuse Kolloidstrumen. A. Kocher hält nicht den Kolloidschwund für das Charakteristische, sondern die Verflüssigung des Bläscheninhaltes, die schon bei der Betrachtung und Abstreifung der Schnittfläche zu erkennen ist und histologisch durch starke Vakuolenbildung bei der Härtung zum Ausdruck kommt. Simmonds vermißt bei einer großen Zahl untersuchter Fälle (100) in fast einem Drittel den Kolloidschwund, findet sogar vielfach Fälle mit großem Kolloidreichtum von diffuser Ausdehnung.

Das differente Verhalten des Kolloids wurde durch die Beschaffenheit der Drüse vor dem Einsetzen der Basedowveränderungen zu erklären versucht (Haemig, Askanazy, Erdheim, A. Kocher u. a.); für die Differenz sollte maßgebend sein, ob die Fälle von Morbus Basedowi aus kropffreien oder aus Kropfgegenden stammen. McCallum, der 28 Basedowstrumen aus kropffreier Gegend untersuchte, fand Veränderung und Verflüssigung des Kolloids, während demgegenüber Simmonds seine abweichenden Befunde ebenfalls in kropfarmer Gegend erheben konnte. Auch sonst erhob sich gegen diese Erklärungsversuche vielfach Widerspruch. A. Kocher sieht die Ursache für die Divergenz in der Verschiedenheit der Ätiologie, des Grades und der Dauer der Krankheit, und dann in dem Verhalten der Schilddrüse vor der Erkrankung. Von anderen Autoren wurde wegen des differenten Verhaltens des Kolloids die Annahme einer spezifischen Basedowstruma abgelehnt (Farner, Langhans, Otto, Reinbach u. a.).

Daß der Beschaffenheit der Drüse vor der Erkrankung, dem Alter des Prozesses und sonstigen Momenten ein Einfluß auf das histologische Bild und auf das Kolloid zukommen wird, muß zugegeben werden. Außerdem kommt noch ein Umstand in Betracht, auf den wir als erschwerend für die Beurteilung der hier in Betracht kommenden Verhältnisse schon wiederholt hingewiesen haben: die Einbeziehung von Fällen der forme fruste. Wie dem auch sei, nach den bisher vorliegenden Befunden kann, wie Simmonds scharf hervorhebt, die Tatsache als feststehend gelten, daß in der Thyreoidea der Basedowkranken histologisch nachweisbare Veränderungen der Kolloidsubstanz nicht selten völlig fehlen.

Übereinstimmung besteht in den Angaben über die Art der Veränderung an den Epithelzellen der Follikel. Allseitig wird zugegeben, daß dieselben kubisch oder zylindrisch werden, zu wuchern beginnen, wodurch die Follikel unregelmäßig mit papillären Vorsprüngen besetzt erscheinen und adenomähnliche Bilder zustande kommen, die sich diffus über kleinere oder größere Abschnitte oder über die ganze Drüse erstrecken. In solchen veränderten Partien zeigen sich auch die stärksten Veränderungen der Kolloidsubstanz (Simmonds) und eventuell Desquamation der Epithelien. Differenzen finden sich nur in bezug auf Details, auf die Konstanz der Befunde und ihre Wertigkeit. So findet Wilson in Fällen, die im akuten Stadium untersucht wurden, die Erscheinungen der Hyperplasie und Zeichen vermehrter Sekretion, in Fällen, in welchen die klinischen Erscheinungen in Rückbildung waren, Abstoßung und Abplattung der Zellen und reichliches Kolloid, in leichten Frühfällen und in mittelschweren Fällen längerer Dauer starke Vermehrung des Parenchyms ohne Zeichen vermehrter Sekretion der Zellen. Ewing teilt die gefundenen Veränderungen in vier Gruppen ein: Hyperämie mit gesteigerter Sekretion von Kolloid, vermehrte Vaskularisierung mit Zellhyperplasie und Kolloidreichtum, dann ausgedehnte Zellhyperplasie mit stellenweiser Fibrose, Gefäßvarikositäten, Kapillarstauung und Mangel an Kolloid und endlich Atrophie und Fibrose mit hyaliner Degeneration. Sudeck, der 230 Basedowstrumen untersucht hat, findet in der größeren Mehrzahl ausgedehnte Zellwucherung und Polymorphie der Follikel, Papillenbildung und Kolloidschwund (Typus Lubarsch); in diesen Fällen fanden sich typische Fälle von Morbus Basedowi. In einem anderen Teil fand sich Umwandlung des Plattenepithels in kubisches und zylindrisches, Randverflüssigung des im übrigen normal aussehenden Kolloids (Typus Kocher); in diesen Fällen war ein weniger typischer Morbus Basedowi vorhanden. Endlich fanden sich in großer Zahl Fälle mit dem Befunde eines gewöhnlichen Kolloidkropfes; ihnen entsprachen klinisch Fälle mit Thyreoidismus, forme fruste, atypische oder leichte Fälle.

Während die Veränderungen von einzelnen als konstant angegeben werden (A. Kocher, Th. Kocher, Wilson, Ewing, Roussy und Clunet, Oehler u. a.), können sie nach anderen vermißt werden (Otto, Pettavel, Matti, Plumer, Simmonds u. a.). Simmonds vermißte sie fast in der Hälfte seiner Fälle und, während die Hyperplasie der Drüse von einigen als charakteristisch angesehen wird (Wilson, Otto, Simmonds, Verebély), stellen andere ihre Bedeutung in Abrede (Marine und Lenhart, Marine, Poensgen u. a.). Simmonds hält die Polymorphie der Follikel für so charakteristisch, daß man aus ihrer Anwesenheit die Diagnose eines Morbus Basedowi stellen dürfe, da ihm keine Erkrankung der Schilddrüse bekannt ist, die zu ähnlichen Veränderungen über große Strecken führt. Er legt aber Gewicht auf die diffuse Ausdehnung. Marine findet in $^3/_5$ aller Fälle einen gewissen Grad aktiver Hyperplasie, erklärt dagegen die Hyperplasie als histologisch identisch mit der bei anderweitigen Zuständen; man kann sie beobachten bei Kindern zur Zeit der Pubertät, bei vielen Infektionskrankheiten und Ernährungsstörungen, auch experimentell bei Hunden nach verschiedenen Eingriffen. Sie ist nach ihm ein kompensatorischer Vorgang im Gefolge gewisser Ernährungsstörungen und bedeutet physiologisch Insuffizienz. Das Vorkommen solcher Hyperplasien bei Kindern bestätigen Rautman, Wilson u. a. Kloeppel macht auf das Vorkommen einer richtigen Hyperplasie in den Hochlandschilddrüsen aufmerksam, nach Th. Kocher sollen ähnliche familiäre Hyperplasien bisweilen bei Schwangeren angetroffen werden, Lütti, Verebély, Blum finden glanduläre Schilddrüsenhyperplasie bei dauernden Zirkulationsstörungen. Oehler findet diese Veränderungen auch bei gewöhnlichen Strumen, aber in nur ganz geringem Umfange und ohne Zeichen der Progredienz, Roussy und Clunet bei Struma maligna, nach Leischner und Marburg ist weder die Größe, noch der Charakter der Struma für das Zustandekommen des Morbus Basedowi maßgebend.

Als Ursache dieser zellulären Hyperplasie werden zumeist kompensatorische Vorgänge angesehen. McCallum erklärt sie als kompensatorische Hypertrophie, wie sie nach gewissen Schädigungen der Drüse gesehen wird, ebenso Marine und Lenhart als Folge gewisser Ernährungsstörungen, Th. Kocher glaubt sie hervorgerufen durch vermehrte Inanspruchnahme der Drüse, Simmonds betrachtet sie als eine durch abnorme Reize bedingte Veränderung. Hezel meint, daß keine einfache Hypertrophie vorliegt, sondern eine Adenombildung und Wilson nimmt die Adenombildung nicht für die echten Fälle von Morbus Basedowi in Anspruch. Moebius stellt in Abrede, daß ein Adenom durch vermehrte Tätigkeit entstehen könne und betont in Bezug auf die neurogene Genese, daß durch Nervenreiz niemals Veränderungen entstehen, die der Basedowstruma an die Seite zu setzen wären.

Das Vorkommen der von Greenfield im Innern der Follikel beschriebenen starken Epitheldesquamation wird allseits bestätigt. Als charakteristisches Merkmal der Basedowschilddrüse wird sie von Otto angeführt. Doch ist der Befund nicht konstant (A. Kocher, Simmonds, Hirschl u. a.), er wird sogar häufig vermißt (Simmonds in $^3/_4$ seiner Fälle) und ist auch nicht selten bei anderen Prozessen, wie akuten Infektionskrankheiten und Strumen anderer Art zu erheben. Der Angabe von A. Kocher, daß die Hyperplasie bei anderen Strumen nicht so häufig und nicht so intensiv sei wie bei Basedowstrumen, steht die Angabe von Simmonds gegenüber, der nur insoferne übereinstimmt, als er sie gerade in den schwersten Fällen am stärksten sah, und die von Gierke, daß sie in gewöhnlichen Strumen ebenso häufig angetroffen werde. Simmonds bezeichnet die Desquamation des Epithels daher als nicht charakteristisch.

Als ebensowenig charakteristisch können die in der Struma vorhandenen Wucherungsherde lymphatischen Gewebes bezeichnet werden. McCallum beschrieb zuerst die Zunahme der lymphoiden Knötchen in der Basedowstruma, die später von Th. Kocher bestätigt und mit der von ihm gefundenen Lymphocytose bei Morbus Basedowi in Zusammenhang gebracht wurden. Er hält die Lymphocytose und die Wucherung der Lymphocytenherde, die den Morbus Basedowi begleitende lymphatische Erkrankung für bedeutungsvoll, und faßt sie als Ausdruck einer Reaktion auf das die Schilddrüse schädigende Organ auf (Infektionsstoff oder Toxin). Später wurden die Befunde von Lymphocytenherden als eine sehr häufige Tatsache wiederholt bestätigt (A. Kocher, Simmonds, Marine und Lenhart, Poensgen, Roussy und Clunet u. a.).

Histologisch finden sich, meist in der Nähe der Oberfläche des Organes, manchmal spärlich und zerstreut, manchmal sehr reichlich und auf weite Strecken hin konfluierend und die Struktur verdeckend, Herde dicht gelagerter Lymphocyten. Sie treten bald streifenförmig im interstitiellen Gewebe auf, bald in kleineren Anhäufungen zwischen den einzelnen Follikeln. Von Belang ist der Befund typischer Lymphknötchen mit typischen Keimzentren innerhalb der Herde (Simmonds) und der Nachweis von Plasmazellen (Simmonds, Pettavel). Die Häufigkeit dieser lymphatischen Herde geben Simmonds, Kocher, Pettavel mit 75%, v. Werdt mit 15% an.

So häufig auch der Nachweis dieser lymphatischen Herde in der Basedowschilddrüse ist — nach Simmonds die bei weitem konstanteste Veränderung der Thyreoidea bei Morbus Basedowi — so wenig kommt ihm diagnostische Bedeutung zu, insoferne als lymphatische Herde mit großer Häufigkeit auch bei Strumen anderer Art gefunden werden. Ihr Vorkommen bei gewöhnlichen Strumen geben A. Kocher, Kappis, Simmonds (in 15% aller Strumen gegenüber 75% aller Basedowstrumen), Werdt (in 80% gewöhnlicher Strumen) u. a. an.

Daß sie nicht entzündlicher Genese sind, wird allgemein angenommen, da sonstige Veränderungen, die für eine entzündliche Genese sprechen könnten, fehlen und typische Keimzentren vorhanden sind. Von Interesse wäre die Annahme von Gierke gewesen, der sie als Ausdruck des den Morbus Basedowi begleitenden Status lymphaticus aufgefaßt wissen wollte. Dagegen hätte auch nicht ihre Anwesenheit bei gewöhnlicher Struma gesprochen, da wir auch für diese häufig abnorme konstitutionelle Momente heranziehen können. Aber nach den bisher in dieser Frage vorliegenden Angaben scheint die Lymphocytenanhäufung in der Thyreoidea nicht zum Bilde des Status lymphaticus zu gehören. Simmonds findet sie bei Kindern in der Thyreoidea nicht, womit im Einklange auch die Untersuchungen von Isenschmidt stehen würden. Sie treten am häufigsten jenseits der 30iger Jahre auf und bevorzugen auffallend Frauen (15% gegen 3% Männer) und finden sich in 5% aller Schilddrüsen. Sie finden sich jedoch nach diesem Autor nicht öfter und reichlicher in der Schilddrüse bei Status lymphaticus, gehören nach ihm nicht zum Bilde dieser Anomalie. Zu dieser Anschauung gelangt auch Poensgen, v. Werdt. Gegen die Annahme Hedingers, daß die Lymphocytenanhäufungen in Strumen nur auf vorangegangenen Jodgebrauch zurückzuführen seien, spricht die Tatsache, daß sie z. B. Werdt auch in Strumen ohne Jodmedikation antraf. Simmonds schließt aus der Differenz in der Frequenz dieser Gebilde in normalen und kranken Drüsen, daß sie sich in der Regel erst im Verlaufe der Krankheit entwickeln und vermutet in ihnen den Ausdruck eines reaktiven Vorganges in der Schilddrüse, veranlaßt durch die Wirkung des abnormen Organsekretes. Alle diese Erklärungsversuche tragen aber nur einem Teil der hier in Betracht kommenden Verhältnisse Rechnung. Es wird durch sie nicht die Tatsache aufgeklärt, warum diese Veränderung sich so viel häufiger bei Frauen und hier in einer bestimmten Zeit einstellt, ein Umstand, der darauf hinweist, daß hier konstitutionelle Momente mit im Spiele sein müssen. —

Von Interesse ist die dem Chirurgen geläufige Tatsache, daß Basedowstrumen sehr blutreich sind und der Umstand, daß ein Teil der Vergrößerung der Schilddrüse auf vermehrte Blutfülle zurückzuführen ist. Für diesen Blutreichtum ergibt nun die histologische Untersuchung die wichtige Aufklärung, daß sie nicht durch Gefäßneubildungen, sondern durch Gefäßerweiterung bedingt ist (McCallum, Ewing, A. Kocher, Simmonds u. a.). Es stimmt diese Tatsache mit dem Verhalten der Gefäße außen an der Struma und mit dem Verhalten der Retinalgefäße. An der Wandung der Gefäße finden sich keine bemerkenswerten Veränderungen. Die Gefäßerweiterung findet vorwiegend im Kapillargebiete (A. Kocher, Ewing) statt und ist so beträchtlich, daß Ewing von Gefäßvarikositäten spricht. Es geben diese Befunde zum Teil eine Bestätigung älterer Angaben, die für die Basedowstruma überhaupt oder nur für gewisse Stadien eine einfache Gefäßhyperplasie und Gefäßdilatation annahmen (Eger, Hirsch, Howse, F. Müller, Mosler, Naumann, Paul Traube, Virchow u. a.) und die jetzt durch A. Kocher u. a. insoferne bestätigt werden, als gezeigt werden konnte, daß die Gefäßdilatation zuerst auftritt und die Veränderung und Vermehrung des Drüsenparenchyms erst folgt. Ob eine Vermehrung der Gefäße stattfindet, wie einzelne (Berry u. a.) wollen, ist nicht erwiesen.

Am Bindegewebe der Schilddrüse sind keine bemerkenswerten Befunde zu erheben. Es sind die Veränderungen different je nach der Dauer des Prozesses und dem Stadium der Erkrankung, in welchem die Drüsen zur Untersuchung gelangen, je nach den Veränderungen, die eventuell vorher schon in der Drüse bestanden haben, und wahrscheinlich noch von einer Reihe anderer Faktoren abhängig. Irgend ein für Morbus Basedowi charakteristischer Befund in der Art und Verteilung des Bindegewebes läßt sich nicht erheben. Dem Verhalten der Drüse im klinischen Bilde entspricht auch die schon von Greenfield festgestellte Tatsache, daß bei längerer Dauer des Prozesses fibröse Septa auftreten, die allmählich wachsen und das atrophisch werdende Drüsengewebe verdrängen. Auf die einen verschiedenen Einfluß nehmenden Faktoren sind die Angaben von Watson zu beziehen, der das interstitielle Gewebe als variabel bezeichnet, von Ewing, der unter seinen Typen eine eigene Form von Basedowstruma angibt mit Atrophie, Fibrose und hyaliner Degeneration, oder von Mc Callum, der die Verdickung der bindegewebigen Stützsubstanz als charakteristisch bezeichnet. Simmonds gibt an, daß eine Verbreiterung des Bindegewebes in unkomplizierten Fällen nicht zu finden ist, daß das Bindegewebe nur jene Verschiedenheiten aufweist, die wir von der normalen Schilddrüse her kennen, Roussy und Clunet geben das Stroma als sehr zart an.

Von sonstigen histologischen Befunden an der Schilddrüse, die mit dem Morbus Basedowi in Beziehung gebracht wurden, sei die Angabe von Erdheim angeführt, der gewisse junge Zellformen mit Fetttröpfchen als charakteristisch ansieht, doch sind diese Zellen von Lobenhofer auch bei anderen Kröpfen gesehen worden.

Wichtig sind auch die Angaben, welche auf Einflüsse konstitutioneller Momente bei dem Zustandekommen der Veränderungen der Basedowschilddrüse hinweisen. So findet Rautman, daß an allen Blutdrüsen, so auch an der Schilddrüse, die histologischen Veränderungen fast sämtlich den für das Kindesalter typischen histologischen Zustand nachahmen. Er glaubt, gestützt auf seine Befunde, daß dem Morbus Basedowi, vom pathologisch-anatomischen Standpunkt aus, ein Rückfall mehr oder weniger des ganzen endokrinen Systemes auf einen infantilen Zustand zugrunde liege, mit einseitiger Steigerung der Veränderungen der Thyreoidea. Ungezwungener wird sich wohl die Erscheinung so deuten lassen, daß die Gewebe der Schilddrüse auf einer früheren Entwicklungsstufe stehen bleiben, auf welcher sich dann erst die übrigen Veränderungen entwickeln. Damit im Einklange würden die Angaben stehen, daß sich dieselben Veränderungen an der Schilddrüse von Kindern (Wilson) finden, ebenso wie die Angabe von Krasnogorski, daß sich bei kongenitalen Strumen eine Type mit Hyperplasie des Parenchyms findet, die wahrscheinlich zu den Hyperthyreosen in Beziehung steht.

Bloß zufällige Befunde bedeuten die malignen Prozesse der Schilddrüse (siehe Ätiologie), der Befund einer gutartigen Geschwulst (Würdemann und Becker), von Tuberkulose (Gilbert und Castaigne).

Die Angabe von A. Kocher, daß auch der Jodgehalt der Schilddrüse als brauchbares Kriterium zur Charakteristik und Diagnosenstellung der Basedowstruma herangezogen werden könne, hat sich nicht bestätigt. Der von ihm gefundene abnorm hohe oder abnorm niedrige Jodgehalt der Basedowstrumen wurde auch bald bei anderen Veränderungen der Schilddrüse konstatiert (Labbé, Vitry und Giraud bei Tuberkulose, Parhon und Goldstein bei seniler Osteomalacie u. a.), und Marine konnte für die Basedowstrumen zeigen, daß sich ihr Jodgehalt, die Aufspeicherung von Jod in der Drüse ebenso verhalten wie bei anderen Erkrankungen dieser Drüse.

Zusammenfassend können wir sagen: Die Beantwortung der Frage nach den Veränderungen der Schilddrüse bei Morbus Basedowi wird erschwert durch den Umstand, daß verschiedene Faktoren hierbei maßgebend sind. Es kommen in Betracht die Dauer der Erkrankung, ihr Verlauf, ob er mehr akut oder chronisch ist, das Stadium, in welchem sich der Kranke zu der Zeit der Untersuchung befand, vielleicht die verschiedene Ätiologie und das Alter der Kranken, dann der Umstand, ob die Drüse aus einer kropffreien oder aus einer Kropfgegend stammt, eine Hochland- oder Tieflanddrüse ist und endlich, ob die Drüse vorher normal oder schon anderweitig verändert war. Es kommt hier aber noch ein weiteres Moment für die divergenten Befunde in Betracht, das ist die Einbeziehung der formes frustes, die mit dem Morbus Basedowi nichts zu tun haben.

Keine der an den Schilddrüsen von Morbus Basedowi sich findenden Veränderungen ist pathognomonisch, sie finden sich einzeln auch bei anderweitigen Affektionen (Marine und Lenhart, Oehler, A. Kocher, Matti, Simmonds u. a.). Man kann daher A. Kocher nur beipflichten, wenn er sagt, daß immer auch die makroskopische Beschaffenheit und bei der histologischen Untersuchung auch die Beachtung der quantitativen Verhältnisse notwendig ist. Es unterliegt keinem Zweifel, daß die an Schilddrüsen von Morbus Basedowi vorkommenden Veränderungen in ihrer Totalität, durch ihre In- und Extensität ein Bild geben können, das als nahezu pathognomonisch betrachtet werden kann und wohl kaum bei einer anderen Erkrankung angetroffen wird (A. Kocher, Simmonds, Sudeck, Wilson, Otto, Ewing u. a.). Es sind das die Schilddrüsen, die sich in frischem Zustand durch vermehrte Blutfülle auszeichnen, makroskopisch durch die hellere grauweißliche Farbe der Schnittfläche an eine Speicheldrüse erinnern, beim Abstreifen leicht Saft geben; histologisch weisen sie Veränderungen auf, die die ganze Schilddrüse gleichmäßig betreffen: Mangel an Kolloid, schlechtere Färbbarkeit desselben und nach Kocher stärkere Vakuolenbildung in denselben beim Härten, ferner Umwandlung des Epithels der Bläschen in kubisches oder Zylinderepithel, Wucherung des Epithels in unregelmäßigen Zapfen, die gegen das Lumen vorragen und so eine Polymorphie der Follikel (Simmonds) bedingen, mit einer stärkeren Desquamation der Zellen, Zunahme der lymphoiden Substanz und oft diffuse Ausbreitung derselben, und endlich hochgradige Erweiterung der Gefäße.

Ebenso sicher ist aber auch die Tatsache festgestellt, daß in einer nicht geringen Anzahl von Fällen diese Veränderungen in nicht bezeichnender Art vorhanden sind, oder sogar fehlen. Zwischen beiden Extremen kommen alle Übergangsformen vor, in welchen die verschiedenen Veränderungen in mannigfacher Weise kombiniert vorhanden sind.

Von Bedeutung ist ferner die übereinstimmend festgestellte Tatsache, daß die an der Schilddrüse bei Morbus Basedowi vorfindlichen Veränderungen nicht entzündlicher Natur sind, sondern daß sie am besten als kompensatorische Vorgänge auf irgend einen Reiz hin aufgefaßt werden müssen. Ebenso wichtig erscheint die Feststellung, daß die Erweiterung der Gefäße den übrigen Veränderungen voranzugehen scheint.

Gibt es demnach keine für den Morbus Basedowi pathognomonische Veränderung an der Schilddrüse, die nur bei Morbus Basedowi und in jedem Falle anzutreffen wäre, so spricht doch der Umstand, daß die nachweisbaren Veränderungen gerade hier in einer Häufigkeit und Vielheit angetroffen werden und daß sie gerade eine Ausbildung und Ausbreitung zeigen, wie sie mindestens selten bei anderweitigen Affektionen zu finden sind, zugunsten der Auffassung, daß ihnen eine Bedeutung zukommen muß. Von diesen Veränderungen kommt dem Kolloidschwund wegen der Häufigkeit des Vorkommens (Simmonds in $^2/_3$ der Fälle), den Epithelveränderungen mit der Polymorphie der Follikel abgesehen von der Häufigkeit (Simmonds in der Hälfte der Fälle) noch durch die Eigenart der größte Wert zu.

Eine besondere Bedeutung haben die negativen Befunde an der Schilddrüse. Für die Fälle, bei welchen trotz ausgesprochener klinischer Symptome nur eine gewöhnliche Kolloidstruma getroffen wird, ist u. a. die Möglichkeit gegeben, daß manchmal doch bei genauer Untersuchung gewisse abweichende Veränderungen aufgefunden werden (Pettavel), und es bleibt zu erwägen, daß aus dem histologischen Bilde allein kein Schluß auf die Funktion des Organes zu machen ist. Für die Fälle, in welchen sich an der Schilddrüse überhaupt keine Veränderungen nachweisen lassen (Simmonds in 10 % der Fälle), dürfte außer diesem Momente vor allem die Tatsache in Betracht kommen, daß die Diagnose eines Morbus Basedowi vielleicht nicht begründet war. Wenigstens gibt Simmonds an, daß in seinen vollständig negativen Fällen es sich um klinisch atypisch verlaufene Fälle gehandelt habe. Damit würde auch die Angabe von Sudeck im Einklange stehen, der die negativen Befunde meist in den leichten und atypischen Fällen erheben konnte.

Von Interesse erscheint weiters die Tatsache, daß auch die histologischen Veränderungen darauf hinweisen, daß bei den Veränderungen der Schilddrüse konstitutionelle Einflüsse mit im Spiele sind.

Die pathologisch-anatomischen Befunde der übrigen Blutdrüsen sind sehr spärlich. Daß man diesen lebenswichtigen Organen mehr Beachtung schenkt, ist noch nicht lange her. Bei dem eigenartigen Bau dieser Organe und dem Umstande, daß sie normalerweise schon verschiedene Metamorphosen durchmachen, die abhängig sind von der Entwicklung der Individuen, von dem Geschlechte, von den Phasen der Fortpflanzung, von sonst im Organismus sich abspielenden Vorgängen, wie Kachexie, der Ernährung, der Art der Zusammensetzung der Nahrung etc., so daß sie als labile, ungemein beeinflußbare Gebilde gelten können, die außerdem noch in ihrem Bau und in ihrer Funktion von den übrigen Blutdrüsen beeinflußt werden können, ist es verständlich, daß auf diesem Gebiete noch vieles in völligem Dunkel, vieles noch strittig ist. Wir sind bei einzelnen Drüsen über die normale Histologie, die Bedeutung und Abstammung der Zellen, ihre normalen Veränderungen noch vollständig unorientiert und können daher pathologische Geschehnisse und Veränderungen noch nicht sicher deuten. Immerhin sind auch hier schon erstaunliche Fortschritte in den letzten Jahren zu verzeichnen, die uns einigen Einblick auch in die Pathogenese des Morbus Basedowi ermöglichen.

Thymus. Nächst der Schilddrüse hat man in den letzten Jahren dem Thymus erhöhte Aufmerksamkeit zugewandt; hier liegt eine relativ große Anzahl von Befunden vor. Die ersten Mitteilungen über abnorme Erscheinungen an dem Thymus stammen von Cooper und von Markham; diesen folgte eine weitere Reihe vereinzelter Mitteilungen (Hale White, Johnston, Joffroy, Hezel, Lasvènes, Lejars, Marie und Marinesco, Mosler, Reymond, Rendu u. a.) und bereits 1897 konnten Mackenzie und Bradford einen großen Thymus als einen konstanten Befund bei Morbus Basedowi bezeichnen. Obwohl die Häufigkeit resp. Konstanz der Thymusvergrößerung von allen Seiten zugegeben wurde (Edmunds, Moebius, Weigert u. a.) und auch schon von seiten der Chirurgen Beobachtungen vorlagen (v. Mikulicz, Schnitzler), fand dieses Verhalten keine weitere Beachtung. Man registrierte sie als ein merkwürdiges Vorkommnis, mit dem man nichts anzufangen wußte. Erst durch die weiteren Beobachtungen der Chirurgen Tillmanns, Bonnet, Thorbecke, die bereits eine große Reihe von Fällen mit Thymuspersistenz und tödlichem Ausgange der Operation zusammenstellen konnten und später von Capelle wurde dieser Frage erneutes Interesse entgegengebracht und kann es heute als entschieden angesehen werden, daß die Thymusveränderungen zu den häufigsten Befunden bei Morbus Basedowi gehören.

Brauchbare Zahlen über die Häufigkeit liegen erst in neuerer Zeit vor, da man früher in die Statistiken vielfach die Sektionsbefunde der älteren Zeit mit einbezogen hat, die entweder diesem Organ keine Beachtung geschenkt haben, so daß Befunde nicht angeführt erscheinen, oder einfach von Thymuspersistenz als einem pathologischen Zustande sprechen. Nun wissen wir seit Hammar, daß der Thymus normalerweise bis in das höhere Alter lebensfähig bleibt und daß verschiedene Einflüsse auf seine Struktur und Größe maßgebend einwirken können (Hunger, Infektion, Kachexie). Ebenso fehlen zumeist mikroskopische Untersuchungen, die oft allein die Entscheidung ermöglichen, ob ein pathologischer Prozeß vorliegt (Hart). Dazu kommt, daß wir über den Thymus auch unter normalen Verhältnissen sehr wenig orientiert sind.

McCardie findet in 35 plötzlichen Todesfällen bei Morbus Basedowi 18 mal Thymushyperplasie, Bonnet stellt aus der älteren Literatur 28 Fälle mit Status thymicus zusammen, darunter 6 plötzliche Todesfälle mit 4 Thymusbefunden, Thorbecke findet bei 35 Sektionen 21 mal Thymuspersistenz und Capelle schließt aus seiner Zusammenstellung, daß etwa in der Hälfte der Fälle von Morbus Basedowi (44 %) sich eine Thymuspersistenz oder Hypertrophie findet, während sie sich bei an Morbus Basedowi selbst verstorbenen in 82 % und bei den Fällen von Operationstod in 95 % findet. Die Häufigkeit des Thymusbefundes bei operativen Todesfällen geben Rehn mit 87,5 %, Schultze mit 89 %, Gebele mit 80 % an. Geringere Zahlen finden Baruch, v. Hansemann (je 50 %), Leischner und Marburg, Schultze (20 %). Melchior kommt auf Grund seiner Zusammenstellung zu dem Schlusse, daß eine Thymusvergrößerung im floriden Stadium der Erkrankung nahezu regelmäßig vorhanden ist, Hart bezeichnet einen abnorm großen Thymus als eine fast konstante (90 %) und typische Erscheinung. Matti findet in 70 %, Simmonds in über 66 %, Pettavel in 75 %, Chiari und v. Bialy in je 50 %, Kocher in 60 % eine Thymushyperplasie.

Gewichtszahlen liegen in verhältnismäßig größerer Anzahl vor, doch fehlt bei vielen die Angabe über Alter, Ernährungszustand, Dauer der Erkrankung etc.

Simmonds gibt für seine 4 Fälle eine Gewichtszunahme bis 65 g an, Schlagenhaufer findet in 5 Fällen Gewichte von 45—90 g, Soupault 69 g, Gierke 53,97 g, Debove 60 g, Thorbecke 53 g, Rößle 44,75 g, Pappenheimer 27,5 (55 jähriger Mann), 66 g, Koch 22 g (34 jährige Frau), Capelle 123 g, Melchior 32 g (35 jährige Frau), Hart 40 g (30 jähriger Mann, früher Morbus Basedowi und Erscheinungen von Involution an dem Thymus), 90, 38 g (40 jährige Frau mit hochgradiger Kachexie), Schloffer 80 g (16 jähriges Mädchen), Pettavel 23, 25, 31, 50 und 110 g.

Ergibt sich auch die Tatsache, daß sich ein abnormes Verhalten des Thymus in einem großen Prozentsatz der Fälle findet, so steht es doch andererseits außer Zweifel, daß sich in einem Prozentsatz, dessen Höhe mit Sicherheit derzeit noch nicht angegeben werden kann, auch bei sicheren Fällen von Morbus Basedowi kein abweichendes Verhalten der Drüse findet. Daß für diese Fälle mit fehlender Thymusvergrößerung die Annahme zutrifft, daß durch Kachexie, Alter etc. eine Involution an einer früher vergrößerten Drüse herbeigeführt wurde (Melchior), ist vielleicht für einen Teil der Fälle noch möglich, Hart schätzt aber dieses Vorkommnis sehr gering ein und hält es nicht für erwiesen. Ebenso kommt vielleicht für einen oder den anderen Fall der Umstand in Betracht, daß scheinbar kein Morbus Basedowi vorgelegen hat, wie z. B. im Falle 1 von v. Bialy. Nach Ausschaltung aller dieser Fehlerquellen bleibt aber doch ein Rest von Fällen, bei welchen erhöhte Thymuswerte nicht vorhanden sind.

Die histologische Untersuchung des Thymus hat bisher wenig befriedigende Aufklärung gebracht und wären gerade hier wichtige Aufschlüsse zu erwarten.

Von einer einfachen Hyperplasie des Organes mit normalem histologischen Befunde berichten Aoyagi, Hezel, Hämig, Mosler, Schultz, Siegel, Steinlechner u. a. Koch, der zwei Formen von Hyperplasie des Thymus unterscheidet, eine allgemeine, die kindlichen Verhältnissen entspricht und sich beim Status lymphaticus finden soll, und eine auf die Markzone beschränkte, sieht letztere als charakteristisch für den Morbus Basedowi an. Hammar zeichnet den Kindertypus des Thymus mit reichlichem Parenchym, in welchem die Rinde überwiegt mit geringem interstitiellen Bindegewebe. Schridde unterscheidet eine seltene allgemeine Hyperplasie und dann den gewöhnlichen Typus der Hyperplasie, eine Markhyperplasie, die mit Hypoplasie der Rinde verbunden ist. Wiesel findet den Kindertypus Hammars bei Status thymicolymphaticus in Fällen von Morbus Addisoni, nur mit abnormer Größe des Organes, während er für den Morbus Basedowi die von Koch angenommene Markhyperplasie gelten läßt, wenn es auch zu dem Auftreten lymphoider Einlagerungen kommt. Thorbecke, Gierke, Schuhmacher und Roth bezeichnen den in ihren Fällen gefundenen Thymus als dem Kinderthymus analog gebaut, während Pettavel eine gemischte Hyperplasie findet, also annimmt, daß dieselbe nicht einem Stehenbleiben auf kindlicher Stufe entspricht, sondern sich in einem rückgebildeten Thymus entwickelt. Bayer findet in einem Falle gemischte Hyperplasie, allerdings mit besonderer Beteiligung der epithelialen Elemente, glaubt also weder an isolierte Markhypertrophie, wie sie beim Status thymicus vorkommen soll, noch an infantilen Thymus, wie er als typisch für Morbus Basedowi bezeichnet wird, sondern an eine Form, die in der Mitte zwischen beiden Formen steht und nimmt an, daß schon vor dem Morbus Basedowi ein Status thymicus mit hyperplastischem Thymus vorhanden war, der durch den Morbus Basedowi entsprechend umgestaltet wurde. Capelle und Bayer finden in 10 Fällen Mark- und Rindenhyperplasie, bald mit starker Betonung der Rinden-, bald der Markelemente. Hart gibt diesen Typus zu, bei welchem eine gleichmäßige Hyperplasie der Mark- und Rindenzone oder sogar eine besonders hervortretende Hyperplasie der Rinde sich findet, welche Veränderungen sekundärer Natur er als Ausdruck der Reaktion des lymphatischen Gewebes auch sonst im Körper auf toxische Reize ansieht, während er für gewöhnlich in Übereinstimmung mit Schridde bei Morbus Basedowi Markhyperplasie findet. Aoyagi, der zwei Fälle mit Thymuspersistenz untersucht, findet nur in einem Falle Veränderungen im Sinne von Hyperplasie der Drüsenepithelien; Mönckeberg fand histologisch den normalen lappigen Bau aus Rinde und Mark. In Soupaults Fall fanden sich im unteren Teil der Drüse vielgestaltige Zellen, die drüsenähnliche Gebilde bildeten, so daß man an ein Epitheliom des Ovariums hätte denken können. Dinkler findet eine ausgesprochene Hyperplasie, teils diffus, teils umschrieben, des lymphatischen Gewebes, Poensgen weist darauf hin, daß der Bau des Thymus nicht einheitlich ist.

Ebenso schwanken die Angaben über das Verhalten der Hassalschen Körperchen. Eine Verminderung dieser Gebilde geben Dinkler, Capelle und Bayer, Koch an, die sie als auffallend spärlich und oft recht groß bezeichnen, während sie in dem Falle Soupaults auffallend stark vermehrt waren,

Mönckeberg zahlreiche Körperchen fand und Pettavel zahlreiche und kleine Hassalsche Körperchen angibt. Hanseman fand in seinen Fällen zahlreiche oder fast fehlende Körperchen. Melchior findet in einem Falle hyaline Degeneration dieser Gebilde, Bayer Verkalkungen und Degenerationserscheinungen.

Eine stärkere Durchwachsung mit Fettgewebe geben Schraube, Hanseman, Goldzieher, Chrustalew an. Ein großer Blutreichtum vermutlich durch Stauung bedingt findet sich im Falle Mattiesen, stärkere Vaskularisation bei Hirschlaff, Capelle und Bayer. Einen hohen Gehalt an eosinophilen Zellen findet Bayer, während Pettavel das Verhalten als sehr schwankend angibt; sie sollen nach Marchand, Pettavel im Gegensatze zu Schridde stets einkernig sein.

Über das Verhalten des lymphatischen Apparates bei Morbus Basedowi liegen eine ganze Reihe von Befunden vor. Basedow legt schon auf Skrofeln in der Anamnese Wert und nimmt krankhafte Drüsenvegetation an. Er findet in einem zur Sektion gekommenen Falle Auftreibung und schwarze Farbe der Bronchialdrüsen neben versteinerten Tuberkeln in den Lungenspitzen. Später berichtet dann Guéneau de Mussy über Vergrößerung der Bronchial- und Trachealdrüsen in drei von vier zur Obduktion gelangten Fällen. Aber erst seit der Mitteilung von Gowers und später von Fr. Müller, der in einem Falle Vergrößerung der Halslymphdrüsen durch die Sektion fand und sie dann auch öfter klinisch nachweisen konnte, schenkte man den Drüsen wieder mehr Aufmerksamkeit (Tillmans, Bonnet, Mikulicz). Obwohl Paltauf schon 1889 auf die Lymphdrüsenveränderungen beim Status thymicolymphaticus hingewiesen hatte, brachte man selbst die Befunde von allgemeiner Hyperplasie der Drüsen (Farner, Caro, Schultze) damit nicht in Zusammenhang. Erst in letzter Zeit deutet man sie als diesem zugehörig und gewinnen sie allgemeines Interesse. Die Häufigkeit regionärer Drüsenschwellungen in der Umgebung der Schilddrüse wird allseits zugegeben, ebenso auch die Häufigkeit allgemeiner Drüsenschwellungen (Melchior, Oberndorfer, Klose, Matti, Pettavel, Hart u. a.), wenn auch über die Berechtigung, sie als Status lymphaticus aufzufassen, und über die Beziehungen zum Status thymicolymphaticus die Anschauungen divergieren.

Des Verständnisses halber müssen wir hier, bevor wir an die weitere Beantwortung unserer Frage, wie die Befunde an Thymus und lymphatischem Apparate zu deuten sind, und in welchen Beziehungen sie zum Morbus Basedowi stehen, in Kürze auf die Differenz in den Anschauungen über Status thymicus und Status lymphaticus eingehen.

Hedinger hat darauf hingewiesen, daß beide nicht parallel gehen. Die Existenz eines Status thymicus steht außer Zweifel, ebenso die Tatsache, daß zumeist mit der Thymushyperplasie und zwar ihrer epithelialen Elemente eine Vergrößerung des lymphatischen Apparats des Körpers und auch der lymphatischen Elemente des Thymus vorhanden ist, also ein Status thymicolymphaticus vorliegt. Wiesel versucht auf Grund der vorliegenden anatomischen Befunde eine Differenzierung dieser drei Formen zu geben. Für den Status thymicus, der ohne gleichzeitige Veränderungen am lymphatischen Apparate einhergehen kann, ist die Vergrößerung des Thymus bedingt durch Veränderungen an den epithelialen Elementen, das chromaffine System normal oder gar übernormal entwickelt, es kann eine Hyperplasie der Nebennieren gefunden werden, die auch hier in erster Linie auf eine Vermehrung der epithelialen Elemente zu beziehen wäre und überdies soll eine Hypoplasie der Genitalien und die Enge der Aorta vermißt werden. Beim Status lymphaticus sollen sich nur Veränderungen am lymphatischen System finden, der Thymus soll normal sein oder sogar unternormale Werte zeigen können, es findet sich Hypoplasie des chromaffinen Systems und häufig Enge der Aorta. Beim Status thymicolymphaticus endlich käme in Betracht das häufige Vorkommen von Vergrößerung der Schilddrüse, die Thymushyperplasie bedingt durch Veränderungen an beiden Bestandteilen, am epithelialen und lymphatischen, die Hypoplasie des chromaffinen Systems, die häufige Anwesenheit von Unterentwicklung am Gefäß- und Genitalsystem.

Während also die Existenz eines Status thymicus, die Thymushyperplasie als Teilerscheinung einer abnormen Konstitution, außer Zweifel gestellt ist, wird für den Status lymphaticus die konstitutionelle Genese nicht allseits zugegeben. Am schärfsten tritt Hart dem Status lymphaticus entgegen, indem er denselben als Teilerscheinung einer abnormen Konstitution direkt in Abrede stellt. Er geht von der Tatsache aus, daß er angeboren nie beobachtet wurde, daß sich in allen Fällen ein Moment finden lasse, das die lymphatische Hyperplasie als Reizerscheinung zu erklären vermöge, so daß das Postulat von Lubarsch und Wiesel, daß die lymphatische Hyperplasie nur dann als konstitutionell angenommen werden dürfe, wenn sichere andere Merkmale abnormer Konstitution vorliegen und sich die Schwellung am lymphatischen Apparate nicht durch andere Ursachen, wie Infektionen oder Intoxikationen erklären lasse, nirgends zutreffe. Er anerkennt in dem Status thymicolymphaticus nur den Status thymicus als konstitutionell, die histologisch eigenartige Hyperplasie des Thymus als Teilerscheinung einer abnormen Konstitution, während er die gleichzeitig vorhandene Wucherung am lymphatischen Apparate, auch an dem des Thymus, als sekundären Vorgang deutet, wahrscheinlich bedingt durch die übermäßige oder krankhafte Funktion des Thymus.

So klar und präzise auch der Standpunkt Harts in dieser Frage ist, so scheint er doch in mancher Richtung etwas zu weitgehend. Ob sich das Vorkommen eines Status lymphaticus dadurch erklären lassen dürfte, daß, wie Hart vermutet, es zum Auftreten einer pathologischen Involution des Thymus kommt, muß dahingestellt bleiben, ist bei dem Verhalten der konstitutionellen Thymushyperplasie äußeren Einflüssen gegenüber nicht sehr wahrscheinlich. Ob der Thymus wirklich imstande ist, auch normales lymphatisches Gewebe in solchem Maße zur Wucherung zu bringen, ist noch nicht erwiesen. Selbst aber diese Möglichkeit zugegeben, bleibt immer noch die auffallende Tatsache, daß zwar bei Status thymicus diese abnorme Reaktion des lymphatischen Systems häufig angetroffen wird, daß aber bei Status thymicus auch die Veränderungen am lymphatischen Systeme fehlen können. Hier ist doch die Annahme zum mindesten ebenso berechtigt, daß der Status lymphaticus auf dem Boden der abnormen Konstitution, als deren Teilerscheinung die Vergrößerung des Thymus vorhanden ist, auch als Teilerscheinung einer abnormen Anlage des lymphatischen Systemes vorhanden sein kann, die erst unter gegebenen Verhältnissen in die Erscheinung tritt. Es wäre demnach auch die abnorme Wucherung des lymphatischen Systemes, sei es durch die abnorme Funktion des Thymus, sei es durch andere Faktoren bedingt, Teilerscheinung einer abnormen Konstitution. Dabei können beide Systeme in die degenerative Veranlagung mit einbezogen sein, was der weitaus häufigste Vorgang zu sein scheint, brauchen es aber nicht zu sein. Gegen eine solche Auffassung kann auch nicht die Tatsache sprechen, daß beim Neugeborenen noch niemals ein Status lymphaticus, wohl aber Hyperplasie des Thymus konstatiert wurde. Die krankhafte, konstitutionell begründete Anlage verschiedener Organe tritt nicht immer gleich zutage, sondern kann erst viel später manifest werden. Auch das differente Verhalten des chromaffinen Systemes (Hedinger, Warthin, Wiesel) spricht gegen die Verallgemeinerung der Schlüsse Harts, ebenso wie die Tatsache, daß solchen konstitutionell bedingten Hyperplasien des lymphatischen Apparates auch eigenartige anatomische Veränderungen zuzukommen scheinen (Ausbleiben der Lymphbahn- und Markstrangentwicklung, Neigung zu Atrophie, Vermehrung des Bindegewebes, Bartel).

Über den Zusammenhang der Veränderungen am lymphatischen Apparate und an dem Thymus mit dem Morbus Basedowi sind die Anschauungen noch geteilt. Hale White denkt zuerst an einen Zusammenhang von Morbus Basedowi mit der Thymuspersistenz. Lasvènes faßt das Zusammentreffen als zufälliges Ereignis auf und Rendu glaubt, daß es nur bei schweren Fällen vorkommt. Später, als die Häufigkeit des Vorkommens eine zufällige Komplikation ausschließen ließ, wurde die Anschauung vertreten, die noch bis in die letzte Zeit Anhänger gefunden hat, daß Thymus und Lymphdrüsenveränderung thyreogen sind (Basch, Caro, Gebele, Graupner, v. Hansemann, Klose, Lampé und Liesegang, Kocher, Melchior u. a.). Dabei wird angenommen, daß sie direkte Veränderungen durch Schilddrüsenstoffe sind oder nur reaktive Vorgänge bedeuten (Caro, Graupner, Melchior u. a.), oder einen regulierenden, die Giftwirkung kompensierenden Vorgang darstellen, oder endlich, daß sie auf dem Umwege über andere Organe (Nebennieren — Hoffmann, Ovarien — Lampé, Klose und Liesegang) zustande kommen).

Gegen diese thyreogene Hypothese sprechen aber mehrfache Bedenken. Die Beeinflussung der regionären Drüsen wäre noch verständlich, wenn es auch fraglich ist, ob die Produkte der Schilddrüse auf dem Lymphwege abströmen (Capelle) und vermehrte Schilddrüsenstoffe im Blute nicht nachgewiesen sind; durch letzteren Umstand wird uns aber die Schwellung der entfernter liegenden Drüsen unverständlich. Den Tierversuchen, die hier herangezogen werden, daß nach Verfütterung von Schilddrüse eine Schwellung regionärer Drüsen (Melchior) oder eine Vermehrung der Lymphocyten im Blute angetroffen werden könne, kommt wohl kaum ein Wert zu, ebensowenig wie der Veränderung des Blutbildes nach Schilddrüsenzufuhr beim Menschen (siehe Blut). Ganz unverständlich bleibt uns auch die Schwellung des Thymus, der nicht einfach als lymphatisches Organ zu deuten ist, wie dies ursprünglich v. Hansemann wollte, und für den der Nachweis zuführender Lymphwege aus der Schilddrüse fehlt (Hart). Dann kommt vor allem noch der Umstand in Betracht, daß wir dieselben Veränderungen an Thymus und Lymphdrüsen bei verschiedenen anderen Zuständen finden, auch solchen, bei welchen eine erhöhte Tätigkeit der Schilddrüse sicher nicht anzunehmen ist. Bei dieser Annahme haben wir obendrein noch mit der Schwierigkeit zu rechnen, der die Vorstellung begegnen muß, daß ein bereits involviertes Organ unter der Einwirkung der Schilddrüse hyperplastisch werden soll (siehe später). Simmonds hält ein derartiges Vorkommnis für unmöglich.

Von anderer Seite wird die Lymphdrüsenschwellung in Abhängigkeit von der Überfunktion des Thymus gebracht (Hart, Pende, Rachford). Doch verfügen wir über keine gesicherten Erfahrungen über den Einfluß des Thymus auf die Lymphdrüsen und spricht der Umstand, daß auch bei großem Thymus die Lymphdrüsenveränderungen fehlen können und umgekehrt Fälle mit Lymphdrüsenvergrößerung keinen großen Thymus haben, entschieden dagegen.

Über alle diese Schwierigkeiten kommen wir nur hinweg, wenn wir die Thymus- und Lymphdrüsenschwellung nicht in direkte Abhängigkeit vom Morbus Basedowi bringen, sondern sie als Teilsymptom der abnormen Konstitution ansehen, die auch dem Morbus Basedowi zugrunde liegt. So erklärt sich uns auch die Selbständigkeit des Vorkommens des Status thymicus und Status lymphaticus bei Morbus Basedowi. Über die Häufigkeit dieses Vorkommens variieren allerdings die Angaben. Oberndorfer glaubt, daß in jedem Falle von Morbus Basedowi Thymuspersistenz und Status lymphaticus vorhanden ist, ebenso nimmt Klose Thymushyperplasie und Status lymphaticus als stets kombiniert vorhanden an, und Simmonds bringt die allgemeine Drüsenhyperplasie und die Vergrößerung des Thymus mit dem aus der Jugend stammenden Status lymphaticus in Beziehung. Demgegenüber findet Matti von 10 Fällen in 8 einen Status lymphaticus, in 7 Fällen Thymushyperplasie, davon waren 6 mal Status lymphaticus und Status thymicus gleichzeitig vorhanden, in 2 Fällen bestand Status lymphaticus allein, in einem Falle nur Status thymicus und in einem Falle fehlte jede Veränderung. Ebenso findet Pettavel nur in einem Teil der Fälle einen Status thymicolymphaticus, seltener den Status lymphaticus oder Status thymicus allein. Er findet in 5 von 8 Fällen einen Status lymphaticus und 4 mal gleichzeitig den Thymus vergrößert und hält die Lymphdrüsenveränderung nur in einem Teil der Fälle für konstitutionell, während er sie bei anderen als erworben, durch eine Noxe bedingt ansieht, die wahrscheinlich durch die Schilddrüse gegeben ist. Zu denselben Resultaten gelangt auch Hart, nur daß er die Lymphdrüsenschwellung stets als sekundär, von dem Thymus abhängig deutet.

Die Deutung der Befunde an Thymus und Lymphdrüsen als Teilerscheinung abnormer Konstitution findet eine wesentliche Stütze durch den Umstand, daß häufig gleichzeitig eine Hypoplasie des chromaffinen Systems vorhanden ist, ebenso wie durch die Anwesenheit einer Reihe anderer Bildungsanomalien an

den verschiedenen Organen und durch die Tatsache, daß auch die Beobachtung
der Klinik (siehe Pathogenese) eine Reihe von Momenten anführen kann, die
strikte in diesem Sinne sprechen.

Bei Beantwortung dieser Frage spielt auch die Entscheidung darüber
eine Rolle, ob die bei Morbus Basedowi vorhandene Vergrößerung des Thymus
eine einfache Persistenz, ein Stehenbleiben auf einer früheren Entwicklungsstufe darstellt oder ob wir es mit einer Reviviszenz, mit einem erworbenen
Zustande zu tun haben, der sich in einem bereits involvierten Organe auf
äußere Reize hin eingestellt hat; endlich war auch noch die Möglichkeit
gegeben, daß sich die hyperplastischen Vorgänge in einem persistent gebliebenen
Organe einstellen.

Die Anhänger der Reviviszenz stützen sich auf die Möglichkeit solche
Vorgänge beim Tiere zu erzeugen und auf histologische Veränderungen. Was
aber beim Tier möglich ist, muß beim Menschen nicht sein, und zudem sind die
Bedingungen, die beim Tier zur Hypertrophie geführt haben: die Exstirpation
(Friedleben, Basch), und die, die beim Menschen zur Hypertrophie führen
sollen: der Reiz des vermehrten Schilddrüsensekretes, nicht in Parallele zu
stellen. Daß die Blutdrüsen einen Einfluß auf die Beschaffenheit des Thymus
haben und daß es Thymusexzitatoren (Hammar) gibt, ist sicher, wenn wir
auch über die näheren Details nicht orientiert sind. Hammar rechnet
die Schilddrüse zu den Exzitatoren. Die Tierexperimente lassen hier im Stiche.
Nach Exstirpation der Schilddrüse liegen ganz entgegengesetzte Resultate
für den Thymus vor, Hypertrophie und Atrophie, ebenso wie bei den Versuchen mit Schilddrüsenfütterung. Für die differenten Resultate kommen mannigfache Ursachen in Betracht, wie Kachexie (Biedl), sicher aber auch die
Tiergattung und das Alter der Tiere, das man bisher zu wenig berücksichtigt
hat. In diesem Sinne sprechen auch die Versuche über den Einfluß der Keimdrüsen auf den Thymus, über die wir noch am besten orientiert sind. Aus allen
vorliegenden Untersuchungen geht hervor, daß die Keimdrüsen zu verschiedenen
Zeiten einen verschiedenen Einfluß auf den Thymus haben, daß es ganz differente
Resultate gibt, je nachdem die Kastration am jungen oder am geschlechtsreifen
Tiere vorgenommen wird. An dem ändert auch die Tatsache nichts, daß es,
wie Gellin gezeigt hat, auch bei dem geschlechtsreifen Tiere zu denselben
Veränderungen kommen kann. Es würden auch diese Versuche ergeben, daß
für das Auftreten von Thymusveränderungen konstitutionelle Momente maßgebend sind. Wenn auch die Möglichkeit einer Reviviszenz im erwachsenen
Tiere vorliegt, so darf dies nicht ohne weiteres auf den Menschen übertragen
werden. Vom Menschen wissen wir nur, daß der Thymus auf irgendwelche
Infektionen oder sonstige Vorgänge mit einer Involution reagiert und daß es
nur in seltenen Fällen auf denselben Vorgang hin zur Hyperplasie kommt. Unter
welchen Umständen dies geschieht, wissen wir nicht. Wiesel glaubt, daß hier
andere Blutdrüsen mit in Betracht kommen. Thomas nimmt eine abnorme,
konstitutionell bedingte Abwehrreaktion des Organismus an. Daß solche
konstitutionelle Momente mitspielen, ist als wahrscheinlich anzunehmen und es
ist a priori zu erwarten, daß ein jugendliches, noch nicht involviertes Organ
leichter zur Hypertrophie gebracht werden kann, als ein altersschwaches, in
regressiver Metamorphose befindliches.

Die histologischen Befunde haben bisher keine Entscheidung der Frage
gebracht, hier finden sich ganz differente Befunde und ganz differente Deutungen
derselben. Hart stellt die Reviviszenz direkt in Abrede und hebt hervor, daß
er in keinem Falle die Zeichen vorangegangener Involution nachweisen konnte,
Pettavel spricht sich gegen die einfache Persistenz aus und glaubt auf Grund
vorhandener Involutionserscheinungen an eine Reviviszenz, während Hammar

eher an eine Reviviszenz denkt. Simmonds hält eine solche in einem bereits involvierten Organe für nicht möglich und glaubt, daß eine Thymuspersistenz zugrunde liegt, die sich vielleicht dann im Verlaufe der Krankheit weiter vergrößert. Auch über diese Schwierigkeiten können wir am besten wieder mit der Annahme hinwegkommen, daß hier konstitutionelle Momente von maßgebender Bedeutung sind. So wie die Thymusveränderung ganz fehlen kann, kann in anderen Fällen eine einfache Persistenz mit histologischen Bildern des kindlichen Thymus vorliegen (Thorbecke, Gierke, Pettavel, Schuhmacher und Roth, Aoyagi u. a.), oder es kommt an solchen Organen zu dem Auftreten sekundärer Veränderungen, oder endlich es besteht eine primäre Thymushyperplasie mit oder ohne sekundäre Veränderungen (Hart). Hart gibt die Möglichkeit einer Hyperplasie der lymphatischen Elemente zu. Ob dies dann Teilerscheinung eines gleichzeitig vorhandenen Status lymphaticus ist, oder ob, wie Hart will, die Wucherung des lymphatischen Systems durch die Beeinflussung des Thymus zustande kommt oder ob hier die anderen Blutdrüsen oder endlich irgendwelche andere Momente mitwirken, steht vorläufig noch aus. Jedenfalls erklären sich uns aber so die differenten histologischen Bilder, die uns bei der Annahme eines einheitlichen, dem Morbus Basedowi zugehörigen, auslösenden Momentes unverständlich blieben und kann uns die Annahme einer Reviviszenz dadurch plausibler gemacht werden. Eine Stütze findet die Annahme, die vorhandenen Veränderungen des Thymus als konstitutionelle zu deuten, in der von Hart nachgewiesenen Tatsache, daß sich der Basedowthymus Vorgängen gegenüber, die sonst am normalen Organ zur Involution führen, anders verhalte und daß bei ihm, trotz Kachexie eine·sekundäre Involution mindestens selten ist. Gierke findet die Zweilappigkeit der Drüse häufig, die an kindliche Verhältnisse erinnert.

Soweit dem Verhalten der Milz Beachtung geschenkt wurde oder Mitteilungen darüber vorliegen, finden sich verhältnismäßig häufig Veränderungen der Milz angegeben. So findet Chrustalew in allen seinen Fällen die Milz hyperplastisch, Matti von 10 Fällen 5mal Vergrößerung der Milz, Askanazy von 4 Fällen 2mal denselben Befund. Eine Vergrößerung der Milzfollikel in einzelnen ihrer Fälle fanden Askanazy, Matti, Hirschlaff u. a. Die bei Morbus Basedowi vorhandenen Veränderungen der Milz sind zum größten Teil auf den Status thymicolymphaticus zu beziehen und nur in einem Teil durch anderweitige Momente bedingt (Stauung, Magen-Darmerkrankungen, vorangegangene Infektionen etc.). Simmonds gibt an, daß die bei letal verlaufenen Fällen stets vorhandene Milzschwellung oft noch verstärkt ist durch kardiale Stauung.

Zusammenfassend können wir sagen, daß auch die Ergebnisse der anatomischen Untersuchung des Thymus und des lymphatischen Systemes darauf hinweisen, daß bei Morbus Basedowi eine abnorme Körperveranlagung mit im Spiele ist. Es ist bisher der Nachweis, daß die Veränderungen dieser Organe von den Vorgängen, die dem Morbus Basedowi zugrunde liegen, abhängen, nicht gelungen und gewichtige Argumente sprechen gegen eine solche Auffassung. Alle bisher vorliegenden Erfahrungen weisen vielmehr darauf hin, in den Thymus- und Lymphdrüsenveränderungen eine Teilerscheinung abnormer Körperkonstitution zu sehen (Hart, Simmonds u. a.). Die Frage, wie weit die vorhandenen konstitutionell bedingten Veränderungen dieser Organe durch die Vorgänge des Morbus Basedowi beeinflußt werden, ist derzeit noch nicht beantwortet, die Möglichkeit muß zugegeben werden (Hammar, Wiesel, Simmonds, Hart u. a.). In Zusammenhang mit den Ergebnissen der Klinik muß in den anatomischen Befunden dieser Organe ein gewichtiges Beweismoment gegen die Auffassung des Morbus Basedowi als einfache Schilddrüsenerkrankung gesehen werden.

Verhältnismäßig wenig brauchbare Befunde liegen, obwohl die Nebenniere schon relativ frühzeitig von der Klinik als für die Pathogenese in Betracht kommend erkannt wurde, über dieses Organ vor. Das hat zum Teil darin seinen Grund, daß man gewöhnt war, an der Nebenniere nur grobe Veränderungen speziell des Markes zu berücksichtigen, da sich dort häufig Veränderungen finden, die postmortalen Vorgängen etc. ihre Entstehung verdanken, ferner weil die Entscheidung, ob Veränderungen am Mark und an der Rinde vorliegen, verhältnismäßig schwierig zu treffen ist. Speziell die Chromierbarkeit der Zellen kann nicht vorsichtig genug zu Schlüssen verwendet werden. Erst in letzter Zeit hat man den chromaffinen Zellen mehr Beachtung geschenkt und liegen eine Reihe von Angaben vor. Aber auch hier scheint das Vorgehen etwas einseitig, indem man die Nebennierenveränderungen mehr als Teilerscheinung des Status thymicolymphaticus würdigt und von diesem Gesichtspunkte aus betrachtet. Es wird dabei mehr dem Verhalten des Markes die Aufmerksamkeit zugewandt, während Angaben über die Nebennierenrinde, über das Verhalten ihrer Elemente, der doppeltbrechenden Substanz etc. nahezu vollständig fehlen. Älteren Berichten wird überhaupt nicht viel Wert beizumessen sein.

Unter den vorliegenden Mitteilungen findet sich nur eine Angabe von Aoyagi, der in einem Falle an den Nebennieren keine Veränderungen findet. Von den positiven Befunden sind in dem Falle Hirschfelds Metastasen eines von der Darmbeinschaufel ausgehenden Sarkoms vorhanden, also ein zufälliger, wenigstens nicht verwertbarer Befund. Levi findet in einem Falle von im Klimax aufgetretenen Erscheinungen eines Morbus Basedowi und eines Morbus Addisoni Veränderungen an den Nebennieren neben Veränderungen an der Schilddrüse und am Thymus. Chrustalew, dessen Arbeit uns im Original nicht zugänglich war, findet an den Nebennieren die Rindensubstanz wenig entwickelt. Genauere Angaben finden sich bei Parodi, Pettavel und Matti. Ersterer, der einen Fall untersuchte, findet in der Marksubstanz Mitosen und außerdem große Zellen mit chromatinreichen Kernen, Veränderungen, die er im Sinne einer Hypertrophie deutet. Pettavel konnte in 5 von 8 Fällen eine auffallend geringe Entwicklung des Markes finden, die er mit dem Status thymico-lymphaticus in Beziehung bringt. Mitosen wie Parodi konnte er nicht nachweisen, wohl aber die großen Zellen mit den großen Kernen, die in normalen Nebennieren nur vereinzelt angetroffen werden. Er glaubt daher, daß trotz des Status lymphaticus eine gewisse Vermehrung im Markgewebe zustande kommt und daß die Befunde gegen die Annahme einer sekundären, durch den Thymus bedingten Atrophie sprechen. Er glaubt, daß die Fälle mit Nebennierenhypoplasie mit Thymusvergrößerung einherzugehen scheinen, daß aber ein Parallelismus nicht besteht. In 2 Fällen fand er Lymphocytenherde, auf die seinerzeit schon Askanazy hingewiesen hat. Von Interesse ist, daß sich diese in den Nebennieren beim Status lymphaticus nicht finden, so daß sie Pettavel ebenso wie die gleichen Gebilde in der Schilddrüse als durch Einwirkung toxischer Substanzen hervorgerufen annimmt. Matti gibt von seinen 10 Fällen nur in den drei letzt angeführten genauere Angaben über das Mark. Sonst findet er die Nebennieren in 2 Fällen normal groß, 2 mal klein, 2 mal fettarm, einmal groß, einmal kräftig entwickelt; in den 3 Fällen mit Angaben über das Mark ist die Nebenniere einmal normal groß und findet sich im ersten Fall beinahe keine Marksubstanz, im zweiten ist sie normal groß und das Mark mäßig reichlich und im dritten Falle ist die Marksubstanz schmal, das Mark meist spärlich, die chromaffinen Zellen sehr selten, nur hie und da chromaffine Substanz nachweisbar, die Rinde fettarm, die Zona reticularis deutlich pigmentreich. Kocher gibt an, daß in den Fällen mit Thymushyperplasie stets eine Hypoplasie des Nebennierenmarkes vorhanden ist. Chrustalew findet in seinen Fällen eine ungenügende Entwicklung der Marksubstanz und Mattirolo fand in einem Falle Mark und Rinde sehr breit, die chromaffine Substanz sehr reichlich, woraus er auf eine Überfunktion der Nebenniere schließt. Schmorl und Jngier fanden von 3 Fällen 2 mal einen normalen Adrenalingehalt der Nebenniere, einmal eine Verminderung.

Sind auch die bisher vorliegenden Befunde zu spärlich, um zu strikten Schlüssen verwendet zu werden, so zeigen sie doch eine gewisse Übereinstimmung, die ihnen schon einigen Wert verleiht. Sie würden ergeben, daß, so wie beim Status lymphaticus überhaupt (Wiesel) auch bei Lymphatikern mit Morbus Basedowi an den Nebennieren eine Hypoplasie der Marksubstanz erweislich ist, ein Befund, der für die Pathogenese von Belang ist. Ein weiteres Moment wären die von Parodi, Pettavel gefundenen Zellveränderungen, die nach diesen Autoren einem gewissen Reizzustande oder einer Neubildung entsprechen würden, und dann die Anwesenheit lymphoider Herde (Askanazy, Pettavel), wie sie auch sonst bei Morbus Basedowi getroffen werden und die scheinbar nicht dem Status lymphaticus angehören, sondern von einzelnen als reaktiver Vorgang auf die Einwirkung irgendwelcher toxisch wirkender Substanzen gedeutet werden.

Über die Hypophyse liegt ebenfalls nur eine kleine Zahl pathologischanatomischer Befunde vor. Ein Teil der älteren Befunde ist außerdem vielfach nicht genügend beschrieben und nicht genügend histologisch untersucht.

Von älteren Befunden wäre der Fall Farners zu erwähnen, der eine Vergrößerung der Hypophyse und in derselben vorwiegend chromophile Zellen fand. Hämig sah in 5 Fällen beträchtliche Hyperämie, konnte aber sonst die Befunde Farners nicht bestätigen, Askanazy gibt die Hypophyse nicht bemerkenswert verändert an. Von Befunden der neueren Zeit wären die von Pettavel, der in einem Falle eine starke Hyperämie und von Chrustalew, der ebenfalls in seinen Fällen die Hypophyse hyperämisch fand, von Interesse, insofern als sie eine Bestätigung der Befunde Hämigs wären, zufolge deren die Hyperämie der Hypophyse doch ein häufigeres Vorkommnis bei Morbus Basedowi bedeuten würde. In den Fällen von Matti findet sich in einem die Bemerkung, daß die Hypophyse klein ist, ein Befund, der mit der Angabe von Benda in Einklang stünde, der den glandulären Anteil der Hypophyse in 2 von 3 Fällen verkleinert fand. Aoyagi fand in einem Falle keine Veränderung an der Hypophyse, Würdemann und Becker an der Hypophyse und der Thyreoidea eine gutartige Geschwulst, vielleicht ein Endotheliom. Chrustalew gibt im Vorderlappen eine Vermehrung der eosinophilen Zellen an, Benda sah in allen Fällen die Zellen verkleinert und Mangel an gekörnten Zellen.

Aus diesen Mitteilungen würde sich die Tatsache ergeben, daß sich bei Morbus Basedowi, soweit man auf die Hypophyse geachtet hat, an dieser Drüse sehr häufig Veränderungen nachweisen lassen und daß von diesen eine manchmal auffällige Hyperämie des Organes relativ oft beobachtet wurde. Hier müssen weitere darauf gerichtete Untersuchungen Aufklärung bringen.

An den Epithelkörpern konnten bei Morbus Basedowi, soweit darauf untersucht wurde, nur negative oder solche Befunde erhoben werden, die scheinbar belanglos sind. So findet Aoyagi in einem Falle relativ hochgradige Durchsetzung mit Fett, wie er es jedoch auch bei anderweitigen Erkrankungen angetroffen, ebenso findet Humphrey in 2 Fällen, einmal in einem akut tödlichen Falle, starke Fettinfiltration, die die drüsige Struktur des Organes fast aufhob und in einem anderen Falle ähnliche, wenn auch geringere Veränderungen, und betont ausdrücklich das Fehlen einer kompensatorischen Hypertrophie. Mc Callum findet an den Epithelkörpern keine Veränderungen, ebenso Iversen. Stumme fand in einem Falle eine Tuberkulose.

Den Veränderungen des Pankreas wurde meist nur insoferne Beachtung geschenkt, als Fälle von Morbus Basedowi, die mit Diabetes kombiniert waren, Veranlassung boten, auch die Bauchspeicheldrüse zu untersuchen. Die an ihr erhobenen Befunde decken sich meist mit den sonst bei Diabetes erhobenen Veränderungen dieses Organes. Größere Untersuchungsreihen an Fällen von unkompliziertem Morbus Basedowi, die irgend einen bindenden Schluß ziehen lassen würden, liegen bisher noch nicht vor. Dazu kommt die Schwierigkeit der Beurteilung histologischer Veränderungen der in erster Linie für inner-sekretorische Vorgänge in Betracht kommenden Organe, der Langerhans-schen Inseln, deren Veränderungen selbst für den Diabetes, für welchen wir ihre Beteiligung wohl annehmen können, nicht sichergestellt erscheinen. In älteren Befunden wird auf sie überhaupt keine Rücksicht genommen und sind solche daher nicht gut · verwertbar.

Askanazy findet am Pankreas nichts Wesentliches, Pettavel in 2 Fällen Veränderungen, die Drüse schmal, dünn, Gewicht 39 resp. 42 g, einmal Zeichen von Atrophie des Parenchyms, in einem Falle eine geringere Anzahl der Langer-hansschen Inseln und in einem Falle, bei welchem intra vitam die Erscheinungen alimentärer Glykosurie vorhanden waren, ausgesprochene Veränderungen an denselben. Es bestand Lymphocyteninfiltration und die Erscheinungen der Koagulationsnekrose: die Zellen mit Eosin dunkler gefärbt, die Kerne schlecht gefärbt, einzelne Kerne pyknotisch, Schwund der Kerne. In den mit Diabetes kombinierten Fällen von Souques und Marinesco, Lannois fanden erstere am Pankreas keine Veränderung, letzterer das Pankreas groß, 130 g schwer, nicht induriert, Morris Manges fand bei einer Frau, die früher an Morbus Basedowi und später an Diabetes litt, eine Atrophie des Pankreas. Ein ganz zufälliger Befund liegt in dem Falle Hirschfelds vor, in dem sich Metastasen eines Darmbeinsarkomes fanden. In dem Falle von Salomon und Almagia fand sich Pankreasatrophie infolge von Steinbildung.

Genitaltrakt. Die pathologisch-anatomischen Befunde am Genital-apparat bei Morbus Basedowi sind sehr spärlich. Zudem ist ein Teil von ihnen nicht gut verwendbar, da sie wichtige Momente nicht berücksichtigen. So ist oft nicht zu entnehmen, ob die vorhandenen atrophischen Zustände normalen senilen Vorgängen entsprechen oder ob sie als vom Morbus Basedowi abhängig angesehen werden können oder ob sie endlich abnorme Hemmungsbildungen vorstellen und als Teilerscheinung einer abnormen Konstitution zu deuten sind. Auch histologische Befunde liegen nur in geringer Anzahl vor, so daß die Ausbeute, obwohl die Klinik frühzeitig die Aufmerksamkeit auf die Vorgänge in der Geschlechtssphäre bei Morbus Basedowi lenkte, eine auffallend geringe ist. Capelle konnte in seiner Statistik von 75 Fällen 5 mal Hypoplasien im Ge-nitalgebiet verzeichnet finden.

Über atrophische Prozesse an der Gebärmutter und an den Ovarien be-richten Askanazy, Hezel, Mattiesen. Davon beansprucht der Fall Mat-tiesen insofern Interesse, als die auffallende Kleinheit des Uterus und sehr derbe Ovarien von Bohnengröße bei einem 18 jährigen Mädchen gefunden wurden. An den Ovarien findet Farner in einem seiner Fälle eine geringe An-zahl von Primitivfollikeln, Pettavel in einem Falle das Ovarium glatt, groß, in 4 Fällen Atrophie und mikroskopisch vollständiges Fehlen oder äußerst spärliche Primitivfollikel; er hält die Veränderungen für sekundär. In einem Falle wurde der Hoden untersucht und normaler Befund erhoben. Chrustalew fand in 7 Fällen Degeneration und Schwund der spezifischen Elemente, Hyperämie, Bindegewebswucherung und cystöse Höhlenbildung an den Ovarien; die Veränderungen am Hoden sind nach ihm geringer. In den 10 Fällen Mattis finden sich 2 mal Angaben über das Ovarium, in einem Falle finden sich die Ovarien groß, in dem anderen die Ovarien gleichfalls groß, im linken eine Corpus-luteum-Cyste. Capelle fand in einem Falle Status lymphaticus mit Hypoplasie der Genitalien. Den Uterus fand Chrustalew einige Male atrophisch und Hezel fand in einem Falle den Uterus auffallend klein, den Cervix 1½ mal so lang als das Corpus, die Ovarien bohnengroß, derb.

Zirkulations-Apparat. Bei der Bedeutung, die dem Herzen von seiten der Kliniker im Symptomenkomplex des Morbus Basedowi zugesprochen wird, ist die geringe Zahl brauchbarer anatomischer Befunde auffallend. Die herrschende Meinung der Klinik, daß die bei Morbus Basedowi vorhandenen Herzveränderungen nur durch diesen bedingt sind, daß sie als eine thyreogene Störung zu deuten sind, scheint auch die pathologischen Anatomen beeinflußt zu haben: wenigstens vermissen wir in der überwiegenden Mehrzahl der Fälle Angaben über das Verhalten der Gefäße etc., die für die vorhandenen Herzveränderungen von Belang gewesen wären. Auch die von seiten der Kliniker gemachte Annahme einer toxischen, durch den Morbus Basedowi bedingten Myocarditis als Ursache der intravitalen Erscheinungen und des letalen Ausganges erfuhr von seiten der Anatomen nicht die entsprechende Ablehnung (vgl. hierzu die Ausführungen Kapitel Zirkulationsapparate S. 80).

In den vorliegenden Mitteilungen finden sich zumeist nur Angaben, daß das Herz vergrößert ist, ohne daß aus ihnen ersichtlich wäre, ob eine einfache Dilatation oder zugleich eine Hypertrophie vorliegt, nur in einzelnen wird diesem Verhalten eingehender Rechnung getragen. Zumeist wird der linke Ventrikel als verändert angegeben. Moebius sagt: Nach dem Tode hat man gewöhnlich eine mehr oder weniger große Hypertrophie des Herzens, besonders der linken Kammer gefunden. Sattler findet, daß eine Vergrößerung des Herzens (Dilatation, bisweilen ohne, gewöhnlich mit Hypertrophie der Wandungen) und zwar am linken Ventrikel gewöhnlich stärker als am rechten, in den meisten der letalen Fälle gefunden würde. Matti fand in 10 Fällen 7 mal das Herz größer und zwar 4 mal vorwiegend oder allein das linke Herz, 3 mal beide Ventrikel und Vorhöfe dilatiert, Pettavel fand von 6 obduzierten Fällen einmal das Herz normal, einmal das Herz dilatiert, in 4 Fällen exzentrische Hypertrophie und zwar 2 mal des linken, 2 mal beider Ventrikel. Er gibt an, daß die Dilatation und Hypertrophie die Regel ist, daß es aber auch schwere Fälle mit normalem Herzen gibt. Simmonds findet ziemlich konstant eine Ektasie des rechten und eine mäßige Hypertrophie des linken Ventrikels; nach v. Gierke findet sich meist eine Hypertrophie des linken Ventrikels. Jedenfalls geht aus den vorliegenden Befunden nur hervor, daß sich verhältnismäßig häufig bei den zur Obduktion gekommenen Fällen von Morbus Basedowi Herzveränderungen finden, die aber für den Morbus Basedowi weder einen typischen, noch einen konstanten Befund bedeuten. Es gibt letal verlaufene schwere Fälle mit ganz normalem Herzbefunde, dann finden sich einfache Dilatationserscheinungen am Herzen, für welche es nicht feststeht, ob sie nicht erst kurze Zeit vor dem Tode entstanden sind oder durch sonstige Momente (interkurrente Affektionen, Narkose, Fieber etc.) bedingt wurden und endlich findet sich eine Hypertrophie bald des linken, bald des rechten Ventrikels und endlich beider, deren Ursache nicht genügend festgestellt erscheint.

Die Ursache dieser Herzveränderungen wird trotz dieser Widersprüche in einer Toxinwirkung der Schilddrüse gesucht. Moebius nimmt zur Erklärung der Differenzen noch ein konstitutionelles Moment an: „Wovon die Unterschiede abhängen, ist nicht mit Bestimmtheit zu sagen, wahrscheinlich kommt nicht nur die Verschiedenheit der Giftwirkung, sondern auch die Größe der individuellen Widerstandsfähigkeit in Betracht." Auch die auf der Annahme einer Toxinwirkung fußende Anschauung, daß eine Schädigung des Herzmuskels diesen Veränderungen zugrunde liege, eine fettige Degeneration des Herzmuskels, oder myocarditische Prozesse, kann einer Kritik nicht standhalten. Es liegen allerdings zahlreiche Angaben vor, die in diesem Sinne verwertet werden. So gibt Askanazy an, stärkere braune Pigmentierung, fettige Degeneration, interstitielle Myocarditis gesehen zu haben, Sattler erwähnt, daß Myocarditis und Fettdegeneration teils als zufällige Komplikation, teils als Folgezustand anzusehen sind. Matti fand in den 8 untersuchten Fällen 6 mal herdweise Verfettung, je einmal körnige Trübung und segmentären Zerfall der Muskelfasern, Pettavel fand konstant fleckige und diffuse fettige Degeneration, auch in Fällen ohne sonstige Veränderungen am Herzen und in einem Falle außerdem noch eine Myokardschwiele, Chrustalew fand in 7 untersuchten Fällen Spuren einer parenchymatösen Veränderung. Hezel konnte in einem Falle mit vergrößertem Herzen (intra vitam Erscheinungen von Herzinsuffizienz) eine genaue Untersuchung des Herzmuskels durchführen, ohne am Muskel selbst oder an den Gefäßen Veränderungen nachweisen zu können. Simmonds, der 8 Fälle untersuchte, fand nur ein einziges Mal in einem Falle mit gleichzeitiger Synechie der Herzbeutelblätter kleine fibröse Herde in der Muskulatur, sonst meist nur eine ganz leichte Verfettung der Muskelfasern in recht beschränkter Ausdehnung. Diese bisher vorliegenden Befunde rechtfertigen aber durchaus nicht die daraus gezogenen Schlüsse. Es sind die gefundenen Veränderungen vielfach so geringfügig, daß wir sie eigentlich als innerhalb des Normalen gelegen ansehen müssen, denn es wird kaum ein Herz eines Menschen in mittleren Jahren geben, bei dem nicht solche Veränderungen nachgewiesen werden könnten. Selbst für höhere Grade der körnigen Trübung und fettigen Degeneration ist es strittig, ob sie eine Funktionsstörung des Herzens bedingen und Ursache einer eventuellen Dilatation sein können. Auch ist in den Befunden keine Kongruenz der Entartung und der Größe der Herzveränderung erweisbar. Vielfach ist eine ausgesprochene Vergrößerung des Herzens bei negativen histologischen Befunden vorhanden und umgekehrt. Wir können durch die Annahme einer Muskelveränderung nicht einmal die Fälle von Dilatation des Herzens erklären. Pettavel sieht daher mit Hernini die Ursache der Dilatation in einer Erschöpfung des Herzens und Pettavel glaubt, daß die verminderte Viskosität des Blutes dabei eine große Rolle spiele. Auch Simmonds kommt zu dem Schlusse, daß für die überwiegende Mehrzahl der Fälle funktionelle, nicht organische Störungen des Herzmuskels angenommen werden müssen und daß bei der klinischen Diagnose einer Basedowmyocarditis Rückhaltung am Platze ist. Noch weniger ist die Ursache der Hypertrophie des Herzens aufgeklärt, wenn wir von den Fällen absehen, in welchen sie auf Komplikationen zu beziehen ist. Die Annahme, daß die Tachykardie die Hypertrophie des linken Ventrikels bedingen soll (v. Gierke), ist wohl nicht ausreichend, denn es käme ja die Ursache nicht allein für das linke, sondern auch für das rechte Herz in Betracht. Wenn wir auch die größere Herzarbeit, die Plesch für den Morbus Basedowi annimmt, und die in erster Linie für den großen Kreislauf in Betracht käme, zur Erklärung heranziehen, so stoßen wir doch auf Schwierigkeiten, denn erstens fehlt die Hypertrophie in einer Anzahl von Fällen vollständig, dann betrifft sie auch in manchen Fällen nur das rechte Herz. Es ist bisher auch nicht annähernd der Beweis erbracht, daß sie nur von dem Morbus Basedowi abhängt. Die Disharmonie der Tatsachen ist offenbar auch die Veranlassung, daß Matti nach anderen Ursachen für die Herzvergrößerung sucht und hierbei den Thymus ins Auge faßt; er kann aber auch hier keine übereinstimmende Relation zwischen Thymushyperplasie und Herzgröße konstatieren.

Wir sind auch hier wieder gezwungen, um eine halbwegs plausible Erklärung der Befunde geben zu können, auf konstitutionelle Momente zu rekurrieren, welchen man bisher keine Beachtung geschenkt hat. Für die Dilatation des Herzens kommt wohl in erster Linie eine Funktionsschwäche des Herzmuskels in Betracht. Eine solche konstitutionelle Minderwertigkeit des Organes ist uns aber ebenso geläufig, wie die anderer Organe. Es steht der Herzmuskel und seine Leistungsfähigkeit in gewissem Verhältnis zur übrigen Körpermuskulatur und die Personen mit asthenischem Habitus, schlecht entwickelter Muskulatur, zeigen sehr häufig auch kardiale Beschwerden, die auf eine geringere Leistungsfähigkeit des Herzens hinweisen. Bei solchen Degenerierten sehen wir zur Zeit der Entwicklung eine Reihe von kardialen Störungen einsetzen, die späterhin persistent bleiben können und zu verschiedenen Veränderungen am Herzen, wie Dilatation und Hypertrophie führen, Zustände, die wir als Wachstumsherz (Sée) bezeichnen. Dann kommen hier die verschiedenen Anomalien der Gefäße in Betracht, wie die Enge des Gefäßsystems, ihre frühzeitige Rigidität etc., die eine Hypertrophie des Herzens bedingen können. Außerhalb des Morbus Basedowi begegnen wir solchen Veränderungen bei der sogenannten idiopathischen Herzhypertrophie, die sich meinen Erfahrungen nach in der Mehrzahl der Fälle auf solche degenerative Zustände zurückführen läßt. Daß, wenn eine solche Anlage im Zirkulationsapparat vorhanden ist, die bei Morbus Basedowi vorhandenen Erscheinungen, wie die Tachykardie, die vermehrte Herzarbeit etc. leichter zu Veränderungen am Herzen führen werden, ist klar. Sind mit der Annahme solcher konstitutioneller Momente durchaus noch nicht alle Schwierigkeiten behoben, so wird dadurch doch das Verständnis der vorhandenen Herzveränderungen erleichtert. Weitere anatomische Untersuchungen mit Berücksichtigung der klinischen Erscheinungen werden hier erst Aufklärung bringen.

Von sonstigen Befunden am Zirkulationsapparat wären die in einzelnen Fällen an den Klappen gefundenen endokarditischen Veränderungen anzuführen, außerdem geringfügige Verdickungen und eine stellenweise weißliche Verfärbung. Diese letzteren Veränderungen erinnern an die von Kolisko bei Status thymicolymphaticus im linken Ventrikel nachgewiesene Verdickung und Trübung des Endokards.

Die Herzganglien fand Hezel in seinem untersuchten Falle intakt.

An den Gefäßen ist wiederholt atheromatöse Degeneration beschrieben worden, die sich in einzelnen Fällen auch auf die zerebralen Gefäße erstreckte (Naumann). Ziemlich häufig findet sich von seiten der Chirurgen die Angabe, daß die Schilddrüsenarterien sehr oft dickwandig angetroffen werden. Angaben über sonstige Details, die von wesentlicher Bedeutung wären, wie über Enge des Gefäßsystems, die klinisch in einigen Fällen nachgewiesen werden kann, über Mediaverdickungen etc. liegen bisher nicht vor, da man darauf nicht geachtet hat.

Die Venen des Halses finden sich oft erweitert, in manchen Fällen sehr hochgradig (Marsh). Wieweit dies mit dem Morbus Basedowi in Zusammenhang steht, ist eine andere Frage.

Verdauungstrakt. Sehr spärliche Befunde liegen von seiten des Verdauungstraktes vor.

Veränderungen des Magendarmkanales sind wohl zumeist nur Komplikationen. Als konstitutionelle Veränderungen kommen hier der Etat mamelloné der Magenschleimhaut, die Follikelschwellungen im Darme als Teilerscheinung des Status thymicolymphaticus in Betracht; ebenso ist die von Hübschmann in 3 Fällen gefundene abnorme Kürze des Dünndarmes als konstitutionelles Stigma zu deuten, doch ist ihr Nachweis wohl schwierig.

Leber. Auch verwertbare Befunde über das Verhalten der Leber sind sehr spärlich, obwohl gerade für dieses Organ wegen seiner Beziehungen zu den Blutdrüsen und seiner Bedeutung für den Kohlehydratstoffwechsel Störungen zu erwarten wären. Pettavel findet in der Leber Stauung und Verfettung, in 3 untersuchten Fällen wenig resp. fehlendes Glykogen und Verfettung auch der Kupfferschen Zellen, ebenso findet Matti häufig in der Leber Stauung und Verfettung verschiedenen Grades. Einige Male ist der Befund einer Cirrhose notiert (Askanazy u. a.), ebenso von atrophischer Muskatnußleber (Askanazy).

Niere. Über die Niere liegen verhältnismäßig sehr wenig Angaben vor und diese erst aus letzter Zeit.

Askanazy konstatierte an den Nieren Verfettung und Nekrose der Epithelien der Tub. contorti, die er in Analogie mit den Verfettungen an anderen Organen durch eine allgemeine Ernährungsstörung bedingt ansieht, deren Ursprung er in der Erkrankung der Schilddrüse sieht. Diese Angaben fanden im folgenden ihre Bestätigung durch Chrustalew, Coronedi, Graupner, Huismans, Matti, Pettavel, Simmonds, Schmorl u. a. Differenzen ergeben sich nur über die Häufigkeit, die Intensität der Erscheinungen und ihre Deutung. Simmonds gibt an, daß die parenchymatöse Degeneration der Niere selten ist. Matti findet die Niere häufig verfettet und Graupner und Pettavel geben die Veränderung als konstant an; auch schwanken die Angaben von Spuren von parenchymatösen Veränderungen (Chrustalew) bis zu ausgesprochenen nekrotischen Erscheinungen (Askanazy, Graupner, Huismans). Nach den vorliegenden Befunden handelt es sich um rein parenchymatöse Veränderungen mit mehr oder weniger ausgesprochener fettiger Degeneration der Epithelien der Tub. contorti, der Schaltstücke und Henleschen Schleifen (Pettavel) und verschiedengradige Nekrose der Tub. contorti und recti (Askanazy, Pettavel, Graupner, Schmorl). Huismans findet eine streifenförmige Nephritis mit nekrotischen Streifen in der Nierenrinde. Graupner faßt die vorgefundenen Veränderungen als Nephritis auf, während Pettavel ihre rein degenerative Natur ausdrücklich betont. Eine Entscheidung, ob parenchymatöse Degeneration oder parenchymatöse Entzündung, wird sich hier, wie auch auf anderen Gebieten, vorläufig nicht geben lassen.

Ebensowenig entschieden kann aber auch vorläufig die Frage werden, ob diese Veränderungen thyreogen sind, wie dies Askanazy, Graupner u. a. annehmen, wenn auch Coronedi beim Tier durch Injektion von Schilddrüsenextrakten Hyperämie und Entzündung der Niere hervorrufen konnte. Es ist doch auffallend, wie wenig sich die klinischen Befunde mit den anatomischen Befunden decken. Nach diesen müßten wir annehmen, daß wir im Verlaufe des Morbus Basedowi Symptomen von seiten der Niere viel häufiger begegnen müßten, als dies tatsächlich der Fall ist; es fehlen klinische Erscheinungen, die auf eine Nierenveränderung hinweisen, häufig in Fällen selbst von längerer Dauer und bei schweren Formen der Erkrankung. Auffallend ist z. B. auch in der Beobachtung Huismans der Umstand, daß vor der Operation weder Eiweiß noch Nierenelemente gefunden wurden, während sich nachher so schwere Veränderungen der Niere fanden. Graupner, der ähnliche Veränderungen in einem Falle ohne Operation sah, glaubt, daß die thyreogene Nephritis als terminale Erscheinung auftreten kann und daß deren Entstehung anscheinend durch die Operation begünstigt wird. Halten wir uns dann noch die Fälle mit negativem Befunde vor Augen, so kommen wir zu dem Resultate, daß die Sache noch lange nicht spruchreif ist, hier sicher noch andere Faktoren mit im Spiele sind. Die Beobachtung der Klinik postuliert hier neben anderen auch die Annahme konstitutioneller Momente (vgl. hier Kap. 13, Kap. 17), die sich auch in den 2 Fällen von Graupner mit den schweren Veränderungen finden (Status thymicolymphaticus). Weitere Untersuchungen werden zu zeigen haben, wieweit die pathologische Anatomie die Beobachtung der Klinik zu stützen imstande ist.

Matti, Pettavel fanden in der Niere gewöhnlich kein Glykogen, nur Pettavel konnte in einem Falle eine mäßige Ablagerung finden.

Situs viscerum inversus als konstitutionelles Stigma konnten Thaon und Paschetta in einem Falle finden.

Muskelbefunde. Askanazy verdanken wir die ersten eingehenden Untersuchungen über das Verhalten der Muskulatur bei Morbus Basedowi. Er konnte in allen untersuchten Fällen schwere und ausgedehnte anatomische Veränderungen der quergestreiften Muskulatur nachweisen, nachdem dasselbe vorher schon Recklinghausen in einem Falle gesehen hatte und auch Silcock und Bristowe, Farner, Haemig, Hanau in einzelnen Muskeln Verfettung konstatiert hatten. Es handelt sich nach Askanazy um ausgedehnte fettige Entartung, eine interstitielle Lipomatose der gesamten quergestreiften Muskulatur, auch des Zwerchfelles, der Augenmuskeln, der Speiseröhre etc., mit Ausnahme des Herzens. Die Muskeln erweisen sich äußerlich schon verändert durch die Abnahme des Muskelvolums, durch die Einlagerung von Fettgewebe und durch die Trübung der Muskelsubstanz. Die Muskelsubstanz schwindet auf Kosten des Fettgewebes und in ausgesprochenen Fällen können ganze Muskelpartien lipomatös degeneriert sein. Auch mikroskopisch läßt sich die Einlagerung von Fettgewebe und außerdem Degenerationserscheinungen mit Kernveränderungen an den Muskelfasern selbst nachweisen. Askanazy hält es für sehr wahrscheinlich, daß diese Veränderung der Muskulatur unabhängig vom Nervensystem auf dem Wege der Blutbahn zustande kommt, toxischer Natur ist. Die Veränderungen an den Muskeln wurden seither einige Male bestätigt, wenn es sich auch ergab, daß sie keinen konstanten Befund darstellen. So berichten über Verfettung der Rumpf- und Augenmuskulatur Traube - Recklinghausen, Silcok, Bristowe, der Augenmuskeln Hämig; Pettavel fand in allen Fällen, mit Ausnahme eines Falles, ausgesprochene interstitielle Lipomatose zum Teil mit Atrophie der Muskelfasern, zum Teil mit Fett in den Muskelfasern selbst. Ehrich konnte sie nicht nachweisen. Bei Matti finden sich vereinzelte Angaben über anämisches, blasses und trübes Aussehen der Muskulatur.

Die Frage, welcher Genese die bei Morbus Basedowi in manchen Fällen nachweisbaren Veränderungen der Muskulatur sind, ist derzeit nicht sicher zu beantworten. Eine für die Schilddrüse und den Morbus Basedowi spezifische Veränderung, wie Askanazy zu vermuten geneigt war, ist sie nicht. Pettavel betont, daß sich diese Veränderungen bei allen möglichen Zuständen finden. Dagegen spricht auch die Tatsache, daß Langhans auch bei Kretinen analoge Muskelveränderungen nachweisen konnte und daß sie bei Morbus Basedowi auch in schweren Fällen fehlen können. Ihr Vorkommen bei verschiedenen Zuständen, die auf degenerativer Anlage fußen, der Umstand, daß diese Verfettung den übrigen Erscheinungen nicht parallel geht, in schweren Fällen fehlen kann und umgekehrt, die eigentümliche Form der Veränderung legt den Gedanken nahe, daß hier neben anderen Momenten auch konstitutionelle mit im Spiele sind. Man könnte sie in Analogie mit der konstitutionellen Fettsucht, der konstitutionell bedingten abnormen Fettverteilung, der Neigung zu Lipombildung etc. bringen. Es fehlen hier noch Untersuchungen, wie weit diese Veränderungen eventuell mit kindlichen Verhältnissen im Einklange stehen, ob wir es vielleicht nur mit einem Zurückbleiben auf früherer Entwicklungsstufe zu tun haben, wofür wir ja Anhaltspunkte auch an anderen Organen bei Morbus Basedowi hatten. Von Interesse sind hier auch die Beobachtungen von Cardarelli u. a. von Kombination eines Morbus Basedowi mit Dystrophia musculorum.

Knochensystem. Die bei Morbus Basedowi vorliegenden Befunde am Knochensystem betreffen Komplikationen. Hierher gehören die Befunde von osteomalacischen Veränderungen (v. Recklinghausen, Hoenicke, Hämig), ebenso der Befund von Karies der Wirbelsäule von Fr. Müller. Vielleicht als degenerative Stigmen zu deuten sind die Befunde von Peter, Rokitansky, die eine ungewöhnliche Dicke der Schädelknochen und außerdem abnormen Blutreichtum derselben fanden. Die abnorme Dicke der Schädelknochen erscheint noch einige Male erwähnt. Als Teilerscheinung des Status thymicolymphaticus zu deuten ist der Befund von rotem Knochenmark im Femur in einem Falle von Matti; nach Pettavel ergibt das Knochenmark keine nennenswerten Veränderungen.

19. Kapitel.

Pathogenese.

Seit dem ersten Versuche einer Deutung der Krankheitsvorgänge durch v. Basedow haben die Anschauungen über die Pathogenese vielfache Wandlungen erfahren, ohne daß es gelungen wäre, zu befriedigender Erkenntnis vorzudringen. Bei dem Mangel objektiver Befunde waren für die Deutung mehr die in der Medizin jeweilig herrschenden Strömungen und subjektives Empfinden ausschlaggebend. Erst die rastlose Arbeit der letzten Jahre hat darin einigen Wandel geschaffen und die zunehmende Erkenntnis der Bedeutung der Organe mit innerer Sekretion hat der Forschung bestimmte Bahnen gewiesen. In letzter Zeit scheint sich wieder ein eingreifender Umschwung unserer Anschauungen über die Pathogenese dieser eigenartigen Erkrankung zu vollziehen. Bei diesem Werden der Dinge ist es von Interesse zu sehen, daß als feststehend angesehene Tatsachen in den Grundfesten erschüttert werden und andere scheinbar vollständig widerlegte und vergessene von neuem in den Kreis der Betrachtungen rücken. Wir nähern uns wieder den ursprünglichen Anschauungen Basedows.

v. Basedow sieht das Wesen der Erkrankung in einer Dyskrasie des Blutes, die sich bei Frauen, die früher an Skrofeln litten, selten bei Jungfrauen und Männern, in dem Alter von 20—40 Jahren nach schwächenden Einflüssen, wie Metrorrhagien, Laktation, Fluor albus, Rheumatismus acutus etc. einstellt. Er betont so schon den Einfluß des Geschlechtes, den Einfluß einer bestimmten Phase in dem Geschlechtsleben des Weibes und von Vorgängen in der Geschlechtssphäre. Er hebt dann weiter hervor, daß sich Skrofeln häufig in der Anamnese finden und daß es sich um eine der chlorotischen sehr ähnliche Dyskrasie handle, die sich durch noch verborgene Skrofeln und in kranken Drüsenvegetationen und Zellgewebsanschoppungen äußere.

Wenn v. Basedow die nahen Beziehungen zur Chlorose hervorhebt, so identifiziert er sie jedoch keineswegs mit ihr. Erst durch seine zahlreichen

Anhänger wurde die Anämie immer mehr in den Vordergrund gestellt und schließlich Chlorose und Morbus Basedowi in untrennbaren Konnex gebracht, beide Prozesse identifiziert oder der Morbus Basedowi in Abhängigkeit von der Chlorose gebracht. Dagegen mußte sich selbstverständlich eine berechtigte Opposition geltend machen, die sich auf das Auftreten des Morbus Basedowi bei völlig Gesunden, auf die Seltenheit gegenüber der Chlorose, auf das Vorkommen auch bei Männern, auf das akute Einsetzen, auf das Auftreten nach Traumen etc. stützen konnte. Es wäre ungerecht, wollte man v. Basedows ganz klare Auffassung durch die Deutungen der späteren Zeit beeinträchtigen.

Mit dem Vordringen des anatomischen Gedankens in der Medizin und dem Siege der Morgagnischen Ideen, die in Virchow ihren erfolgreichen Vorkämpfer fanden, wurde der alten Humoralpathologie der Boden entzogen und auch Basedows Deutung der Erkrankung als Dyskrasie verlassen. Es werden nun für den Morbus Basedowi verschiedene Organe angeschuldigt, ohne daß der strikte Nachweis ursächlicher Veränderungen geglückt wäre. Bei dem Vortreten von Herzerscheinungen und nervösen Symptomen in dem Krankheitsbilde war es naheliegend, daß in erster Linie das Herz und das Nervensystem in Betracht gezogen wurde.

Stokes sieht in krankhaften Veränderungen des Herzens das Wesen der Erkrankung: Die Erkrankung des Herzens setzt den beschleunigten und verstärkten Herzschlag, der dann die übrigen Symptome bedingt. Selbst die Autorität eines Stokes konnte dieser Hypothese mit ihren offenkundigen Schwächen keine Anhänger schaffen; nach den berechtigten Einwänden von Charcot, Trousseau, Romberg konnte sie als widerlegt gelten. Einmal noch tritt das Herz in den Vordergrund, wenn auch schon in Verbindung mit Nerven: in der Hypothese von Friedreich. Nach ihm ist die Ursache aller Erscheinungen in einer Erweiterung der Koronargefäße gelegen, dadurch kommt ein vermehrter Blutzufluß zum Herzen zustande, die erhöhte Temperatur des Blutes reizt die in Betracht kommenden nervösen Zentren; die Ursache der Erweiterung der Koronargefäße sieht er in einer Sympathikuslähmung. Aber auch dieser Hypothese konnte kein Erfolg beschieden sein. Erst in letzter Zeit hat man dem Herzen wieder einiges Recht zukommen lassen, indem sich zeigt, daß Erkrankungen des Herzens verschiedener Art Ursache eines Stauungskropfes sein können, der zu den Erscheinungen eines Morbus Basedowi führen kann.

Daß nervösen Momenten in der Pathogenese des Morbus Basedowi eine wesentliche Rolle zukommen muß, ergibt die Beobachtung der Klinik ganz eindeutig. Daher mag es kommen, daß selbst jene Hypothesen, die das Wesen der Erkrankung in einer rein nervösen Störung sehen, die den Morbus Basedowi als eine Erkrankung des Nervensystems führen und auf die Mitwirkung sonstiger Faktoren verzichten zu können glauben, sich bis in die letzte Zeit halten konnten. Im allgemeinen aber kann konstatiert werden, daß die streng neurogenen Hypothesen, trotz der mannigfachen Wandlungen, die sie im Verlaufe der Zeiten durchmachen mußten, immer mehr an Boden verlieren und daß in der letzten Zeit sich insofern eine Wandlung zu vollziehen beginnt, als auch die Neurologen den Blutdrüsen Beachtung zu schenken beginnen und den glandulären Hypothesen Konzessionen machen.

Von den neurogenen Hypothesen des Morbus Basedowi sehen die ältesten die Ursache in Veränderungen des Sympathikus. Bei dieser Annahme mögen wohl das Eigenartige des Krankheitsbildes und die ganz unklaren Vorstellungen über die Funktion dieses Nerven mitgespielt haben. Köben, der als erster den Sympathikus ursächlich hier in Beziehung brachte, stützt sich auf anatomische Verhältnisse, indem von diesem Nerven das Herz, die Schilddrüse, der Augapfel und die Brüste versorgt werden. Die Ursache der Sympathikusveränderung sehen er und später Piorry in einer Kompression durch die vergrößerte Schilddrüse. Letzterer bezieht den Exophthalmus auf die Kompression der Venen durch die Struma, die Herzveränderungen auf die Kompression des Truncus brachiocephalicus pulmonalis und cardialis, die Dyspnoe auf die Kompression der Trachea und der N. recurrentes. Die Kompression des Vagus, den er zuerst mit hereinnimmt, bewirke analoge Störungen. Klarer konnte sich erst Aran fassen, da inzwischen durch die bekannten Experimente Claude Bernards einiges Licht in die Funktion des N. sympathicus gebracht worden war. Aran nimmt gestützt auf diese einen Reizzustand im Sympathikus an, auf welchen er die Herzpalpitationen, die erhöhte Pulsfrequenz, den Exophthalmus, aber auch die Dilatation der Gefäße, speziell die der Schilddrüse, die die Struma hervorruft, bezieht. Für den Exophthalmus nimmt er eine Kontraktion des vom Sympathikus innervierten, von Müller kurz vorher gefundenen Muskels an.

Von da ab steht die Sympathikustheorie im Vordergrunde der Diskussion, von da ab beginnen aber auch ihre Schwierigkeiten. Ein Teil der Autoren nimmt eine Lähmung des Sympathikus an, weil sie das Hauptgewicht auf die Erweiterung der Gefäße legen, obwohl ja das Bild der Sympathikuslähmung ein ganz anderes ist, der Exophthalmus, das Klaffen der Lider, die Pulsbeschleunigung dadurch nicht zu erklären war und auch die Struma dadurch nicht aufgeklärt werden konnte. Von anderen wurde gestützt auf die Claude Bernardschen Befunde eine Reizung des Nerven angenommen; damit konnten aber wieder nicht die weiten Gefäße, das Fehlen der weiten Pupillen erklärt werden. Man mußte daher Lähmungs- und Reizzustände gleichzeitig annehmen (Eulenburg), wobei man sich auf das Vorkommen solcher Verhältnisse im peripheren Nerven stützte. Benedikt nahm im Sympathikus auch vasodilatatorische Fasern an, deren Reiz ihm die Erweiterung der Schilddrüsenarterien erklärt. Andere verlegen den Sitz mehr in das Rückenmark oder die Medulla oblongata, ohne sich allerdings klarere Vorstellungen darüber zu bilden, sondern nur weil dort die differenten, den Sympathikus konstituierenden Fasern, die okulopupillären und die vaskulothermischen leichter in verschiedener Weise betroffen werden können. Trousseau greift zu der Annahme einer Sympathikusneurose, bei welcher Lähmungs- und Reizzustände gleichzeitig möglich sind. Noch von einer anderen Seite sucht Friedreich die Schwierigkeiten zu umgehen, er nimmt an, daß eine Sympathikuslähmung zu einer Erweiterung der Koronargefäße des Herzens führt, die stärkere Blutzufuhr bewirkt am Herzen einen Reiz für die Herzganglien und so Tachykardie, die Lähmung des Halssympathikus bewirkt das Pulsieren der Karotiden, die Erweiterung der Schilddrüsengefäße und so die Struma, während die stärkere Durchblutung der Medulla eine Erregung jener Zentren bewirkt, aus welchen die Fasern des Sympathikus ihren Ursprung nehmen (Budge, Wallis, Kußmaul), die den Dilatator pupillae und den Orbitalmuskel versorgen und so zu Pupillenerweiterung und Exophthalmus führen.

Fast gleichzeitig mit dem Sympathikus wurde auch der Vagus zur Erklärung der Erscheinungen des Morbus Basedowi herangezogen, wenn auch diesem Nerven und den auf ihm fußenden Hypothesen im allgemeinen weniger Bedeutung zugesprochen wurde und hier womöglich mit noch mehr unklaren Vorstellungen gearbeitet werden mußte. Beweisgründe liegen hier noch weniger vor wie bei den Sympathikushypothesen. Gros, der als erster auf den Vagus hinwies, nahm eine Reizung der herzbeschleunigenden Fasern des N. vagus durch die vergrößerte Struma an, Guéneau de Mussy fand in 3 Fällen vergrößerte Bronchialdrüsen, die ihm zugunsten der Auffassung sprachen, daß der Vagus durch sie einen Druck erfahre. Federn, der in der Darmatonie ein wesentliches pathologisches Moment für den Morbus Basedowi sieht, nimmt, weil er für die Darmatonie den Vagus verantwortlich macht, auch für den Morbus Basedowi den Vagus als den maßgebenden Faktor an.

In verschiedener Weise findet sich dann die Beteiligung des Sympathikus und Vagus kombiniert in einzelnen Hypothesen. So nimmt Piorry eine periphere Sympathikus- und Vagusläsion, Geigel neben einer zentralen Läsion der Sympathikusfasern auch eine Lähmung der Herzfasern des Vagus an. Horner und Nicati glauben in dem Verlaufe des Morbus Basedowi zwei Stadien: das der Irritation und das der Paralyse, finden zu können, in welch letzterem auch eine Vaguslähmung eine Rolle spielt. Die im Stadium der Sympathikusreizung vorhandene Tachykardie, das Graefesche Symptom und der Exophthalmus sei auf Reizung dieses Nerven zu beziehen, während im Stadium der Sympathikuslähmung durch Gefäßerweiterung die Struma und das Klopfen der Gefäße und durch die Hyperämie in der Medulla eine Vaguslähmung zustande komme, die die Tachykardie bewirke. Sattler nimmt eine zentrale Läsion der Vagus- und Sympathikuszentren an, die räumlich sehr nahe beisammen liegend gedacht werden können; durch Läsion der letzteren würde die Erweiterung der Gefäße und ihr Pulsieren, ebenso die Struma und der Exophthalmus bedingt, während der Vagus für die Tachykardie in Betracht käme.

Alle diese Hypothesen, die den Vagus und Sympathikus in den Vordergrund stellten und alle Erscheinungen von ihnen abhängen ließen, mußten bald verlassen werden und haben heute wohl nur historisches Interesse. Sie mußten an den Widersprüchen scheitern, die sie nicht aufzuklären vermochten. Auch gab ihnen die pathologische Anatomie keine Stütze, indem neben positiven, belanglosen Befunden an den vegetativen Nerven eine Reihe von vollständig negativen Befunden erhoben werden konnte. Zudem erwies die fortschreitende Erkenntnis, daß die Vorstellungen, von welchen man ausgegangen war, nicht zutreffen. Wir wissen heute, daß das Lidklaffen vom Vagus bewirkt wird und daß beim Menschen die Reizung des Sympathikus niemals den Exophthalmus erklären kann, daß die Krankheitsbilder, die wir auf den Sympathikus und Vagus beziehen, vollständig von dem Morbus Basedowi different sind. Daß beim Morbus Basedowi das vegetative System beteiligt ist, daß Erscheinungen sowohl vom Sympathikus als vom Vagus vorhanden sind und zwar an verschiedenen Organen in verschiedener Gruppierung, ist außer Zweifel, sie sind aber nicht das Primäre, das Wesen der Erkrankung, sondern nur Manifestationen des Grundprozesses. Vereinzelt wird allerdings heute noch die Sympathikustheorie gehalten (Lewi).

Das zunehmende Interesse, das man der Erforschung des Zentralnervensystems zuzuwenden begann, war mit ein Grund, daß man sich vom Sympathikus rascher abwandte und daß jetzt mehr die bulbären Theorien in den Vordergrund treten.

Hatten schon Geigel und Friedreich zur Erklärung der Erscheinungen auf zentrale Vorgänge rekurrieren müssen, so war die seither experimentell festgestellte Tatsache, daß es gelingt, von der Medulla oblongata aus einzelne bei Morbus Basedowi vorhandene Erscheinungen hervorzurufen, Veranlassung, den dem Morbus Basedowi zugrunde liegenden Prozeß in die Medulla oblongata zu verlegen. Zuerst Feréol und später Ballet traten mit großem Geschick für diesen Gedanken ein, der auch, namentlich auf französischer und englischer Seite, zahlreiche Anhänger fand (Blocq, Rendu, Fitz Gerald, Panas, Raymond-Serieux, Hughling Jakson, Laycock, Joffroy und Barrié, Hale White u. a.); in Deutschland war es namentlich Sattler, der der bulbären Hypothese zu Erfolg verhalf, so daß sie durch lange Zeit als

die herrschende angesehen werden konnte und auch bis in die Letztzeit noch
einzelne Anhänger findet. Fragen wir uns aber nach den Grundlagen, auf welchen
sich diese Hypothese aufbaut, so sehen wir zu unserer Überraschung, daß für
sie kein einziger stichhaltiger Beweisgrund vorliegt, daß hingegen eine ganze
Reihe von Momenten vorhanden sind, die strikte gegen eine solche Annahme
sprechen müssen.

Als Motiv kommt einzig und allein die Tatsache in Betracht, daß es im
Tierexperiment gelingt, durch Verletzungen der Medulla oblongata und der
angrenzenden Hirnpartien eine Reihe von Erscheinungen hervorzurufen (Polyurie, Glykosurie, Augenmuskellähmungen, Pulsbeschleunigung etc.), die sich
auch bei Morbus Basedowi finden. Eine wesentliche Stütze für diese Annahme
sieht man in den viel zitierten Versuchen von Filehne, dem es gelungen
sein soll, durch Durchschneidung der vorderen Vierhügelgegend beim Tier
einen Morbus Basedowi zu erzeugen. Nun erhielt er aber beim Kaninchen
einmal nur Tachykardie, ein anderes Mal einen einseitigen, mehr oder weniger
beträchtlichen Exophthalmus oder endlich wieder Hyperämie der Schilddrüse
und der Halsgefäße, ohne daß es ihm je gelungen wäre, die Trias auch nur bei
einem Tiere hervorzurufen. Aus diesen Experimenten kann gewiß jeder andere
Schluß gezogen werden, nur nicht der, daß es gelingt, einen Morbus Basedowi
zu erzeugen. Zudem konnten die Ergebnisse nur teilweise bestätigt werden
(Durdufi, Bienfait). So konnte letzterer nur Hyperämie des Kopfes und
der Schilddrüse und entweder Pulsverlangsamung oder Beschleunigung erzielen.
Auch führte man zur Stütze dieser Hypothese noch an, daß sich die Pulsbeschleunigung und das Herzklopfen leichter von der Medulla, als vom Sympathikus erklären lasse, ebenso bei der Lage der vasomotorischen Zentren
daselbst die mannigfachen vasomotorischen Erscheinungen, die Schweißstörungen,
die Störungen in der Wärmeregulation, das Vorhandensein von Glykosurie
und die in einzelnen Fällen beobachteten bulbären Symptome. So gerechtfertigt
der Schluß wäre, daß diese Momente dafür sprechen, daß bei Morbus Basedowi
die Medulla oblongata oder einzelne ihrer Zentren in Mitleidenschaft gezogen
werden, so wenig ist der Schluß begründet, daß der Morbus Basedowi eine
Erkrankung der Medulla ist.

Gegen diese Annahme sprachen noch eine Reihe gewichtiger Bedenken.
Durch die klinische Beobachtung konnte festgestellt werden, daß eine Erkrankung des Corpus restiforme und des Solitärbündels, auf die man so großes
Gewicht legte, vorkommen kann, ohne die mindesten Erscheinungen eines
Morbus Basedowi (Oppenheim). Ferner kennen wir ja doch eine Reihe von
Prozessen, die zu bulbären Veränderungen führen, deren Symptomenbilder
aber von dem des Morbus Basedowi grundverschieden sind. Für die Annahme
einer bulbären Lokalisation spielt die Polyurie und Glykosurie, auf die man
so großes Gewicht legte, die geringste Rolle und sind sie auch beim Morbus
Basedowi durch anderweitige Vorgänge bedingt; sie sind überdies eine verhältnismäßig seltene Erscheinung. Gerade aber die bei bulbären Prozessen
zu beobachtenden Symptome werden bei Morbus Basedowi sehr selten angetroffen und sind zudem einer anderen Deutung fähig. So ist es für die relativ
noch am häufigsten vorhandenen Augenmuskellähmungen nicht entschieden, ob
sie nukleär oder muskulär bedingt sind. Es müßte sich bei dem Morbus Basedowi um einen ganz elektiven Prozeß handeln, der nur ganz bestimmte Zentren
betrifft, alles Übrige aber frei läßt. Aber auch die anatomische Untersuchung
läßt vollständig im Stiche. Sie ergibt entweder ganz negative Resultate, oder
solche Befunde, die auch bei anderweitigen Erkrankungen gefunden werden und
nur in einer Anzahl von Fällen Befunde, die allerdings mit dem Morbus Basedowi
in gewissen Beziehungen stehen können, wie z. B. die Blutungen, aber dann

nur als Teilerscheinung des Morbus Basedowi gedeutet werden könnten (vgl. path. Anat. Nerven S. 185). Außerdem sind wir nicht imstande, durch die Annahme eines bulbären Prozesses die Stoffwechselveränderungen, die ja bei Morbus Basedowi eine so große Rolle spielen, zu erklären, wenigstens kennen wir keinen bulbären Prozeß mit solchen. Auch können wir mit der bulbären Lokalisation nicht den Exophthalmus, die Struma erklären. Es hat die bulbäre Hypothese ebensowenig Berechtigung, wie die Sympathikus- oder Vagushypothesen, wenn auch zugegeben werden muß, daß die Medulla oblongata beim Morbus Basedowi in Mitleidenschaft gezogen sein kann.

Das Dominieren der nervösen Erscheinungen im Krankheitsbilde des Morbus Basedowi, das immer und immer wieder auf die Beteiligung des Nervensystems hinwies, das eigenartige diffuse Krankheitsbild mit dem Überwiegen allgemein nervöser Symptome, die nicht gut faßbar und auch nicht gut in ein zentrales nervöses Zentrum zu lokalisieren waren, brachte es mit sich, daß schon frühzeitig der Gedanke auftauchte, der Morbus Basedowi sei eine Neurose. Schon Brück glaubte in den Fällen v. Basedows eine Hysterie oder ihr verwandte Zustände annehmen zu können, Graves, Trousseau, Claude Marie nehmen eine Neurose des Sympathikus an, und später begegnen wir solchen Vermutungen bei einzelnen Anhängern der bulbären Hypothesen. Aber erst Charcot war es, der die Auffassung, der Morbus Basedowi sei eine Neurose, klar und bestimmt zum Ausdruck brachte und auch ihre Beziehungen zu den übrigen Neurosen betonte. Seinem glänzenden Blicke war es nicht entgangen, daß der Morbus Basedowi eine exquisit degenerative Erkrankung ist, welche auf angeborener Schwäche des Organismus fuße, die bewirke, daß er auf geringfügige Anlässe hin mit bestimmten Erkrankungen reagiere. Er stellte fest, daß auf dem Boden einer konstitutionellen Minderwertigkeit sich eine Reihe von Nervenerkrankungen, vor allem die Neurosen und gewisse Geisteskrankheiten, dann aber auch eine Reihe von Konstitutionskrankheiten, wie Gicht, Diabetes, Chlorose, Tuberkulose usw. entwickeln, Erkrankungen, welche in der Ascendenz und Verwandtschaft von Kranken mit Morbus Basedowi sehr häufig angetroffen werden. Für die Bezeichnung der Zusammengehörigkeit und gegenseitigen Beziehungen aller dieser Erkrankungen schafft er den Namen seiner famille nevropathique. Charcot bringt damit eine Hypothese für die Entstehung des Morbus Basedowi, die zum Teil heute noch zu Recht besteht und stellt mit Sicherheit das Degenerationsproblem in den Vordergrund der Betrachtung. Dieser Standpunkt fand in Deutschland wenig Verständnis. Charcots Auffassung wurde von den meisten französischen Klinikern geteilt und kann durch lange Zeit als führend in Frankreich bezeichnet werden. In Deutschland schlossen sich ihm ebenfalls einige Autoren an, wie Buschan, Eulenburg u. a., während andere sich nur zur Annahme einer Neurose entschließen konnten, für diese eventuell noch die neuropathische Belastung gelten ließen, sich sonst aber zu weiteren konstitutionellen Konzessionen nicht verstehen konnten. Mit der Annahme einer Neurose war eine große Reihe von Schwierigkeiten beseitigt, die bisher der Annahme, der Morbus Basedowi sei eine Erkrankung des Nervensystems, entgegenstanden. Zu ihrer Stütze konnten auch eine Reihe von Gründen angeführt werden, so daß bis in die letzte Zeit noch die neurogene Hypothese des Morbus Basedowi speziell unter den Neurologen Anhänger zählen konnte (Erb, Jendrassik, Oppenheim, Oswald, Mendel, Gerhardt, Buschan u. a.).

Die Anhänger der Hypothese, daß der Morbus Basedowi eine Neurose ist, führen als Argumente an: das häufige Vorkommen von neuropathischer Belastung bei Basedowkranken, das Auftreten der Erkrankung nach Überanstrengung, nach erschöpfenden Krankheiten, während der Schwangerschaft,

zur Zeit der Pubertät etc., für welche Vorgänge der Einfluß auf das Nervensystem und nervöse Zustände bekannt seien. Vor allem aber sprechen ihnen
jene Fälle für die neurogene Genese, bei welchen sich die Erkrankung im Anschlusse an psychische Einwirkungen verschiedener Art einstellt (einmaliger
Schreck, anhaltender Kummer, sexuelle Erregungen etc.). Sie stützen sich
dann auf die Übereinstimmung in den Erscheinungen der Menschen bei Schreck
und bei Morbus Basedowi (stürmische Herzaktion, Zittern, Anschwellen des
Halses, Schweißausbruch, Klaffen der Lider, Vortreten der Augen etc.), und
nehmen an, daß sich beim Morbus Basedowi ein ähnlicher Vorgang abspielen
müsse wie beim psychischen Shock. Durch die Annahme einer Neurose findet
ferner auch die Eigenart der nervösen Erscheinungen, die nervösen Allgemeinsymptome, die Erscheinungen von seiten der Psyche, die Schwächezustände,
die Abmagerung, die Erscheinungen von seiten des Verdauungstraktes etc.
ihre Erklärung. Von Bedeutung war endlich auch der Umstand, daß jede
andere Hypothese zur Erklärung des Zustandekommens einzelner Erscheinungen
wie z. B. der Augensymptome immer auf eine Affektion der Nerven rekurrieren
mußte und diese aus den früher angeführten Gründen und bei dem negativen
anatomischen Befunde am Nervensystem nur als Neurose gedacht werden konnte.
Buschan erklärt den Morbus Basedowi als eine allgemeine Neurose mit Vorherrschen der psychischen und vasomotorischen Sphäre, die der Hysterie an die
Seite zu stellen wäre und die mit den übrigen Neurosen verschiedene Berührungspunkte habe; Cassirer spricht von einer vasomotorisch-trophischen Neurose.
Als die ausführenden Organe der abnormen nervösen Vorgänge kommen der
Vagus und Sympathikus in Betracht (Buschan), nach Oppenheim ist der
primäre Sitz der Neurose vorwiegend in den Zentren des vegetativen Nervensystems zu suchen.

So festgefügt allem Anscheine nach auch diese Hypothese war und so
bestechend sie erscheinen mußte, in dieser starren Form war sie nicht richtig
und mußte sie unter den Argumenten der inzwischen mächtig aufstrebenden
thyreogenen Auffassung des Morbus Basedowi immer mehr an Bedeutung
einbüßen.

Mit dem Einsetzen der Erkenntnis von der Bedeutung der Drüsen mit
innerer Sekretion, die mit der Erkenntnis über die Bedeutung der bisher als
belangloses Organ angesehenen Schilddrüse inauguriert wurde, mußte die Schilddrüse in die pathogenetischen Betrachtungen einbezogen werden; sind ja doch
die Erscheinungen der Schilddrüse ein Kardinalsymptom der Erkrankung.
Es rückt jetzt die Schilddrüse, die früher nur als mechanisch auf die Nerven
wirkend in Betracht kam, oder deren Schwellung nur als Symptom der durch
nervöse Einflüsse bedingten Änderung der Gefäßinnervation aufgefaßt wurde,
als Sedes morbi in den Mittelpunkt der Erörterungen.

G. Gauthier war der erste, der den Gedanken aussprach, daß ein Teil
der Symptome des Morbus Basedowi auf einer Funktionsstörung der Schilddrüse beruht. Die Beschreibung des Myxödems durch Gull, der Nachweis
durch Ord, daß bei dieser Erkrankung die Schilddrüse atrophisch ist, die durch
Reverdin und Kocher gefundene Tatsache, daß nach Entfernung der Schilddrüse beim Menschen ein dem Myxödem analoger Zustand auftrete, die Ergebnisse des Tierexperimentes, wonach die Tiere nach Exstirpation der Thyreoidea unter den Erscheinungen einer Vergiftung zugrunde gingen, hatten die
Anschauung gezeitigt, daß der Schilddrüse eine entgiftende Funktion zufalle,
deren Ausfall für den Organismus schwere Schäden setze. Die Ähnlichkeit
in den Erscheinungen bei Myxödem und gewissen im Verlaufe des Morbus Basedowi zu beobachtenden kachektischen Erscheinungen, die Anwesenheit der
Schilddrüsenveränderung bei Morbus Basedowi brachten Gauthier zur An-

nahme, daß die Veränderung der Schilddrüse zur Anwesenheit von giftigen Substanzen Anlaß gebe, die auf die Medulla wirken und so zu den Erscheinungen des Morbus Basedowi führen könne.

P. Moebius gebührt das Verdienst, es klar ausgesprochen zu haben, daß der Morbus Basedowi eine Erkrankung der Schilddrüse ist. Er kann als der eigentliche Begründer der thyreogenen Hypothese des Morbus Basedowi angesehen werden und seiner Beweisführung verdankt sie auch den größten Teil ihres Erfolges. Die inzwischen festgestellte Tatsache, daß es gelingt, durch Verabreichung von Schilddrüse die Ausfallserscheinungen von Myxödem und Cachexia strumipriva zu paralysieren, daß also die Schilddrüse ein Sekret dem Körper liefert, dessen Ausfall diese Veränderungen bewirkt, der vollständige Gegensatz in dem klinischen Bilde bei Myxödem und bei Morbus Basedowi, der Umstand, daß dort Atrophie der Drüse, bei Morbus Basedowi Hypertrophie derselben zu finden ist, ließ ihn den Schluß ziehen: dem Morbus Basedowi liegt im Gegensatze zum Myxödem eine gesteigerte Tätigkeit der Schilddrüse zugrunde, die zu einer Vergiftung des Organismus mit Schilddrüsensekret führt.

Die thyreogene Hypothese von Moebius erwarb sich rasch zahlreiche Anhänger und war in unveränderter Fassung bis in die letzten Jahre die nahezu alleinherrschende, wozu wesentlich der Umstand beitrug, daß im Verlauf der Zeit eine Reihe Erfahrungen von Seite der Chirurgen gemacht werden konnte, die ihr eine weitere Stütze gaben. Für den Hyperthyreoidismus als das Wesen der Basedowschen Krankheit werden von den Anhängern dieser Anschauung folgende Beweismomente angeführt:

1. Erklärt die thyreogene Hypothese besser als die übrigen die bei Morbus Basedowi vorliegenden Verhältnisse und Erscheinungen. So ist nach Moebius die Basedowstruma durch die neurogenen Erklärungsversuche nicht verständlich, da ja bei Morbus Basedowi eine Parenchymveränderung der Struma vorliegt und keine einfache Gefäßerweiterung. Ebenso ist es nach demselben Autor jetzt verständlich, daß der Morbus Basedowi als eine besondere Form der Kropfkrankheit vererbt werden kann, bei Frauen häufiger auftritt, sich in anderweitigen Kröpfen hinzugesellt und in Myxödem übergehen kann. 2. Es gibt keinen Fall von Morbus Basedowi, bei dem man nicht auch bei scheinbar nicht vergrößerter Drüse Veränderungen an der Thyreoidea bei der Operation nachweisen könnte, ein Morbus Basedowi bei normaler Drüse ist nicht erwiesen (Th. Kocher). Dem Morbus Basedowi kommt eine typische Veränderung der Schilddrüse zu. Die histologischen Bilder sprechen mit ihrer Zellvermehrung und Zellvergrößerung, der Verflüssigung und Verminderung des Bläscheninhaltes durch rasche Resorption für eine vermehrte Tätigkeit und vermehrten Zellstoffwechsel der Drüse. Es entsprechen auch die verschiedenen Veränderungen der Schilddrüse einem verschiedenen Verlaufe und verschiedenen Symptomenbildern des Einzelfalles (A. Kocher). 3. Zeigt das klinische Krankheitsbild des Morbus Basedowi in allen Einzelheiten ein gegenteiliges Verhalten wie das beim Myxödem, für das eine mangelnde Funktion der Schilddrüse erwiesen ist (Moebius). Es kommt dem Morbus Basedowi ein typisches Blutbild zu, das durch Überfunktion der Drüse bedingt wird (Th. Kocher). Im Blute von Basedowkranken ist vermehrtes Schilddrüsensekret nachweisbar, damit verfütterte Mäuse sind gegen Methylcyanid viel widerstandsfähiger als solche mit normalem Blute gefütterte, sie verhalten sich auch different gegen Morphin (Reid Hunt). 4. Der Erfolg der Operation durch Ausschaltung der Mehrproduktion, auch in Fällen, die als Neurose aufgefaßt werden (Th. Kocher), die Verschlechterung der Erkrankung durch Jod und Schilddrüsenmedikation. 5. Es gelingt bei Mensch und Tier, durch vermehrte Schilddrüsenzufuhr den Morbus Basedowi künstlich hervorzurufen.

Würden alle diese Voraussetzungen und Beweismomente zutreffen, dann wäre allerdings die Beweiskette geschlossen und an der Tatsache, daß der Morbus Basedowi eine primäre Erkrankung der Schilddrüse ist, ein Hyperthyreoidismus, könnte wohl kaum gezweifelt werden. So einfach liegen aber die Dinge nicht und ein genaueres Eingehen auf die einzelnen angeführten Argumente zeigt, daß viele derselben nicht stichhaltig sind, und daß die thyreogene Hypothese durchaus nicht so fundiert ist, als angenommen wird. Bei der prinzipiellen Bedeutung müssen wir daher auf die einzelnen Beweismittel etwas genauer eingehen.

Durch die Annahme einer primären Erkrankung der Schilddrüse und ihrer Einwirkung auf das Nervensystem und die übrigen Organe können wir wohl die nervösen Erscheinungen, einen Teil der Stoffwechselstörungen die Allgemeinsymptome etc. erklären, gewisse Einschränkungen, auf die wir noch eingehen müssen, ausgenommen. Wir verstehen auch eher das Auftreten des Morbus Basedowi im Anschlusse an früher vorhandenen Kropf. Hier aber schon kommen wir mit der einfachen Schilddrüsenerkrankung nicht mehr aus. Hier müssen wir schon auf ein weiteres Moment rekurrieren, das uns erklärt, warum nicht alle Leute mit Kropf Basedowsymptome bekommen. Denn wenn es nur auf die Veränderung der Schilddrüse bei Morbus Basedowi ankäme, müßte man doch in Kropfgegenden weitaus häufiger Morbus Basedowi sehen, als dies tatsächlich der Fall ist. Fr. Kraus macht aufmerksam, daß in Steiermark, einem exquisiten Kropflande, der Morbus Basedowi selten anzutreffen ist, und E. Bircher sagt für Aarau, ein ausgesprochenes Kropfgebiet, daß auch hier kaum $1^0/_{00}$ von Kropfigen Basedowerscheinungen haben. Die Annahme von Moebius, daß eine kontinuierliche Reihe mit fließenden Übergängen vom einfachen Kropf zum Morbus Basedowi bestehe, ist vielfach schon abgelehnt worden, u. a. auch von Kocher, dem eifrigsten Verfechter der thyreogenen Hypothese. Hier müssen wir entweder ganz bestimmte Veränderungen der Schilddrüse annehmen oder die Ursache in der besonderen Beschaffenheit der Individuen, in konstitutionellen Momenten suchen.

Ebenfalls nicht so glatt steht die Annahme mit der Vererbung des Morbus Basedowi. Die Krankheit kann nicht vererbt werden, sondern nur die Anlage zu dieser. Diese Anlage kann aber nicht in der Schilddrüse allein gelegen sein, da der Kropf gegenüber dem Morbus Basedowi eine sehr häufige Veränderung ist und in den Familien Degenerierter viel häufiger angetroffen wird als letzterer. Es kann daher das Vorkommen von Struma und Morbus Basedowi in der Ascendenz und in der Verwandtschaft nur durch die degenerative Anlage bedingt sein, die wir für das Zustandekommen des Morbus Basedowi und der Struma als notwendig ansehen. Daß die Vererbung abnorm veranlagter Organe, hier der Schilddrüse, eine gewisse Rolle für das Auftreten der dem Morbus Basedowi zugrunde liegenden Veränderungen spielen wird, muß zugegeben werden.

Das Verständnis der Fälle von Morbus Basedowi, die in Myxödem übergehen, ist, wie Moebius annimmt, durch die thyreogene Hypothese erleichtert. Dies gilt aber nur für einen verhältnismäßig kleinen Bruchteil der Fälle, bei welchen die Erscheinungen beider Erkrankungen nacheinander sich entwickeln. Für die Fälle, bei welchen die Erscheinungen von Myxödem und Morbus Basedowi gleichzeitig vorhanden sind, reicht die Annahme einer Schilddrüsenerkrankung allein nicht aus.

Nicht zu erklären endlich durch die Annahme einer thyreogenen Affektion, der bestimmte organische, histologisch erweisbare Veränderungen zugrunde liegen, sind jene Fälle von Morbus Basedowi, bei welchen sich ganz akut nach irgend einem nervösen Trauma die Veränderungen der Schilddrüse und die übrigen Symptome der Erkrankung einstellen. Hier können wir, da entzündliche Veränderungen an der Schilddrüse fehlen, nur mit der Annahme einer Gefäßerweiterung auskommen, die nur durch die Annahme nervöser Einflüsse erklärbar ist. Diese Hyperämie der Schilddrüse könnte aber zu Veränderungen im Parenchym führen, die wir bei den mehr chronisch verlaufenden Fällen finden und die als reaktive zu deuten sind. Wir können mindestens ebensogut die Erscheinungen erklären, wenn wir annehmen, die Schilddrüse werde in ihrer Funktion und in ihrem Gewebe von primären Veränderungen im Nervensystem beeinflußt, als durch die Annahme einer primären Veränderung der Schilddrüse selbst.

Ebenso können wir der angeführten Häufigkeit der Schilddrüsenveränderung und ihrer histologischen Eigenart nicht jene Beweiskraft zusprechen, die man ihnen vielfach beilegt. Die Fälle, bei welchen wir sonst ausgesprochene Erscheinungen von Morbus Basedowi finden und nur die Vergrößerung der Schilddrüse fehlt, wurden seit jeher gegen die thyreogene Hypothese zu Felde geführt. Die Möglichkeit einer Täuschung zugegeben, bleibt aber immer noch eine, wenn auch geringe, Anzahl von Fällen, bei welchen eine Vergrößerung der Schilddrüse vermißt wurde. Ob in solchen Fällen die Operation eine Veränderung aufgedeckt hätte, können wir natürlich nicht behaupten. Es ist aber außerdem noch zu bedenken, wie schwierig es selbst bei größeren Differenzen in der Größe der Schilddrüse ist, zu entscheiden, ob sie bereits als pathologisch oder noch als normal anzusprechen ist, da in der Schilddrüse normalerweise beträchtliche Abweichungen in Lage, Form und Größe vorkommen. Wir können hier auf die Zusammenstellung von Marshall verweisen.

Den Fällen mit fehlender Schilddrüsenvergrößerung bei Morbus Basedowi fügen die Gegner der thyrogenen Hypothese noch solche Fälle an, bei welchen nach der Operation ein Rezidiv auftrat oder keine Besserung erzielt wurde. Lewinsky veröffentlicht einen Fall, in welchem bei gewöhnlicher Struma die Strumektomie gemacht wurde und bei dem später dann ein typischer Morbus Basedowi auftrat, der seiner Meinung nach beweist, daß selbst da, wo nur mehr ein Rudiment der Drüse vorhanden ist, wo von einem Hyperthyreoidismus nicht mehr die Rede sein könne, der Morbus Basedowi zustande kommen kann. Thomson hebt den Umstand hervor, daß auch alte Leute an Rezidiven der Krankheit sterben, wo doch im Alter eine Atrophie der Drüsen vorhanden sei. Das sind natürlich keine beweisenden Argumente, da ja auch eine kleine Drüse abnorm sezernieren kann und der belassene Rest oder die Drüse im Alter auch genügende Veränderungen aufweisen könnte, die zur Auslösung der Basedowsymptome genügen. Es wird ihnen aber, wenn auch sonst nicht alles klappt, eine gewisse Bedeutung zugesprochen werden können.

Weit wichtiger wäre daher der Nachweis typischer histologischer Veränderungen gewesen, da, wenn es gelungen wäre, für den Morbus Basedowi pathognomonische Veränderungen an der Schilddrüse zu finden, die Frage mit einem Schlage entschieden wäre. Dies ist aber bisher trotz zahlreicher darauf gerichteter Untersuchungen nicht gelungen. Es gibt keine pathognomonischen Symptome, und die Untersuchungen der Schilddrüse haben nur gezeigt, daß dies auch für dieses Organ bei Morbus Basedowi gilt. Die ersten Angaben über eigentümliche Veränderungen der Schilddrüse bei Morbus Basedowi von Greenfield fanden im großen und ganzen ihre Bestätigung (Edmunds, Ehrich, Farner, Hämig, Langhans, A. Kocher, Lubarsch, Marchand, Wilson, Ewing, McCallum, Otto, Pettavel, Matti, Oehler u. a.). Aber schon über die Häufigkeit der Veränderung gehen die Ansichten auseinander. Während einzelne Autoren irgendwelche Veränderungen, eventuell die angeblich charakteristischen, in jedem Falle finden (A. Kocher, Th. Kocher,

Wilson, Ewing, McCallum, Otto, Oehler, fast konstant Matti), vermissen sie andere (Marine und Lenhart, Pettavel, Simmonds) in einem Teil der Fälle. Die an der Struma vorhandenen Veränderungen halten A. Kocher, Th. Kocher, Wilson u. a. für charakteristisch und von den bei gewöhnlicher Struma vorfindlichen different, während dies Ewing, Otto nur mit Einschränkung gelten lassen und Leischner und Marburg, Marine und Lenhart, Oehler, Matti die Veränderungen als nicht charakteristisch bezeichnen. Auch für die Lymphocytenherde hat es sich herausgestellt, daß sie ein häufiger, aber nicht charakteristischer Befund in den Basedowstrumen sind.

Es ergeben die pathologisch-anatomischen Befunde nur (vgl. S. 193), daß sich in den Strumen von Basedowkranken Veränderungen finden können, die zwar für diese Erkrankung nicht pathognomonisch sind, da sie auch bei anderen Affektionen an der Schilddrüse vorkommen, die aber in typischen Fällen in solcher Ausbildung und Entwicklung vorhanden sind, daß aus dem pathologisch-histologischen Befunde die Wahrscheinlichkeitsdiagnose gestellt werden kann. Die Häufigkeit und Ausbildung dieser Veränderungen gerade bei Morbus Basedowi gegenüber anderweitigen Affektionen spricht nur für die Annahme, daß ihnen irgend eine Rolle in der Pathogenese dieser Erkrankung zufällt. Da sie nicht entzündlicher Natur sind und am besten als kompensatorische Hypertrophie, durch irgendwelche Reize veranlaßt, zu deuten sind, können wir annehmen, daß beim Morbus Basedowi an der Schilddrüse Vorgänge sich geltend machen, deren Reiz zu den Veränderungen des Parenchyms führt. Irgend einen Schluß, ob die auslösende Störung in der Schilddrüse selbst ihren Sitz hat oder von außen auf die Schilddrüse wirkt, können wir aus ihnen nicht ziehen. Der Umstand, daß die Erweiterung der Gefäße, wie auch aus dem klinischen Bilde hervorgeht, den übrigen Veränderungen der Schilddrüsen vorangeht, würde darauf hinweisen, daß eine von außen einwirkende Störung vorliegt. Diese Veränderungen können aber auch vollständig fehlen, sie sind nicht die pathogenetische Grundlage des Morbus Basedowi, sondern nur Ausdruck von Vorgängen, die an der Schilddrüse bei dieser Erkrankung sich abspielen müssen. Die Intensität der Einwirkung, die Dauer derselben, die Beschaffenheit der Schilddrüse vorher, ihre Reaktionsfähigkeit, die zum Teil in konstitutionellen Momenten (Alter, Geschlecht, Anlage) begründet ist, erklären uns das differente Verhalten des histologischen Bildes in den einzelnen Fällen.

Bei einer solchen Auffassung können wir auch verstehen, daß die klinischen und histologischen Bilder nicht parallel zu gehen brauchen. Der von A. Kocher zur Stütze der thyreogenen Genese aus seinen Befunden herangezogene Parallelismus der klinischen und pathologisch-anatomischen Befunde kann nach den vorliegenden Untersuchungen nicht aufrecht erhalten werden. Er kann es schon aus dem Grunde nicht, weil die histologischen Bilder keinen Schluß auf die Funktion des Organs zulassen und für das klinische Bild bei gleichen auslösenden Momenten die individuelle Reaktion des Individuums von wesentlichem Einflusse ist. Von diesem Gesichtspunkte ist auch die Annahme zu bewerten, daß bei Überwiegen der Zylinderzellenwucherung sympathikotonische, bei Überwiegen der polymorphen Zellwucherung vagotonische Formen des Morbus Basedowi vorhanden sein sollen (vgl. hierzu auch S. 276).

Wie aber stellen wir uns, wenn wir die Ursache des Morbus Basedowi in Veränderungen der Schilddrüse suchen, zu jenen Fällen, bei welchen die anatomische Untersuchung trotz ausgesprochener klinischer Erscheinungen eines Morbus Basedowi an der Thyreoidea nur Veränderungen nachweist, die wir bei den gewöhnlichen Kröpfen ohne Basedowerscheinungen finden oder bei welchen sich überhaupt keine verwertbaren Veränderungen nachweisen lassen? Kommen wir in ersterem Falle vielleicht noch zur Not mit der Annahme aus, daß sich in der Schilddrüse an irgend einer Stelle doch noch typische Veränderungen nachweisen lassen würden, daß die Funktion der Drüse gesteigert sein kann und daß nur die vorher schon vorhandenen Veränderungen das Auftreten der entsprechenden histologischen Veränderungen erschwert haben oder daß endlich die abnorm gesteigerte Reaktionsfähigkeit des Individuums bei geringer Funktionsstörung der Schilddrüse die ausgesprochenen klinischen Erscheinungen gesetzt habe, so kommen wir in letzterem Falle bei vollständig negativem Schilddrüsenbefund mit solchen Erklärungsversuchen wohl kaum mehr aus. Abgesehen von den ganz akuten Fällen kommen hier wohl nur zwei Möglichkeiten in Betracht: entweder lag kein Morbus Basedowi vor, sondern ein anderer unter einem ähnlichen Symptomenkomplex verlaufender Prozeß, oder aber die Schilddrüse resp. deren Funktionsstörung ist nicht das maßgebende pathogenetische Moment, es gibt Fälle, bei welchen der Symptomenkomplex des Morbus Basedowi auf andere Weise zustande kommt. Erstere Möglichkeit kommt sicher mit in Betracht, wenn man bedenkt, was alles als Thyreose und Morbus Basedowi diagnostiziert wird, ohne daß hierzu die mindeste Berechtigung vorläge. In diesem Sinne spricht auch die Tatsache, daß in typischen Fällen Veränderungen der Schilddrüse mindestens ungemein häufig vorhanden sind. Für die zweite Möglichkeit entscheidet sich auf Grund der anatomischen Befunde, z. B. Simmonds. Nach ihm ist der Morbus Basedowi ebensowenig wie der Diabetes und der Morbus Addisoni eine einheitliche Krankheit, sondern nur ein Symptomenkomplex, hervorgerufen durch funktionelle Störungen des Organs, die von ganz verschiedenen Zuständen desselben begleitet sein können.

Wir können demnach aus den pathologisch-anatomischen Befunden an der Schilddrüse nur den Schluß ziehen, daß dieses Organ an dem Zustandekommen der Erscheinungen wenigstens in der überwiegenden Mehrzahl der Fälle von Morbus Basedowi irgendwie beteiligt ist. Für einen kleinen Rest muß vorläufig, die Richtigkeit der klinischen Diagnose vorausgesetzt, die Frage offen gelassen werden, ob in ihnen eine Funktionsstörung der Drüse ohne anatomisches Substrat vorliegt oder ob die Schilddrüse vielleicht dabei überhaupt keine Rolle spielt. Wir können weiter annehmen, daß die Drüse irgend ein Reiz treffen muß, der die Veränderungen an der Drüse, die als kompensatorisch hypertrophisch aufzufassen sind, hervorruft. Welcher Art der Reiz ist, können wir aus den histologischen Bildern nicht entscheiden, wir vermissen nur entzündliche Vorgänge. Das Fehlen dieser, die Variabilität der histologischen Bilder, das Vorangehen der Erweiterung der Gefäße vor den übrigen Veränderungen spricht eher für einen von außen auf die Schilddrüse einwirkenden Einfluß. Die Möglichkeit, daß der Reiz des vermehrten Sekretes die Veränderungen setzt, muß zugegeben werden, dann müssen wir aber wieder die Ursache der Hypersekretion außerhalb der Schilddrüse suchen. Den Beweis, den die Anhänger der thyreogenen Hypothese von den histologischen Befunden der Schilddrüse erwartet haben, daß das primum movens für die Basedowsche Krankheit in einer Veränderung der Schilddrüse gelegen ist, können wir durch sie nicht als erbracht ansehen, so wertvolle Ergebnisse die Untersuchungen auch sonst gezeitigt haben.

In dem Antagonismus des Symptomenbildes bei Myxödem und bei Morbus Basedowi ist ein wertvolles Argument für die Bedeutung der Schilddrüse gelegen. Nur darf man bei dem Versuche, die Gegensätze hervorzuheben, nicht allzu weit gehen und aus diesem Verhalten nicht zu viel schließen wollen. Moebius hat das Wesentliche betont, wenn er neben den gemeinschaftlichen Zügen (chronischer, fieberloser Verlauf mit Kachexie und meist letalem Ausgang, meist bei Frauen in mittlerem Alter, Affektion der Schilddrüse, Herzerscheinungen, psychische Anomalien und Hautveränderungen) die Differenzpunkte so bringt: „Hier Vergrößerung, dort Verkleinerung der Schilddrüse, hier Beschleunigung, dort Verlangsamung der Herztätigkeit, hier Verdünnung, gesteigerte Wärme, übermäßige Schweißbildung der Haut, dort Verdickung durch Mucinanhäufung, Kälte, oberflächliche Trockenheit der Haut, hier Steigerung der seelischen Erregbarkeit, reizbare Schwäche, dort Stumpfheit und Langsamkeit." Wenn A. Kocher in seiner Tabelle der Gegensätze beim Morbus Basedowi frequenten, oft gespannten, schnellenden, hie und da unregelmäßigen Puls gegen langsamen, kleinen, regelmäßigen Puls beim Myxödem anführt, dem Morbus Basedowi ein überaus erregbares Gefäßnervensystem zuspricht, gegenüber Fehlen jeglicher Blutwallung mit Kälte der Haut bei Myxödem, hier zitternde Extremitäten mit vermehrter Beweglichkeit der Gelenke findet, dort Steifigkeit der Extremitäten, hier lange, schlanke Finger mit spitzer Endphalanx, dort kurze, dicke, am Ende oft verbreiterte Finger etc., so wird er damit den Tatsachen nicht gerecht. So sind z. B. ein schlanker Skelettbau, hie und da weiche und dünne Knochen, die vermehrte Beweglichkeit der Gelenke, die langen schmalen Finger mit spitzer Endphalanx, die er dem Morbus Basedowi als eigentümlich hinstellt, gar keine Symptome dieser Erkrankung, sondern degenerative Stigmen oder Zeichen abnormer Konstitution und können sich auch bei Myxödem finden. Ebensowenig könnte man der Annahme Faltas beipflichten, wenn er von den Haaren sagt, daß sie bei Morbus Basedowi zwar trocken sein können, dabei aber dünn sind, während sie beim Myxödem dick, morsch und brüchig zu sein pflegen.

In dem gegensätzlichen Verhalten der Erscheinungen beider Erkrankungen, wobei wir vom Myxödem sicher wissen, daß dabei eine Unterfunktion der Schilddrüse eine Rolle spielt, ist nun allerdings ein wichtiger Hinweis gelegen, den auch Moebius glücklich aufgegriffen hat, daß dem Morbus Basedowi eine krankhaft gesteigerte Funktion dieser Drüse zugrunde liege. Aber der Wert eines strikten Beweismomentes kommt dieser Tatsache nicht zu, denn es können ja Affektionen mit ganz gleichen Symptomen differenter Genese sein und umgekehrt. Anspruch auf Beweiskraft kann ihr erst zukommen, wenn sie im Einklang mit sonstigen Tatsachen steht. Wofür könnte der Gegensatz in den Symptomen sprechen? daß der Schilddrüse, vielleicht einer gesteigerten Funktion dieser Drüse, ein Einfluß auf das Zustandekommen der Erscheinungen des Morbus Basedowi zukommt. Wir können aber daraus nicht schließen, daß eine Erkrankung vorliegt, bei welcher nur die Schilddrüse affiziert ist, bei welcher der Sitz der Erkrankung, das primum movens, in der Schilddrüse gelegen ist. Man hat aus dem Symptomenkomplex des Morbus Basedowi die Schilddrüsenkomponente herausgehoben, auf die Schilddrüse lokalisiert und versucht jetzt, alle übrigen Erscheinungen unter denselben Hut zu bringen. Darin ist der Fehler gelegen. Es sind die Schlüsse, die die Anhänger der thyreogenen Hypothese aus dieser Tatsache gezogen haben, in der Form, wie es geschehen ist, nicht berechtigt.

Die Annahme Th. Kochers, daß das bei Morbus Basedowi mit ziemlicher Häufigkeit vorhandene abweichende Blutbild mit Leukopenie und Lymphocytose dem Morbus Basedowi eigentümlich sei und auf einer vermehrten Funktion der Schilddrüse beruhe, hat sich nicht bestätigt (vgl. S. 151).

Auch der Nachweis vermehrter Schilddrüsenstoffe im Blute, der für die Pathogenese von einschneidender Bedeutung wäre, ist bisher nicht geglückt (siehe Blut).

Von den zur Stütze der Schilddrüsenhypothese angeführten Beweisgründen kommt dem günstigen Effekt der chirurgischen Therapie unzweifelhaft

der größte Wert zu. Die durch die Operation in manchen Fällen zu erzielenden
überraschenden Erfolge lassen wohl kaum eine andere Erklärung zu, als daß sie
durch die Entfernung des abnorm sezernierenden Parenchyms dieser Drüse
herbeigeführt würden. Gestützt würde diese Annahme dann noch durch die
Erfahrung einzelner Chirurgen, nach welchen der Effekt abhängig wäre von der
Größe des entfernten Stückes, so daß Rehn sagen konnte: ,,wenn es erlaubt
wäre, die gesamte Schilddrüse zu entfernen, so würden wir jeden Fall von Morbus
Basedowi rasch und völlig heilen.‘‘ Ebenso spricht in diesem Sinne die Tatsache, daß mit neuerlicher Größenzunahme des Strumarestes wieder ein Rezidiv
der Erkrankung auftreten kann, das durch eine neuerliche Entfernung der
Drüse wieder behoben werden kann. Aber deswegen dürfen wir nicht schließen,
daß der Morbus Basedowi eine Erkrankung der Schilddrüse ist und daß darin
das Um und Auf des ganzen Prozesses gelegen ist. Denselben Effekt durch
Ausschaltung des Erfolgorganes müssen wir erzielen, wenn der die Veränderungen der Schilddrüse auslösende Reiz vom Zentralnervensystem, von den
Ovarien, vom Pankreas oder sonst irgend einem Organ ausgehen würde. Und
dann bleibt uns immer noch unverständlich, warum durch die Operation nicht
in jedem Falle eine Besserung zu erzielen ist, es Fälle gibt, bei welchen die Operation gar keinen Effekt erreicht, daß eventuell sogar eine Verschlimmerung
der Erscheinungen auftreten kann. Für diese Mißerfolge kommen wir nicht
mit der Annahme aus, daß zu wenig Drüse entfernt wurde, daß bei der herd-
weisen Verteilung der Veränderungen in der Drüse vielleicht nur normale Partien
entfernt wurden, oder daß die Drüse so schwer verändert war, daß die durch
die Operation für gewöhnlich bewirkte Rückbildung des krankhaften Prozesses
und die Neubildung von normalem Schilddrüsengewebe unmöglich ist usw.
In den Fällen mit Besserung gehen die Erscheinungen auch keineswegs so gleichmäßig zurück, daß man daraus zu der Schlußfolgerung gelangen könnte, es
seien alle Erscheinungen nur auf eine Ursache zurückzuführen. Wir können
aus den Erfolgen der Chirurgen, die uns ein wertvolles Argument sind, den
Schluß ziehen, daß der Schilddrüse in der Pathogenese des Morbus Basedowi
eine wesentliche Rolle zufallen muß, ohne daß sie uns jedoch sagen, daß diese
Drüse das einzig maßgebende Organ ist, das primum movens, das alle Erscheinungen setzt, oder ob sie nur von außen her von anderen Organen Reize emp-
fängt, auf die sie bei gegebener abnormer Anlage abnorm reagiert, oder ob außer
der Schilddrüse noch andere Organe, speziell Drüsen mit innerer Sekretion,
an dem Zustandekommen der Erscheinungen beteiligt sind oder endlich, ob
es nicht doch Fälle gibt, bei welchen die Funktionsstörung der Schilddrüse nicht
in Betracht kommt oder bloß von untergeordneter Bedeutung ist.

Ebenso spricht die Verschlechterung bei Schilddrüsenzufuhr, selbst wenn
sonst andere Gründe vorhanden sind, nur mit einiger Wahrscheinlichkeit für die
Beteiligung der Schilddrüse, denn sie kann fehlen, es kann durch sie auch eine
Besserung bedingt werden und es kann eine Verschlechterung bei Morbus Basedowi
sehr leicht durch verschiedene andere Vorgänge hervorgerufen werden. Ebenso
läßt sich der ungünstige Einfluß der Jodmedikation nur wenig verwerten. Denn
es gibt sichere Fälle von Morbus Basedowi, bei welchen durch kleine Dosen
Jod nicht nur keine Verschlechterung, sondern eine Besserung der Erscheinungen eintritt (vgl. Therapie S. 334); dann ist es durchaus nicht erwiesen,
ob die nach Jodgebrauch auch bei nicht Basedowkranken auftretenden Erscheinungen mit dem Morbus Basedowi identisch sind, und endlich wissen wir
überhaupt nicht, wie die abnorme Reaktion auf Jod zustande kommt (vgl.
S. 227). Schwierig zu deuten und vorläufig ganz unverständlich sind jene
allerdings seltenen Fälle, bei welchen auf Schilddrüsenzufuhr eine Besserung
der Erscheinungen auftritt (Mackenzie, Voisin, Howitz, Lanz u. a.). Mit

der Annahme eines Hyperthyreoidismus sind sie unvereinbar. Wieweit der Erklärungsversuch von Moebius zutrifft, daß durch Zufuhr gesunder Schilddrüse die Wirkung der krankhaft veränderten beeinträchtigt würde und sie in die Lage komme, sich zu erholen, läßt sich derzeit nicht entscheiden. Ebenso bedarf die Annahme von Falta, daß dies Fälle sind, bei welchen die Medikation im abheilenden Stadium vorgenommen wurde und daß sich bei solchen stärkere Gegenregulationen entwickeln, einer weiteren Begründung. Er stützt sich auf einen Fall von Magnus Levy, der nach Besserung Thyreoidtabletten ohne dadurch bedingte Verschlechterung der Erscheinungen erhielt und auf einen eigenen Fall, der u. E. kein Morbus Basedowi ist und bei dem nicht angeführt erscheint, wie die Tabletten vorher vertragen wurden. Eine Erklärung läßt sich vorläufig nicht geben.

Die Versuche, den Morbus Basedowi künstlich bei Mensch und Tier zu erzeugen und so zur Stütze der thyreogenen Hypothese heranzuziehen, können als mißglückt bezeichnet werden. Es ist dies bisher beim Tier weder durch Eingriffe am Nervensystem, noch durch Injektion von Schilddrüsenextrakten, noch beim Menschen durch Verabreichung von Schilddrüsensubstanz gelungen. Daß durch Eingriffe in der Rautengrube oder im Corpus restiforme eines oder das andere bei Morbus Basedowi zu beobachtende Symptom auftreten kann, haben die Versuche von Filehne, Durdufi, Bienfait, Tedeschi u. a. erwiesen, daß Sympathikusreizung beim Tier zu Exophthalmus führen kann, haben die Versuche Claude Bernards dargetan, aber von einem Morbus Basedowi kann in allen diesen Versuchen keine Rede sein. Es ist daher auch der Schluß Tedeschis, daß der Morbus Basedowi durch eine Affektion der Corpora restiformia auf dem Umwege über die Schilddrüse zustande komme, nicht begründet. Ebenso ist nicht zu bezweifeln, daß fortgesetzte Zufuhr von Schilddrüsenstoffen in den verschiedensten Modifikationen für die Tiere nicht gleichgültig ist und eine Reihe schwerer Erscheinungen hervorrufen kann. Wenn wir aber die einschlägigen Beobachtungen und Mitteilungen übersehen, so kann auch hier von einem Morbus Basedowi beim Tier keine Rede sein. Ein Teil der beobachteten Erscheinungen kann vielleicht Einwirkung der Schilddrüsensubstanz sein, ein Teil ist es aber sicher nicht. Wenn ein Tier unter einer solchen Behandlung abmagert, Diarrhöen und Darmblutungen und Ödeme bekommt, kann man wohl nicht von Morbus Basedowi reden, selbst wenn noch eine Tachykardie zu konstatieren wäre. Den Angaben, daß es gelungen sei, auf solche Weise bei Tieren Exophthalmus zu erzeugen, kann wenig Beweiskraft zugesprochen werden, wenn man bedenkt, wie schwierig es selbst beim Menschen ist, geringe Grade von Exophthalmus mit Sicherheit festzustellen. Überdies stehen diesen positiven Angaben eine ganze Reihe negativer Befunde entgegen, und endlich kann bei Injektionen in die Halsvene durch mechanischen Reiz der Halssympathikus bei den Eingriffen gereizt werden und dadurch oder durch sonstige Momente der Exophthamus bedingt werden. Biedl gibt an, daß nach intravenöser Injektion von körperfremden Eiweißlösungen Erscheinungen, wie sie als Morbus Basedowi angesprochen werden, nicht selten zu beobachten sind. Man sieht nach ihm dieselben Erscheinungen, besonders häufig auch den Exophthalmus, nach Injektion von frischen Preßsäften der verschiedenen Organe (Thymus, Milz, Ovarien). Er glaubt an intravaskuläre Gerinnungen. Den Angaben von Kraus und Friedenthal, die Exophthalmus, Erweiterung der Lidspalte und Pupillenerweiterung bei Kaninchen nach intravenöser Injektion von Schilddrüsensaft erhielten, von Isovesco, der bei diesen Tieren mit einem Lipoid der Hammelschilddrüse bei intravenöser oder intraperitonealer Darreichung Exophthalmus auftreten sah, und von Hoenike, der ihn durch kontinuierliche Zufuhr von

Drüsensaft erzielt hat, stehen die Angaben Gleys gegenüber, der bei Tieren nach Thyreo-parathyreodektomie persistenten Exophthalmus konstatierte, von Mitchell, der ihn bei seinen Versuchen an uranvergifteten Kaninchen sah und die zahlreichen Angaben mit negativem Resultate nach Einverleibung von Schilddrüsenstoffen. Das, was experimentell bei Tieren erzeugt werden konnte, sind entweder ganz negative Resultate (Stoland, Caldwell, Coronedi, Päßler, Carlson, Rooks und McKie u. a.) oder es finden sich einzelne Symptome, die auch bei Morbus Basedowi vorkommen, aber nie das ganze, eigenartige Bild (Farrant). Zumeist finden sich nur Allgemeinerscheinungen, die auf eine Intoxikation hinweisen, aber durch alle möglichen Substanzen hervorgerufen werden können. Dabei gelangen Dosen zur Anwendung, die, wenn es möglich wäre, damit einen Morbus Basedowi zu erzeugen, gewiß ausreichend sein müßten; es wurde mit normalen, kropfigen und Basedowschilddrüsen versucht und die verschiedensten Applikationsmethoden herangezogen. So bekommt Pfeiffer bei Transplantation von Basedowstrumen in die Milz von Tieren nur Tachykardie, Verebély, der die Versuche von Blum mit Unterbindung der Schilddrüsenvenen wiederholt, ein basedowähnliches Bild, Gley und Cléret mit Serum und Thyreoideaextrakten von Basedowkranken bei Hunden Herzerscheinungen, die von den bei Morbus Basedowi zu beobachtenden abweichen. Päßler erhielt bei intravenöser Injektion von Basedowstrumaextrakt vollständig negatives Resultat, Farrant nie kompletten Morbus Basedowi. Dazu kommt noch, daß, wie vorauszusehen war, der Nachweis geführt werden konnte, daß die vieldeutigen, im Experiment zu beobachtenden Erscheinungen, die gar nichts Spezifisches an sich tragen, eigentlich nichts beweisen, auch durch Injektion mit anderen Substanzen erzielt werden können. So können Carlson, Rooks und McKie den Nachweis führen, daß ein Teil der bei großen Mengen verfütterten Materiales zu beobachtenden Erscheinungen Folge der Überfütterung mit Eiweißstoffen ist (Gastroenteritis, Diarrhöe, Abmagerung), während Caldwell zeigt, daß die auf intravenöse Injektion von Schilddrüsenpreßsäften auftretenden Erscheinungen (Blutdrucksenkung, Tachykardie, gastrointestinale Störungen) auch mit Säften anderer Organe zu erzielen sind. Diesen Angaben steht French gegenüber, der bei weißen Ratten nur auf Verfütterung von Schilddrüse Intoxikationserscheinungen sah, nicht nach der anderer Organe.

Für dieses vollständige Versagen des Tierexperimentes kommen nur drei Möglichkeiten in Betracht: die angewandten Methoden, die die Wirksamkeit der Schilddrüsenstoffe herabsetzen oder vernichten könnten, die angewandte Tiergattung, wenn es bei derselben überhaupt nicht gelingt, einen Morbus Basedowi zu erzeugen, oder endlich der Morbus Basedowi ist keine einfache, auf Überfunktion der Schilddrüse beruhende Erkrankung, es gehören zu ihrem Auftreten außerdem noch Bedingungen, die im Experimente nicht geschaffen werden können.

Über das Vorkommen des Morbus Basedowi bei Tieren liegen ganz vereinzelte Beobachtungen vor, von welchen außerdem ein Teil nicht einwandfrei ist.

Für den Hund liegen Mitteilungen von Jewsejenko, Cadiot, Albrecht, Lellmann, Sonnenberg, Hebrant und Antoine, Eggers vor. Sainton hält die Beobachtungen von Albrecht und Cadiot für einwandfrei und deutet die Beobachtung von Jewsejenko als akute Thyreoiditis. In der Beobachtung Sonnenbergs ist u. E. die Diagnose zweifelhaft, in der Beobachtung Eggers sind die Angaben zu dürftig, bei Hebrant und Antoine fand sich bei der Autopsie histologisch normale Schilddrüse. Ganz einwandfrei erscheint uns auch die Beobachtung Albrechts nicht. Einzelne Basedowsymptome sieht man bei Hunden, insbesondere gewissen Rassen, den Möpsen und Rattlern, (Terriers) nicht selten. In zwei Fällen, in welchen die Diagnose eines Morbus Basedowi gestellt worden war, konnte ich jedoch nicht die Überzeugung gewinnen, daß es sich um einen wirklichen Morbus Basedowi handelt. Die Diagnose ist beim Tier noch schwieriger zu stellen wie beim Menschen. Wenn man sich vor Augen hält, was alles beim Menschen als Morbus Basedowi diagnostiziert wird, wird man der Diagnose beim Tier noch skeptischer entgegenstehen müssen.

Für das Rind liegen Beobachtungen von Görig, Kettritz, Prietsch, Röder vor. Von diesen ist der Fall Görig, wie auch Sainton annimmt, zweifelhaft, ebenso zweifeln wir, ob die „schüchterne" Kuh Röders einen Morbus Basedowi gehabt hat, oder die beiden Rinder von Kettritz.

Für das Pferd liegen Mitteilungen von Jewsejenko, Ries, Cadiot, Marek vor, von welchen Sainton die Beobachtungen von Jewsejenko, Cadiot mit Recht ausscheidet, ebenso glauben wir, daß in der Beobachtung von Ries die Diagnose nicht außer Zweifel steht.

Jedenfalls ist der Morbus Basedowi mindestens eine bei Tieren sehr seltene Erkrankung und scheinen noch am meisten Hunde dazu zu inklinieren, eine für die Erzeugung des experimentellen Morbus Basedowi wichtige Tatsache.

Bei Ausschaltung aller Fehlerquellen versuchten Klose, Lampé und Liesegang neuerdings der Frage des experimentellen Morbus Basedowi näherzutreten. Sie verwenden, da ihrer Meinung nach bei Extrakten etc. die Wirkung verloren geht, nur möglichst frische Schilddrüsenpreßsäfte zur intravenösen Injektion und als Versuchstier den reinrassigen, inzüchtigen Terrier. Mit dem Basedowpreßsaft erzielen sie nach einmaliger Injektion schon eine schwere, meist 5 Tage anhaltende Erkrankung, die mit hohem Fieber, Tachykardie, Eiweiß und Zucker im Harne, Schwitzen, Haarausfall, Glykämie und Exophthalmus einhergeht. Bei Kaninchen, Kälbern, Affen erhielten sie ganz negatives Resultat, ebenso bei Hunden mit Injektion von normalem Drüsenpreßsaft. Ob bei diesen Tieren ein wirklicher Morbus Basedowi vorgelegen hat, ist auch nach der Beweisführung der Autoren nicht sicher, alle diese Symptome, namentlich Tachykardie, Albuminurie, erhöhte Temperatur, Atembeschleunigung etc. bekommt man bei diesen Tieren auf alle möglichen Eingriffe hin, so daß sie nicht gut zu verwerten sind; immerhin würde ihnen in Zusammenhang mit dem Exophthalmus eine Bedeutung zukommen, aber auch für diesen gibt, wie kurz vorher angeführt, Biedl an, daß er auch sonst häufig ausgelöst werden könne. Biedl bezweifelt mit Recht die Diagnose eines Morbus Basedowi. Es bedürfen daher diese Angaben einer weiteren Bestätigung. Vorläufig konnte Bardenheuer die Angabe von Klose, Lampé und Liesegang, daß Jod, den Tieren injiziert, dieselben Erscheinungen hervorruft, wie Basedowpreßsaft nicht bestätigen. Baruch konnte nach subkutaner und peritonealer Injektion von Strumenbrei und zwar von normalem und von Basedowstrumen und zwar sowohl bei jungen Hunden, als auch bei Kaninchen dieselben Erscheinungen hervorrufen und die von Klose, Lampé und Liesegang ihm gegenüber gemachten Einwände (die Erscheinungen seien kein Morbus Basedowi, sondern anaphylaktische Erscheinungen, und die beobachtete Lymphocytose sei als Restitutionslymphocytose zu deuten) widerlegen. Wir halten auch nach den neuerlichen Versuchen den Nachweis eines experimentell durch Schilddrüsenzufuhr beim Tier erzeugbaren Morbus Basedowi für nicht erbracht.

Ebensowenig ist dies bisher beim Menschen gelungen (Baumgarten u. a.). Bei dem Abusus mit Schilddrüsenpräparaten, der seinerzeit getrieben wurde und zum Teil heute noch herrscht, hätte man bisher schon des öfteren einem Morbus Basedowi begegnen müssen. Das, was wir aber immer in den einzelnen

Beobachtungen von angeblichem Morbus Basedowi nach Schilddrüsenmedikation angegeben finden, sind Fälle von Morbus Basedowi, bei welchen die Erkrankung vorher schon bestanden hat und bei welchen dadurch nur eine Verschlimmerung hervorgerufen wurde, oder Fälle, bei welchen bloß die Erscheinungen eines Thyreoidismus aufgetreten sind, die aber nicht dem Morbus Basedowi zugezählt werden können (vgl. hierzu Thyreoidismus). Man beruft sich dabei immer auf den Fall Nothafft, bei welchem auf enorme Quantitäten (1000 Stück Tabletten in ca. 5 Wochen) ein typischer Morbus Basedowi aufgetreten ist. Daß dies einmal vorkommen kann, ist nicht zu bezweifeln, aber der Schluß, der daraus immer gezogen wird, ist falsch. Wenn jemand, wie dies in einem Falle bekannt ist, auf eine Morphininjektion einen Anfall von Tetanie bekommt, so kann die Tetanie doch nicht als Morphinvergiftung gedeutet werden, sondern die Tetanie resp. die Bedingungen für das Zustandekommen der abnormen Reaktion müssen in dem bestimmten Individuum gelegen sein und die Morphininjektion ist nur das auslösende Moment, so wie auch viele andere es sein können. Dasselbe muß für diese Fälle von Morbus Basedowi gelten. Das stimmt auch für den Fall Nothafft, in welchem die abnorme konstitutionelle Anlage schon durch die vorhandene Fettsucht angezeigt wird. Ich selbst kenne mehrere Fälle von schwersten Intoxikationen nach anhaltender Schilddrüsenzufuhr, darunter aber keinen Morbus Basedowi und so wird es vielen anderen gehen. Man könnte den positiven Befund dann für den Schluß, der Morbus Basedowi ist eine Schilddrüsenaffektion, verwenden, wenn es in jedem Falle gelingen würde, durch Schilddrüsenzufuhr einen Morbus Basedowi zu erzeugen und wenn der negative Befund die seltene Ausnahme wäre. So ist es aber gerade umgekehrt. Und es beweisen auch diese Fälle gerade das Gegenteil von dem, was man von ihnen verlangt. Sie zeigen, daß auf Zufuhr von Schilddrüsensubstanz selbst in großer Menge bei der überwiegenden Mehrzahl von Menschen keinerlei oder ganz andere Symptome, als beim Morbus Basedowi auftreten, daß also für das Auftreten von Thyreoidismus schon eine gewisse Beschaffenheit des Individuums maßgebend ist, ein konstitutioneller Faktor als wesentlich in Betracht kommen muß, sie zeigen aber auch, daß bei solchen abnorm reagierenden Menschen das Auftreten von typischem Basedow zu den großen Seltenheiten gehört, so daß wir für diese mit einem Morbus Basedowi reagierenden Personen noch weitere ganz besondere Bedingungen annehmen müssen, die bewirken, daß es bei ihnen im Gegensatze zu den übrigen Menschen und zu den auf Schilddrüsenzufuhr mit Thyreoidismus reagierenden, zu dem Auftreten eines Morbus Basedowi kommt, daß wir also mit der Funktionsstörung der Schilddrüse allein für die Pathogenese des Morbus Basedowi unser Auslangen nicht finden.

Dasselbe gilt für die zur Stütze der thyreogenen Hypothese angeführten Fälle, in welchen Erscheinungen eines Morbus Basedowi oder ein typischer Morbus Basedowi sich im Anschluß an Jodgebrauch einstellten, nur liegen hier die Dinge noch komplizierter. Daß der von den gewöhnlichen Symptomen der Jodwirkung auftretende Symptomenkomplex des konstitutionellen Jodismus (Rilliet) auf eine Beteiligung der Schilddrüse zu beziehen ist, wird allgemein angenommen. Einzelne Autoren sprechen direkt von einem Jodthyreoidismus (Revilliod, Jaunin u. a.). Die Beteiligung der Schilddrüse wird erschlossen aus dem Umstande, daß sich diese Erscheinungen vorwiegend bei Personen mit Kropf einstellen, daß das Jod auf die Schilddrüse wirkt und die Schilddrüse im Jodstoffwechsel eine dominierende Rolle spielt, daß die Erscheinungen gleichzeitig mit einer Verkleinerung der Drüse auftreten, daß sich nach Jodgebrauch Veränderungen in der Schilddrüse nachweisen lassen, die mit den bei Morbus Basedowi vorhandenen identisch sind und endlich, daß auch die Symptome identisch sind mit jenen des Morbus Basedowi und den nach Schilddrüsenzufuhr auftretenden. Alles dies zeigt uns, daß die Schilddrüse, die ja schon durch verschiedene Nahrung etc. nachweisbar beeinflußt wird, auch durch Jod in Mitleidenschaft gezogen wird. Damit ist aber nicht bewiesen, daß alle Erscheinungen nur durch die Schilddrüse ausgelöst werden und daß die auftretenden Erscheinungen wirklich identisch sind mit denen des Morbus Basedowi. Daß das Jod nicht das allein maßgebende Moment sein kann, geht schon aus der Tatsache hervor, daß bei der großen Mehrzahl von Personen diese Jodwirkung sich nicht einstellt; daß es nicht allein die kropfige Entartung der Schilddrüse sein kann, geht aus dem Umstande hervor, daß durchaus nicht alle Kropfigen gegen Jod empfindlich sind, Jod bei ihnen meist von Nutzen ist. Hier kommen wir auch nicht mehr mit der von Kocher herangezogenen Erklärung aus, daß die Beschaffenheit der Struma maßgebend ist, ob sie auf Jodzufuhr abnorm viel aufnimmt, abnorm verarbeitet und in die Zirkulation abgibt. Denn man hat nirgends noch weder im Blute, noch im Harn Jod in vermehrter Menge nachgewiesen, dann sind uns die Fälle von Morbus Basedowi unverständlich, bei welchen Jod gut vertragen wird, die Erscheinungen sogar günstig beeinflußt werden und endlich finden sich dieselben Erscheinungen auch bei Personen ohne Struma. Auch hier müssen wir wieder auf besondere konstitutionelle Momente rekurrieren. Daß sich die Intoleranz gegen Jod bei Kropfkranken findet, die aus neuropathischen Diabetiker oder Basedowfamilien stammen (Pineles), ferner bei Fettleibigkeit (Römheld), stützt diese Annahme. Hier kommt, wie wir vermuten dürfen, eine abnorme, konstitutionell bedingte Ansprechbarkeit der Erfolgsorgane auf Jod in erster Linie mit in Betracht. Bei der Wirkung des Jod auf Drüsen und sezernierendes Gewebe ist auch anzunehmen, daß Jod nicht allein auf die Schilddrüse wirkt und sie beeinflußt; vermutlich wirkt es auch auf die Hypophyse, die ja in naher Beziehung zur Schilddrüse steht und auch Kolloid aufweist und auf andere Blutdrüsen. Kempner, der sich in letzter Zeit mit dieser Frage beschäftigt hat, glaubt, daß die Nebennieren beteiligt sind. Wieweit die Beteiligung der übrigen Blutdrüsen die Erscheinungen beeinflußt, ist bisher nicht berücksichtigt worden. Endlich ist es durchaus nicht sichergestellt, daß die Erscheinungen, die bei einzelnen Personen nach Jodgebrauch auftreten, mit den Erscheinungen des Morbus Basedowi identisch sind. Es handelt sich bei dem sogenannten Jodbasedow zumeist wieder nur um einen Thyreoidismus. Wir können also nur sagen, daß bei bestimmter somatischer Veranlagung unter der Einwirkung von Jod Erscheinungen auftreten, die wir richtig als konstitutionellen Jodismus (Rilliet) bezeichnen würden. Bei dem Zustandekommen dieses kommt auch der Schilddrüse ein Einfluß zu, wie es scheint, ein wesentlicher, doch sind noch andere Blutdrüsen als beteiligt anzunehmen und sind die Erscheinungen mit dem Morbus Basedowi nicht zu identifizieren. Es gibt schließlich auch noch Fälle von echtem Morbus Basedowi nach Jodgebrauch, in welchen das Jod dieselbe Rolle spielt, wie irgend ein anderes auslösendes Moment: es führt nur bei ganz bestimmter Anlage zu einer Funktionsstörung der Schilddrüse, die, wenn noch die übrigen für das Auftreten des Morbus Basedowi gegebenen Bedingungen vorhanden sind, einen typischen Morbus Basedowi auslöst (vgl. Ätiologie S. 26).

Überblicken wir alle zur Stütze der thyreogenen Hypothese des Morbus Basedowi angeführten Beweismomente, so sind wir überrascht, wie wenig durch sie die Annahme fundiert erscheint, daß der Morbus Basedowi einer Erkrankung der Schilddrüse allein seine Entstehung verdankt. In ihrer Totalität zeigen sie uns, daß der Thyreoidea in der Pathogenese des Morbus Basedowi eine Rolle zufällt, ohne daß sie aber dafür einen absoluten Beweis bringen. Der strikte

Nachweis von aus der Schilddrüse stammenden Stoffen im Blute der Basedowkranken ist bisher nicht geglückt, ebensowenig wie der Nachweis vermehrter Jodmengen im Blute oder im Harn. Es liegt nur ein Indizienbeweis vor, nach diesem würde der Schilddrüse allerdings eine wesentliche Rolle zukommen. Das ist aber auch alles, was daraus geschlossen werden kann. Es zeigen alle diese Tatsachen weder, daß die Schilddrüse das primär erkrankte Organ ist, noch daß es das Organ ist, dessen Erkrankung allein schon den Morbus Basedowi bedingt. Ja wenn wir uns nur auf einzelne Momente, wie z. B. die histologischen Veränderungen der Struma stützen würden, wäre der Schluß möglich, daß in einzelnen Fällen die Schilddrüse nur eine untergeordnete Rolle spielt oder vielleicht gar nicht in Betracht kommt. Nur bei Würdigung aller Beweismomente tritt die Bedeutung einzelner einer anderen Deutung fähigen Momente zurück und tritt die Rolle der Schilddrüse deutlicher zutage, aber dabei ergibt sich ebenso klar die Tatsache, daß wir zur Aufklärung der vielen sich ergebenden Disharmonien und zur plausiblen Erklärung der Verhältnisse auf eine weitere Reihe von Momenten rekurrieren müssen. Es sprechen alle zur Stütze der thyreogenen Hypothese angeführten. Momente dafür, daß wir mit der Schilddrüse allein unser Auskommen nicht finden. Die klinische Beobachtung, die zuerst die Bedeutung der Schilddrüse in dem Symptomenkomplex des Morbus Basedowi erkannt hat, spricht mit Wahrscheinlichkeit zugunsten der Auffassung, daß hier eine gesteigerte Tätigkeit der Drüse vorliegt, eine Annahme, die auch durch die Ergebnisse der histologischen Untersuchung und die Erfahrungen der chirurgischen und eventuell der Organtherapie eine Stütze finden würde. Die Frage, ob es sich hierbei um die reichliche Abstoßung normalen Sekretes, um einen Hyperthyreoidismus, oder um ein krankhaft verändertes Sekret, einen Dysthyreoidismus, handelt, wird durch die bisher angeführten Beweise nicht entschieden.

Eine Reihe von Tatsachen, die mit der rein thyreogenen Auffassung des Morbus Basedowi und mit der Annahme eines einfachen Hyperthyreoidismus schwer in Einklang zu bringen oder ganz unvereinbar sind, ist Veranlassung, daß die Gegner dieser Hypothese immer wieder protestieren konnten, ohne daß es ihnen allerdings gelungen wäre, die Position derselben zu erschüttern. So waren es namentlich die Fälle, bei welchen die Erscheinungen des Morbus Basedowi sich ganz akut bei vorher gesunder Schilddrüse nach psychischen Traumen eingestellt hatten, dann die Fälle, die man als reflektorisch von Erkrankungen anderer Organe (Nase, Genitalprozesse) ausgelöst auffassen mußte und endlich Fälle mit akutem Beginn, ohne entzündliche Erscheinungen, von ganz kurzer Dauer und mit raschem Schwinden der Symptome. War der Morbus Basedowi wirklich eine einfache Kropferkrankung, dann war es auffallend, daß die Größe der Struma und die Schwere der Erkrankung nicht parallel gehen (Senator), daß der Morbus Basedowi mit dem Schwinden des Kropfes auftrat (Arnsperger) oder daß, wie in einem Falle Kochers, sich die Erkrankung im Anschlusse an eine Kropfexstirpation einstellte oder endlich, wie bei Lewinsky, bei einer vor längerer Zeit operierten Person mit einem ganz kleinen Schilddrüsenreste auftrat. Daran reiht sich die Beobachtung Clunets, der in seinem Falle die ganze Schilddrüse durch das Neoplasma substituiert fand, so daß man eine erhöhte Funktion dieser Drüse nicht gut annehmen konnte und die Fälle mit negativem anatomisch-histologischen Befunde an der Schilddrüse trotz langer Dauer. Wenn der Morbus Basedowi wirklich nur eine Schild-

drüsenerkrankung darstellt und in so nahen Beziehungen zum einfachen Kropf
steht, wie angenommen wurde (Moebius u. a.), ist es schwer verständlich.
warum in Kropfgegenden diese Erkrankung so selten ist (Bircher, Kraus
u. a.) und ebenso bei Kropfträgern überhaupt. Unverständlich muß es auch
bleiben, warum Frauen bei Morbus Basedowi ein so großes Kontingent stellen
gegenüber ihrer Beteiligung am einfachen Kropfe; wenn wirklich nur die Vorgänge der Gestation die Schilddrüse schädigen und so zum Morbus Basedowi
führen würden, wie man angenommen hat, müßten wieder viel mehr Weiber an
dieser Krankheit leiden, als dies tatsächlich der Fall ist. Ebenso ist schwer
verständlich, warum nach einer Operation, wenn eine Überfunktion die Ursache ist, nicht alle Erscheinungen gleichmäßig zurückgehen, in manchen Fällen
überhaupt ein Mißerfolg zu erzielen ist und wieso die Fälle nach Thyreoiditis
zustande kommen, da die Entzündung nicht gut zu einer Überfunktion der
Drüse führen kann (E. Bircher), und warum es nicht gelingt, bei allen Menschen
und Tieren auf Schilddrüsenzufuhr einen Morbus Basedowi künstlich zu erzeugen. Außerdem sind durch die Annahme einer Schilddrüsenaffektion allein
einzelne Symptome nicht zu erklären: der Exophthalmus, das Graefesche
Symptom (vgl. hierzu Auge), die Erscheinungen am Zirkulationsappparat.
Die Schwierigkeiten, die sich der Erklärung des Exophthalmus entgegenstellen
(Fr. Kraus, Fr. Müller u. a.), sind Veranlassung, daß von einzelnen das primum
movens außerhalb der Schilddrüse gelegen angenommen wird. Klar gibt Fr.
Kraus diesem Gedanken Ausdruck: „Zwei Kardinalsymptome der Basedowschen Krankheit, nämlich der Exophthalmus und das Graefesche Phänomen
sind durch die Funktion der Gl. thyreoidea völlig unerklärbar. Dagegen steht
theoretisch nichts entgegen, anzunehmen, daß beim Morbus Basedowi die
Anschwellung der Schilddrüse und der Exophthalmus überhaupt in keinem
Abhängigkeitsverhältnisse voneinander stehen, sondern daß beide Symptome
derselben Krankheitsursache sind." „Wenn aber ein solches Abhängigkeitsverhältnis nicht erweislich ist, handelt es sich eben um koordinierte Folgen
derselben unbekannten Krankheitsursache."

Ebenso ist es schwer verständlich, wie das Sekret der Schilddrüse auf
Sympathikus und Vagus, also auf antagonistisch wirkende nervöse Elemente
gleichsinnig reizend wirken soll, da doch im Symptomenbilde des Morbus Basedowi die Erscheinungen auf Reizung beider Systeme hinweisen. Balint erklärt
dies für schwer verständlich, Caro für unmöglich. Mannsfeld hält es für
möglich und beruft sich auf Cushny, der den Nachweis geliefert hat, daß unter
gewissen Verhältnissen (z. B. Gravidität) Gifte, die sonst den Sympathikus
erregen, auch das autonome System reizen. Ebenso schwierig zu erklären
sind die Erscheinungen am Zirkulationsapparate, wenn man sie nur auf Hyperthyreoidismus beziehen will. Fr. Kraus vermißt das Fehlen von Blutdrucksenkung bei Morbus Basedowi, während doch, wie Oliver Schäfer nachwies,
die Schilddrüsensubstanz Blutdruckdrepession hervorruft. Asher betont, daß,
da die Schilddrüsensubstanz auch die Erregbarkeit autonomer Nerven erhöhe,
zum Zustandekommen der abnormen Herzbeschleunigung, was eine Minderung
der Wirksamkeit des Vagus voraussetzt, gegenüber physiologischen Verhältnissen noch ein neues Moment hinzukommen müsse.

Um den Schwierigkeiten zu entgehen, die sich bei der Annahme eines
reinen Hyperthyreoidismus ergeben, wurde von den Anhängern der thyreogenen
Auffassung des Morbus Basedowi der Dysthyreoidismus geprägt. Oswald,
der in parenchymatösen Kröpfen und in Basedowstrumen einen geringeren
Jodgehalt nachweisen konnte als in normalen Drüsen sowie in Kolloidstrumen,
und in dem Jod die wirksame Substanz der Schilddrüse sieht, schließt daraus,
daß in den Basedowstrumen kein Anhaltspunkt für eine vermehrte Tätigkeit

der Thyreoidea zu finden sei, sie sei funktionell minderwertig und scheide überhaupt kein oder ein weniger wirksames Sekret ab. Die Tatsache, daß die Erfolge der Chirurgen und die Ergebnisse der histologischen Untersuchung zugunsten einer Mehrleistung der Schilddrüse sprechen, veranlaßten ihn, eine Mehrbildung von Schilddrüsensekret, aber eines minderwertigen anzunehmen. So wenig begründet diese Auffassung erscheint, hat sie doch immer wieder Anhänger gefunden, wenn auch die Vorstellungen, die man mit dem Begriffe des Dysthyreoidismus verknüpfte, sich nicht mehr mit den Oswaldschen Annahmen deckten. Auch Moebius nimmt einen Dysthyreoidismus an. Er glaubt, daß in den Fällen, bei welchen durch Schilddrüsenzufuhr eine Besserung zu erzielen ist, dies dadurch zustande komme, daß die Wirkung des krankhaft veränderten Schilddrüsenstoffes des Patienten durch Zuführung des gesunden Schilddrüsenstoffes vermindert würde. Der Grund, daß diese Hypothese bis in die letzte Zeit Anhänger finden konnte, liegt in dem Unvermögen, durch eine Überfunktion der Schilddrüse alles zu erklären und anderseits in dem Bestreben, die Stellung der Schilddrüse um jeden Preis zu halten. Die Gründe, die zu ihrer Stütze angeführt werden, sind mannigfacher Art. So war es schwer verständlich, warum bei dem einfachen Thyreoidismus oder dem Kropfherzen das Bild ein verhältnismäßig symptomenarmes ist und nur so wenige Organe in Mitleidenschaft gezogen sind, gegenüber dem Morbus Basedowi mit den, wie man annahm, zahlreichen affizierten Organen, den ungemein reichen und wechselnden Symptomen. Ebenso waren die Fälle von Morbus Basedowi, die nach entzündlichen Prozessen der Schilddrüse zur Beobachtung gelangten, nur mit der Annahme einer geänderten Sekretion vereinbar, da man sich nicht gut vorstellen konnte, daß durch die Entzündung, die doch das Organ in seiner Funktion schädigt, eine Mehrleistung der Drüse bedingt würde. Renaut findet, daß durch die Entzündung ein Verschluß der Lymphwege zustande kommt und nimmt an, daß dadurch die Abfuhr von unreifem Sekret zustande kommt. Donath schließt aus dem Umstande, daß im Harne von Basedowkranken kein Jod im Harn nachweisbar ist, daß kein Hyperthyreoidismus, sondern nur ein Dysthyreoidismus vorliegen könne, Papazolu kommt zu demselben Schlusse, weil nach ihm die Basedowschilddrüse Antikörper erzeugt, was ein normales Organ nicht tut. Die negativen Ergebnisse der Serumtherapie bei Morbus Basedowi veranlaßten Lépine u. a., den Hyperthyreoidismus abzulehnen. Marbé findet, daß der experimentelle Hyperthyreoidismus entgegengesetzte Symptome in Bezug auf Phagocytose, opsonischen Index etc. erzeugt, wie der Morbus Basedowi, und Gley und Cleret, die das Serum von Basedowkranken an Hunden in bezug auf seine kardiovaskuläre Wirkung prüfen, kommen zu dem Schlusse, daß weder ein Hyperthyreoidismus, noch ein solcher mit gleichzeitiger Adrenalinämie vorliegen könne, sondern nur ein Dysthyreoidismus mit toxischen Substanzen im Blute. Walter und Hosemann sehen nach Implantation von Basedowstrumen keine Regenerationserscheinungen an gequetschten Nerven thyreopriver Kaninchen, wohl aber bei Implantation normaler Drüsen und schließen daraus auf Dysthyreoidismus. Die meisten Anhänger gewannen dieser Hypothese aber jene Fälle von Morbus Basedowi, bei welchen gleichzeitig Erscheinungen von Myxödem vorhanden waren, oder bei welchen auf Schilddrüsenzufuhr eine Besserung auftrat; sehr fördernd war auch die Tatsache, daß es nicht gelingt, experimentell durch Hyperthyreoidisation einen Morbus Basedowi hervorzurufen.

Allen diesen Argumenten kann aber kein besonderer Wert zugesprochen werden, weil sie entweder den Tatsachen nicht gerecht werden oder weil eine andere Deutung für sie möglich ist. Gegen Oswald hat seinerzeit Fr. Kraus schon betont, daß die Befunde bei normalem Sekret durch die verminderte Speicherungsfähigkeit der Drüse und durch abnorm rasche Ausfuhr erklärt werden können. Dann geht es auch nicht an, aus dem Jodgehalte der Drüse allein Schlüsse auf ihre Funktion zu ziehen. Es ist der Jodgehalt der Schilddrüse schon unter normalen Verhältnissen sehr wechselnd und von verschiedenen Faktoren (Alter, Geschlecht, Nahrung, Aufenthalt etc.) abhängig. Unter pathologischen Verhältnissen sind solche Schwankungen scheinbar noch größer, daher auch z. T. die differenten Angaben über den Jodgehalt der gewöhnlichen Strumen und der Basedowstrumen. Ferner ist der Jodgehalt allein gewiß nicht maßgebend für die Gesamtfunktion der Drüse. Die Schilddrüse ist ein ungemein komplexes Organ mit vielseitigen Funktionen und spielt in dem Jodstoffwechsel die Hauptrolle, aber mit diesem ist die Funktion der Drüse keineswegs erschöpft und es geht nicht an, den Jodgehalt der Drüse als das Maß auch für ihre übrigen Funktionen zu verwenden. Die Schlüsse von Donath, Papazolu, Lépine, Marbé, Hosemann, Gley und Cleret u. a. sind wohl nicht begründet. Die Ursachen für den Mißerfolg, experimentell einen Morbus Basedowi zu erzeugen, haben wir schon erörtert und sehen sie in konstitutionellen Differenzen der Versuchsobjekte, nicht in der Differenz des Sekretes.

Am meisten würde die Annahme eines Dysthyreoidismus für die Fälle passen, in welchen die Erscheinungen von Morbus Basedowi und Myxödem gleichzeitig vorhanden sind. Nun zeigt es sich aber (vgl. hierzu Komplikationen Myxödem), daß dieses Vorkommen bisher mit Sicherheit nicht erwiesen ist und daß die vorhandenen Veränderungen, die Anlaß zur Diagnose eines Myxödems gegeben haben, auf anderweitige Störungen zu beziehen sind. Es entfallen daher auch die Hypothesen, die auf einen Dysthyreoidismus oder auf eine gleichzeitig vorhandene temporäre Insuffizienz neben Überfunktion (Biedl, Leopold Lévi) zurückgreifen.

Neuerdings haben Klose, Lampé und Liesegang die Frage experimentell zu lösen versucht. Da sie beim Hunde durch Injektion von Preßsaft gewöhnlicher Schilddrüsen keinen Morbus Basedowi erzielen konnten, wohl aber mit solchem von Basedowstrumen, schließen sie, daß dem Morbus Basedowi ein Dysthyreoidismus zugrunde liegen müsse. Weil sie auch mit reinem Jod dieselben Erscheinungen bekommen, nehmen sie an, daß das Jod beim Morbus Basedowi in einer anderen, lockeren Bindung vorhanden ist, aus der es leicht frei werden kann. Doch ist es zweifelhaft, daß sie einen Morbus Basedowi hervorgerufen haben (siehe früher); überdies gelingt es, dieselben Erscheinungen auch mit anderen Substanzen zu erzielen, und für Jod konnte Bardenheuer ihre Angaben nicht bestätigen.

Ebensowenig können wir den Versuchen, mit Hilfe des Abderhaldenschen Verfahrens die Frage des Dysthyreoidismus zu entscheiden (Lampé, Lampé und Fuchs, Lampé und Papazolu) vorläufig eine Beweiskraft zusprechen (siehe Blut).

Gegen den Dysthyreoidismus führt Tonio den Umstand an, daß bei Myxödem durch Verabreichung von Präparaten sowohl aus gewöhnlichen und als auch aus Basedowstrumen derselbe Effekt erzielt werde, doch kommt dieser Tatsache wohl kaum ein Wert zu.

Wird uns zwar durch den Schluß, daß eine kranke Schilddrüse wahrscheinlich auch ein verändertes Sekret sezernieren wird und durch den Umstand, daß hier eine abnorme Veranlagung des Organes in Betracht kommt, die Annahme eines Dysthyreoidismus nahegelegt, so ist ein solcher bisher nicht erwiesen. Vorläufig besteht die Annahme von Magnus Levy zu Recht: „Sind also die quantitativen Verhältnisse der Schilddrüsensekretion noch fast gänzlich unbekannt, um die Lehre von der Hyperthyreosis im einzelnen durchzuführen, so sind qualitative Abweichungen der Schilddrüsenfunktion, d. h. die Frage einer Dysthyreosis vom chemisch-physiologischen Standpunkte überhaupt noch gar nicht mit Erfolg zu erörtern. Was auf diesem Gebiete bisher vorgebracht wurde, ist lediglich Spekulation."

Trotz ihrer offenkundigen Schwächen behauptet sich doch die Moebiussche streng thyreogene Lehre bis in die letzte Zeit und zählt zahlreiche Anhänger (Akopianz, Beebe, Biedl, Dickmann, Eppinger, Ewing, Falta, Gullan, Gottlieb, Haskovec, Hess, Isovesco, Th. Kocher, A. Kocher, Kostlivy, Kottmann, Leopold Lévi, Orzechowski, Päßler, Schmieden, Türk u. a.). Über die Art, wie die Erscheinungen zustande kommen, divergieren die Anschauungen. Nach den einen entfaltet das Sekret eine direkte Giftwirkung (Ewing, Gullan, Isovesco u. a.); Isovesco glaubt an ein Lipoid. Andere wieder nehmen keine direkte Wirkung an (Päßler, Kottmann, Léopold Lévi u. a.). So spricht Léopold Lévi von einer endogenen Anaphylaxie, Kottmann, Türk von abnormen fermentativen Prozessen und vermehrter Proteolyse. Nach Kottmann wird die Gehirnschädigung durch zwei Prozesse bedingt: durch vermehrte Autolyse und durch abnorme zirkulierende Stoffwechselprodukte, nach Ohleman wirkt die Schilddrüse zum Teil durch ihr Sekret, zum Teil mechanisch. Als die wirksame Substanz wird von den meisten das Jod der Schilddrüse angesehen (Baumann, Roos, Reid Hunt, A. Kocher, Th. Kocher u. a.), das auf die Medulla oblongata (Haskovec u. a.), auf das Gehirn (Kottmann u. a.), auf Sympathikus und Vagus (Th. Kocher, Kostlivy, Eppinger, Falta, Hess u. a.) wirkt. Nach Falta, Eppinger und Rudinger, die ein polyvalentes Sekret annehmen, wirkt es sympathisch und autonom gleichzeitig reizend, wenn auch unabhängig voneinander, während Kostlivy primär eine Sympathikuserregung annimmt und die Erregung des Vagus als kompensatorisch auffaßt; Gottlieb glaubt, daß die Schilddrüsenstoffe den Sympathikus für Adrenalin sensibilisieren.

Neben den Hypothesen, daß dem Morbus Basedowi eine Hyper- oder eine Dysfunktion der Schilddrüse zugrunde liege, finden wir endlich auch noch die Anschauung vertreten, daß eine mangelhafte Funktion der Thyreoidea vorliege. Diese Auffassung des Morbus Basedowi als Hypothyreoidismus fußt in der Anschauung, daß die Schilddrüse kein inneres Sekret in die Blutbahn abgibt, sondern nur Entgiftungsprozesse besorgt, die in ihr selbst stattfinden. Nach dieser ursprünglich von Notkin ausgesprochenen Lehre, die dann in Blum ihren hervorragendsten Vertreter fand, entstehen im Körper, insbesondere im Darm, giftige Eiweißkörper, die in der Schilddrüse durch Jodierung unschädlich gemacht werden. Der mit Jod vollständig gesättigte Eiweißkörper ist ungiftig und gelangt unter normalen Verhältnissen in die Blutbahn. Die dazwischen liegenden Stufen sind je nach der geringeren oder vollständigeren Jodierung mehr oder weniger giftig. Wird bei Krankheitsprozessen der normale Verlauf der Jodierung und so der Entgiftung völlig behindert, oder läuft dieser Prozeß normal ab, wird aber das Sekret frühzeitig, bevor es ganz unschädlich gemacht wird, in die Blutbahn geworfen, oder ist endlich die Schilddrüse stärkeren an sie gestellten Anforderungen nicht gewachsen und kann sie nur einen Teil der zugeführten Giftstoffe unschädlich machen, so kommt es zu krankhaften Erscheinungen. Zu diesen gehören das Myxödem, die thyreoprive Kachexie, der Morbus Basedowi und nach Blum auch die thyreoprive Tetanie. Wenn wir von der Tetanie absehen, für welche die Beziehungen zu den Epithelkörpern außer Zweifel gestellt sind, so wären Morbus Basedowi, Myxödem und thyreoprive Kachexie pathogenetisch identische Prozesse und die Differenz nur in einem geringeren oder größeren Grade von Schilddrüseninsuffizienz gegeben. Diese Anschauungen Blums haben eine Reihe von Anhängern gefunden (Blum, Marimon, Marine und Lenhart, Kuhnt, Grumme u. a.). Kuhnt glaubt, daß außer der Schilddrüse noch die Tonsillen entgiften. Zur Stütze für die Auffassuung des Morbus Basedowi als Hypotyreoidismus werden dann noch angeführt: Die Ergebnisse der histologischen Untersuchung der Basedowstruma, deren Veränderungen identisch seien mit den auch bei hypothyreoiden und kretinistischen Zuständen vorhandenen, dann der Umstand, daß der Gegensatz zwischen Myxödem und Morbus Basedowi in vielen Punkten nicht zutrifft, ferner das häufige gleichzeitige Vorkommen von Morbus Basedowi und Myxödem, ebenso der Umstand, daß das Myxödem auf Schilddrüsenzufuhr in den Zustand des Hyperthyreoidismus übergeführt werden kann, ohne daß dabei die Erscheinungen der Schilddrüseninsuffizienz schwinden und endlich daß bei thyreoidektomierten Hunden die Injektion von Schilddrüsensaft einer anderen Tierart Pulsbeschleunigung, vereinzelt auch Exophthalmus hervorrufen kann (Marimon). Nur nehmen Marimon, Grumme an, daß nicht ungenügend jodierte Enterotoxine das Maßgebende sind, sondern ungenügend metabolisiertes, in den Kreislauf geführtes Jod. Wenn dieses in größerer Menge der hypofunktionierenden Schilddrüse zugeführt wird und wenn auch sonst Möglichkeiten fehlen, es zu metabolisieren, kommt es zum Morbus Basedowi.

Die Berechtigung der Hypothesen, die eine Hypofunktion der Schilddrüse dem Morbus Basedowi zugrunde legen, hängt eigentlich nur von der Entscheidung der Frage ab, ob die Schilddrüse lediglich entgiftende Eigenschaften hat oder nicht; alle anderen Beweisgründe sind wohl nicht stichhaltig. Wir können hier nur darauf verweisen, daß es nicht angeht, aus der Ähnlichkeit der histologischen Bilder auf die Identität der Prozesse zu schließen, auf die Tatsache, daß aus histologischen Bildern kein Schluß auf die Funktion zulässig ist, ferner auf unsere Ausführungen über das Vorkommen von Myxödem und Morbus Basedowi (S. 170) und auf unsere Kritik der Tierexperimente. Gegen diese Hypothese müssen noch weitere Einwände vorgebracht werden. Hier wäre zunächst der Erfolg der Chirurgen durch Entfernung der Schilddrüse anzuführen, der mit der Annahme einer Hypofunktion schwer in Einklang zu bringen ist. Allerdings hat v. Wagner-Jauregg gezeigt, daß durch Entfernung eines Teiles der Schilddrüse auch bei kretinistischen Hunden eine wesentliche Besserung des Zustandes zu erzielen ist, indem durch den chirurgischen Eingriff scheinbar die Funktion der Thyreoidea in normale Bahnen gelenkt wird. Bedingten Wert hat ferner die Tatsache, daß in der Mehrzahl der Fälle durch Zufuhr von Schilddrüsenstoffen eine Verschlechterung herbeigeführt wird. Vor allem aber fällt in das Gewicht, daß bisher der Nachweis, daß die Schilddrüse nur ein entgiftendes Organ ist, nicht erbracht erscheint. Wir können hier auf die Ausführungen Biedls verweisen, der zu dem Schlusse kommt, daß im ganzen für die entgiftende Tätigkeit der Schilddrüse bisher weder direkte Beweise vorliegen, noch die als indirekte Beweise angeführten Tatsachen überzeugend sind und daß die Entgiftungshypothese nicht nur unbewiesen, sondern auch überflüssig erscheint.

Allerdings sind auch die Gegenbeweise nicht von absoluter Beweiskraft. Der seinerzeit gegen Blum gemachte Haupteinwand: der Effekt der Ersatztherapie bei Myxödem entfällt, wenn wir die Entgiftung in die Blutbahn verlegen, da ein Gegensatz in der Sekretions- und Entgiftungstheorie nur in bezug auf den Ort der Entgiftung besteht. Fr. Kraus findet eine Brücke zwischen beiden Hypothesen, in der Möglichkeit, daß die Schilddrüse lebenswichtige Stoffe sezerniert, die verhindern, daß intermediäre giftige Stoffwechselprodukte zur Entwicklung gelangen, wofür ihm auch die Untersuchungen von Reid Hunt und Gottlieb sprechen würden, die zeigen, daß außerhalb des Schilddrüsenapparates sich abspielende Stoffwechselvorgänge maßgebend sind, in welche die Schilddrüse normalerweise eingreift. Aber alles dies zugegeben, hat doch die Hypothese der Unterfunktion der Thyreoidea, gegen die auch sonst noch alle jene Momente anzuführen sind, die gegen die Beteiligung der Schilddrüse überhaupt sprechen, noch größere Schwächen als die Anschauung, die dem Morbus Basedowi eine Überfunktion der Schilddrüse zugrunde legt.

Zusammenfassend können wir sagen: **Eine so wertvolle und anregende Tat es war, die Schilddrüse in den Mittelpunkt des Basedowproblemes zu stellen, so ist doch diese Hypothese in der starren Form, die das Um und Auf in einer Veränderung der Schilddrüse sieht, nicht haltbar. Von wo immer aus die Kritik ansetzt, ob sie von der Analyse der klinischen Erscheinungen ausgeht oder die anatomischen Veränderungen und das Tierexperiment ins Auge faßt, immer resultiert derselbe Schluß: Die Schilddrüse spielt in der Pathogenese des Morbus Basedowi gewiß eine hervorragende Rolle, aber nicht die, welche man ihr bisher zugedacht hat. Die Funktionsstörung der Schilddrüse ist nicht allein ausreichend, um alles in dem Komplex des Morbus Basedowi zu erklären; hierzu ist die Mitwirkung anderer Faktoren unbedingt erforderlich.**

Als solche wesentliche Momente, die für das Verständnis der Pathogenese unerläßlich sind, kommen in Betracht: die Mitwirkung anderer Blutdrüsen, die Beeinflussung der Schilddrüse von diesen und vom Zentralnervensystem aus und endlich in der Person selbst gelegene konstitutionelle Momente, in erster Linie die abnorme degenerative Anlage des Individuums.

Für die Beteiligung anderer Blutdrüsen außer der Schilddrüse bei Morbus Basedowi sprechen mehrere Momente.

Zunächst hat die zunehmende Erkenntnis der Funktion und Bedeutung der Blutdrüsen ergeben, daß sie in so innigem Konnex miteinander stehen, sich gegenseitig so beeinflussen, daß Störungen in der Funktion der einen immer zu solchen auch der übrigen Drüsen mit innerer Sekretion führen. Es ist nach alledem, was wir heute wissen, die Trennung in uniglanduläre und pluriglanduläre Erkrankungen nicht richtig. Es ist eigentlich jede der uns bisher bekannten Blutdrüsenaffektionen eine pluriglanduläre, allerdings so, daß bei jeder dieser Erkrankungen die Funktionsstörung einer Drüse im Vordergrunde steht, die Symptome beherrscht, welchen gegenüber die Erscheinungen der übrigen mehr oder weniger zurücktreten. Außerdem hat, wie wir annehmen dürfen, jede dieser Drüsen komplizierte Aufgaben zu erfüllen, es hat jede einzelne mehrere verschiedene Funktionen und ein und dieselbe Funktion wieder obliegt mehreren Drüsen. Dadurch ist die Möglichkeit eines wenigstens teilweisen Ersatzes gewisser lebenswichtiger Funktionen dieser Drüsen bei Ausfall einer gegeben. Auch für die Schilddrüse sind die Beziehungen zu den anderen Blutdrüsen durch das Experiment erwiesen, so zu den Epithelkörpern, zur Hypophyse, zu den Keimdrüsen, dem Pankreas und den Nebennieren. Die Ergebnisse der Klinik sprechen ebenfalls in diesem Sinne, indem sie zeigen, daß sich solche Erkrankungen der einzelnen Drüsen häufig kombinieren oder sich bei denselben Züge von Beteiligung der übrigen finden (Pineles u. a.).

Für den Morbus Basedowi ist das häufige gleichzeitige Vorkommen von Myasthenie, Osteomalacie, Riesenwuchs und Akromegalie, Sklerodermie, Dercumscher Erkrankung, Fettsucht, Diabetes, also von Erkrankungen, für welche die Beteiligung von Blutdrüsen sicher in Betracht kommt, erwiesen. Außer

Zweifel steht der Einfluß des Geschlechtes und der Einfluß von im Bereiche der Keimdrüsen sich abspielender Vorgänge für das Zustandekommen des Morbus Basedowi, ferner das häufige Vorkommen von Störungen im Bereiche der Geschlechtssphäre bei dieser Erkrankung. Wir finden in dem Symptomenbilde fast in jedem Falle Züge, die wir als nicht dem Morbus Basedowi eigentümlich ansprechen können, die uns bei anderweitigen Blutdrüsenaffektionen geläufig sind. So sei hier verwiesen auf die zu beobachtenden Schwächezustände, die abnormen Pigmentierungen, die peritonitisähnlichen Erscheinungen, die Schmerzanfälle im Abdomen, das Erbrechen, die Diarrhöen, auf die myxödematösen Veränderungen etc. Dann sehen wir, daß nach dem chirurgischen Eingriff eine Reihe von Erscheinungen sich rasch zurückbildet, während andere mehr oder weniger persistent bleiben können. Es ergibt uns die Analyse der verschiedenen Fälle, daß in dem Krankheitsbilde des Morbus Basedowi nur ein gewisser konstanter Kern gelegen ist, den wir nach unseren sonstigen Erfahrungen auf die Schilddrüse beziehen dürfen, während die übrigen Erscheinungen damit nicht gut in Einklang gebracht werden können.

Für die Beteiligung der Blutdrüsen sprechen auch die pathologisch-anatomischen Befunde bei Morbus Basedowi, die in der letzten Zeit, seit man mehr darauf achtet, eine Reihe wertvoller Befunde und Beweismomente erbringen konnten.

Versuchen wir den Einfluß einzelner solcher Drüsen in der Pathogenese zu fixieren und ihre Beziehungen zum Morbus Basedowi genauer zu präzisieren, so stoßen wir derzeit noch auf zum Teil unüberwindbare Schwierigkeiten. Das hat darin seinen Grund, daß unser Wissen über die Blutdrüsen verhältnismäßig jungen Datums ist und die Ergebnisse der Klinik noch unsicher sind. Auch sind die bisher vorliegenden pathologisch-anatomischen Befunde recht spärlich, da die älteren wegen mangelhafter histologischer Kenntnisse der damaligen Zeit und der geringen Beachtung, die man ihnen schenkte, nicht gut verwertbar sind. Unsere Kenntnisse basieren zum großen Teil auf dem Tierexperiment und auch hier stoßen wir auf vielfach ganz widersprechende Angaben. So sind die Beziehungen, in welchen die einzelnen Drüsen zueinander stehen, eigentlich ganz unklar und stehen die Resultate des Experimentes oft mit den Beobachtungen der Klinik im Widerspruch. Vielfach werden nur die Ergebnisse des Tierexperimentes verallgemeinert und auch als für den Menschen geltend angesehen, obwohl gerade für die Drüsen mit innerer Sekretion ein solches Vorgehen ganz unstatthaft ist, die Verhältnisse schon bei den einzelnen Tiergattungen ganz verschieden liegen und mit menschlichen nicht komparabel sind. Schließlich wird auch noch dem Umstande nicht Rechnung getragen, daß die Blutdrüsen sogar bei derselben Gattung in verschiedenen Lebensphasen in verschiedenen Beziehungen zueinander stehen und verschiedene Funktionen haben und daß daher auch die Resultate bei jungen und alten Tieren, bei trächtigen Tieren etc. ganz differente sein müssen. Endlich wird vielfach irgend eine Funktion einer Drüse und ihr Verhältnis zu der Funktion einer anderen Drüse durch das Experiment geprüft und die erhaltenen Resultate werden zu Schlüssen über die Beziehungen beider Drüsen im Allgemeinen verwendet, ohne daß man dabei bedenkt, daß jeder einzelnen dieser Drüsen mehrere Funktionen zukommen, die ganz unabhängig voneinander sein können, eine andere Drüse ganz anders beeinflussen, als sich dies für die geprüfte Funktion ergeben würde. Begreiflich daher, daß wir auf diesem Gebiete, das für die Spekulation ein ergiebiger Boden ist, einer Reihe oft ganz widersprechender Angaben und Befunde begegnen und eine Unzahl von nicht genügend gesicherten Hypothesen finden, dagegen noch recht spärliches für menschliche Verhältnisse verwertbares Tatsachenmaterial.

Eine Reihe von Autoren nimmt neben der Schilddrüse die Beteiligung anderer Blutdrüsen an, so Fr. Kraus (die Nebennieren und auch andere), Krecke, Hoffmann (Insuffizienz der Nebenniere), Verebély (andere Drüsen), Lubarsch (in manchen Fällen Thymus und Nebenniere), Balint und Molnar (Pankreas und Nebenniere), Breitner (alle koordinierten Blutdrüsen), Weljaminow (Störung der normalen Korrelation besonders der Geschlechtsdrüsen), Biedl (zum Teil auch andere Drüsen). Dann wird die Störung der Schilddrüse als sekundär, ausgelöst von einer anderen Drüse gedeutet von Cecikas (vom chromaffinen System), Salmon (Verminderung der Funktion der Hypophyse). Auch der Thymus (Gierke, Gebele, Capelle und Bayer etc.) und die Keimdrüsen (Pinaud, v. Graff und Nowak u. a.) werden als basedowigene Organe gedeutet. Rosenthal sieht in dem Morbus Basedowi eine glanduläre Affektion, bei welcher die Schilddrüse beteiligt ist und das primum movens unbekannt sei.

Die Beteiligung der Nebennieren haben Kraus und Friedenthal aus ihren Experimenten postuliert. Da ihnen in Übereinstimmung mit älteren Versuchen (Oliver Schäfer u. a.) die intravenöse Injektion von Schilddrüsensaft im Tierversuch Blutdrucksenkung und die Erscheinungen von Vagusreizung und nur die gleichzeitige Injektion von Adrenalin das Auftreten von Aktionspulsen ergab, weil ferner Adrenalininjektion bei schilddrüsengefütterten Tieren eine länger dauernde Blutdrucksteigerung herbeiführte als bei normalen und sie nach Injektion von Schilddrüsensubstanzen Adrenalin im Blute nachweisen konnten (Froschaugenversuch, chemische Eisenchloridreaktion), nehmen sie an, daß der Nebenniere beim Morbus Basedowi ein Einfluß zukommt. Sie glauben, daß der Symptomenkomplex, namentlich die Erscheinungen von seiten des Zirkulationsapparates besser zu verstehen sind, wenn man eine Korrelation zwischen den Stoffen der zunächst affizierten Schilddrüse und den Nebennierenprodukten annimmt. Sie halten die Nebenniere nicht für das primär basedowigene Organ, wenn auch deren Beteiligung als nicht unwesentlich in Betracht gezogen werden müsse. Gestützt wurde ihre Annahme noch durch den Umstand, daß mit dem Blute von Basedowkranken der Meltzer-Ehrmannsche Versuch ebenfalls positiv ausfiel. Sie glauben, daß je nach der Intensität der Beteiligung der Nebenniere neben der Wirkung der Schilddrüse im Symptomenbilde die sympathischen Erscheinungen gegenüber den Vagussymptomen mehr hervortreten.

Die Angaben von Kraus und Friedenthal über vermehrten Adrenalingehalt des Blutes fanden mehrfach ihre Bestätigung (Fränkel, Trendelenburg und Brocking, Kostlivy u. a.), so daß die Annahme einer gleichzeitigen erhöhten Tätigkeit der Nebenniere bei Morbus Basedowi bis in die letzte Zeit als feststehend angenommen wird. Als weiteres Beweismoment für diese Hypothese wird die Tatsache angeführt, daß das Basedowserum eine blutdrucksteigernde Wirkung hat (Asher und Rodt), daß bei Morbus Basedowi die Adrenalininstillation in das Auge Mydriase hervorruft (O. Löwi), die sich beim Tier auch nach Schilddrüsenfütterung zeigen läßt (Eppinger, Falta und Rudinger) und namentlich die Untersuchungen der letztgenannten Autoren, nach welchen zwischen Schilddrüse und chromaffinem System gegenseitige fördernde Beziehungen bestehen sollten, so daß durch die erhöhte Funktion der Schilddrüse beim Morbus Basedowi auch eine solche des chromaffinen Systems bedingt würde. Dieser Hypothese schließen sich Caro, Fränkel, Asher und Flack, Goldstein, Krecke, Swiecicki u. a. an, wenn auch im Detail in manchen Beziehungen abweichende Anschauungen vorhanden sind, sie verdrängt die ursprüngliche Annahme von Kraus und Friedenthal, daß Schilddrüse und Nebenniere antagonistisch wirkende

Organe vorstellen, von welchen die Nebenniere das sympathische, die Schilddrüse das autonome System beeinflußt, so daß je nach der intensiven Einwirkung einer dieser Drüsen bald sympathische, bald autonome Erscheinungen
im Krankheitsbilde prävalieren.

Nur ganz vereinzelt erheben sich Stimmen, die gegen die erhöhte Beteiligung der Nebennieren bei Morbus Basedowi sprechen. So kommen Gley
und Cléret auf Grund ihrer Tierversuche mit Basedowserum zu dem Schlusse,
daß keine Adrenalinämie vorliege, E. Bircher findet bei Ratten mit künstlich
erzeugtem Kropf das Mark der Nebennieren stark verkleinert, Oswald, der den
Morbus Basedowi neurogen auffaßt, hält die Nebenniere nur für einen potenzierenden Faktor ohne kausale Bedeutung und Hoffmann endlich gelangt auf
Grund von Überlegungen zu dem Schlusse, daß eine Insuffizienz der Nebennieren bei Morbus Basedowi vorhanden sei. Thyreoidea und Nebenniere sind
nach ihm Antagonisten, der Hyperthyreoidismus ist symptomenlos, wenn er
durch die Antagonisten kompensiert wird, werden diese insuffizient, so kommt es
zu den Erscheinungen des Morbus Basedowi. Denselben Gedankengang nur in
anderer Fassung hat Kostlivy, der annimmt, daß bei Hyperthyreoidismus,
so lange sich vagische und sympathische Hypertonisation das Gleichgewicht
halten, keine Erscheinungen vorhanden sind, wird aber durch irgend eine Schädlichkeit das Gleichgewicht gestört, so kommen die Basedowsymptome hinzu.

Allen diesen gegen und für eine erhöhte Tätigkeit der Nebennieren bei
Morbus Basedowi angeführten Momenten kann wohl kaum irgend eine Beweiskraft zugesprochen werden.

So plausibel bei den nahen Beziehungen des chromaffinen Systems zum
Sympathikus und bei der unzweifelhaften Anwesenheit von Sympathikusreizsymptomen beim Morbus Basedowi die Annahme einer gesteigerten Tätigkeit der Nebenniere wäre, so ist doch diese Annahme nicht begründet. Der
Nachweis des vermehrten Adrenalingehaltes im Blute ist bisher nicht geglückt;
die gegenteiligen Angaben beruhen auf Fehlerquellen (O'Connor). Mit einwandfreien Methoden ist ein solcher Nachweis bisher nicht erbracht (siehe
Blut). Auch der Aktionspuls, für dessen Anwesenheit Kraus und Friedenthal
die Annahme einer Adrenalinmobilisierung plausibel fanden, findet eine andere
Erklärung. Schönborn konnte bei seinen Versuchen an Katzen Aktionspulse bei Injektion von Preßsaft von gewöhnlichen und Basedowstrumen ohne
gleichzeitige Adrenalininjektion erzielen und nimmt an, daß Thyreoideaextrakte
von Basedowstrumen gleichzeitig das Bild der Thyreoideasaftwirkung und
einen der Adrenalinwirkung analogen Effekt hervorrufen können.

Gegen eine gesteigerte Tätigkeit der Nebenniere spricht die klinische
Beobachtung. Die Kombination von Morbus Basedowi und Morbus Addisoni
zeigt, daß eine mangelhafte Funktion der Nebennieren und des chromaffinen
Systemes vorkommen kann, daß eine Hyperfunktion der Schilddrüse nicht auch
mit Hyperfunktion der Nebenniere einhergehen muß. Symptome, die wir bei
Morbus Addisoni auf den Funktionsausfall der Nebennieren beziehen, finden
wir bei Morbus Basedowi nicht selten. Dahin gehören vor allem die hochgradigen unmotivierten Schwächezustände der Kranken, die Adynamie, die
Erscheinungen von seiten des Magen-Darmtraktes mit heftigen kolikartigen
Schmerzen, oft unstillbarem Erbrechen, profusen Diarrhöen und peritonitisähnlichen Symptomen. Hierher gehören des weiteren die Pigmentierungen.
Diese sind (siehe S. 142) ein bei Morbus Basedowi häufiges Vorkommnis und
können so extreme Grade erreichen und auch so lokalisiert sein wie bei Morbus
Addisoni. Für diese abnormen Hautpigmentierungen ist für den Morbus
Addisoni der direkte Zusammenhang mit dem Funktionsausfall der Nebenniere
schon aus der klinischen Beobachtung mindestens wahrscheinlich, er wird

außerdem noch gesichert durch die experimentellen Untersuchungen von König-stein, Biedl und Hofstätter, durch welche die Bedeutung des Nebennieren-ausfalles für das Auftreten der Pigmentierung erwiesen erscheint.

Ein weiteres Beweismoment gegen die Annahme einer vermehrten Funktion der Nebenniere bei Morbus Basedowi geben die pathologisch-anatomischen Befunde. Es kann heute als feststehend angenommen werden, daß der Status thymicolymphaticus in gewissen Beziehungen zum Morbus Basedowi steht, daß er mindestens ein häufiger Befund ist. Ebenso kann es als gesicherte Tatsache gelten, daß, wie von Wiesel zuerst beobachtet wurde, bei Status lymphaticus eine Hypoplasie des chromaffinen Gewebes vorhanden ist. Damit im Einklange stehen auch die anatomischen Befunde, die, soweit sie darauf Rücksicht nehmen, bei Morbus Basedowi häufig eine Verminderung der Marksubstanz der Nebenniere und ihrer Chromfärbbarkeit ergeben. Die von einzelnen an der Marksubstanz nachgewiesenen Veränderungen (Parodi, Pettavel), die auf einen vermehrten Reiz oder auf eine vermehrte Tätigkeit bezogen werden, beweisen nicht viel. Sie könnten günstigsten Falles den Versuch einer gesteigerten Tätigkeit eines minderwertigen Organes anzeigen, womit jedoch keineswegs entschieden ist, ob derselbe auch zu dem Effekt einer abnormen Abgabe von Nebennierenstoffen führt. Auch sind sie kein konstanter Befund und anderer Deutung fähig. Jedenfalls ist durch die pathologisch-anatomischen Befunde eine Überfunktion der Niebennieren nicht erwiesen, sie sprechen eher gegen eine solche Annahme, sie sprechen aber sicher gegen die Annahme, daß die Veränderungen der Nebenniere einfach von der Schilddrüse abhängig sind. Die bisherigen Befunde legen eher die Vermutung nahe, daß die Nebennieren-veränderungen in erster Linie als Teilerscheinung der abnormen Körperkon-stitution zu deuten sind.

Schmorl und Ingier finden den Adrenalingehalt der Nebennieren bei Morbus Basedowi nicht wesentlich herabgesetzt.

Zur Erklärung der Erscheinungen, die bei Morbus Basedowi auf eine erhöhte Tätigkeit des Sympathikus hinweisen, müssen außerhalb der Nebenniere gelegene Momente herangezogen werden.

Froehlich, Gottlieb sehen die Ursache mit Wahrscheinlichkeit darin, daß die Schilddrüsenstoffe den Sympathikus für Adrenalin überempfindlich machen. Gottlieb stützt die Annahme auf die Tatsache der Sensibilisierung des Sympathikus durch Kokain (Fröhlich und Löwi), durch Gifte, die dem Gewebe Kalk entziehen (Chiari und Fröhlich), auf die Steigerung der Empfind-lichkeit der Gefäßwände für Adrenalin durch Hypophysenstoffe (Kepinow), auf die in einzelnen Fällen von Morbus Basedowi durch Adrenalininstillation nachgewiesene Überempfindlichkeit der Sympathikusendigungen der Iris (Löwi u. a.), auf die Möglichkeit, dasselbe durch Zufuhr von Schilddrüsen-stoffen beim Hunde hervorzurufen (Eppinger, Falta, Rudinger), auf die länger anhaltende Drucksteigerung nach Adrenalin bei schilddrüsengefütterten Tieren (Kraus und Friedenthal), auf die Verstärkung der Adrenalinwirkung nach Reizung der Schilddrüsennerven (Asher und Flack), sowie auf die Schwierigkeit nach Thyreoidektomie durch Adrenalin Glykosurie und Druck-steigerung zu erzielen (Eppinger, Falta und Rudinger, Ritzmann). Das sind allerdings Momente, welche die Möglichkeit der Annahme von Fröhlich, Gottlieb begründet erscheinen lassen. Damit ist aber keineswegs auch ent-schieden, daß nicht noch andere, außerhalb der Schilddrüse gelegene Momente in demselben Sinne wirken.

Eine abnorme Erregbarkeit des Sympathikus ist nicht allein durch Sensi-bilisierung für das peripher angreifende Adrenalin durch Schilddrüsenstoffe möglich, sondern kann auch in anderen Momenten gegeben sein. Zentrale Vorgänge irgendwelcher Art, die eine erhöhte Ansprechbarkeit der nervösen Apparate bedingen, können auch eine solche des vegetativen Systems setzen. Eine solche abnorme Ansprechbarkeit des vegetativen Systemes kann durch verschiedene krankmachende Vorgänge erworben oder schon in der Anlage des Individuums gelegen sein.

Für die Bedeutung des konstitutionellen Momentes bei der abnormen Ansprechbarkeit des vegetativen Nervensystems bei Morbus Basedowi spricht die Tatsache, daß er eine exquisit degenerative Erkrankung ist, die nur Menschen mit abnormer Anlage befällt und die sonst auch abnorme Reaktionen, unter anderem auch am Nervensystem aufweisen. Wo immer der Versuch gemacht wurde, eine bestimmte Basedowkonstitution, die zur Erkrankung disponiert, herauszuheben, umfaßt sie nur degenerierte, vegetativ stigmatisierte Menschen. Entschieden für den Einfluß der Anlage bei der abnormen sympathischen Ansprechbarkeit spricht auch die Tatsache, daß die Erscheinungen einer erhöhten Erregbarkeit des Sympathikus bei Morbus Basedowi ja durchaus nicht am ganzen System vorhanden sind, wie das bei einer Sensibilisierung durch Schilddrüsenstoffe anzunehmen wäre, sondern daß wir hier neben den Erscheinungen einer erhöhten Ansprechbarkeit an einzelnen Organen solchen einer verminderten an anderen Organen begegnen. Gottlieb muß hier zu der Annahme greifen, daß sich die Sensibilisierung nicht auf alle Angriffspunkte des Adrenalins zu erstrecken braucht. Das ist möglich. Da aber für den Effekt nicht nur der Reiz, sondern auch das Erfolgsorgan in Betracht kommt, ist es naheliegend, für den ungleichmäßigen Effekt der sensibilisierenden Substanz die verschiedene Beschaffenheit der Erfolgsorgane heranzuziehen. Die Schilddrüsenstoffe wirken nur verstärkend auf vorhandene biologische Vorgänge (siehe später) und daher ist der Zustand der Organe, auf welche sie wirken, von maßgebendem Einflusse. Die abnorme Beschaffenheit der einzelnen Organe als Teilerscheinung der dem Morbus Basedowi zugrunde liegenden abnormen Körperkonstitution rückt dadurch in den Vordergrund.

Die Sensibilisierung für Adrenalin kann außer der Schilddrüse noch von anderen Organen besorgt werden. Hier käme vor allem die Hypophyse in Betracht (siehe Hypophyse).

Es ist daher anzunehmen, daß neben der Sensibilisierung des Sympathikus für Adrenalin durch Schilddrüsensubstanz noch andere Faktoren mitwirken, um die im Symptomenbilde des Morbus Basedowi vorhandenen Erscheinungen von abnormer Erregung im Sympathikus zu erklären; ein solches Moment glauben wir in der Konstitution des Erkrankten annehmen zu können.

Die bisherigen Vorstellungen über die Bedeutung der Nebennieren für die Pathogenese des Morbus Basedowi bedürfen einer Korrektur. Daß der Nebenniere irgend ein Einfluß zukommt, ist bei den durch das Experiment erwiesenen Beziehungen der Schilddrüse zu den Nebennieren anzunehmen, ebenso wegen der nahen Beziehungen des chromaffinen Systemes zum Sympathikus, dessen Beteiligung an dem Zustandekommen der Erscheinungen außer Zweifel steht. Die aber aus anderen Motiven angenommene Überfunktion der Nebenniere, die erhöhte Adrenalinmobilisation durch die vermehrte Schilddrüsenaktion ist nicht erwiesen. Die Beobachtungen der Klinik wie die Ergebnisse anatomischer Untersuchung sprechen dafür, daß die Nebenniere resp. das chromaffine System in einer großen Zahl von Fällen hypoplastisch, unterwertig sind. Daß an ihnen ablaufende Reizvorgänge zu erhöhter Adrenalinämie führen sollten, ist nicht plausibel. Ein vermehrter Adrenalingehalt des Blutes ist bisher nicht erwiesen. Wenn trotzdem Erscheinungen von erhöhter Sympathikuserregung vorhanden sind, so kann dies, wie Gottlieb, Fröhlich annehmen, durch eine Sensibilisierung der Sympathikusendapparate, wenigstens einzelner solcher, durch Schilddrüsenstoffe bedingt sein. Das kann jedoch nicht der einzige in Betracht kommende Vorgang sein. Dieselbe abnorme Erregbarkeit kann durch anderweitige Vorgänge erworben oder schon in der Anlage gegeben sein.

Hypophyse. Wieweit die Hypophyse an der Pathogenese des Morbus Basedowi beteiligt ist und den Symptomenkomplex beeinflußt, wissen wir nicht sicher. Wir kennen nur die Kombination mit Akromegalie und wissen, daß nicht so selten Fälle vorkommen, bei welchen bloß die eine Erkrankung ausgesprochen vorhanden ist, während wir von der anderen nur Züge antreffen. Die seltenen Fälle von Kombination mit typischer Akromegalie oder mit Riesenwuchs gestatten vorläufig keine Schlüsse. In dem Falle Trousseau trat allerdings im Beginne des Morbus Basedowi das abnorm starke Wachstum auf. Außerdem wäre vielleicht noch die Tatsache anzuführen, daß sehr häufig in diesen Fällen auch gleichzeitig Diabetes angetroffen wird, so daß für die Veränderungen der Hypophyse noch die diabetische Veränderung des Pankreas ursächlich in Betracht käme. Ungleich häufiger finden wir bei dem typischen Morbus Basedowi einzelne Züge der Akromegalie oder des Riesenwuchses. Doch auch hier ist die Frage, wieweit die hypophysären Symptome vom Morbus Basedowi abhängen, nicht zu entscheiden. Sicher sind die Veränderungen vielfach nur Teilerscheinung der abnormen Körperverfassung. So möchten wir die Befunde von Holmgreen von Hochwuchs bei Morbus Basedowi deuten und auch die Befunde von Stern von starkem massivem Kinn.

Dagegen liegen in anderer Richtung Anhaltspunkte vor, die zu der Annahme führen, daß der Hypophyse in der Pathogenese des Morbus Basedowi eine Rolle zukommt.

Zunächst kommt hier die Tatsache in Betracht, daß zwischen Schilddrüse und Hypophyse enge Beziehungen bestehen, wenn wir auch über die nähere Art derselben noch nicht völlig aufgeklärt sind. Für das Bestehen solcher Beziehungen spricht zunächst das Experiment, das zeigt, daß nach Exstirpation der Schilddrüse Veränderungen an der Hypophyse auftreten und ebenso nach Eingriffen an den Keimdrüsen, deren Beziehungen zur Schilddrüse als gesichert gelten können. In diesem Sinne spricht ferner die am Menschen festgestellte Tatsache, daß sich an der Hypophyse Veränderungen einstellen abhängig von Menstruation und Gravidität, von Vorgängen, deren Einfluß für den Morbus Basedowi erwiesen ist, ebenso die Tatsache, daß sich auch bei anderweitigen Affektionen der Schilddrüse Veränderungen an der Hypophyse finden, wie z. B. bei Kretinismus (Schönemann u. a.), Myxödem (Boyce und Beadles, Abrikosoff, Comte, Ponfik, Sainton und Rathery u. a.) und daß umgekehrt bei Erkrankung der Hypophyse sich häufig Veränderungen an der Schilddrüse finden, so die Struma bei Akromegalie.

Für die Beteiligung der Hypophyse an den Vorgängen bei Morbus Basedowi sprechen auch die vorliegenden pathologisch-anatomischen Befunde. Sind dieselben bisher auch nur spärlich, so scheint doch aus ihnen die Tatsache hervorzugehen, daß sich an dieser Drüse, wenn darauf geachtet wird, auffallend häufig Veränderungen nachweisen lassen. Müssen über die Konstanz der Veränderungen und über ihre Art weitere Untersuchungen die definitive Aufklärung bringen, so sprechen sie doch jetzt schon im Zusammenhange mit den sonst erwiesenen Beziehungen von Hypophyse und Thyreoidea zugunsten der Auffassung, daß auch bei Morbus Basedowi die Hypophyse, wenigstens

sehr oft, beteiligt ist und vielleicht einen Teil der Erscheinungen des Morbus
Basedowi bedingen kann.

Für die Beteiligung der Hypophyse spricht weiters die Beobachtung der
Klinik, wenn auch die definitive Entscheidung, welcher Anteil der Hypophyse
an den klinischen Erscheinungen zukommt, durch weitere klinische Beobachtungen bei zunehmender Kenntnis über die Funktion dieses Organes zu erbringen sein wird. Wieweit die Annahme zutrifft, daß bei Morbus Basedowi
ein gewisser Gegensatz zur Akromegalie besteht, hier plumpe verdickte Extremi-
tätenenden mit Verdickung der Weichteile, dort lange schmale Hände mit langen
spitzen Fingern (Madonnenhand) und lange schmale Füße, ein Verhalten, das
sich mit der nachgewiesenen Verkleinerung der Hypophyse (Benda) in
Einklang bringen ließe und auf eine mangelhafte Funktion hinweisen würde
(Revillod), steht dahin. Sie verdankt offenbar mehr der Vorstellung ihre
Entstehung, daß Schilddrüse und Hypophyse in antagonistischem Verhältnisse
zueinander stehen. Wir glauben vielmehr allen Grund zur Annahme zu haben,
daß die angezogenen Veränderungen Stigmen körperlicher Entartung sind,
die wir auch sonst bei degenerativen Erkrankungen finden. Dagegen kommt
für die bei Morbus Basedowi zeitweilig vorhandenen myxödematösen Schwellungen außer der abnormen Körperanlage, als deren Teilerscheinung sie ebenfalls vorhanden sein können, auch noch die Beteiligung der Hypophyse in Betracht, bei deren Erkrankungen uns das Vorkommen solcher Veränderungen
geläufig ist. Falta bezieht sie darauf. Nur wird hier die Entscheidung schwierig
sein, wieweit eventuell die Epithelkörper oder die Keimdrüsen, bei deren Erkrankungen wir ebenfalls myxödematöse Veränderungen finden können, dabei
in Betracht kommen.

Auf zwei Momente in dem Symptomenbilde des Morbus Basedowi sei
hier noch hingewiesen, die für eine Beteiligung der Hypophyse sprechen: die
Labilität der Temperatur und die häufig zu beobachtende Polyurie.

Daß bei Morbus Basedowi trotz der gesteigerten Oxydationen nicht konstant Hyperthermie zu beobachten ist, weist auf ein entsprechendes Funktio-
nieren der die Wärmeabgabe regulierenden Mechanismen hin. So ganz funktio-
nieren diese aber dennoch nicht, denn es ist vielfach die Körpertemperatur
auf ein höheres Niveau eingestellt als beim Normalen, dann zeigt sie unregel-
mäßigere Schwankungen und endlich sind Hyperthermien ein verhältnismäßig häufiges Vorkommen, wenn auch nur bei den schweren Fällen. An diesen
Hyperthermien ist der nervöse Einfluß an der Unregelmäßigkeit, an der leichten
Beeinflußbarkeit durch äußere Momente, psychische Affekte etc. zu entnehmen;
es kommen für sie offenbar jene zentralen Zentren und Bahnen in Betracht,
bei deren Läsion wir auch sonst Hyperthermien finden (in erster Linie die große
subkortikale Ganglienmasse, besonders Anteile des Streifenhügels, dann die
Zentren im Pons und in der Medulla oblongata). Neuerdings konnte von
Aschner gezeigt werden, daß der Boden des Zwischenhirns eine Stelle ist,
von der aus analoge Wirkungen wie von der Hypophyse erzielt werden können
und die scheinbar mit diesem Organ in nahen Beziehungen steht. Der
anatomische Bau der Hypophyse mit ihrem nervösen Anteile, der Übergang
des letzteren direkt in das Nervensystem, die Lage in der Nähe vasomotorischer
Zentren muß den Gedanken nahelegen, daß der nervöse Anteil der Hypophyse
mit Gefäßregulierungsvorgängen in Beziehung stehen könnte oder daß wenigstens
bei der Lage der Hypophyse in der Nähe nervöser Gefäßzentren durch Vorgänge,
die sich an ihr abspielen, die Gefäßbahn in Mitleidenschaft gezogen werden könne.
In diesem Sinne würde die Tatsache sprechen, daß bei Erkrankungen der Hypophyse Erscheinungen von seiten der Gefäße sehr häufig angetroffen werden.
Wir finden zum Teil organisch nachweisbare Veränderungen an den Arterien,

zum Teil Erscheinungen, die auf eine abnorme Innervation hinweisen, wie Akroparästhesie, Gefäßschmerzen, Bilder, die dem Raynaudschen Symptomenkomplex entsprechen. Seinerzeit konnte ich einen solchen Fall von Akromegalie mit diffusen Gefäßkrämpfen und den Erscheinungen der paroxysmalen Hämoglobinurie mitteilen. Dann spricht zugunsten dieser Annahme die Tatsache, daß bei an der Hypophyse ablaufenden Prozessen häufig abnorme Temperaturen angetroffen werden. v. Frankl-Hochwart fand bei seiner Zusammenstellung von Hypophysentumoren ohne Akromegalie sehr häufig subnormale Temperaturen, bisweilen Hyperthermien.

Eine weitere Stütze für die Annahme einer Beteiligung der Hypophyse an den Erscheinungen des Morbus Basedowi ist in der häufig vorkommenden Polyurie gelegen (vgl. Symptome, Niere). Für diese Polyurie haben wir eigentlich keine plausible Erklärung. Wir finden im Gegenteil Verhältnisse, die uns eine Verminderung der Harnmenge begreiflich erscheinen lassen: starke Tachykardie, weite periphere Gefäße, starke Durchfeuchtung der Haut, oft profuse Schweiße und Diarrhöen, starke nervöse Erregung. Es besteht die Möglichkeit, sie auf die Schilddrüse zu beziehen, da wir eine Polyurie auch beim artifiziellen Thyreoidismus kennen. Daß diese Wirkung mit in Betracht kommt, ist zuzugeben, aber mit dieser Annahme finden wir sicher nicht unser Auslangen in den hochgradigen Fällen, die an Diabetes insipidus mahnen. Gegen die thyreogene Genese der Polyurie spricht schon der Umstand, daß sie nicht in allen Fällen von Morbus Basedowi vorhanden ist, dann das oft vorhandene Mißverhältnis zwischen Intensität der Polyurie und den sonstigen Erscheinungen der Erkrankung. Die nervöse Genese dieser Polyurien wird uns nahegelegt durch das Fehlen irgendwelcher greifbarer kausaler Momente, das Fehlen von primärer Polydipsie in einzelnen Fällen, durch die Anwesenheit sonstiger nervöser Symptome, durch das häufig starke Schwanken der Harnflut, abhängig von nervösen Einflüssen und endlich durch die Tatsache, daß durch die Läsion bestimmter Zentren (Bernard, Eckhardt, O. Kahler) Polyurie erzeugt werden kann. Nun zeigt die Beobachtung der Klinik, daß bei Erkrankungen der Hypophyse häufig Polyurie angetroffen wird und daß in der Pathogenese des Diabetes insipidus der Hypophyse eine wesentliche Rolle zugesprochen werden muß. Auf welche Weise sie zustande kommt, ist allerdings vorläufig nicht sicher, wahrscheinlich auf dem Wege der nervösen Bahnen. Außerdem scheint ihr aber noch ein wesentlicher Einfluß auf die Regulierung des Wasserhaushaltes zuzukommen, wobei auch ihr Einfluß auf das Zustandekommen des Durstgefühles von Bedeutung ist. Ob ihr auch eine direkte diuretische Wirkung zukommt, ist fraglich. Jedenfalls ist die Beteiligung der Hypophyse an der Polyurie mancher Fälle sehr wahrscheinlich.

Über noch eine mögliche Einwirkung der Hypophyse werden künftige Befunde zu entscheiden haben. Wir haben angeführt, daß die Erscheinungen am Zirkulationsapparat durch Einwirkung von Schilddrüsensubstanzen allein nicht gut zu erklären sind und daß dies der Grund war, an eine Überfunktion der Nebenniere zu denken. Da diese nicht erweisbar ist, alle Befunde eher zugunsten einer Hypofunktion dieses Organes sprechen, so können zur Erklärung der Sensibilisierung der Endapparate des Sympathikus für Adrenalin die Schilddrüse oder andere Blutdrüsen herangezogen werden. Auch aus der Hypophyse ist eine blutdrucksteigernde Substanz zu erhalten, die ähnlich wie Adrenalin wirkt. Hier wäre also die Möglichkeit gegeben, daß bei insuffizienter Nebenniere die Hypophyse ihre Rolle übernimmt oder daß wenigstens, wie Kepinow nachwies, durch die Hypophyse eine Sensibilisierung der Gefäßwände für die Adrenalinwirkung bedingt wird.

Salmon sucht die primäre Ursache des Morbus Basedowi in einer Funktionsstörung der Hypophyse, die er als insuffizient annimmt und die bei den antagonistischen Beziehungen zwischen Hypophyse und Thyreoidea zu einer Funktionssteigerung der letzteren führen soll; dabei wirkt die erhöhte Tätigkeit der Schilddrüse teils kompensierend, teils toxisch. Diese Hypothese erscheint vorläufig nicht begründet, da unsere Kenntnisse über die Beziehungen der beiden Drüsen noch nicht genügend geklärt sind. Die Möglichkeit aber, daß in ein oder dem anderen Falle das primum movens in der Hypophyse gelegen sein kann und vielleicht auf dem Wege der Nerven oder sonstwie die Schilddrüse beeinflußt, ist nicht von der Hand zu weisen.

Wir können vorläufig nur mit Wahrscheinlichkeit annehmen, daß der Hypophyse in der Pathogenese des Morbus Basedowi ein Einfluß zukommt und daß durch sie ein Teil der zu beobachtenden Erscheinungen zu erklären ist. Dafür spricht der Umstand, daß zwischen Hypophyse und Thyreoidea nahe Beziehungen bestehen, daß Vorgänge an einer Drüse zu Veränderungen an der anderen führen, ferner die Tatsache, daß Vorgänge, deren Einfluß für den Morbus Basedowi außer Zweifel steht (Menstruation, Gravidität) auch mit Veränderungen an der Hypophyse einhergehen. Für die Beteiligung der Hypophyse sprechen ferner die an dieser Drüse bei Morbus Basedowi vorliegenden pathologisch-anatomischen Befunde, die Veränderungen an ihr mit auffallender Häufigkeit ergeben. In Übereinstimmung mit diesen Momenten kommt auch der sonst vieldeutige Umstand in Betracht, daß es Fälle von Kombination von Morbus Basedowi mit Erkrankungen der Hypophyse gibt und daß einzelne Züge dieser Erkrankungen bei der anderen häufig angetroffen werden. Der anatomische Bau der Hypophyse, ihre Lage in der Nähe wichtiger vasomotorischer Zentren und ihre Verbindung mit dem Zentralnervensystem lassen es uns verständlich erscheinen, daß bei Störungen dieses Organes Erscheinungen von seiten der Gefäße und deren Innervation häufig angetroffen werden und daß der Labilität der Thermoregulation und der Polyurie eine gewisse Bedeutung in dem Symptomenbilde hypophysärer Erkrankungen zukommt. Da dieselben Erscheinungen bei Morbus Basedowi gleichfalls häufig angetroffen werden, sie durch die Funktionsstörung der Schilddrüse allein nicht erklärt werden können, ist die Annahme naheliegend, sie ebenfalls auf eine Funktionsstörung der Hypophyse zu beziehen, dies um so mehr, als sonst Gründe vorhanden sind, die uns eine Beteiligung dieses Organes plausibel machen. Ebenso ist die Annahme nicht von der Hand zu weisen, daß die auf eine gesteigerte Adrenalinmobilisierung bezogenen Erscheinungen bei Morbus Basedowi bei der mindestens häufig vorhandenen Hypoplasie des chromaffinen Systems zum Teil wenigstens von der Hypophyse übernommen werden, der eine dem Adrenalin in der Wirkung ähnliche Substanz zur Verfügung steht. Sicher ist, daß ähnlich wie durch Schilddrüsenstoffe auch durch die Hypophyse eine Sensibilisierung der Gefäßwand für Adrenalin erfolgen kann. Auch die Möglichkeit muß zugegeben werden, daß die Hypophyse zu gewissen im Verlaufe des Morbus Basedowi zu beobachtenden Störungen der Fettverteilung und zu gewissen Hautveränderungen in Beziehung steht. Wieweit sie die bei Morbus Basedowi vorhandenen Stoffwechselstörungen beeinflußt, ist derzeit noch unsicher.

Epithelkörper. Weitaus einfacher ist die Frage nach der Beteiligung der Epithelkörper bei Morbus Basedowi zu entscheiden. Eine solche wäre bei den sicher erwiesenen nahen Beziehungen der Schilddrüse zu diesen Organen zu erwarten. Nichtsdestoweniger haben wir vorläufig nicht viele Anhaltspunkte dafür. Die bisher vorliegenden pathologisch-anatomischen Befunde ergeben ein negatives Resultat und auch die Klinik gibt uns keinerlei Erscheinungen, die wir mit Wahrscheinlichkeit auf die Epithelkörper beziehen könnten. Die Kombination von Tetanie mit Morbus Basedowi ist jedenfalls ein seltenes Vorkommnis und sind auch sonst Züge, die wir bei Tetanie finden, bei Morbus Basedowi wohl kaum zu sehen, wie es zu erwarten wäre, wenn der von Rudinger angenommene Antagonismus zwischen Schilddrüse und Epithelkörper zu Recht bestünde. Es wäre deshalb eine Angabe von Falta und Kahn von Interesse, daß sie im akuten Stadium der Tetanie oder im Anschlusse daran die Erscheinungen eines leichten Hyperthyreoidismus auftreten sahen. Ich habe ähnliches in meinen Fällen, obwohl ich darauf geachtet habe, nie gesehen. Das, was ich sehen konnte und was einigermaßen eine Ähnlichkeit mit diesen Zuständen gehabt hätte, ist die Zunahme nervöser Erscheinungen bei Degenerierten mit Struma nach dem Abklingen des ersten Anfalles. Auch könnte ich mich auf Grund der von Kahn und Falta angeführten Symptome nicht zu ihrer Annahme eines Thyreoidismus entschließen. Für die Kombination von Morbus Basedowi mit Myasthenie oder für die Fälle mit einzelnen myasthenischen Zügen kommen die Epithelkörper mit in Betracht, die u. E. bei der Myasthenie eine wesentliche Rolle spielen. Für die große Mehrzahl der Fälle von Morbus Basedowi liegen aber solche Erscheinungen nicht vor. Hier kämen noch die der Myasthenie ähnlichen Erschöpfungszustände in Betracht, für welche neben konstitutionellen Momenten, neben der Funktionsstörung der Nebennieren immerhin auch noch ein Einfluß der Epithelkörper denkbar wäre. Wieweit sie zu einzelnen Stoffwechselvorgängen und trophischen Störungen (Schwellungen) in Beziehung stehen, läßt sich vorläufig nicht entscheiden. Es können daher auch jene Hypothesen, die die Epithelkörper in den Vordergrund pathogenetischer Erörterungen stellen, als nicht begründet angesehen werden. Zupnick denkt wegen der negativen Erfolge mit Ziegen- und Hundeschilddrüsenserum an die Epithelkörper, Beebe, Halstedt, Meltzer sprechen sich gegen eine solche Annahme aus.

Pankreas. Die erste Mitteilung, die auf eine Beteiligung des Pankreas bei Morbus Basedowi hinweisen würde, stammt von v. Basedow, der schon Fettstühle beobachtet hat. Allerdings scheint diese Mitteilung später in Vergessenheit geraten zu sein und fanden die Erscheinungen von seiten des Pankreas wenig Würdigung. Erst die Erkenntnis der Bedeutung dieses Organes in der Pathogenese des Diabetes ließ auch den Veränderungen des Pankreas in jenen Fällen wieder Beachtung schenken, in welchen eine Kombination des Morbus Basedowi mit Diabetes vorlag. In letzter Zeit zeigt man mehr Interesse für die Erscheinungen von seiten des Pankreas. Im allgemeinen ist man aber nicht darüber hinaus gekommen, den Einfluß des Pankreas nur für gewisse, zeitweilig zu beobachtende Erscheinungen gelten zu lassen (alimentäre Glykosurie, Fettstühle), obwohl dieser Drüse eine prinzipielle Bedeutung in der Pathogenese zuzukommen scheint. Schuld mag wohl viel daran der Umstand tragen, daß wir über die Funktion der Bauchspeicheldrüse, speziell über ihr inneres Sekret sehr wenig wissen.

In dem Symptomenkomplex des Morbus Basedowi nehmen Stoffwechselstörungen einen hervorragenden Platz ein; diese Störungen betreffen auch den Kohlehydratstoffwechsel. Darauf zu beziehen sind (vgl. S. 110): die spontanen Glykosurien, von welchen ein Teil als nervöse Glykosurie anzusprechen ist, die gesteigerte alimentäre Glykosurie und der Diabetes. Die

Tatsache, daß das Pankreas einer der mächtigsten Faktoren in dem Kohlehydrat-
haushalte ist, steht außer Zweifel und ebenso die Tatsache, daß der Bauchspeicheldrüse in der Pathogenese des Diabetes, wenn auch nicht die allein maßgebende, so doch eine ganz hervorragende Rolle zufällt. Wir müssen daher
für die zahlreichen Fälle, in welchen eine Kombination von Morbus Basedowi
mit Diabetes vorliegt, eine Beteiligung des Pankreas annehmen, die wir uns
so vorstellen können, daß in der überwiegenden Mehrzahl der Fälle die Veränderungen, die dem Morbus Basedowi zugrunde liegen, Veränderungen setzen,
die für das Auftreten des Diabetes notwendig sind; dabei müssen wir allerdings noch voraussetzen, daß die gemeinsame degenerative Anlage solche Vor-
bedingungen geschaffen hat, auf welchen sich die komplexen, dem Diabetes
zugrunde liegenden Vorgänge entwickeln können. Wahrscheinlich spielt hiebei
eine abnorme Veranlagung des Pankreas, der Leber, des Nervensystems und
anderer hier in Betracht kommender Organe eine Rolle. Wenigstens wird
uns dies für das Pankreas durch das Vorhandensein der alimentären Glykosurie bei Hypoplasten (siehe Stoffwechsel, Dextrosurie) und vielleicht auch für
die Leber durch das Vorkommen von alimentärer Galaktosurie nahegelegt.
Bei dieser abnormen Anlage kann die Funktionsstörung der Schilddrüse Änderungen in der Funktion des Pankreas leichter herbeiführen.

Wir wissen heute, daß Schilddrüse und Pankreas zueinander in Wechselbeziehungen stehen (Lorand, Eppinger, Falta und Rudinger, Falta und
Bertelli, Licini), die für den Kohlehydratstoffwechsel von wesentlicher Bedeutung sind. Lorand, der als erster auf diese Beziehungen hinwies, fand
bei pankreaslosen Hunden nach Thyreoidektomie den Zucker schwinden, er
und später Falta und Bertelli fanden nach Entfernung der Schilddrüse eine
ausgesprochene Vermehrung und Hypertrophie der Langerhansschen Inseln,
während Licini nach Pankreasexstirpation an der Schilddrüse histologisch die
Zeichen erhöhter Tätigkeit auftreten sah. Nach den Untersuchungen von
Eppinger, Falta und Rudinger läßt sich für gewisse Funktionen dieser
Drüsen ein hemmender Einfluß erschließen, so daß eine gesteigerte Funktion der
Schilddrüse hemmend auf das Pankreas und so zu Störungen im Kohlehydratstoffwechsel führt. Umgekehrt kann in den Fällen mit primärem Diabetes
und später auftretendem Morbus Basedowi der Anstoß zur Funktionsstörung
der Schilddrüse in einer mangelhaften Funktion des Pankreas gelegen sein.

Außer den Fällen von Morbus Basedowi mit Diabetes sprechen auch die
zahlreichen Fälle mit alimentärer Glykosurie für eine Beteiligung des Pankreas.
Bei dieser ist das Pankreas sicher mitbeteiligt. Für diese Hypothese spricht
neben der Bedeutung, die der Bauchspeicheldrüse für die Aufarbeitung der
zugeführten Kohlehydrate zukommt, der Befund von Pettavel, der in einem
solchen Falle eine Veränderung des Pankreas nachweisen konnte.

Die Funktionsstörung des Pankreas (vgl. Stoffwechsel, alimentäre Dextrosurie) ist auch hier in erster Linie auf eine in der Anlage gegebene Minderwertigkeit des Organes zurückzuführen, das stärkeren Anforderungen nicht gewachsen ist und irgendwelchen Einwirkungen leichter unterliegt. Bei solchen
Personen kann die Einverleibung von Schilddrüse zu dauernder oder alimentärer Glykosurie führen, und es muß die Möglichkeit zugegeben werden, daß
auch die Funktionsstörung der Schilddrüse im Gefolge des Morbus Basedowi
bei vorhandener Disposition Analoges bewirken kann. Die durch die alimentäre
Glykosurie sich kundgebende Pankreasstörung wäre dann als eine konstitutionell
bedingte und nur durch die vermehrte Schilddrüsentätigkeit manifest gemachte
anzusehen.

Reihen wir diesen Fällen von Diabetes und alimentärer Glykosurie noch
jene Fälle von Morbus Basedowi mit spontaner Glykosurie an, bei welchen wir

ebenfalls eine Funktionsstörung des Pankreas, vielleicht nur in größerer Intensität als bei alimentärer Glykosurie annehmen können, so ergeben sich für eine ganz beträchtliche Anzahl der Fälle Störungen im Kohlehydratstoffwechsel, die auf eine Beteiligung des Pankreas zu beziehen sind, bei welchen also wenigstens ein Teil der Symptome des Morbus Basedowi von der Funktionsstörung des Pankreas abhängig ist.

Auf die Beteiligung der Bauchspeicheldrüse weisen außerdem die Störungen im Fettstoffwechsel hin. Seit man den Veränderungen des Stuhles bei Pankreasaffektionen mehr Aufmerksamkeit zugewandt hat und die Diagnose dieser Affektionen durch die Beobachtung der Klinik mehr ausgebaut werden konnte, mehren sich die Angaben über Pankreasstörungen bei Morbus Basedowi. Die durch die Störung der Fettresorption und Fettspaltung bei Pankreasausfall bedingten kopiösen Fettstühle mit Kreatorrhöe sind bereits einige Male nachgewiesen worden (A. Schmidt, Salomon, Chvostek, Falta, Dalmady, Bittorf), und es ist anzunehmen, daß, wenn darauf geachtet wird, die Zahl der Fälle sich bald mehren dürfte.

Für diese Fälle ist die Beteiligung des Pankreas wohl außer Zweifel, nur ist hier die Stellung dieser Drüse zum Morbus Basedowi und ihre Abhängigkeit von der Funktionsstörung der Schilddrüse nicht mehr so eindeutig, weil für die Fettresorption in erster Linie das äußere Sekret verantwortlich ist, der Einfluß des inneren Sekretes auf diesen Vorgang zwar sehr wahrscheinlich gemacht, aber nicht erwiesen ist und nach den Erfahrungen der Klinik erst beträchtliche Veränderungen der Bauchspeicheldrüse zu solchen Störungen der Fettresorption führen. Dies muß den Gedanken nahelegen, die Affektion der Bauchspeicheldrüse in diesen Fällen entweder als Komplikation zu deuten oder in der Störung des Pankreas das Primäre zu sehen, die dann zu Veränderungen der Schilddrüse und so zu den Erscheinungen des Thyreoidismus führt.

Für die Möglichkeit, daß in einzelnen solcher Fälle die Veränderungen des Pankreas das Primäre sind, sprechen mehrere Momente. Zunächst die schon früher angeführte Tatsache, daß es sich hier um ganz kurz dauernde, nicht schwere Fälle von Morbus Basedowi handeln kann, die wohl kaum geeignet sind eine schwerere Störung des Pankreas zu erklären, und dann der Umstand, daß die Störung der Fettresorption in erster Linie auf eine Beeinträchtigung der äußeren Sekretion der Bauchspeicheldrüse hinweist. Dazu kommt, daß es sich bei diesen Fällen, wie Falta hervorhebt und wie ich bestätigen kann, fast immer um formes frustes mit fehlendem oder geringem Augensymptom handelt, ein Umstand, der uns neben anderen die Fälle als Thyreoidismus und nicht als Morbus Basedowi ansprechen läßt. Daß gerade in den bisher mitgeteilten 12 Fällen (A. Schmidt, Salomon, Bittorf je 1, Falta 9), denen ich aus meiner Erfahrung noch einige anfügen kann, so auffallend häufig nur die Erscheinungen des Thyreoidismus sich finden, kann wohl kein Zufall sein. Es kommt eben nur in einem oder dem anderen Falle zu dem Auftreten eines typischen Morbus Basedowi, wenn auch sonst die speziell für das Auftreten des Morbus Basedowi notwendigen Prämissen vorhanden sind. Zugunsten der Auffassung der primären Rolle des Pankreas in diesen Fällen spricht ferner die Tatsache, daß Beziehungen zwischen Pankreas und Schilddrüse erwiesen sind und so die Möglichkeit einer Beeinflussung der Thyreoidea durch das Pankreas gegeben ist. Endlich gehört hierher die Tatsache, daß es Fälle gibt, bei welchen eine Erkrankung des Pankreas zu den Erscheinungen des Thyreoidismus oder eines Morbus Basedowi führt. Ich konnte seinerzeit auf die Möglichkeit hinweisen, daß Erkrankungen des Pankreas eine Rolle in der Pathogenese des Thyreoidismus zufallen könne, indem ich eine Beobachtung mitteilte, bei welcher Erscheinungen von Thyreoidismus und von Pankreasstörung vorhanden waren, bei welcher die thyreogenen Erscheinungen durch Pankreon zum Schwinden gebracht werden konnten. Eine Bestätigung dieser meiner Auffassung ergaben später die Beobachtungen von Cohn und Peiser, die in 5 Fällen von Erkrankungen des Pankreas (3 Pankreatitis haemorrhagica, 1 Pankreatitis purulenta, 1 Pankreatitis chronica) die Erscheinungen des Thyreoidismus, in einzelnen auch mit Augensymptomen nachweisen konnten, ohne daß bei drei ihrer Kranken eine Struma vorhanden gewesen wäre. In diesem Sinne sprechen auch noch die Fälle von Kombination des Morbus Basedowi mit Diabetes, bei welchen der Diabetes dem Morbus Basedowi vorangeht. Ist auch der Diabetes keine Erkrankung des Pankreas allein, so ist der Einfluß dieser Drüse doch von solcher Bedeutung, daß hier die Annahme, die Veränderung des Pankreas als das Maßgebende für das Auftreten der dem Morbus Basedowi zugrunde liegenden Veränderungen anzusehen, begründet erscheint. Alle diese angeführten Momente lassen den Schluß zu, daß es Fälle von Morbus Basedowi gibt, bei welchen das primum movens in einer Funktionsstörung des Pankreas zu suchen ist.

Noch in anderer Richtung käme dem Pankreas bei Morbus Basedowi eine Rolle zu. Wahrscheinlich hat dieses Organ einen hemmenden Einfluß auf den Sympathikus (O. Loewi), dessen Ausfall eine Übererregbarkeit in diesem System bedingen würde, so daß wir neben vielen anderen Momenten, die für die Erregbarkeitsverhältnisse von Einfluß sind, wie konstitutionelle Anomalien, die Sensibilisierung durch Schilddrüsen- und Hypophysenstoffe etc. ein weiteres Moment in dem Ausfall der Pankreasfunktion hätten. Für die Verhältnisse des Blutdruckes wäre dieser Vorgang insoferne nicht ohne Bedeutung, als dadurch die Folgen der hier wahrscheinlich vorhandenen mangelhaften Adrenalinproduktion ausgeglichen werden könnten und außerdem die blutdrucksenkende Wirkung des Pankreas entfiele. Anderer Anschauung sind Balint und Molnar. Sie kommen auf Grund ihrer Tierversuche zu dem Resultate, daß die gefäßentspannende Wirkung des Pankreas ebenso spezifisch ist wie die konstriktorische des Adrenalins. Da nun bei Morbus Basedowi, wie sie annehmen, der Puls trotz Hyperthyreoidismus und erhöhter Adrenalinempfindlichkeit oft ausgeprochen entspannt ist, kommt hier für sie eine vermehrte Pankreastätigkeit in Betracht. Gegen diese Auffassung sprechen aber alle bisherigen Erfahrungen. Zunächst die, daß ja der Blutdruck trotz aller ihn ungünstig beeinflussenden Momente sich auffallend gut erhält, so daß dafür eine Erklärung gegeben werden muß, dann die Störungen im Kohlehydrat- und Fettstoffwechsel etc.

Auf Grund der bisher vorliegenden Beobachtungen der Klinik und unserer Kenntnisse über die Funktion der Bauchspeicheldrüse kann jetzt schon angenommen werden, daß diesem Organ ein hervorragender Anteil an dem Symptomenkomplex des Morbus Basedowi zufällt. Es steht außer Zweifel, daß zwischen Schilddrüse und Bauchspeicheldrüse innige, wechselseitige Beziehungen bestehen und es steht außerdem fest, daß dem Pankreas in dem Kohlehydratstoffwechsel die hervorragendste Rolle zufällt. Für die bei Morbus Basedowi so häufig nachweisbaren Störungen im Kohlehydratstoffwechsel ist in erster Linie das Pankreas verantwortlich zu machen, wenn vielfach auch seine Veränderung erst von der Schilddrüse ausgelöst wird. Wir haben so in dem Symptomenkomplex des Morbus Basedowi wieder Erscheinungen, die nicht direkte Schilddrüsensymptome sind, sondern die ihre Entstehung der Aktion einer anderen Blutdrüse verdanken. Dasselbe gilt von den bei

Morbus Basedowi zu beobachtenden Störungen der Fettresorption. Vermutlich werden spätere Untersuchungen, wenn einmal mehr darauf geachtet wird, und unsere Kenntnisse über die Funktion des Pankreas eine Vertiefung erfahren haben werden, noch weitere Erfahrungen nach dieser Richtung hin bringen. Vermutlich ist auch das Pankreas von Einfluß für die Verhältnisse am Kreislauf. Dem Pankreas kommt aber in der Pathogenese des Morbus Basedowi noch eine andere Rolle zu. Es gibt Fälle von Morbus Basedowi, bei welchen das Pankreas der Sitz der primären Störung ist und jene Funktionsstörung der Schilddrüse bedingt, die zu den Erscheinungen des Thyreoidismus oder bei sonst noch vorhandenen Bedingungen zu den Erscheinungen des Morbus Basedowi führt. Es kann das primum movens für den Morbus Basedowi in einer Funktionsstörung des Pankreas gelegen sein.

Genitaldrüsen. Daß den Geschlechtsdrüsen und den Vorgängen in der Geschlechtssphäre eine Rolle bei dem Zustandekommen der Erscheinungen des Morbus Basedowi zukommt, wurde frühzeitig erkannt, wenn auch die Deutung des Zusammenhanges zu ganz differenten Ergebnissen führte. Schon v. Basedow war der Einfluß des Geschlechtes, der Virginität, des Alters, normaler und krankhafter Vorgänge in den Geschlechtsorganen aufgefallen und faßt er die nach Metrorrhagie, Fluor albus, Laktation bedingte Schwächung des Körpers als die Ursache der der Erkrankung zugrunde liegenden Dyskrasie auf, während er die in allen Fällen beobachtete Menostase, das auffallende Schwinden der Brüste als Symptom deutet. In späterer Zeit, als man Beziehungen der Chlorose zum Morbus Basedowi annahm, war man geneigt, alle Erscheinungen auf die vorhandene Anämie zu beziehen. Trousseau erkennt dann, daß die Amenorrhöe kein bloßes Symptom ist, sondern eine wesentliche Rolle spielt, und Aran schlägt zur Heilung des Morbus Basedowi die Behandlung der Amenorrhöe vor. Die Differenzen in den Anschauungen blieben auch bestehen, als man die Erscheinungen und Vorgänge zu differenzieren begann. Man brachte abnorme sexuelle Erregungen, die Gravidität, die Laktation, Eingriffe an den Genitalorganen etc. in ursächliche Beziehungen und wies ihnen eine ätiologische Bedeutung zu, sei es, daß man sich vorstellte, daß sie, wie auch andere Vorgänge zu dem Auftreten der Neurose Basedow führen, oder daß sie die Veränderungen der Schilddrüse herbeiführen, die dem Morbus Basedowi zugrunde liegen. Über die genaueren Vorgänge konnte man sich allerdings keine klaren Vorstellungen bilden. Von den Anhängern der thyreogenen Auffassung des Morbus Basedowi wurden dann alle am Genitale bei Morbus Basedowi nachweisbaren Veränderungen, wie die Genitalatrophie, die parametritischen Veränderungen, die Menstruationsstörungen, die Veränderungen an den sekundären Geschlechtscharakteren etc. als Symptome des Morbus Basedowi, als sekundäre, von der Schilddrüse abhängige, Erscheinungen gedeutet, während von den Neurologen einzelne Erscheinungen, wie z. B. die Amenorrhöe, in ätiologische Beziehung gebracht, andere als trophische Störungen gedeutet wurden. Die große Bedeutung, die man den Vorgängen in der Geschlechtssphäre beimißt, erhellt daraus, daß man neuerdings beginnt, den Genitaldrüsen in der Pathogenese des Morbus Basedowi eine hervorragende Rolle zuzusprechen. Allerdings begegnen wir hier noch differenten Anschauungen. Während einzelne nur irgendwelche Beziehungen der Ovarien zum Morbus Basedowi annehmen, ohne sie genauer zu präzisieren (A. Mayer), oder sie in einer Störung der Korrelation der Blutdrüsen, besonders der Geschlechtsorgane suchen (Weljaminow), nehmen Klose, Lampé, Liesegang die Störung der Ovarialfunktion durch die Dysthyreose bedingt an, die eine Dysfunktion der Ovarien bewirkt (Lampé); Pinaud faßt den Morbus Basedowi als eine Autointoxikation auf, die von den Ovarien ausgeht, stellt also die Ovarien in den Mittelpunkt der Pathogenese und nähert sich so den Anschauungen von Trousseau und Aran. Graff und Nowak glauben einen primär thyreogenen, neurogenen und ovariogenen Morbus Basedowi annehmen zu können.

So begründet uns auch a priori die Annahme erscheinen mag, daß den Keimdrüsen resp. den Ovarien eine Rolle in der Pathogenese des Morbus Basedowi zukommen muß, so zeigt doch ein Eingehen in die zur Stütze dieser Annahme angeführten Beweisgründe, daß stichhaltige Gründe nur in verhältnismäßig geringer Anzahl vorliegen und daß die Rolle der Genitaldrüsen noch nicht genauer präzisiert werden kann.

Für die Beteiligung der Keimdrüsen in der Pathogenese des Morbus Basedowi spricht zunächst die Tatsache, daß wir die Existenz inniger Beziehungen zwischen Schilddrüse und Keimdrüsen annehmen müssen. In diesem Sinne spricht die Beobachtung der Klinik und das Tierexperiment, wenn sie uns auch noch über die Art der gegenseitigen Beziehungen, über den genaueren Modus der gegenseitigen Beeinflussung keine sicheren Erkenntnisse gebracht haben.

Die Bedeutung der Ovarien in der Pathogenese erhellt aus der überwiegenden Beteiligung des weiblichen Geschlechts (ca. 90 %) an der Erkrankung. Diese Tatsache läßt nur die Erklärung zu, daß konstitutionelle, im weiblichen Organismus gelegene Momente, speziell im weiblichen Organismus sich abspielende Vorgänge maßgebend sein müssen. Hierfür die weiblichen Keimdrüsen heranzuziehen, die dem Weibe eigenartig sind und zum Teil seine differente Konstitution bedingen, wäre naheliegend, um so mehr als die Rolle der Keimdrüsen bei der geschlechtsreifen Frau eine ganz besonders dominierende ist und die größte Häufigkeit der Erkrankung an Basedow bei Frauen in die Zeit der Geschlechtsreife fällt. Da aber für die differente Konstitution des Mannes und Weibes außer den durch die differenten Geschlechtsdrüsen bedingten Vorgängen tiefliegende, schon in der Anlage gegebene Differenzen der Zelle in Betracht kommen, da ferner bereits eine Reihe von Anhaltspunkten vorliegt, die zeigen, daß der Bau und die Funktion auch anderer Blutdrüsen bei beiden Geschlechtern verschieden ist, die Verbindungen der endokrinen Drüsen untereinander differente zu sein scheinen und da endlich auch die Erfolgsorgane dieser Organe different in Bau und Funktion sind, so kommen außer dem Ovarium noch eine Reihe weiterer Faktoren für pathogenetische Überlegungen in Betracht. Wir können daher bei dem dominierenden Einflusse der differenten Keimdrüsen auf die weitere Ausgestaltung des Organismus wohl sagen, daß den Ovarien sicher ein Einfluß in der Pathogenese des Morbus Basedowi zufällt, ohne daß wir über die genaueren hierbei in Betracht kommenden Vorgänge orientiert wären. Die Tatsache, daß aber auch Männer erkranken und daß die Frauen, wenn das angeführte Moment das allein maßgebende wäre, zum mindesten viel häufiger an Morbus Basedowi erkranken müßten, beweist aber, daß diese konstitutionellen, durch das Geschlecht gegebenen Differenzen nicht allein maßgebend sein können.

Für den Einfluß der Keimdrüsen werden dann eine Reihe von Ereignissen in der Genitalsphäre angeführt, die zu dem Auftreten eines Morbus Basedowi oder zur Verschlechterung eines solchen geführt haben, wie die Gravidität, das Puerperium, die Laktation, Operationen am Genitaltrakte. Doch ist hier zu überlegen, daß dasselbe auch durch ganz verschiedene andere Vorgänge geschehen kann, daß hier neben den Einflüssen der Genitalsphäre noch psychische Vorgänge, wie Kummer, Sorgen oder die körperliche Erschöpfung mitspielen, daß ferner durch verschiedene Operationen derselbe Effekt und durch denselben

Eingriff bald Besserung des Zustandes, bald Verschlechterung bewirkt und endlich durch denselben Vorgang der Morbus Basedowi ausgelöst oder zum Schwinden gebracht werden konnte, so daß ein spezifischer Einfluß nicht erwiesen erscheint.

Mehr Beweiskraft können wir jenen Fällen zusprechen, in welchen durch die eintretende Gravidität eine Besserung oder Heilung eines bestehenden Morbus Basedowi bewirkt wurde. Da hier durch die Gravidität, die ein Ereignis ist, das gemeinhin eine Beeinträchtigung der Person und eine Verschlechterung bereits bestehender Leiden bewirkt, der günstige Einfluß hervorgerufen wird, so kommen wohl die während der Schwangerschaft an den Blutdrüsen sich abspielenden Vorgänge und die Änderung ihrer sonstigen Korrelation dafür in erster Linie in Betracht. Wir können annehmen, daß hierbei den Genitaldrüsen eine wesentliche, auslösende Rolle zukommen dürfte.

Ein Argument für den Einfluß der Ovarien auf die Erscheinungen des Morbus Basedowi ist auch in der unverkennbaren Beeinflussung durch die Menstruation gegeben. Die in der Literatur vorhandenen Angaben über das Auftreten anhaltender Verschlechterung im Anschlusse an eine Menstruation, das Auftreten einzelner Symptome zur Zeit derselben, die nahezu in jedem Falle zu beobachtende passagere Verschlechterung der Erscheinungen zu dieser Zeit, lassen wohl den Schluß zu, daß die von den Ovarien ausgehende tiefgreifende Veränderung des weiblichen Organismus auch jene Organe trifft, die bei dem Morbus Basedowi eine Rolle spielen, daß die Möglichkeit besteht, diese Organe vom Ovarium aus zu beeinflussen.

Für die Bedeutung der Ovarien kann auch die verhältnismäßig häufige Kombination von Osteomalacie und Morbus Basedowi herangezogen werden. Dieses auffallend häufige Zusammenvorkommen zweier an sich seltener Erkrankungen läßt die Annahme einer bloß zufälligen Komplikation von der Hand weisen. Beide Erkrankungen haben viele gemeinsame Berührungspunkte, die uns das Verständnis der häufigen Kombination anbahnen. Beides sind komplexe Erkrankungen, welche auf degenerativer Anlage fußen und bei welchen die Beteiligung mehrerer Blutdrüsen anzunehmen ist, bei beiden kommt den durch das Geschlecht gegebenen konstitutionellen Differenzen des Organismus ein Einfluß zu, bei beiden haben wir Erscheinungen, die auf eine mangelhafte Funktion des chromaffinen Gewebes hinweisen und bei beiden Gründe zur Annahme einer Beteiligung der Hypophyse. Den Ovarien kommt in der Pathogenese der Osteomalacie unzweifelhaft eine wesentliche, wenn nicht die maßgebende Rolle zu. Wir könnten so den Einfluß der Ovarien für jene Fälle von Morbus Basedowi postulieren, bei welchen, wie in den Beobachtungen von Latzko, Moebius, die Osteomalacie dem Auftreten des Morbus Basedowi voranging.

Die für die Bedeutung des Einflusses der Keimdrüsen vielfach angeführte Tatsache, daß der Morbus Basedowi eine Abhängigkeit von den Geschlechtsphasen, von der Pubertät, der Geschlechtsreife und dem Klimakterium erkennen lasse, können wir nur für die Geschlechtsreife zugeben, während wir eine solche Abhängigkeit für die beiden anderen nicht finden (vgl. Ätiologie S. 12). Die zur Zeit der Pubertät und im Klimax auftretenden Fälle sind zumeist kein Morbus Basedowi, sondern nur Fälle sogenannter formes frustes, nervöse Erscheinungen bei Degenerierten, oder nur Erscheinungen von Thyreoidismus. Nur ganz vereinzelte Fälle von wirklichem Morbus Basedowi lassen hier an eine Beeinflussung durch die Keimdrüsen denken, doch kommen meist andere Momente gleichzeitig in Betracht.

Für die Bedeutung der Keimdrüsen spricht ferner der Umstand, daß ·im Verlaufe des Morbus Basedowi sehr häufig Erscheinungen angetroffen werden können, die auf eine gestörte Funktion derselben hinweisen. Da es für einen Teil derselben als erwiesen gelten kann (siehe 14. Kap.), daß sie nicht von dem Morbus Basedowi abhängen, bleibt für sie die Möglichkeit, daß sie in irgendwelchen auslösenden Beziehungen zu ihm stehen. Das ist eigentlich auch das wesentlichste Moment, das von den Anhängern der Anschauung, daß manchen Fällen von Morbus Basedowi eine primäre Störung der Keimdrüsen zugrunde liege (v. Graff und Nowak), angeführt werden kann.

Die Annahme, daß es einen ovariogenen Morbus Basedowi gibt, kann aber bisher als nicht erwiesen angesehen werden. Alle bisher angeführten Beweismomente zeigen nur, daß den Geschlechtsdrüsen und den Vorgängen in der Geschlechtssphäre im allgemeinen einEinfluß, und zwar ein wesentlicher Einfluß in der Pathogenese des Morbus Basedowi zukommen muß, ohne daß sie uns aber zunächst mit Sicherheit erkennen lassen würden, in welcher Richtung dieser Einfluß gelegen ist. Ein unzweifelhaftes Ereignis, das eine direkte Abhängigkeit der Entstehung des Morbus Basedowi von den Keimdrüsen aus dartun würde, liegt bisher nicht vor. Auch die Vorstellung, von der man sich leiten ließ, daß der Morbus Basedowi eine Erkrankung der Schilddrüse mit Hyperfunktion dieses Organes ist, daß Schilddrüse und Ovarium sich antagonistisch beeinflussen, daß der Funktionsausfall des letzteren zu einer Hyperfunktion der Schilddrüse und so zum Morbus Basedowi führen solle, ist zwar sehr einfach, aber nicht zutreffend. Über die komplexen Beziehungen von Schilddrüse und Ovarium, über die gegenseitige Beeinflussung der verschiedenen von ihnen ausgeübten Funktionen sind wir derzeit noch nicht genügend orientiert. Es ist daher auch die Annahme von O. Frankl nicht begründet, daß die Hypofunktion der Ovarien thyreogener Entstehung ist, daß aber durch die Hypofunktion die Sympathikusreizung verstärkt wird, da sich Hyperthyreoidismus und Hypoovarie verstärken und so eine Disposition für den Morbus Basedowi geschaffen werde.

Der Einfluß der Keimdrüsen liegt scheinbar in einer anderen Richtung. Vom Beginne an steht der Organismus, seine normale Entwicklung und Differenzierung, unter dem Einflusse dieser Organe. Der ganze Organismus des Weibes in seinem ganzen Aufbau, in seinen Organen und Geweben, ihren Korrelationen und Reaktionen, die ganze Eigenart des Weibes mit seinen Infantilismen, dem anders gearteten Gefühlsleben, den different ansprechbaren nervösen Mechanismen etc., die das Weib für die Erkrankung an Morbus Basedowi disponieren (siehe später S. 269), sind zum großen Teil abhängig von den Ovarien. Bei allen bisher für die Bedeutung der Ovarien bei Morbus Basedowi angeführten Momenten sind wir nur auf solche Vorkommnisse gestoßen, welche auf eine allgemeine Beeinflussung des Organismus hinwiesen. Die Bedeutung der Keimdrüsen für die Gesamtverfassung des Organismus erhellt auch aus der Häufigkeit, mit welcher wir bei konstitutionellen Anomalien Störungen nachweisen können, die auf die abnorme Funktion der Keimdrüsen bezogen werden müssen und mit welcher wir bei den verschiedenen degenerativen Zuständen Entwicklungshemmungen von seiten des Genitales, der Keimdrüsen finden. Für die degenerative Anlage, die verschiedenen degenerativen Erkrankungen, auch dem Morbus Basedowi, gemeinsam ist, spielt die abnorme Anlage und Funktion der Keimdrüsen, resp. der Ovarien eine wesentliche Rolle. So zu deuten sind die Veränderungen an der Genitalsphäre bei Morbus Basedowi, auf welche wir als Teilerscheinung abnormer Konstitution bereits verwiesen haben (vgl. 14. Kap.), die zu beobachtenden Erscheinungen von eunuchoidem Hochwuchs etc., die uns bei Morbus Basedowi begegnen können, die zahlreichen Infantilismen, auf die wir stoßen; sicher sind auch solche Beziehungen zum häufig vorhandenen Status thymicolymphaticus anzunehmen. Wir weichen

hier in der Deutung der Befunde von v. Graff und Nowak ab, die glauben,
daß die häufige Kombination von Morbus Basedowi mit Infantilismen dadurch
zustande käme, daß die primäre genitale Überfunktion eine Mehrfunktion
der Schilddrüse veranlasse und so zum Morbus Basedowi führe.

Der Einfluß des Ovariums kann in dem Symptomenbilde des Morbus
Basedowi noch in einer anderen Richtung vermutet werden. Den Keimdrüsen
kommt ein großer Einfluß auf die Innervation der Gefäße zu. In diesem Sinne
spricht das Verhalten der Vasomotoren und Gefäße zur Zeit der Pubertät, des
Klimax, während der Menstruation, in der Gravidität und nach Kastration.
Alquier beschreibt nach Kastration Blutdrucksteigerung und vasomotorische
Krisen mit auffallender Inkonstanz des Blutdruckes und abnormer Reizbarkeit
der Vasomotoren. Bei der großen Rolle, die die Erscheinungen von seiten der
Gefäße im Symptomenbilde des Morbus Basedowi spielen und bei dem Umstande,
daß wir bisher für einzelne Erscheinungen keine plausible Erklärung haben,
wäre es denkbar, daß neben der Hypophyse auch das in nahen Beziehungen
zu diesem Organe stehende Ovarium an den Gefäßerscheinungen beteiligt ist,
vielleicht auf dem Umwege über die Hypophyse.

Zusammenfassend kämen wir zu folgenden Anschauungen über die Bedeutung der Keimdrüsen, in erster Linie der Ovarien in der Pathogenese des
Morbus Basedowi: Es kann als feststehend angenommen werden, daß
die Ovarien bei dem Zustandekommen der komplexen, dem Morbus
Basedowi zugrunde liegenden Veränderungen eine Rolle spielen.
Für die Beteiligung der Ovarien spricht die Tatsache, daß innige
wechselseitige Beziehungen, wie Klinik und Experiment erweisen,
zwischen Schilddrüse und Keimdrüsen bestehen, dann der Umstand, daß Frauen in einem so hohen Prozentsatz an der Erkrankung beteiligt sind, ferner die Fälle von Morbus Basedowi, die
durch eine interkurrente Gravidität gebessert oder geheilt wurden
und die erweisliche Verschlechterung der Erkrankung unter dem
Einflusse der Menstruation, endlich die auffallend häufige Kombination mit Osteomalacie, für die der wesentliche Einfluß des
Ovariums wohl außer Zweifel gestellt ist. Im Zusammenhange mit
diesen Momenten können auch die Fälle herangezogen werden, die für einen auslösenden Einfluß der Gravidität, des Puerperiums und der Laktation, sowie für den Einfluß der Pubertät
und des Klimax sprechen würden, ferner die Fälle, bei welchen
gynäkologische Affektionen und Operationen eine Rolle spielen,
wenn auch die Beweiskraft dieser letzteren Momente nicht sehr
in die Wagschale fallen darf.

Der Einfluß, den die Ovarien geltend machen, ist in anderer
Richtung zu suchen, als bisher vermutet wurde. Es kommt dem
normalen Einflusse der Keimdrüsen jene Beeinflussung der schon
in der Anlage gegebenen differenten Beschaffenheit der Zelle zu, die
bewirkt, daß die gegebene Differenz weiter potenziert wird; tiefgreifende Differenzen in den Organen, in ihrem Aufbau und in ihren
Korrelationen zueinander erweisen auch, daß in Wahrheit das
Geschlecht den ganzen Körper erfüllt (Nußbaum). In diesen physio-
logischen, durch die Keimdrüsen beeinflußten Differenzen in der
Konstitution des Weibes gegenüber der des Mannes, in der da-
durch vielleicht bedingten leichteren Ansprechbarkeit gewisser
Organe und ihrer anderen Korrelationen, sowie in der differenten
Reaktion der Erfolgsorgane muß ein wesentliches Moment in der
Pathogenese des Morbus Basedowi gesehen werden. Aber auch in

pathologischer Beziehung tritt der Einfluß der Ovarien in dieser Richtung zutage, insoferne als er auch hier zu konstitutionellen Änderungen führt oder wenigstens mit ihnen in Beziehung steht, die für das Auftreten des Morbus Basedowi von Belang sind. Die Rolle, welche den Keimdrüsen an dem Aufbau des Körpers zukommt, die Häufigkeit, mit der wir bei degenerativen Zuständen Erscheinungen finden, die auf eine Störung in der Funktion der Genitaldrüsen hinweisen, der Befund solcher Erscheinungen auch bei Morbus Basedowi sprechen in diesem Sinne.

Bei Berücksichtigung dieser Verhältnisse wird uns auch eine Reihe von Veränderungen und Vorgängen verständlich. Ein Teil der bei Morbus Basedowi vorfindlichen Veränderungen am Genitalapparate, die vorhandenen Anomalien der Menstruation etc. sind nicht immer Folgezustände des Morbus Basedowi, sondern Ausdruck mangelhafter Entwicklung und abnormer Funktion der Organe, Erscheinungen einer konstitutionellen Anomalie, die aber ihrerseits wieder das Krankheitsbild wesentlich zu beeinflussen imstande ist. Wir können verstehen, daß solche minderwertige Organe später mit ihrer Funktion einsetzen, auf Reize abnorm reagieren, sich frühzeitig erschöpfen und versagen, wir verstehen, daß die Träger solcher Organe, die auch sonst degenerative Veränderungen aufweisen, auf Vorgänge, die sich an diesen Organen abspielen, abnorm reagieren. Wir verstehen so eine Reihe von Menstruationsanomalien, das frühzeitige Sistieren der Menses, den schweren Verlauf der Gravidität, die auftretende Genitalatrophie etc. in einzelnen Fällen, während sie in anderen fehlen, die Geschlechtssphäre nicht tangiert erscheint.

Neben diesen schon in der Anlage gegebenen und nur durch die dem Morbus Basedowi zugrunde liegenden Störungen eventuell erst manifest gemachten Erscheinungen finden sich aber sicher auch solche, die vom Morbus Basedowi abhängen, die als direkte Symptome desselben gedeutet werden können. Wieweit bei solchen eine abnorme Anlage mitspielt, läßt sich nicht sicher entscheiden.

Im Symptomenbilde des Morbus Basedowi kommt der Einfluß der Keimdrüsen, abgesehen von diesen im Bereiche der Geschlechtssphäre sich abspielenden Erscheinungen, vermutlich für die abnormen Erscheinungen von seiten der Gefäßinnervation und für den Blutdruck in Betracht. Wieweit sie an den sonstigen nervösen Erscheinungen beteiligt sind, läßt sich nicht abgrenzen.

Ob den Ovarien außer dem Einfluß auf die Konstitution noch ein direkter Einfluß auf das Zustandekommen des Morbus Basedowi zukommt, ob durch sie jene Funktionsstörung der Schilddrüse gesetzt werden kann, die, bei sonst vorhandenen Bedingungen, zum Auftreten des Morbus Basedowi führt, so daß wir wie von einem thyreogenen, neurogenen, pankreatogenen auch von einem ovariogenen Morbus Basedowi sprechen können, ist möglich, aber bisher noch nicht sicher erwiesen.

Thymus. Daß der Thymus in den dem Morbus Basedowi zugrunde liegenden Vorgängen eine Rolle spielen muß, steht wohl außer Zweifel. In diesem Sinne kommt vor allem die Tatsache der häufigen, nahezu konstanten Thymushyperplasie bei Morbus Basedowi in Betracht, die nicht, wie ursprünglich von Rehn, Dwornitschenko u. a. angenommen wurde, auf mechanischem Wege infolge Stauung durch die vergrößerte Schilddrüse bedingt ist. Mit weit geringerer Sicherheit ist aber die Frage zu beantworten, welche Rolle dem Thymus dabei zukommt. Wenn die Beantwortung dieser Frage trotz der vielen einschlägigen Arbeiten der letzten Jahre nur nach einer oder der anderen Richtung hin und hier nur in groben Zügen möglich ist, während über die meisten Punkte noch völlige Unklarheit herrscht, so liegt der Grund in unseren geringen Kenntnissen über die Funktion dieser Drüse und über ihre Beziehungen zu den übrigen endokrinen Organen.

Wir wissen heute bloß, daß der Thymus eine Drüse mit innerer Sekretion ist, dessen wesentliche Rolle in die Kindheit bis zur Pubertät fällt, daß er zeitlebens erhalten und lebensfähig bleibt; welche Funktion ihm beim erwachsenen Menschen zufällt, steht dahin. Die Frage der Lebenswichtigkeit ist nicht einmal für die ersten Lebensjahre sicher entschieden. Nach Tierversuchen scheint er bei jungen, im Wachstum befindlichen Tieren das Wachstum des Körpers zu beeinflussen, insbesondere mit dem Wachstum der Knochen und ihrer Verkalkung in Beziehung zu stehen. Different sind die Ergebnisse des Tierexperimentes über die Beziehungen des Thymus zum Stoffwechsel und über seine Beziehungen zum Nervensystem, wenn auch für letzteres eine Beeinflussung sehr wahrscheinlich gemacht ist. Ein Krankheitsbild, das auf einem Funktionsausfall des Thymus beim Menschen beruhen würde, kennen wir derzeit nicht. Ebensowenig verfügen wir über gesicherte Tatsachen über die Überfunktion des Thymus. Das Tierexperiment, die Angaben über die Wirkung des Thymusextraktes differieren, indem die Angaben Svehlas, die eine Senkung des Blutdruckes und Beschleunigung des Herzschlages ergeben würden, durch die Versuche Poppers in ihrer Bedeutung erschüttert wurden, doch scheint wohl eine Einwirkung auf das Herz und Gefäßsystem wahrscheinlich gemacht (Lucien und Parisot, Hart und Yokoyama, Farini und Vidoni u. a.). Wieweit sonst den Thymusextrakten toxische Wirkungen zukommen, ist nicht entschieden, ebenso ist es bisher nicht gelungen, im Tierexperiment eine Hyperthymisation zu erzielen. Beim Menschen kennen wir bisher keine auf eine vermehrte Funktion des Thymus sicher zu beziehenden Erscheinungen. Wir kennen wohl einige Erkrankungen, bei welchen ein großer Thymus gefunden wird, ohne daß wir jedoch entscheiden könnten, welche von den Erscheinungen auf den Thymus zurückzuführen wären. In letzter Zeit allerdings scheint durch die operativen Effekte der Chirurgen nach Thymusexstirpation die Möglichkeit einer Analyse der Erscheinungen näher gerückt.

Völlig unzureichend sind auch bisher unsere Kenntnisse über die Beziehung des Thymus zu den übrigen endokrinen Drüsen. Für die hier so wichtige Frage nach den Beziehungen der Thyreoidea und Thymus liegen nur widersprechende Ergebnisse des Tierexperimentes vor. Nach diesen soll die Thymusexstirpation zu einer Massenzunahme der Schilddrüse führen (Béclard, Klose und Vogt), während dies von anderer Seite bestritten wird, und ebenso soll die Entfernung der Schilddrüse zu einer Vergrößerung des Thymus führen (Gley, Biedl u. a.), während von anderen Experimentatoren nach dieser eine Involution dieses Organes angetroffen wurde (Basch, Blumreich und Jacobi, Hart und Nordmann, Jeandelize, Hofmeister u. a.). Biedl vermutet die eintretende Kachexie als Ursache dieser letzteren Erscheinung. Nach Schilddrüsenverfütterung fanden Utterström und Hoskins bald Vergrößerung des Thymus, bald Involution dieses Organes, die sie auf den verschiedenen Ernährungszustand der Tiere beziehen, womit die Befunde von Gebele in Einklang stehen würden. Wieweit die Angabe von Hoskins zutrifft, daß die Jungen von mit Thymus verfütterten Tieren eine Hyperplasie der Drüse mit vorwiegender Beteiligung der Rinde aufweisen, muß vorläufig dahingestellt bleiben. Basch hat durch Implantation von Schilddrüse eine Thymushyperplasie und nach Implantation von Thymus eine Zunahme der Schilddrüse gesehen. Jedenfalls berechtigen diese vorliegenden Angaben nicht zu irgendwelchen Schlüssen auf die Beziehung zwischen Thymus und Thyreoidea, nicht einmal für das Tier. Wenig verwendbar sind die Angaben über die Beziehungen der Nebenniere zum Thymus, indem nach Thymusexstirpation Veränderungen an den Nebennieren fehlen sollen, während nach Entfernung der Nebennieren eine Vergrößerung des Thymus (Auld, Boinet, Calogera, Pende) und nach Injektion von Nebennierenextrakt eine Verkleinerung des Thymus eintreten soll. Eindeutiger sind die Ergebnisse des Tierexperimentes über die Beziehungen der Thymus zu den Genitaldrüsen (vgl. hierzu auch die Ausführungen pathol. Anatomie des Thymus).

Die Thymektomie führt bei Tieren vor der Geschlechtsreife zu abnormer Entwicklung der Keimdrüsen (Noel Paton, Lucien und Parisot, Klose und Vogt), wenn auch hier die Angaben noch nicht völlig übereinstimmen. Ebenso ist der Einfluß der frühzeitigen Kastration auf den Thymus erwiesen (Calzolari, Gellin, Henderson, Hammar, Soli, Tandler und Groß u. a.). Durch die Untersuchungen von Tandler und Groß ist auch das Vorkommen einer Thymusvergrößerung an menschlichen Kastraten und Eunuchoiden gesichert. Ob die Kastration oder der Ausfall der Funktion der Keimdrüsen aus anderer Ursache nach erfolgter Geschlechtsreife auch beim Menschen, wie dies für das Tier durch Gellin als möglich erwiesen wurde, zu Veränderungen des Thymus führen kann, ist bisher nicht bekannt. Gellin konnte nach Kastration geschlechtsreifer Tiere supranumeräre Parenchymwerte finden, so daß er eine einfache Persistenz in solchen Fällen beim Menschen nicht annehmen kann und den Vorgang eher als eine Reviviszenz deutet.

Nach alledem scheint die Annahme gerechtfertigt, daß Thymus und Genitaldrüsen in innigen Beziehungen zueinander stehen. Es scheint, daß im jugendlichen Organismus, bevor die Keimdrüsen in volle Aktion treten, dem Thymus eine dominierende Rolle zufällt, die später von den Keimdrüsen übernommen wird, ferner, daß der Thymus hemmend auf die Entwicklung der Keimdrüsen wirkt und daß endlich der Einfluß der Geschlechtsdrüsen auf die normale Altersinvolution ein großer ist.

Vielfach wird der Thymus auch zu dem vegetativen Nervensystem in Beziehung gebracht, speziell soll er, analog dem Verhältnis des chromaffinen Systems zum Sympathikus, zum Vagus in Beziehung stehen. Alles, was hier in den verschiedenen Varianten behauptet wird, ist rein hypothetisch. Biedl äußert sich hierzu: „Genetisch und morphologisch kann der Thymus wohl als eine Drüse mit innerer Sekretion betrachtet werden, doch sind die physiologischen Wirkungen des von ihm gelieferten Sekretes noch nicht genügend bekannt, und die mit den Extrakten des Organes angestellten Versuche berechtigen keineswegs zu der Folgerung, daß dem Thymussekret ein bestimmter Wirkungseffekt, etwa im Sinne eines Antagonismus gegenüber dem Sekrete des Adrenalsystems zukommt. Es liegen keinerlei gesicherte Anhaltspunkte dafür vor, daß der erhöhte Vagustonus eine Folge der Hyperthymisation sei, ein Überwiegen der Funktion des Thymus gegenüber der des Adrenalsystems darstelle."

Wir mußten hier auf diese Dinge etwas näher eingehen, weil gerade zur Erklärung der Rolle des Thymus bei Morbus Basedowi, bei dem Mangel gesicherter Tatsachen der menschlichen Thymuspathologie die Ergebnisse des Tierexperimentes zu Schlußfolgerungen herangezogen und zu weitgehenden Hypothesen verwertet werden.

Daß die ursprüngliche Annahme, die die bei Morbus Basedowi vorfindlichen Veränderungen an dem Thymus auf die Funktionsstörung der Schilddrüse zurückführt, nicht zu Recht bestehen kann, haben wir bei der Deutung der pathologisch-anatomischen Befunde angeführt. Die Überfunktion der Schilddrüse sollte den Thymus auf dem Wege direkter Reizung oder zur Kompensation der Giftwirkung (Gebele, Gierke), oder endlich, da die Schilddrüse den an sie gestellten Anforderungen nicht genügen kann, durch Steigerung der Nachfrage (Rößle) zur Hypertrophie bringen. Hierfür fehlen alle Beweisgründe. Der Umstand, daß der Thymus keine Lymphdrüse, sondern eine Drüse mit innerer Sekretion ist, daß der Thymus bei Morbus Basedowi in erster Linie eine Hyperplasie des Markes aufweist, seine histologische Struktur different ist von den bei Wucherungen am lymphatischen Apparate zu beobachtenden Veränderungen an dieser Drüse (Hart) und daß an solchen Drüsen nie die Erscheinungen einer Involution zu finden sind, die nachweisbar sein müßten, wenn eine Reviviszenz dieses Organes vorliegen würde (Hart), die Tatsache endlich, daß dieselbe Thymusveränderung gefunden wird bei Prozessen, für die eine Überfunktion der Schilddrüse nicht angenommen werden kann (Myasthenie, einfacher Kropf, Myxödem etc.), sprechen strikte gegen die Berechtigung der Auffassung, daß die Thymusveränderung von der Schilddrüse abhänge.

Auch die von Hart inaugurierte, später aber von ihm verlassene Hypothese, daß das primum movens für den Morbus Basedowi in einer Funktionsstörung des Thymus zu suchen sei, welcher Anschauung sich dann Bircher anschloß, ist in dieser Fassung nicht haltbar. Hart geht von der Möglichkeit aus, daß die Herzerscheinungen, die auf den Thymus zu beziehen sind, bei Morbus Basedowi schon vor den Schilddrüsenveränderungen vorhanden sein können. Er führt die Veränderungen des Herzens, des lymphatischen Apparates und der Nebennieren auf den Thymus zurück und nimmt an, daß, um die giftigen Thymusprodukte zu paralysieren, die Thyreoidea zu einer funktionellen Hyperplasie angeregt wird, wobei sie über das Ziel schießt und dadurch dann den Morbus Basedowi bedingt. Hier kann die Tatsache als gesichert gelten, daß in der überwiegenden Mehrzahl der Fälle von Morbus Basedowi die Thymusveränderungen sicher schon vor dem Auftreten der Erscheinungen des Morbus Basedowi vorhanden sind. Ebenso sicher ist aber auch die Tatsache, daß in einer allerdings geringen Anzahl von Fällen von Morbus Basedowi Thymusveränderungen überhaupt vermißt werden. Diese negativen Fälle sind ein schwerwiegendes Argument gegen die Richtigkeit der Auffassung, daß das primum movens für den Morbus Basedowi in einer Funktionsstörung des Thymus gelegen sei. Den Tierexperimenten Birchers kann in dieser Frage eine Beweiskraft nicht zuerkannt werden, sie fanden im übrigen auch keine Bestätigung (Gebele). Überdies sind unsere Kenntnisse über die Funktion des Thymus derzeit noch zu gering, um die bei Morbus Basedowi vorhandenen Veränderungen des Herzens, des lymphatischen Apparates als durch den Thymus bedingt ansprechen zu können und sind die Beziehungen des Thymus zur Schilddrüse noch viel zu wenig geklärt, um aus einer gesteigerten Funktion des Thymus eine solche der Thyreoidea ableiten zu können. Hart selbst hat denn auch seine Hypothese in dieser Fassung aufgegeben.

Bei den offenkundigen Schwächen, die die beiden Hypothesen aufweisen, die die Veränderungen der Schilddrüse und des Thymus bei Morbus Basedowi auf korrelative Reaktionen beziehen, mußte die Anschauung, daß die Veränderungen beider Organe als koordinierte Erscheinungen aufzufassen sind (Bialy, Hoenike, Matti), an Bedeutung gewinnen. Wenn auch die Annahme Bialys, der die auf beide Organe wirkende gemeinsame Schädlichkeit in einer Rachitis oder Chlorose sieht, oder die Hoenikes, der für beide parallel gehende Veränderungen aus konstitutioneller Ursache annimmt, nicht ganz den Tatsachen gerecht werden, so rekurrieren sie doch auf ein tiefer liegendes Moment und nähern sich so jenen Anschauungen, die die Veränderung des Thymus als ein konstitutionelles Stigma in den Vordergrund der Betrachtung stellen.

Am besten werden wir allen Tatsachen mit der Annahme gerecht, daß die Veränderung der Thymus eine Teilerscheinung jener abnormen Konstitution ist, auf deren Boden sich der Morbus Basedowi entwickelt (Chvostek, Hart). Ich habe seinerzeit auf Grund klinischer Beobachtung der Meinung Ausdruck gegeben, daß allen sogenannten Konstitutionskrankheiten, wozu auch der Morbus Basedowi gerechnet werden muß, eine abnorme Körperkonstitution gemeinsam ist, auf deren Boden sich jene Veränderungen der Blutdrüsen entwickeln können, die weiterhin für das Auftreten der verschiedenen Erkrankungen maßgebend sind; als eine spezielle Form, in welcher uns die degenerative Anlage entgegentritt, kennen wir den Status thymico-lymphaticus (Paltauf) resp. die hypoplastische Konstitution (Bartel). Ich konnte in einer späteren Arbeit präzise die Anschauung formulieren, daß die bei Morbus Basedowi am Thymus und am lymphatischen Apparate vorfindlichen Veränderungen Ausdruck einer abnormen Konstitution im Sinne Paltaufs sind. Die Gründe, die hier in Betracht kommen, sind folgende: Bei Status thymicolymphaticus ist familiäres Auftreten beobachtet worden (Avellis, Barrack, Bierring, Friedjung, Hedinger, Perrin u. a.), ebenso das Vorkommen anderweitiger Konstitutionsanomalien im Stamme solcher Menschen (Hämophilie), oder die Blutverwandtschaft der Eltern (Ducrot). Diese Veränderungen des Thymus und der Lymphdrüsen finden sich nicht nur bei Morbus Basedowi, wo sie von einer eventuellen Hyperthyreoidisation bedingt werden könnten, sondern auch bei einfachem Kropf ohne Basedowerscheinungen (Astley Cooper, Gluck, v. Hansemann, Hedinger, Melchior, Rößle, Virchow u. a.), auch bei Myxödem (Bourneville) und bei Zuständen, bei welchen der Schilddrüse keine Rolle zufällt, wie Chlorose, Morbus Addisoni, Myasthenie, kurz bei Erkrankungen, für die, wie ich ausgeführt habe, ebenfalls eine abnorme Körperkonstitution als Grundlage der Erkrankung in Betracht kommt. Dann spricht in diesem Sinne der Umstand, daß der Status thymicolymphaticus bei scheinbar ganz gesunden erwachsenen Menschen als zufälliger Befund erhoben werden kann und daß umgekehrt der Status thymicolymphaticus in sicheren Fällen von Morbus Basedowi fehlen kann. Es gehen endlich die vorhandenen Veränderungen an dem Thymus und an den Lymphdrüsen, der Status lymphaticus und Status thymicus nicht miteinander parallel und der Status thymicolymphaticus stellt keine derart konstante Erscheinung bei Morbus Basedowi vor, daß er als abhängig vom Morbus Basedowi gedacht werden könnte.

Zugunsten der konstitutionellen Bedeutung der Thymusveränderung läßt sich ferner die Tatsache verwerten, daß es uns möglich ist, den Status thymicolymphaticus am Menschen zu diagnostizieren, auf Grund einer Reihe anderweitiger Anomalien in der Körperverfassung, aus dem abnormen Verhalten solcher Individuen auf krankmachende Reize oder sonstige Einwirkungen hin, und daß wir bei solchen Prozessen dann post mortem neben Veränderungen an Thymus und Lymphdrüsen Veränderungen finden, die wir sonst nicht zu sehen bekommen und die eine abnorme Körperverfassung erweisen (Enge des Gefäßsystems, Hypoplasie der Genitalien, Hemmungsbildungen an anderen Organen, und nach Bartel Neigung zu Tumor- und Cystenbildung).

Fügen wir dann noch die Beweismomente, die Hart auf Grund histologischer Studien findet, hinzu, daß der Thymus in allen Fällen, in welchen es sich entweder mit Gewißheit oder aber wenigstens mit größter Wahrscheinlichkeit um eine Konstitutionsanomalie handelt, das Bild der Markhyperplasie zeigt (Bartel, Hart, Koch, Klose, Wiesel u. a.) und daß dies ebenfalls bei Morbus Basedowi der Fall ist, daß die Annahme einer Reviviszenz dieses Organes, wie dies auch Simmonds glaubt, nicht anzunehmen ist, weil sich nirgends Erscheinungen stattgehabter Involution nachweisen lassen, und daß sich endlich

der Thymus bei Morbus Basedowi anders verhält als das normale Organ, daß
an ihm trotz Kachexie etc. Involutionsvorgänge fehlen, daß er scheinbar anderen
Gesetzen untersteht als das Organ sonst, so haben wir eine weitere Reihe schwer-
wiegender Gründe.

Es kann die Annahme wohl als gesichert angesehen werden, daß die bei
Morbus Basedowi vorhandenen Veränderungen des Thymus Stigmen einer abnormen Konstitution sind, und die Hypothese, welche das konstitutionelle Moment
in den Vordergrund der Betrachtung stellt, findet immer mehr Anhänger
(Chvostek, Goldzieher, Hart, Pettavel, Simmonds, Thomas, Wiesel
u. a.). Demgegenüber tritt die Tatsache in den Hintergrund, daß in manchen
Punkten die Anschauungen nicht übereinstimmend sind. Es ist für die Erörterung der Pathogenese des Morbus Basedowi nicht von so einschneidender
Bedeutung, ob wir nur die Thymusveränderung als konstitutionell bedingt
ansehen und die eventuell vorhandenen Schwellungen des lymphatischen Apparates als sekundär durch den Thymus bedingt (Hart), oder ob wir auch,
wie wir glauben, die Veränderungen am lymphatischen Apparate als abnorme
Reaktion durch abnorme Konstitution bedingt annehmen.

Wenn wir uns nach Feststellung der Tatsache, daß die bei Morbus Basedowi vorhandene Hyperplasie des Thymus Teilerscheinung einer abnormen
Konstitution ist, auf deren Boden sich der Morbus Basedowi entwickelt, die
Frage vorlegen, ob diese Thymusveränderung auch für das Zustandekommen
des Morbus Basedowi unbedingt notwendig ist, so muß sie verneint werden.
Es gibt, und an dieser Tatsache müssen wir, wenigstens vorläufig, festhalten,
sichere Fälle von Morbus Basedowi, zudem auch mit schwerem Verlaufe, in
welchen Veränderungen an dem Thymus vermißt werden, eine Tatsache, die
wir gegen die Annahme Harts schon angeführt haben (vgl. path. Anatomie,
Thymus, S. 195).

Jedenfalls können wir das eine sagen: Die Thymushyperplasie und
die Veränderungen am lymphatischen Apparate sind ein bei Morbus
Basedowi ungemein häufiger Befund. Sie sind Teilerscheinung
einer abnormen Konstitution, auf der sich dann der Morbus Basedowi entwickelt, ebenso wie sich auf ihr der gewöhnliche Kropf,
das Myxödem, die Myasthenie, die Akromegalie etc. entwickeln
kann. Die Veränderung des Thymus selbst ist aber nicht Bedingung
für das Zustandekommen des Morbus Basedowi.

Die zweite Frage, die wir zu beantworten haben, ist die, ob dem Thymus
überhaupt ein Einfluß auf die Erscheinungen und den Verlauf zukommt, indem
ja die Möglichkeit zugegeben werden muß, daß Fälle von Morbus Basedowi
mit Thymushyperplasie anders verlaufen könnten, als solche ohne diese. Da
man von seiten der Chirurgen gerade der Thymusveränderung eine wesentliche
Bedeutung für den üblen Ausgang der Operation beimaß, auch in letzter Zeit
wieder Mitteilungen der Chirurgen vorliegen, nach welchen dem Thymus eine
wesentliche Rolle in der Pathogenese des Morbus Basedowi zukommen würde,
müssen wir auf die hier in Betracht kommenden Momente etwas näher eingehen. Dies um so mehr, als sich hier die Anschauungen diametral gegenüberstehen, die einen dem Thymus gar keine Bedeutung zusprechen (v. Bialy, Biedl
u. a.), während er nach anderen von maßgebendem Einflusse ist. Eine Entscheidung wird sich allerdings erst geben lassen, bis unsere Kenntnisse über
den Thymus besser fundiert sein werden, doch können wir jetzt schon einige
Richtlinien erkennen.

A priori ist ein Einfluß des Thymus als möglich zuzugeben und bereits
Johnston denkt an einen Zusammenhang von Thymus und Morbus Basedowi.
In diesem Sinne wäre vor allem die Tatsache von Bedeutung, daß der Thymus

wie alle endokrinen Drüsen zu den übrigen in innigen Beziehungen steht und die Funktion der übrigen zu beeinflussen vermag, wenn wir auch über diese Vorgänge nicht genügend orientiert sind. Von Belang wären hier die Beziehungen zur Schilddrüse, den Nebennieren und zu den Keimdrüsen. Dann würde der Umstand hier in Betracht kommen, daß gerade dem Thymus im jugendlichen Organismus eine dominierende Rolle zukommt und daß sich bei Morbus Basedowi als Teilerscheinung der abnormen Konstitution vielfach Zeichen mangelhafter Reifung des Organismus und seiner Organe, Zeichen von Stehenbleiben auf einer früheren Entwicklungsstufe finden, sogenannte Infantilismen, die den Schluß nahelegen, daß auch die Blutdrüsen ihre frühere Funktion, zum Teil wenigstens, beibehalten würden. Damit im Einklange würde auch der Befund an dem Thymus stehen.

Es wird nun auch ein solcher Einfluß als feststehend angesehen und fast übereinstimmend angenommen, daß Thymus und Thyreoidea gleichsinnig wirken und daß der Thymus einen potenzierenden Faktor darstellt, durch den die Basedowsymptome verschlechtert werden (Capelle und Bayer, Garré, Hart, Klose, Lampé und Liesegang, Th. Kocher, Matti, Oswald, Schuhmacher und Roth u. a.). Fragen wir aber nach den Gründen, die für diese Annahme maßgebend sind, so sind wir überrascht, wie wenig sie fundiert erscheint. So soll der Umstand, daß Thymus und Thyreoidea branchiogene Organe sind, die Annahme nahelegen können, daß sich zwei entwicklungsgeschichtlich so eng zusammengehörige Organe auch in ihrer funktionellen Differenzierung nicht allzu weit voneinander entfernen werden. Man beruft sich auf die Tierexperimente von Basch, Bayer, Bircher, Gebele, Svehla, die eine gleichsinnige Wirkung für das Tier ergeben, ohne zu bedenken, daß die Tierexperimente nicht so ohne weiteres zu Schlußfolgerung am Menschen berechtigen und ohne Rücksicht darauf, daß diese Resultate selbst für das Tier nicht feststehen. Weil die Thyreoidea und der Thymus beim jungen Tier Einfluß auf das Knochen- und Nervensystem haben und der Thymus beim Tier in analoger Weise den Pupillarapparat beeinflußt, wie die Schilddrüse (Basch), ist doch nicht der Schluß gerechtfertigt, daß beim Morbus Basedowi der Thymus die Wirkung der Schilddrüse potenziert. Ein solcher Schluß wäre nicht einmal gerechtfertigt, wenn erwiesen wäre, daß die Veränderungen an Knochen- und Nervensystem, die durch die Thyreoidea und den Thymus bewirkt werden, wirklich identisch sind und daß die Pupillarreaktion nicht auch durch andere Vorgänge bewirkt werden kann. Dann soll ein gewisser Parallelismus in der Größe beider Organe bestehen, so daß einer kleinen Schilddrüse ein kleiner Thymus, einer großen dagegen ein großer Thymus entsprechen soll, wobei man sich auf die Tatsache stützt, daß bei kongenitalem Myxödem der Thymus klein ist (Erdheim, Schilder u. a.) und auf die Ergebnisse des Tierexperiments, daß eine Verkleinerung der Schilddrüse eine Verkleinerung des Thymus zur Folge hat und daß durch Implantation von Thymus eine Größenzunahme der Schilddrüse erzeugt werden soll. Man vergißt dabei, daß auch bei Myxödem z. B. ein großer Thymus angetroffen, daß bei Morbus Basedowi die Vergrößerung fehlen kann und daß die Tierexperimente· auch zu gegenteiligen Resultaten geführt haben. Es soll ferner der Umstand, daß bei Hyperthymisation ebenso wie bei Morbus Basedowi ein vermehrter Adrenalingehalt des Blutes sich findet, zugunsten der gleichsinnigen Wirkung beider Drüsen sprechen. Nun ist aber der Nachweis vermehrter Adrenalinmengen im Blute wegen der Mängel, die der Methodik anhaften, nicht verläßlich und für den Morbus Basedowi der vermehrte Adrenalingehalt nicht erwiesen. Ebensowenig sind die Versuche von Utterström und Notkin geeignet, fixe Beziehungen zwischen Thymus und Schilddrüse sicherzustellen.

Mit Recht sucht daher Hart nach Beweismomenten in der menschlichen Pathologie, welchen er die größte Bedeutung beimißt. Leider müssen wir aber auch von diesen, vorläufig wenigstens, sagen, daß sie nicht imstande sind, uns bestimmte Vorstellungen über die Rolle des Thymus in der Pathogenese des Morbus Basedowi bilden zu lassen.

Hart hebt die Tatsache hervor, daß jedes einzelne der Basedowsymptome, ohne daß gerade das Krankheitsbild des Morbus Basedowi selbst in offenkundige ·Erscheinung träte, sich bei Thymuspersistenz, besonders Hyperplasie finden könne und schließt daraus, daß die Hyperfunktion bzw. Dysfunktion des Thymus fast die gleichen klinisch-anatomischen Erscheinungen hervorzurufen vermag wie die Hyper- und Dysfunktion der Schilddrüse. Die Tatsache können wir zugeben, doch ziehen wir daraus einen anderen Schluß. Jedes einzelne Basedowsymptom kann sich bei verschiedenen Zuständen finden. Dieselben Veränderungen wie Struma, Neigung zu Tachykardie, präkordiale Angstzustände, Tremor, Neigung zu Schweißen etc. finden wir häufig bei Degenerierten, sie sind Teilsymptom jener abnormen Körperkonstitution, als deren Teilsymptom sich auch die Thymushyperplasie finden kann. Es ist die abnorme Ansprechbarkeit des vegetativen Systems ebenso ein degeneratives Stigma wie die Struma und die Thymusveränderung und daher ihr häufiges Zusammenvorkommen. Möglich, daß der Thymus in einzelnen Fällen zu derselben Reaktion des vegetativen Nervensystems führt, wie dies in anderen Fällen auch die Thyreoidea oder irgendwelche andere Einflüsse hervorbringen würden. Das Wesentliche liegt aber nicht in der Wirkung des Thymus.

Auch die weitere Annahme von Hart ist sicher richtig, daß sich leicht eine Brücke schlagen läßt von dem sogenannten Thymustode kleiner Kinder, dem plötzlichen Tode junger Leute mit abnorm großem Thymus und dem postoperativen Basedowtod. Dagegen können wir wieder dem Schlusse, alle diese Zufälle seien auf eine Hyper- bzw. Dysthymisation zu beziehen, nicht so ohne weiteres zustimmen. Das allen diesen Vorgängen gemeinsame Band ist wieder die Körperverfassung, als deren Teilerscheinung die Thymushyperplasie zu deuten ist. Es kann angenommen werden, daß dem Thymus hierbei eine Rolle zukommt, sichergestellt ist aber nicht, daß er allein maßgebend ist. Schon mit der Tatsache, daß der Thymus nur Teilerscheinung der abnormen Körperkonstitution ist, wird zugegeben, daß auch andere Faktoren, wie die Hypoplasie des Herzens, der Gefäße, die dadurch bedingte abnorme Blutversorgung, dann die Labilität und Erschöpfbarkeit der Organe solcher Individuen, ferner die Hypoplasie des chromaffinen Gewebes (Wiesel) und endlich die abnorme Reaktion lebenswichtiger nervöser Zentren und vielleicht andere uns vorläufig unklare Momente mitwirken können. Berücksichtigenswert ist auch die Tatsache, daß sich ein abnorm großer Thymus bei Menschen in hohem Alter als zufälliger Befund finden kann, die keinerlei abnorme Reaktion aufwiesen, auch Narkosen glatt überstanden haben (v. Neusser) und daß Fälle mit Thymushyperplasie bekannt sind, die an der Kropfoperation zugrunde gingen, bei welchen vorher schwere Operationen mit Narkose ohne Zwischenfall vorgenommen worden waren (Delius u. a.). Ebenso spricht die Tatsache, daß sich die Thymushyperplasie so häufig bei Morbus Basedowi findet und die Zahl der operativen Todesfälle demgegenüber in starkem Mißverhältnisse steht, sowie die von Neusser hervorgehobene Tatsache, daß die Skopzen, bei welchen sich eine Thymushyperplasie findet, gegen Infektionen etc. resistenter zu sein scheinen, gegen die Annahme einer alleinigen Beteiligung des Thymus an den Todesfällen. Alle diese Tatsachen nötigen uns vielmehr dazu, auch außerhalb des Thymus gelegene konstitutionelle Faktoren mit heranzuziehen, wenn es auch vorläufig nicht möglich ist, die Bedeutung der einzelnen zu fixieren.

Ebensowenig wie wir beim Menschen bisher ein Krankheitsbild kennen, das auf verminderte oder fehlende Thymusfunktion zurückgeführt werden könnte, kennen wir ein solches, das auf Überfunktion dieser Drüse zu beziehen wäre. Vielleicht gibt uns später die Klinik ein solches an die Hand und wird dann die Entscheidung der Frage, welche Rolle dem Thymus im Symptomenkomplex des Morbus Basedowi zukommt, leichter zu entscheiden sein. Vielfach wird die Myasthenie mit dem Thymus in Verbindung gebracht und von manchen Autoren die häufige Kombination von Myasthenie und Morbus Basedowi zugunsten der Annahme einer gleichsinnigen Funktion von Schilddrüse und Thymus verwertet. Dagegen, daß die Myasthenie in direkter Abhängigkeit von dem Thymus steht, läßt sich die Tatsache anführen, daß die Veränderung des Thymus in einer ganzen Reihe sicherer Fälle vermißt wurde. Es spielt der Thymus bei der Myasthenie dieselbe Rolle wie beim Morbus Basedowi: er ist Teilerscheinung der abnormen Konstitution, auf der sich die Myasthenie entwickelt. Für das relativ häufige Zusammenvorkommen von Myasthenie und Morbus Basedowi kommen u. a. neben der abnormen degenerativen Anlage, auf welcher sie beide fußen, die nahen Beziehungen der Schilddrüse zu den Epithelkörpern in Betracht. Gegen die Annahme, daß der Thymus bestimmend auf die Erscheinungen einwirkt, spricht der Umstand, daß sowohl bei Morbus Basedowi, als bei Myasthenie die Thymusveränderungen fehlen können, daß in Fällen von Morbus Basedowi mit Thymushyperplasie die Erscheinungen der Myasthenie und umgekehrt in Fällen von Myasthenie mit Thymushyperplasie die Erscheinungen des Morbus Basedowi fehlen können. Endlich spricht auch die Tatsache dagegen, daß sich solche Veränderungen des Thymus als Ausdruck einer abnormen Konstitution bei den verschiedensten Erkrankungen finden, ohne daß wir die Erscheinungen von Myasthenie oder des Morbus Basedowi beobachten könnten. So konnte Volland bei 102 Epileptikern 24 mal einen persistenten Thymus nachweisen.

Schließlich wird der Umstand zugunsten einer potenzierenden Wirkung des Thymus angeführt, daß bei Morbus Basedowi eine Verschlechterung nach Thymusverabreichung zu beobachten sei (Thorbecke, Capelle u. a.). Wie wenig solche therapeutische Erfolge aber zu Schlußfolgerungen berechtigen, beweist die Tatsache, daß nach Thymusverfütterung auch Besserung des Morbus Basedowi beobachtet wurde (Owen, Cunningham, v. Mikulicz, Kocher u. a.), so daß die Thymusmedikation neuerdings wieder bei Morbus Basedowi empfohlen wird (R. Hirsch u. a.).

Weit beweiskräftiger wären hier die Erfolge der Chirurgen, die diese in der letzten Zeit mit operativer Entfernung des Thymus bei Morbus Basedowi und bei Myasthenie erzielt haben, doch ist die Zahl der bisher vorliegenden Befunde viel zu gering, um die daraus gezogenen Schlüsse zu rechtfertigen. Da die Fälle von Morbus Basedowi, bei welchen gleichzeitig eine Strumektomie ausgeführt wurde, zu Schlüssen hier nicht verwertbar sind, so bleibt eine sehr geringe Zahl, bei welcher die Thymektomie allein vorgenommen wurde. In dem ersten von Garré operierten und von Capelle und Bayer mitgeteilten Falle läßt sich, wenn wir von einer Änderung des Blutbildes absehen, eigentlich nicht einmal eine Besserung erkennen, denn solche Schwankungen kommen auch ohne Operation vor; auch mußte schließlich die Thyreoidektomie vorgenommen werden. Es sind daher die Schlüsse von Capelle und Bayer, worauf seinerzeit schon Gebele und Hoenike hingewiesen haben, gewiß nicht begründet. Der zweite von Capelle und Bayer mitgeteilte Fall, bei welchem ein 15 g schweres Thymusstück entfernt wurde, zeigt allerdings eine wesentliche Besserung des Allgemeinzustandes (Abnahme der Pulsfrequenz, der Schweiße, der Diarrhöen, des Haarausfalles etc.), ferner ein Zurückgehen der Schilddrüse und eine geringe Abnahme des Exophthalmus. Im Falle Sauerbruch, der von Schuhmacher und Roth ausführlich mitgeteilt wurde, war der Morbus Basedowi kombiniert mit Myasthenie. Auf die zunächst vorgenommene Unterbindung der Schilddrüsengefäße trat eine Verschlechterung der Myasthenie auf. Auf die folgende Entfernung eines 49 g schweren Thymus trat Besserung der Myasthenie ohne Beeinflussung des Morbus Basedowi auf, so daß wegen später auftretender Verschlechterung des Befindens die Strumektomie ausgeführt werden mußte. Auch in diesem Falle kann von einer Beeinflussung des Morbus Basedowi durch Entfernung des Thymus wohl kaum die Rede sein. Und endlich liegt ein ganz merkwürdiger Fall von Haberer vor. Hier war wegen eines Morbus Basedowi bereits einseitig die Strumektomie und Unterbindung der Gefäße und später der gleiche Eingriff auf der anderen Seite ohne Effekt ausgeführt worden. Der Kranke bot zur Zeit der Beobachtung die Erscheinungen schwerer Herzinsuffizienz mit ausgesprochenen Stauungserscheinungen und Anfällen von Lungenödem, gegen die sich die angewandte kardiale Therapie als erfolglos erwies. Bei diesem Kranken stellte sich schon 1 Tag nach der Operation eine wesentliche Besserung ein, die nach kurzer Verschlimmerung weiterhin zunahm. Haberer glaubt nicht, daß eine zu dieser Zeit eingeleitete Digitalistherapie von Belang war. Der Kranke konnte später hohe Berge steigen. Exstirpiert wurde im ganzen ein „auffallend kleiner" Thymus von etwa 3 cm Länge und kaum mehr als $1/_2$ cm Dicke; mikroskopisch ergab sich ein in Involution begriffener Thymus. Der Fall ist sehr merkwürdig und es wird abzuwarten bleiben, ob sich ähnliches auch in anderen Fällen wird erweisen lassen. In zwei Fällen von Morbus Basedowi mit beginnender Herzinsuffizienz hat Gerhardt dieselbe durch Thymektomie beseitigt.

Von den vier verwertbaren Beobachtungen ergeben somit zwei keine Beeinflussung des Morbus Basedowi durch die Entfernung des Thymus, während in zwei Fällen eine wesentliche Besserung erzielt wurde, in zwei Fällen die Herzerscheinungen gebessert wurden. Diese geringe Anzahl von Fällen, zudem mit nicht übereinstimmenden Resultaten, gestattet keinen Schluß auf die Rolle des Thymus bei Morbus Basedowi. Hier sind die Resultate größerer Reihen abzuwarten, erst dann wird die Frage zu erörtern sein, ob die Entnahme kleiner Thymusstücke bei Belassung unbekannt großer Reste diesen Effekt zu erklären imstande ist oder ob nicht anderweitige Vorgänge eine Rolle spielen.

Eine wesentliche Stütze für den Einfluß des Thymus sieht man in der Änderung des Blutbildes bei Morbus Basedowi nach Thymektomie. Aber auch hier sind, glauben wir, die Schlußfolgerungen noch nicht berechtigt. Von den vorliegenden vier Mitteilungen fehlen in dem Falle Haberers Mitteilungen über den Blutbefund, in dem einen Falle von Capelle und Bayer erfolgt ein Rückgang der Lymphocyten zur Norm, dagegen können wir dies, entgegen der Ansicht der Autoren, für ihren zweiten Fall nicht zugeben. Es sinken in diesem Falle die Lymphocyten von $46^0/_0$ bloß auf $34^0/_0$; es findet sich also auch post operationem kein normaler Befund, sondern es bleibt eine Lymphocytose bestehen. In dem Falle Schuhmacher und Roth zeigt das Blutbild Monate nach der Operation noch keine Änderung und erst nach 7 und 14 Monaten nähert sich das Blutbild der Norm, tritt also der Operationseffekt nicht so eindeutig zutage und es ist naheliegender, in diesem Falle die Besserung des Blutbildes auf die Besserung der Myasthenie zu beziehen, als auf den wenig beeinflußten Morbus Basedowi. Es bleiben aber hier überdies noch Werte bestehen, die jedenfalls an der obersten Grenze der Norm liegen ($23-27^0/_0$) und sind die Zahlen für die Mononukleären und Übergangsformen sehr hohe (ca. $7^0/_0$).

Es würden diese Befunde höchstens ergeben, daß in der Mehrzahl der Fälle ein mehr oder weniger starkes Absinken des Lymphocytenwertes erfolgt, daß dieselben auch normale Werte erreichen können. Daraus würde sich, vorausgesetzt, daß weitere Untersuchungen diese Tatsachen bestätigen, nur folgern lassen, daß dem Thymus ein gewisser Einfluß auf das Blutbild hei Morbus Basedowi zukommt. Wir haben bei Besprechung des Blutbildes ausgeführt, daß es kein dem Morbus Basedowi eigenartiges Blutbild gibt, sondern, daß sich dieselben Veränderungen auch bei einer Reihe anderweitiger Blutdrüsenkrankheiten finden und daß das Blutbild als Teilerscheinung jener abnormen Konstitution zu deuten ist, auf der sich diese Erkrankungen aufbauen. Damit im Einklang stünde das Verhalten in den zwei Fällen Capelle-Bayers und ebenso in dem Falle Schuhmacher und Roth, in welchen auch post operationem hohe Lymphocytenwerte als Ausdruck der konstitutionellen Komponente bestehen bleiben, die nur durch irgendwelche hinzukommende Momente der Erkrankung eine Steigerung erfahren haben. Wieweit dies aber gerade nur durch die Tätigkeit des Thymus bewirkt wird, ist eine andere Frage. A priori ist dies unwahrscheinlich, da dieselbe Änderung des Blutbildes auch für die Schilddrüse durch die Thyreoidektomie erwiesen ist, und die Eigentümlichkeit, auf verschiedene Eingriffe mit einem Anstiege der mononukleären Elemente zu reagieren, eine Teilerscheinung abnormer Konstitution ist (H. Kahler). Sicher geht es aber nicht an, aus der Abnahme der Lymphocytose auf eine Besserung des Morbus Basedowi zu schließen, wenn die übrigen Erscheinungen keine solche erweisen. Denn die Schwankungen der Lymphocyten können ganz unabhängig von dem Verlaufe des Morbus Basedowi erfolgen, es kann bei eklatanter Besserung die Lymphocytose bestehen bleiben und umgekehrt, Momente, die mit Recht gegen die ursprüngliche Annahme Kochers, sie als Symptom des Morbus Basedowi zu deuten, geltend gemacht wurden. Ebensowenig ist die Bedeutung der eosinophilen Elemente des Thymus und sein Einfluß auf die Eosinophilie des Blutes geklärt.

Jedenfalls rechtfertigen die bisher vorliegenden Erfahrungen über den Thymus keineswegs die weitgehenden Schlüsse, die bereits aus ihnen gezogen werden. So schließen Schuhmacher und Roth in ihrem Falle, daß die Rolle des Thymus bei Myasthenie ähnlich der bei Morbus Basedowi sei und einen verschlechternden Einfluß auf die Symptome des Leidens ausübe. Capelle und Bayer sprechen in ihren Fällen direkt von dem Thymus als einem Organ mit basedow-aktiver Eigenfunktion und nehmen an, da der Thymus junger Hunde den Stoffwechsel nicht beeinflußt, während sie bei ihren Kranken vor und nach der Thymektomie differente Werte des Stickstoffumsatzes erhalten, daß bei Morbus Basedowi eine Dysthymisation vorhanden ist! Ebensowenig könnten wir ihre Beweisgründe anerkennen, die sie zu der Annahme führen, daß aus der Schilddrüse und dem Thymus vagische und sympathische Erregungsstoffe abströmen und daß der Morbus Basedowi in der Mehrzahl der Fälle auf der Tätigkeit zweier Drüsen beruhe, von denen jede sympathische und vagische Bezirke in annähernd gleichmäßiger oder auch ungleichmäßiger Verteilung und Intensität enthalte, doch so, daß in der Regel die Schilddrüse mehr sympathische, der Thymus mehr vagische Färbung hat. Auch ihre Annahme, daß die bei Morbus Basedowi eventuell vorfindlichen Störungen der Menstruation und Hypoplasien am Genitale in erster Linie auf Rechnung eines aktiv bleibenden Thymus zu setzen sind, bedarf des Beweises.

Wir können auch nicht der Annahme Harts zustimmen, der je nach dem Vorhandensein oder Fehlen der Thymushyperplasie einen konstitutionell bestimmten Morbus Basedowi und eine auf erworbenen Veränderungen beruhende Form anzunehmen geneigt ist, von welcher die konstitutionell bedingte, mit Thymushyperplasie einhergehende von schwererem Verlaufe wäre. Der Morbus Basedowi entwickelt sich nur auf degenerativer Anlage, ist eine auf abnormer Konstitution fußende Erkrankung, als deren Teilsymptome die Veränderungen des Thymus und am lymphatischen Apparate zu deuten sind, die aber, ebenso wie die Hypoplasie der Aorta oder des Genitalapparates oder sonstige Stigmen, auch ein oder das andere Mal fehlen können. Inwieweit der Thymus das Krankheitsbild beeinflußt, werden weitere Erfahrungen zu zeigen haben, allein von ihr aber ist die Schwere des Verlaufes sicher nicht abhängig, denn es gibt schwere, letal verlaufende Fälle ohne Thymushyperplasie und leichte mit einer solchen.

Die Annahme, daß der Thymus als primärer Sitz des Morbus Basedowi in Betracht käme, Harts thymogener Morbus Basedowi, erscheint bisher nicht erwiesen. Es ist daher auch die Annahme von Klose, der drei Formen von Morbus Basedowi unterscheidet: einen thyreogenen, einen thymogenen und einen gemischten, ebensowenig begründet, wie die Annahme von Rose, nach welchem der Thymus in den vagotonischen Formen des Morbus Basedowi eine Rolle spiele.

Wieweit der Thymus den Zirkulationsapparat bei Morbus Basedowi beeinflußt, ist vorläufig ebenfalls nicht zu entscheiden. Tierversuche können zur Lösung der hier in Betracht kommenden Frage wohl nicht herangezogen werden, zudem sind ihre Ergebnisse ganz different sowohl für die Exstirpation des Organes, als auch für die Wirkung von einverleibten Thymussubstanzen. Der Versuch, durch Basedowthymus experimentell Morbus Basedowi bei Tieren zu erzeugen und so die Einwirkung des Thymus auf den Zirkulationsapparat zu ersehen, ist nicht geglückt. Auch die beim Menschen vorliegenden Befunde von kongenitaler Herzhypertrophie bei Thymushyperplasie (Wiesel, Hedinger, Rößle, Oberndorfer) bedürfen noch der Aufklärung, indem auch sehr häufig bei diesen Zuständen auffallende Kleinheit des Herzens mit Trübung des Endokards durch abnorme Dehnung und enge Gefäße angetroffen werden (v. Wiesner). Es dürften diese Veränderungen als Teilerscheinung abnormer Konstitution zu deuten sein, ebenso wie die Thymushyperplasie, ohne daß zwischen beiden ein kausales Verhältnis zu bestehen braucht.

Wenn wir auf Grund der vorliegenden Befunde und Erfahrungen über den Thymus beim Menschen und über den Thymus bei Morbus Basedowi die Rolle, die diesem Organe bei der in Rede stehenden Erkrankung zukommt, präzisieren wollten, so kämen wir ungefähr zu folgenden Vorstellungen: Über die Funktion des Thymus beim Menschen sind wir vorläufig sehr wenig unterrichtet. Wir sind kaum über die Tatsache hinaus, daß der Thymus den endokrinen Drüsen und nicht den lymphatischen Organen zuzuzählen ist, daß ihm im wachsenden Organismus eine wesentliche Rolle zuzukommen scheint und daß er in engeren Beziehungen zu den Keimdrüsen steht. Wir kennen beim Menschen kein Krankheitsbild, das auf den Funktionsausfall dieser Drüse, ebenso kein Krankheitsbild, das auch nur mit einiger Wahrscheinlichkeit auf die Überfunktion dieses Organes zu beziehen wäre. Wieweit der Thymus in Beziehungen zum Zirkulationsapparat, zum Nervensystem, insbesondere dem vegetativen, steht und wieweit er das Krankheitsbild des Basedow beeinflußt, ist ebenfalls vollständig unklar.

Es steht außer Zweifel, daß das sehr häufige, nahezu konstante Vorkommen eines abnorm großen Thymus bei Morbus Basedowi kein zufälliges Ereignis bedeutet, ebensowenig wie die Thymusvergrößerung mit Stauung durch die vergrößerte Schilddrüse erklärt werden kann. Weder die Annahme, daß die Thymushyperplasie durch die abnorme Funktion der Schilddrüse bedingt wird, noch die Annahme, daß sie das primum movens darstelle und daß durch sie die Veränderungen der Schilddrüse und die übrigen Erscheinungen des Morbus Basedowi bedingt werden, ist haltbar. Dagegen sprechen die Ergebnisse pathologisch-anatomischer Forschung und die Ergebnisse klinischer Beobachtung strikte zugunsten der Auffassung, daß die Thymusveränderung eine Teilerscheinung abnormer Konstitution ist, auf welcher der Morbus Basedowi fußt, daß sie aber weder Folge noch Ursache des Morbus Basedowi selbst ist. Nur bei dieser Fassung des Thymus als eines konstitutionellen Stigmas, wie es etwa die Hypoplasie der Gefäße oder die Hypoplasie der Genitalien ist, werden das Fehlen der Thymusvergrößerung bei Morbus Basedowi, die verschiedenen histologischen Bilder des Thymus, sowie das wechselnde Verhalten von Status thymicus, Status lymphaticus und Status thymicolymphaticus verständlich. Auch der Status lymphaticus, der vom Status thymicus zu trennen ist, ist Teilerscheinung der abnormen Konstitution, und die Veränderungen am lymphatischen Apparate sind durchaus nicht Folge der Thymushyperplasie. Die Möglichkeit, daß der persistente Thymus durch dem Morbus Basedowi zugrunde liegende Vorgänge Veränderungen seiner Struktur erleidet, muß zugegeben werden.

Daß durch die Thymushyperplasie der Morbus Basedowi selbst beeinflußt wird, ist vorläufig nicht erwiesen. So naheliegend es nach den anfänglichen Erfahrungen der Chirurgen gewesen wäre, die operativen Todesfälle als Thymustod zu deuten und anzunehmen, daß der Thymus verschlechternd auf die Erscheinungen und den Verlauf des Morbus Basedowi einwirke, und seine Prognose bestimme, so konnten doch bisher keine zwingenden Beweise dafür erbracht werden. Es kann für die Todesfälle bei Status thymicus nicht die Hyperthymisation allein in Betracht kommen, sondern es müssen hierfür verschiedene andere Momente zur Erklärung herangezogen werden, die in der abnormen Konstitution begründet sind, als deren Teilerscheinung die Thymushyperplasie vorhanden ist. Es ist die Thymushyperplasie kein Indikator der Schwere des Falles, sie kann bei leichten Fällen vorhanden sein, bei letalen fehlen, sie ist keine Kontraindikation für die Operation. Auch die Erfahrungen der Chirurgen über den Einfluß der Thymektomie auf das Symptomenbild des Morbus Basedowi sind noch zu spärlich, um irgend einen Schluß zu ermöglichen, wieweit die Erscheinungen des Morbus Basedowi von einer abnormen Funktion des Thymus abhängig sind. Die Annahme, daß die bei Morbus Basedowi vorhandene Lymphocytose von dem Thymus abhängt, ist nicht erwiesen. Und doch ist a priori anzunehmen, daß dem Thymus bei seiner Bedeutung im kindlichen Organismus, bei der Bedeutung sogenannter infantiler Zustände für den Morbus Basedowi und bei dem Umstande, daß er seine Tätigkeit in vielen Fällen nicht so einschränkt wie das normalerweise der Fall sein soll, wodurch sich Änderungen in den Beziehungen zu den übrigen Blutdrüsen und eine abnorme Funktion derselben ergeben kann, ein Einfluß zukommen muß. Diesen Einfluß klarzustellen muß weiteren Untersuchungen vorbehalten bleiben.

Ergibt sich aus allen unseren bisherigen Erörterungen die unzweifelhafte Tatsache, daß der Morbus Basedowi keine Erkrankung einer einzelnen Blutdrüse darstellt, sondern daß die übrigen Blutdrüsen in verschiedener Weise dabei beteiligt sind, wenn auch ihre Beeinflussungssphäre vorläufig noch nicht mit Sicherheit bestimmt werden kann, so hat sich aber auch hier wieder ergeben, daß wir mit der Annahme einer gestörten Funktion der Blutdrüsen und ihrer Beziehungen zueinander allein unser Auslangen nicht finden. Von welcher Seite immer man versucht, dem Problem der Pathogenese des Morbus Basedowi näherzutreten, immer wird man gezwungen, noch auf ein besonderes Moment zu rekurrieren, das in der Anlage dieser Kranken gegeben ist. Trotzdem hat man bisher gerade dieses Moment nahezu ganz vernachlässigt und wenn auch vereinzelte Stimmen darauf hingewiesen haben, so konnten sie sich keine Geltung verschaffen. In der streng experimentellen Ära der Medizin der letzten Dezennien war für den Konstitutionsgedanken kein Raum. Erst in letzter Zeit sehen wir hier einen Umschwung zum Besseren sich vollziehen.

Das konstitutionelle Moment in der Pathogenese. Basedow sah entsprechend den Anschauungen seiner Zeit das Wesen der Erkrankung in einer Dyskrasie und stellt das konstitutionelle Moment in den Vordergrund. Später in der streng lokalisierenden Ära der Medizin wurde der Begriff der Konstitution außer Kurs gestellt und auch für den Morbus Basedowi ein bestimmter Sitz des krankhaften Prozesses gesucht, der im Nervensystem oder in einzelnen Teilen desselben, im Herzen, oder endlich in der Schilddrüse angenommen wurde. Obwohl sich alle zu Hilfe genommenen Hypothesen als unzulänglich erwiesen und von verständigen Ärzten immer wieder betont werden mußte, daß hier noch andere Faktoren mit im Spiele sein müssen, wurde der Einfluß dieses konstitutionellen Moments völlig ignoriert. Die Neurologen, die ja die Erkrankung zunächst für sich in Anspruch nahmen, konnten die Tatsache festlegen, daß in der überwiegenden Mehrzahl der Fälle eine neuropathische Belastung vorliege (Bernhard, Oppenheim, Stern u. a.), in der Familie meist Erkrankungen des Nervensystems, eine Disposition zu vasomotorischen Neurosen (Oppenheim) zu finden ist und daß sich häufig schon lange vor dem Ausbruch des Leidens die neuropathische Anlage durch Zeichen der Nervosität oder Hysterie kundgebe (Oppenheim). Begreiflich, daß man mit dieser einseitigen Fassung der hereditären Belastung sein Auskommen nicht finden konnte und auf Fälle stieß, in welchen eine solche nicht erweisbar war. Von anderer Seite wurde dann der Vererbung das Hauptgewicht beigemessen und wurden die Fälle zusammengestellt, in welchen sich eine direkte Vererbung oder ein familiäres Vorkommen des Morbus Basedowi konstatieren ließ. Dabei ergab sich, daß dies kein so seltenes Vorkommen sei, so daß z. B. Cohen der hereditären Disposition einen entscheidenden Einfluß beimißt, weiter aber konnte durch die Berücksichtigung nur dieses einen Momentes die Einsicht in die Vorgänge nicht gefördert werden. Auch die Tatsache wurde festgestellt, daß sich häufig Kropf in der Ascendenz und in der Familie solcher Kranken nachweisen lasse, ebenso wie Diabetes, aber man wußte damit nicht viel anzufangen; man registrierte, in wieviel Fällen Kropf oder Diabetes schon vorher bestand, wie lange sie vorausgingen, von wieviel Kropfigen einer an Morbus Basedowi erkrankt, um eventuell zu eruieren, ob es sich nur um ein zufälliges Zusammentreffen handle, oder ob irgendwelche Beziehungen bestünden. Ebenso war das Vorkommen von Beziehungen zwischen Chlorose und Morbus Basedowi früh erkannt, aber während man ursprünglich letzteren in direkte Abhängigkeit von der Chlorose brachte, sprach man später bloß von zufälliger Komplikation. Ganz vereinzelt versucht man alle diese Momente als zusammengehörig aufzufassen, kommt aber, wie z. B. Schultheiß, nicht

weiter als zu dem Schlusse, daß es ein hereditäres und familiäres Vorkommen
des Morbus Basedowi gebe und daß in Basedowfamilien eine gleichzeitige Belastung mit Konstitutionskrankheiten und Neurosen häufig ist. Moebius
faßt seine Anschauung dahin: „Besonders von französischer Seite hat man,
um die Basedowsche Krankheit als Glied der famille névropathique zu beglaubigen, hervorgehoben, daß die von ihr Betroffenen aus nervenkranken
Familien stammen, neuropathisch belastet seien. Der Beweis besteht nun
darin, daß man eine Anzahl von Basedowkranken aufzählt, bei denen es so war.
Es ist aber nicht zu verkennen, daß mit solchen Angaben recht wenig bewiesen
wird, und ich glaube, die Bedeutung der neuropathischen Belastung ist sehr
überschätzt worden. Die Erfahrung überzeugt mich immer mehr, daß bei vielen
Basedowkranken kein nennenswerter Grad von jener vorhanden ist und daß
anderseits, wenn man nur genau nachsieht, kaum eine Familie ohne irgendwelche degenerierte Glieder existiert. Immerhin ist etwas Wahres an der Lehre
von der hérédité nerveuse. Wenn man Basedowkranke und Tabeskranke
einander gegenüberstellt, so findet man doch, daß bei jenen neuropathische
Belastung viel häufiger ist als bei diesen. Auch spricht dafür die relative Häufigkeit von Hysterie, von degenerativen Seelenstörungen bei Basedowkranken.
Man muß also wohl sagen, daß die neuropathischen Menschen mehr Anlage
zur Basedowschen Krankheit haben als andere, oder daß die Basedowveränderung relativ häufig bei erblich Entarteten vorkomme."

Charcot, der auf Grund klinischer Beobachtung seine famille névropathique statuiert, stellt den Einfluß hereditärer Einflüsse in den Vordergrund.
Er nimmt an, daß auf dem Boden einer angeborenen Schwäche des Organismus
einerseits schwere Nervenkrankheiten, anderseits eine Reihe von Konstitutionskrankheiten, wie Chlorose, Gicht, Rheumatismus, Diabetes, Fettsucht entstehen.
Zu dieser famille névropathique, deren Angehörigen allen eine ererbte Dispo-
sition für die Erwerbung dieser Krankheiten gemeinsam ist, zählt er auch die
Basedowkranken. Auch in der Ascendenz solcher Kranker lassen sich dieselben
Erkrankungen häufig nachweisen. Diese Auffassung Charcots, in der die
Bedeutung des konstitutionellen Momentes mit aller Schärfe hervortritt, fand
in Deutschland wenig Anhänger (Buschan, Eulenburg u. a.); erst in letzter
Zeit wird auch hier der Bedeutung der Anlage mehr Rechnung getragen
(Arsumanianz, Borchardt, Chvostek, Goldzieher, Hart, Klose,
Lampé und Liesegang, Mayer, Meltzer, Pettavel, Rose, Simmonds,
Solis Cohen u. a.), wenn sich auch hier noch differente Auffassungen er-
geben.

Bei unseren bisherigen Ausführungen haben wir wiederholt unseren Standpunkt in dieser Frage präzisiert und wenn wir hier nochmals die wesentlichen
Beweisgründe anführen, die uns zwingen, die abnorme Anlage der Basedowschen Krankheit als die Conditio sine qua non für die Entstehung der Erkrankung anzusehen, das konstitutionelle Moment in den Vordergrund der Betrachtung zu stellen, so geschieht dies nur der Übersichtlichkeit halber; wir
verweisen außerdem noch auf unsere Ausführungen in den verschiedenen
Kapiteln.

Schon die Tatsache, daß an Morbus Basedowi so häufig Frauen, und hier
wieder in erster Linie die geschlechtsreife Frau, erkranken, obwohl die Männer
Schädigungen, die gemeinhin als determinierendes Moment für das Auftreten
der Erkrankung angesehen werden, mehr ausgesetzt sind, läßt nur die Erklärung
zu, daß konstitutionelle, im weiblichen Organismus gelegene Momente maßgebend sein müssen. Die Annahme, daß die weiblichen Keimdrüsen und die
durch die Menstruation, Gravidität etc. bedingte Schädigung der Schilddrüse
für die auffallende Morbidität in Betracht kommen, ist nicht zutreffend, denn

es wäre dann nicht einzusehen, warum der Morbus Basedowi eine so seltene Erkrankung ist und nicht mehr Frauen an Morbus Basedowi erkranken. Die Geschlechtsunterschiede des Menschen sind mit den differenten Genitaldrüsen und den sekundären Geschlechtscharakteren nicht erschöpft, die Geschlechtsunterschiede betreffen den ganzen Körper (Nußbaum), die differente Konstitution ist schon in der Anlage gegeben und wird später unter dem Einflusse der differenten Geschlechtsdrüsen weiter ausgebaut. Sind unsere Kenntnisse auch bisher nur sehr lückenhafte, so liegen doch bereits eine Reihe von Befunden vor, die erweisen, daß der Bau und die Funktion der Organe bei Mann und Frau different ist, daß solche Differenzen auch für die Blutdrüsen und ihre Korrelationen anzunehmen sind. So sei hier auf die Tatsache verwiesen, daß die Schilddrüse beim Weibe relativ größer ist, daß ihr Jodgehalt ein differenter ist (Aeschbacher u. a.), daß sich bei Frauen in der Struma viel häufiger Lymphocytenherde finden als bei Männern (Simmonds), daß bei der Frau zur Zeit der Pubertät das Auftreten des Kropfes viel häufiger ist als beim Manne (Marthe, P. Müller), ferner, daß sich auch an der Nebenniere Geschlechtsdifferenzen finden (Ellis, O. Schultze, Kolmer) und daß sich an ihnen sowie an der Hypophyse Veränderungen einstellen abhängig von Menstruation und Gravidität, die wir beim Manne nicht kennen (Erdheim und Stumme, O. Störk). Livingston, Hatai finden, daß nach Kastration nur bei weiblichen Tieren die Hypophyse hypertrophiert, während nach Thyreoidektomie die Hypophyse sich nur bei männlichen Tieren verändert. Solche Differenzen finden sich auch für den Thymus (Bartel, Hammar, Warthen), am lymphatischen Apparate, an der Milz (Blosfeld, Boyd, Henle u. a.), in dem Auftreten von Pigmentierungen abhängig von Vorgängen in der Genitalsphäre, in den Vorgängen an den hämatopoetischen Organen zur Zeit der Menstruation, die den raschen Ausgleich selbst starker Blutverluste ermöglichen. Kürzlich hat Sellheim darauf hingewiesen, daß sich solche Geschlechtsdifferenzen auch für das Herz nachweisen lassen, daß beim Weibe im Alter von 20—40 Jahren ein Stillstand im Wachstum des Herzens eintritt im Gegensatze zum Manne, daß bei der Frau die Pulsfrequenz, an und für sich höher, noch größere Differenzen zwischen Liegen und Stehen aufweist als beim Mann. Straßburger findet die absoluten Werte für die Weitbarkeit der Aorta des Weibes auffallend gering und Küster die Gerinnungszeit des Blutes beim Weibe vermindert. Durch die in toto differente Konstitution des Mannes und Weibes muß auch die Reaktion auf irgendwelchen Reiz hin eine verschiedene sein. Schon die normale Frau mit dem lebhafteren Temperamente, der etwas nervösen Unruhe, der abnormen Reaktionsfähigkeit und Ansprechbarkeit des Nervensystems, mit der psychischen Beeinflußbarkeit und Schreckhaftigkeit, mit ihrer Neigung zu erröten, den häufig etwas größeren Augen, der etwas größeren Schilddrüse, der erhöhten Pulsfrequenz und Labilität des Pulses, mit der Neigung zu erhöhten Temperaturen weist jedenfalls schon einige Anklänge an den Morbus Basedowi auf. Zudem finden sich allem Anscheine nach an den Blutdrüsen der geschlechtsreifen Frau und ihren Beziehungen zueinander Verhältnisse, die bewirken, daß die komplexen, dem Morbus Basedowi zugrunde liegenden Veränderungen leichter auftreten können.

Auf konstitutionelle Differenzen ist auch die Tatsache zu beziehen, daß der Morbus Basedowi bei Männern selten ist und wie aus den Zusammenstellungen von Puzin und von Mendel und Tobias hervorgehen würde, später auftritt, mehr das 3.—4. Jahrzehnt bevorzugt und auch für gewöhnlich einen viel schwereren Verlauf zeigt. Ob die Annahme von Pic und Bonamour zutrifft, daß bei Männern die Testes intakt bleiben und sich so die Differenz erklären lasse, sei dahingestellt. Für die Bedeutung konstitutioneller Momente in der Pathogenese des Morbus Basedowi spricht weiters die Bedeutung des hereditären Momentes. Wenn wir berücksichtigen, wie wenig für gewöhnlich die Menschen über ihre Ascendenz orientiert sind und wie oft das Vorhandensein unangenehmer Erkrankungen, wie von Psychosen etc. verschwiegen wird, so ist man erstaunt, wie groß die Ausbeute bei Morbus Basedowi ist. Wir finden in der Mehrzahl der Fälle entweder das Vorhandensein nervöser Erkrankungen in der Ascendenz (Geisteskrankheiten, Epilepsie, Nervosität, Hysterie, Idiotie etc.) oder von Menschen, die wir zu den Entarteten rechnen müssen (Trinker, Spieler, Sonderlinge, Menschen mit hervorragender einseitiger Begabung und ethischen Defekten etc.) oder von Erkrankungen, die man früher als Konstitutionskrankheiten gedeutet hat (Bleichsucht, Gicht, Fettleibigkeit, Asthma, Diabetes). Hierher gehört auch das verhältnismäßig häufige Vorkommen von Kropf oder vorstehenden Augen in der Familie, oder sonstiger degenerativer Stigmen und das gar nicht so seltene Vorkommen auch von Morbus Basedowi in der Ascendenz. Hier anzureihen ist ferner die empirisch festgestellte Tatsache, daß in der Ascendenz von Basedowkranken häufig Herzfehler gefunden werden; es wird uns dieses Verhalten nur durch die Annahme verständlich, daß sich in diesen Familien eine bestimmte Körperkonstitution forterbt, die für das Auftreten kardialer Störungen einen günstigen Boden abgibt. Dieser ist gegeben durch das häufige Vorkommen von großen Tonsillen mit Neigung zu Anginen, in der häufigen Anwesenheit von Anomalien an den Gefäßen und in Wachstumsanomalien des Herzens, wie wir sie häufig bei solchen degenerativen Zuständen finden.

Dann ist hier anzufügen die Tatsache, daß wir bei den Kranken selbst in der Anamnese Erkrankungen finden, die wir mit konstitutionellen Anomalien in Beziehung bringen, so z. B. von Chlorose. In diesem Sinne spricht auch die häufige Kombination mit solchen Erkrankungen, wie mit Asthenie, Fettleibigkeit, Hysterie, das häufige Vorkommen von Gelenkrheumatismus. Für das häufige Vorkommen des akuten Gelenkrheumatismus, einer unzweifelhaften Infektionserkrankung, bei Basedowkranken kommt die Tatsache in Betracht, daß sich bei diesen eben häufig als Ausdruck abnormer Konstitution eine Vergrößerung der Tonsillen nachweisen läßt, die den günstigen Boden für die Angina abgibt. Coenen weist neuerdings auf die enge Verwandtschaft des Morbus Basedowi mit Erkrankungen des lymphatischen Apparates hin (Pseudoleukämie, Mikuliczsche Krankheit).

Für die Bedeutung des konstitutionellen Momentes in der Pathogenese des Morbus Basedowi kommt ganz unzweideutig die Tatsache in Betracht, daß, welches auslösende Moment der Erkrankung auch vorliegt, wir immer auf die besondere Körperverfassung der Betroffenen rekurrieren müssen. Ob nun eine Infektionserkrankung, wie Lues oder Gelenkrheumatismus vorausgegangen ist, oder eine Intoxikation, z. B. mit Jod, oder endlich ein psychisches oder somatisches Trauma, nie finden wir mit ihm allein unser Auskommen, weil ungezählte Menschen denselben und noch größeren Schädlichkeiten ausgesetzt sind, ohne an Morbus Basedowi zu erkranken. Und wenn auch die Tatsache feststeht, daß sexuelle Erregungen einen Einfluß auf die Schilddrüse haben, so daß seinerzeit das Messen des Halses nach der Brautnacht als Gradmesser des Erfolges galt, so kann doch, wenn nach einer noch so forcierten sexuellen Erregung ein Morbus Basedowi auftritt, die Ursache nicht in dieser, sondern nur in dem abnorm veranlagten und reagierenden Individuum gelegen sein.

Ebenso unzweideutig sprechen in diesem Sinne die Ergebnisse der pathologisch-anatomischen Untersuchung. Das so häufige Vorkommen von Status thymicus, Status lymphaticus und Status thymicolymphaticus resp. dessen weiterer Fassung, des Status hypoplasticus (Bartel) läßt keinen anderen Schluß zu, als daß diese Zustände zum Morbus Basedowi in engen Beziehungen stehen. Sie sind aber weder Ursache noch Folge des Morbus Basedowi, sondern nur Ausdruck einer abnormen Konstitution, auf deren Boden sich auch der Morbus Basedowi entwickelt. Es sind durch den Anatomen nachweisbare Veränderungen und Stigmen einer abnormen Konstitution, wie sich solche auch sonst an den übrigen Organen finden können. Es sei hier nur auf die Hypoplasie der Gefäße, des Genitaltraktes, die Veränderungen am Knochenmark, auf die Befunde von abnormer Kürze des Darmes, von Situs viscerum inversus etc. verwiesen. Hierher gehören auch die histologischen Befunde an Thymus und Schilddrüse. Es erschöpft sich die abnorme Konstitution nicht in den uns vorläufig bekannten Veränderungen des Status thymicolymphaticus, wie dies schon Bartel mit der Aufstellung des erweiterten Begriffes der hypoplastischen Konstitution angenommen hat. Vielmehr können sich abnorme Entwicklungs- und Hemmungsbildungen an allen Organen, am Zentralnervensystem, am Gefäßapparat, am Genitalsystem etc., auch nur an einzelnen Blutdrüsen finden. Speziell die Beteiligung der letzteren erscheint bei ihrem Einflusse auf die allgemeinen Lebensvorgänge und die Gesamtverfassung des Körpers von Interesse. Es ist möglich, daß die abnorme Veranlagung von Organen grob anatomisch und histologisch nicht erkannt werden kann, daß sich aber die abnorme Anlage in zu frühem oder zu spätem Einsetzen der Entwicklung, in einem abnorm frühen oder späten Einstellen der Funktion, in abnormen Beziehungen zu anderen Organen, in einer abnormen Reizbarkeit und Erschöpfbarkeit, in einer Disposition zu bestimmten Erkrankungen äußert. Wir können auf Zustände stoßen, die uns anatomisch allein unklar bleiben müssen, die aber bei Berücksichtigung anderer Momente, wie der Heredität, des klinischen Verlaufes etc. dem Verständnisse näher gebracht werden. Nur von diesem Standpunkte aus wird es uns verständlich, warum in einem Teil der Fälle von Morbus Basedowi sich Veränderungen an dem Thymus und am lymphatischen Apparate finden und auch in diesen keine strenge Kongruenz erweisbar ist, die in einer anderen Reihe von Fällen überhaupt fehlen, während dafür eine Hypoplasie der Gefäße, Veränderungen am Nervensystem, am Darme oder an Blutdrüsen etc. vorhanden ist.

Die Annahme eines konstitutionellen Momentes wird auch notwendig, wenn wir den durch die Empirie festgestellten Einfluß der Heredität halbwegs verstehen wollen. Vererbt wird nie die Krankheit, sondern nur die Anlage zur Erkrankung. Daß bei dieser Vererbung die in der Anlage gegebene Konstitution einzelner Organe eine Rolle spielt, erhellt aus der Tatsache des gehäuften Vorkommens z. B. von Herzerkrankungen, Arterienveränderungen, Lebererkrankungen, Nervenerkrankungen etc. in bestimmten Familien (Stämmen). Hierher zu zählen ist auch die Tatsache, daß in der Ascendenz und Familie von Basedowkranken häufig Kropf angetroffen wird. In vielen Fällen läßt sich aber scheinbar die Vererbung der Anlage bestimmter Organe nicht erkennen und wir finden in der Ascendenz Degenerierter degenerative Erkrankungen anderer Organsysteme. Hier liegt die Erklärung darin, daß im gegebenen Falle Keimplasma anderer Vorfahren zum Aufbau verwendet wurde, von welchen die abnorme Anlage dieser Organe vererbt werden konnte. Die Bedeutung der Vererbung der Anlage der Organe für das Auftreten degenerativer Erkrankungen an ihnen, die Bedeutung, welche dem Nervensystem und den Blutdrüsen in der Pathogenese des Morbus Basedowi zukommt, läßt es uns verstehen, warum gerade so häufig eine neuropathische Belastung und die Erkrankung von Blutdrüsen in der Ascendenz von Basedowkranken nachgewiesen werden kann. Die Beteiligung des Keimplasmas verschiedener Ahnen führt uns zu dem Verständnisse der Tatsache, daß Nerven- oder Konstitutionskrankheiten, bei welch letzteren ja die Blutdrüsen von ausschlaggebender Bedeutung sind, zusammen oder auch einzeln in der Ascendenz erweisbar sein können, alternieren, aber auch scheinbar fehlen.

Die Annahme einer abnormen, in der Anlage schon gegebenen Körperverfassung als Grundlage für die dem Morbus Basedowi zugrunde liegenden komplexen Störungen fordert auch unbedingt die Beobachtung der Klinik. Schon Basedow beruft sich auf die Skrofeln in der Anamnese und bezeichnet die Erkrankung als eine der chlorotischen sehr ähnliche Dyskrasie. Gowers betont, daß viele Kranke von vorneherein auffällige Merkmale der lymphatisch chlorotischen Konstitution an sich tragen, die bis zu einer Art Verwandtschaft zwischen Lymphomatose und Morbus Basedowi führen kann. Wo immer man den Versuch unternommen hat, eine bestimmte Basedowkonstitution herauszuheben, die zur Erkrankung an Morbus Basedowi disponieren sollte (Fr. Kraus, Th. Kocher, Holmgreen), werden Menschen geschildert, die die Stigmen der Degeneration an sich tragen, die wir auch bei anderen degenerativen Zuständen antreffen. Eine spezifische, durch ganz bestimmte Zeichen erkennbare Basedowkonstitution gibt es nicht.

Die klinische Beobachtung erweist auch in der Entwicklung solcher Kranker eine Reihe abnormer Erscheinungen, die die krankhafte Anlage erkennen lassen. An den Kranken selbst finden wir in buntem Wechsel eine Reihe von körperlichen und geistigen Entartungszeichen, Stigmen der degenerierten Anlage, die uns dartun, daß in dem Individuum abnorme Einflüsse zu abnormen Entwicklungsvorgängen geführt haben. Die Bedeutung dieser Entartungszeichen ist allein schon in der Tatsache gegeben, daß sie durch die Empirie bei solchen Menschen gefunden wurden, die sich in ihrem Wesen, in ihrer Reaktion auf äußere Einwirkungen hin vom normalen Menschen unterscheiden oder Erkrankungen bieten, welche durch ihre Eigenart und ihre Vererbung die hereditär degenerative Genese annehmen ließen. Von welchen Gesichtspunkten aus immer an solchen abnormen Menschen die Untersuchung vorgenommen wurde, der kriminelle Psychologe, der Psychiater, der Neurologe und der Internist sind immer auf dieselben Zeichen gestoßen. Es findet sie der Kriminalist bei den gewalttätigen oder genialen Verbrechern, der Psychiater bei den degenerativen Formen des Irreseins, der Neurologe bei den hereditär degenerativen Erkrankungen des Gehirns und Rückenmarks und der Internist verwendet sie für die Diagnose des Morbus asthenicus (Stiller), der angeborenen Enge der Aorta oder des Status thymicolymphaticus. Das sind schwerwiegende Gründe, die entschieden gegen die noch immer sich haltende Anschauung sprechen, daß diesen Entartungszeichen keine Bedeutung zukomme.

Wenn eingewendet wird, daß sich diese Entartungszeichen ungemein häufig finden und ihnen schon aus diesem Grunde keine Bedeutung zugesprochen werden könne und daß sie sich zudem bei scheinbar ganz Gesunden finden, so ist dem entgegenzuhalten, daß es eben sehr viele degenerierte Menschen gibt und daß der Beweis, daß solche durch die Entartung stigmatisierte Menschen normal sind, erst erbracht werden müßte. Die klinische Erfahrung spricht dagegen und zeigt, daß für gewöhnlich bei irgend einer Gelegenheit die abnorme Reaktion zutage tritt. Wir verweisen hier nur auf die plötzlichen Todesfälle von scheinbar gesundheitsstrotzenden Menschen, auf das verheerende Auftreten von Tuberkulose in Familien mit Menschen von herkulischem Körperbau, auf die abnorme Reaktion solcher Menschen auf einen einfachen Magenkatarrh oder einen geringfügigen psychischen Insult hin etc. Deshalb, weil auch andere Menschen degeneriert sind, kann die Bedeutung der degenerativen Stigmen für die Annahme abnormer Konstitution beim Morbus Basedowi nicht beeinträchtigt werden. Die Konstanz, mit der wir bei dieser Erkrankung degenerative Stigmen finden, spricht klar und deutlich dafür, daß hier degenerative Einflüsse mitbeteiligt sein müssen. Dabei ist es für die Beurteilung gleichgültig, ob in einem Falle mehr oder weniger Stigmen vorhanden sind, da ja das Stigma kein pathognomonisches Krankheitssymptom, sondern nur ein angeborenes Entartungszeichen ist, das auf die fehlerhafte Anlage des Organismus hinweist.

In Zusammenhang mit den Zeichen der Entartung gewinnt auch das Moment der hereditären Belastung bei Morbus Basedowi an Bedeutung. Liegt diese auch vor, so ist es immer noch möglich, daß eine oder die andere Person nicht betroffen wird, indem gerade nur gesundes Keimplasma bei ihrem Aufbau zur Verwendung gelangte. Sie ist nur insoferne von Belang, als die Erfahrung lehrt, daß, je zahlreicher die degenerativen Determinanten am Aufbau beteiligt sind, desto größer auch die Zahl der degenerierten Individuen und die Zahl der auf degenerativer Basis fußenden Erkrankungen ist. Ob aber wirklich eine Behaftung erfolgt ist, wird durch den Nachweis körperlicher oder geistiger Entartungszeichen, durch das Vorhandensein sonstiger abnormer Lebenserscheinungen zu entscheiden sein.

Solche abnorme Erscheinungen und Reaktionen, die wir sonst bei anderweitigen Erkrankungen nicht zu sehen gewöhnt sind, die uns aber bei Erkrankungen, die auf degenerativer Basis entstehen, geläufig sind, erweist nun die klinische Beobachtung bei Morbus Basedowi in großer Zahl. Es zwingt uns die Beobachtung der Klinik, auf das konstitutionelle Moment zu rekurrieren, und die Analyse der einzelnen Fälle zeigt, daß in jedem Falle eine Reihe von Erscheinungen zu finden sind, die nicht dem Morbus Basedowi als solchem zugehören, sondern als konstitutionelle zu deuten sind und ihm ein eigenartiges individuelles Gepräge verleihen. Sie sind es, die das Krankheitsbild des Morbus Basedowi als ein proteusartiges erscheinen lassen, während doch eigentlich dasselbe mit seinen wenigen Symptomen, dem Exophthalmus, der Struma, der Tachykardie, dem Tremor und der nervösen Übererregbarkeit ein monotones ist. An dem Bestreben, alle bei Morbus Basedowi zu beobachtenden Erscheinungen unter einen Hut zu bringen, sie auf die Schilddrüse zu beziehen, mußte jede zur Erklärung der Erscheinungen des Morbus Basedowi herangezogene Hypothese scheitern.

Wenn wir die Erscheinungen, die bei Morbus Basedowi beobachtet werden können, analysieren, wie wir das bei den Symptomen von seiten der einzelnen Organe getan haben, so zeigt sich, daß von den Symptomen, die dem Morbus Basedowi zugeschrieben werden, wenige verbleiben. So ist von den Erscheinungen des Nervensystems nur ein Teil durch den Morbus Basedowi bedingt, während ein anderer auf die gleichzeitig vorhandene Hysterie oder Neurasthenie zu beziehen oder nur Teilerscheinung der degenerativen Anlage ist und durch ihn blos eine Steigerung erfährt. Instruktiv sind die Verhältnisse bei den Psychosen. Ein Teil von ihnen entspricht einfach Komplikationen, von welchen einzelne die degenerative Anlage mit dem Morbus Basedowi gemein haben (Hysterie, Dementia praecox); in einem anderen Teil hat der Morbus Basedowi einen Einfluß und hier sehen wir dann, daß die Form der Psychose bestimmt wird durch die degenerative Anlage. Am Zirkulationsapparate finden sich als konstitutionelle Stigmen angeborene Enge des Gefäßsystems, frühzeitige Rigidität der Gefäße mit konsekutiven Veränderungen am Herzen, wie Hypertrophie oder Degeneration des Herzmuskels, Hypoplasie des Herzens, myokarditische Veränderungen, Residuen der als Wachstumsherz bezeichneten, sich am Herzen abspielenden abnormen Vorgänge, Arhythmie, Bradykardie etc. Durch sie werden die Erscheinungen am Zirkulationsapparate aber mannigfach modifiziert und sie sind vielfach schuld, daß man den Veränderungen des Herzens eine so üble

Bedeutung für die Prognose beimißt. Ebenso sehen wir, daß die Erscheinungen von seiten der Vasomotoren, die vor dem Morbus Basedowi schon vorhanden waren, auch dann bestimmend sind für die Gefäßerscheinungen. Von seiten des Verdauungstraktes können wir beobachten, daß schwere gastrische Zustände, wie Dyspepsie, Erbrechen bei solchen Personen in den Vordergrund treten, bei welchen sie vorher schon als Teilerscheinung z. B. einer Asthenie vorhanden waren. Ein Teil der zu beobachtenden gastrischen Erscheinungen ist zu beziehen auf Achylie, eine Teilerscheinung abnormer Konstitution. Denselben Verhältnissen begegnen wir auch am Genitaltrakt. Auch hier kann nur ein Teil der Symptome in direkte Abhängigkeit vom Morbus Basedowi gebracht werden und auch hier nur in einem Teil bei der Annahme vorher bestehender Anomalien oder einer Disposition der Organe, während eine ganze Reihe anderer Erscheinungen direkte Stigmen der degenerativen Anlage sind. Dasselbe gilt von dem vielfach auf den Morbus Basedowi bezogenen abnormen Erscheinungen im Äußeren dieser Kranken. So ist der Hochwuchs, auf den Holmgreen besonders hingewiesen, kein Basedowsymptom, ebensowenig wie die als Madonnenhand von Revilliod beschriebene lange schmale Hand mit den spitzen Fingern, aus der man, wegen des Gegensatzes zur Akromegalie, eine Unterfunktion der Hypophyse durch die abnorme Funktion der Schilddrüse ableiten wollte.

Endlich sind wir auch durch die Eigenart des Krankheitsbildes und durch den Umstand, daß wir uns sonst die dem Morbus Basedowi zugrunde liegenden Vorgänge nicht plausibel machen können, zur Annahme konstitutioneller Einflüsse gezwungen. Jeder Fall hat sein eigenartiges Gepräge und jedes einzelne Organ kann in jedem Falle verschiedene Erscheinungen zeigen, ein Verhalten, das auf die Schilddrüse allein nicht bezogen werden kann. Eine abnorme Reaktion auf ein auslösendes Moment, ein Mißverhältnis zwischen Ursache und Wirkung setzt eine abnorme Konstitution voraus. Wenn sich auf eine geringfügige Veranlassung hin, die beim normalen Menschen keine Spuren hinterläßt, eine anhaltende, exzessive Veränderung der Schilddrüse und ihrer Funktion einstellt, so ist uns dies wieder nur mit der Annahme einer abnormen Beschaffenheit der Schilddrüse und ihrer nervösen Verbindungen verständlich. Dazu kommt, daß wir in dem Krankheitsbilde Ungereimtheiten sehen, die wir sonst bei Erkrankungen am normalen Menschen nicht beobachten. Alle Erscheinungen, wie die Tachykardie, die Erregungszustände von seiten des Nervensystems, die Schweiße, die unstillbaren Diarrhöen, die raschen Schwankungen des Körpergewichtes etc. tragen den Charakter des Bizarren an sich. Neben den Erscheinungen abnorm erhöhter Reizbarkeit begegnen wir dann an denselben Personen und Organen auch den Erscheinungen abnormer Erschöpfbarkeit und abnormer Labilität. Solchen Ungereimtheiten begegnen wir nur bei Entarteten, sie sind uns geläufig für die nervösen Erkrankungen auf degenerativer Basis, bei den nervösen Erkrankungen des Herzens und Verdauungstraktes, bei der konstitutionellen Fettsucht, dem Diabetes, der Chlorose etc., sie entsprechen den Disharmonien, die wir sonst auch bei Degenerierten finden können: geistig hervorragend begabte Menschen mit ethischen Defekten, geistige Riesen mit mangelhaft entwickelten sonstigen Organen, Menschen von abnormer körperlicher Entwicklung, Athleten, Riesen mit geistiger Minderwertigkeit, Gewaltmenschen, exzessive Naturen mit gering entwickeltem Sexualtrieb, perversen Neigungen usw.

Denselben Verhältnissen, die wir hier beim Morbus Basedowi finden, begegnen wir auch bei jeder einzelnen Erkrankung, von welchen wir gesehen haben, daß sie zum Morbus Basedowi in engeren Beziehungen steht. Wir begegnen derselben hereditären Belastung mit denselben Erkrankungen wie beim

Morbus Basedowi, denselben Beziehungen und Kombinationen mit sogenannten Konstitutionskrankheiten, denselben pathologisch-anatomischen Befunden und demselben Verhalten in klinischer Beziehung. Diese Tatsache läßt wohl nur den einen Schluß zu, daß allen eine abnorme Anlage gemeinsam sein muß, die sich forterbt und bei den Nachkommen durch die verschiedenen Determinanten zu den verschiedensten Äußerungen führt. Ebenso wie es auf dem Boden der degenerativen Anlage zu den Erscheinungen des Status thymicus, zu Veränderungen am lymphatischen System, am Genitale, an einzelnen Blutdrüsen oder an anderen Organen kommen kann, die in anderen Fällen wieder fehlen, so finden wir auch klinisch eine große Anzahl hierher gehöriger Erkrankungen, deren größter Teil uns vielleicht noch nicht einmal bekannt sein dürfte. Hierher gehören unter anderem die große Reihe der auf degenerativer Basis fußenden nervösen Erkrankungen organischer und funktioneller Natur, die große Gruppe der von Kundrat als Vegetationsstörungen zusammengefaßten Zustände, wie Zwergwuchs, Riesenwuchs etc., alle früher als Konstitutionskrankheiten bezeichneten Erkrankungen, wie Chlorose, Gicht, Diabetes, Fettsucht, die Gruppe der Erkrankungen der Blutdrüsen, wie Morbus Addisoni, Akromegalie, Myxödem, Kretinismus und eine Reihe anderer Formen, wie die Eunuchoiden von Tandler und Groß, die asthenische Konstitution von Stiller und anderes mehr. Die in der degenerativen Anlage gegebene Verwandtschaft aller dieser Erkrankungen erklärt uns ihr häufiges Vorkommen in der Ascendenz, ihr häufiges Nebeneinandervorkommen, aber auch ihre teilweise Unabhängigkeit voneinander. So stehen die Chlorose und der Morbus Basedowi in Beziehungen, aber durchaus nicht in kausalen, ebensowenig wie der Diabetes oder die Fettsucht. Dasselbe gilt z. B. für die Asthenie Stillers. Wenn Stiller, der nach einem kausalen Konnex sucht, zu dem Schlusse kommt, daß der Einfluß der asthenischen Konstitution auf den Morbus Basedowi nicht deutlich sei, da derselbe mit oder ohne asthenische Konstitution vorkommen könne, so ist der Schluß in einer Richtung richtig, tatsächlich aber bestehen doch zwischen beiden Zuständen Beziehungen, wenn auch nicht kausale. Von diesem Gesichtspunkte aus werden uns auch die Beziehungen der von den Anatomen nachgewiesenen Veränderungen, wie der Status thymicus etc. und deren nicht fixe kausale Beziehungen zum Morbus Basedowi und den übrigen Erkrankungen auf degenerativer Basis verständlich. Welche besondere Rolle vielleicht gerade dem Status thymicolymphaticus zukommt oder die Frage überhaupt, warum gerade dieser so häufig sich findet, oder ob er sich vielleicht nur bei bestimmten Erkrankungen häufiger findet, werden spätere Untersuchungen beantworten müssen.

Alle bisher angeführten Momente zwingen zu der Annahme, daß dem Morbus Basedowi nicht einfach eine Erkrankung der Schilddrüse oder mehrerer endokriner Drüsen zugrunde liegt, sondern, daß für das Zustandekommen der Erscheinungen auch eine bestimmte Körperverfassung unbedingt nötig ist, die in der degenerativen Anlage liegt. Dieselbe abnorme Konstitution, als deren Teilerscheinung wir anatomisch den Status thymicolymphaticus, die Hypoplasie am Genitale und an den Gefäßen etc. angesprochen haben, ist die Grundlage, auf welcher sich eine Reihe früher den Konstitutionskrankheiten zugezählter Erkrankungen entwickelt: Hochwuchs, Riesenwuchs, Zwergwuchs, Fettleibigkeit, Diabetes, Akromegalie, Myasthenie, Myxödem, Chlorose etc., und auch der Morbus Basedowi. Die degenerative Anlage ist die Conditio sine qua non für den Morbus Basedowi.

Wir können daher Stern, der in seiner verdienstvollen Arbeit den Versuch unternimmt, den Morbus Basedowi in eine degenerative und nicht degenerative Form zu trennen, nicht beistimmen. Er selbst muß zugeben, daß auch bei den letzteren Fällen, die hereditäre Belastung, degenerative Züge in der Anamnese und degenerative Stigmen erweisbar sind, wenn auch nicht in dem Umfange und Ausmaße wie bei seinem degenerativen Morbus Basedowi. Daß diesen quantitativen Unterschieden keine Bedeutung zukommen kann, geht aus unseren bisherigen Ausführungen zur Genüge hervor. Ebenso können wir der Annahme Harts, der je nach dem Vorhandensein oder Fehlen der Thymusveränderung ebenfalls zwischen einer konstitutionell bestimmten und einer auf erworbenen Veränderungen beruhenden Form des Morbus Basedowi unterscheiden möchte, nicht zustimmen.

Auf ein konstitutionelles Moment soll hier noch in Kürze eingegangen werden, weil ihm von Eppinger und Hess eine große Bedeutung beigemessen wurde: den verschiedenen Tonus im vegetativen Nervensystem. Daß die verschiedene Stimmung und Erregbarkeit im Nervensystem oder in einzelnen Teilen desselben, also auch im vegetativen System, für die Erscheinungen von Belang sein muß, geht aus unseren bisherigen Ausführungen zur Genüge hervor. Die Frage ist nur, ob die Annahme von Eppinger und Hess berechtigt ist, scharf zwischen einer sympathikotonischen und vagotonischen Form des Morbus Basedowi zu unterscheiden. Die Frage ist dadurch beantwortet, daß diese Formen in dieser strengen Scheidung von anderen Beobachtern nicht gesehen werden konnten (Balint und Molnar, Bergmann, Chvostek, Capelle und Bayer) oder höchstens sehr selten (Curschmann). Es finden sich vielmehr in jedem Falle Erscheinungen, die dafür sprechen, daß sowohl das System des Sympathikus als auch das des Vagus beteiligt ist und zwar so, daß bei ein und demselben Kranken an einem Organe der Einfluß des Vagus, an dem anderen der des Sympathikus mehr zutage tritt. Es ist für die Reaktion eines Organes nicht allein der differente Reiz, sondern mindestens ebenso die Reaktionsfähigkeit des Organes selbst bestimmend. Wir verweisen hier auf das Verhalten des virginalen und puerperalen Uterus, bei welchem durch ein und denselben Reiz Dilatation und anderseits Kontraktion bewirkt werden kann (Cushny). Der bei Morbus Basedowi schon in der Anlage gegebenen oder später erworbenen Verfassung der einzelnen Organe muß nach den klinischen Erscheinungen ein mindestens ebenso großer Einfluß zukommen wie den differenten Erregungen. Es ist daher aus diesem Grunde schon unwahrscheinlich, daß bestimmte Strukturverhältnisse der Struma bei Morbus Basedowi (A. Kocher) oder solche des Thymus und der Thyreoidea (Capelle und Bayer) bestimmend sein sollen, ob in einem Falle von Morbus Basedowi mehr vagische oder mehr sympathische Erscheinungen vorhanden sind. Es hat sich auch die Voraussetzung, von welcher Eppinger und Hess ausgegangen sind, daß die Menschen je nach ihrem Verhalten gegen Adrenalin und Atropin in vagotone und sympathikotone geschieden werden können und daß es Mittelpersonen mit einer Reaktion auf beide nicht gebe, nicht bestätigt. Die meisten Menschen reagieren auf beides (Petrén und Thorling, Bauer, Falta und Kahn u. a.), auch bei verschiedenen krankhaften Zuständen, insbesondere auch solchen, die als Ausdruck eines erhöhten Vagotonus (Asthma bronchiale, Hyperazidität, Eosinophilie) oder eines erhöhten Sympathikotonus (Anazidität, alimentäre Glykosurie) angesehen werden. Es erweist sich hier außerdem die Tatsache, daß sich die Wirkung dieser Pharmaka individuell verschieden äußert, so daß z. B. Adrenalin bei einzelnen Personen Pulsbeschleunigung, bei anderen Diurese oder Drucksteigerung, bei anderen endlich Tremor oder Temperatursteigerung bewirkt (Bauer). Zur Erklärung der differenten Wirkung muß auch hier auf die differente Ansprechbarkeit der Erfolgsorgane rekurriert werden.

Zusammenfassend würden wir zu folgenden Anschauungen gelangen: Bei Basedow-Kranken findet sich in der Ascendenz eine Reihe von Momenten, durch welche die Möglichkeit gegeben ist, daß abnormes Keimplasma zur Verwendung gelangte. Als solche sind in erster Linie Erkrankungen anzuführen, die mit Anomalien in der Konstitution im Zusammenhange stehen: Gicht, Diabetes, Fettleibigkeit, Asthma, Chlorose und degenerative Erkrankungen am Nervensystem. Diese hereditäre Belastung läßt sich so häufig auffinden, daß sie als ein bloß zufälliges Vorkommnis nicht gedeutet werden kann. Ihr Einfluß wird erwiesen durch den Nachweis erfolgter Behaftung, durch den Nachweis abnormer Entwicklung und des Vorkommens derselben Erkrankungen wie in der Ascendenz, durch den Nachweis somatischer und psychischer degenerativer Stigmen.

Für den Einfluß der erfolgten Behaftung und der dadurch gegebenen abnormen Körperkonstitution in der Pathogenese des Morbus Basedowi spricht ferner der Umstand, daß, wo immer man den Versuch gemacht hat, eine besondere, dem Morbus Basedowi eigenartige, zu seinem Auftreten disponierende Körperverfassung zu eruieren, man immer auf degenerative Zustände stößt, und ebenso die Tatsache, daß man bei allen pathogenetischen und ätiologischen Erwägungen nie mit der Annahme sonst geläufiger Faktoren sein Auslangen findet, sondern immer zur Annahme einer besonderen Körperverfassung gedrängt wird. Auch die Erfahrungen der pathologischen Anatomie zeigen eine Reihe abnormer Organveränderungen mit ganz eigenartigem Gepräge, wie wir sie für gewöhnlich nicht zu sehen bekommen. Für einen Teil dieser Organveränderungen, wie für den hyperplastischen Thymus ist es erwiesen, daß andere Gesetze für sie Geltung haben als für das normale Organ (Hart); dadurch, sowie durch die gleichzeitige Anwesenheit sonstiger Erscheinungen abnormer Bildung ist ihre Deutung als Erscheinung abnormer Konstitution gegeben. Durch den Nachweis, daß sich alle diese Erscheinungen so häufig finden, daß sie nicht als zufällige Komplikationen vernachlässigt werden können, daß aber anderseits nicht immer dieselben Erscheinungen in einer solchen Konstanz vorhanden sind, die es ermöglichen könnte, sie als Ursache oder Wirkung des Morbus Basedowi aufzufassen, wird ihre Deutung als Teilerscheinung einer abnormen Konstitution gesichert. Ebenso spricht die Tatsache, daß wir denselben Veränderungen nicht nur bei Morbus Basedowi, sondern auch bei einer Reihe der verschiedensten Zustände, bei verschiedenen Blutdrüsenerkrankungen, bei einfachem Kropf, Myxödem, Akromegalie, Myasthenie und sonst bei Erkrankungen begegnen, bei welchen degenerative Einflüsse außer Zweifel gestellt sind, strikte zu gunsten dieser Auffassung. Auch die Ergebnisse der Klinik zwingen zu der Annahme, daß dem Morbus Basedowi eine abnorme Körperkonstitution zugrunde liege. Das ganze eigenartige Krankheitsbild mit seinen exzessiven, bizarren Zügen, die Anwesenheit von somatischen und psychischen Entartungszeichen, deren Wert durch die Erfahrung der Klinik genügend fixiert erscheint, die Anwesenheit von Symptomen und Organveränderungen, die dem Morbus Basedowi nicht zugehören, wohl aber seine Erscheinungen modifizieren können und sich auch bei anderweitigen auf degenerativer Anlage fußenden Erkrankungen finden, sprechen in diesem Sinne. Ebenso spricht für diese Annahme, daß die komplizierten Verhältnisse der hereditären Belastung und ihres verschiedenen Effektes, die Beziehungen des Morbus Basedowi zu verschiedenen Erkrankungen, für welche analoge Vorgänge maßgebend sind, nur durch die Annahme hereditär degenerativer Einflüsse verständlich werden. Es ist u. E. die durch die degenerative Anlage gegebene abnorme Körperkonstitution, auf der sich erst die dem Morbus Basedowi zugrunde liegenden komplexen Veränderungen entwickeln können, die Conditio sine qua non für den Morbus Basedowi. Außer dieser sind offenbar noch eine Reihe konstitutioneller Faktoren von Bedeutung; als diese kennen wir die durch das Alter und das Geschlecht gegebenen.

Viel zu wenig hat man bisher dem Umstande Rechnung getragen, daß für eine abnorme Reaktion nicht nur der abnorme Zustand der auslösenden Faktoren, sondern auch der der Erfolgsorgane in Betracht kommen muß. Durch die abnorme Reaktion der Individuen und ihrer Organe sind wir allein imstande eine Reihe von Erscheinungen des Morbus Basedowi zu erklären und ist uns dadurch die Möglichkeit an die Hand gegeben, Verhältnisse einfacher als durch die Annahme z. B. einer Dysfunktion der erregenden Organe zu erklären.

So nähern wir uns wieder mit unseren Anschauungen dem ursprünglich von v. Basedow vertretenen Standpunkte, der konstitutionellen Momenten in der Pathogenese eine große Rolle zusprach.

Unsere bisherigen Ausführungen zeigen, welche komplizierten Vorgänge in der Pathogenese des Morbus Basedowi in Betracht kommen. Begreiflich daher, daß alle Hypothesen, die nur ein oder das andere Moment allein berücksichtigten, nicht imstande waren, eine befriedigende Erklärung zu geben und durch andere, vielleicht mehr umfassende, verdrängt werden mußten, obwohl jede derselben irgend einen richtigen Kern enthielt. Wir haben gesehen, daß nach der Beobachtung der Klinik dem Nervensystem unbedingt ein Einfluß in der Pathogenese dieser Erkrankung zukommen muß, daß wir aber mit der Annahme einer nervösen Störung allein unser Auslangen nicht finden konnten, ebenso aber mußten wir auch zugeben, daß die Schilddrüse, der die Klinik eine Rolle in der Genese des Morbus Basedowi zuweist, allein nicht imstande ist, alle Erscheinungen zu erklären. Wir haben dann festgestellt, daß außer der Schilddrüse noch eine Reihe anderer endokriner Drüsen unzweifelhaft eine Rolle spielt und daß für das Zustandekommen dieser merkwürdigen Vorgänge außerdem noch eine abnorme Körperkonstitution, auf der sie sich entwickeln können, erforderlich ist. Kompliziert erscheinen uns die Verhältnisse außerdem noch dadurch, daß die vorhandenen Veränderungen der Blutdrüsen verschiedener Genese sind, daß ein Teil auf die abnorme Konstitution zu beziehen ist, ein Teil durch die Schilddrüse bedingt wird, daß aber auch die Veränderungen der Schilddrüse von anderen Blutdrüsen aus hervorgerufen werden können.

Nachdem wir versucht haben, die Einflußsphäre der einzelnen in Betracht kommenden Faktoren abzugrenzen, bleibt uns noch die Beantwortung der Frage, wieweit nach dieser Festlegung die neurogene und thyreogene Hypothese des Morbus Basedowi miteinander in Einklang gebracht werden können, insbesondere müssen wir auch neuerdings die Frage aufnehmen, wieweit die Annahme berechtigt ist, daß der Morbus Basedowi eine nervöse Erkrankung vorstellt, bei welcher die vorhandenen Drüsenveränderungen sekundärer Natur, vom Nervensystem abhängig sind.

Es ist unzweifelhaft richtig, daß dem Nervensystem in der Pathogenese des Morbus Basedowi eine wesentliche Rolle zufällt, es ist sicher richtig, daß in einer Reihe von Fällen die Erkrankung des Nervensystems als die primäre, als die maßgebende Störung imponiert. Darauf deutet die neuropathische Belastung, die Anwesenheit nervöser Erscheinungen schon vor der Erkrankung, das Auftreten des Morbus Basedowi nach psychischen Traumen, welche das Nervensystem in Mitleidenschaft ziehen, die große Rolle, die diese Vorgänge in der Ätiologie der Erkrankung spielen, das unmittelbare Einsetzen nach solchen Insulten, das Dominieren verschiedener nervöser Zustände im Krankheitsbilde, dann die Fälle, bei welchen sich die nachweisbaren Veränderungen der Schilddrüse erst später einstellen als die übrigen Symptome oder bei welchen die Erscheinungen an der Schilddrüse wie mit einem Schlage, unter dem Bilde einer Blutung in die Thyreoidea einsetzen. In letzterem Falle kommen wir, bei dem Fehlen akut entzündlicher Symptome, nur mit der Annahme einer auf nervösem Wege zustande gekommenen Erweiterung der Schilddrüsengefäße aus, die, wie in dem Falle von v. Noorden, ganz akut schwinden kann oder an die sich dann die in der Schilddrüse bei Morbus Basedowi sonst vorfindlichen Veränderungen anschließen. Nehmen wir noch dazu die Tatsache, daß zwischen Blutdrüsen und Nervensystem, insbesondere dem vegetativen innige Beziehungen bestehen und daß auch vom Nervensystem aus die Sekretion dieser Drüsen reguliert wird, ihre Gefäße und ihre Funktion unter nervösem Einflusse stehen, wie aus den Untersuchungen von Asher und Flack, Briau, Cyon, Ossarkin, Wiener für die Schilddrüse hervorgehen würde, so ist allerdings die Annahme für solche Fälle sehr verlockend, den Morbus Basedowi auf eine primäre Veränderung im Nervensystem zu beziehen und die Veränderungen der Thyreoidea als das sekundäre zu deuten. Wir finden denn auch in der Tat diese neuro-thyreogene Theorie des Morbus Basedowi in verschiedenen Varianten von einer Reihe von Autoren vertreten (Bing, Buschan, Cassirer, Curschmann jun., Haškovec, Mendel, Münzer, Oppenheim, Oßwald, Ohlemann, Wiener u. a.). Schärfer betont wird der Standpunkt vorwiegend von den Neurologen, die für alle Fälle die nervöse Genese des Morbus Basedowi postulieren. So nimmt Oppenheim eine Neurose mit vorwiegendem Sitze im zentralen Nervensystem, hauptsächlich in den Zentren des autonomen Nervenapparats an, die vor allem die Funktion der Schilddrüse beeinflußt, Ohlemann, Wiener nehmen eine primäre Erkrankung des Sympathikus und seiner Zentren an, Oßwald glaubt an einen primär neurotischen Reizzustand, Cassirer sieht die Ursache in Störungen der nervösen Regulation der Funktion der Schilddrüse, der Dysthyreoidismus bei Morbus Basedowi ist seiner Auffassung nach nur ein Glied in der Kette der Erscheinungen, nicht die eigentliche Ursache der Erkrankung. Von einzelnen wird dann der von Buschan vertretene Standpunkt eingenommen, den echten neurogenen Morbus Basedowi von dem symptomatischen oder thyreogenen, auf Veränderungen der Schilddrüse fußenden zu trennen (Mendel u. a.). Weniger bestimmt ist der Standpunkt einer Anzahl von Autoren, die die Entscheidung offen lassen, ob Thyreoidea oder Nervensystem primär in Betracht kommen (Haškovec) oder die Möglichkeit zugeben, daß in einem Teil der Fälle ein nervöser Anstoß das primum movens der abnormen Tätigkeit der Schilddrüse sein kann (Renaut, Solis Cohen, Fr. Kraus, Souques, Münzer, Bing). Fr. Kraus betont, daß die Klinik entschieden für eine neuro-thyreogene Krankheitsentstehung spreche, Falta glaubt, daß die Ursache des Hyperthyreoidismus möglicherweise zentral ist, Souques gibt zu, daß in einzelnen Fällen eine primäre

Nervenerkrankung zu einem pathologischen Prozeß der Schilddrüse führt und Buckley glaubt an vier Möglichkeiten für den Hyperthyreoidismus: primäre Sympathikuserkrankung, eine Neurose, Veränderungen der Medulla oblongata und endlich eine primäre Erkrankung der Thyreoidea. Auch die Anschauung, daß der Morbus Basedowi eine toxische, trophisch-vasomotorische Neurose ist, die durch die abnorme Funktion der Schilddrüse bedingt wird, findet sich vertreten (Klemm).

Wieweit die Annahme, daß dem Morbus Basedowi eine Veränderung des Nervensystems zugrunde liege, berechtigt ist, haben wir schon bei der Besprechung der rein nervösen Hypothesen erörtert und sind zu dem Resultate gekommen, daß wir mit ihnen allein unser Auslangen nicht finden können. Wir konnten auch darauf Bezug nehmen, daß es nicht angeht, aus der Ähnlichkeit der Symptomenbilder bei Neurosen und bei Morbus Basedowi und den Beziehungen des Morbus Basedowi zu solchen den Schluß zu ziehen, daß auch der Morbus Basedowi eine Neurose sei. Denn gerade bei Erkrankungen der Blutdrüsen findet sich ein analoges Verhalten sehr häufig und viele von ihnen wurden aus diesen Gründen für Neurosen angesprochen (Tetanie), mit anderen geschieht es zum Teil heute noch (Myasthenie, Myotonie). Wir können nur zugeben, daß, wofür vor allem die Beobachtung der Klinik spricht, Veränderungen des Nervensystems eine hervorragende Rolle in der Pathogenese zukommt. Damit ist aber die Frage nicht entschieden, ob diese Veränderungen primär oder sekundär sind. In einem Teile der Fälle liegen, wie wir früher gesehen haben, die Verhältnisse so, daß die Annahme einer primären nervösen Störung gerechtfertigt erscheinen könnte. Wir können also für einen Teil der Fälle annehmen, daß bei auf ererbter Anlage fußender Neuropathie nervöse Einflüsse unter bestimmten Bedingungen jene Veränderungen herbeiführen können, die für das Auftreten des Morbus Basedowi notwendig sind. Das sind, wie wir bisher gesehen haben, äußerst komplizierte Veränderungen und Vorgänge, die verschiedene Blutdrüsen betreffen, auch an eine abnorme Reaktion und abnorme Korrelationen derselben geknüpft zu sein scheinen, Momente, die also schon eine bestimmte Organisation und Reaktionsfähigkeit des Individuums voraussetzen lassen und die durch den psychischen Insult etc. allein gewiß nicht hervorgebracht werden können. Die abnorme Reaktion tritt eben nur ein, weil eine abnorme Konstitution vorhanden ist. Und wenn unter solchen Umständen die Schilddrüse mit einer abnormen Reaktion ihrer Gefäße und einer exzessiven Steigerung oder gleichzeitigen Änderung ihrer Funktion antwortet, so ist doch der Schluß mehr berechtigt, daß die abnorme Reaktion durch eine in der Anlage gegebene abnorme Schilddrüse bedingt ist, als der, daß dies durch eine abnorme Innervation bewirkt werde. Es wird uns schon durch diese Überlegung die Annahme nähergelegt, den Morbus Basedowi eher als eine Konstitutionskrankheit aufzufassen, als ihn als Neurose zu deuten. Nun zeigt aber noch alle klinische Erfahrung, daß beim Morbus Basedowi, ebenso wie bei einer Reihe früher den Konstitutionskrankheiten zugezählten Zuständen den Blutdrüsen ein wesentlicher Einfluß zukommt und daß ein solcher für die Schilddrüse beim Morbus Basedowi unbedingt anzunehmen ist. Daß dieser Einfluß der Schilddrüse das Wesentliche der krankhaften Störungen bedeutet, dem gegenüber der Einfluß des Nervensystems zurücktritt, erhellt aus mehreren Momenten. Analoge Veränderungen im vegetativen Nervensystem, wie sie für den Morbus Basedowi supponiert werden, finden sich bei einer ganzen Reihe anderweitiger Affektionen, die mit dem Morbus Basedowi nicht die entfernteste Ähnlichkeit haben, die ungemein häufig sind, während der Morbus Basedowi eine seltene Erkrankung vorstellt. Dann kommen hier die Beziehungen des Morbus Basedowi zu verschiedenen Erkrankungen der Schilddrüse und zu Erkrankungen der übrigen Blutdrüsen in Betracht, kurz alle jene Momente, die Veranlassung waren, daß die thyreogene Hypothese so rasch an Geltung gewinnen konnte. Es ist daher nur die Annahme, die aus einzelnen Fällen abstrahiert werden kann, berechtigt, daß auch vom Nervensystem aus eine Beeinflussung der Schilddrüse hervorgerufen werden kann. Mit dieser Funktionsstörung der Schilddrüse ist aber das Wesen der Vorgänge beim Morbus Basedowi noch lange nicht erschöpft. Daraus ist keineswegs die Berechtigung abzuleiten, den Morbus Basedowi generell als eine Nervenkrankheit anzusprechen.

Aus diesem Grunde könnten wir auch nicht den einzelnen Versuchen, den Morbus Basedowi in verschiedene Formen zu zerlegen, das Wort reden und halten auch die Trennung in einen nervösen oder echten Morbus Basedowi und einen symptomatischen, auf einer Veränderung der Schilddrüse beruhenden (Buschan, Mendel u. a.) für nicht berechtigt. Es ist, wie Kostlivy sagt, die Trennung in einen primären und einen sekundären Morbus Basedowi vielleicht theoretisch begründet, praktisch kommt aber alles auf die Schilddrüse an. Ebensowenig zutreffend ist z. B. der Vorschlag von Tobias, als primär den glandulären und nervösen Morbus Basedowi von dem sekundären zu trennen, der bei Kropferkrankungen auftritt oder von anderen Organen aus (Nase, Geschlechtsorgane) ausgelöst wird. Aber auch der einseitig thyreogene Standpunkt, wie ihn z. B. Kocher in seiner Einteilung vertritt, wird den Tatsachen nicht gerecht. Wenn er drei Formen von Morbus Basedowi annimmt, die Struma vasculosa, die Struma basedowiana und den typischen Morbus Basedowi, so trägt er allen Tatsachen, die wir bisher gegen die rein thyreogene Auffassung des Morbus Basedowi angeführt haben, keine Rechnung. Übrigens gibt Kocher selbst das Unzulängliche seiner Teilung zu, wenn er später annimmt, daß es denkbar ist, daß die Reizung der gefäßerweiternden Nerven in ähnlicher Weise eine vermehrte Sekretion der Thyreoidea im Gefolge hat, wie der Zuckerstich über das Nervensystem durch die Nebenniere hindurch wirkt.

Wir können als gesichert ansehen, daß der Morbus Basedowi den Blutdrüsenerkrankungen zuzuzählen ist. Es erscheint die glanduläre Hypothese derzeit am besten begründet. Der Schilddrüse kommt hierbei ein wesentlicher Einfluß zu, wenn auch mit ihrer Störung das Wesen der Erkrankung nicht erschöpft und die streng thyreogene Hypothese nicht zu halten ist. Gegenüber der glandulären Hypothese treten die sonst noch zur Erklärung der Vorgänge bei Morbus Basedowi herangezogenen Erklärungsversuche vollständig in den Hintergrund. Einige Anhänger zählt die Annahme, die in einer Vergiftung des Blutes das Wesen des Prozesses sieht, wobei die Vergiftung nicht durch die Schilddrüse, sondern durch andere Prozesse bewirkt wird. So wird von Thompson für die Annahme einer Intoxikation das häufige Vorkommen von Fieber mit Herzerweiterung, die häufig entzündliche Schwellung der Tonsillen, die Ähnlichkeit des Krankheitsbildes mit maligner Endocarditis und Sepsis angeführt; er stützt diese Annahme durch den Umstand, daß der Tod bei alten Leuten durch ein Rezidiv der Erkrankung beobachtet sei, wo doch die Schilddrüse atrophisch ist, ferner auf die Fälle von Morbus Basedowi nach Entfernung der Struma und solche ohne Struma, die gegen die Abhängigkeit des Morbus Basedowi von der Schilddrüse sprechen. Thompson, Federn nehmen als Ursprungsort der Intoxikation den Darm an. Nach Federn bewirkt die Darmatonie Splanchnikusreizung, Blutdrucksteigerung und so die Schilddrüsenveränderung. Kuhnt nimmt neben einer durch die Schilddrüse bedingten Intoxikation eine von den Tonsillen ausgehende an.

Bei der Bedeutung, die wir der Schilddrüse in der Pathogenese des Morbus Basedowi zuerkennen, ist die Frage naheliegend, welches die Erscheinungen im

Symptomenbilde sind, die als direkte Schilddrüsensymptome gedeutet werden können, Diese Frage sind wir nicht imstande präzise zu beantworten. Der wesentlichste Grund hierfür ist in der Tatsache gelegen, daß wir über die Wirkung der Schilddrüsenstoffe beim Menschen nahezu ganz unorientiert sind. Die Ergebnisse des Tierexperimentes zeigen, daß die Wirkungen derselben bei verschiedenen Tierarten schon ganz differente sind, für die Beurteilung der Verhältnisse am Menschen können sie nicht herangezogen werden. Zudem sind ihre Resultate keine übereinstimmenden und würde sich außer einer halbwegs konstant auftretenden Tachykardie nur noch mit einiger Wahrscheinlichkeit eine Beeinflussung des Stoffwechsels ergeben. Am Menschen erschließen wir nur, wie das Moebius getan hat, aus dem Gegensatze der Krankheitsbilder: des Myxödem, für welches der Einfluß der mangelhaften Schilddrüsenfunktion wohl außer Zweifel steht, und des Morbus Basedowi, die Wirkung der Schilddrüsenstoffe. Dabei unterlaufen eine Reihe von Fehlschlüssen, indem eine ganze Reihe von Erscheinungen des Morbus Basedowi, die auf Rechnung der Schilddrüsenwirkung gesetzt wurden, wie wir gesehen haben, mit dem Morbus Basedowi als solchem nichts zu tun haben, sondern nur Teilerscheinungen abnormer Konstitution sind oder durch diese wenigstens bestimmend beeinflußt werden. Auch die Ergebnisse der vermehrten Schilddrüsenzufuhr beim Menschen, deren Kritik wir bereits gegeben haben, läßt keine weitergehende Schlußfolgerung zu, sie stehen jedenfalls nicht im Einklange mit den aus dem Myxödem abgeleiteten Anschauungen über die Schilddrüsenwirkung. Wir sehen nur, daß sich in einem Teil der Fälle Erscheinungen von seiten des Herzens, in erster Linie Tachykardie, konstanter vielleicht gewisse Änderungen des Stoffwechsels und in einem Teil der Fälle vielleicht auch Tremor und Schweiße einstellen können. Es können aber alle Erscheinungen fehlen, denn die intensivere Wirkung dieser Stoffe ist an eine bestimmte Körperverfassung der Individuen gebunden. Ob diese, wie bisher angenommen wird, allein in einer abnormen Schilddrüse zu suchen ist, oder ob andere Momente dabei in Betracht kommen, ist nicht genügend festgestellt. Die Bedeutung des konstitutionellen Moments für die Schilddrüsenwirkung erhellt z. B. auch aus der Tatsache, daß die Schilddrüsensubstanzen bei konstitutioneller Fettsucht eine fast spezifische Wirkung auf den Stoffwechsel ausüben können und dabei den Zirkulationsapparat ganz unbeteiligt lassen, in anderen Fällen ohne Effekt für die Entfettung bleiben, dagegen Herzwirkungen zutage treten lassen. Wir können aus den bisher vorliegenden Versuchen nur schließen, daß der Schilddrüse ein Einfluß auf den Stoffwechsel zukommt und außerdem noch mit einiger Konstanz ein Einfluß auf die Schlagfolge des Herzens. Wie sie z. B. auf die peripheren Gefäße einwirkt, ist schon nicht sicher konstatiert. Wir sind demnach nicht einmal in der Lage, die Kardinalsymptome des Morbus Basedowi mit Sicherheit auf die Tätigkeit der Schilddrüse zu beziehen. Dazu kommt die Schwierigkeit, daß Erscheinungen von seiten des Stoffwechsels und des Herzens auch von anderen endokrinen Drüsen hervorgerufen oder wenigstens beeinflußt werden können. Dann weisen diese Erscheinungen oft Schwankungen auf, die mit der Abhängigkeit von der Schilddrüse allein nicht gut in Einklang gebracht werden können. So kann z. B. die Abmagerung im Verlaufe eines Morbus Basedowi rapide sich einstellen, dann aber, obwohl die übrigen Basedowsymptome fortbestehen, eine rapide Gewichtszunahme erfolgen; ähnliches kann auch von seiten des Herzens zur Beobachtung gelangen. Wir können von den Kardinalsymptomen die Tachykardie und die Stoffwechselstörung, wenn auch mit Schwierigkeiten, auf eine Funktionsstörung der Schilddrüse beziehen, vielleicht auch noch den Tremor und die nervösen Erregungszustände. Für sie hat aber ebenfalls der Umstand Geltung, daß sie bei besonderer Disposition der Menschen auftreten und bei Anwesenheit einer solchen auch durch andere auslösende Faktoren hervorgerufen werden können. Die größte Schwierigkeit erwächst uns aber für den Exophthalmus, das für den Morbus Basedowi am meisten charakteristische, man könnte sagen, fast pathognomonische Symptom. Er ist durch Schilddrüsenwirkung nicht zu erklären. Er fehlt bei ausgesprochenem Thyreoidismus, für dessen Zustandekommen wir schon eine bestimmte Körperkonstitution voraussetzen müssen; für ihn müssen ganz besondere, außerhalb der Schilddrüse gelegene Momente maßgebend sein. Das ist ja auch die Veranlassung, den Exophthalmus und die Schilddrüsenveränderung als koordinierte Erscheinungen zu deuten (Fr. Kraus u. a.). Dieser Standpunkt bedeutet sicher einen Fortschritt, doch sind wir damit von der endgültigen Beantwortung der Frage, wie diese Veränderungen zustandekommen, noch weit entfernt. Wieweit hier eine abnorme Veranlagung der Gefäße und ihre Innervation in Betracht kommt, werden spätere Forschungen zu erweisen haben. Die vertiefte Erkenntnis des Konstitutionsproblems und die Vertiefung unserer Kenntnisse über den Bau und die Funktion der Blutdrüsen, ihre Beziehungen zueinander und zum Nervensystem wird uns die Möglichkeit an die Hand geben, in das derzeit unentwirrbare Gewirre von Einflüssen der verschiedensten Art Ordnung zu bringen, die Wirkungssphäre der einzelnen Faktoren abzugrenzen und die Bedingungen zu fixieren, unter welchen sie von anderen in bestimmter Richtung beeinflußt werden.

Die Tatsache, daß wir so wenig darüber orientiert sind, in welchen Beziehungen die einzelnen Basedowsymptome zu den einzelnen dem Morbus Basedowi zugrunde liegenden Veränderungen und Vorgängen stehen, wieweit sie von der Schilddrüse abhängen etc., zeigt auch, daß allen Erklärungsversuchen, die auf detaillierte Vorstellungen gehen, nur hypothetischer Wert zukommen kann. Dahin gehört die Beantwortung der Frage, ob die Schilddrüse auf den Sympathikus oder den Vagus oder auf beide einwirkt und so die Erscheinungen setzt. Der Fehler, der hier gemacht wird, liegt wieder darin, daß man das Ergebnis des Tierexperimentes glattweg auf den Menschen überträgt und daß man nur immer den Reiz berücksichtigt und das Erfolgsorgan außer acht gelassen hat. Wir wissen eigentlich nichts über die Wirkung von Schilddrüsenstoffen im normalen menschlichen Organismus, geschweige denn etwas über die Wirkung am Menschen mit abnormer Körperkonstitution, dessen Reaktionen unberechenbar sind und sich von den normalen vollständig different verhalten. Vorsichtig faßt sich daher auch Fr. Kraus in seinem Londoner Referate. Er glaubt, daß für den Morbus Basedowi mit größter Wahrscheinlichkeit ein Hyperthyreoidismus in Betracht komme, durch den in eigenartig, individuell elektiver Weise Erregung und Erregbarkeit vor allem in bestimmten Gebieten des Sympathikus und Parasympathikus erhöht und die Leistung anderer Drüsen in Mitleidenschaft gezogen wird.

Über die Wirkung der Schilddrüse sind wir vorläufig gar nicht orientiert. Es ist nicht entschieden, welches Sekret sie liefert, ob ein oder mehrere Hormone in Betracht kommen, ob diese toxisch oder entgiftend wirken, ob ihr Einfluß direkt die Gewebe trifft oder auf dem Umwege über das Nervensystem erfolgt und auf welche nervösen Organe er sich erstreckt. Hier müssen wir auf eine Hypothese eingehen, die von weittragender Bedeutung für das Verständnis ist und die auf anderem Wege zu Postulaten gelangt, zu welchen uns klinische Überlegungen geführt haben, daß nämlich der Zustand der Erfolgsorgane als wesentlicherer Faktor zur Erklärung der Erscheinungen mit heranzuziehen ist. Fr. Kraus, der mit Recht hervorhebt, daß zwischen beiden zur Erklärung der Schilddrüsenwirkung herangezogenen Hypothesen der Sekretions- und Entgiftungstheorie keine prinzipielle Differenz besteht, wenn die Giftneutralisation in den Kreislauf verlegt wird und man annimmt, daß die Schilddrüse lebenswichtige Stoffe sezerniert, die eventuelle intermediäre Giftstoffe nicht zur Entwicklung kommen lassen, glaubt, daß die Wirkung des Schilddrüsenhormones nicht als ein gewöhnlicher alterativer Reiz (assimilatorisch, dissimilatorisch) gedeutet werden kann. Er sieht in Anlehnung an die Anschauungen von Hering und v. Tschermak die Wirkung in durch sie erhaltenen Dauerzuständen, die die Wirkung der sonstigen exo- und endogenen Reize beeinflussen, in einer elektiven Beeinflussung der tonisch kontinuierlichen Innervation der vitalen Prozesse. Die Schwierigkeit, die sich immer ergab, durch ein Hormon die verschiedenen gleichzeitigen Wirkungen zu erklären — dissimilatorische für den Stoffwechsel, Herzaktion, fördernde Wirkung auf die Nebenniere und Hypophyse, daneben assimilatorische für Knochenwachstum, Keimdrüsenentwicklung, Pankreashemmung — und die Veranlassung wurde, mehrere verschiedene Hormone der Schilddrüse anzunehmen, beseitigt Fr. Kraus durch die Hypothese, daß die Schilddrüsenstoffe resp. die von ihnen unterhaltenen Stoffwechselvorgänge eine Verstärkung der normalen Vorgänge bewirken. Er verlegt so das Entscheidende vom Reiz in das Reizobjekt, wodurch alle Hypothesen eine Vereinfachung und Konzentrierung erfahren und die Annahme polyvalenter und mehrfacher Hormone überflüssig wird.

Bisher hat man diesen Tatsachen keine Rechnung getragen und liegt darin, wie sich ja wiederholt ergeben hat, ein Hauptgrund für die ganz divergenten Anschauungen, die das Unmögliche versuchen, vom Reiz allein aus alle Erscheinungen erklären zu wollen. Bei Berücksichtigung auch der Erfolgsorgane, der Konstitution des Organismus und seiner Organe und der durch sie gesetzten Reaktionsfähigkeit werden sich neue Anschauungen Geltung verschaffen. Vorläufig sind wir trotz aller zur Lösung des Basedowproblemes angewandten Mühe nicht über die ersten Anfänge hinaus und ist alles noch nahezu ungeklärt.

Wenn wir zusammenfassend überlegen, zu welchen Anschauungen über die Pathogenese des Morbus Basedowi uns die bisher vorliegenden Erfahrungen berechtigen, so kommen wir zu folgenden Vorstellungen:

Das wesentliche Moment für das Zustandekommen der dem Morbus Basedowi zugrunde liegenden Vorgänge ist die in der Anlage gegebene abnorme Körperkonstitution. Durch sie ist unter anderem eine abnorme Beschaffenheit des Nervensystems, der Blutdrüsen, wenigstens einzelner derselben, ihrer Beziehungen zu einander und ihrer Beziehungen zum Nervensystem gegeben, die maßgebend sind für das Auftreten der Erscheinungen. Diese abnorme Körperverfassung erklärt uns allein die anatomischen Befunde, die Eigenart derselben, sie erklärt uns die ganz abnormen Reaktionen der einzelnen Organe und des ganzen Individuum. Die ganz abnorme Reaktion des Organismus und seiner Organe auf verschiedene, zum Teil an sich unbedeutende, bei normalen Menschen erfolglose Einwirkungen, oder auf Vorgänge, wie sie innerhalb der physiologischen Vorgänge gelegen sind (Geschlechtsreife, Schwangerschaft etc.), ist die Grundbedingung für das Zustandekommen des Morbus Basedowi. In diesem Sinne ist der Morbus Basedowi eine Konstitutionskrankheit. Haben wir auch noch keine genaue Einsicht in die dann weiter für den Morbus Basedowi in Betracht kommenden Vorgänge, so können wir doch das eine sagen, daß hier äußerst komplizierte Vorgänge in Betracht kommen.

Das ganze Krankheitsbild des Morbus Basedowi, einerseits mit dem Hervortreten allgemein nervöser Erscheinungen, die am ehesten im Sinne einer Neurose zu deuten wären, anderseits mit den ausgesprochenen Stoffwechselstörungen, den Erscheinungen, die auf schwere Vergiftungsvorgänge hindeuten und schwere Schädigungen der Organe, ja den Tod rasch herbeiführen können, ferner die Beziehungen zu Erkrankungen, welche mit Erkrankungen der Blutdrüsen zusammenhängen, ferner die Erfolge der Chirurgen und endlich die Ergebnisse der pathologischen Anatomie, die nur an den Blutdrüsen konstante und verwertbare Befunde liefern, sprechen zu gunsten der Auffassung, daß auch der Morbus Basedowi den Blutdrüsenerkrankungen zuzuzählen ist.

Alle unsere bisherigen Erfahrungen lassen sich mit der Annahme in Einklang bringen, daß die Schilddrüse an dem Zustandekommen der Erscheinungen des Morbus Basedowi beteiligt ist. In diesem Sinne läßt sich vor allem der Antagonismus der Erscheinungen mit dem Myxödem verwerten, für welches der Einfluß der Schilddrüse als feststehend angenommen werden kann, in zweiter Linie die Häufigkeit, mit welcher Erscheinungen von seiten der Schilddrüse nachweisbar sind, die in einer großen Reihe der Fälle gewisse Eigenarten aufweisen, ferner die Tatsache, daß in einem Teil der Fälle durch Entfernung der Schilddrüse eine Beeinflussung der Krankheitssymptome zu konstatieren ist und vielleicht noch die Beobachtung, daß bei bestimmten Personen auf Jod- oder Schilddrüsengebrauch Erscheinungen auftreten, die auch im Symptomenkomplex des Morbus Basedowi vorhanden sind. Wir können vielleicht auch noch soweit gehen, daß wir sagen, der Schilddrüse fällt eine wesentliche Rolle zu, sicher aber nicht jene, die man ihr bisher zugedacht hat. Es ist die Annahme, daß die Funktionsstörung der Schilddrüse das allein Maßgebende für alle Erscheinungen beim Morbus Basedowi ist, ebensowenig aufrecht zu erhalten wie die Annahme, daß dem Morbus Basedowi eine typische Erkrankung der Schilddrüse zugrunde liege.

Ist schon die Frage nach der Beteiligung der Schilddrüse und dem Einfluß, der ihr zukommt, nur mit Wahrscheinlichkeit fixiert, steht hier der absolute Beweis noch aus, so ist die Frage, ob wir es mit einer Überfunktion oder Unterfunktion des Organes oder endlich einer Dysfunktion zu tun haben, noch weniger entschieden. Vorläufig erscheint die Annahme einer Überfunktion besser fundiert, wenn auch durch den Nachweis, daß auch bei Zuständen mit mangelhafter Funktion der Schilddrüse durch Entfernung eines Teiles derselben eine Besserung der Zustände erzielt werden kann (v. Wagner), ein wesentliches Beweismoment, das in den chirurgischen Erfolgen gegeben war, erschüttert erscheint. Bei der Bedeutung des Zustandes der Erfolgsorgane für die Reaktion ließe sich auch die Vorstellung entwickeln, daß eine Sensibilisierung derselben für Schilddrüsenstoffe von anderen Organen her, auch ohne vermehrte Sekretion der Drüse, zu denselben Erscheinungen wie der Hyperthyreoidismus führen müßte.

Wird durch die notwendige Annahme, daß auch an der Schilddrüse für das Auftreten der abnormen Reaktion eine abnorme Anlage maßgebend ist, der Gedanke an eine Dysfunktion des Organes nahegelegt, so ist eine solche bei unseren geringen Kenntnissen über die normale Funktion des Organes nicht erweisbar und auch nicht erwiesen; zudem muß für die abweichende Reaktion der Zustand der Erfolgsorgane berücksichtigt werden.

Außer der Schilddrüse sind sicher in der Pathogenese des Morbus Basedowi eine Reihe anderer Blutdrüsen, vielleicht alle, beteiligt. Sind wir auch derzeit bei den geringen Kenntnissen über Bau und Funktion dieser Organe, sowie über ihre gegenseitigen Beziehungen und Beeinflussungen nicht in der Lage, uns halbwegs verläßliche Vorstellungen zu bilden, so können wir doch als sicher ansehen, daß durch die Beteiligung einzelner Blutdrüsen zum Teil direkt das Symptomenbild beeinflußt wird, daß andere insoferne beteiligt sind, als sie zur abnormen Konstitution, der Grundlage des Morbus Basedowi in Beziehung stehen und endlich, daß von ihnen aus eine Funktionsstörung der Schilddrüse ausgelöst werden kann. Es ist der Morbus Basedowi, ebenso wie die übrigen Erkrankungen der Blutdrüsen, keine uniglanduläre Erkrankung.

Unzweifelhaft kommt den Veränderungen des Nervensystems ein wesentlicher Einfluß in der Pathogenese des Morbus Basedowi zu und spielt die durch die Anlage gegebene abnorme Ansprechbarkeit und abnorme Reaktion des Nervensystems, auch des vegetativen, eine große Rolle. Es kann auch zugegeben werden, daß vom Nervensystem solche Erregungen ausgehen und beispielsweise der Schilddrüse zufließen können, die dann, wenn die sonstigen Bedingungen vorhanden sind, zu den Erscheinungen eines Morbus Basedowi führen, doch darf daraus nicht generell der Schluß gezogen werden, daß der Morbus Basedowi eine Neurose ist. Es kann nur eingeräumt werden, daß ebenso wie Erkrankungen der Schilddrüse Anstoß zu dem Auftreten des Morbus Basedowi geben können, dies auch vom Nervensystem aus geschehen kann.

Wodurch bei Morbus Basedowi die einzelnen Symptome ausgelöst werden und wie sie zustande kommen, wissen wir nicht. Sicher ist, daß eine große Reihe derselben irrtümlich als Basedowsymptome gedeutet werden, die nur Teilerscheinung der degenerativen Anlage sind, sicher ist auch, daß diese Anlage bestimmend auf die Erscheinungen einwirkt, die mit dem Morbus Basedowi in Beziehung stehen.

Von der Vertiefung des Konstitutionsproblemes und der Berücksichtigung der abnormen Reaktion, wie sie durch die abnorme Anlage der einzelnen Organe gegeben ist, von dem weiteren Ausbau der Lehre von den Drüsen mit innerer Sekretion sind hier weitere Aufschlüsse zu erwarten.

20. Kapitel.

Formen der Krankheit, Verlauf und Ausgang.

Nach dem bisher Ausgeführten ist unsere Stellung zu der Annahme verschiedener Formen des Morbus Basedowi gegeben. Wenn auch die dem Morbus Basedowi zugrunde liegenden Veränderungen von verschiedenen Wegen her ausgelöst werden können, so ist er doch eine einheitliche Erkrankung. Es ist daher die Trennung einer essentiellen oder nervösen Form, die den Neurosen zuzuzählen wäre (Charcot, Buschan) von der symptomatischen auf einer

Funktionsstörung der Schilddrüse beruhenden (Buschan) ebensowenig berechtigt, wie die Trennung einer Struma basedowiana von einer Struma basedowificata (P. Marie, Kocher) oder eines primären und sekundären Morbus Basedowi (Gauthier, Moebius), je nachdem die Strumen und die übrigen Basedowzeichen gleichzeitig auftreten, oder zu einem alten Kropf hinzutreten. Denn es gibt keine rein nervöse Form des Morbus Basedowi, ebensowenig wie es eine nur auf einer Schilddrüsenveränderung beruhende gibt. Der Morbus Basedowi ist keine Schilddrüsenerkrankung allein, daher ist auch jede Differenzierung, die nur auf Veränderungen der Schilddrüse basiert, unzutreffend. Selbst wenn wir uns bei dieser Trennung immer vor Augen halten würden, daß es sich dabei nicht um verschiedene Erkrankungen handelt (Moebius) und nur die eigentümliche basedowische Veränderung der Schilddrüse sich einmal in einem gesunden oder in einem anderweitig veränderten Organ einstellt (Kocher, Stern u. a.), ist sie nicht zutreffend, da es eine spezifische Veränderung der Schilddrüse nicht gibt. Aber auch klinisch stoßen wir bei einer solchen Trennung auf Schwierigkeiten. Moebius selbst gibt zu, daß die klinische Untersuchung zwischen primärem und sekundärem Morbus Basedowi nicht entscheiden kann. Wenn uns auch in manchen Fällen aus der Art der Struma, einer vorhandenen Trachealstenose und den im Gegensatz zur Größe der Struma vorhandenen milden Erscheinungen ein gewisser Rückschluß gestattet ist, so trifft dies für andere Fälle absolut nicht zu. Nicht immer verläuft die sekundäre Form mitigiert, es kann auch bei einer alten Struma ein schwerer Morbus Basedowi akut einsetzen und letal verlaufen und umgekehrt der primäre Morbus Basedowi mild verlaufen und späterhin Veränderungen der Schilddrüse aufweisen, die uns eine Differenzierung unmöglich machen. Wir wären daher für die meisten Fälle auf die Anamnese angewiesen, ob vorher schon Veränderungen der Schilddrüse vorhanden waren oder nicht, das ist aber ein zu wenig verläßliches Kriterium. Bei Kranken der intelligentesten Kreise, bei welchen solchen Veränderungen mehr Augenmerk geschenkt wird, finden wir sehr häufig Angaben über die Existenz einer kleinen Schilddrüsenschwellung schon vorher. Moebius, dem dieser Umstand auch aufgefallen war, glaubt daher, daß die sekundäre Basedowsche Krankheit häufiger ist als die primäre. Bei Kranken der Klasse, die unsere Spitäler aufsuchen, bekommen wir aber darüber meist keine Auskunft, so daß wir dann auch den Schluß ziehen könnten, der primäre Morbus Basedowi ist bei den weniger intelligenten, der sekundäre ist bei den intelligenteren Menschen häufiger. Auch der von Stern vorgeschlagenen Trennung in einen echten oder reinen Morbus Basedowi und einen degenerativen, einer Komplikation des echten Morbus Basedowi mit einer hereditär degenerativen Veranlagung müssen wir entgegenhalten, daß wir die degenerative Anlage als Conditio sine qua non für jeden Morbus Basedowi ansehen müssen, die in jedem Falle vorhanden ist.

Mit einigen Worten müssen wir hier auf die sogenannte forme fruste des Morbus Basedowi eingehen, da sie in letzter Zeit vielfach Gegenstand eingehender Diskussionen war und sie auch sonst eine große Bedeutung hat. Wie bei jeder anderen Erkrankung kann auch bei Morbus Basedowi ein oder das andere Symptom während des Verlaufes vorübergehend oder dauernd fehlen und wir sprechen von typischen oder klassischen Fällen und von symptomenärmeren, unvollständigen Formen. Für letztere erscheint im allgemeinen die von Charcot gebrauchte Bezeichnung forme fruste beibehalten. Bei den symptomenärmeren Fällen des Morbus Basedowi sehen wir aber zwei merkwürdige Tatsachen: während sonst bei Erkrankungen eine scharfe Trennung zwischen vollständigen und unvollständigen Formen nicht durchführbar ist, die symptomenärmeren Fälle im übrigen die Eigenschaften der vollständigen beibehalten und ineinander übergehen können, finden wir dies beim Morbus Basedowi nicht. Und während wir sonst sehen, daß die atypischen, formenärmeren Fälle den normalen gegenüber in der Minderheit sind, finden wir beim Morbus Basedowi die typischen Fälle selten, die formes frustes aber als sehr häufig angegeben. Die Ursache dieses auffallenden Verhaltens ist u. E. darin zu suchen, daß der typische Morbus Basedowi und die forme fruste nicht in dem einfachen Verhältnisse von formenreichen und formenärmeren Typen derselben Erkrankung zueinander stehen, sondern daß sie offenbar verschiedene Prozesse umfassen.

Ist schon in formenreichen Fällen einer Erkrankung die Gleichheit der Erscheinungen allein kein verläßliches Kriterium ihrer Zugehörigkeit, so kann uns bei symptomenärmeren, atypischen Fällen außer der Ähnlichkeit oder Gleichheit der vorhandenen Symptome nur die Berücksichtigung einer Reihe anderer Faktoren vor groben Irrtümern schützen. Es muß daher für Beurteilung der Identität der Prozesse die Berücksichtigung der ätiologischen Momente, des Verlaufes der Erkrankung, des Einsetzens der einzelnen Symptome und ihrer Reihenfolge, die Beobachtung des Überganges von symptomenarmen in die symptomenreicheren Fälle etc. verlangt werden. Das hat man aber bei der forme fruste des Morbus Basedowi vernachlässigt. Charcot und später P. Marie, welchen wir die grundlegenden Arbeiten über diese Frage verdanken, lassen sich nur von der Ähnlichkeit der Symptome leiten, die sich bei Morbus Basedowi und den formes frustes finden. Es genügt Charcot für die Diagnose die Anwesenheit eines der Hauptsymptome, zu welchen er außer der Trias noch den Tremor zählt, und eines oder des anderen der Nebensymptome, als welche er die übrigen bei Morbus Basedowi zu beobachtenden Erscheinungen bezeichnet. Er hat mit klinischem Scharfblick erfaßt, daß beim Morbus Basedowi zwei Reihen von Erscheinungen verschiedener Dignität vorhanden sind, hat aber, und darin liegt eine weitere Fehlerquelle, auch diese Nebensymptome als Basedowsymptome gedeutet. Charcots Anschauung war richtunggebend und so wird sein Standpunkt bis in die letzte Zeit allgemein akzeptiert. Da durch die Beobachtung der Klinik immer neue Symptome beim Morbus Basedowi festgestellt werden konnten, gewinnen die Nebensymptome immer mehr an Bedeutung, es geht der Unterschied in der Bewertung zwischen Haupt- und Nebensymptomen immer mehr verloren und man diagnostiziert schließlich den Morbus Basedowi auch aus Nebensymptomen, so z. B. aus Diarrhöen, Lymphocytose und Adrenalinmydriase. Begreiflich, daß sich bei solchem Vorgehen die Zahl der Fälle von forme fruste ins Unermeßliche steigern konnte, begreiflich aber auch, daß hier die verschiedensten Zustände mit einbezogen werden mußten.

Nur ganz vereinzelt begegnen wir dem Bestreben, aus dieser Masse bestimmte Formen zu sondern und etwas Ordnung in das Gewirre zu bringen. So hebt Fr. Kraus sein Kropfherz heraus, dessen Sonderung aber von den meisten als nicht berechtigt angesehen wird und unternimmt R. Stern den Versuch, die Fälle von forme fruste zu sondern. Es sind nach ihm die formes frustes in bezug auf Krankheitsbeginn, Verlauf und Ausgang vom Morbus Basedowi verschieden und davon zu trennen. Zu den formes frustes rechnet er das Kropfherz und eine Krankheitsgruppe, die er als Basedowoid bezeichnet; von letzterem meint er, daß es eine Verquickung des Kropfherzens mit einer originären degenerativen neuropathischen Anlage sei. Ledoux-Lebard trennt ebenfalls die forme fruste und das Basedowoid, welch letzteres er als Pseudobasedow bezeichnet. Im Gegensatz zu diesen vereinzelten Bestrebungen hält man allgemein an der Identät der Formen fest, nimmt an, daß allmähliche Übergänge von den symptomenärmeren zu den vollständigen Formen nachweisbar sind und daß die Formen ineinander übergehen können. Da man aber doch auf Schwierigkeiten stößt, die ganz verschiedenen Bilder dem Morbus Basedowi unterzuordnen, tritt in letzter Zeit vielfach das Bestreben zutage, den Morbus Basedowi ganz fallen zu lassen und nur von Thyreosen zu sprechen, als deren eine Abart man ja den Morbus Basedowi führen könne. Man geht dabei von der Annahme aus, die man als erwiesen ansieht, daß allen Formen eine Funktionsstörung der Schilddrüse zugrunde liege, die einzig und allein für das Auftreten der Erscheinungen maßgebend ist. Der Frage aber, warum in einem Falle alle Symptome vorhanden sind, in dem anderen so wenige, und warum die Bilder so verschiedene sind, geht man aus dem Wege, oder man begnügt sich mit der Annahme verschiedener Intensitätsgrade der Schilddrüsenstörung.

Versuchen wir die als forme fruste des Morbus Basedowi geführten Fälle zu sondern, so finden wir, daß hier mindestens drei Gruppen von Fällen zusammengeworfen werden, die grundverschieden sind und die strikte auseinandergehalten werden müssen.

Die erste Gruppe umfaßt die abortiven und symptomenärmeren Fälle von Morbus Basedowi, für die wir allein die Bezeichnung forme fruste beibehalten können. Das sind im allgemeinen seltene Fälle, sie sind viel seltener als der typische Morbus Basedowi. Es sind das zunächst die Fälle, bei welchen im Verlaufe eines typischen Morbus Basedowi ein oder das andere Symptom fehlt, sei es, daß es im Beginne noch nicht vorhanden ist und erst später hinzutritt, sei es, daß es bereits vorhanden war und früher geschwunden ist als die übrigen. Dann gehören hierher Fälle, welche lange Zeit als ganz milde Formen verlaufen, bei welchen ein oder das andere Symptom vielleicht noch weniger ausgesprochen ist und es schwierig sein kann zu unterscheiden, ob es vorhanden ist oder nicht, wie z. B. für den Exophthalmus, bis dann eine schubweise auftretende Verschlechterung der Erkrankung den typischen Fall erkennen läßt. Für diese bisher angeführten Fälle gilt die angeführte Tatsache, daß man formenärmere Typen in formenreiche übergehen sehen könne. Solche Fälle haben auch Charcot und P. Marie gesehen, sie aber von den übrigen nicht getrennt. Endlich gehören hierher, wenn auch seltene, Fälle, bei welchen eines der Kardinalsymptome während des ganzen Verlaufes der Erkrankung aus uns unbekannten Gründen fehlen kann. So kann einmal die Tachykardie vermißt werden und sogar Bradykardie vorhanden sein, die Struma fehlen oder wenigstens nicht nachweisbar sein; auch von dem Exophthalmus wird angegeben, daß er dauernd fehlen kann, wenn ich dies auch selbst nie gesehen habe. Die Fälle dieser ersten Gruppe sind nach jeder Richtung hin als Morbus Basedowi charakterisiert, sie sind es durch die Identität der in Betracht kommenden ätiologischen Momente, durch das Einsetzen der Erscheinungen, die Gleichheit und identische Gruppierung der Symptome, ihr gleichsinniges Schwanken, durch den gleichen Verlauf, die therapeutische Beeinflußbarkeit etc. Für sie allein ist die Bezeichnung forme fruste berechtigt. Die Auffassung Sterns, der diese Bezeichnung nur für jene in der Rekonvaleszenz eines klassischen Krankheitsfalles oft zutage tretenden abgeschwächten Formen gelten lassen will, deren Kardinalsymptom der doppelseitige Exophthalmus ist, scheint etwas zu enge gefaßt.

Die zweite Gruppe von Fällen, die der forme fruste des Morbus Basedowi zugezählt werden, sind Fälle von Thyreoidismus, der von dem Morbus Basedowi und seiner forme fruste zu trennen ist. Wir verweisen hier auf unsere späteren Ausführungen über Thyreoidismus. Hierher gehören auch die Fälle von Kropfherz, die Stern zu seinem Basedowoid in Beziehung bringt und die übrigen vorwiegend monosymptomatischen Formen des Thyreoidismus. Auch die Fälle dieser zweiten Gruppe sind als selten zu bezeichnen, wenn sie auch häufiger sind wie die der ersten.

Weitaus die größte Zahl der Fälle umfaßt die dritte Gruppe. Gut ³/₄ aller Kranken, die mir in den letzten Jahren unter der Diagnose einer forme fruste des Morbus Basedowi untergekommen sind, gehören hierher. **Die Fälle dieser Gruppe können aber weder als forme fruste des Morbus Basedowi, noch als Thyreoidismus angesprochen werden, sondern sind einfach Degenerierte mit Kropf, bei welchen ähnliche Erscheinungen vorhanden sind.** Dafür spricht zunächst die Tatsache, daß wir bei solchen Kranken, worauf schon Stern hingewiesen hat, sehr häufig eine neuropathische Belastung nachweisen können und sich nach eigenen Erfahrungen auch sonstige Erkrankungen in der Ascendenz finden, die auf degenerativer Anlage fußen. Dann finden wir bei diesen Kranken in der Anamnese Erscheinungen abnormer Körperbeschaffenheit und können bei ihnen die Stigmen körperlicher und geistiger Entartung erweisen. Auf diese Tatsache sind auch vielfach schon andere Beobachter, die sich mit der Frage der forme fruste beschäftigten, gestoßen, ohne ihr jedoch weitere Bedeutung beizumessen. So finden wir z. B. bei Holmgreen ganz klassische Typen solcher Degenerierter, bei Starck entspricht die Schilderung der Charakteristika mit der Labilität des Herzens der Labilität der Psyche, den Zwangsideen, den Anomalien in der affektiven Sphäre vollständig den Zuständen, die wir bei Degenerierten kennen, und die von Alquier geschilderten Zustände sind uns bei der Enteroptose und den mit ihr einhergehenden nervösen Dyspepsien geläufig. Starck denkt auch an die Möglichkeit einer Krankheitsbereitschaft und glaubt bei einzelnen Fällen einen Neurolymphatismus voraussetzen zu dürfen, Alquier ist sich nicht klar, ob hier die Schilddrüsenstörung die Ursache oder bloß eine Episode der vasomotorischen Neurose darstellt. Langelaan findet in allen Fällen von forme fruste die Erscheinungen der asthenischen Konstitution von Stiller, die er durch eine Dysthyreosis congenita bedingt ansieht. Sie ist, wie er glaubt, die Bedingung für das Zustandekommen der forme fruste: die Dysthyreosis führt bei asthenischer Konstitution zu den Erscheinungen der forme fruste, bei Gesunden oder Personen mit andersartiger Konstitution zum Morbus Basedowi. Stern hebt die Bedeutung der neuropathischen Anlage hervor und hält sein Basedowoid für eine Kombination dieser Anlage mit dem Kropfherzen.

Zugunsten unserer Auffassung spricht dann weiter die Tatsache, daß es bisher durchaus nicht gelungen ist, den Nachweis zu führen, daß die bei diesen Formen zu beobachtenden Erscheinungen auf einer Funktionsstörung der Schilddrüse beruhen, daß vielmehr eine Reihe gewichtiger Momente gegen eine solche Annahme spricht. Die Ähnlichkeit der Erscheinungen mit denen des Morbus Basedowi ist kein Beweis, indem auch beim Morbus Basedowi ein Teil der Erscheinungen Ausfluß der abnormen Konstitution ist, ein Umstand, der zur Genüge die Übereinstimmung der Erscheinungen erklärt. Dieselben Erscheinungen, die von einzelnen als forme fruste des Morbus Basedowi gedeutet werden, finden sich bei allen möglichen Zuständen, bei welchen wir der Schilddrüse keine Rolle zusprechen. So finden wir denselben Symptomenkomplex mit den Glanzaugen, der abnormen vasomotorischen Erregbarkeit, dem labilen Herzen etc. beim Ulcus duodeni beschrieben von v. Bergmann, Westphal und Katsch, finden wir dieselben Erscheinungen bei der orthostatischen Albuminurie oder den Personen mit dem sogenannten Cor juvenum, bei der asthenischen Konstitution (Stiller) etc. v. Bergmann spricht in diesen Fällen von Menschen mit Stigmen einer erhöhten Erregbarkeit im vegetativen Nervensystem. Das Gemeinsame aller dieser Zustände ist eben wieder die degenerative Anlage, der diese Erscheinungen zugehören. Daß hier innersekretorischen Störungen eine Rolle zukommt, dürfen wir annehmen, wenn wir auch Genaueres darüber noch nicht wissen. Wir könnten eventuell noch die Erscheinungen auf die

Schilddrüse beziehen, wenn die Art ihres Auftretens eine gemeinsame Ursache erschließen lassen würde, aber auch das ist vielfach nicht der Fall. Die Erscheinungen setzen hier nicht wie beim Morbus Basedowi gleichzeitig ein, sondern hier kommt eine Erscheinung, eventuell Jahre später eine andere, ebenso schwanken und schwinden sie ungleichmäßig.

Wichtiger als die Konstatierung des thyreogenen Ursprungs der Erscheinungen wäre vorläufig der Nachweis, daß beide Krankheitszustände identisch sind, da schließlich auch für den Morbus Basedowi die Rolle der Schilddrüse nicht außer Zweifel gestellt ist. Aber auch dieser Beweis ist keineswegs erbracht. Stern, dessen Beweisführung wir hier folgen, zeigt, daß die Fälle, die er als Basedowoid führt, so ausgesprochene Differenzen in bezug auf das Einsetzen der Erscheinungen, die einzelnen Symptome selbst, den weiteren Verlauf etc. aufweisen, daß sie von Morbus Basedowi strikte zu trennen sind. Es erfolgt bei diesen Formen, um nur die wichtigsten Differenzpunkte zu bringen, im Gegensatz zum Morbus Basedowi der Beginn in früher Jugend, meist sehr langsam chronisch, einsetzend mit vereinzelten Symptomen, es zeigen die Herzerscheinungen mehr paroxysmale Steigerungen, weniger eine dauernde Tachykardie, der Puls ist oft arhythmisch, der Exophthalmus fehlt oder ist seit jeher anwesend, es fehlen meist Gefäßgeräusche über der Struma, der Verlauf ist ungemein chronisch, häufig finden sich Remissionen und Exazerbationen nur einzelner Symptome, wie Zunahme der Nervosität und Herzbeschwerden, tachykardische Perioden. Das sind schon Gründe genug, diese Fälle vom Morbus Basedowi zu trennen, wenn sie auch in einzelnen Zügen einige Ähnlichkeit aufweisen. Dazu kommt, daß ein weiterer Unterschied darin gelegen ist, daß bei diesen Fällen, im Gegensatz zu den wirklichen formes frustes, nie ein Übergang in einen Morbus Basedowi zu konstatieren ist. Solche Personen können eventuell einen Morbus Basedowi erwerben, aber dann setzt der Morbus Basedowi so ein wie jeder andere und es läßt sich das Einsetzen, die Aufpfropfung auf der degenerativen Basis, erkennen, er verläuft so wie ein anderer Morbus Basedowi, aber ganz verschieden von dem vorher bestandenen Zustande und es bleiben, wenn der Morbus Basedowi ausheilt, wieder die Erscheinungen der degenerativen Anlage bestehen.

Diese Zustände sind es auch, von welchen Charcot und P. Marie als von Dauerzuständen sprechen. Zu dieser Gruppe ist auch das Basedowoid von Stern zu rechnen, das er als eine Verquickung des Kropfherzens mit einer neuropathischen Anlage auffaßt. Die Fälle, die ich durch die Liebenswürdigkeit des Kollegen Stern zu sehen Gelegenheit hatte, sprechen mir in diesem Sinne.

Die Häufigkeit solcher Degenerationszustände erklärt uns auch die Angaben über die Häufigkeit der forme fruste des Morbus Basedowi. So gibt in letzter Zeit Kuhn an, bei Rekruten, also sonst gesunden und kräftigen Menschen, in 5 % und bei dem nicht gesiebten Materiale eines Bezirkskommandos noch häufiger deutliche Basedowerscheinungen angetroffen zu haben.

Die forme fruste des Morbus Basedowi ist eine seltene Form der Erkrankung, sie ist seltener als die vollständigen Fälle und wenn wir von den Fällen absehen, bei welchen nur im Verlaufe der Erkrankung vorübergehend ein oder das andere Kardinalsymptom vermißt wird und nur jene berücksichtigen, welche dauernd symptomenärmer sind, sogar eine sehr seltene Form. Die gegenteiligen Angaben beruhen darauf, daß zur forme fruste eine Reihe von Fällen gerechnet werden, die in ihren Erscheinungen Ähnlichkeit mit den Symptomen des Morbus Basedowi zeigen, aber von dem Morbus Basedowi zu trennen sind; unter diesen stellen einfache Degenerativzustände, für welche die Rolle der Schilddrüse nicht erwiesen ist, die große Mehrzahl der Fälle. Diese Sonderung der Fälle, bei welcher wir uns in ziemlicher Übereinstimmung mit Stern, Ledoux-Lebard befinden, ist wichtig, weil, wie wir gesehen haben, ihr Zusammenwerfen vielfach die Resultate der Forschung des Basedowproblemes ungünstig beeinflußt hat.

Hier anzuführen wäre dann die von Eppinger und Hess vorgeschlagene Trennung des Morbus Basedowi in sympathikotonische und vagotonische Formen. So geistreich diese Hypothese auch erdacht ist, so stimmt sie doch mit den Tatsachen nicht überein. In der überwiegenden Mehrzahl der Fälle finden wir die Erscheinungen beider kombiniert in einer Person vorhanden, weil für den Effekt von Reizen der Zustand der Erfolgsorgane von ausschlaggebender Bedeutung ist (vgl. Pathogenese S. 276). Wir müssen uns daher auch gegen die Annahme wenden, daß bei den reinen Formen nie, bei den gemischten stets psychopathische Erscheinungen zu finden sind (Eppinger, Hess und Pötzl).

Eine weitere Trennung der Fälle wäre dann nach dem Verlaufe der Erkrankung möglich, indem wir unter dem Namen akuter Morbus Basedowi seltene Fälle klinisch von den übrigen Formen sondern können, wenn diese Trennung auch keine scharfe sein kann.

Als akuten Morbus Basedowi können wir einzelne seltene Fälle herausheben, bei welchen die Erscheinungen stürmisch einsetzen, sehr rasch eine bedrohliche Höhe erreichen und meist innerhalb begrenzter Zeit den letalen Ausgang herbeiführen. Hierbei sind aber dieselben Symptome vorhanden wie beim Morbus Basedowi, nur intensiver und gewissermaßen auf einen engen Raum zusammengedrängt. Die Kranken magern rasch ab, sehr häufig finden sich Fieberbewegungen, die sich besonders terminal sehr steigern. Die Erscheinungen von seiten des Nervensystems sind stark betont: starke Unruhe, leichte psychische Anomalien bis zu akuten Psychosen treten auf, es findet sich starkes Zittern des ganzen Körpers, ebenso finden sich stürmische Erscheinungen von seiten des Herzens und des Verdauungstraktes, starke Beklemmung, Kurzatmigkeit, Erscheinungen von Herzinsuffizienz mit akuter Stauungsleber, Stauungsmilz, eventuell Ödemen, sehr häufig tritt das Erbrechen stark in den Vordergrund, wird oft unstillbar, es finden sich starke Diarrhöen, verhältnismäßig häufig kommt es zu Ikterus. Terminal findet sich manchmal Nasenbluten. Dabei finden sich aber auch immer die Erscheinungen von seiten der Augen und von seiten der Schilddrüse. Daran festzuhalten ist wichtig, weil in letzter Zeit Fälle als hierher gehörig beschrieben wurden, die mit einem Morbus Basedowi scheinbar nicht viel zu tun haben. So meint H. Schlesinger, daß in vielen Fällen von akutem Morbus Basedowi die Diagnose eines okkulten Neoplasmas wegen der Abmagerung gestellt werde, daß dabei die Augensymptome meist nur ungenügend ausgebildet seien und nur das Stellwagsche Symptom sich einigermaßen regelmäßig finde, ebenso fehle meist die Anschwellung der Schilddrüse, nur Gefäßgeräusche seien vorhanden, es bestehe dabei sehr häufig Fieber und komme nicht selten zur Ausbildung eines oft mächtigen Milztumors. Ebenso berichtet v. Funcke über solche Fälle, für welche er unter anderem hochgradige Herzarhythmien, rasche Steigerung des Blutdruckes, Milztumor, sehr oft nur angedeutete Symptome von seiten der Augen und der Schilddrüse als charakteristisch ansieht; neben diesen beobachtete er an das Bild schwerster Chorea erinnernde heftige und kontinuierliche Jaktation des ganzen Körpers, in einem anderen Falle neben solchen auch tonische, tetanieähnliche Krämpfe. Alle vier von ihm beobachteten Fälle verliefen überaus günstig.

Diese akuten Fälle können von Haus aus als solche auftreten, in anderen Fällen entwickelt sich dieses Ereignis auf oft geringfügige Anlässe hin (Angina, Erregung) oder ganz unmotiviert auf dem Boden eines vorher schon bestandenen schweren oder sogar eines leichten Morbus Basedowi. In der Mehrzahl der akuten Fälle tritt der letale Ausgang ein, es gibt aber auch hier Ausnahmen, indem in einzelnen Fällen nach kurzer Dauer eine Heilung sich einstellen oder ein Übergang in chronische Formen erfolgen kann. Ganz vereinzelt ist wohl eine Beobachtung von v. Noorden, der in einem Falle die sehr bedrohlichen Erscheinungen akut einsetzen und nach Verlauf von Tagen wieder akut schwinden sah. Die Dauer des Prozesses schwankt von Tagen (Mackenzie, Matson, Rey, Hendric Lloyd, Chevalier, Solbrig u. a.) bis zu einigen Monaten. Von einzelnen werden noch Fälle mit der Dauer bis zu einem Jahre hierher gerechnet.

Im Gegensatz zu diesen akuten oder subakuten Fällen ist sonst der Verlauf des Morbus Basedowi im allgemeinen ein sehr chronischer, sich oft auf Jahre erstreckender. In einzelnen Fällen wurde die Dauer bis zu 20 Jahren und darüber beobachtet. Doch auch in diesen Fällen ist der Beginn ein akuter und treten auch hier, worauf wieder Gewicht zu legen ist, die maßgebenden Erscheinungen gleichzeitig oder wenigstens innerhalb so eng begrenzter Zeiten in die Erscheinung, daß meist nicht zu sagen ist, welches von den Symptomen zuerst aufgetreten ist. Daß, wie Renaut und Moebius wollen, ein Vorläuferstadium vorhanden ist, in welchem die ersten Erscheinungen längere Zeit schon in geringer Intensität vorhanden sind, bis dann ein äußerer Anlaß sie aus dem Stadium der Latenz bringt, könnte ich auf Grund meiner Erfahrungen nicht als allgemein gültig hinstellen. In der großen Mehrzahl der Fälle fehlt es, glaube ich, in einzelnen Fällen werden vage Erscheinungen vorher angegeben, doch ist es unmöglich zu entscheiden, ob sie schon dem Morbus Basedowi zugehören oder nur eine sonstige Reaktion auf das Trauma etc. sind, in seltenen Fällen ist die Deutung als dem Morbus Basedowi zugehörige Prodromalerscheinungen möglich.

Bei dem akuten Einsetzen der Erscheinungen ist es begreiflich, daß die Angaben über die Reihenfolge, in der die Symptome auftreten, variieren. Denn hier sind sicher individuelle Momente maßgebend und wir sind hier zumeist nur auf die Angaben der Kranken angewiesen. Es kommen Variationen in dem Auftreten der einzelnen Symptome in den verschiedenen Fällen vor, die in der somatischen Verfassung der Kranken bei Einsetzen des Morbus Basedowi begründet sind. So wie es Personen gibt, die bei Erregung mit Neigung zu Herzklopfen, andere die mit Neigung zu Erblassen oder mit Schweiß, wieder andere, die mit Diarrhoe, Erbrechen oder Harndrang reagieren, so werden sich solche Differenzen auch hier geltend machen müssen und wird auch hier die Beschaffenheit des Herzens und der Gefäße und deren Innervation, die Beschaffenheit der Schilddrüse etc. von Belang sein. Die Angaben über solche Veränderungen hängen aber noch von einer Reihe anderer Momente ab, wie von der Empfindlichkeit des Kranken gegen somatische Veränderungen, seiner Eitelkeit, seinem Berufe, seiner Umgebung, die ihn auf Veränderungen seines Aussehens aufmerksam macht oder nicht usw. In seltenen Fällen, die auch meist durch den protrahierten Verlauf sich kennzeichnen, treten die einzelnen Symptome in solchen Intervallen auf, daß die Angaben als verläßlich angenommen oder durch Beobachtung fixiert werden können. Daß es Fälle gibt, bei welchen die einzelnen Erscheinungen in sehr großen, Monate bis Jahre dauernden Intervallen auftreten, ist in der Literatur vereinzelt angegeben, ich habe Ähnliches nie gesehen.

Nachdem die Erscheinungen begonnen haben, erreichen sie meist auch schon in begrenzter Zeit ihre definitive Höhe. Auf dieser bleiben sie dann, von geringen

Schwankungen einzelner Symptome und von den Schwankungen jener Erscheinungen abgesehen, die nicht dem Morbus Basedowi zugehören, durch mehr oder weniger lange Zeit, eventuell dauernd, bestehen, um, wenn eine Besserung erzielt werden kann, allmählich an Intensität abzunehmen. Auch hier sehen wir dann in der Regel ein gleichmäßiges Schwinden aller Erscheinungen, wenn auch gewisse individuelle Momente eine Rolle spielen, oder gesetzte Veränderungen wie der Exophthalmus Ausnahmen bedingen können. In anderen Fällen bleibt der Zustand zunächst stationär, bis sich dann motiviert oder unmotiviert eine Verschlechterung einstellt. Die Zunahme aller Erscheinungen erfolgt wieder gleichmäßig, sie stellen sich nur auf ein höheres Niveau ein, auf dem sie dann wieder verbleiben. Die Verschlechterung nur eines Symptomes oder das Hinzutreten von neuen Erscheinungen, wie z. B. heftiges Erbrechen oder profuse Diarrhöen ohne Änderung auch der übrigen Erscheinungen ist nicht die Regel. Wir können solche Ereignisse beobachten, dann können wir aber auch zumeist die Tatsache feststellen, daß diese Schwankungen nicht eigentlich Basedowsymptome betreffen, sondern durch rein zufällige Komplikationen bedingt sind oder Teilerscheinung der abnormen Konstitution und darauf fußender Erkrankungen darstellen Das Proteus artige, Unruhige, stark Schwankende wird nicht durch den Morbus Basedowi als solchen bedingt. Starke, rasch auftretende und rasch wieder verschwindende Verschlechterungen, gewissermaßen Paroxysmen, gehören gewiß zu den Ausnahmen. Auch im Rückgehen der Erscheinungen können sich noch solche Verschlechterungen einstellen. Häufig kommt es auch, nachdem schon eine mehr oder weniger vollständige Heilung eingetreten war, zu einem neuerlichen Auftreten der Erscheinungen. Dieses Stadium der Remission oder nach Renaut der Toleranz kann in manchen Fällen Jahre dauern. Leider ist die Neigung zu Rezidiven eine unangenehme Eigenschaft des Morbus Basedowi, die durch keine Therapie ausgeschaltet werden kann.

Das Verhalten der einzelnen Fälle in bezug auf den Verlauf ist ganz verschieden. Die Regel ist wohl der chronische Verlauf mit Phasen von Verschlechterungen und Rezidiven. Es gibt aber Fälle, bei welchen die Erscheinungen durch die ganze Zeit, ohne beeinflußt werden zu können und ohne wesentliche Verschlechterungen aufzuweisen, unverändert anhalten und zwar auch bei verhältnismäßig leichten Fällen. In anderen Fällen dauert die Erkrankung nur kurze Zeit und tritt schon nach Wochen ein deutliches Zurückgehen der Symptome auf, das in eine definitive Heilung übergehen kann; dies kann auch in Fällen geschehen, in welchen die Erscheinungen im Beginne sehr schwere waren. In anderen Fällen wieder verläuft der Morbus Basedowi chronisch mit wiederholten Verschlechterungen durch Jahre, bis sich dann plötzlich eine nicht mehr erwartete Besserung einstellt oder wir sehen Fälle mit jahrelangem milden Verlauf plötzlich akut werden und in kurzer Zeit zum Tode führen.

Einen Fall von in Paroxysmen gleichzeitig mit tabischen Krisen und mit Anfällen von Asthma auftretendem Morbus Basedowi beschreibt Curschmann jun.

Außerdem beeinflussen noch andere Momente, wie Geschlecht, Alter, interkurrente Ereignisse, wie Gravidität etc. den Verlauf des Morbus Basedowi. Liegen darüber auch keine einheitlichen Angaben vor, so ergeben sich doch auch hier in manchen Beziehungen interessante Tatsachen.

Geschlecht. Den Einfluß des Geschlechts auf die Morbidität haben wir schon an anderer Stelle (vgl. Ätiologie, Pathogenese) hervorgehoben. Die tiefgreifende Verschiedenheit in der somatischen Organisation der Geschlechter ist aber scheinbar nicht nur für die Häufigkeit des Erkrankens beim weiblichen Geschlecht verantwortlich, sondern bedingt auch eine Reihe von weiteren

Differenzen. So findet sich zunächst, wie bereits Wyne Foot hervorgehoben hat, der Morbus Basedowi bei Männern durchschnittlich in höherem Alter als bei Frauen, eine Tatsache, die seither wiederholt bestätigt wurde (Buschan, Daubresse, Dumas, Mendel und Tobias, Pic und Bonnamour, Puzin). Die größte Anzahl der Fälle fällt nach Mendel und Tobias, Puzin in das vierte Lebensjahrzehnt. Dann liegen auch Angaben vor, nach welchen die Symptome bei den Geschlechtern differente sind. So geben Pic-Bonnamour, Puzin an, daß bei Männern öfter die Augensymptome fehlen sollen, eine Angabe, die Daubresse, Mendel und Tobias nicht bestätigen konnten, ebenso geben Daubresse, Pic und Bonnamour, Puzin an, daß beim Manne die Schilddrüsenschwellung meist vorhanden und ausgesprochen ist, während Mendel und Tobias Fälle mit fehlender oder geringgradiger Struma beim Manne häufiger als bei der Frau finden. Ziemliche Übereinstimmung findet sich darüber, daß beim männlichen Morbus Basedowi die nervösen Störungen stärker betont sind und daß insbesondere Psychosen häufiger vorkommen (Boiteau, Brunet, Mendel und Tobias, Pic und Bonnamour, Puzin), nur Daubresse glaubt, daß nervöse Störungen hier später auftreten. Differente Erscheinungen in der Geschlechtssphäre berichten Mendel und Tobias, Stern; erstere finden bei Männern eher eine Abschwächung, bei Frauen nicht selten erhöhte Sinnlichkeit, Stern sah bei Männern öfter Ejaculatio praecox und mangelhafte Steifung des Gliedes. Ein wesentlicher Unterschied liegt auch in dem schwereren und rascheren Verlauf des Morbus Basedowi bei Männern, so daß er eine ungünstigere Prognose gibt (Bérard und Poncet, Berg und Ackermann, Daubresse, Eichhorst, Garré, v. Graefe, Gowers, Jabulay, Kocher, Fr. Kraus, v. Mikulicz, Mannheim, Moebius, Pic und Bonnamour, Rendu), nur Mendel und Tobias finden die Prognose in bezug auf die Gutartigkeit bei beiden Geschlechtern gleich. Von Komplikationen finden sich nach Mendel und Tobias bei Männern häufiger Gefäßwandverhärtung, bei Frauen die Kombination mit Hysterie.

Alter. Sehr deutlich tritt uns die Bedeutung des konstitutionellen Momentes in dem Einflusse des Alters entgegen. Der Morbus Basedowi ist im Kindesalter eine viel seltenere Erkrankung, es tritt dabei die stärkere Bevorzugung des weiblichen Geschlechts nicht so zutage und außerdem verläuft er im allgemeinen viel milder. Soweit man aus den vorliegenden Berichten entnehmen kann, finden sich im allgemeinen dieselben Erscheinungen, wie beim Morbus Basedowi der Erwachsenen, doch scheint der Exophthalmus nicht hochgradig (Schkarin) und seltener zu sein (nach Sattlers Zusammenstellung fehlt er in ca. 40%), ebenso ist die Schilddrüsenschwellung meist geringer und ebenso die allgemein nervösen Symptome. Der Verlauf ist im ganzen milder, von kurzer Dauer, mit weniger Todesfällen (ca. 10%) und mehr Tendenz zur Heilung (Sattler). Das Einsetzen der Erscheinungen erfolgt nach Sattler ganz allmählich, während Schkarin gerade angibt, daß sich die Erscheinungen viel schneller entwickeln. Bemerkenswert ist ferner die Tatsache, daß die Pulsfrequenz auch in schweren Fällen nicht hochgradig ist (Sattler) und daß Pulsarhythmie sehr selten zur Beobachtung gelangt (Schkarin), obwohl ja bei Kindern die Neigung zu respiratorischer Arhythmie groß ist. Hervorzuheben ist der Umstand, daß sich verhältnismäßig häufig Chorea oder choreatische Bewegungsstörungen angegeben finden, was auf die physiologische Neigung des Kindesalters zu diesen Erscheinungen zu beziehen ist. Nach Steiner soll auch schon im Kindesalter eine Kombination mit Hysterie sehr häufig sein (in ca. der Hälfte der Fälle). Sonstige Differenzen sind wohl auf die verhältnismäßig geringe Zahl der untersuchten Fälle zu beziehen. Interessant wäre hier das Verhalten der Temperatur. Nach Sattler soll sich Hyperthermie, im Gegensatze zum Verhalten der Kinder sonst, bei Morbus Basedowi selten finden. Ich selbst habe über den Morbus Basedowi bei Kindern zu wenig Erfahrung, um darüber ein abschließendes Urteil zu haben, wenn aber nicht die geringere Intensität der Fälle daran schuld ist, wäre dies ein schwer zu erklärendes Verhalten.

Ebenso selten wie im Kindesalter ist der Morbus Basedowi im Greisenalter. Ob hier der Morbus Basedowi auch gewisse Eigentümlichkeiten aufweist, wie zu erwarten ist, ist bisher nicht bekannt. Nur Grawitz gibt an, daß es scheint, als ob im Greisenalter die formes frustes relativ häufiger sind.

Individuelle Momente. Zur Erklärung des verschiedenen Verhaltens einzelner Symptome und ihrer Eigenart mußten wir wiederholt auf individuelle Momente rekurrieren. Solche müssen auch zur Erklärung des differenten Verlaufes mit herangezogen werden. Wenn wir auch darüber nur ganz mangelhaft orientiert sind und nur in einem Teil der Fälle greifbare Anhaltspunkte gewinnen können, so haben wir doch anderseits Erfahrungen, welche diesen Schluß nahelegen. So kennen wir die abnorme Ermüdbarkeit und Erschöpfbarkeit, die Vulnerabilität und abnorme Reaktion gegen äußere Einflüsse als eine Teilerscheinung der asthenischen Konstitution, wissen, daß bei solchen Personen oft ein geringfügiger Anlaß genügt (Magenkatarrh, geringer psychischer Insult), um eine schwere Dekonstitution des Individuums herbeizuführen, enorme Gewichtsstürze, Depressionen zu verursachen, die eventuell nicht mehr auszugleichen sind, und haben gesehen, daß ähnliche Vorgänge auch in gewissen Fällen von Morbus Basedowi mit rapider Abmagerung etc. angenommen werden müssen, für welche wir die Stoffwechselstörung allein nicht verantwortlich machen können. Es wird uns daher die Annahme nahegelegt, daß in manchen Fällen für den rapiden Verlauf neben der Intensität des Prozesses solche konstitutionelle Anomalien in Betracht kommen. Es wäre dann die auffallende geringe Resistenz gegenüber äußeren Schädlichkeiten, die H. Schlesinger als eine charakteristische Erscheinung des akuten Morbus Basedowi deutet, nicht ein Symptom desselben, sondern ein konstitutionelles Moment, die Ursache für den abnormen Verlauf. Die Fälle dieser Art, die ich gesehen habe, würden in diesem Sinne sprechen. Daß konstitutionelle Momente, wie die Neigung zu Anginen, die angeborene Enge des Gefäßsystems, die Neigung zu Gelenkrheumatismus, oder pulmonalen Erkrankungen, ebenso wie die abnorme Entwicklung der Geschlechtsdrüsen mit frühzeitiger Involution etc., die wir in einzelnen Fällen finden, den Verlauf beeinflussen müssen, liegt auf der Hand. Dasselbe gilt auch für das Auftreten von Psychosen, für die neben äußeren Momenten die neuropathische Belastung von wesentlicher Bedeutung ist. Die Rolle des konstitutionellen Momentes in der Beeinflussung des Verlaufes durch Alter und Geschlecht haben wir bereits erwähnt. Es ist daher die Annahme begründet, daß das individuelle Moment, das für den Verlauf des Morbus Basedowi von wesentlichem Elnfluß ist, neben exogenen Faktoren auch durch endogene in der Konstitution gegebene bestimmt wird.

Akzidentelle Momente. Ebenso wie psychische Einflüsse, sexuelle Erregungen, körperliche Überanstrengung etc. ätiologisch für das Auftreten des Morbus Basedowi in Betracht kommen, so können sie auch den weiteren Verlauf beeinflussen. Einiges Interesse verdient hier die Tatsache, daß auch durch den operativen Eingriff eine Verschlechterung bewirkt werden kann. Über den Einfluß der Schwangerschaft bestehen noch divergente Anschauungen (vgl. Genitale).

Dauer der Erkrankung. Eine Vorhersage über die Dauer der Erkrankung läßt sich unter solchen Verhältnissen nicht geben und die Stellung einer

Prognose bei Morbus Basedowi quoad durationem ist eine der undankbarsten Aufgaben. Es variiert die Dauer der Erkrankung von Tagen bis Jahren. Fälle von 20jähriger Krankheitsdauer und darüber sind wiederholt beobachtet (Mackenzie, Přibram, Thompson u. a.). Im allgemeinen müssen wir aber beim Morbus Basedowi mit einer chronischen, mindestens auf Monate, viel häufiger auf Jahre sich erstreckenden Krankheitsdauer rechnen. Eine gewisse Möglichkeit, die voraussichtliche Dauer zu schätzen, geben nur die ganz akut und stürmisch einsetzenden Fälle mit schweren zerebralen Erscheinungen, rascher Kachexie, Ikterus etc. Bemerkenswert ist die Angabe von Plummer, der sich auf das große Material von Mayo stützt, nach welcher die Erkrankung sich meist rasch entwickelt, den Höhepunkt meist im zweiten Halbjahre erreicht und nicht über 4 Jahre anhält. Auch White gibt die Zeit, in welcher die Fälle, die Tendenz zur Heilung haben, ablaufen, durchschnittlich mit 4—5 Jahren an. Stern hält die Fälle von langer Dauer für selten, weil sich bei längerer Krankheitsdauer die Gefahr einer Wendung zum Schlimmen Geltung verschafft.

Ausgang. Die Anschauungen über den Ausgang der Basedowschen Krankheit sind ziemlich divergent. Dies hat großen Teiles darin seinen Grund, daß der Morbus Basedowi eine verhältnismäßig seltene Erkrankung ist, die meisten Beobachter nur über eine geringe Anzahl von Fällen verfügen und ferner darin, daß der Morbus Basedowi eine auf lange Zeit sich erstreckende Erkrankung ist, so daß wir für gewöhnlich nur eine Phase und nicht den ganzen Verlauf zu sehen bekommen. Dadurch ist es gegeben, daß der Eindruck, den jeder Beobachter gewinnt, von einer Reihe von Zufälligkeiten bestimmt wird. Dazu kommt die Divergenz in den Anschauungen, was alles dem Morbus Basedowi zugezählt werden soll, so daß mit ganz verschiedenem Materiale gearbeitet wird. Schließlich muß das Material der Krankenanstalten und das aus den sozial besser gestellten Klassen der Privatpraxis wegen der verschiedenen Prognose (Gowers, v. Noorden) zu differenten Schlüssen führen.

Noch weitere Fehlerquellen kommen für die vorliegenden Statistiken in Betracht. Bei diesen Zusammenstellungen aller in der Literatur publizierten Fälle und ihres Ausganges bekommen wir zwar Überblick über größere Reihen, aber keine richtigen Zahlen. Veröffentlicht werden für gewöhnlich nur schwere oder interessante Fälle, die einen unbestimmten Bruchteil aller Fälle repräsentieren (Sattler), dann sind in den Statistiken Fälle von ungleich langer Dauer für verallgemeinernde Schlüsse verwertet. Es sind aber die Mortalitätszahlen auch abhängig von der Dauer der Beobachtung. Wenn wir dieselben Fälle nach 5, 10 und 20 Jahren wieder nachsehen, so werden immer mehr gestorben sein und schließlich müssen wir eine Mortalität von $100^0/_0$ erhalten. Ferner ist in den Statistiken nicht Rücksicht genommen auf die Todesursache, oder die Angaben basieren zum Teil auf Totenbeschaudiagnosen, die außerhalb der Spitäler gemacht wurden und die durchaus nicht verläßlich sind. Auch für den günstigen Ausgang müssen die Angaben sehr divergieren, weil auch hier über den Begriff Heilung divergente Auffassungen maßgebend sind. Bei kurzer Beobachtung können Fälle als geheilt imponieren und als solche in die Statistik aufgenommen werden, die später wieder Erscheinungen zeigen. Wir werden daher die vorhandenen Zahlen nur mit größter Reserve verwenden können und abwarten müssen, bis Statistiken vorliegen, die allen Umständen möglichst Rechnung tragen, wie der sozialen Stellung, die nur wirklichen Morbus Basedowi einbeziehen und darauf Rücksicht nehmen, ob schwere oder leichte Fälle einbezogen sind und dann, ob Dauerbeobachtungen vorliegen oder nicht, die den Begriff der Heilung genügend fixieren, die Dauer der Erkrankung bei Verwertung der Mortalitätszahlen berücksichtigen etc.

Die Mortalität des Morbus Basedowi ist zunächst verschieden, je nachdem wir es mit akutem Morbus Basedowi oder mit dem chronisch verlaufenden zu tun haben. In den akuten Fällen mit stürmischem Einsetzen und von Beginn an schweren Erscheinungen mit Psychosen etc. ist die Mortalität eine große. Wenn sie Mackenzie für diese Fälle mit 30% angibt, so ist diese Zahl gewiß nicht zu hoch.

Für die chronischen Fälle schwanken die Angaben von $0,25\%$ (Eulenburg) bis 25% (Charcot, Gaill, Mackenzie). Dazwischen liegen alle möglichen Werte: zwischen $5-10\%$ würden Cheadle, Nonne, West, zwischen $10-15\%$ Buschan, v. Dusch, Graefe, Thompson, Williamson, zwischen $15-20\%$ Bellingham, Cheadle liegen. Dabei scheint aber die Todesursache, ob Folge des Morbus Basedowi oder durch eine Komplikation gegeben, nicht genügend berücksichtigt. Von welchem Einflusse dies aber sein kann, geht z. B. aus den Angaben von White, R. Baker hervor. Ersterer findet bei Dauerbeobachtung von 12 Fällen 9 gestorben, davon 7 an Veränderungen, die mit dem Morbus Basedowi nichts zu tun haben und 2 an plötzlichem Tode ohne nachweisbare Todesursache, die auch nicht ohne weiteres dem Morbus Basedowi in die Schuhe geschoben werden kann; vielleicht kommt hier ein Status thymicolymphaticus in Betracht. Ebenso findet Baker von 50 nachuntersuchten Fällen 6 Todesfälle nur durch Komplikationen bedingt. Bei Berücksichtigung der Todesursache finden wir eine auf den Morbus Basedowi zu beziehende Mortalität bei Clarke in $11,9\%$, Eppinger $5,1\%$, Mackenzie 12%, Roeper $7,8\%$, Syllaba $17,6\%$, Stern $13,3\%$, White $14,7\%$; Sattler findet als Mittelzahl 11%. White kommt auf Grund der Ergebnisse der Statistiken der Lebensversicherungsgesellschaften für dasselbe Alter und unter Berücksichtigung der verschiedenen Fehlerquellen zu dem Schlusse, daß die Mortalität bei Morbus Basedowi etwas, aber nicht wesentlich, größer sei als bei Gesunden. Stern kommt zu der gegenteiligen Ansicht, daß durch den Morbus Basedowi die Lebensdauer wesentlich verkürzt wird, daß der Tod $2-3$ Dezennien früher eintritt, als nach der durchschnittlichen Lebensdauer zu erwarten gewesen wäre. Nach White führt der Morbus Basedowi selten zum Tode. Für die verhältnismäßig hohen Zahlen kommt der Umstand in Betracht, daß die Mortalität in diesen Beobachtungen aus Dauerbeobachtungen stammt (Stern bis 14 Jahre, Syllaba bis 13 Jahre, White durch $15-20$ Jahre), die niedrigen Zahlen Eppingers und Roepers sind zum Teil darauf zurückzuführen, daß sie sich auf viel kürzere Zeiträume der Beobachtung beziehen.

Als Todesursachen, die mit dem Morbus Basedowi in Zusammenhang zu bringen sind, finden wir am häufigsten Erschöpfungszustände des Herzens und Herztod, Erschöpfung durch hochgradige Abmagerung, anhaltende Durchfälle, unstillbares Erbrechen. In den akuten Fällen finden sich stürmische Erscheinungen und finale Temperatursteigerungen, ohne daß bei der Autopsie ein Befund zu erheben wäre (West). Seltener ist der letale Ausgang bedingt durch psychische Störungen. Von interkurrenten Affektionen oder Komplikationen kommen der Diabetes, dann interkurrente pulmonale Affektion, wie Tuberkulose, Pneumonie, ferner die rheumatischen Erkrankungen, wie akuter Gelenkrheumatismus, Endocarditis, Herzklappenfehler, Pleuritis, Pericarditis oder anderweitige Infektionen, insbesondere Gastroenteritis, dann seltenere Ereignisse, wie Magengeschwür, Hirnhämorrhagie, Erstickung durch Glottisverschluß (Cheadle), Thrombose der Vena cav. sup. (Stockton und Woehnert), Sinusthrombose (Kaliebe) in Betracht.

Die Heilungsaussichten bei Morbus Basedowi werden verschieden angegeben, je nachdem die Beobachter eine absolute Heilung im Auge haben, bei welcher die Erscheinungen restlos schwinden, oder eine relative (Eulenburg), bei welcher ein oder die andere Erscheinung bestehen bleibt, der Kranke aber keine Beschwerden hat und arbeitsfähig ist; praktisch kommt wohl nur letzteres in Betracht.

Das Vorkommen absoluter Heilungen steht außer Zweifel, solche Fälle wurden wiederholt beobachtet (Ewald, Fr. Kraus, Klemperer, eigene Beobachtungen u. a.), wenn auch zugegeben werden muß, daß es nicht häufig ist; von einzelnen wird dieses Ereignis sogar als selten angegeben (Eichhorst, Gowers, Maude, Murray, Newton-Pitt, Rehn, Saundby, Strümpell u. a.). Die relative Heilung, die von anderen nur als wesentliche Besserung bezeichnet wird, ist der häufigste Ausgang des Morbus Basedowi. Stern, der nur eine relative Heilung bei Morbus Basedowi findet, nimmt sie in 48 % an. Daß die absolute Heilung relativ selten angetroffen wird — Williamson gibt 15 % an —, liegt in der Natur der Sache. Gewisse Symptome, wie der Exophthalmus können sich nach längerem Bestande infolge der aufgetretenen geweblichen Veränderungen nicht mehr rückbilden, andere, die Teilerscheinungen der abnormen Konstitution sind, können, wenn sie durch den Morbus Basedowi manifest gemacht wurden, wieder schwinden, sie bleiben aber, wenn sie vorher schon vorhanden waren und nur eine Potenzierung erfuhren, weiterhin bestehen, können sogar bei Rückgehen der Basedowerscheinungen eine Verschlechterung aufweisen. Bei der Schwierigkeit, die einzelnen Symptome richtig zu deuten, geht dann ein Teil der Fälle als nur gebessert und nicht als geheilt. Daher finden sich in den Prozentzahlen der als geheilt geführten Fälle große Differenzen, während sich diese ausgleichen, wenn wir die Summe der geheilten und gebesserten Fälle zusammenfassen. Die geheilten Fälle kann man meiner Erfahrung nach durchschnittlich mit ca. $\frac{1}{4}$ der Fälle nehmen, die Zahl der gebesserten mit weiteren $\frac{2}{4}$, so daß die Zahl der geheilten und einer mehr oder weniger großen Besserung zugänglichen Fälle $\frac{3}{4}$ der Gesamtzahl ausmachen würde; nur in einem Viertel kann man annehmen, daß die Krankheitserscheinungen unverändert bleiben, sich verschlechtern oder daß der letale Ausgang eintritt. Beide letztere Möglichkeiten halten sich so ziemlich die Wage, so daß auf die letalen Fälle ca. ein Achtel der Gesamtfälle kommt. Griffith, Mackenzie geben die Zahl der geheilten oder gebesserten Fälle nur mit 50 % an, v. Dusch, Graefe, mit 20, Gowers mit 25, H. Müller mit 22, Syllaba mit 26 %, White nimmt 60, Jackson 75 % Heilungen an. In der folgenden Tabelle sind einige Zahlen aus größeren Beobachtungsreihen angeführt, bei welchen die Resultate durch Jahre kontrolliert erscheinen, die wir daher als Dauerresultate ansprechen können,

	Zahl der Fälle	% geheilt	% gebessert	% Summe der geheilten und der gebesserten	% der ungeheilten und letalen
Clarke . .	42	42,8	35	77,8	22,2
Jakson . .	56	75	7	82	18
Murray . .	40	20,2	55	75,2	24,8
Syllaba . .	51	33,3	19,6	52,9	47.1
White . .	102	59,7	20,5	80,2	19,8

In diesen Zahlen sind leichte und schwere Fälle inbegriffen. Fassen wir die leichteren Fälle allein in das Auge, so ist für diese die Heilungsmöglichkeit eine viel größere. Für diese ist die Heilung die Regel (Ballet, Přibram), womit auch meine Erfahrungen übereinstimmen.

Die eintretenden Heilungen sind in einer großen Anzahl von Fällen wirkliche Dauerheilungen, die sich auch auf viele Jahre erstrecken können. Ich kenne Fälle, bei welchen die Heilung 15—20 Jahre anhielt, darunter eine Kranke, die noch mein Vater behandelte, mit schwerem Morbus Basedowi, bei der die Heilung sicher über 30 Jahre anhielt und die im Alter von 78 Jahren an Altersschwäche starb. Solche Fälle von 20 Jahre und darüber anhaltender Heilung sind wiederholt beobachtet (Cheadle, Oppenheim, Přibram, Teissier u. a.). Dabei kann sich die Heilung noch einstellen in schweren Fällen mit bedrohlichen Erscheinungen und schon langer Dauer (v. Basedow, Bäumler, Chvostek, Elliot, Friedreich, v. Graefe, Graves, Kocher, Oppenheim, Přibram, Romberg, Sutton, Stern u. a.), wenn auch die Aussichten auf Heilung um so ungünstiger werden, je länger der Fall dauert und je schwerer er ist. Oppenheim, der die leichten Fälle als günstig für die Heilung ansieht, glaubt, daß die Heilung bei langer Dauer, Marasmus und Herzschwäche wenig Aussicht hat. Aber selbst da kann sie noch eintreten und ich kenne Fälle von sehr langer Dauer, bei welchen das Herz so miserabel war, solche Attacken von Herzschwäche vorhanden waren und eine solche Prostration vorlag, daß der Exitus stündlich zu erwarten stand, wo trotzdem noch Heilung erzielt werden konnte. Halten wir uns an alle diese Tatsachen, so können wir Gowers und Dumontpellier nicht beipflichten, die angeben, daß bei ausgesprochenen Symptomen nie wirkliche Heilung, selten mehr als mäßige Besserung erzielt wird.

Die Prognose des Morbus Basedowi ist nach unserer Erfahrung eine wesentlich günstigere, als dies namentlich in letzter Zeit von seiten der Chirurgen angenommen wird. Es ist der Morbus Basedowi eine Erkrankung, die nur in verhältnismäßig seltenen Fällen selbst zum Tode führt, die eine natürliche Tendenz zur Besserung (R. Baker) und große Wahrscheinlichkeit für die Genesung hat (Přibram). Nützen wir die natürliche Tendenz aus und unterstützen die Bestrebung durch entsprechende Maßnahmen, so sind so günstige Resultate zu erzielen, wie selten bei einer anderen chronischen Erkrankung. Hier spielen soziale Verhältnisse eine entscheidende Rolle (Gowers, v. Noorden). Unter günstigen sozialen Verhältnissen ist mit geringen Ausnahmen die Annahme Charcots zutreffend, daß die Heilung des Morbus Basedowi nur eine Frage der Zeit ist. Auch Murray glaubt, daß die Prognose im allgemeinen zu pessimistisch gestellt wird, da die Erfahrung zeigt, daß eine beträchtliche Anzahl von Fällen auch ohne Operation gebessert oder geheilt wird.

In einer kleinen Anzahl von Fällen fehlt die Tendenz zur Besserung, die Fälle trotzen jeder Therapie und sind auch durch wiederholte Operationen nicht zu beeinflussen. Vereinzelt ist auch ein Übergang in Myxödem beobachtet worden (vgl. Komplikationen).

Vorkommen. Soweit Berichte vorliegen, scheint der Morbus Basedowi über die ganze Erde verteilt vorzukommen. Außer Europa finden sich Angaben vor über Amerika, Indien, Japan. Viel Wert kommt den vorliegenden Angaben nicht zu, namentlich sind Schlüsse über die Ausbreitung der Erkrankung und die stärkere Beteiligung einzelner Länder nicht möglich. Von vielen Territorien fehlen Angaben über das Vorkommen und die Häufigkeit, dann spielt hier der Umstand eine wesentliche Rolle, ob die forme fruste mitgezählt wird oder nicht, was bisher nicht auseinandergehalten erscheint, so daß es mehr von dem Beobachter, als von der Gegend abhängt, ob dort der

Morbus Basedowi als häufig oder selten vorkommend angegeben wird. Wieweit solche Dinge in Frage kommen, zeigen z. B. die Zahlen von Päßler, der von allen seinen Jenenser Kranken 2% an Morbus Basedowi erkrankt fand und von Kuhn, der für die Berliner Rekruten einen Prozentsatz von 5% von Morbus Basedowi findet, Kroug, der für die russischen Ostseeprovinzen einen Prozentsatz von 3—13% und v. Holst, der für dieselbe Gegend 7% bekommt. Einige Tatsachen scheinen sich jedoch mit einiger Übereinstimmung zu ergeben, so daß sie berücksichtigt werden können. Da ist zunächst der Umstand, daß sich der Morbus Basedowi in Kropfgegenden auffällig selten oder wenigstens nicht häufiger findet, als in kropffreien Gegenden (E. Bircher, Fr. Kraus, Broers, Savage u. a.), obwohl auch hier gegenteilige Angaben vorliegen (Eichhorst, Frank Billings u. a.). Vielleicht scheint auch in einzelnen Gegenden der Morbus Basedowi wirklich häufiger vorzukommen, wie dies für einzelne Gegenden Englands aus den Angaben von Murray, Mackenzie, Burton u. a. hervorgehen würde. Interesse verdient eine Beobachtung von Hand, daß während einer vorübergehenden Kropfendemie in einer Schule Amerikas auch gleichzeitig unter den Kindern Morbus Basedowi auftrat.

Der Morbus Basedowi ist eine seltene Erkrankung, die Angaben über die Häufigkeit schwanken naturgemäß. Abgesehen von der Einbeziehung der forme fruste kommt die Art des Krankenmateriales, das dem Arzte zur Verfügung steht und noch eine Reihe von Momenten in Betracht. Es schwanken daher die vorliegenden Angaben von 0,1‰ Haab, 0,09% West bis zu den früher erwähnten enormen Zahlen. Holmgreen findet für seine Fälle ca. 1,26% mit Einschluß der Fälle von forme fruste, die ungefähr die Hälfte ausmachte, so daß sich nach Ausschluß dieser ein Prozentsatz von 0,6 für den Morbus Basedowi ergeben würde. Aravandinos gibt ihn als sehr selten in Athen an.

21. Kapitel.

Diagnose.

Die Diagnose des Morbus Basedowi bereitet uns in typischen Fällen, in welchen alle Kardinalsymptome vorhanden sind, keine Schwierigkeiten und die Erkrankung ist schon auf den ersten Blick zu erkennen. Schwieriger gelingt es, wenn nur eines oder das andere dieser Symptome vorhanden ist, was glücklicherweise nicht allzu häufig vorkommt. Je mehr aber in einem Falle von den Kardinalsymptomen fehlt und je mehr dafür die sogenannten Nebensymptome prävalieren, von welchen wir gesehen haben, daß sie zum Teil gar nicht vom Morbus Basedowi abhängen, desto schwieriger muß sich natürlich die Diagnose gestalten. Hier ist sie oft nur unter Berücksichtigung aller Kautelen, oft erst durch die Kenntnis der Anamnese, nach der Beobachtung des Verlaufes etc. möglich, vielfach aber ganz unmöglich.

Im allgemeinen wird unserer Erfahrung nach der Morbus Basedowi viel zu häufig diagnostiziert. Er wäre, wenn wir uns an die Zahlen einzelner Beobachter halten, eine sehr häufige Erkrankung, während er doch im Gegenteile als eine sehr seltene gelten kann. Die Ursache für diese Differenz ist, wie wir gesehen haben, darin zu suchen, daß man in den letzten Jahren immer neue Symptome bei Kranken mit Morbus Basedowi kennen gelernt hat, die man als dieser Erkrankung zugehörig gedeutet hat, wodurch der Symptomenkomplex eine ungeahnte Erweiterung erfuhr. Dadurch nun, daß man die so vielseitigen und wechselnden Symptome in den Vordergrund rückt, diesen Nebensymptomen nahezu dieselbe Bedeutung zumißt, wie den Kardinalsymptomen und die Diagnose eines Morbus Basedowi auf solche Nebensymptome allein stützen zu können glaubt, kommt es, daß dem Morbus Basedowi eine ganze Reihe von Fällen angegliedert werden, die nicht Morbus Basedowi sind, mit ihm nur eine äußere Ähnlichkeit besitzen, von ihm aber strikte zu trennen sind (vgl. hierzu forme fruste, 20. Kap.).

Der Morbus Basedowi ist, wenn wir den Nebensymptomen ihre richtige Stellung zuweisen, gar keine proteusartige, im Gegenteile eine sehr monotone Erkrankung, die nur gewisse individuelle Variationen aufweist, je nach der Reaktionsfähigkeit des Organismus, in dem sie sich entwickelt. Die Kardinalsymptome, die den Kern der Erkrankung bilden, zeigen durchaus keine so wesentlichen Differenzen in ihrem Verhalten, wie vielfach angenommen wird, wenn wir uns an Fälle halten, bei welchen die Diagnose eines Morbus Basedowi wirklich begründet ist. Der Verlauf der Erkrankung ist in gewissen Grenzen ein ganz typischer. Sie setzt meist akut ein und es treten die einzelnen Symptome so auf, daß sie ungezwungen auf ein einziges auslösendes Moment bezogen werden können. Auch in den mehr chronischen Fällen sehen wir alle hierher gehörigen Erscheinungen innerhalb kürzerer Zeit von höchstens Wochen bis Monaten auftreten, würden aber wahrscheinlich dasselbe Verhalten wie bei den akuten Fällen sehen, wenn wir nicht allein auf die Angaben der Kranken über diesen Punkt angewiesen wären. Dieses Verhalten ist wichtig, oft von ausschlaggebender Bedeutung und muß bei der Diagnose stets im Auge behalten werden. Ebenso charakteristisch ist der weitere Verlauf. Es treten die Erscheinungen zugleich und so auf, daß sich der ganze Symptomenkomplex in kürzerer Zeit zur vollen Höhe entwickelt und die Erscheinungen zeigen im weiteren Verlaufe, wenn Remissionen und Exazerbationen vorkommen, ein gleichsinniges Verhalten. Gewisse Divergenzen können sich immerhin ergeben, für die dann zumeist auch ein zutreffender Erklärungsgrund gefunden werden kann. So ist es selbstverständlich, daß sich nach längerem Bestande der Erkrankung, wenn dem Exophthalmus z. B. bereits eine abnorme Fettbildung in der Orbita zugrunde liegt oder wenn sich in der Struma schon sekundäre Veränderungen entwickelt haben, diese Erscheinungen bei Eintritt einer Heilung nicht oder wenigstens nicht so rasch wie die übrigen Symptome sich rückbilden können. In anderen Fällen treten wieder die Erscheinungen einzelner Organe stärker in den Vordergrund. So kann z. B., wenn das Herz vorher schon geschädigt war, eine verhältnismäßig geringe Zunahme der Erkrankung schon schwere kardiale Störungen setzen, die auch bei Rückgehen der sonstigen Erscheinungen persistent bleiben können. Dabei ist es irrelevant, ob die Schädigung des Herzens etwa durch eine angeborene Enge des Aortensystems oder durch einen vorher abgelaufenen Gelenkrheumatismus und seine Folgen bedingt war. Begreiflich ist es auch, daß, wenn bei jemandem z. B. vorher schon die Neigung zu Erröten, zu Schweißen, zu Herzklopfen bestanden hat, diese auch dann bestehen bleiben wird, wenn der Morbus Basedowi wieder zum Schwinden kommt. Wenn wir von solchen Differenzen absehen, die durch die Dauer der Erkrankung, durch die in individuellen Momenten gelegene stärkere Betonung oder größere Resistenz eines Symptomes gegeben sein können, so sind das Einsetzen der Erscheinungen und ihr Verlauf im großen und ganzen gleichförmig. Wir finden in den schweren und auch in den ganz leichten Fällen immer wieder dasselbe Verhalten.

Wir haben in der Beobachtung des Verlaufes, in dem gleichzeitigen Auftreten der Erscheinungen und ihrem gleichsinnigen Schwanken einen für die Diagnose des Morbus Basedowi wichtigen

Anhaltspunkt. Halten wir uns an diese Kriterien, so wird, worauf auch seinerzeit R. Stern mit Recht verwiesen hat, eine große Reihe von Fällen, die irrtümlich hierher gezählt werden, ausgeschieden werden können. So wird man eine Hysterie, bei welcher seit der Pubertät ein stärkerer Hals als degeneratives Stigma vorhanden ist und die seit jeher die Neigung hat, mit Herzklopfen zu reagieren, wenn sie nach einem psychischen Insult abmagert und stärkeres Herzklopfen zeigt, gewiß nicht als Morbus Basedowi ansprechen können. Ebensowenig kann es z. B. bei einem Falle geschehen, bei welchem ein Exophthalmus vorhanden ist, der aber familiär oder in der Rasse begründet ist, und bei welchem sich später durch Nikotinabusus Tachykardie und Tremor einstellt, bei dem dann Jahre später ein Kropf auftritt und der endlich dann durch chronischen Alkoholmißbrauch oder sonst eine Ursache eine Darmaffektion mit Diarrhöen bekommt und abmagert.

Ein weiterer Behelf für die Diagnose von nicht zu unterschätzender Bedeutung ist in dem Alter und Geschlecht der Kranken gelegen. Die Tatsache, daß der Morbus Basedowi so ungleich viel häufiger Frauen als Männer befällt, wird uns mit der Annahme eines Morbus Basedowi beim Manne vorsichtiger sein lassen, namentlich wenn sonst nicht alles klappt. Hierzu kommt dann der Umstand, daß bei Morbus Basedowi die größte Zahl der Fälle in das Alter von 20—40 Jahren fällt, während wir gerade zur Zeit der Pubertät und im Klimakterium Erscheinungen auftreten sehen, die, wenn sie in gewissen Gruppierungen vorhanden sind, Ähnlichkeit mit dem Morbus Basedowi haben, von ihm aber zu trennen sind. Auf diese Fehlerquelle ist z. B. die Angabe über die große Zahl der Fälle von forme fruste im jugendlichen Alter und die häufige Beteiligung des männlichen Geschlechts zu dieser Zeit zu beziehen, der wir von seiten einzelner Autoren begegnen.

Für die Diagnosenstellung des Morbus Basedowi muß endlich die Tatsache im Auge behalten werden, daß den einzelnen der bei dieser Erkrankung vorhandenen Symptomen durchaus kein gleicher Wert zukommt, daß dieses nicht einmal für die sogenannten Kardinalsymptome zutrifft. Für den Morbus Basedowi pathognomonische Symptome gibt es ebensowenig, als dies bei anderen Erkrankungen der Fall ist. Es ist daher unmöglich, auf ein Symptom allein hin die Diagnose zu stellen, dies kann nur in Berücksichtigung des ganzen Bildes, des Verlaufes, durch Abschätzung des Wertes der einzelnen vorhandenen Symptome etc. geschehen. Über die Wertigkeit der einzelnen Symptome herrscht keine volle Übereinstimmung. Charcot stellt die Tachykardie in den Vordergrund und ist der Anschauung, daß diese für die Diagnose unbedingt notwendig ist, während der Exophthalmus und die Struma für ihn weniger Bedeutung haben. Kocher sieht in der Struma das Wesentliche, während Fr. Kraus, Stern u. a. den Exophthalmus als diagnostisch ausschlaggebend bezeichnen.

Was zunächst den Wert jedes einzelnen der Kardinalsymptome für die Diagnose betrifft, so kann es u. E. keinem Zweifel unterliegen, daß hier der Exophthalmus in erste Linie zu stellen ist. Solange es kein pathognomonisches Symptom gibt, müssen wir uns nach Möglichkeit an die ursprüngliche Fassung des Krankheitsbildes halten und jenes Symptom in den Vordergrund stellen, das außerhalb des Morbus Basedowi am wenigsten angetroffen wird und daher die meiste Dignität besitzt. Das ist der Exophthalmus. Von ihm gilt dasselbe wie vom Fazialisphänomen bei Tetanie: wenn es gewisse Eigenschaften hat, dann ist es nahezu pathognomonisch. Es ist daher sicher zu weit gegangen, wenn Kocher vom Exophthalmus meint, daß er nicht so maßgebend sei und daß mit der Auffassung gebrochen werden müsse, daß der Morbus Basedowi aus den Glotzaugen zu diagnostizieren sei, da er in einer großen Reihe von Fällen, besonders in den Frühstadien, überhaupt keine Rolle spiele, oft erst später oder bei Rückfällen auftrete und die Augen überhaupt normal bleiben können.

Ein Einwand, der immer erhoben wird, ist der, daß sich der Exophthalmus auch außerhalb des Morbus Basedowi finde. Diese Tatsache muß zugegeben werden, wenn auch Plummer glaubt, daß er wahrscheinlich nur bei Morbus Basedowi vorkomme. Zunächst ist hier der Exophthalmus anzuführen, wie er bestimmten Rassen, z. B. der jüdischen eigentümlich ist oder beim Flachauge der Langschädel vorkommt, dann sein Vorkommen als familiäre Eigentümlichkeit, ferner sein Vorkommen als degeneratives Stigma. Zu letzterem wären die Fälle von Exophthalmus bei Schädeldeformitäten (Redslob, Larsen, Bertram u. a.), der durch Anomalien des Bulbus bedingte, wie z. B. bei der degenerativen Myopie und einzelne der familiär vorkommenden Fälle zu rechnen. In diese Gruppe gehört auch ein Teil der Beobachtungen von Exophthalmus bei gewöhnlicher Struma (Bircher). Auf einer Verkleinerung der Orbita durch abnormes Knochenwachstum und einer Vergrößerung des Bulbus beruht der Exophthalmus bei Akromegalie. Dann kennen wir das Vorkommen des Exophthalmus bei intrakraniellen Prozessen, die zu Drucksteigerung führen, wie bei Tumor cerebri, Tumoren, die von der Dura ausgehen (Bertram), bei basalen gummösen Prozessen. Weisenburg findet in 75 Fällen von Tumor cerebri 8 mal Exophthalmus ein- oder doppelseitig, nur bei starkem intrakraniellem Druck. Bei Hypophysistumoren kommt außer letzterem noch die Wucherung des retrobulbären Fettgewebes, venöse Stauung durch Hineinwachsen des Tumors in die Orbita und eventuell die Augenmuskellähmung in Betracht. Hier anzureihen wäre dann der Exophthalmus bei Meningitis, für welchen außer einer fraglichen Sympathikusreizung die Eiteransammlung im retrobulbären Gewebe in Betracht kommt, dann bei basalen serösen Exsudaten und der Exophthalmus bei atheromatöser Erkrankung der Gefäße, bei Aneurysmen der Carotis (Moebius). Über sein Vorkommen bei Nephritis berichten Gouget, Levisohn, Pulawski u. a., bei Barlowscher Erkrankung Hummelsheimer, bei Erkrankungen der Nase und ihrer Nebenhöhlen R. Hoffmann, Bertram u. a. Vereinzelt liegen auch Angaben über das Vorkommen von Exophthalmus bei Lähmungen von Augenmuskeln (Leplat u. a.), bei Fazialislähmung (Spiller), bei progressiver interstitieller Neuritis hypertrophica (Schaller) vor. Endlich machen Birch - Hirschfeld und Romeik eine Angabe über das Vorkommen eines intermittierenden Exophthalmus zur Zeit der Menstruation bei einer tuberkulösen Kranken. Alle diese Beobachtungen von Exophthalmus sind aber seltene Ereignisse und bedeuten nicht viel gegenüber dem häufigen Vorkommen bei Morbus Basedowi. Möglich, daß wir ein oder das andere Mal in solchen Fällen zu der Annahme verleitet werden könnten, daß wir es mit einem Morbus Basedowi zu tun haben, im allgemeinen wird dies aber nicht der Fall sein, wenn wir die übrigen für die Diagnose wichtigen Momente berücksichtigen.

Die Entscheidung wird uns durch die Tatsache erleichtert, daß bei Morbus Basedowi der Exophthalmus erst mit der Erkrankung auftritt, in der überwiegenden Mehrzahl der Fälle doppelseitig ist, daß er nahezu immer mit Erweiterung der Lidspalte einhergeht und daß für gewöhnlich die Exkursionsfähigkeit der Augen wenig oder gar nicht beeinträchtigt ist. Was das doppelseitige Vorkommen des Exophthalmus anbelangt, so schwanken allerdings die Angaben über die Häufigkeit, wir möchten jedoch der Ansicht von Moebius, Griffith u. a. beipflichten, die ihn immer oder in der überwiegenden Mehrzahl doppelseitig angeben. Eines rein einseitigen Falles kann ich mich nicht entsinnen. Im Gegensatze hierzu sehen wir bei den außerhalb des Morbus Basedowi vorkommenden Formen von Exophthalmus denselben entweder schon seit jeher bestehen und finden ihn durch sonstige Körpererscheinungen als angeboren erkennbar, oder er ist einseitig und es finden sich gleichzeitig die Erscheinungen gesteigerten Hirndruckes oder entzündlicher Prozesse mit den Zeichen von Entzündung oder venöser Stauung an der Konjunktiva und den Lidern oder es ist eine blutige Suffusion der Augenlider vorhanden, wie bei Morbus Barlowi, oder endlich liegen Erscheinungen von Nervenlähmung oder nephritische Zeichen vor. In einzelnen Fällen wird die Möglichkeit eines gleichzeitig vorhandenen Morbus Basedowi zugegeben werden müssen. Jedenfalls sind aber alle diese Fälle wohl kaum geeignet, die diagnostische Bedeutung des Exophthalmus bei Morbus Basedowi zu schmälern.

Ebensowenig kann dies durch die Tatsache geschehen, daß vielleicht in seltenen Fällen von Basedowscher Krankheit der Exophthalmus während des ganzen Verlaufes fehlt. Diese Möglichkeit muß zugegeben werden, es muß jedoch dies Vorkommnis sehr selten sein, denn ich kann mich wenigstens keines sicheren Falles von Morbus Basedowi entsinnen, bei welchem der Exophthalmus während des ganzen Verlaufes gefehlt hätte; zugegeben muß werden, daß er in manchen Fällen nicht immer sofort erkennbar ist. Wenn demgegenüber nach einzelnen der Exophthalmus in ca. $30\,^0/_0$ der Fälle fehlt (Wilbrand und Sänger), so kann die Ursache für diese Differenz nur darin gelegen sein, daß eben Fälle mit einbezogen werden, deren Zugehörigkeit bezweifelt werden muß. Wir erblicken in dem doppelseitigen, erst während der Erkrankung auftretenden Exophthalmus das wichtigste Symptom des Morbus Basedowi, ohne welches wir nur dann die Diagnose dieser Erkrankung stellen könnten, wenn alle übrigen Erscheinungen, der Verlauf, das Einsetzen der Symptome, das Verhalten der ätiologischen Momente etc. strikte in diesem Sinne sprechen. Sonst würden wir solchen Fällen mit großer Skepsis gegenüberstehen.

Geringerer Wert für die Diagnose kommt schon der Struma zu. Veränderungen der Schilddrüse sind wohl ein konstanter Befund bei Morbus Basedowi, wenn auch vereinzelte Fälle vorkommen, bei welchen eine Vergrößerung der Schilddrüse, auch retrosternal, nicht nachweisbar ist. Wenn der Struma trotzdem ein geringerer Wert als dem Exophthalmus zugesprochen werden muß, so hat das darin seinen Grund, daß die Struma nur in einem Teil der Fälle und auch hier nur im Anfange der Erkrankung gewisse Charaktere zeigt, die für die Diagnose verwertbar sind, während in der überwiegenden Mehrzahl der Fälle solche fehlen und die Struma sich in nichts von einer gewöhnlichen unterscheidet. Einen gewissen Anhaltspunkt gibt der Umstand, daß die Schwellung der Drüse bei Morbus Basedowi für gewöhnlich nicht beträchtlich ist und selten zu Kompression der Trachea führt. Verhältnismäßig einfach liegen auch die Dinge, wenn wir eine Struma vasculosa vor uns haben, die gleichmäßig die ganze Drüse betrifft, die kurze Zeit erst besteht, ausgesprochenes Pulsieren der Gefäße mit fühl- oder hörbaren Gefäßgeräuschen hat, über welcher auch die Venen stark gedehnt erscheinen und die druckempfindlich ist. Eine solche Drüse wird mit größter Wahrscheinlichkeit für einen Morbus Basedowi sprechen, wenn auch nicht jeder solche Fall ein Morbus Basedowi sein muß. Die geringste Bedeutung kommt von diesen Erscheinungen der Druckempfindlichkeit zu, denn diese kann auch bei ganz akuten Fällen fehlen und findet sich andererseits auch bei anderweitigen Prozessen. Fehlen dagegen die Gefäßgeräusche, so wird die Entscheidung schon unmöglich, ja es kann die Tatsache, daß die Veränderung der Drüse schon sehr lange Zeit nachweisbar ist, ohne daß sonst sichere Zeichen eines Morbus Basedowi zu finden wären, gegen die Annahme eines initialen Morbus Basedowi verwertet werden, da bei diesem die Vergrößerung der Struma ziemlich rasch auftritt und ihr in ziemlich rascher Folge die übrigen Symptome nachkommen. Solche vaskuläre Formen des Blähhalses sind oft Teilerscheinung abnormer Konstitution und können zu gewissen Zeiten eine Vergrößerung erfahren (Pubertät). Bei längerem Bestehen des Morbus Basedowi verliert auch die vaskuläre Form der Struma meist ihre Charaktere, es treten sekundäre Veränderungen in ihr auf, die vaskuläre Beschaffenheit ist kaum oder nicht mehr nachweisbar. Die Drüse ist derb, ist nicht mehr von anderen Formen zu trennen. Auch das differente Verhalten solcher Kropfträger gegen Jod, das Fr. Müller herangezogen wissen wollte, gibt kein verläßliches Kriterium, indem auch Personen mit gewöhnlichem Kropfe ohne Morbus Basedowi gegen Jod empfindlich sein können und umgekehrt dies bei Morbus Basedowi nicht der Fall zu sein braucht, der Morbus Basedowi durch Jod sogar günstig beeinflußt werden kann.

Noch geringeren diagnostischen Wert als die Struma hat der Tremor; dies kommt daher, daß er sich in derselben Art bei einer Reihe ganz differenter Prozesse findet und nichts Charakteristisches für den Morbus Basedowi erkennen läßt. Es ist zuzugeben, daß er ein konstantes Symptom ist, wohl kaum vermißt wird, vielleicht auch noch, daß er rasch und feinschlägig und von einer Intensität ist, wie sie selten bei einer anderen Erkrankung gefunden wird. Aber zweifellos gibt es denselben Tremor auch bei rein nervösen Personen als andauernde Erscheinung oder nur nach Erregungen auftretend. Wir finden denselben Tremor bei Neurasthenie und Hysterie, nach gewissen Intoxikationen, wie z. B. nach Tabak. Andererseits kann sich der Tremor nur in ganz geringer, kaum nachweisbarer Intensität bei Morbus Basedowi finden und wir können hier Tremorformen der verschiedensten Art beobachten. So finden wir nicht gar so selten einen dem spastischen Tremor der Neurosen ganz analogen Tremor oder Tremorformen, die mit dem essentiellen, angeborenen Tremor auch in bezug auf die Lokalisation (einseitig, einseitig stärker) übereinstimmen, was ja bei den nahen Beziehungen dieser Erkrankungen, die durch den gemeinsamen Boden der degenerativen Anlage gegeben sind, begreiflich erscheinen muß. Dem von Kocher als wesentlich gegenüber dem Tremor der Neurosen angeführten Umstande, daß bei Morbus Basedowi der Tremor auch bei Anstrengung zur Unterdrückung bestehen bleibt, könnten wir keine Bedeutung beimessen, da dasselbe Verhalten sich auch bei verschiedenen anderen Zuständen, so auch bei Neurosen finden kann. Wir könnten daher, bei aller Würdigung der Bedeutung des Tremors, weder Buschan beipflichten, der den Tremor als das wichtigste Symptom auffaßt, wichtiger als den Exophthalmus, noch Kocher, der ihn nur als wichtig anspricht, durch den man sich aber praktisch am schnellsten über die Anwesenheit eines Morbus Basedowi orientieren könne und dem nach den Lidsymptomen die größte Bedeutung zukäme.

Entgegen Charcots Annahme, daß die Tachykardie für die Diagnose eines Morbus Basedowi das wichtigste Symptom ist, ohne das die Diagnose nicht gemacht werden könne und das in keinem Falle fehle, möchten wir der Tachykardie eine ebenso geringe Dignität für die Diagnose zusprechen wie dem Tremor. Sicher ist die Tachykardie das konstanteste Symptom, sicher ist sie aber auch ebenso vieldeutig. Und wenn sie auch in der Mehrzahl der Fälle eine kontinuierliche, nicht rein paroxysmal auftretende ist, wodurch sie sich für gewöhnlich von den rein paroxysmalen Formen und den bei nervösen Menschen nach Insulten etc. auftretenden unterscheiden wird, wenn auch die Herzaktion dabei regelmäßig ist, Arhythmien im Gegensatze zu gewissen Tachykardien bei Herzaffektionen und einzelnen nervösen Formen in der Regel fehlen, das Herz sich nicht reizbar erweist, so ist damit noch keine Abgrenzung von den zahlreichen Fällen von Tachykardie anderer Genese möglich. Zunächst gibt es allerdings seltene Fälle von unzweifelhaftem Morbus Basedowi, bei welchen die Tachykardie im ganzen Verlaufe der Erkrankung fehlt, dann Fälle, bei welchen die kontinuierliche Tachykardie verhältnismäßig sehr gering sein kann und nur die Labilität des Pulses und das paroxysmenartige Auftreten der Pulsbeschleunigung nach irgendwelchen auslösenden Ursachen im Vordergrunde steht. Auch kann Irregularität des Pulses vorhanden sein, namentlich wenn gleichzeitig eine Affektion des Herzens vorliegt und endlich finden wir Tachykardien von dem sogenannten typischen Verhalten des Morbus Basedowi auch bei anderweitigen Affektionen. Wir erinnern hier nur an das Vorkommen habitueller Pulsbeschleunigung bei sonst ganz gesunden Menschen, an das Vorkommen von Tachykardie und Labilität des Pulses bei nervösen Zuständen, an die Tachykardie bei organischen Nervenkrankheiten, wie z. B. bei Tabes, an die Tachykardie im Klimax, in der Gravidität. Es gibt Frauen, bei welchen die Tachykardie als das verläßlichste Zeichen eingetretener Gravidität gilt, bei welchen die Pulsbeschleunigung mit ihr einsetzt, die ganze Zeit bestehen bleibt und mit Beendigung derselben wieder vollständig schwindet. Angeführt seien hier dann noch die Tachykardien bei kardialen Affektionen und bei gewissen Intoxikationen, wie z. B. Tabak. So kann man auch nach Infektionskrankheiten das Auftreten beträchtlicher, durch Monate anhaltender Tachykardie ohne Arhythmie bei scheinbar nicht verändertem Herzen sehen. Mougeot beschreibt bei Kranken mit Blutdrucksteigerung anhaltende Tachykardie als häufig, die beseitigt wird, wenn es gelingt, den Blutdruck normal zu stellen; er deutet sie als Ermüdungsreaktion des linken Ventrikels. Es gibt solche anhaltende Tachykardien bei nervösen Personen, die als Ausdruck einer ganz geringfügigen Herzmuskelschädigung zu deuten sind, obwohl sie sonst als nervöse imponieren, die durch protrahierte, kleine Digitalisgaben zum Schwinden gebracht werden können. Wir glauben daher, daß Kocher der Tachykardie zu viel Bedeutung beimißt, wenn er sie auch nur für verwertbar hält, wenn sonst kein Herzbefund vorliegt und das ganze Gefäßsystem beteiligt erscheint. Wieweit die Angabe von Klewitz zutrifft, daß die Tachykardie bei Morbus Basedowi im Schlafe persistent bleibt im Gegensatz zu den Tachykardien bei Neurosen, kann ich aus eigener Erfahrung nicht entscheiden. Von Bedeutung scheint für die Abgrenzung von gewissen nervösen Formen die Tatsache zu sein, daß bei Morbus Basedowi das Herz nicht reizbar erscheint, durch Vagusdruck oder den Erbenschen Versuch eine Veränderung der Schlagfolge nicht zu erzielen ist im Gegensatze zu den Neurosen.

Mehr Bedeutung für die Diagnose kommt den Lidsymptomen zu, wenn wir sie in ihrer Totalität fassen, was ja bei ihrer Genese berechtigt erscheint. Ihr Wert ist aber ein differenter, wenn wir sie einzeln als Dalrymplesches, Graefesches und Stellwagsches nehmen und sie auf ihre Wertigkeit prüfen. Weitaus am häufigsten findet sich das Dalrymplesche Zeichen, es ist in den Fällen mit Exophthalmus, wenn wir von den mit Ptose einhergehenden absehen, konstant vorhanden. Es findet sich aber auch sonst bei allen möglichen Zuständen. Zunächst können wir es bei Gesunden, vielleicht etwas erregbaren Personen schon bei lebhafterem Sprechen, bei stärkerer Erregung oder bei gespannter Aufmerksamkeit sehen. Dann finden wir es bei Neurasthenie, Hysterie (Pick), traumatischer Neurose (A. Fuchs, Flatau, Strasser, Liebrecht u. a.), bei Epileptikern (Feré), bei Psychosen (Savage, Jung u. a.), bei Tabes (Päßler, Sattler), bei Bulbärparalyse, Diplegia spastica cerebralis, nach apoplektischem Insult, bei Paralysis agitans angeführt. Von Interesse ist auch sein Vorkommen bei Augenmuskellähmungen (Sattler, Bach u. a.). Seine Bedeutung gewinnt es durch sein gleichzeitiges Vorkommen mit dem Exophthalmus. Allein könnte man es, wenn es noch so hochgradig vorhanden ist, für die Diagnose nicht verwenden; immerhin ist ein hochgradiges und dauerndes Klaffen der Lider, wenn es vorher nicht vorhanden war, keine sonstigen Ursachen dafür nachweisbar sind und wenn sonst Symptome eines Morbus Basedowi vorhanden sind, ein verwertbares Zeichen für die Diagnose. Dagegen kommt den beiden übrigen Lidsymptomen wohl kaum ein diagnostischer Wert zu. Das Graefesche Symptom ist meiner Erfahrung nach bei Morbus Basedowi nicht häufig, und auch in ausgesprochenen Fällen habe ich es in der Mehrzahl der Fälle vermißt. Außerdem findet es sich bei Thomsonscher Erkrankung und läßt sich auch bei ganz Gesunden, wenn sie den bewegten Gegenstand starr fixieren, nachweisen, worauf Sharkey zuerst hingewiesen hat. Diese Angabe über das Vorkommen bei Gesunden wurde dann in einzelnen Fällen von Jackson, Päßler, Wilbrand und Sänger u. a. bestätigt. Eigener Erfahrung nach ist dies kein so seltenes Ereignis und man ist m. E. nicht imstande, diese Erscheinung von dem Graefeschen Zeichen zu sondern. Dagegen gelingt die Differenzierung von dem bei im Rückgehen begriffener Okulomotoriuslähmung zu beobachtenden Zurückbleiben des paretischen Lides, welche Erscheinung Köppen als Pseudo-Graefe bezeichnet hat, durch das differente Verhalten des Lides bei gleichzeitiger Adduktion (Sattler). Häufiger zu beobachten ist das Stellwagsche Symptom. Wir finden es aber auch wieder bei sonst Gesunden im Gefolge von Erregungszuständen, bei gespannter Aufmerksamkeit, wenn Personen bemerken, daß sie angesehen werden, bei Zuständen, die mit verminderter Empfindlichkeit der Konjunktiven einhergehen (Hysterie). Sehr häufig finden wir auch das Stellwagsche Zeichen bei Paralysis agitans, bei welcher es häufiger zu finden ist als bei Morbus Basedowi (Mendel, de Castro, Schultze u. a.). Auf das Vorkommen von Graefe und Stellwagschem Symptom bei Nephritis macht Pulawski aufmerksam. Die Tatsache, daß die Lidsymptome sich auch bei sonst Gesunden ebenso wie bei einer Reihe verschiedener Zustände nachweisen lassen, beeinträchtigt natürlich ihre diagnostische Verwertbarkeit in hohem Maße und wir könnten Kocher nicht beipflichten, wenn er das Dalrymplesche Zeichen als ganz charakteristisch anspricht. Wie wenig übereinstimmend übrigens die Ansichten über die Bedeutung der Lidsymptome sind, geht aus der Anschauung Berrys hervor, der ihnen jede Bedeutung abspricht und sie für minderwertig hält gegenüber der Empfindlichkeit der Basedowkranken gegen Wärme.

Den sogenannten Kardinalsymptomen schließt sich die Reihe von Erscheinungen an, die Charcot als symptomes secondaires, als Nebensymptome bezeichnet und die ihm bei vorhandenen Hauptsymptomen die Diagnose sichern helfen. Ihre geringere Dignität verdanken diese Symptome mehreren Umständen. Viele von ihnen sind nicht so konstant oder wenigstens auffallend seltener in den sonst typischen Fällen zu finden, andere wieder sind nahezu konstant, aber sehr vieldeutig, d. h. ein und dasselbe Symptom findet sich bei den verschiedensten Erkrankungen verschiedener Genese, sie sind noch vieldeutiger als der Tremor und die Tachykardie. Viele endlich gehören gar nicht dem Morbus Basedowi an, sondern sind Teilerscheinung der degenerativen Anlage. Selbst die gleichzeitige Anwesenheit aller dieser Symptome genügt nicht, um die Diagnose eines Morbus Basedowi zu stellen.

Versuchen wir diese Erscheinungen zu gruppieren, so können wir zunächst eine Reihe herausheben, für welche in der Regel Beziehungen zum Morbus Basedowi angenommen werden können. Hierher gehören die Attacken von rapider Ab- und Zunahme des Körpergewichtes, Änderungen der Körpertemperatur, Menstruationsanomalien, abnorme Pigmentierungen der Haut, die Paroxysmen von Diarrhöen. Hieran wären dann Erscheinungen anzureihen, für die irgendwelche Beziehungen zum Morbus Basedowi möglich sind, die in einem oder dem anderen Falle auf die dem Morbus Basedowi zugrunde liegenden Vorgänge bezogen werden können, häufiger aber nur bloße Komplikationen darstellen. Hierher wären gewisse Veränderungen der Haut, wie myxödematöse, sklerodermische Veränderungen, der Kapillarpuls, das Pulsieren der Gefäße, gewisse Schwäche- und Lähmungszustände in den Muskeln, besonders den Augenmuskeln, dann das Moebiussche Symptom zu zählen. Endlich kommen wir auf eine ganze Reihe von Symptomen, die entweder ganz inkonstant bei Morbus Basedowi vorkommen oder in gar keinem kausalen Zusammenhange mit ihm stehen. Hierher zu rechnen wäre das Heer der allgemein nervösen Symptome, Fluxionszustände, psychische Erscheinungen, wie wir sie häufig bei Degenerierten sehen, epileptische Zustände, Mono- und Hemiplegien, intermittierende Gelenkschwellungen, Dermographie, Phosphaturie etc. Zur gleichen Gruppe zu zählen ist u. E. auch das Glanzauge, das Kochersche Blutbild.

Verhältnismäßig der größte diagnostische Wert kommt den Erscheinungen der ersten Reihe zu und hier wieder den starken unmotivierten Schwankungen des Körpergewichtes. Diese anfallsweise auftretenden Stadien rapider Abmagerung trotz reichlicher Nahrungszufuhr und die dann wieder auftretenden Zeiten von rapider Gewichtszunahme bei einer Kalorienzufuhr, welche mit Rücksicht auf Körpergröße und Körperbau des Kranken keineswegs besonders hoch gegriffen erscheint, sind eine sehr berücksichtigenswerte Erscheinung. Aber sie kommen verhältnismäßig selten so ausgesprochen zur Erscheinung und meist ist nur eine allmählich zunehmende, keine Schlüsse zulassende Abmagerung vorhanden, die sich mit dem Rückgehen der übrigen Erscheinungen bessert, während bei dem Auftreten in Attacken eine Inkongruenz mit den übrigen Symptomen vorkommen kann (Fr. Kraus). Der Wert dieser Erscheinung wird ferner dadurch beeinträchtigt, daß solche Gewichtsstürze und Zunahmen sich auch bei nervösen Personen finden können ohne sonstige Erscheinungen eines Morbus Basedowi, insbesondere bei Hysterie. Bekannt sind solche Gewichtsstürze auf ganz geringfügige auslösende Momente auch bei Asthenie, doch erreichen hier, im Gegensatz zu Morbus Basedowi, die Kranken ihren ursprünglichen Zustand meist erst nach Jahren, oft auch nicht (Stiller). Déjérine und Gaukler beschreiben bei Neurasthenikern solche asthenische Krisen mit starker Abmagerung, Polyurie und Diarrhöen von monatelanger Dauer. Es gibt Personen, bei welchen das Körpergewicht sehr große Neigung zu Schwankungen hat, sehr labil ist, eine Erscheinung, die als konstitutionelles Stigma zu deuten ist. Dann finden wir diese Erscheinung auch bei Erkrankungen von Blutdrüsen, ohne daß Basedowsymptome sonst vorhanden sind, z. B. bei Erkrankungen des Pankreas.

Von einzelnen wird die Änderung des Stoffwechsels in den Vordergrund der Erscheinungen gestellt und für das einzig maßgebende Kriterium gehalten. Nach ihrer Anschauung wäre die Entscheidung, ob ein Morbus Basedowi vorliegt oder nicht, einfach durch die Stoffwechseluntersuchung zu liefern. Ist der Energieumsatz erhöht und kann man Diabetes, Störungen der Darmresorption, chronische fieberhafte Prozesse, Jodismus ausschließen, so kann man einen Morbus Basedowi diagnostizieren, wenn auch sonst keines seiner Symptome vorhanden ist. Das ist sicher zu weit gegangen. Ebensowenig wie die übrigen Symptome, ist der erhöhte Energieumsatz für Morbus Basedowi pathognomonisch. Ist es schon schwierig, die Momente auszuschließen, die auch sonst einen erhöhten Stoffumsatz bedingen, so schwanken zudem die Resultate selbst exakter Stoffwechselversuche innerhalb solcher Breiten, daß nur erhebliche Differenzen gegenüber der Norm mit Sicherheit verwertbar sind; solche sind aber nur in ausgesprochenen Fällen von Morbus Basedowi zu erwarten, wie

die vorliegenden Untersuchungen von Magnus Levy erweisen. In diesen
brauchen wir die Stoffwechselstörung nicht für die Diagnose, die auf andere
Weise einfacher zu stellen ist. Läßt uns der Stoffwechselversuch gerade in den
strittigen Fällen im Stiche, so kommt noch dazu, daß wir einen erhöhten Energieumsatz auch bei sonst Gesunden nachweisen können. Es sei hier nur auf die bekannte Tatsache verwiesen, daß es Menschen gibt, die die Nahrung vollständig
ausnützen und weit mehr essen als andere und trotzdem mager bleiben ohne
einen Morbus Basedowi zu haben, dann auf die Abmagerung bei rein nervösen
Zuständen. Wenn also auch die Möglichkeit zugegeben werden kann, daß
durch die Stoffwechseluntersuchung in einem oder dem anderen Falle ein
unterstützendes Moment für die Diagnose beigebracht werden kann, so kommt
ihr doch nicht jener entscheidende Einfluß zu, der die umständlichen und nicht
gut überall durchführbaren Untersuchungen in jedem Falle unabweislich erscheinen lassen würde.

Hier anzureihen sind die bei Morbus Basedowi verhältnismäßig häufig
vorhandenen Diarrhöen. Sie sind verschiedener Genese, finden sich auch bei
anderweitigen Prozessen und haben für den Morbus Basedowi nichts Charakteristisches. Das gilt namentlich von den mehr chronischen Formen. Hier
finden wir Fälle, bei welchen Magendarmzustände schon vor der Erkrankung
vorhanden waren, zum Teil konstitutionell bedingte nervöse Dyspepsien und
Diarrhöen, Diarrhöen, die durch die Achylia gastrica bedingt sind, Stauungsdiarrhöen kardialen Ursprungs, durch Pankreasstörungen hervorgerufene etc.
Charakteristischer schon sind die in Attacken auftretenden Formen mit normalem
Verhalten der Verdauungsorgane zwischen den Paroxysmen, welche durch die meist
vollständige Schmerzlosigkeit, den fehlenden oder geringen Tenesmus, das unvermittelte Einsetzen und Sistieren als nervöse stigmatisiert werden. Solche Diarrhöen
sehen wir aber auch außerhalb des Morbus Basedowi. Es gibt Menschen, die
sonst gesund sind, die nur einen „empfindlichen" Darm haben, bei welchen
sich jedes Ereignis durch das Auftreten von Diarrhöen manifestiert: wir sehen
ihren Darm in Unordnung geraten, wenn sie ein Konzert oder ein Theater be-
suchen wollen, wenn sie sich freudig erregen oder ein Kummer sie trifft oder
wenn sie durch Überarbeitung ihre Nerven irritiert haben. Solche diarrhöische
Anfälle mit verschieden langer Dauer kennen wir auch bei Hysterie, bei Angioneurosen, bei Tabes dorsalis. Wir können demnach nur in ganz ausgesprochenen Fällen das Auftreten solcher Diarrhöen diagnostisch verwerten,
wenn wir sonst Zustände, die mit solchen einhergehen, auszuschließen imstande sind, ähnliche Zustände oder eine Neigung zu solchen früher nicht vorhanden waren und wenn sonst Erscheinungen da sind, die für die Annahme
eines Morbus Basedowi sprechen.

Einen gewissen diagnostischen Wert hat auch das Verhalten der Körpertemperatur. Unzweifelhaft kann den unmotiviert auftretenden Temperatursteigerungen bei Morbus Basedowi eine Bedeutung zukommen und können sie
uns manchmal als verhältnismäßig frühzeitig auftretende Erscheinung wichtig
werden. Aber ihre Bedeutung wird durch die Schwierigkeit ihrer Deutung ge-
schmälert. Zunächst sind diese Hyperthermien nicht gar häufig und nicht
sehr ausgesprochen, so daß wir sie, wenn nicht vorhergehende Messungen
der Temperatur vorliegen, wohl meist nicht als abnorm ansprechen können.
Dann ist wohl in keinem Falle mit Sicherheit auszuschließen, daß nicht
irgend ein verkappter Prozeß (tuberkulöse Drüsen, Tonsillarveränderungen,
Genitalaffektionen, maligne Neubildung etc.) vorliegt, der für das Fieber
ursächlich in Betracht kommen könnte. Endlich finden sich solche Hyperthermien auch bei rein nervösen Störungen, bei Psychosen, bei nervösen Erregungen, bei Hysterie, bei nervösen Frauen zur Zeit der Menstruation; einen

Fall kenne ich, in welchem bei einer Frau nach Exstirpation des Uterus und
seiner Adnexe anhaltend höhere Temperaturen sich einstellten, als vor der
Operation. Im allgemeinen sind aber bei rein nervösen Störungen Temperatursteigerungen selten, so daß wenn sonstige Ursachen ausgeschlossen werden
können, die Hyperthermie bei gleichzeitig auftretenden, vielleicht noch unmotivierten, nervösen Erscheinungen für Morbus Basedowi sprechen würde. Erleichtert würde uns die Entscheidung, wenn wir irgendwelche Kriterien für die
thyreogene Genese der Hyperthermie hätten, doch trifft dies leider nicht zu.
So gibt H. Benedikt an, daß sich die thyreogene Temperatursteigerung
durch Muskelarbeit nicht erhöhen läßt; Stern glaubt, auf einen thyreogenen
Ursprung und gegen hysterisches Fieber schließen zu können, wenn Abmagerung
vorhanden ist, für die keine andere Ursache zu finden ist, wenn die Ausscheidung
von Stickstoff und Phosphor erhöht ist, auf Jod- und Schilddrüsenverabreichung
Erscheinungen auftreten, die für Hyperthyreoidismus charakteristisch sind
und das Fieber dadurch verstärkt wird. Daß alle diese Kriterien nicht stichhaltig sind, liegt auf der Hand. Denn es kann auch bei Morbus Basedowi die
Abmagerung und Stoffwechselstörung nicht erweisbar sein, dann werden auf
Jod und Schilddrüse auch bei nicht Basedowkranken die Erscheinungen des
Thyreoidismus ausgelöst, umgekehrt gibt es Fälle von Morbus Basedowi, bei
welchen die Verabreichung dieser Präparate nicht nur keine Verschlimmerung,
sondern sogar eine Besserung erzielt.

Menstruationsanomalien, insbesondere Amenorrhöe, können unter Umständen für die Diagnose verwertet werden. Groß ist ihre Bedeutung zwar nicht,
da sie noch schwieriger zu deuten sind wie die früher angeführten Erscheinungen
und, wie wir gesehen haben, ein Teil gar nicht auf den Morbus Basedowi
zu beziehen, sondern als Manifestation abnormer Konstitution zu deuten ist.
Doch kann uns ihr Auftreten, wenn wir sonst keine Ursache dafür nachweisen
können, wenn früher keine Neigung dazu bestand und auch das Alter damit
nicht im Einklange steht, auf eine Erkrankung der Blutdrüsen hinweisen,
die dann durch andere Symptome als dem Morbus Basedowi zugehörig zu
deklarieren wäre.

Ebenso kommt den Veränderungen der Haut und ihrer Gebilde, die zeitweilig bei Morbus Basedowi beobachtet werden können, nur ein beschränkter
diagnostischer Wert zu. Von diesen sind es in erster Linie abnorme Pigmentierungen, ähnlich wie sie bei Morbus Addisoni vorkommen; weniger Bedeutung
haben die Pigmentierungen um die Augen herum und die Hautveränderungen,
die als Chloasma uterinum bekannt sind. Sie weisen auf Störungen in der
Funktion von Blutdrüsen hin und sind im allgemeinen ein seltener Befund
bei rein nervösen Affektionen. Sie würden uns daher in einem Falle, in welchem
wir z. B. zwischen einer Neurose und Morbus Basedowi schwanken, zugunsten
letzterer Auffassung sprechen, vorausgesetzt natürlich, daß auch sonst die
Bedingungen zutreffen. In demselben Sinne können wir das Ausfallen der
Augenbrauen, der Scham- und Achselhaare, eventuell der Barthaare beim
Manne verwerten, während frühzeitigem Ergrauen der Haare, dem Ausfall der
Kopfhaare oder trophischen Störungen der Haut, der Nägel wohl keine Be-
deutung zugemessen werden kann.

Von den Erscheinungen der zweiten Gruppe mag in vereinzelten Fällen
vielleicht aus myxödematösen Veränderungen oder aus der Anwesenheit von
Sklerodermie ein Schluß auf die Beteiligung von Blutdrüsen zugunsten eines
Morbus Basedowi und gegen eine Neurose gemacht werden können, doch sind
diese Veränderungen an und für sich oft schwer zu erkennen und so selten bei
Morbus Basedowi anzutreffen, daß ihnen schon aus diesem Grunde keine Bedeutung mehr zukommt. Kein diagnostischer Wert kommt auch dem Auf-

treten von Augenmuskellähmungen zu. Mehr Interesse kann von den Erscheinungen dieser Reihe der Kapillarpuls, in erster Linie das Pulsieren der Netzhautarterien beanspruchen. Doch ist auch der Netzhautarterienpuls bei Morbus Basedowi eine verhältnismäßig seltene Erscheinung und viel häufiger bei anderweitigen Affektionen zu treffen (Insuffizienz der Aortenklappen, Chlorose, Anämie, selten bei ganz gesunden Menschen), die zudem wie z. B. die Chlorose differentialdiagnostisch in Betracht kommen, so daß deren Verwertung fraglich erscheinen muß und wir wohl kaum in die Lage kommen dürften, in dem Kapillarpuls eine Stütze unserer Diagnose zu finden. Dasselbe gilt von dem abnormen Pulsieren der großen Gefäße, dem Klopfen der Karotiden und namentlich dem der Bauchaorta. Größere Bedeutung kann man nur dem manchmal zu beobachtenden isolierten Klopfen der erweiterten Schilddrüsenarterien zusprechen. Das Klopfen der Karotiden ist zwar bei Morbus Basedowi in den ausgesprochenen Fällen ein sehr häufiges Symptom, kann aber selbst bei diesen fehlen und findet sich bei den unvollkommenen Formen nicht häufiger als auch außerhalb des Morbus Basedowi. Wir finden dasselbe Pulsieren der Karotiden bei nervösen Personen, bei Personen, die an Fluxionen zum Kopf leiden, bei den kardiovaskulären Neurosen, im Klimax. Das Pulsieren der Bauchaorta bei Morbus Basedowi habe ich bisher nur bei gleichzeitig vorhandener asthenischer Konstitution gesehen, bei welcher es auch ohne Morbus Basedowi so häufig vorkommt, daß es als Symptom derselben gedeutet werden muß (Stiller). Hier anzureihen wäre dann das Moebiussche Symptom, dem wir keine diagnostische Bedeutung beimessen können. Es findet sich bei Morbus Basedowi selten, viel häufiger dagegen bei allen möglichen Zuständen, insbesondere bei degenerativen. J. Bauer findet es in 75°/₀ der Fälle von endemischem Kropf.

Von den Symptomen der letzten Reihe können wir füglich absehen. Auf einige müssen wir nur kurz eingehen, weil ihnen eine Bedeutung zugemessen wurde, die ihnen nicht zukommt: das Glanzauge, das Kochersche Blutbild und die Adrenalinmydriase. Es ist richtig, daß sich das Glanzauge bei Morbus Basedowi häufig findet und eines der frühesten Symptome des Morbus Basedowi sein kann (Kocher), aber ebenso häufig finden wir dasselbe bei Erregungszuständen anderer Art und dasselbe ist bei gewöhnlicher Neurasthenie etc. so häufig, daß es für die Diagnose dieser Erkrankung ebensogut verwendet werden kann. Es ist kein Basedowsymptom und ist für dessen Diagnose nicht verwertbar. Auch das Kochersche Blutbild erlaubt uns keinen Schluß auf die Anwesenheit eines Morbus Basedowi, es ist, wie die Untersuchungen übereinstimmend gezeigt haben, eine Teilerscheinung abnormer Konstitution, die dem Morbus Basedowi, ebenso wie einer Reihe anderer Blutdrüsenerkrankungen zugrunde liegt und sich bei Erkrankungen findet, die degenerativer Natur sind, es kann bei ihm fehlen, findet sich andererseits z. B. bei Myxödem, Hysterie, Neurosen etc. (vgl. hierzu Blut S. 150).

Die Adrenalinmydriase, die einige Male bei Morbus Basedowi beobachtet werden konnte, hat man auch diagnostisch zu verwerten versucht (Curschmann jun. u. a.). Trotz der Tatsache, daß mäßige und geringe Grade sich häufig auch bei nervösen Personen finden und sie auch bei ausgesprochenen Fällen von Morbus Basedowi fehlen kann, glaubt Curschmann, daß hohe Grade und das rasche Eintreten derselben diagnostisch verwertbar sind und sich vorwiegend bei den sympathikotonischen Formen des Morbus Basedowi finden. Demgegenüber ist darauf zu verweisen, daß sich die Adrenalinmydriase in derselben Art bei den verschiedensten Zuständen finden kann. Antoni, der eine Zusammenstellung ihres Vorkommens gibt, findet sie bei Läsionen des Konjunktivaepithels, bei Läsionen des Sympathikus, bei zerebralen Prozessen, wie progressiver Paralyse, Meningitis, Hydrocephalus, dann bei Tabes und auch bei Gesunden, bei welch letzteren sie aber nur mäßig ist und später auftritt. Wieweit die Beobachtung Curschmanns, die er als dissoziierte Reaktionsstörung der Pupille (siehe S. 62) bezeichnet, diagnostisch verwertbar ist, kann ich aus eigener Erfahrung nicht beurteilen; hier sind weitere Angaben abzuwarten.

In letzter Zeit hat man auch versucht, die Komplementablenkung mit Extrakten von Basedowstrumen als Antigen und das Abderhaldensche Verfahren zu diagnostischen Zwecken heranzuziehen. So sollte nach Roseo die Komplementablenkung bei Morbus Basedowi positiv, bei forme fruste negativ sein. Beiden Verfahren könnten wir jedoch eine diagnostische Bedeutung nicht zusprechen. Dasselbe gilt von Untersuchungen der Blutgerinnbarkeit.

Das Verhalten des Hautleitungswiderstandes kann uns, wenn derselbe sehr ausgesprochen herabgesetzt ist, dies öfter, auch bei schweißfreier Haut nachgewiesen werden kann, in Zusammenhang mit sonstigen Symptomen von Wert sein.

Bei dem Fehlen eines pathognomonischen Symptomes und den vorhandenen Differenzen in den Anschauungen über den Wert der einzelnen Symptome ist es verständlich, daß die Zuteilung der einzelnen Fälle, wenn es sich nicht um typische Bilder handelt, meist ganz willkürlich erfolgt, mehr als Empfindungssache gehandhabt wird. Besonders macht sich dies in den Fällen von forme fruste und bei der Frühdiagnose der Erkrankung geltend. So glaubt, um nur einige Autoren zu zitieren, Kocher, daß zur Frühdiagnose eines Morbus Basedowi die Struma, die Druckempfindlichkeit der Schilddrüse, der Blutbefund und das Emporschnellen der Lider bei schnellem Sehen nach oben genüge. Williams glaubt auch bei Fehlen von Struma und Exophthalmus die Diagnose gesichert, wenn Abschwächung des Konjunktivalreflexes und Ptosis vorhanden ist, die meist nur vorübergehend, etwa 1—2 Tage auftritt, ferner Tachykardie und Tremor. Krecke sieht das gleichzeitige Vorkommen von Tachykardie mit Anfällen von gesteigerter Nervenerregbarkeit und Zitterigkeit, ferner Verschlimmerung des Zustandes durch Jod- und Schilddrüsenbehandlung, Unwirksamkeit der Digitalis und das Kochersche Blutbild als ausreichend für die Diagnose an. Riedel hält die Diagnose für leicht, wenn der Kranke eine Struma hat, dann genügt ihm schon die gleichzeitige Anwesenheit von Abgeschlagenheit, Trübsinn und beginnendes Herzklopfen zur Frühdiagnose.

Daß wir uns mit solchen Anschauungen nicht befreunden können, geht schon aus unseren bisherigen Ausführungen hervor. Je vieldeutiger ein Symptom ist, desto mehr und gewichtigere Symptome werden wir noch gleichzeitig brauchen, um jene Gruppierung zu erreichen, die für die Diagnose nach einer bestimmten Richtung hin unerläßlich ist. Nehmen wir von den Kardinalsymptomen die Tachykardie. Allein genügt sie gewiß nicht zur Diagnose, aber auch nicht zugleich mit Tremor. Es kann uns das Auftreten einer Tachykardie bei einer Frau, die nie vorher nervöse Erscheinungen geboten hat, nie Neigung zu Herzklopfen erkennen ließ, wenn sie nicht paroxysmal, sondern anhaltend ist und sonst nervöse Erscheinungen fehlen, verdächtig erscheinen, aber nicht mehr Es wird dieser Verdacht begründeter erscheinen, wenn wir erfahren, daß Störungen der Menstruation aufgetreten sind, für die wir eine anderweitige Ursache nicht auffinden, wenn abnorme Pigmentierungen der Haut sich einstellen oder Temperatursteigerungen; gesichert wird aber die Diagnose erst durch das Hinzutreten eines der übrigen Kardinalsymptome oder mehrerer Nebensymptome, durch die Berücksichtigung des Einsetzens, des Verlaufes, der ätiologischen Faktoren etc.

Dasselbe gilt vom Tremor. Tremor und Tachykardie bei einem Manne wird uns eher an Tabak und Alkohol als an Morbus Basedowi denken lassen und der Nachweis eines zentralen Skotoms diese Genese sichern. Ebensowenig ist die Kombination dieser beiden Hauptsymptome bei gleichzeitigem Vorhandensein von einem oder dem anderen der Nebensymptome oder selbst mehrerer gleichzeitig für die Diagnose beweisend. Wir können Tremor, Tachykardie, Neigung zu Schweißen, Graefesches Symptom, gesteigerte alimentäre Glykosurie, Kochersches Blutbild, Glanzaugen etc. in Fällen von Neurose finden, die mit Morbus Basedowi absolut nichts zu tun haben. Ein etwas größerer Wert würde in diesem Falle dem Auftreten abnormer Pigmentierungen, dem Zessieren der Menses zukommen. Aber selbst in der Kombination: Tachykardie, Tremor, Neigung zu Schweißen, Graefesches Symptom, abnorme Durchfeuchtung der Haut, verminderter Leitungswiderstand, Pigmentierung, Zessieren der Menses ist ein Morbus Basedowi nur möglich, aber durchaus nicht sicher zu diagnostizieren. Wenn wir nicht den ganzen Verlauf berücksichtigen und Rücksicht auf den Umstand nehmen, ob einzelne dieser Symptome nicht schon vorher vorhanden waren, ob der ganze Komplex der Erscheinungen mit einem Male in Erscheinung tritt und so auf eine einzige tiefer sitzende Ursache hinweist, können vielfach Fehlschlüsse zustande kommen. Waren vorher schon nervöse Erscheinungen vorhanden, so ist die Entscheidung, ob wir es mit einem Morbus Basedowi zu tun haben oder nicht, oft unmöglich. Aber auch im anderen Falle ist der Schluß nicht zwingend: es könnte sich in einem solchen Falle immer noch z. B. um einfache Gravidität handeln.

Günstiger liegen die Verhältnisse für die Struma und den Exophthalmus. Beweist auch die akut entstandene vaskuläre Struma mit Gefäßerscheinungen und Druckempfindlichkeit noch nicht einen Morbus Basedowi und bedarf es zur Sicherung der Diagnose immer noch des Hinzutretens eines oder des anderen der Basedowsymptome, so genügt hier schon das Hinzutreten von Tremor oder Tachykardie oder eines der Nebensymptome. In den späteren Stadien der Erkrankung, wenn die Schilddrüse ihre Eigenart verloren hat oder in solchen Fällen, bei welchen sie nicht vorhanden war, ist die Struma nur mehr in Zusammenhang mit ausgesprochenen sonstigen Symptomen des Morbus Basedowi für die Diagnose verwertbar. In einem solchen Falle von „Blähhals“ genügt selbst die Anwesenheit von Tachykardie, Tremor, Neigung zu Schweißen und von Menstruationsanomalien nicht für die Diagnose eines Morbus Basedowi, insolange wir nicht aus dem Verlaufe oder aus anderen Momenten die Abhängigkeit der vorhandenen vieldeutigen Symptome von einer gemeinsamen Störung erschließen können und nicht sonst Momente fehlen, die für einen einfachen Thyreoidismus sprechen (siehe dort). Es kann in einem solchen Falle ein beginnender Morbus Basedowi vorliegen, es kann aber auch ein alter Blähhals sein und außerdem z. B. noch Genitalveränderungen, die den nervösen Symptomenkomplex im Gefolge haben. In einem solchen Falle wird uns nur der Nachweis, daß die Struma verhältnismäßig rasch aufgetreten ist, daß gleichzeitig mit ihr oder wenigstens kurz darauf auch die übrigen Erscheinungen aufgetreten sind, daß vorher keine nervösen Symptome vorhanden waren und keine Disposition zu kardialen Störungen bestand, dann die Möglichkeit des Ausschlusses einer anderweitigen Ursache für die Amenorrhöe und die nervösen Beschwerden, endlich die Beobachtung des weiteren Verlaufes, die Beobachtung gleichsinnigen Schwankens der Symptome die richtige Diagnose ermöglichen. Dagegen wäre die Diagnose nahezu gesichert, wenn in einem solchen Falle zum Blähhals doppelseitiger Exophthalmus hinzutritt.

Noch schwieriger liegen die Verhältnisse, wenn zu einem alten Kropf (Struma fibrosa, Struma cystica) Erscheinungen hinzutreten, die gemeinhin bei Morbus Basedowi angetroffen werden und wir zu entscheiden haben: Liegt im gegebenen Falle ein Morbus Basedowi vor oder sind die vorhandenen Störungen nur Folge der mechanischen Wirkung der Struma oder endlich bedeuten sie nur zufällige Komplikationen. Finden wir in einem Falle ausgesprochene Basedowsymptome neben einem derben, harten Kropf, so können wir mit Wahrscheinlichkeit annehmen, daß die Veränderungen an der Schilddrüse sekundärer Natur sind und sich im Verlaufe der Erkrankung eingestellt haben, da der bei bestehendem Kropf auftretende Morbus Basedowi in seinen Erscheinungen mitigiert ist (Marie, Kocher), wir es meist nur mit einem Thyreoidismus zu tun haben; die Erhebung der Anamnese, die Einsichtnahme in den bisherigen Verlauf wird uns in der Regel recht geben. Die Differenzierung, ob wir es in solchen Fällen mit einem Morbus Basedowi oder mit auf mechanischem Wege durch die Struma bewirkten Erscheinungen zu tun haben, ist dadurch eine schwierige, daß sich beide Symptomenreihen in vielen Punkten völlig gleichen und bei beiden Symptome von seiten des Herzens und allgemein nervöse Klagen im Vordergrunde stehen. Durch die Behinderung der Atmung und durch die venöse Stauung im Gehirne finden wir bei Strumen dieselben nervösen Störungen, z. B. Unruhe, Schlaflosigkeit, Beklemmung, Angstzustände, Zittern etc., wie bei Morbus Basedowi. Hier wird die Größe der Schilddrüse, die Anwesenheit einer Trachealstenose, die Behinderung der Atmung, die Cyanose, die Beschaffenheit des Herzens, die Schlagfolge etc. die Entscheidung unterstützen. Findet sich bei einem solchen Falle Tachykardie ohne sonstige Erscheinungen von Herzinsuffizienz, ohne Arhythmie und können akzidentelle Ursachen (Tabak, nervöse Momente, Magendarmaffektionen etc.) ausgeschaltet werden, so spricht das eher zu gunsten eines Thyreoidismus oder eines Morbus Basedowi. Ebenso kann man zu dieser Annahme geführt werden, wenn in einem Falle die Erscheinungen zwar mit Zunahme der Schilddrüsenschwellung auftraten, aber dadurch die Atmung nicht verschlechtert wurde, auch eine Zunahme der Kompression nicht zu beobachten ist, sondern nur die „nervösen" Symptome eine Verschlechterung erfuhren. Auch die Angabe, daß in einem Falle Schwankungen der Tachykardie unabhängig von den Volumsschwankungen der Schilddrüse erfolgen, könnte diagnostisch in Betracht kommen. Wir müssen mit einem Worte wieder den Fall in seinem ganzen Verlauf etc. berücksichtigen. Wir können in einem Falle mit Struma, Tachykardie, einseitigem Exophthalmus, Tremor, Neigung zu Schweißen und vielleicht noch mit einer Reihe von anderen Symptomen ohne Rücksicht auf den Verlauf, das Einsetzen der Symptome und auf das genauere Verhalten derselben nicht so ohne weiteres die Diagnose eines Morbus Basedowi stellen. Der ganze Symptomenkomplex kann auf ganz andere Weise als beim Morbus Basedowi zustande gekommen sein. Jedenfalls zeigen solche Fälle, daß es nicht angeht, jeden Fall von Struma mit dem einen oder dem anderen Symptome, das bei Morbus Basedowi angetroffen wird, schon als Morbus Basedowi zu deklarieren und daß trotz der großen Bedeutung, die der Struma für die Diagnosestellung dieser Erkrankung zukommt, doch große Vorsicht bei der Verwertung dieses Symptomes notwendig ist.

Verhältnismäßig einfach liegen die Dinge für den Exophthalmus, wenn wir die Kriterien desselben finden, die wir früher angegeben haben. In einem solchen Falle genügt dann schon das Hinzutreten eines oder des anderen Symptomes (Tachykardie, Schweiße, Diarrhöen usw.) für die Diagnose. Aber auch hier ist auf das gleichzeitige Auftreten der Erscheinungen, auf ihr Verhalten zueinander, auf das gesamte Krankheitsbild in seinem Verlaufe etc. Rücksicht zu nehmen. Wir können Fälle sehen, die Exophthalmus, Graefe, Struma, Tachykardie, Tremor und sonst noch eine Reihe von Erscheinungen bieten, ohne daß wir es mit einem Morbus Basedowi zu tun haben.

Halten wir uns an die Tatsache, daß es kein für den Morbus Basedowi pathognomonisches Symptom gibt und daß es nicht möglich ist, nur aus einem Symptom allein die Diagnose zu stellen, sondern daß stets das ganze Krankheitsbild und vor allem der Verlauf und das Einsetzen der Erscheinungen zu berücksichtigen ist, die sich beim Morbus Basedowi innerhalb eines Zeitraumes einstellen, der ihre Zusammengehörigkeit dartut, berücksichtigen wir ferner die Tatsache, daß den Kardinalsymptomen ein anderer Wert zukommt, als den Nebensymptomen, daß aber auch erstere in ihrer diagnostischen Wertigkeit nicht gleich sind und halten wir uns endlich das eigenartige Verhalten der ätiologischen Momente bei Morbus Basedowi vor Augen (vgl. Thyreoidismus), so werden wir uns bei Berücksichtigung aller dieser Kautelen vor einer Reihe von Fehldiagnosen wahren. Bei solchem Vorgehen wird aber auch die Zahl der wirklichen Fälle von Morbus Basedowi eine viel geringere und der Morbus Basedowi eine seltene Erkrankung.

Haben wir uns bis jetzt die allgemeinen Richtlinien gesteckt, die für die Diagnosenführung maßgebend sein sollen, so wollen wir jetzt noch in Kürze auf die einzelnen Erkrankungen eingehen, die differentialdiagnostisch in Betracht kommen, ohne dabei Anspruch auf Vollständigkeit zu erheben.

Hier sind zunächst zwei Fragen von Wichtigkeit: die Abgrenzung des Morbus Basedowi vom Thyreoidismus und die Abgrenzung der forme fruste von einfachen degenerativen Zuständen.

Über die Berechtigung, den Thyreoidismus nicht mit dem Morbus Basedowi zu identifizieren und ihn von diesem getrennt zu führen, sei hier auf das entsprechende Kapitel verwiesen. Hier sei nur in Kürze nochmals auf die Differenzpunkte hingewiesen, die diagnostisch in Betracht kommen. Für Thyreoidismus spricht ceteris paribus das Auftreten der Erscheinungen bei einem Manne, oder das Auftreten vor der Zeit der vollen Geschlechtsreife oder zur Zeit des Schwindens derselben, dann das Bestehen eines Kropfes schon längere Zeit vor dem Einsetzen der Krankheit, ferner der Nachweis bestimmter ätiologischer Faktoren, wie Jodgebrauch, Infektionskrankheiten oder anderer Erkrankungen, in deren Verlauf die Erscheinungen auftreten, das Fehlen von nervösen Einflüssen, die starke Abhängigkeit des Krankheitsbildes von dem auslösenden Momente, die im allgemeinen viel milderen Symptome, bei geringerer gleichartiger Entwicklung aller Symptome, mit stärkerer Betonung einzelner Symptome und dem Fehlen anderer. So sind hier insbesondere das Fehlen des Exophthalmus und die geringe Entwicklung auch der übrigen Augenmerkmale bei sonst ausgesprochenen Symptomen von Bedeutung, ebenso kann das Fehlen von Gefäßgeräuschen an der Struma oder das Fehlen einer Schilddrüsenschwellung, der Mangel an Pigmentierungen wichtig sein, anderseits manchmal das Prävalieren der Herzerscheinungen oder der nervösen Symptome über die übrigen Erscheinungen. Ebenso ist die Beobachtung des Verlaufes, seiner Modifikation durch die Abhängigkeit von den ätiologischen Momenten für die Entscheidung manchmal von Bedeutung (vgl. hierzu Thyreoidismus S. 363).

Für das Kropfherz muß der Umstand in Betracht gezogen werden, daß hier ganz verschiedene Zustände verschiedener Dignität und Pathogenese zusammengefaßt werden; wir verweisen hier auf das entsprechende Kapitel. Ein rein mechanisches Kropfherz müßte sich, wenn dessen Existenz sicher erwiesen wäre, von dem Morbus Basedowi durch das Fehlen aller Basedowsymptome scheiden lassen. Für das Kraussche Kropfherz ist ein Teil der Fälle, allerdings ganz seltene, vielleicht als forme fruste des Morbus Basedowi zu deuten, für sie gilt das für die Diagnose der forme fruste Maßgebende. Ein weiterer Teil der Fälle ist dem Thyreoidismus zuzuzählen und als solcher vom Morbus Basedowi zu differenzieren. Für einen weiteren Teil der hierher gerechneten Fälle glauben wir keine Beziehungen zur Schilddrüse zu finden, sondern sprechen sie als Manifestationen der degenerativen Anlage an. Sie würden dem Basedowoid von Stern entsprechen (vgl. Formen der Erkrankung S. 288, 290). Im übrigen ist die Diagnose des Kropfherzens immer eine sehr unsichere Sache.

Für die forme fruste, wie wir sie fassen, also wirkliche Fälle von Morbus Basedowi, die nur vorübergehend oder sehr selten dauernd eines oder das andere der Kardinalsymptome vermissen lassen, gilt das für die Diagnose des Morbus Basedowi Ausgeführte; hier spielt der Exophthalmus eine wichtige Rolle. Das sind im übrigen seltene Fälle (vgl. S. 289).

Für die überwiegende Mehrzahl der Fälle, die fälschlich als forme fruste gedeutet werden, die wir als einfache Degenerationszustände ansprechen und wohin wir auch die Fälle rechnen, die Stern als Basedowoid vom Morbus Basedowi abtrennt, läßt sich nichts finden, was die Diagnose eines Morbus Basedowi rechtfertigen würde. Wir finden bei ihnen nur alle jene Stigmen körperlicher und geistiger Entartung, auf die wir schon wiederholt hingewiesen haben. Das sind Degenerierte mit einer degenerativen Struma, eventuell mit einem seit jeher bestehenden, in der Rasse oder familiär oder durch degenerative Vorgänge bedingten Exophthalmus, mit abnorm erregbarem und labilem vegetativen Nervensystem, mit seit jeher bestehender Neigung zu Schweiß und Tachykardie, Kranke mit Asthenie, mit nervösem Asthma, nervöser Dyspepsie, empfindlichem Darme etc., bei welchen die verschiedenen Symptome zu verschiedenen Zeiten manifest geworden sind und nur jetzt ein dem Morbus Basedowi ähnliches Bild geben. Für die Entscheidung kommt neben dem meist jugendlichen Alter der ganz allmähliche schleichende Beginn, das Auftreten der einzelnen Symptome ganz unabhängig von den übrigen, oft in sehr langen Intervallen, gegenüber dem ziemlich gleichzeitigen Einsetzen aller Symptome beim Morbus Basedowi in Betracht. So lassen sich schon seit Kindheit meist die Struma oder einzelne nervöse Erscheinungen nachweisen, die sich später nur steigern und zu welchen nach Jahren eventuell erst andere Symptome hinzutreten. Die Struma ist keine akut vaskuläre, sondern besteht schon lange Zeit, öfter ist sie klein, derb, Gefäßgeräusche fehlen, die Tachykardie ist gering, auch selten anhaltend, meist finden sich Paroxysmen von Tachykardie mit Intervallen von normaler Pulsfrequenz, es tritt die Labilität des Herzens, eine ausgesprochene Reizbarkeit, öfter Arhythmie stark zutage. Der Exophthalmus fehlt, dagegen ist Lidflattern, das Moebiussche Symptom verhältnismäßig häufig. Der Verlauf der Erscheinungen ist bei diesen Fällen ein ungemein chronischer, sie werden nie frei von Beschwerden, wenn auch die Erscheinungen immer andere Organe betreffen können; sehr häufig finden wir wiederholte Remissionen und Exazerbationen mit vorwiegender Beteiligung einzelner Erscheinungen, wie der nervösen Beschwerden verschiedenster Art, mit vorwiegend tachykardischen Perioden oder intestinalen Störungen.

Die Rolle, welche die degenerative Anlage sowohl beim Morbus Basedowi, als auch bei den Neurosen spielt, läßt uns die Häufigkeit der Kombination beider Prozesse, aber auch die Schwierigkeit ihrer Abgrenzung verstehen. Dazu kommt, daß beim Morbus Basedowi die nervösen Erscheinungen so im Vordergrunde stehen, daß er heute noch von einzelnen als Neurose angesprochen wird. Beiden gemeinsam ist die durch die abnorme Anlage gegebene abnorme Reaktion der Kranken und eine dadurch bedingte eigenartige Färbung der Erscheinungen. Außerdem finden sich bei beiden Erkrankungen immer Züge auch der anderen Erkrankung, häufig ist eine Kombination beider. So finden wir bei Hysterie Tremor, Tachykardie, bei Morbus Basedowi Anfälle von Erbrechen, von Diarrhöen etc. Liegt ein typischer Morbus Basedowi vor und gleichzeitig eine ausgesprochene Hysterie, so ist die Kombination beider leicht zu diagnostizieren. Prävaliert der Morbus Basedowi und sind nur einzelne Zeichen vorhanden, die wir sonst bei Hysterie finden, so werden wir von hysterischen Zügen bei Morbus Basedowi sprechen können. Dagegen ist die Entscheidung schon schwer, oft unmöglich, wenn sich bei ausgesprochener Hysterie Erscheinungen finden, die wir bei Morbus Basedowi zu sehen gewohnt sind, gerade aber diejenigen Basedowsymptome fehlen, welchen diagnostisch ein größerer Wert zukommt, wie Exophthalmus und gewisse Formen von Struma. Denn auch bei Hysterie kann das vegetative Nervensystem stark in Mitleidenschaft gezogen sein und Tachykardie, Schweiße, Diarrhöen etc. können auch ohne Morbus Basedowi bestehen. Hier kann uns nur ein genaues Eingehen auf die Anamnese, das Einsetzen der Erscheinungen, die Beobachtung des Verlaufes, kurz die Kriterien, auf die wir Gewicht zu legen haben, eine Entscheidung ermöglichen. Ist dies aber aus irgendwelchen Gründen nicht möglich, so ist eine Entscheidung unmöglich. So können wir Fälle von Hysterie mit Struma, Exophthalmus, Tachykardie, Gewichtsstürzen, Tremor, Neigung zu Schweißen, Diarrhöen, abnormer Glykosurie, Kocherschem Blutbild etc. sehen, bei welchen wir von der Fehldiagnose eines Morbus Basedowi bewahrt bleiben, weil wir genügenden Einblick in die Entwicklung der Erscheinungen etc. gewinnen können. Anderenfalls sehen wir, daß bei Außerachtlassung dieser für die Diagnose wichtigen Momente eine große Zahl·von Fällen mit Hysterie fälschlich als Morbus Basedowi, insbesondere seiner forme fruste geführt wird. Hier hilft auch nicht die Heranziehung einzelner Symptome zur Differenzierung, wie die Temperatursteigerung, die Stoffwechseluntersuchung oder Versuche z. B. mit Rhodagen (Fischer) etc. Vielleicht tun wir unrecht und steht ein Teil der Fälle, die wir der Hysterie zusprechen, doch mit dem Morbus Basedowi in irgendwelchen Beziehungen. Das ist möglich. Die strikte Entscheidung wäre′ nur durch ein dem Morbus Basedowi pathognomonisches Symptom gegeben. Da es aber ein solches nicht gibt und nicht geben wird, sind wir auf die früher angeführten Kriterien angewiesen, die, wie die Erfahrung zeigt, verläßlich sind.

Dasselbe, was für die Hysterie gilt, gilt für die Neurasthenie und das Heer der Organneurosen. Auf einzelne dieser werden wir noch einzugehen haben.

Auch für die Tuberkulose müssen solche Erwägungen platzgreifen. Es ist auffallend, wie sich in letzter Zeit die Angaben über die Häufigkeit des Morbus Basedowi bei Tuberkulose mehren, um so auffallender, wenn die eigene Erfahrung damit nicht im Einklange steht. Den Befunden der Literatur nach würden sich bei Tuberkulose Basedowsymptome sehr oft und so vortretend finden, daß die Lungenerscheinungen übersehen werden (Bialokur). Sehen wir aber nach den Erscheinungen, auf welche hin der Morbus Basedowi diagnostiziert wird, so finden wir wieder nur einen Komplex von Nebensymptomen angeführt, wie Glanzauge, Hyperhidrosis, Haarausfall (Bühler), Anämie, labile, etwas erhöhte Temperatur, vasomotorische Störungen, Neigung zu Schweißen, Tachykardie, Struma, Erscheinungen von seiten des Nervensystems, Ermüdbarkeit, Schlaflosigkeit, Diarrhöen etc. Wir leugnen ja nicht, daß die Tuberkulose zum Morbus Basedowi in Beziehungen stehen kann, aber solche Fälle, deren Diagnose sich nur auf solche Symptome aufbaut, sind kein Morbus Basedowi, auch wenn noch z. B. auf dysmenorrhoische Zustände etc. hingewiesen wird. Das sind Degenerierte mit asthenischem Habitus, degenerativem Kropf etc., mit abnorm reagierendem zerebrospinalem und vegetativem Nervensystem, bei welchem zu den vorher schon vorhandenen Erscheinungen durch die Giftwirkung der Tuberkulose noch andere hinzugefügt werden, die eine nur äußerlich begründete Übereinstimmung mit dem Morbus Basedowi bewirken. Wir begegnen den basedowähnlichen Erscheinungen bei Tuberkulose so häufig, weil eben die Tuberkulose sich auf dem Boden abnormer Konstitution entwickelt, deren Erscheinungen durch die Tuberkulose manifest gemacht werden und weil sich außerdem bei letzterer Symptome finden, denen wir auch bei Morbus Basedowi begegnen (Temperatursteigerung, Schweiße, Diarrhöen, Tachykardie).

Ähnliches wie für die Tuberkulose gilt für die Syphilis. Durch das Auftreten von Temperatursteigerungen, von nervösen Zuständen, wie Tremor, Tachykardie, Darmzuständen, Erregung, Schlaflosigkeit wird das Bild einer forme fruste vorgetäuscht, die Ähnlichkeit wird noch größer durch das anämische Aussehen, durch die Drüsenschwellungen und die Milzvergrößerung.

Ein ähnliches Beispiel gibt die Chlorose. Wir finden bei Chlorose Fälle, bei welchen wir eventuell auch ohne Exophthalmus aus dem Umstande, daß früher nie nervöse Erscheinungen vorhanden waren und daß der ganze Symptomenkomplex (Struma, eventuelle Zunahme derselben, Tachykardie, Tremor, Neigung zu Schweißen etc.) mehr oder weniger ausgesprochen in verhältnismäßig kurzer Zeit auftritt und mit dem Rückgehen der chlorotischen Erscheinungen auch wieder schwindet, die Diagnose eines Morbus Basedowi, forme fruste oder eines Thyreoidismus stellen können. Dann sehen wir Fälle mit denselben Symptomen, vielleicht sogar mit Exophthalmus, finden aber in der Anamnese von früher Kindheit nervöse Symptome, Reizbarkeit und Anhaltspunkte für ein nervös erregbares Herz, können wohl den Beginn der Chlorose halbwegs fixieren, ohne daß es uns aber gelingt, das Einsetzen der übrigen Erscheinungen zu erkennen, finden von seiten des Herzens geringe Tachykardie, ausgesprochen reizbares Herz, deutlich respiratorische Arhythmie und sehen, daß mit dem Rückgehen der Erscheinungen wohl die Herzsymptome sich bessern, eventuell die allgemein nervösen Symptome zurückgehen, daß aber die Struma unverändert bleibt und erfahren, daß diese lange Zeit schon vorher bestanden hat, ebenso wie die großen Augen. In diesen Fällen, und das ist die überwiegende Mehrzahl, liegt keine forme fruste vor. Tachykardie, Tremor, Neigung zu Schweißen, nervöse Reizbarkeit sind Folgeerscheinungen der Anämie bei einem zu nervösen Erscheinungen disponierten Individuum.

In diese Gruppe gehören auch die Fälle, die als Pseudochlorose beschrieben sind, bei welchen sich neben weicher Schwellung der Schilddrüse, blassem Aussehen und leichter Ermüdbarkeit eine abnorm erregte Herzaktion, psychische Symptome, Tremor etc. finden, aber ohne chlorotischen Blutbefund. Das sind, soweit ich die Verhältnisse überblicke, Degenerierte, bei welchen wir häufig Erscheinungen mangelhafter Entwicklung von seiten des Genitales, des Gefäßapparates neben sonstigen degenerativen Stigmen finden, die uns oft die Diagnose eines Status thymicolymphaticus ermöglichen und bei welchen es zur Zeit der Entwicklung zu abnormen Reaktionen von seiten des Nervensystems und des Herzens kommt. Daß bei den in den Entwicklungsjahren auftretenden Erscheinungen den Blutdrüsen ein Einfluß zukommt, kann angenommen werden, ebenso wie, daß die degenerative Anlage von Einfluß auf die Aktion der Blutdrüsen sein muß. Welche Rolle an den Zuständen die einzelnen Drüsen haben, wissen wir nicht, auch für die Schilddrüse ist dies nicht zu entscheiden. Bei der gegebenen Anlage können verschiedene auslösende Faktoren denselben Effekt herbeiführen. Gegen die einfache Zuzählung dieser Fälle von Pseudochlorose zum Morbus Basedowi sprechen mehrfache Bedenken. Sie finden sich auch in Kropfgegenden häufig, wo sonst der Morbus Basedowi selten zu finden ist, sie sind gerade in einem Alter anzutreffen, in welchem der echte Morbus Basedowi noch selten ist, es findet sich kein Exophthalmus, die Tachykardie geht zumeist mit leichter Arhythmie (respiratorischer) einher und die Neigung zu Paroxysmen ist stark betont, das Herz erweist sich zumeist als ausgesprochen reizbar, an der Schilddrüse sind keine Gefäßgeräusche, keine Empfindlichkeit vorhanden, sie zeigt nur das Aussehen und die Beschaffenheit jener Schwellung, die sich um diese Zeit häufiger bei Mädchen als bei Knaben einstellt.

Zur Zeit des Klimakteriums können wir das Auftreten eines wirklichen Morbus Basedowi beobachten, und zwar sowohl der typischen Formen, als auch der unvollständigen. In der überwiegenden Mehrzahl der Fälle aber, bei welchen die Diagnose eines Morbus Basedowi gestellt wird, handelt es sich um einfache Ausfallserscheinungen der Genitaldrüsen und ihre Manifestation am Zirkulationsapparate und am Nervensystem bei hierzu disponierten nervösen Personen, mit meist deutlich erweisbaren degenerativen Erscheinungen. Meist verleitet in solchen Fällen eine alte Struma oder eine zur Zeit des Klimax aufgetretene Drüsenvergrößerung zu dieser Diagnose, obwohl allem Anscheine nach diese im Klimax auftretende Veränderung der Schilddrüse häufig mit verminderter Funktion einhergeht, wofür das Auftreten myxödematöser Züge im Klimakterium (Gluzinski), sowie stärkere Fettansammlung zu dieser Zeit sprechen würde. Halten wir uns die Ausfallserscheinungen vor Augen, die bei Frauen nach Kastration auftreten, so finden wir eine große Übereinstimmung der Erscheinungen mit denen des Morbus Basedowi. So finden wir stärkere Erregung und Unruhe, Schlaflosigkeit, Kopfschmerzen, Wallungen, Schweißausbrüche, Arbeitsunfähigkeit, psychische Depression, schnellen Wechsel in der Gesichtsfarbe, oft kongestioniertes Gesicht, Glanzauge, Tremor, Dermographie, Tachykardie, starken Wechsel im Blutdruck mit Neigung zu erhöhtem Blutdruck, Verdauungsstörungen, Akroparästhesien, Raynaudschen Erscheinungen ähnliche Zustände. Schickele beobachtet auch das Auftreten von Lymphocytose. Denselben Zuständen begegnen wir im Klimakterium. Die Übereinstimmung der durch Ausfall der Ovarialfunktion bedingten und der bei Morbus Basedowi vorhandenen Symptome ist in der Tat eine so große, daß eine Verwechselung dieser Zustände naheliegend ist. Trotzdem sind deutliche Unterschiede in den Bildern vorhanden, die die Differenzierung ermöglichen. Zunächst ist im Klimakterium der Wechsel und das rasche Umschlagen aller Erscheinungen in die Augen fallend als Ausdruck dafür, daß sich der Organismus noch nicht den neuen Verhältnissen angepaßt hat, so daß die früher zeitgemäßen Reflexe und Regulierungsvorgänge jetzt zu unrichtiger Zeit einschlagen und über das Ziel schießen. Ähnliche Erscheinungen kann man manchmal im Beginn des Morbus Basedowi auch sehen, aber viel weniger ausgesprochen und nicht so anhaltend, das Bild des Morbus Basedowi ist durch mehr konstante Symptome gezeichnet. Im Klimax arbeiten die Vasomotoren stärker, bald ist auffallende Blässe vorhanden, dann schießt wieder eine Hitzwelle auf, einhergehend mit starker Rötung des Gesichtes, während bei Morbus Basedowi das Verhalten ein viel gleichmäßigeres ist, das Gesicht mehr blaß oder kongestioniert aussieht, diese Veränderung aber konstanter beibehalten wird. Auch die Dermographie findet sich meist bei Morbus Basedowi nicht so ausgesprochen, wenigstens nicht der weiße Dermographismus. Auch die sonstigen Erscheinungen von seiten der Gefäße, wie die verschiedenen Formen von Parästhesien, der tote Finger, die an Raynaudsche Erkrankung erinnernden Zustände, angioneurotische Ödeme etc., die im Klimax im Krankheitsbilde stark betont erscheinen, treten bei Morbus Basedowi viel mehr zurück, fehlen oft ganz. Die Herzaktion ist beschleunigt, vorwiegend tritt aber die Beschleunigung in Paroxysmen auf, die Herzaktion ist meist unregelmäßig, oft besteht sogar sehr starke Arhythmie im Gegensatze zu den Verhältnissen bei Morbus Basedowi; ebenso findet sich im Gegensatz zu diesem mehr Neigung zu erhöhtem Blutdruck. Während wir bei Morbus Basedowi für gewöhnlich eine Abmagerung mit dem Auftreten schwerer Erscheinungen einhergehen sehen bei gleichzeitiger Zunahme von Exophthalmus und Struma, finden wir im Klimax oft eine Zunahme des Fettansatzes, fehlt der Exophthalmus und oft auch die Struma, oder sie weist keine Gefäßerscheinungen auf. Während sich bei Morbus Basedowi ein Ausfall der Haare einstellt, kommt es im Klimax zu dem Auftreten von Haaren an Kinn etc., zu dem Altweiberbarte und öfters zu abnormer Behaarung am Stamme.

Gewisse Schwierigkeiten für die Diagnose ergeben sich auch bei der Abgrenzung des Morbus Basedowi von Erkrankungen des Herzens, indem bei ersterem das Bild von der kardialen Insuffizienz beherrscht sein kann und bei Affektionen des Herzens die Herzinsuffizienz Basedowerscheinungen hervorzurufen vermag.

Bei manchen Fällen von Morbus Basedowi treten die Erscheinungen von seiten des Herzens von Beginn an stark in den Vordergrund und entwickeln sich, bei sonst wenig ausgesprochenen Basedowsymptomen, frühzeitig die Erscheinungen von kardialer Insuffizienz. Es sind dies Fälle, bei welchen sich Veränderungen des Herzens der verschiedensten Art, wie Klappenerkrankungen, Herzmuskelentartung, Bildungsanomalien, wie Enge des Aortensystems etc nachweisen lassen. Bei solchen Kranken kann das Bild durch die Herzinsuffizienz (Cyanose, Atemnot, Ödeme etc.) beherrscht werden, welchen gegenüber die Erscheinungen des Morbus Basedowi in den Hintergrund treten. Anderseits kommt es bei Herzaffektionen verschiedener Art im Stadium der Dekompensation zu dem Auftreten eines Stauungskropfes und auch zu dem Auftreten von Basedowsymptomen, wie Exophthalmus, weiten Lidspalten, Unruhe und Angstzuständen, Schlaflosigkeit, Tremor etc., so daß eine völlige Übereinstimmung des Krankheitsbildes gegeben erscheint. In solchen Fällen entscheidet der Effekt der eingeleiteten Herztherapie, ob der Morbus Basedowi oder die Herzaffektion als die primäre Störung zu deuten ist. Bei Stauungskropf schwinden mit dem Besserwerden der Herzkraft auch die Basedowerscheinungen, während sie bei Morbus Basedowi bestehen bleiben. Ob wir es in allen solchen Fällen von dekompensierten Herzaffektionen immer mit einer Kombination mit Morbus Basedowi oder Thyreoidismus zu tun haben, oder ob nur eine äußerliche Übereinstimmung durch das Auftreten von durch die Stauung bedingten Symptomen vorliegt, wird nach den früher erörterten Kriterien zu entscheiden sein. Denn wir sehen bei Dekompensation auch sonst eine Reihe von Symptomen auftreten, so die Angstzustände mit weiten starren Augen, die oft starke Unruhe und Delirien, Diarrhöen etc., die sicher anderer Genese sind als bei Morbus Basedowi. Schwierig zu deuten sind auch jene Fälle von geringer Herzmuskelerkrankung, bei welchen sich von seiten des Herzens nur Tachykardie ohne Arhythmie findet. In solchen Fällen, die meist Personen im mittleren Alter betreffen, besteht auch keine größere Atemnot und wird hie und da über abnorme Sensationen in der Herzgegend geklagt. Finden sich dann noch Erscheinungen von seiten des Nervensystems, was sehr häufig der Fall ist, da es sich meist um Degenerierte handelt, wie Tremor oder Unruhe und Neigung zu Schweißen oder Struma, so ist die Übereinstimmung mit einem Morbus Basedowi eine sehr große. Es wird die Entscheidung hier oft um so schwerer, als wir der Angabe begegnen können, daß mit dem Auftreten der Herzbeschwerden auch die übrigen Erscheinungen aufgetreten sind, es eventuell auch zu dem Auftreten von Diarrhöen kommen kann und der Befund am Herzen außer geringer Verbreiterung nur etwas dumpfere Herztöne, also eigentlich negativen Befund ergibt. In solchen Fällen kann nur die genaue wiederholte Untersuchung des Herzens, der Nachweis einer abnormen Ermüdbarkeit desselben, das kardiale Aussehen der Kranken, das leichte Eintreten von Atemnot, der Nachweis von Stauungsleber oder Nykturie auf die richtige Fährte bringen und die eingeleitete Digitalistherapie die Richtigkeit der Vermutung bestätigen. Mit ihr schwinden auch die übrigen Erscheinungen mit Ausnahme vielleicht der Struma und eines Teiles der nervösen Beschwerden. Hier hat bei einem neuropathisch veranlagten Kranken die Zirkulationsstörung einerseits zu Stauungserscheinungen von seiten des Darmes und zu Stauungsdiarrhöen geführt, anderseits auch als Agent provocateur für die nervösen Erscheinungen gewirkt, oder wenigstens die früher vorhandenen schon verschlechtert und so ein Bild geschaffen, das dem des Morbus Basedowi ähnlich, dessen Genese aber eine durchaus verschiedene ist.

Als neurotische Insuffizienz des Herzens beschreibt Jacob Herzzustände, die mit Morbus Basedowi leicht zu verwechseln sind, besonders wenn erblicher Kropf und schwache erbliche Glotzaugen sich damit verbinden. Die Differenzierung ist seiner Meinung nach gegeben durch Fehlen von Durst und heißer Haut, durch das Fehlen von Herzgeräuschen und gesteigertem Stoffwechsel, sowie durch erhöhte Pulsspannung. Sie sind, soweit sich dies den vorliegenden Angaben entnehmen läßt, identisch mit den Zuständen, auf welche wir bei Degenerierten wiederholt hingewiesen haben.

Abzugrenzen vom Morbus Basedowi mit seinen rudimentären Formen ist ferner eine Gruppe von Fällen kardiovaskulärer Neurose. Wir begegnen diesen Fällen verhältnismäßig häufig. Es sind das vorwiegend Männer in mittleren Jahren, bei welchen die Anamnese häufig eine hereditäre Belastung mit nervösen Erkrankungen und mit Konstitutionsanomalien wie bei Morbus Basdowi erweist, bei welchen auch Herzleiden in der Ascendenz und der Familie öfter angetroffen werden und bei welchen wir oft auch schon in der Kindheit Erscheinungen abnormer Entwicklung finden. Hier schon sehen wir oft, daß neben allgemeinen nervösen Erscheinungen, die für ein „nervöses Kind" sprechen, sich Störungen vorwiegend im Bereiche des Zirkulationsapparates abspielen. Es besteht schon frühzeitig Neigung zu Herzklopfen bei geringer Anstrengung und Erregung, es besteht oft anhaltend eine Neigung zu höherer Pulsfrequenz, wir finden Angaben von leichtem Erröten oder von Blaßwerden bei Aufregung etc. Zur Zeit der Pubertät treten die nervösen Beschwerden, insbesondere die von seiten des Herzens stärker hervor, und zu dieser Zeit finden wir dann oft Symptomenkomplexe, die wir als Wachstumsherz bezeichnen müssen, mit abnormer Labilität des Pulses, Unregelmäßigkeit desselben, ausgesprochen reizbarem, leicht erschöpfbarem Herzen, in einzelnen Fällen mit geblähten Gefäßen, in anderen mit abnorm rigiden Gefäßen, mit Auftreten von Herzklopfen und Tachykardie bei den geringsten Anlässen, event. mit paroxysmaler Tachykardie. Diese Zustände können sich nach Ablauf der Pubertät wieder ausgleichen. Am Herzen vorhandene Veränderungen schwinden wieder und wir finden dann eigentlich, abgesehen von der abnormen Konstitution und den immer mahnenden Beschwerden von seiten des kardiovaskulären Apparates nur geringe nervöse Erscheinungen, nichts Wesentliches. In der Folge aber kommt es, provoziert durch oft geringfügige Anlässe, zu dem Auftreten schwerer und lange anhaltender Störungen. So finden wir z. B. die Angabe, daß die Nahrungsaufnahme, Südwind oder Gewitter zu Herzklopfen führen, das anfangs nur vorübergehend, später durch immer längere Zeit anhält und dann dauernd wird. Bei der Untersuchung solcher Personen finden wir dann als Manifestation der abnormen Konstitution asthenischen Habitus, Disproportionen in der Körperform, kurz die degenerativen Stigmen, wie sie uns bereits geläufig sind. Häufig finden wir dann kongestioniertes Gesicht, stärkere Injektion der Konjunktiva, Glanzauge, zum Teil fleckige Rötung am Halse, Klopfen der Karotiden, in anderen Fällen auffallend blasses Gesicht oder wenigstens die Neigung zum Erblassen. Häufig besteht ausgesprochene Dermographie. In den Fällen mit Tendenz zu weiten Gefäßen und Rötung ist die Haut meist feucht, samtartig. Von seiten des Herzens wird oft über abnorme Sensationen, wie leichtes Druckgefühl, geringe unangenehme Empfindungen in der Herzgegend geklagt und läßt sich manchmal daselbst eine Hyperästhesie nachweisen, die gegen den Arm hin ziehen kann. Die Gefäße sind in einzelnen Fällen abnorm klein, in anderen fühlen sie sich weit, gebläht an, in anderen endlich findet sich frühzeitige Rigidität wenigstens einzelner Gefäßgebiete. Das wesentlichste Symptom ist jedoch die Tachykardie. Diese Tachykardie kann gleichmäßig anhaltend ohne irgendwelche Arhythmie durch Jahre fortbestehen, in anderen Fällen finden sich Perioden von verschieden langer Dauer mit solchen von normaler oder nahezu normaler Pulsfrequenz wechselnd. Immer erweist sich hier das Herz sehr leicht erregbar, die Pulsfrequenz steigt bei den geringsten Anlässen, auch im tachykardischen Stadium, beträchtlich an. In anderen Fällen, und das ist die Mehrzahl, finden wir leichte Arhythmien oder ausgesprochenen Pulsus irregularis respiratorius oder endlich anhaltende starke Arhythmien. An den Gefäßen können wir in den Fällen mit Tendenz zur Erweiterung derselben Klopfen der Karotiden, Klopfen der Bauchaorta beobachten mit Kapillarpuls, Andeutung von Pulsus celer, eventuell Dikrotie, in den anderen Fällen sehr kleine Gefäße mit erhöhtem Druck mit immer kalten Händen und Füßen. Die Herzaktion ist oft sehr stark. Die Untersuchung des Herzens ergibt uns für gewöhnlich keine Veränderungen, die uns die Erscheinungen erklären könnten, es zeigt keine in Betracht kommende Größendifferenz, die Töne sind meist normal, zeitweilig sind die ersten Töne lauter, manchmal finden sich akzidentelle Geräusche im Liegen, die im Stehen wieder verschwinden; das Herz ist nicht immer abnorm erschöpfbar, aber immer abnorm reizbar. Die Pulsdifferenz zwischen Liegen und Stehen ist meist eine abnorme große, die Atmungsschwankungen sind oft abnorm betont bis zum Pulsus respiratione irregularis, der Vagusdruckversuch, häufiger noch der Erbensche Versuch geben positives Resultat. Die Herzaktion ist ungemein labil, in den Fällen ohne konstante Tachykardie können Zeiten von nahezu normaler Frequenz mit solchen von starker Tachykardie und Arhythmie wechseln. In einzelnen Fällen finden wir am Herzen Vergrößerung einer oder beider Herzhälften, für die wir keine Ursache auffinden können, oder sonst Veränderungen, die wir am Herzen Degenerierter nachweisen können (vgl. Kropfherz). Sonst finden wir bei solchen Personen keine nennenswerten Störungen von seiten anderer Organe, es können sich geringere oder stärkere allgemeine nervöse Symptome finden, wie rasche Ermüdung, Tremores, Neigung zu Schweißen, reizbare Pupillen etc., aber auch fehlen. Häufig finden wir auch die Angabe, daß das Körpergewicht seit jeher stark schwankt. Der Schwerpunkt der Erscheinungen liegt in dem Verhalten des Zirkulationsapparates, des Herzens und seiner Gefäße. Sie sind gewissermaßen der Locus minoris resistentiae, an dem sich jedwede Störung geltend macht. Diese Fälle sind selbst wenn bei ihnen eine Struma, Klopfen der Karotiden oder der Bauchaorta, weitere Lidspalten, das Moebiussche Symptom, Gewichtsstürze etc. vorhanden sind, von dem Morbus Basedowi zu trennen. Ihre Differenzierung ist gegeben durch die Anamnese, den Verlauf, durch die Labilität der Herzerscheinungen, durch die exquisite Reizbarkeit des Herzens, die dem Morbus Basedowi nicht zukommt. Ihre Eigenart tritt klar in den Fällen zutage, bei welchen alle sonstigen Erscheinungen, die dem Morbus Basedowi zugehören könnten, fehlen und nur

z. B. die Tachykardie als einziges Symptom besteht, das lange Zeit anhalten, vorübergehend schwinden kann, dann wieder allein auftritt, ohne daß je wie beim Morbus Basedowi auch die übrigen Erscheinungen hinzutreten würden.

Weit seltener als in den bisher angeführten Fällen kommen wir in die Lage, den Morbus Basedowi von anderweitigen Affektionen differenzieren zu müssen.

In seltenen Fällen kann die Diagnose zwischen Tumor cerebri und Morbus Basedowi schwanken. Es sind dies namentlich die Fälle von Tumor, bei welchen der Exophthalmus vorhanden ist. Weisenburg fand bei 75 Fällen von Tumor cerebri 8 mal Exophthalmus ein- oder doppelseitig. Dann die Fälle von Morbus Basedowi mit einseitigem Exophthalmus, der manchmal längere Zeit als einziges Symptom beobachtet wurde. (Gérard Marchant, Trousseau u. a.). In solchen Fällen werden oft Orbitaltumoren diagnostiziert. Ich selbst kenne einen derartigen Fall, bei welchem wegen linksseitiger Protrusio bulbi von einem Augenarzte ein Tumor diagnostiziert und die Orbita mit negativem Resultate eröffnet wurde. Sind gleichzeitig Augenmuskellähmungen vorhanden, so kann ein Tumor cerebri in Betracht kommen. So teilt Sarbó einen Fall mit, der im Beginne mit Protrusion des rechten Auges, mit Graefe und beiderseitigem Stellwag, dann mit Verengerung der linken Lidspalte und Parese des linken Abducens, ohne Stauungspapille einherging, bei welchem später die Protrusio zurückging und Tremor und Tachykardie auftrat. Einen ähnlichen Fall haben Wilbrand und Sänger beschrieben. Die Differenzierung kann um so schwerer werden, als auch bei Morbus Basedowi Lidödem vorhanden sein kann. Im allgemeinen werden wir sagen können, daß einseitiger Exophthalmus eher zugunsten eines Tumors spricht; die Annahme wird gestützt, wenn dabei gleichzeitig Ptose an demselben Auge vorhanden ist, da bei Morbus Basedowi, wenn wir von den seltenen Fällen von gleichzeitiger Asthenie mit Augenmuskellähmung absehen, in der Regel weite Lidspalten vorhanden sind. Gewicht ist ferner zu legen auf die Anwesenheit von Lidödem auch am unteren Augenlide, während wir bei Morbus Basedowi gewöhnlich nur das obere Lid oder dieses wenigstens stärker betroffen finden, auf die Anwesenheit von stärkerer venöser Stauung am Auge. Vor allem wird man daran denken müssen, daß auch ein Morbus Basedowi unter einem solchen Bilde verlaufen kann und muß allen hierher gehörigen Symptomen Beachtung schenken, nach ihnen suchen.

Bestehen bei Morbus Basedowi Temperatursteigerungen, so können bei wenig ausgesprochenen oder symptomenärmeren Fällen Verwechslungen mit verschiedenen Infektionskrankheiten vorkommen oder wenigstens der Verdacht auf solche bestehen. In erster Linie kommt hier die Tuberkulose und die Syphilis in Betracht. Allerdings wird hier zumeist nach der anderen Richtung hin gefehlt und ein Morbus Basedowi diagnostiziert, wo keiner vorliegt. Aber auch das Gegenteil kommt vor. So kann in den mitigierten Formen, wenn Temperatursteigerung vorhanden ist, die Tachykardie, eventuelle dyspeptische Erscheinungen bei asthenischem Habitus den Verdacht auf Tuberkulose lenken, der noch durch eine Hämoptoe befestigt werden kann. Ebenso muß bestehendes Fieber, für das wir sonst keine Erklärung an den Tonsillen, am Herzen etc. finden, den Verdacht auf Lues, die zweithäufigste Quelle solcher Fieber, lenken, dies um so mehr, wenn eventuell Lues in der Anamnese ist. Hier kann uns nur die genaue Untersuchung des Falles, die Beachtung des Verlaufes etc. wieder in die richtige Bahn weisen. In akuten Fällen von Morbus Basedowi mit Fieber, Milztumor, starker Hinfälligkeit, Kopfschmerz, belegter Zunge kann der Verdacht auf Typhus, eventuell einen komplizierenden Typhus (Dlugasch, Funke, Bertoye), oder auf maligne Endocarditis, Sepsis (Thompson) oder Pseudoleukämie wach werden (Funke). Der Verdacht einer schweren Komplikation durch septische und typhöse Prozesse wird auch durch den Umstand hervorgerufen, daß bei Morbus Basedowi eine hinzutretende unbedeutende Infektion, wie Influenza, Bronchitis, Angina etc. schwere und lang anhaltende Erscheinungen setzen kann. Thompson verweist auf Fälle, die die größte Ähnlichkeit mit maligner Endocarditis boten, bei welchen sich Fieber, auch Herzdilatation, Dyspnoe, präkordiale und abdominelle Schmerzen, Magendarmstörungen, Ödeme, Diarrhöen und Erytheme fanden und monatelang anhielten. Hier kann uns nur die genaue bakteriologische Untersuchung des Blutes auf Typhusbazillen oder Eiterkokken, die genaue bakteriologische Untersuchung des Stuhles, die Widalsche Reaktion, die Diazoreaktion im Urin weitere Anhaltspunkte geben. Bei der Diagnose der Endocarditis kommt der Charakter der Geräusche, ihre Lokalisation an den Ostien, ihre Unabhängigkeit von der Lage, der Nachweis diastolischer Geräusche, von Konsekutiverscheinungen am Herzen etc. in Betracht. Aber auch sonst kann die Diagnose zwischen Endocarditis und Morbus Basedowi schwanken. So kenne ich einen Fall, wo bei einem Degenerierten nach Angina Erscheinungen aufgetreten waren, die Veranlassung boten, einen Morbus Basedowi zu diagnostizieren: Abmagerung, nervöse Erregung, Tachykardie, während es sich wie auch der weitere Verlauf bestätigte, um eine Endocarditis handelte, die bei dem Degenerierten unter abnormen Erscheinungen verlief.

Treten Störungen von seiten des Magendarmtraktes mehr in den Vordergrund, so sind Verwechslungen mit Erkrankungen dieser Organe möglich. So können Fälle, bei welchen Blutungen aus dem Darm (Graves, Begbie u. a.) oder Magenblutungen (Mannheim, Oppolzer u. a.) vorliegen, organische Prozesse daselbst vortäuschen, dies um so mehr, wenn auch sonst Erscheinungen von seiten des Magens und Darmes, wie Dyspepsie, Schmerzen, Erbrechen vorhanden sind oder wenn diese Blutungen als erstes Symptom sich einstellen. Marañon glaubt, daß in manchen Fällen von nervöser Hypersekretion ein initialer Morbus Basedowi vorliege. Dann sind es vor allem die im Abdomen auftretenden heftigen Schmerzen, oft kolikartiger Natur, die zu verschiedenen Mißdeutungen führen können. So können diese Schmerzanfälle mit gleichzeitig vorhandenem Erbrechen und Diarrhöen Veranlassung zu der Fehldiagnose einer Appendicitis geben. Marañon teilt einen solchen Fall mit, bei welchem bei der Operation eine gesunde Appendix gefunden wurde. Solche kolikartigen Schmerzen mit Erbrechen, zeitweilig auftretendem Fieber, müssen den Verdacht auf Cholelithiasis oder Nephrolithiasis lenken, wenn, wie es bei Morbus Basedowi vorkommt, Ikterus oder Albuminurie auftritt. Umgekehrt können Fälle von Cholelithiasis oder Appendicitis, wenn sie sich bei Neuropathen finden, unter Bildern verlaufen, die Veranlassung sind, einen Morbus Basedowi zu diagnostizieren. Ich kenne solche Fälle dieser Erkrankungen mit vorwiegend nervösen Erscheinungen, mit Tachykardie und sonstigen Symptomen, bei welchen ein Morbus Basedowi irrtümlich diagnostiziert worden war und die entsprechende Therapie, meist der operative Eingriff an der Gallenblase oder an der Appendix die Krankheit zum Schwinden brachte.

Schmerzen im Bauche in Zusammenhang mit Zessieren der Menses oder mit abundanten Blutungen, sowie mit eventuellem Fieber können auch den Verdacht auf eine Genitalaffektion wachrufen und zu gynäkologischen Eingriffen Anlaß geben.

Hier anzufügen wären endlich die Fälle von Erkrankungen des Pankreas. Es kommt vor allem die Frage in Betracht, ob wir es gegebenen Falles mit einem Morbus Basedowi und Pankreaserscheinungen zu tun haben oder ob eine Erkrankung des Pankreas vorliegt, die zu einem Morbus Basedowi geführt hat. Im allgemeinen können wir sagen, daß ausgesprochene Pankreasfettstühle zugunsten der letzteren Auffassung sprechen, ebenso wie die Anwesenheit eines typischen Morbus Basedowi im allgemeinen gegen einen pankreatogenen Morbus Basedowi spricht. Bei Affektionen des Pankreas finden wir nur selten einen sonst typischen Morbus Basedowi mit Exophthalmus etc., meist nur die Erscheinungen eines Thyreoidismus. Es fehlt in der Mehrzahl der Fälle der Exophthalmus und die Struma und sind nur die Erscheinungen allgemeiner Erregung, Unruhe, Zittern, psychische Anomalien, Reizbarkeit, Kongestionierung des Gesichtes, Glanzauge, Tachykardie, Herzgeräusche, Verbreiterung des Herzens vorhanden. Häufig tritt bei Erkrankungen des Pankreas die Anämie stark in den Vordergrund, auch finden sich sonst Symptome, die auf das Pankreas hinweisen, wie kolikartige Schmerzen, Kreuzschmerzen, Heißhunger, übermäßige Speichelsekretion, zeitweilig leichter Ikterus, abnorm reichliche Fettstühle mit Kreatorrhöe, im Urin manchmal Fehlen von Indikan. Eine Stütze findet die Auffassung schließlich in dem Effekt der Therapie. So können gelegentlich alle Erscheinungen, auch die Erscheinungen von Herzinsuffizienz, die sonst jeder Therapie trotzen, durch Verabreichung von Pankreaspräparaten zum Schwinden gebracht werden.

In manchen Fällen kann der Verdacht eines Neoplasma hervorgerufen werden. Es ist das namentlich im Beginne der Erkrankung dann möglich, wenn sich Abmagerung einstellt, ohne daß die übrigen Symptome dem Kranken auffallen, sie eventuell auch noch nicht nachweisbar sind und stärkere dyspeptische Erscheinungen, Erbrechen vorhanden sind. Ebenso kann dies in jenen Fällen geschehen, bei welchen die Anämie stärker in den Vordergrund tritt, besonders dann, wenn die einsetzende Anämie und Abmagerung die ersten Symptome sind. Die genaue Untersuchung solcher Kranken, das Alter, der Nachweis von Drüsen, okkulten Darmblutungen, die Seroreaktionen auf Neoplasmen, stärkere Leukocytose im Blute etc. werden hier Aufklärung bringen, am meisten jedoch der weitere Verlauf, indem für gewöhnlich beim Morbus Basedowi bald anderweitige Basedowsymptome auftreten. In den seltenen Fällen mit perniziösem Blutbefunde ist wohl immer eine Komplikation, sei es mit Neoplasmen oder mit perniziöser Anämie anzunehmen.

In vereinzelten Fällen kann auch durch die Drüsenschwellungen, den Milztumor, das Fieber, die Leukopenie mit relativer Lymphocytose im Blute eine Ähnlichkeit mit den als Pseudoleukämie geführten Zuständen entstehen. Hierher wäre z. B. der Fall von Caro zu zählen, auch Funke macht darauf aufmerksam. Wieweit der merkwürdige Fall von Moebius mit Drüsenschwellung, Abmagerung, Tachykardie ohne charakteristischen Sektionsbefund hierher gehört, wage ich nicht zu entscheiden.

Schließlich kann auch die Bleiintoxikation zu Verwechslungen mit Morbus Basedowi Anlaß geben, wenn die allgemein nervösen Symptome in den Vordergrund treten. Wir können erhöhte Erregbarkeit und Reizbarkeit, Tremor, Tachykardie finden, wozu noch, worauf Fr. Müller hinwies, leichter Exophthalmus und wie bei Morbus Basedowi Lidödem kommen kann. In solchen Fällen wird uns die Hypertrophie des linken Ventrikels, die vermehrte Pulsspannung, Erscheinungen von seiten der Niere, der Nachweis von Blei (Bleisaum, Harn), die Körnelung der roten Blutkörperchen die Diagnose sichern. Umgekehrt kann ein Morbus Basedowi dadurch, daß Lidödem als erstes Symptom auftreten kann, in Zusammenhang mit dem blassen Aussehen, den eventuell vorhandenen Schmerzen im Bauche den Verdacht einer Bleiintoxikation wachrufen.

Dadurch, daß die Lidödeme so wie bei Nephritis auch bei Morbus Basedowi flüchtig auftreten und als erstes Symptom vorhanden sein können, dadurch daß ihnen gegenüber die Basedowsymptome zurücktreten können, dadurch ferner, daß auch anderseits sich bei Nephritis Exophthalmus finden kann, ebenso wie v. Graefes, Stellwagsches und Moebiussches Symptom (Pulawski) bei ihr vorkommen kann, ist die Möglichkeit von Fehldiagnosen gegeben. Hier wird die genaue Untersuchung des Harnes und des Herzens ausschlaggebend sein. Die Schwierigkeit kann in manchen Fällen groß sein, da es Fälle von Nephritis ohne Albuminurie und umgekehrt Fälle von Morbus Basedowi ohne Nephritis mit Albuminurie, zeitweilig sogar mit Zylindern gibt und auch bei Morbus Basedowi Herzhypertrophie vorhanden sein kann. So kenne ich einen Fall, in welchem wegen der Blässe, der vorhandenen Polyurie und Hypertrophie des Herzens und der Lidödeme eine Nephritis, und zwar eine Schrumpfniere diagnostiziert worden war, während doch die vorhandene Tachykardie und die für eine Schrumpfniere niedrige Pulsspannung auf die richtige Fährte hätte führen müssen. In anderen Fällen kann der Verdacht urämischer Symptome durch die Anwesenheit von Kopfschmerzen, anhaltendem Erbrechen, Lidödem, Diarrhöen, Eiweiß im Harn erweckt werden. Hier entscheidet das normale Verhalten der Harnmenge und des spezifischen Gewichtes, das Fehlen renaler Elemente, die normale Ausscheidung von Chloriden und Phosphaten im Urin, das Fehlen von Indikan im Blute, das Fehlen von Muskelzittern und von Konvulsionen, das Fehlen des Babinskischen Reflexes etc., der Nachweis, daß Neigung zu Erbrechen und zu Kopfschmerzen auch früher schon vorhanden war, gegen eine Urämie.

So paradox es klingen mag, kann auch die Tabes differentialdiagnostisch in Betracht kommen. Auch bei Morbus Basedowi kann der Sehnenreflex fehlen, es finden sich lähmungsartige Schwächezustände, mit Schwindel und Unsicherheit, Versagen der Beine, ebenso Parästhesien, krisenartige Schmerzen, Anfälle von Erbrechen, den Larynxkrisen ähnliche Hustenanfälle und umgekehrt bei Tabes sehr häufig Tachykardie, Erregungszustände, Unruhe, Tremores und, wie Curschmann beschrieben hat, während der Schmerzparoxysmen auftretender Exophthalmus. Hier ist für die Entscheidung das Verhalten der Pupillen, der Blase und des Mastdarmes, der Nachweis von Lues, das Verhalten der Lumbalflüssigkeit, die Anwesenheit sensibler Ausfallserscheinungen etc. von Bedeutung. Zu berücksichtigen wird noch sein, daß Tabes und Morbus Basedowi auch kombiniert vorkommen können.

Damit sind natürlich nicht alle Möglichkeiten erschöpft, die diagnostisch in Betracht kommen können. Hier sollte nur auf die gröbsten Dinge eingegangen und der Versuch gemacht werden, zu zeigen, worin die Ursache liegt, daß im allgemeinen der Morbus Basedowi zu häufig diagnostiziert wird und wie dem vorzubeugen sei.

22. Kapitel.

Therapie.

Der wichtigste Behelf in der Therapie des Morbus Basedowi ist ein vernünftiger Arzt, der die Situation, in der sich der Kranke befindet, richtig erfaßt und dann ruhig und zielbewußt zu Werke geht. Er kann in manchen Fällen seine Erfolge gar nicht durch die Behandlung des Kranken selbst, sondern durch die seiner Umgebung erreichen. Nirgends vielleicht kann unnötiges Herumspringen mit Behandlungsmethoden, unnützes Versuchen aller möglichen neueren Mittel, das Festhalten an einer bestimmten Schablone, nach der alle selig werden sollen oder das Vorschlagen von Behandlungsmethoden, die bei der sozialen Stellung des Kranken nicht durchgeführt werden können, mehr schaden als hier. Je vorsichtiger der Arzt vorgeht, desto weniger Enttäuschungen wird er erleben; hier werden oft langjährige Erfahrungen über einzelne Heilverfahren auf den Kopf gestellt, denn es sind die Basedowkranken abnorme Menschen mit abnormen Reaktionen. Die Behandlung des Morbus Basedowi stellt harte Anforderungen an die Geduld des Arztes und des Patienten und die Kunst des ersteren ist es, die richtigen Mittel und Wege einzuschlagen, um die Geduld des anderen nicht zu erschöpfen.

Allgemeine Maßregeln. Mit allen zu Gebote stehenden Mitteln ist die Beruhigung und Ruhigstellung des Kranken zu versuchen. Wie wir das im gegebenen Falle erreichen, ist wieder ganz verschieden und hängt vielfach von dem Einflusse, den der Arzt auf den Kranken hat, von dem Vertrauen des Kranken zu ihm, von der richtigen Beurteilung der Verhältnisse und der Menschenkenntnis des Arztes ab. In manchen Fällen finden die Kranken eine Beruhigung, wenn ihnen der Arzt, wie sie glauben, ganz reinen Wein einschenkt, sie über ihren Zustand, die Dauer des Prozesses etc. orientiert, während in anderen Fällen der ausgesprochene Name Basedowsche Krankheit allein schon eine schwere Depression herbeiführt. Meist wird man daher gut tun, nur von einer Art Basedowscher Krankheit zu sprechen und gleich die tröstende Versicherung anfügen, daß die entstellenden Veränderungen der Augen und des Halses — es sind ja zumeist Frauen, bei welchen die Eitelkeit eine große Rolle spielt — nur vorübergehende sind und daß selbst wenn es sich um einen Basedow handeln würde, die Sache nicht schlimm stünde, da diese Erkrankung eine exquisit heilbare ist. Lassen sich Beziehungen der Erkrankung zu Überarbeitung, geistiger oder körperlicher, zu anhaltenden psychischen Insulten im Berufe, in der Familie, zu unvernünftiger Lebensweise, geschlechtlichen Vorgängen etc. eruieren, so müssen diese ausgeschaltet werden. Wir werden in einem Falle die Arbeit einschränken, bei einem anderen Kranken, der in Wohlleben und Nichtstun sich aufzehrt, Beschäftigung verordnen, in einem Falle den Kranken in häuslicher Pflege belassen, in anderen auf der Entfernung aus dem ungesunden Milieu bestehen, bei Kranken, die sich sonst nur mit sich selbst beschäftigen und grübeln, leichte Zerstreuung verordnen, in dem anderen Falle, der z. B. geistig überanstrengt war, absolute Ruhe empfehlen. Im allgemeinen müssen wir aber mit allen unseren Maßnahmen vorsichtig tastend vorgehen, immer sehen, wie sie vertragen werden, welchen Einfluß sie haben, um sofort, wenn wir einen gegenteiligen Effekt sehen, Gegenmaßregeln zu treffen. In manchen Fällen sehen wir schon, wenn wir die Kranken aus dem gewöhnlichen Rahmen und dem gewöhnlichen Berufe bringen, der durch seine Eintönigkeit ungünstig einwirkt, einen guten Erfolg. Dann hängen unsere Maßnahmen, die wir zu treffen haben, auch von der Schwere des Falles ab. In leichteren Fällen können wir mäßige, abgestufte Bewegung gestatten, eventuell kleine Reisen, wenn das Reisen überhaupt vertragen wird. Von größeren Reisen, namentlich Städtereisen mit Besichtigung von Sehenswürdigkeiten etc. ist im allgemeinen abzuraten, sie sind zu anstrengend und durch die gehäuften neuen Eindrücke zu erregend und zu ermüdend. Ebenso steht es mit größeren Fußtouren, Bergpartien etc., sie werden für gewöhnlich schlecht vertragen und eine einmalige Überanstrengung, die hier oft nicht zu vermeiden ist, kann die nachteiligsten Folgen haben. Hierher gehören auch die Vergnügungen, wie Tennisspielen, Tanzen usw. Ist der Fall schwerer Natur, so ist im allgemeinen mehr Liegen zu verordnen. Wieweit wir jedoch damit gehen sollen, hängt wieder vom jeweiligen Falle ab. Es gibt Kranke, die das Liegen absolut nicht vertragen, die zappelig und unruhig werden, solche müssen durch vorsichtig dosiertes Liegen an das Liegen erst gewöhnt werden; das Gros der Kranken gewöhnt sich aber rascher an das Liegen, wenn man sie sofort in das Bett legt. In den chronisch verlaufenden Fällen können wir dann von Zeit zu Zeit oder bei zunehmender Besserung die Vorschriften für die Liegekur wieder lockern, längere Zeit außer Bett zubringen lassen, es mit leichter Bewegung versuchen etc. Immer wird das Befinden der Kranken und ihre Reaktion auf die verordneten Maßnahmen maßgebend sein für unser weiteres Tun.

Da alle unsere Maßnahmen auch den Zweck haben sollen, den Kranken zu beruhigen, so müssen sie auch ruhig und gleichmäßig verordnet werden, es muß sich die Ruhe des Arztes auf den Kranken legen. Außerdem müssen wir den Versuch machen, den Kranken zu einer gewissen Selbstdisziplin zu bringen, indem wir die Kranken anhalten, jede Bewegung langsam auszuführen, langsam zu reden, langsam zu essen etc., sich so wenig wie möglich aufzuregen. Um dieses zu erreichen, empfiehlt es sich oft, den Kranken kleine Kniffe anzugeben, die sie anwenden sollen, wenn sie fürchten sich aufzuregen, wie tiefes Atemholen, den Daumen einziehen, sich kneifen etc.

Sind irgendwelche krankhafte Veränderungen vorhanden, die den Kranken belästigen, nervös machen oder seinen Schlaf stören, wie Ekzeme, Genitalaffektionen, so müssen sie gleichzeitig behandelt werden.

Ein Hauptaugenmerk ist auf die Ernährung und die Regelung der Darmfunktionen zu legen.

In bezug auf die Ernährung sind zunächst häufigere und kleinere Mahlzeiten zu empfehlen, von welchen nur dann abzusehen ist, wenn sich die Kranken von ihren bisherigen Gewohnheiten nicht frei machen können und darunter leiden würden. Während des Essens sollen die Kranken sich ruhig verhalten, nicht viel reden, nicht Lektüre treiben, sollen langsam und ruhig essen, ordentlich kauen und die Speisen nicht zu heiß genießen. Im allgemeinen soll die Kost möglichst reizlos sein, doch nicht so, daß sie dem Kranken widersteht, sie muß reichlich sein, jedoch wieder nicht so, daß der Magen des Kranken überladen wird. Von der jeweiligen Beschaffenheit des Magens wird es abhängen, ob wir den Kampf gegen die durch vermehrte Oxydationen bedingte Abmagerung in ganzer Linie aufnehmen oder nur Rückzugsgefechte liefern, um möglichst ihren Fortschritt aufzuhalten. Bei dieser Abmagerung spielen, wie wir gezeigt haben, konstitutionelle Momente eine wesentliche Rolle, die zu überwinden durch noch so reichliche Zufuhr von Nahrung nicht immer gelingen wird. Wir können in vielen Fällen durch Ruhigstellung des Kranken, entsprechende Einteilung und Zufuhr von Nahrung sogar Gewichtsansatz erzielen; bei der wesentlichen Rolle, die dem Nervensystem auf Appetit, Resorption und Ausnützung der Nahrung etc. zukommt, würden wir aber in demselben Falle ohne Ruhigstellung des Kranken, bei irritierten Nerven, diesen Ansatz nicht erzielen. Also nicht die Ernährungstherapie allein kann maßgebend sein, sie muß Hand in Hand mit den übrigen Behandlungsmethoden gehen. Es wird sich die Menge der Nahrung, die Größe der erlaubten Flüssigkeitszufuhr etc. nach dem jeweiligen Falle richten müssen, um nicht eine Ermüdung der Organe herbeizuführen. Ebenso steht es mit der Zufuhr von Gewürzen, Kaffee, Tee und Alkohol. Wenn es auch im allgemeinen richtig ist, daß diese Genußmittel besser zu vermeiden sind, dürfen wir dies jedoch nicht zum Dogma erheben. Wenn jemand seinen Magen durch jahrelangen Gebrauch an Erregungsmittel gewöhnt hat, er ohne solche nicht mehr genügend arbeitet, hat es keinen Sinn, ihm dieselben zu entziehen. Ich kenne Fälle, wo die Leute zu Mittag ein Glas Wein zu trinken gewohnt waren, sicher keine Trinker, die aber ohne dieses Verdauungsbeschwerden hatten; in einem solchen Falle schadet die Belassung des geringen Quantum Alkohols sicher weniger, als die Entziehung. Wenn jemand Milch in irgendwelcher Form nicht verträgt, ihre Zufuhr aber ermöglicht wird durch Zusatz von Kaffee oder Tee, dann ist es indiziert, zu versuchen, wie dies vertragen wird; und es wird meist gut vertragen. Wir müssen bei allen unseren Maßnahmen bedenken, daß auch das psychische Moment bei der Ernährung eine große Rolle spielt. Wir dürfen unsere Kranken dadurch, daß wir ihnen alles plötzlich entziehen, ihnen alle ihre Gewohnheiten umstoßen und Sachen auferlegen, die sie als Unbequemlichkeiten empfinden etc., nicht irritieren, bei ihnen kein stärkeres Krankheitsgefühl aufkommen lassen, wenn diese Maßregeln nicht absolut indiziert sind.

Auch die Zusammensetzung der Nahrung ist von Belang, wenn wir auch hier wieder nach jeder Richtung Konzessionen machen müssen. Im allgemeinen kommen wir am besten mit einer stark gemischten Nahrung mit reichlich Vegetabilien und reichlicher Kohlehydrat-, Fettzufuhr aus. Zu stark einseitige oder rein vegetabilische Kost ist ebensowenig am Platze, wie starke Fleischdiät oder zu reichliche Kohlehydratzufuhr. Daß einseitige Fleischnahrung bei Morbus Basedowi nicht gut vertragen wird, ist eine alte Erfahrungstatsache, der wir oft begegnen; Ausnahmen gibt es auch hier.

Falta weist darauf hin, daß man bei Hunden durch reichliche Fleischnahrung die Schilddrüse äußerst jodarm machen kann, was er auf eine erhöhte Tätigkeit der Drüse bezieht; Přibram und Porges fanden den Grundumsatz nach Fleischüberfütterung erhöht. Watson Ch. sah nach Mehldiät histologische Veränderungen der Schilddrüse, die auf eine Änderung der Funktion hinweisen.

Eine einseitige Kohlehydratzufuhr ist schon aus dem Grunde zu vermeiden, weil beim Morbus Basedowi sehr häufig Störungen im Kohlehydratstoffwechsel vorhanden sind, die auf eine Funktionsschwäche der assimilierenden Organe hinweisen. Mit einseitiger vegetabilischer Diät, wie Rumpf sie vorschlug, finden wir nicht unser Auslangen, es wird auch, wie Přibram und Porges nachweisen, durch Fleisch- und Eiweißabstinenz der Grundumsatz nicht beeinflußt und ist auch von diesem Gesichtspunkte aus keine Indikation für eine vegetabilische Diät gegeben. Mit der Fettzufuhr können wir so weit gehen, als sie vertragen wird, was von individuellen Momenten und von der Funktion des Pankreas und Darmes im gegebenen Falle abhängt. Eine ausschließliche Milchdiät (Jaccoud) ist ungenügend, dagegen der Zusatz zur übrigen Nahrung zu empfehlen, wenn möglich ist sie statt anderer Flüssigkeit zu geben. Newmann will in einem Falle eine wesentliche Besserung durch saure Milch erreicht haben. Alt empfiehlt kochsalzarme Diät, die ja, wie in seinen Fällen mit Ödemen etc. gewiß am Platze ist, aber nicht verallgemeinert werden darf. Zu einer solchen werden wir, abgesehen von den Fällen, bei welchen kardiale Stauung oder renale Ödeme vorliegen, greifen, wenn wir bei den Kranken eine Brommedikation einleiten. Borlay dringt auf jodarme Kost (Vermeidung von unreinem Kochsalz, drüsigem Fleisch, stärkearmen Knollen).

Die Einleitung einer Mastkur wird im allgemeinen indiziert sein bei stark heruntergekommenen Kranken, doch ist hier auf die Möglichkeit zu achten, daß der Organismus die eingeführte Nahrung nicht zu verwerten vermag. v. Noorden warnt vor einer übertriebenen Mast der Basedowkranken, da die Besserung der Herztätigkeit mit der Gewichtszunahme nicht gleichen Schritt hält und es bei einzelnen Fällen durch die Gewichtszunahme und die dadurch bedingte Mehrleistung des Herzens zu einem Kollaps kam. Noch andere Momente kommen hier in Betracht. Bei einem Basedowkranken mit asthenischem Habitus, Enteroptose, tiefstehendem Magen, oder bei „schwachen Essern" mit empfindlichem Magen ist die Mastkur ein zweischneidiges Schwert. Vorübergehend können wir auch hier Gewichtsansatz erzielen, es sind aber diese Erfolge meist nur von kurzer Dauer und die stärkere Zufuhr von Nahrung wird alsbald nicht vertragen, führt zu Verdauungsstörungen, nervösem Widerwillen gegen die Nahrung, die eine wesentliche Veschlechterung des Zustandes herbeiführen kann. Wir müssen uns in jedem Falle überlegen, was wir mit einer Mastkur erreichen und was wir mit ihr schaden können.

Halten wir uns im allgemeinen an die hier skizzierten Richtlinien, vorsichtig erprobend, wie unsere Maßnahmen jeweils vertragen werden und behandeln wir sonst die Erkrankung entsprechend, so gelingt es uns meist, den Ernährungszustand der Kranken zu halten, den Eiweißverlust zu decken, auch einen Ansatz zu erzielen. Richters Vorstellung, daß eine Überernährung nicht am Platze sei, weil sie Öl in das Feuer gießt und die Verbrennungsprozesse noch mehr anfacht, läßt sich wohl nicht aufrecht erhalten, sie trägt mehr theoretischen Erwägungen als praktischen Erfahrungen Rechnung.

Auch in bezug auf die Flüssigkeitszufuhr gibt es keine bindenden Normen, die Vorschriften müssen sich nach dem Zustande des Kranken richten. Im allgemeinen ist eine Flüssigkeitseinschränkung nicht am Platze, da die Kranken mehr Flüssigkeit brauchen, um die Wasserverluste durch die beschleunigte Atmung, größere Durchfeuchtung der Haut, Schweiße, größere Harnmenge etc. zu decken. Wir werden nur die Flüssigkeitsaufnahme öfters und in kleinen Portionen anordnen und, wenn es durchführbar ist, Nahrungs- und Flüssigkeitsaufnahme nicht gleichzeitig erfolgen lassen, um einer stärkeren Überfüllung des Magens vorzubeugen. Eine Einschränkung der Flüssigkeit erscheint dann indiziert, wenn Erscheinungen von Herzinsuffizienz, Ödeme etc. vorhanden sind; auch da ist zu überlegen, wieviel dadurch genützt und wieviel dadurch geschadet wird. Die Einschränkung wird oft schlecht vertragen und kann manchmal besser durch andere Mittel ersetzt werden. Unbedingt indiziert ist die Flüssigkeitsentziehung nur in den Fällen von exzessiver nervöser Polyurie, da durch die enorme Flüssigkeitszufuhr eine beträchtliche Mehrbelastung des Herzens bedingt wird. Doch gelingt dies auch nicht in allen Fällen. In manchen, die als Diabetes insipidus zu deuten sind und bei welchen der Hypophyse ein Einfluß zuzukommen scheint, wird die Flüssigkeitsentziehung nicht vertragen. Gegen kleine Quantitäten Alkohol braucht man sich nicht ablehnend zu verhalten, sie können, wie wir erwähnt haben, sogar notwendig sein, um die Verdauung anzuregen, es kann ein Glas Bier am Abend den Schlaf befördern. Auch die Scheu vor kohlensäurehaltigen Wässern, die einen Reiz auf das Vasomotorenzentrum ausüben sollen, ist, wie auch Moebius betont, nicht gerechtfertigt; im Übermaß genossen schaden sie gewiß, in kleinen Quantitäten sind sie bei starker Prostration, bei starkem Durstgefühl sicher von Nutzen.

Eine besondere Aufmerksamkeit beansprucht die Regulierung der Darmtätigkeit in Fällen mit Obstipation. Wenn wir auch nicht die Auffassung von Ebstein und Federn teilen können, die den Darmveränderungen eine wesentliche Rolle in der Pathogenese zusprechen und die Behandlung des Darmes als eine kausale betrachten, über Heilungen des Morbus Basedowi durch Behebung der Koprostase durch Ölklysmen, leichte Abführmittel und Faradisation des Darmes berichten, so ist es doch unzweifelhaft, daß Darmstörungen zuweilen schwere Erscheinungen setzen können. Wir brauchen hier nur an das Heer von Allgemeinerscheinungen zu erinnern, das wir bei sonst gesunden Personen antreffen können, die an Koprostase leiden oder an die schweren nervösen Erscheinungen, die wir bei Erkrankungen des Magens und Darmes kennen. Um wieviel mehr treten solche Erscheinungen bei abnorm reagierenden Menschen, bei Neuropathen zutage. Tatsächlich gelingt es bei vielen Basedowkranken mit Koprostase durch Behandlung dieser eine wesentliche Besserung des Allgemeinbefindens zu erzielen: die Erregung, Unruhe, eventuelle Beklemmungszustände zu mildern, Schwindel, Kopfschmerz zu bannen, den Appetit zu bessern, die Ernährung zu heben etc. und durch die Besserung der nervösen Symptome in manchen Fällen auch die Pulsfrequenz herabzudrücken und Herzunregelmäßigkeiten zum Verschwinden zu bringen. In dieser Richtung muß man Federn zustimmen. Ob es sich hier um Ausschaltung toxischer Vorgänge handelt (Sajous), die durch abnorme Zersetzungsvorgänge bedingt sind, ist derzeit noch nicht sicher zu entscheiden.

Von wesentlicher Wirkung sind klimatische Einflüsse, doch ist auch hier ein vorsichtig individualisierendes Vorgehen unbedingt notwendig, das Rücksicht nimmt auf die Verhältnisse des Kranken. Es hat keinen Sinn, jemandem einen Luftkurort vorzuschlagen, der sich die Mittel hierzu nur unter Auferlegung sonstiger Entbehrungen und da nur für unzureichende Zeit verschaffen kann, oder bei dem die dadurch notwendig werdende Trennung von Familie etc. mit solchen Aufregungen und Depressionen verbunden ist, daß dadurch nur eine Verschlechterung herbeigeführt wird. Die Luft allein macht es gewiß nicht, wenn hierbei eine Reihe anderer Faktoren störend eingreifen. In manchen Fällen genügt schon die Entfernung aus dem ungesunden Aufenthalt in der Großstadt mit finsteren, ungesunden Wohnungen, dem Lärm etc. in die Ruhe des Landlebens, mit Licht, Luft und Sonne und dem beruhigenden Grün, mit wenigen Mitteln erreichbar, um einen wesentlichen Effekt zu erzielen. Nur müssen die Kranken dort gut untergebracht und gut verpflegt sein, kurz alles finden können, was zu ihrer Beruhigung nötig ist. Von unzweifelhaft günstiger Einwirkung ist aber der Aufenthalt im Hochgebirge, auf welchen zuerst Stiller aufmerksam gemacht hat und dem auch Bruns, Gaik, Stark, Stäubli, Veraguth u. a. das Wort reden, während Moebius, Nothnagel u. a. keinen sicheren Effekt davon gesehen haben. Es gibt natürlich auch hier Ausnahmen. Personen, die den Aufenthalt in der Höhe nicht vertragen, finden wir, wie auch sonst, auch beim Morbus Basedowi, und es empfiehlt sich deshalb, wenn man nicht weiß, ob Höhenaufenhalt vor der Erkrankung vertragen wurde, vorsichtig mit Höhen von 500—600 m zu beginnen und allmählich zu steigen. Am besten werden meiner Erfahrung nach Höhen um 1000—1200 m vertragen, darüber braucht wohl selten hinausgegangen zu werden. Worauf die günstige Wirkung des Höhenklimas zurückzuführen ist, wissen wir nicht, daher auch nicht, worauf die Mißerfolge beruhen. Für letztere finden wir jedoch in einem oder dem anderen Falle eine Aufklärung. So können es Personen sein, die die Höhenlage überhaupt nicht vertragen, hier kommt vielleicht bei manchen Personen der dauernde Aufenthalt in der Ebene in Betracht. Sowie unsere Gebirgsbewohner unmöglich in der ungarischen Tiefebene gehalten werden können, sie die Sehnsucht nach ihren Bergen verzehrt, so vertragen die an die Ebene gewöhnten nicht die engen Täler, die aufragenden Berge ohne Gefühl der Beklemmung und Unruhe. Dann kommt in Betracht, daß sich die Kranken im ungewohnten Gebirge vielfach übernehmen und übermäßig anstrengen. In manchen Fällen sind es gleichzeitig vorhandene Klappen- oder Herzmuskelveränderungen mit Erscheinungen von Herzinsuffizienz, die die Intoleranz bedingen. Finden wir, daß die Höhe nicht vertragen wird, dann müssen wir die Kranken veranlassen, niedriger gelegene Orte aufzusuchen.

So wie das Hochgebirge hat auch das Meer unter den Ärzten seine Anhänger und Gegner. v. Dusch, Foot, Glax, Hennoch, Moebius, Mackenzie, Rosenberg u. a. haben von dem Aufenhalt an der See günstige Resultate gesehen. Auch ich kann mich dem anschließen, wenn ich auch die Wirkung des Hochgebirges für die Mehrzahl der Fälle vorziehe und nur solche Kranke an die See schicke, die das Hochgebirge nicht vertragen. Es ist die See meinen Erfahrungen nach ein viel schwerer abzuschätzender Heilfaktor, als das Mittel- und Hochgebirge. Die Kranken mit Morbus Basedowi vertragen im allgemeinen die Hitze nicht, es erquickt sie die Kühle, insbesondere die kühlen Nächte im Gebirge, andere vertragen die fortwährend bewegte Luft, das Brausen der See nicht und endlich besteht hier die Verleitung zum Baden im Meere, das für gewöhnlich schlecht vertragen wird. Der Aufenthalt an der Adria empfiehlt sich noch am besten im Frühjahr und Herbst, wo im Gebirge die Schneeschmelze oder rauhe Nebel einsetzen.

Kann also auch unter entsprechenden Bedingungen und bei sonstiger Behandlung jeder gute Aufenthalt zu denselben günstigen Erfolgen führen wie der Kurgebrauch im Hochgebirge oder an der See (Aran, Demme, v. Dusch, Eulenburg, v. Graefe, Lebert, Moebius, Richardson, v. Stoffella u. a.), so ist doch, ceteris paribus, der Aufenthalt im Hochgebirge u. E. als der verläßlichste Heilfaktor anzusprechen.

Ein wesentlicher Behelf, um eine Beruhigung des Kranken und eine Besserung der Erscheinungen zu erzielen, sind hydrotherapeutische Prozeduren. Winternitz hat vor 40 Jahren vorgeschlagen, „durch häufig wiederholte oder kontinuierliche Innervationsreize den paretischen Vagus höher zu innervieren, durch allmähliche Erweiterung des peripherischen Strombettes die Zirkulationswiderstände herabzusetzen und damit die Herzaktion zu verlangsamen und durch allmähliche Abkühlung des Blutes und des Körpers direkt den Stoffumsatz zu verlangsamen“. Als hierzu geeignete Prozeduren hat er oft gewechselte feuchte Wicklungen mit darauffolgenden Halbbädern in höherer Temperatur und längerer Dauer, Kühlschlauch auf Nacken, Hals, Herz- und Magengegend, ableitende Wadenbinden angegeben Abgesehen von den theoretischen Vorstellungen wurden diese Vorschläge im allgemeinen beibehalten (v. Corval, Jacob, Sadyer u. a.) und wird von den Hydrotherapeuten die Wasserbehandlung des Morbus Basedowi als wichtigster Heilbehelf hingestellt. So wertvoll uns dieser Behelf auch ist, so kann doch nicht genug vor eingreifenden Prozeduren gewarnt werden. Je mildere und indifferentere Prozeduren wir anwenden, je mehr wir den Reiz den individuellen Verhältnissen anpassen und alle überstarken Reize, wie kalte Bäder, Strahlenduschen, schottische Duschen, eiskalte Übergießungen etc. vermeiden, desto besser werden wir fahren. Es gibt Fälle, bei welchen Prozeduren, die früher mit gutem Erfolge angewandt wurden, nicht mehr vertragen werden und die Kranken sich jetzt selbst auf laue Bäder mit ganz geringen Abkühlungen schlechter fühlen. In solchen Fällen ist dann temporär von der Anwendung hydriatischer Prozeduren überhaupt abzusehen. Wunder empfiehlt Ozetbäder, auf welche sich die Harnstoffausscheidung vermindern und die Salzausscheidung im Urin erhöhen soll. Schott empfiehlt die Nauheimer Bäder, und Hufnagel hat bei basedowkranken Kindern mit Kohlensäure und Solbädern gute Erfolge erzielt. Moebius empfiehlt Bäder mittlerer Temperatur, die durch Kohlensäure- oder Salzgehalt einen Hautreiz ausüben. Eigenen Erfahrungen nach würde ich mit dem Gebrauch von Kohlensäurebädern im allgemeinen zur größten Vorsicht mahnen. Moebius muß man zustimmen, wenn er sich äußert, daß Meerbäder entschieden zu widerraten sind. Am besten wären noch nicht zu heiße indifferente Thermen zu empfehlen.

Von unzweifelhafter Wirkung ist jedoch die Anwendung des Kühlschlauches mit nicht zu kalten Wassertemperaturen und lieber länger dauernden Applikationen auf die Herzgegend und auf die Struma. Rehn empfiehlt dauernde Eisauflage auf die Struma (siehe auch Behandlung der einzelnen Symptome).

Vielfach sind auch verschiedene Formen von Gymnastik und Massage empfohlen worden. Was die Gymnastik betrifft, so ist davon abzuraten. Auch bei der maschinellen Gymnastik steht der Effekt mindestens mit dem Kostenpunkte nicht im Einklang und man kann auch hier gewöhnlich mehr schaden als nützen. Dasselbe gilt von der Massage mit Ausnahme der Massage des Darmes, in der wir ein wertvolles Mittel zur Behebung der Koprostase besitzen.

Der Merkwürdigkeit halber sei erwähnt, daß Bryson, um die Atemschwäche, die Ursache alles Übels, zu beheben, einen maschinell betriebenen Einatmungsapparat angegeben hat. Ebenso merkwürdig ist der Vorschlag von Abrams, der bei Morbus Basedowi einen verminderten Vagustonus annimmt, durch dessen Beseitigung der Morbus Basedowi geheilt werden könne; dies gelingt durch Massage am 7. Halswirbeldorn! Dadurch will er Fälle geheilt haben, die jeder Therapie trotzten, bei welchen auch die Operation ohne Effekt war.

Medikamentöse Therapie. Allen bisher angewandten Arzneimitteln kann kein Einfluß auf die Erkrankung selbst zugesprochen werden; es kommt ihnen nur ein Einfluß auf die Beseitigung einzelner Symptome zu. Aber auch dieser ist zumeist recht fraglich, und die Anschauungen über den Wert der einzelnen Mittel sind recht geteilt. Je nach den Anschauungen über das Wesen der Erkrankung hat man verschiedene Mittel angewandt, die dann immer auch ihre Anhänger fanden, um dann durch andere wieder verdrängt zu werden.

Zu den ältesten Mitteln, für deren Anwendung die Vorstellung maßgebend war, daß die Anämie bei Morbus Basedowi eine wesentliche Rolle spiele, gehören die Arsen- und Eisenpräparate. Letztere sind wohl ganz außer Kurs gesetzt; ihre Nutzlosigkeit wird ziemlich allgemein anerkannt. Abgesehen davon, daß sie den Appetit und die Darmtätigkeit ungünstig beeinflussen, kann durch sie auch eine Verschlechterung des Zustandes herbeigeführt werden (Trousseau, v. Graefe, Friedreich, Chvostek sen. u. a.). Dagegen haben die Arsenpräparate noch vielfach Anhänger. So berichtet Mendel über sehr günstige Resultate bei gleichzeitiger intravenöser Injektion von Jod und Arsen (vorsichtige Einspritzung von 2 ccm einer Lösung von 1,0 Atoxyl, 4,0 Natr. jodat. auf 20,0 Aq. destill.), Devic und Gardère über Heilungen mit Arseninjektionen neben Antithyreoidin. Doch möchte ich auch hier zu vorsichtiger Dosierung raten, namentlich bei Neigung zu Diarrhöen. Lange Zeit stand auch Jod in der Behandlung der Basedowschen Krankheit in Verwendung, meist in der Absicht, die Struma zur Verkleinerung zu bringen. Im allgemeinen scheint man damit keine allzu schlechten Erfahrungen gemacht zu haben, denn es hat lange gedauert, bis man davon abkam, und auch die heute herrschende Lehre, daß Jod bei Morbus Basedowi absolut nicht am Platze ist, hat jetzt noch einzelne Stimmen gegen sich. Moebius, Buschan glauben, daß die guten Resultate, über die berichtet wird, offenbar Fälle von sekundärem Morbus Basedowi betreffen. Moebius glaubt, daß die Struma durch das Jod, „die übrigen Basedowsymptome durch andere Einflüsse oder den Verlauf der Dinge an sich vermindert wurden“. Er warnt entschieden vor Jod beim primären Morbus Basedowi. Kocher erklärt die Jodbehandlung bei Morbus Basedowi als ein zweischneidiges Schwert. Gegen die Jodbehandlung sprechen sich Bäumler, Friedreich, Mackenzie, Jaccoud, Rendu, Oppolzer, Sattler, Trousseau u. a. aus. Unsere heutige Annahme, daß das Jod in der Behandlung des Morbus Basedowi absolut zu verwerfen ist, stützt sich mehr auf die Tatsache, daß bei einzelnen Personen selbst auf kleine Dosen Jod Erscheinungen auftreten, die wir als Thyreoidismus deuten (vgl. Pathogenese) als auf die Erfahrungen bei Morbus Basedowi selbst, da bei diesem Jod jetzt kaum mehr zur Verwendung gelangt. Richtig ist u. E., daß bei Morbus Basedowi Jodintoleranz häufig beobachtet wird, häufiger als außerhalb desselben und daß aus diesem Grunde im allgemeinen vor der Anwendung von Jod gewarnt werden muß. Die Frage ist nur, ob an diesen unseren schlechten Resultaten nicht die Art der Medikation die Schuld trägt, daß wir bisher zu große Dosen etc. angewandt haben oder daß die Art der Applikation maßgebend ist. Denn es ist doch auffallend, daß den Verschlechterungen durch Jod eine Reihe von Beobachtungen gegenübersteht, bei welchen der Morbus Basedowi günstig beeinflußt wurde. So berichten über günstige Resultate v. Basedow, Bouillaud, Cheadle, Cros, Delafield, Draper, Feréol, Greenhow, Stockes u. a. Bei äußerlicher Anwendung sahen Bootz, Galup, Hirsch, v. Graefe u. a. gute Erfolge, Buschan und Musehold bei kataphoretischer Einverleibung von Jodkali in die Schilddrüse, Thyssen, Maude bei Einspritzungen von Jod, Pitres bei Injektion von Jodoform in die Struma. Auch in letzter Zeit verdanken wir Ohlemann, einem Arzte, der selbst an Morbus Basedowi leidet, wertvolle Mitteilungen. Er glaubt, daß bisher zu große Dosen angewandt wurden und erzielt bei sich mit kleinen Dosen eine wesentliche Besserung. Mendel injiziert Jod und Arsen gleichzeitig intravenös in ziemlich großen Dosen (siehe Arsen) und berichtet in 10 Fällen über sehr gute Resultate. Auch ich habe in letzter Zeit Fälle gesehen, bei welchen Jod gegeben worden war, ohne Verschlechterung des Zustandes, ja, wie die Kranken angaben, mit Besserung der Erscheinungen, die mich überrascht hat. Solche Beobachtungen müssen zu bedenken geben, ob die prinzipielle Ablehnung der Jodtherapie bei Morbus Basedowi berechtigt ist und ob nicht eventuell der sicher schädliche Einfluß in manchen Fällen korrigiert werden kann durch die Art der Anwendung und ausgeglichen wird durch den Nutzen, den wir damit in anderen Fällen erzielen. Wie die Tatsache zu erklären ist, daß in einem Falle Jod schadet, in dem anderen nützt, wissen wir vorläufig nicht, aber jedenfalls erscheint es der Mühe wert, der Frage der Jodtherapie bei Morbus Basedowi neuerdings mit allen entsprechenden Kautelen näher zu treten. Ablehnen müßte man jedenfalls die in ihrer Wirkung nicht dosierbaren Methoden der Injektion von Jodpräparaten in die Struma, die außerdem noch sehr schmerzhaft sind.

Mit Recht verlassen sind wohl eine Reihe von Methoden, die eine Verkleinerung der Schilddrüse herbeiführen sollten, wie Einspritzung von Eisenchlorid (Handfield).

Unter den Medikamenten, die eine Beruhigung der Kranken oder eine Heilung der Erkrankung anstreben, haben frühzeitig schon die Brompräparate eine Rolle gespielt. v. Basedow, Gosset, Trousseau berichten bereits über günstige Wirkungen. Sie wurden später vielfach in Kombination mit anderen Medikamenten gegeben. Wie alle Mittel haben auch die Brompräparate ihre Anhänger und Gegner. Moebius erklärt, daß von allen chemischen Präparaten ihm die Bromsalze die besten Dienste geleistet haben; er verordnet durchschnittlich 2,0 pro die, bei größerer Aufregung bis 5,0. Wesentliche Wirkungen habe ich von Brom nicht gesehen, in einzelnen Fällen scheint es aber eine gewisse Beruhigung herbeiführen zu können; eine schädigende Einwirkung kann bei entsprechender Dosierung vermieden werden. Es kann daher der Versuch mit Bromsalzen auf jeden Fall gemacht werden (siehe Chinin).

Von den Alkaloiden stehen die Belladonnapräparate in größtem Ansehen. Namentlich englische Ärzte sind warm für sie eingetreten (Begbie, Cooper, Graves, Gowers, Mackenzie, Meigs, Taylor, Wilks, Williams u. a.) und halten sie für das wichtigste Arzneimittel in der Behandlung des Morbus Basedowi. Neben dem ursprünglich angewandten Auflegen von Belladonnapflastern auf Hals und Herzgegend hat dann Gowers besonders die Tinct. belladonnae empfohlen, die er in langsam steigender Dose bis zur höchsten Dose, die im betreffenden Falle vertragen wurde, nehmen ließ. Neben Erfolgen stehen aber auch hier Mißerfolge (Berger, Hedinger, Hutchinson, Murell, Yeo u. a.); ebenso steht es mit Atropin und dem ihm verwandten Duboisin, das Dujardin-Beaumetz warm empfahl. Von seiten deutscher Autoren liegen wenig Angaben vor. Moebius meint, daß Belladonna in Deutschland gar keinen Erfolg zu haben scheine und vielleicht in England anders wirkt.

Vielfach werden auch diese Präparate kombiniert mit Chinin, Digitalis etc. gegeben. So gibt Douglas: Chin. sulf., Fol. digit. āā. 1,5, Extr. bellad., Aloes āā 0,24, pulv. Ipecacuan. 2,5, f. pil. Nr. 40; 3 mal 1 Pille täglich.

Cannabis sativa empfiehlt Valieri, Opium Handfield, Morphium Pack und Liégois, Aconitin Hutchinson, Seguin.

Mehr Verwendung fand das Mutterkorn und seine Präparate, die durch Kontraktion der Schilddrüsengefäße eine Verkleinerung und, wie man später annahm, dadurch eine Einschränkung der Sekretion herbeiführen sollten. Willebrand, v. Graefe, Wilson, Mooren, Strümpell u. a. sahen davon Erfolge, wenigstens solange das Präparat angewandt wurde, während Gowers, Williams, Kobert u. a. dies nicht bestätigen konnten. In letzter Zeit empfiehlt Sajous Ergotin neben Hypophysenextrakt und Applikation von Kälte an der Schilddrüse.

Die früher als Fiebermittel verwendete Tinctura Veratri viridis empfiehlt Aran; Guyot, Jaccoud, Moore, Sée, Schönfeld, Schweiger u. a. haben Erfolge davon gesehen, neuerdings Eloy.

Vielfach wird Chinin warm empfohlen (Abadie, Andronico, Bäumler, Dumeril, Demarquay, Ekervogt, Förster, Friedreich, Lancereaux und Paulesco, Stoffela, Traube u. a.). Namentlich das Chinin. hydrobromic. hat in letzter Zeit viele Anhänger gefunden (Forchheimer, Jakson und Mead, Mumford, Robey, Sajous u. a.). Jakson und Mead berichten unter längere Zeit angewandtem Bromchinin von 56 Fällen in 76% Heilungen, 13% Besserungen, dabei sind ihre Resultate durch 2 Jahre kontrolliert.

Trachewsky empfahl phosphorsaures Natron, von welchem Sahli, Kocher, Mathes, Moebius sehr gute Resultate gesehen haben: die Kranken wurden ruhiger, das subjektive Empfinden besser, die Pulszahl geringer, der Schlaf besser. A. Kocher empfiehlt neutrales phosphorsaures Natron bis 6 g pro die, wodurch die Ausschwemmung des jodhaltigen Sekretes aus der Schilddrüse aufgehalten werden soll.

Müller und Saxl machen, da Ca-Salze einen dämpfenden Einfluß auf das Nervensystem ausüben, intramuskuläre Injektionen von Chlorkalzium-gelatine (Merck „Kalzine"), 5—7 ccm. und erzielen meist wesentliche Besserung.

Nach Lorand beeinflussen Salizylpräparate die Tätigkeit der Schilddrüse und wurde Natr. salicyl. einige Male mit Erfolg verwendet. Haller hat in einem Falle mit Aspirin Besserung namentlich der Tachykardie erzielt.

Dann sind noch eine ganze Reihe von Mitteln in ein oder dem anderen Falle angewandt worden, angeblich immer mit Erfolg, so das sulfanilsaure Natron (Kirnberger), Antipyrin (Gauthier), Pikrotoxin (Watkins), pikrinsaures Ammoniak (Graeme-Hammond), Schwefelsäure (Magrador), Argentum nitricum (Jerusalimsky). Revillet verordnet, ausgehend von der Überlegung, daß bei Ikterus Pulsverlangsamung besteht, Gallenextrakt subkutan und erzielt eine wesentliche Besserung, Berkley lobt Lezithin. Kocher sah Besserung nach Verabreichung von Harnstoff, den er gab, weil er in 2 Fällen von Morbus Basedowi nach Urämie eine wesentliche Besserung auftreten sah. Die Anwendung von Bromkampfer empfehlen Bacelli, Pensati.

Neben allen diesen medikamentösen Maßnahmen, die bezwecken sollten, den Morbus Basedowi direkt zu beeinflussen, die nervöse Übererregbarkeit zu mildern, die Tätigkeit der Schilddrüse etc. zu beeinflussen, werden noch eine Reihe von Mitteln versucht, um auf die einzelnen Symptome zu wirken. Bei der Rolle, die die Erscheinungen von seiten des Zirkulationsapparates im Symptomenkomplexe des Morbus Basedowi spielen, erscheint das Bestreben gerechtfertigt, durch Herzmittel dieselben zu beeinflussen. In erster Linie steht hier die Digitalis. Trousseau empfahl eine energische Verabreichung von großen Dosen, bis zu auftretenden Vergiftungserscheinungen. Für die Digitalisanwendung in kleinen oder großen Dosen sind dann eine Reihe von Ärzten eingetreten (Aran, Banks, Bruhl, v. Czyhlarz, Draper, Gibson, Jacobi, Mackenzie, Meigs, Moore, Niemeyer, Pepper u. a.), während andere davon keinen Nutzen, sondern manchmal direkt Schaden sahen (v. Basedow, Broadbent, Bäumler, Charcot, Chvostek sen., Friedreich, v. Graefe, Jaccoud, O. Kahler, Moebius, Fr. Müller u. a.). Heute wird wohl allgemein zugegeben, daß die Anwendung der Herzpräparate wirkungslos ist und daß Cardiaca nur dann am Platze sind, wenn Erscheinungen von Herzinsuffizienz vorhanden sind. Wo in Fällen ohne solche durch Digitalis etc. ein Effekt erzielt wurde, ist er gewiß nicht durch diese Mittel, sondern durch die gleichzeitigen anderen Maßnahmen oder Medikamente bedingt worden. Das was für die Digitalis gilt, gilt auch für Strophantus, Convallaria majalis, Koffein etc. Dieulafoy sucht das Gefäßsystem durch Ipecacuanha, Blake durch Amylnitrit zu beeinflussen.

Spezifische Therapie. Die Vorstellung, daß die Funktionsstörung der Schilddrüse die Erscheinungen des Morbus Basedowi bedinge, mußte zu Versuchen führen, die Therapie zu einer kausalen zu gestalten und entweder Mittel und Wege zu suchen, um die abnorme Sekretion einzuschränken oder die dadurch im Organismus bedingten Veränderungen zu paralysieren.

Ballet und Enriquez gehen von der Überlegung aus, daß durch die Schilddrüse im Körper kreisende Giftstoffe neutralisiert werden und versuchen die vermehrten, im Körper kreisenden Schilddrüsenstoffe durch vermehrte Zufuhr von Giftstoffen zu neutralisieren. Sie exstirpieren daher Tieren die Schilddrüse und bringen dieses ihrer Vorstellung nach an Giftstoffen reichere Blut in den Körper von Basedowkranken. Diese Argumentation fand alsbald eine große Anzahl von Anhängern und zeitigte verschiedene, auf demselben Prinzipe beruhende, modifizierte Verfahren. Der zweite eingeschlagene Weg zielt dahin, die in das Blut abgestoßenen giftigen Schilddrüsenstoffe durch Antikörper unschädlich zu machen, es werden Tiere mit Schilddrüsenstoffen vorbehandelt und das thyreotoxische Serum den Kranken dann einverleibt. Auch dieses Verfahren hat seine Anhänger gefunden.

Das von Ballet und Enriquez vorgeschlagene Verfahren hat, wenn wir von den Versuchen Burgharts absehen, mit dem Blute von Myxödemkranken und von Moebius mit dem Pulver der getrockneten Schilddrüse eines Kretins Basedowkranke zu behandeln, seine Hauptrepräsentanten in dem von Merck von schilddrüsenlosen Hammeln erzeugten Antithyreoidin — Moebius, in den französischen Präparaten Hématoéthyreoidine und dem englischen Thyroidektin, dann in dem Verfahren von Lanz, die Milch schilddrüsenloser Ziegen zu verwenden, die pulverisiert von Burghart und Blumenthal als Rodagen in den Handel gebracht wurde. Weniger Anklang scheinen die von Madsen aus dem Blute schilddrüsenloser Ziegen bereiteten Pastillen gefunden zu haben.

Über die Verwendung von Antithyreoidin-Serum liegt eine große Reihe von Mitteilungen vor, die jedoch nicht imstande waren, einen Effekt desselben sicher darzutun. Den vollständig negativen Resultaten und solchen, bei welchen in einem Falle Resultate erzielt wurden, die in anderen ausblieben, stehen Angaben gegenüber, die über günstige Resultate berichten. Bei ihrer Bewertung ist jedoch zu bedenken, daß es sich hier zumeist nur um kurz beobachtete Fälle handelt und solche Remissionen und Besserungen bei Morbus Basedowi auch ohne Thyreoidin bei zweckmäßiger Behandlung auftreten. Über günstige Resultate berichten Alexander, Aronheim, Baumann, Dalmady, Devic und Gardère, Durig, Galli Valerio und Rochaz,

Grek, Hampel, Helmke, Holst, Indemans, Kopystinsky, Laube, Laser, Rosenberger, Schultes, Schultze, Silbermann, Stein, Stransky, Vermes, Watermann u. a. Über günstige Resultate mit Hématoéthyroidine berichten Breton, Regnault, mit Bluttabletten von schilddrüsenlosen Tieren Christens, mit Thyroidektin Gullan, Mumford. Demgegenüber stehen eine Reihe von Angaben, welche keine Erfolge gesehen haben oder wenigstens nur ganz unzuverlässige von Balint, Chvostek, Dayton, Engländer, Erb, Eulenburg, Heinze, Hirsch, Kroug, Lepine, Murray, Popper, Rattner, Rosenberger, Tobias u. a. (siehe S. 340). Eulenburg hält die Wirkung für sehr ungleich, höchstens symptomatisch, Erb kann die Anwendung nicht befürworten, Fröhlich hält sie für zweckmäßig, aber es sind daneben noch andere Maßnahmen notwendig. Bulkeley, der 86 Fälle aus der Literatur zusammenstellt, kommt zu dem Schlusse, daß ein bestimmter Schluß über die Wirksamkeit nicht gezogen werden könne, Stransky kommt auf Grund der Befunde in der Literatur zu dem Resultate, daß die Erfolge nur vorübergehende sind. Lépine hält die Resultate für unsicher. Eigenen Erfahrungen nach sind Erfolge, die mit Sicherheit auf diese Therapie bezogen werden könnten, nicht zu erzielen. Halten wir demgegenüber noch die Nachteile: den Preis des Mittels, den unangenehmen Geschmack, die unangenehmen Magenerscheinungen, die es oft setzt (Aufstoßen, Appetitlosigkeit, Sodbrennen etc.), die in einzelnen Fällen beobachteten Nebenwirkungen (Dunz, Durig, Stransky), wie Kopfschmerzen, Apathie, Herzarhythmie, Hautjucken, so kann bei der unsicheren Wirkung die Anwendung nicht gut empfohlen werden.

Dasselbe gilt anscheinend von den antitoxischen Seris, wie sie von Roger und Beebe, Lévy, Lepine, Zupnik hergestellt wurden, für welche ich jedoch über keine eigenen Erfahrungen verfüge. Lévy erzielt durch humanes Schilddrüsen-Hammel-Serum, Lépine durch ein Thyreoidin-Ziegenserum Besserungen, während Zupnik durch Hundeschilddrüsen-Ziegenserum keinen Effekt erzielt. Wenn wir uns die Ergebnisse von Williams vor Augen halten, der in 300 Fällen das Serum von Rogers und Beebe (mit menschlichen Schilddrüsen hergestellt) anwandte (20% Heilungen, 60% gebessert), so entsprechen sie den auch ohne diese Medikation zu erzielenden.

Über die Resultate mit Milch schilddrüsenloser Tiere liegen bisher wenig Angaben vor, offenbar dadurch begründet, daß solche Tiere schwer zu bekommen sind und nach der Operation nicht lange am Leben bleiben. Es sollen diese Tiere 2 bis 3 Wochen nach dem Werfen operiert werden, dann müssen einige Wochen verstreichen, bis zum Gebrauch dieser Milch; die Tiere halten überhaupt nur einige Monate aus. Verwendet müssen große Quantitäten durch Monate hindurch werden; nach Lanz, Edmunds ist ein halber Liter und mehr täglich notwendig. Den positiven Ergebnissen (Edmunds, Lose, Thomas, Walter, Wolfke) stehen meine eigenen Erfahrungen, die ich in einigen Fällen machen konnte, gegenüber. Schlesinger drückt sich sehr vorsichtig aus. Über Rodagen (Milch schilddrüsenloser Ziegen $+$ Milchzucker āā, getrocknet, pulverisiert) berichten Gullan, Russel günstig, während Schlesinger wenig, Grek keinen Effekt sah, und Dayton direkt eine Verschlechterung angibt. Eine Stoffwechseluntersuchung von Clemens ergab nach Rodagen geringe vorübergehende Senkung und dann Anstieg von Harnstoff und P_2O_5 im Urin. Als einen Nachteil führt Moebius den unangenehmen Geruch und Geschmack des Präparates an.

Von Organpräparaten stehen solche von verschiedenen Organen in Verwendung. Es wird damit die Absicht verfolgt, entweder, wie die Anhänger des Hypothyreoidismus bei Morbus Basedowi glauben, die mangelhafte Funktion zu korrigieren, oder wie diejenigen annehmen, die an den Hyperthyreoidismus glauben, um auf dem Umwege über andere Organe die abnorme Funktion einzustellen.

Über den Einfluß von Schilddrüsenpräparaten auf den Morbus Basedowi liegen verhältnismäßig wenig Angaben vor, weil bei der herrschenden Lehre sich die meisten von der Anwendung deshalb abhalten ließen, weil sie eine Verschlimmerung befürchteten. Moebius sagt selbst, daß er diese Behandlung nie gewagt habe. Soweit aus den vorliegenden Befunden und eigenen Erfahrungen hervorgeht, scheint in der Mehrzahl der Fälle auf Schilddrüsengebrauch eine Verschlechterung des Zustandes einzutreten (Auld, Eppinger, Joffroy, Holst, Nasse, Revilliod), während in einer Reihe von Fällen eine Beeinflussung ausbleibt (Mackenzie u. a.) (siehe auch S. 340), ja sogar von Besserungen berichtet wird (Howitz, Lanz, Voisin u. a.). Heinsheimer, der 17 Fälle aus der Literatur zusammenstellt, findet in 12 das Ausbleiben jeder Wirkung, in 4 eine Verschlechterung, in einem eine Besserung. Kommen wir über die Fälle, die nicht beeinflußt wurden, noch mit der Annahme hinweg, daß zu wenig gegeben wurde, oder die Präparate nicht verläßlich waren, so sind uns die Fälle mit Besserung vorläufig nicht klar (vgl. Pathogenese S. 223). Moebius' Vermutung, daß das Schilddrüsenpräparat vielleicht ohne Effekt und die Besserung durch die sonstigen Maßnahmen bewirkt wurde, wird sich wohl nicht beweisen lassen. R. Hirsch glaubt, daß die Schilddrüsenpräparate nur in Fällen von Morbus Basedowi mit Myxödem wirksam sind. In einem von Owen mitgeteilten Falle stellte sich später heraus, daß statt Schilddrüse Thymus gegeben worden war.

Sommerville sah in einem Falle Besserung auf Thymus- und Schilddrüsenmedikation. Jedenfalls könnte man vorläufig einzelner Fälle wegen der Schilddrüsentherapie nicht das Wort reden.

Während die Schilddrüsenstoffe selbst ungünstig wirken, soll nach Tschikste das jodfreie, phosphorhaltige Nukleoproteid des Schilddrüsenkolloids subkutan gegeben den Morbus Basedowi günstig beeinflussen.

Für die Thymusmedikation bei Morbus Basedowi war im allgemeinen die Vorstellung maßgebend, daß Thymus und Thyreoidea sich antagonistisch beeinflussen und daß eine vermehrte Zufuhr von Thymusstoffen die Schilddrüsentätigkeit hemme oder deren Sekretionsprodukte paralysiere. In letzter Zeit hat R. Hirsch, ausgehend von der Tatsache, daß im Kindesalter, in dem der Thymus eine wesentliche Rolle spielt, der Morbus Basedowi so selten ist, der Meinung Ausdruck gegeben, daß die Thymusausscheidungen die Dysfunktion der Thyreoidea paralysieren könnten und hat aus diesem Grunde die Thymustherapie neuerlich aufgenommen. Über Erfolge der Thymusbehandlung bei Morbus Basedowi berichten Owen, v. Mikulicz, Cunningham, Eder, Voisin, Solis-Cohen, Bonnet, Pott, Maude, Parker, Galdi, Boisvert, Corzi, R. Hirsch, Vetlesen, Dor, Eppinger u. a. Die Erfolge betreffen in erster Linie den Allgemeinzustand und werden mit verschiedenen Präparaten und verschiedener Applikationsweise gewonnen. So gibt Dor Injektionen, R. Hirsch Thymintabletten (Poehl), Vetlesen Thymustabletten mit phosphorsaurem Kalk. Diesen positiven Angaben stehen Befunde gegenüber, bei welchen mit dieser Medikation kein Effekt erzielt werden konnte (Mackenzie, Kinnicut, Abrahams, Nammak, Taty und Guérin u. a.). Moebius sah keinen sicheren Erfolg, Thorbecke glaubt, daß in Fällen mit Thymuspersistenz kein Effekt erzielt werde, in solchen Fällen soll sogar eine Verschlechterung auf Thymuszufuhr eintreten, Eppinger findet die gute Wirkung besonders in sympathikotonischen Fällen. Nach alledem sind bisher eindeutige Resultate mit der Thymustherapie nicht erzielt worden; sie scheint ungefährlich zu sein, wenigstens sind die Angaben über Verschlechterungen ganz vereinzelt.

Ich habe seinerzeit in einem Falle mit Pankreaserscheinungen Pankreon mit gutem Erfolge angewandt und habe seither in einigen Fällen mit demselben Mittel Besserungen gesehen, die zu weiteren Versuchen raten würden, in anderen Fällen aber wieder ganz negatives Resultat gehabt. Über günstige Resultate mit Pankreon berichtet Dikman in zwei Fällen, in welchen sonst jede andere Therapie erfolglos war, und Schnee. Warum diese Medikation in einem Falle wirkt, in dem anderen nicht, läßt sich vorläufig nicht sagen, vielleicht hängt das von der Rolle ab, die im gegebenen Falle dem Pankreas zukommt.

Adrenalin hat Goldstein in zwei Fällen mit schlechten Erfahrungen versucht.

Loewenthal und Wiebrecht empfehlen Epithelkörperpräparate bei Fällen von Tetanie, die im Gefolge eines Morbus Basedowi auftritt.

Auch die zur Feststellung der Wirkung der einzelnen Präparate unternommenen Stoffwechseluntersuchungen haben zu ganz differenten Resultaten geführt. So konnten Magnus-Levy, Steyrer, Scholz, Hirschlaff zeigen, daß bei Morbus Basedowi unter dem Einflusse der Schilddrüsensubstanz keine weitere Steigerung des Grundumsatzes und Eiweißzerfalles einzutreten braucht, wie dies allerdings in einzelnen Fällen beobachtet wird (Matthes, David). Ebenso kann dabei die Harnsäureausscheidung (David, Schreiber und Waldvogel) und die Fettresorption (Hirschlaff) unverändert bleiben. Hirschlaff konstatiert in einem Falle nach Thymusverabreichung keine Änderung der Stickstoffbilanz und der Darmresorption. Salomon sah nach einer Behandlung mit Moebius-Serum die Eiweißverbrennung unverändert.

Alles in allem müssen wir zugeben, daß die spezifische Therapie die auf sie gesetzten Hoffnungen nicht erfüllt hat. Es wurden durch sie einzelne Fälle gar nicht beeinflußt, in anderen Besserungen erzielt, die auch ohne spezifische Therapie durch die gewöhnlichen Maßnahmen zu erreichen sind, so daß es schwer zu entscheiden ist, wieviel auf Kosten der ersteren kommt. Bemerkenswerterweise bleiben auch in vielen Fällen die nach unseren Vorstellungen zu erwartenden Verschlechterungen nach Schilddrüsenverabreichung aus und kann sich an Stelle dieser sogar eine uns vorläufig unverständliche Besserung einstellen. Es sind diese Mißerfolge verständlich, denn es sind die Vorstellungen, welche für die Richtung der eingeschlagenen Therapie maßgebend waren, nicht zutreffend. Mit der Schilddrüse allein finden wir bei Morbus Basedowi nicht unser Auslangen und sind unsere Kenntnisse über ihre Funktion noch zu mangelhaft, ebenso wie die über ihre Beziehungen zu den anderen Blutdrüsen, um darauf eine Therapie aufbauen zu können.

Elektrische Behandlung. Es wird heute von der Mehrzahl der internen Kliniker und Neurologen zugegeben, daß wir in der Anwendung der Elektrizität einen der wertvollsten Behelfe in der Behandlung des Morbus Basedowi haben, dessen systematische Einführung wir wohl Chvostek sen. verdanken. Die von ihm empfohlene Galvanisation am Halse fand dann in Benedikt, Dusch, Eulenburg, Friedreich u. a. Anhänger und Eingang in die Therapie. Seine Angaben, daß durch die Galvanisation eine wesentliche Besserung zu erzielen ist, indem der Allgemeinzustand sich bessert, die nervösen Erscheinungen nachlassen, das Herzklopfen und die Beklemmungsgefühle, die Darmstörungen, Zittern etc. sich bessern, in manchen Fällen auch Exophthalmus und Struma zurückgehen, fanden vollinhaltlich Bestätigung durch eine Reihe von Beobachtern, die auch in Fällen, die sonst jeder Therapie trotzten, oft ganz auffallende Besserungen und Heilungen erzielen konnten (Buschan, Baumblatt, Benedikt, Bernhardt, Bartholow, Berger, Becker, Cantilena, Charcot, Cardew, v. Dusch, Danion, Demme, Engel, Erb,

Eulenburg, Eckervogt, Erlenmeyer, Friedreich, Foot, Greck, Hadden, Hedinger, Hirt, Homén, Kahler, Leube, Meyer, F. Müller, Mackenzie, v. Monakow, Perres, Poole, Rainear, Roth, Sattler, Silon, Smith, Schimkewitsch, Thomas, Wichman, Witfeld u. a.). Auch das von Chvostek angewandte Verfahren wurde im allgemeinen beibehalten, wenn es auch von einzelnen in ein oder der anderen Richtung modifiziert zur Anwendung gelangte. Er gibt folgende Applikationsweise an: 1. Galvanisation des Sympathikus mit Anode an der Incisura sterni, Kathode am Kieferwinkel; 2. des Rückenmarkes mit Anode am 5. Brustwirbel, Kathode am Nacken; 3. Querdurchleitung durch die Processus mastoidei; zur Anwendung gelangen nur schwache Ströme, durch kurze Zeit, 1—2 Minuten, in täglichen Sitzungen. Ein etwas modifiziertes Verfahren geben Erb, Buschan, Rockwell u. a. an. Erb legt das Hauptgewicht auf die Galvanisation des Halsmarkes. Im wesentlichen handelt es sich allem Anscheine nach um eine Durchströmung des Halses. Mir hat folgendes Verfahren sehr gute Dienste geleistet: 1. Die alte Sympathikusgalvanisation: Plattenelektrode am Sternum, Knopfelektrode unter dem Kieferwinkel, schwache Ströme, 1—2 MA, 1—3 Minuten Dauer, langsames Ein- und Ausschleichen des Stromes. 2. Querdurchleitung der Schilddrüse mit zwei Plattenelektroden zu beiden Seiten der Struma in einer Entfernung von ca. 5 cm voneinander, langsames Einschleichen, 1—2 MA, 1—3 Minuten Dauer, langsam ausschleichen, dann Elektroden wechseln und noch einmal dieselbe Prozedur mit dem Strom in anderer Richtung. Zu beachten ist, daß nie starke Ströme in Anwendung gelangen und daß nie unvermittelte Stromunterbrechungen stattfinden. Diese Behandlung muß durch Monate und Jahre fortgesetzt werden, kann bei Besserung seltener erfolgen oder ausgesetzt werden, muß bei Verschlechterung wieder einsetzen. Die Sitzungen finden, wenn es die Haut gestattet, täglich, mindestens aber jeden zweiten Tag statt. Der Effekt ist manchmal schon während der Galvanisation ersichtlich, indem die Pulsfrequenz absinkt. Nur in seltenen Fällen tritt bei der Sympathikusgalvanisation eine Pulsbeschleunigung auf und ist in solchen Fällen dann die Kathode am Sternum und die Anode subaural zu applizieren. Ein Schaden ist von der Galvanisation, wenn sie entsprechend durchgeführt wird, niemals beobachtet worden, wohl aber in der überwiegenden Mehrzahl der Fälle eklatante Besserung. Natürlich gibt es auch hier Fälle, bei welchen nur ein vorübergehender oder gar kein Effekt erzielt werden kann. Worauf der günstige Einfluß der Galvanisation zurückzuführen ist, wissen wir nicht. Wenn auch vielleicht die theoretischen Überlegungen, von welchen die Behandlung ausging, nicht zutreffen, die Tatsache steht fest. Sicher ist es aber nicht, wie Moebius will, Suggestivwirkung.

Vigouroux hat die faradische Behandlung des Morbus Basedowi vorgeschlagen, mit der er sehr gute Erfolge erzielt hat. Er gibt eine breite Elektrode (Anode) auf den Nacken, die kleine Elektrode auf den Sympathikuspunkt durch $1\frac{1}{2}$ Minuten, dann auf den motorischen Punkt des M. orbic. palpebr., die Lider, die Umgebung des Auges, dann etwas größere Elektrode auf das Jugulum, auf die Schilddrüse mit starkem und die Herzgegend mit schwachem Strom. Die von Vigouroux erzielten Erfolge konnten aber von anderen nicht beobachtet werden (Cardew, Danion, Mackenzie, Mooren u. a.); dieses Verfahren hat scheinbar wenig Anhänger. Von einzelnen wird die Galvanisation des Sympathikus gleichzeitig mit Faradisation empfohlen, so von Buschan mit Faradisation des Oberkörpers, von Homén mit solcher der Schilddrüse. Zimmern empfiehlt Galvanisation, Faradisation und Bestrahlung des Kropfes, Bélot Galvanisation und Bestrahlung, Chartier Galvanisation und Faradisation des Kropfes neben Hochfrequenzströmen auf das Herz.

Franklinisation empfahl Eulenburg mit Kopfduschen und Spitzenstrahlungen gegen das Herz, mit Hochfrequenzströmen sahen gute Resultate Chartier, Günzel u. a. Vielfach sind auch die von R. Wagner empfohlenen elektrischen Bäder im Gebrauch, mit elektrischen Vierzellenbädern kann man bei vorsichtiger Anwendung auch recht gute Resultate sehen. Doch ist bei allen diesen Prozeduren vorsichtiges Versuchen am Platze, da manchmal auch eine stärkere Erregung auftritt. Jedenfalls sind sie meiner Erfahrung nach weniger verläßlich als die Galvanisation und nicht so ungefährlich.

Nach allen bisher vorliegenden Erfahrungen haben wir in der elektrischen Behandlung des Morbus Basedowi, insbesondere in der Galvanisation einen sehr wertvollen therapeutischen Behelf. Daß auch diese Behandlung nicht in allen Fällen wirksam sein kann, ist selbstverständlich. Ein Mittel, das den Morbus Basedowi unbedingt heilt, haben wir nicht, weder in der internen, noch in der chirurgischen Therapie, weil dem Morbus Basedowi ungemein komplexe Vorgänge und Veränderungen zugrunde liegen.

Röntgenbehandlung. In den letzten Jahren ist die von Mayo eingeführte Bestrahlung der Schilddrüse bei Morbus Basedowi in den Vordergrund getreten und hat die alte Methode der elektrischen Behandlung zu verdrängen versucht. Die bisher erzielten Resultate haben jedoch bisher zu keiner Einigung weder über die Zeit des Einsetzens der Behandlung, noch über die zu erzielenden Erfolge geführt. Mayo, Belot bestrahlten vor der Operation, Beck empfiehlt die Bestrahlung nach der Operation, die einen sehen eklatante Erfolge, die andere wieder vollständig vermissen und endlich berichten einzelne über direkte schädigende Wirkung. Im allgemeinen hat sich mehr der Brauch eingebürgert, neben der internen Therapie die Bestrahlung durchzuführen und bei Erfolglosigkeit auch dieser erst den chirurgischen Eingriff vorzunehmen. Eine große Reihe von Beobachtern berichtet über günstige Resultate (Algyogyi, Beaugard, Beck, Bergonier, Clarke, Cook, Crouzon, Dohan, Faber, Falta, Faulhaber, Fowler, R. Freund, Gilmer, Greves, Hirschl, Holland, Holzknecht, Hooten, Immelmann, Jacobson, Jones, Johnstone, Krause, Kienböck, Kuchendorf, Ledoux, Manninger, Maragliano, Mayo, Metcalfe, Meyer, Michailow, Mitchell, Moses, Murray, Nagelschmied, Nemenow, Pende, Perelman, Rosenberg, Schwarz, Schmied, Seeuwen, Schüler, Sielmann, Simon, Sklodowski, Snow, Stegmann, Stoney, Stower, Türk, Wetterer, Wohrizek). Die erzielten Resultate betreffen in erster Linie eine Besserung des Allgemeinzustandes, wie Abnahme der Erregung, der Schlaflosigkeit, Zunahme des Körpergewichtes und zwar kann diese Besserung sehr rasch einsetzen. Weniger scheint die Pulsfrequenz beeinflußt zu werden, die in einzelnen, allerdings seltenen Fällen rasch absinken kann (Holland), meist aber nur allmählich absinkt oder auch unverändert bleibt, ebenso wie der Tremor und die Schweiße. Die Struma wird durch die Bestrahlung in den meisten Fällen nur wenig beeinflußt, ein vollständiges Zurückgehen gehört jedenfalls zu den Seltenheiten (Krause, v. Snow), häufiger bleibt sie ganz unverändert (Algyogyi, Holland, Humphris, Jones, Pagenstecher). Lüdin, der in letzter Zeit eine ausführliche Zusammenstellung über die Erfolge der Röntgenbestrahlung gebracht hat, auf die hier verwiesen sei, findet in einer Zusammenstellung von 42 Arbeiten, die das Verhalten des Exophthalmus besonders berücksichtigen, daß der Exophthalmus 6 mal geschwunden ist, 2 mal noch angedeutet blieb, 9 mal wesentlich gebessert, d. i. 17 mal erfolgreich beeinflußt wurde, während er 25 mal wenig oder gar nicht beeinflußt erscheint. Vereinzelt wird über Beeinflussung der Menses, Verschwinden der Diarrhöen, der Fettstühle, der alimentären Glykosurie etc. berichtet. Die Stoffwechseluntersuch-

ungen geben kein einheitliches Resultat, indem der Energieumsatz von Ru-
dinger herabgesetzt gefunden wurde, es zur N-Retention kam, während der
Grundumsatz nach de la Camp keine Veränderung, in der Untersuchung von
Porges und Pribram sogar eine Erhöhung aufwies.

Aber auch mit der Bestrahlung ist nur in einem Teil der Fälle eine sichere
Beeinflussung nachweisbar. Wirkliche Heilungen mit vollständigem Schwinden
aller Erscheinungen sind sehr selten verzeichnet (Crouzon, Hooton, Immelmann, Krause, Michaiłow, Pende, Stoney, Türk), sonst schwanken
die Angaben über Heilungen und Besserungen von 100% bis ca. 30%; sicher
ist auch, daß in einem Teil der Fälle durch die Bestrahlung absolut kein Effekt
erzielt wurde. Auch das Auftreten von Rezidiven ist beobachtet. Außerdem
sind eine Reihe von nachteiligen Wirkungen beobachtet. Zunächst ist als
reaktive Veränderung das Auftreten von Schilddrüsenschwellung (Cook, Wolf)
und von Kapselverwachsungen beobachtet worden, die eine eventuelle später
notwendige Operation ungünstig beeinflussen (Cook, Demmer, v. Eiselsberg, Gebele, Hochenegg, A. Kocher, Ranzi, Schultz u. a.). Mit dieser
Möglichkeit muß gerechnet werden, wenn sich diese Veränderung auch nicht
in allen Fällen einstellt und wenn auch angenommen wird, daß die Strahlen
nur das Parenchym und nicht das Bindegewebe beeinflussen. Levi Dorn
glaubt, daß letzteres nur als reaktive Veränderung nach schwerer Schädigung
eintreten könnte. Ein weiterer Nachteil liegt darin, daß die Bestrahlung einen
intensiven Eingriff darstellt, der selbst in der Hand des speziellen Fachmannes
in seinen Wirkungen nicht immer genau bestimmt werden kann. Bei der häufigen
Anwendung durch Ärzte, die damit weniger Erfahrung haben, besteht die Gefahr, daß Schaden angerichtet werden kann. Daß dies aber selbst bei aller
Vorsicht nicht zu vermeiden ist, zeigen die Beobachtungen von Bergonié und
Speder, Howel und Holland, die die Erscheinungen von Myxödem, von
Decastello, von Gilmer, Wagner-Jauregg, Zimmern und Raymond,
die eine Verschlechterung des Zustandes nach Bestrahlung auftreten sahen.
In einem Falle meiner Beobachtung war es nach der Bestrahlung eines gewöhnlichen Kropfes zu dem Auftreten eines Morbus Basedowi gekommen. Dasselbe
sahen Kienböck und H. E. Schmidt. Lüdin kommt am Schlusse seiner
Zusammenstellung der gesamten bisher vorliegenden Mitteilungen zu dem
Resümee, daß in vielen Fällen von Morbus Basedowi durch die Röntgentherapie
ein Erfolg, ja auch Dauererfolge erzielt wurden, daß die Mitteilungen, die sich
gegen diese Behandlung aussprechen, weniger zahlreich sind, als die, die für sie
plädieren und daß das Vorkommen von Röntgenschädigungen zu großer Vorsicht mahnt. Sind aber die erzielten Resultate keine wesentlich besseren als
die mit der galvanischen Behandlung zu erzielenden, so liegt kein Grund vor,
dieses Verfahren zu verlassen und ein neues zu empfehlen, das zudem mit
größeren Gefahren verbunden ist. Die elektrische Behandlung kann überall
mit einfachen Mitteln durchgeführt werden und kann auch in der Hand der
wenig geübten nicht leicht schaden. War die lege artis ausgeführte elektrische
Behandlung ohne Effekt, oder will jemand eine raschere Beeinflussung erzwin-
gen, dann möge man die Bestrahlung von einem Arzte durchführen lassen, der
auf diesem Gebiete über große eigene Erfahrungen verfügt, muß aber dann
das größere Risiko mit in den Kauf nehmen.

Die Bestrahlung der Ovarien wurde von Mannaberg empfohlen, der
glaubt, daß diese in nicht allzu schweren Formen rascher und verläßlicher
wirkt als medikamentöse Therapie. v. Graff wendet sich gegen diese Therapie
aus mehrfachen Gründen und Wagner glaubt, daß es nicht gleichgültig ist,
ob die Bestrahlung in der ersten oder zweiten Hälfte des Intermenstruums
vorgenommen wird

E. Störk hat die Bestrahlung des Thymus in vier Fällen versucht und berichtet über guten Erfolg.

Turner empfiehlt Radium, das besser als Röntgenbestrahlung wirkt, genauer dosierbar ist und wenig psychisch auf den Kranken wirkt.

Über die Wirkung der Röntgenstrahlen liegen vielfache Hypothesen vor (Beck, Faulhaber, Holzknecht, Hooton, Murray, Nemenow u. a.). Zur Behandlung werden von den meisten Ärzten harte Röhren und Strahlenfilter genommen und soll die Schilddrüse von beiden Seiten und von vorne mit suberythematösen Dosen (Holzknecht) bestrahlt werden.

Suggestive Therapie. Bei dem Einflusse, der dem Nervensystem in der Pathogenese des Morbus Basedowi zukommt, bei der Labilität und Beeinflußbarkeit des Nervensystems, die in der Anlage gegeben ist und bei der häufigen Kombination mit Neurosen ist es verständlich, daß auch mit suggestiven Einwirkungen Erfolge zu erzielen sind. Beruht ja doch ein Teil des guten Einflusses, den ein Arzt auf den Kranken hat, und des Effektes vieler von ihm getroffener Maßnahmen auf solchen Vorgängen. Dagegen dürften von besonderen Arten der Wachsuggestion und der Hypnose keine besonderen Erfolge zu erzielen sein, die die eventuellen Schäden dieser Verfahren aufwiegen könnten. Man wird in solchen Fällen wohl hysterische Manifestationen beseitigen oder einzelne Erscheinungen beeinflussen können, ob man aber damit den Morbus Basedowi heilt, ist eine andere Frage. Viel näher liegt in solchen Fällen die Annahme, daß kein Morbus Basedowi vorgelegen hat. Moebius beobachtete in einem Falle durch Hypnose einen guten Erfolg, Audry sah bei einer Hysterischen mit Morbus Basedowi Heilung durch eine Scheinoperation und Brandenburg teilt eine Beobachtung Boissaries über eine Heilung in Lourdes mit. Friedmann und Kohnstamm berichten über Heilung eines Falles durch Psychoanalyse und Psychotherapie.

Behandlung ätiologisch in Betracht kommender Veränderungen. In manchen Fällen müssen wir neben der Allgemeinbehandlung auch die lokale Behandlung verschiedener krankhafter Störungen durchführen, sei es, um Veränderungen zu beheben, die ätiologisch in Betracht kommen könnten, sei es, um solche zu beseitigen, die den Kranken in seinem Allgemeinbefinden stören und ungünstig auf sein Nervensystem einwirken. So müssen wir bei der Neigung zu Anginen auf eine Behandlung der Tonsillen dringen, eventuell deren Entfernung vornehmen, Veränderungen der Nase, des Genitaltraktes etc., eine vorhandene Lues entsprechend behandeln, ebenso wie z. B. ein Ekzem, das den Kranken quält, im Schlafe stört, erregt und herunterbringt.

Behandlung einzelner Symptome. Neben den auf eine Beeinflussung des Prozesses hinzielenden Maßnahmen tritt die symptomatische Behandlung mehr in den Hintergrund, um so mehr, als sich ein Teil der hier erforderlichen speziellen Maßnahmen mit den allgemeinen deckt.

Zur Beruhigung des Kranken sind neben den allgemeinen Maßregeln, der Klimato- und Hydrotherapie zeitweilig noch Medikamente erforderlich. Hier kommen in erster Linie die verschiedenen Brompräparate, Chininum hydrobromicum, kleine Dosen von Veronal (0,1, 1—2 mal im Tage) in Betracht. In letzter Zeit habe ich einige Male Adalin und Luminal in kleinen Dosen scheinbar mit Erfolg versucht.

Eine der wichtigsten, aber oft undankbarsten Aufgaben ist die Bekämpfung der Schlaflosigkeit. Hier kommen in erster Linie hydrotherapeutische Prozeduren in Betracht. In einzelnen Fällen hilft dann ein leichtes, durch einige Minuten anhaltendes Luftbad vor dem Schlafen oder eine kühle Einpackung, Leib- oder Wadenbinden etc., in manchen Fällen laue, stark protrahierte Bäder. Manchmal helfen hier ganz einfache Kunstgriffe, die jedem Arzte die Erfahrung gibt. Im Extremfalle können auch Schlafmittel angewandt werden. R. Hirsch sah nach Thymuspräparaten gute Beeinflussung der Schlaflosigkeit.

Gegen die Erscheinungen von seiten des Zirkulationsapparates kommen neben der Ruhe, Ausschaltung der Erregung, Anwendung des Kühlschlauches auf Herz und Hals, Galvanisation und bei Kompensationsstörung Cardiaca in Betracht. Gegen das Oppressionsgefühl und die Atemnot empfiehlt Eppinger das Atropin. sulf. Claude, Baudouin und Porak haben mit Extrakten des Hinterlappens der Hypophyse eine Verlangsamung der Herzaktion erzielt, die sie bei Versagen aller sonstigen Therapie empfehlen. Gegen die Schweiße ist neben allgemeinen Maßregeln, insbesondere Waschungen, eventuell mit Alkoholzusatz, der Versuch mit Agaricin (0,005—0,01 g p. dosi), Bromkampfer oder mit Atropin zu machen.

Von seiten des Verdauungstraktes erfordern die Magenzustände besondere Aufmerksamkeit. Hier ist in erster Linie die Diät von Belang, außerdem sind Maßnahmen zu treffen, je nachdem die Erscheinungen auf Hypersekretion oder Achylie hinweisen. Mageninhaltuntersuchungen mit Einführung des Magenschlauches sind im allgemeinen zu vermeiden, sie bedingen zumeist eine Verschlechterung des Zustandes und könnten bei dem häufig vorhandenen Status thymicolymphaticus ein oder das andere Mal nicht unbedenklich werden. Für die Brechanfälle ist absolute Ruhe wesentlich; Nixon empfiehlt bei solchen die Darreichung kräftiger, namentlich auch fester Nahrung, während er von rektaler Ernährung nur Ungünstiges sah. Applikation von Kälte auf den Magen, Eispillen können manchmal Erleichterung bringen, während in anderen Fällen wieder Wärme gut tut. Von einzelnen ist die Anwendung von Atropin empfohlen worden. Ganz gut wirken manchmal Narkotika. Gegen die Diarrhöen ist je nach ihrer Genese vorzugehen. Bei den gastrogenen Formen ist die Diät maßgebend, im allgemeinen werden wir hier mit möglichst eiweißfreier Diät am besten fahren (Wolpe), daneben Salzsäure und Pepsin. Bei den pankreatogenen Formen ist die Vermeidung von viel Fleisch und Fett zu empfehlen, neben Pankreon. Bei den rein nervösen Formen ist neben absoluter Ruhe, Bettaufenthalt, gleichmäßige Wärme für den Bauch durch Thermophor oder Breiumschläge wesentlich. Die Flüssigkeitszufuhr ist nach Möglichkeit einzuschränken. In manchen Fällen erzielt man durch Heidelbeeren als Abkochung mit Milch oder gedünstet eine Besserung. Eppinger und v. Noorden empfehlen Adrenalin per rectum, Oppenheim Colombo. Besteht Obstipation, so ist dieselbe nach den gangbaren Methoden (Diät, Massage, Ölklysmen, Abführmittel) zu beheben.

Ist der Exophthalmus hochgradig, so sind bei Tag Staubbrillen zu empfehlen, des Nachts die Augen zu verbinden. Ulzerationen der Kornea etc. verlangen spezialistische Behandlung.

Wenden wir alle uns zur Verfügung stehenden therapeutischen Behelfe in zweckentsprechender Auswahl und Form an, so finden wir mit der internen Behandlung des Morbus Basedowi vollständig unser Auslangen. Es gibt Fälle, die nicht beeinflußt werden können, so wie bei jeder anderen Therapie, in der überwiegenden Mehrzahl der Fälle erreichen wir, wenn nicht immer vollständige Heilungen, so doch solche Besserungen, daß die Kranken wieder vollständig berufsfähig werden. Bis wir unser Ziel erreichen, kann Wochen und Monate, in manchen Fällen noch länger dauern, aber wir erreichen es (vgl. auch die späteren Ausführungen bei chirurg. Behandlung und Kap. Verlauf und Ausgang S. 294).

Chirurgische Behandlung. In letzter Zeit ist die operative Behandlung des Morbus Basedowi stark in den Vordergrund getreten und es fehlt nicht an Stimmen, die den operativen als den einzig in Betracht kommenden Weg bezeichnen.

Von den älteren Mitteilungen über Anwendung von Haarseilen (Mac-naughton u. a.), Kauterisation oder Galvanopunktur (Eulenburg u. a.) können wir füglich absehen. Die erste operative Entfernung der Schilddrüse hat 1880 Tillaux ausgeführt, dem 2 Jahre später Bénard folgte. In Deutschland hat dann 1884 Rehn über die ersten Operationen berichtet. Seither sind eine große Zahl von solchen ausgeführt worden und kann Klinke, auf dessen ausführliche Zusammenstellung hier verwiesen sei, 6825 in der Literatur mitgeteilte Operationen finden. Wenn trotzdem die Entscheidung noch nicht gefallen ist und auch heute noch die Frage in Diskussion steht, ob, wann und was operiert werden soll, so ist dies ein beredtes Zeichen dafür, daß die chirurgische Therapie doch nicht so eklatante Erfolge gezeitigt haben kann, die den Standpunkt rechtfertigen würden, es sei, sobald die Diagnose eines Morbus Basedowi gestellt ist, auch schon zu operieren.

Es fußt der Aufschwung der chirurgischen Therapie in der heute noch geltenden Anschauung, daß der Morbus Basedowi eine Erkrankung der Schilddrüse ist, daß die Prognose des Morbus Basedowi im allgemeinen eine nicht günstige ist, sowie auf dem Nachweise, daß die Erfolge der chirurgischen Therapie denen der internen Therapie durchaus überlegen sind. Die ersten beiden Momente haben wir bereits auf ihre tatsächliche Bedeutung reduziert, indem wir zeigen konnten, daß bei dem Morbus Basedowi der Schilddrüse allerdings eine hervorragende Rolle zukommt, daß diese aber durchaus nicht das Um und Auf der Erkrankung bedeutet (vgl. S. 235) und ferner, daß die Prognose des Morbus Basedowi sich durchaus nicht so ungünstig stellt, wie dies vielfach angenommen wird (vgl. S. 300). Es bleibt uns noch zu erörtern, wieweit die Erfolge der Chirurgen die Erfolge der internen Behandlung übertreffen. Diese Entscheidung wurde auf dem Wege vergleichender Statistik herbeizuführen gesucht.

Halten wir uns einige der in der Literatur gebrachten Zusammenstellungen vor Augen, so erscheint allerdings der Erfolg der Operation als ein überragender. In Tabelle I finden wir Daten über intern behandelte, in Tabelle II über chirurgisch behandelte Fälle.

Tabelle I

	Zahl der Fälle	geheilt %[1]	gebessert %	unbeeinflußt oder schlechter %	Mortalität %	Bemerkungen
White	102	59,7	20,5	4,9	14,7	Die Fälle durch 15—20 Jahre verfolgt
Syllaba . .	51	52,9		7,8	17,6	durch 12—13 Jahre verfolgt. 9,8% Todesfälle nicht durch M. B.
Williams . .	300	20	60	10	10	
Murray . .	40	20,2	55		17,5	Längere Zeit beobachtet
Williamson .	24	29,3	29,3	12,5		5 Jahre beobachtet
Eppinger .	58	32,8	41,3	20,8	5,1	Bis 2 Jahre beobachtet
Manninger .		33	55		12	Aus verschiedenen Statistiken zusammengestellt
Durchschnitt		32,5	43,5	11,2	12,8	

Die Angaben der einzelnen Autoren über Heilung, Besserung usw. schwanken enorm. So geben, um noch zwei Angaben anzuführen, Leischner und Marburg den Prozentsatz der intern geheilten Fälle mit 25, Solis-Cohen mit 75 an. Solche Differenzen können ihre Ursache nur in dem differenten Materiale und in der verschiedenen Auffassung von Heilung haben, indem von Neurologen und Internisten für gewöhnlich die Fälle dann als geheilt bezeichnet werden, wenn alle Symptome des Morbus Basedowi geschwunden sind, während von vielen Chirurgen scheinbar weniger Bedeutung auf diese Feststellung, als auf den Wiedereintritt der Arbeitsfähigkeit gelegt wird. Wenigstens geht dies aus einzelnen Andeutungen aus der Literatur hervor, und ich habe zahlreiche Fälle gesehen, die von den Chirurgen als geheilt geführt wurden, für die dies m. E. nicht zutraf. Mackenzie gibt an, daß er noch nie einen durch die Operation geheilten Fall gesehen hat. Außerdem werden die Resultate different sein müssen, je nachdem mehr leichte Formen oder formes frustes zugezählt werden oder ob mehr schwere Fälle inbegriffen sind. Ebenso ist es sicher von Einfluß, aus welchen Kreisen sich das Material resultiert, ob aus den sozial schlecht gestellten oder aus den besitzenden Klassen (v. Noorden). Auch White findet die Zahl der gebesserten Privatpatienten größer, als die der ehemaligen Krankenhausinsassen. Sicher kommt die Beobachtungsdauer in Betracht. Denn der Morbus Basedowi ist eine Erkrankung, bei welcher spontane Remissionen und Besserungen eintreten, aber auch Rezidive sehr häufig vorkommen. Alle diese Fehlerquellen zugegeben, können wir sagen, daß bei Morbus Basedowi, wenn wir die Mittelwerte der Tabelle I berücksichtigen, in $1/_3$ der Fälle mit interner Therapie eine Heilung angegeben wird, die als Dauerheilung gelten kann, daß in ca. $12\,^0/_0$ der Fälle der Zustand unverändert bleibt oder sich verschlechtert und daß in ca. $13\,^0/_0$ tödlicher Ausgang eintritt. Nur letztere Zahlen bedürfen einer weitgehenden Korrektur. Es spielt die Zeit der Beobachtung eine große Rolle, denn sterben müssen schließlich alle Basedowkranken, und wenn wir genügend lang warten, muß die Mortalität 100 sein. Die Frage ist nur, an was die Kranken gestorben sind, ob wir den Tod auf den Morbus Basedowi beziehen dürfen oder nicht, und darauf ist bisher zu wenig Rücksicht genommen worden. Daher kommt auch White, der seine Fälle bis über 20 Jahre verfolgt hat, zu dem Schlusse, daß die Mortalität der Basedowkranken etwas, aber nicht wesentlich größer ist als bei Gesunden. Es wurde bisher zu wenig Rücksicht auf die Todesursache genommen, so daß hier Fälle subsumiert werden, bei welchen der Tod mit dem Morbus Basedowi nichts zu tun hat und auch die Zeitdauer der Beobachtung wurde für die Mortalität zu wenig berücksichtigt. Halten wir uns demgegenüber die von den Chirurgen gebrachten Zahlen.

Tabelle II.

	Zahl der Fälle	geheilt $^0/_0$	gebessert $^0/_0$	ungeheilt $^0/_0$	Mortalität $^0/_0$	
Kocher .	58	76	17,3		6,7	
Stark . .	70	30	40	12	8	
Friedheim	20	70	25		5	
Klose . .	298	64	25	5	7	Aus Statistiken zusammengestellt, bei den $5\,^0/_0$ ungeheilten sind $2\,^0/_0$ Rezidive, $3\,^0/_0$ ungeheilt

	Zahl der Fälle	geheilt %	gebessert %	ungeheilt %	Mortalität %	
Manninger		50	45		5	Aus Statistiken zusammengestellt
Schmieden		55 - 75	20	5—10	5—12	Aus Statistiken zusammengestellt
Williams .	514	72	27	3		Aus Statistiken zusammengestellt
Klinke . .	6300	19	74	4	3,5	Aus Statistiken zusammengestellt 6825 Fälle, bei 480 fehlen Angaben über das Resultat, daher von uns rund 6300 eingestellt
Kadnikoff	1608	85,4				In die Zahlen sind ganz typische Fälle einbezogen

In dieser Tabelle finden sich sehr auffallende Zahlen. Auffallend ist zunächst wieder die große Divergenz in dem Prozentsatz der Heilungen. Klinke berechnet ihn auf Grund der Zusammenstellung sämtlicher operierter Fälle auf rund 20 bis 25% Heilungen, ein Prozentsatz, der nur mit den Zahlen von Stark übereinstimmen würde, welchen Zahlen Heilungen bis über $^2/_3$ aller Fälle gegenüberstehen. Diese Differenz können wir nicht aufklären, sicher spielen dabei auch die früher bei den internen Befunden erwähnten Momente mit. Jedenfalls aber geben die durch die Operation geheilten und gebesserten Fälle zusammen günstigere Prozentzahlen als die gleichen Rubriken bei den intern behandelten Fällen und dies zwar auf Kosten der ungeheilten und der gestorbenen Fälle, für welch beide sich hier niedrigere Zahlen finden. Es wäre demnach der Schluß naheliegend, der auch tatsächlich gezogen wurde, daß die operative Therapie mehr leistet wie die interne. Das kann zugegeben werden für den momentanen Effekt. Denn tatsächlich sehen wir in einer Reihe von Fällen einen eklatanten Erfolg durch die Operation. Es ändert sich aber sofort die Situation, wenn wir uns nach den Dauerresultaten umsehen, wie wir sie ja in Tabelle I bei den internen Fällen mit einbezogen haben. Nach dieser Richtung liegen von seite der Chirurgen allerdings noch keine großen Statistiken vor, immerhin zeigen aber schon die bisherigen recht interessante Tatsachen. So bringt Garré die Mitteilung, daß von 20 nach 5 Jahren untersuchten Fällen in $^1/_3$ der Exophthalmus verschwunden war, bei $^2/_3$ der Puls sich unter 92 hielt, $^1/_3$ frei von nervösen Störungen waren und bei der Hälfte eine beträchtliche Gewichtszunahme konstatiert werden konnte. Hier ist der Prozentsatz von Heilungen kein so großer mehr. Weispfenning, der das Kümmelsche Material nachuntersucht, findet in 25% Dauerheilung, in 18,7 vorläufige Heilung (bis zu 1 Jahr Dauer), in 12,5% Besserung und in 42,5% keinen Effekt und Auftreten von Rezidiven. A. Schlesinger, der 17 Fälle nachuntersucht hat, findet in 15% Heilung, 55% Besserung und 10% Rezidive. Porter und Delore erklären Dauerheilungen für selten, häufig sind Dauerbesserungen, wenn auch mit Rezidiven, Pulawski glaubt, daß immer etwas zurückbleibt und Rezidive häufig sind, ebenso sagt Kostlivy, daß von einer absoluten definitiven Heilung nicht die Rede sein könne. Die Häufigkeit der Rezidive wird verschieden angegeben. So findet Klose 2%, Kocher 5,3%, Schultze 14% und Weispfenning 20% Rezidive. Worauf diese Differenzen beruhen, können wir nicht angeben, ob, wie Krüger glaubt, die Ligatur der Gefäße stets von Rezidiven gefolgt ist oder wie Rehn glaubt, die Folge späten Operierens ist, ändert vorläufig nichts an der Tatsache. Es müssen diese Rezidive aber den Wert der kurze

Zeit nach der Operation festgestellten Zahlen sehr wesentlich beeinflussen. Es ist das ja kein Fehler, der den Chirurgen zur Last fällt, sondern in der Natur der Dinge begründet. Der Morbus Basedowi ist eben eine Erkrankung mit ausgesprochener Neigung zu Rezidiven. Das kann aber durch die Entfernung eines Teiles der Schilddrüse nicht aufgehalten werden. Der Fall von Lewiecky zeigt, daß auch bei einer vorher partiell entfernten Schilddrüse ein Morbus Basedowi auftreten kann. Für die Beurteilung der Heilerfolge kommt auch der Umstand in Betracht, daß ja nicht alle Erscheinungen, wie wir ausgeführt haben, Basedowsymptome sind, und es ist daher auch nicht zu erwarten, daß auch diese schwinden sollen. Ebenso erfordern die Zahlen der Mortalität eine Korrektur. Es wird die Mortalität, die durch die Operation bedingt ist, verglichen mit der Mortalität, die bei Morbus Basedowi überhaupt angegeben wird. Diese ist aber zumeist bedingt durch interkurrente Affektionen, die im Verlaufe der Jahre zum Morbus Basedowi hinzutreten können, so daß zwei ganz inkommensurable Größen miteinander verglichen werden. Es wäre daher die Feststellung wichtig, ob intern behandelte Kranke später mehr interkurrenten Erkrankungen unterworfen sind, ihnen auch häufiger erliegen als operierte Kranke und ob sie häufiger an Folgezuständen des Morbus Basedowi zugrunde gehen als letztere. Dazu sind aber große Zahlenreihen notwendig, die bei möglichster Berücksichtigung aller Kautelen: gleiche Zeiträume, soziale Stellung, Alter der Kranken etc. zu gewinnen wären. Solche liegen bisher nicht vor. Baruch schlägt diesen Weg ein und schließt aus seiner Statistik, daß sich die Überlegenheit der chirurgischen Therapie besonders in den Befunden der Überlebenden zeigt, doch sind uns seine Zahlen zu klein, nicht so ohne weiteres miteinander vergleichbar und stehen die für die interne Behandlung gewonnenen im Widerspruche mit allen anderen Erfahrungen.

Halten wir uns alle diese Momente vor Augen, so erscheint die Differenz zwischen den Resultaten der internen und chirurgischen Behandlung durchaus keine so gewaltige. Es mögen die Resultate für die Augenblickserfolge viel günstigere sein, für die Dauererfolge steht dieser Nachweis noch aus. Wir erreichen durch die Operation die Erfolge rascher, das ist scheinbar der einzige Vorteil.

Demgegenüber steht die Tatsache, daß mit dem operativen Eingriff trotz der glänzenden Technik einzelner Operateure immer noch eine relativ große Gefahr verbunden ist. Daß die Mortalitätsziffer durch Auswahl leichter Fälle, durch Ausschaltung von Fällen mit nicht ganz intaktem Herz- oder Lungenbefund etc. teilweise eingeschränkt werden kann, ist außer Zweifel, durch eine solche Beschränkung wird aber der Wert der operativen Methode wesentlich eingeengt. Ein größerer Prozentsatz von Todesfällen als bei ähnlichen Operationen wird hier trotzdem immer bleiben. Diese größere Gefahr ist gegeben in dem größeren Blutreichtum der Basedowstrumen und in dem konstitutionellen Momente. Wenn wir auch heute wissen, daß nicht jeder mit Status thymicus oder Status thymicolymphaticus Behaftete an einer Operation zugrunde gehen muß, daß manche von ihnen eine Operation glatt überstehen und ein hohes Alter erreichen können, so ist bei dieser Anomalie doch jederzeit die Möglichkeit einer abnormen Reaktion und des Eintrittes eines plötzlichen Todes gegeben, dem wir hier häufiger begegnen als sonst und den vorauszusehen oder aufzuhalten wir nicht in der Lage sind. Wollte man aber etwa an der Indikation festhalten, Fälle von Morbus Basedowi mit persistentem Thymus nicht zu operieren, so würde man den größten Teil der Fälle ausschalten. Auch eine Verschlechterung des Zustandes durch die Operation ist möglich. So ist das Auftreten akuter Verschlimmerung, von akutem Morbus Basedowi durch die Operation von Saenger, Rodocamaschi u. a., das Auftreten von myxödematösen Zuständen, dann von Kachexie (Kocher), von Tetanie (A. Schlesinger) beschrieben; ferner kommen hier Rekurrenslähmungen in Betracht.

Wir haben also neben dem Umstande, daß in einer Anzahl von Fällen selbst wiederholte Operationen ohne Effekt bleiben können, daß die Dauerresultate der Operation durchaus nicht so different von den durch konservative Behandlung zu erzielenden sind, noch damit zu rechnen, daß mit dem operativen Eingriff eine gewisse Gefahr verbunden ist.

Begreiflich daher die Unsicherheit, die hier noch herrscht und sich deutlich in der differenten Indikationsstellung ausdrückt. Ein Teil der Chirurgen ist für sofortige Operation, sobald die Diagnose gestellt ist (Baker, Booth, Kaufmann, Kocher, Klose, Krecke, Landström, Lesser, Mayo, Moses, Rehn, Riedel, Schmieden, Schugan, Walter u. a.) und macht den Erfolg, das Ausbleiben der Rezidive, davon abhängig. Gegen diese Anschauung spricht der Umstand, daß dadurch eine Reihe von Fällen unnötig den Gefahren einer Operation ausgesetzt wird, weil darunter sicher eine große Reihe von solchen sind, die auch ohne Operation günstig zu beeinflussen gewesen wären und dadurch auch Fälle zur Operation gelangen, die kein Morbus Basedowi sind. So berichtet z. B. Riedel über zwei Fälle von Frühoperation, bei welchen u. E. die Diagnose eines Morbus Basedowi nicht gestellt werden kann. Auch kann der Effekt der Operation, die Dauerresultate, das Ausbleiben der Rezidive etc. bei den komplexen, dem Morbus Basedowi zugrunde liegenden Störungen nicht allein davon abhängen, ob man die Schilddrüse früher oder später entfernt. Es steht daher heute auch die Mehrzahl der Ärzte auf dem Standpunkte, erst dann zu operieren, wenn die interne Therapie ohne Effekt bleibt (Balint, Chvostek, Dunhill, v. Eiselsberg, Garré, Glaserfeld, Hartley, Hildebrand, Jakson, Leischner, Marburg, Moses, Otto, Pulawski, Schloffer, Schaldemore u. a.). Über die Zeit, durch welche die interne Therapie versucht werden soll, schwanken allerdings die Angaben von Wochen bis zu Jahren. Eine Frist hier anzugeben halten wir nicht für durchführbar, da dies von einer Reihe von Faktoren (soziale Stellung etc.) abhängt. Riedel will die interne Behandlung nur für die Fälle ohne Struma gelten lassen, für Mackenzie kommt die Operation nur in Ausnahmefällen in Betracht. Worms und Hamant halten die Prognose in Fällen mit einseitigem Exophthalmus für günstig, daher in solchen die Operation für nicht notwendig, Kolorits hält jede Operation für unwirksam und gefährlich, White rät zur Vorsicht wegen der Todesfälle. Nach der Angabe vieler Chirurgen geben die leichten Fälle für die Operation die besten Resultate, während gerade für diese die Internen die Operation für überflüssig halten, weil diese Fälle auch so ausheilen (Murray, White, Chvostek u. a.). durch die Operation eventuell noch eine Verschlechterung erfahren können (Chvostek). Um ihre Mortalitätsziffern zu bessern, wurde von vielen Chirurgen der Vorschlag gemacht, Fälle mit persistentem Thymus nicht zu operieren (Gebele, Capelle u. a.), während Melchior auf Grund seiner Zusammenstellung zu dem Resultate gelangt, daß der Thymus kein Hindernis für die Operation gibt; von anderer Seite wird wieder der Standpunkt vertreten, daß schwere Fälle von der Operation auszuschließen sind (Bier, Fuller u. a.). Während Lanz für die akut einsetzenden Fälle mit schneller Abmagerung und größerer nervöser Unruhe die Operation für indiziert hält, sieht Berry darin eine Kontraindikation, Balint, Leischner und Marburg, Pulawski finden in zunehmendem Kräfteverfall trotz interner Behandlung die Indikation zur Operation, während Schneider bei rascher Gewichtsabnahme und großer Muskelschwäche davon abrät. Während einzelne die Beschaffenheit der Lunge als bestimmend für die Indikationsstellung der

Operation ansehen (Riedel, Berry), sehen andere in der Beschaffenheit des Herzens das Wesentliche (Akopianz, Murray u. a.). Nehmen wir alle Momente zusammen, die nach der verschiedenen Indikationsstellung eine Kontraindikation für die Operation geben würden, so wird dadurch ein sehr großer Teil der Fälle für die Operation ungeeignet befunden. So sieht, um nur einige Beispiele anzuführen, Schloffer im akuten Morbus Basedowi eine Kontraindikation, Leischner und Marburg finden eine absolute Kontraindikation bei vorgeschrittener Kachexie, schwerer Myodegeneratio cordis, eine relative bei persistentem Thymus, Glaserfeld läßt nur beide erstere Momente gelten, nach Kostlivy ist die Operation absolut kontraindiziert bei Fällen mit hochgradiger Lymphocytose und geringer Adrenalinämie, nach Schneider soll nicht operiert werden bei Geistesstörung, raschem Gewichtsabfall, größerer Muskelschwäche, Herzdilatation, Diarrhöen, Erbrechen, Ödemen, Berry lehnt den operativen Eingriff bei akuten Fällen mit Exzitation, Manie, Bronchitis, Erkrankungen der Niere, Myodegeneratio cordis ab und rät zu einer Verschiebung bei Albuminurie, Glykosurie, Diarrhöen und Pulsarhythmien. Darin zeigt sich aber eine Schwäche der chirurgischen Therapie gegenüber der internen, die auch die schwersten Fälle umfassen muß und auch noch in solchen Fällen oft glänzende Resultate erzielen kann.

Die Dinge liegen verhältnismäßig einfach, nur darf man von der Operation nicht mehr verlangen, als sie tatsächlich leisten kann und in dem Streben die Operationsstatistik, die Mortalitätsziffern etc. zu verbessern, alle jene Fälle ausschalten, die eigentlich die Überlegenheit der chirurgischen Therapie erweisen sollten. Die Überlegenheit dieser Therapie zeigt sich vor allem in der Abkürzung des Verfahrens: sie erzielt dieselben, vielleicht etwas bessere, Resultate in kürzerer Zeit, als dies die interne Therapie zu erreichen imstande ist, sie erreicht aber eine Heilung, wie es in der Natur der Sache liegt, nur in demselben Umfange, wie die interne Behandlung und kann ebensowenig das Auftreten von Rezidiven verhindern, wie diese. Auch durch Ausschaltung aller möglichen die Operation erschwerenden Momente bleibt sie immer ein schwerer Eingriff, der mit größerer Gefahr verbunden bleiben wird als andere Operationen durch die Beschaffenheit des Operationsfeldes, des zu entfernenden Objektes und die abnorme Reaktion der Kranken. Ihre Indikation kann demnach in erster Linie nur eine soziale sein. Sind die Kranken nicht in der Lage, sich entsprechend lange zu schonen, die notwendigen therapeutischen Maßnahmen durchzuführen, handelt es sich in solchen Fällen um die rasche Herstellung der Arbeitsfähigkeit, um die Abkürzung des Heilverfahrens, dann ist der operative Eingriff am Platze, dann müssen aber auch die größeren Gefahren desselben mit in den Kauf genommen werden. Da darf dann aber weder die Persistenz des Thymus, noch der Allgemeinzustand oder die Beschaffenheit der Organe, wie Herz, Lungen, Niere, noch sonst irgend etwas die Indikationsstellung mehr beeinflussen als dies bei anderen Operationen der Fall ist. Wie lange die interne Therapie fortzusetzen ist und wann der chirurgische Eingriff einsetzen soll, bestimmen in erster Linie gleichfalls die sozialen Verhältnisse. Erfreulicherweise hat diese Auffassung im Laufe der Zeit mehr an Geltung gewonnen (Chvostek, v. Eiselsberg, Leischner und Marburg, Pfannenstill, Pulawski u. a.). Der sozialen Indikation gegenüber spielen die übrigen Indikationen kaum eine Rolle. Die Kompression der Trachea ist eine solche, sie ist aber sehr selten und findet sich nahezu nur in Fällen mit vorher schon vorhandener Struma. Hier ist eigentlich nur die Struma und nicht der Morbus Basedowi die Indikation zur Operation, denn diese Fälle verlaufen sonst milde und gehen selten mit Arbeitsunfähigkeit einher. Auch die von Murray als

Indikation angeführte starke Schmerzhaftigkeit der Struma ist in dieser Intensität gewiß eine sehr seltene Erscheinung. Leischner und Marburg führen als relative Indikation unerträgliche Beschwerden an. Viel häufiger kommt die Eitelkeit der Frauen in Betracht, die den chirurgischen Eingriff verlangen.

Über die Methode der Operation herrscht bei den Chirurgen keine vollständige Einigung. Im allgemeinen wird wohl die Resektion ausgeführt, von einzelnen mit Ligatur der Gefäße der anderen Seite kombiniert. Die Unterbindung allein wird seltener ausgeführt, nach Krüger sollen danach stets Rezidive auftreten. Delorme und Almartine berichten allerdings über 85 mit dieser Methode geheilte Fälle. Die Thyreoidektomie wird von einzelnen in neuerer Zeit mit Röntgenbestrahlung kombiniert, die vor und nach der Operation in Anwendung gezogen wird (siehe Röntgentherapie). Erwähnt sei noch, daß Porter gekochtes Wasser in die Struma injiziert und Besserung ohne Nebenwirkungen davon gesehen hat; er empfiehlt die Injektionen in allen Fällen vor der Operation zu versuchen.

Jaboulay, Gayet empfehlen eine Operation des Sympathikus. Jaboulay, Jonnesco empfehlen eine Resektion des cervikalen Sympathikus, daneben ist noch die einfache Durchschneidung und die Dehnung des Nerven vorgeschlagen. Chalier tritt für die Resektion, Abadie für die Durchschneidung ein und Barjhoux findet zwischen beiden Methoden keinen wesentlichen Unterschied. Letzterer findet eine Mortalitätsquote von 20%.

Thymektomie. In letzter Zeit hat man, ausgehend von der Überlegung, daß der Thymus eine Rolle bei Morbus Basedowi spiele (vgl. Pathogenese Thymus), auch diesem Organe erhöhte Aufmerksamkeit zugewandt. Störk hat durch Röntgenbestrahlung eine Beeinflussung versucht. Eine Bestätigung seiner Angaben liegt bisher nicht vor. Weit mehr Interesse beanspruchen die Versuche auf operativem Wege, das Organ zu entfernen. Garré hat als erster die Thymektomie ausgeführt. Die bisher vorliegenden Ergebnisse lassen keine sichere therapeutische Beeinflussung erkennen (vgl. S. 262 Pathogenese).

Doch ist immerhin in einzelnen Fällen eine auffallende Besserung durch die Operation erzielt worden. Es ist dies deshalb von Interesse, weil, wie im Falle Haberer, vorher schon die Strumaoperation zweimal vergeblich ausgeführt wurde. Jedenfalls ist die Tatsache, daß in diesen Fällen, sowie in den zwei Fällen von Gerhardt in erster Linie das Herz beeinflußt wurde, von Interesse. Vielleicht bringen uns weitere Erfahrungen gerade über diesen Punkt weiteren Aufschluß. Die Operation soll ganz ungefährlich sein. Haberer meint, daß man in allen Fällen von Morbus Basedowi bei der Strumektomie auch nach dem Thymus sehen solle, da man dadurch nicht schadet, manche Fälle, die durch die Strumektomie nicht beeinflußt werden, dadurch günstig beeinflußt werden könnten und um, wie er glaubt, die Gefahr des Thymustodes dadurch zu verringern. Hier sind weitere Erfahrungen abzuwarten.

Anderweitige operative Eingriffe. Schon bei der internen Behandlung haben wir darauf hingewiesen, daß in manchen Fällen durch die Behandlung von Veränderungen anderer Organe eine günstige Beeinflussung des Morbus Basedowi erzielt werden kann, z. B. Genitalaffektionen (de Buck, Jouin, Doléris, Vignard, Wettergren u. a.), Anginen etc. Von chirurgischen Eingriffen kommt hier die Entfernung der Tonsillen und operative Eingriffe in der Nase in Betracht (Hopman, Hack, Bobone, B. Fraenkel u. a.). Hoffmann erzielte durch Galvanokaustik der Ethmoidalisstelle Zurückgehen des Exophthalmus und der Struma. Auch Zwillinger, Sadriak sahen nach operativer Behandlung krankhafter Schleimhautveränderungen (Hypertrophie der Nasenmuscheln, Rhinopharyngitis chronica und atrophicans, adenoider Vegetationen, hypertrophischer Tonsillen) eine Besserung. Wodurch diese Besserung herbeigeführt wird und ob sie eine dauernde ist, ist vorläufig noch fraglich. Immerhin ist bei dem Einflusse solcher Veränderungen im Nasenrachenraum auf die somatische und nervöse Verfassung der Kranken die Behandlung indiziert. Zu überlegen wird nur im gegebenen Falle sein, ob wir nicht durch die Aufregung etc. der Operation mehr schaden als nützen.

Bei hochgradigem Exophthalmus mit Chemosis und Hornhauttrübungen empfiehlt Dollinger die operative Entfernung der äußeren Orbitalwand und Verkleinerung der Lidspalte, um das Auftreten von Hornhautveränderungen zu verhindern.

Den Aderlaß empfiehlt Přibram in Fällen mit starken „thyreotoxischen" Symptomen, wie Glykosurie, Fieber etc.

23. Kapitel.

Hyperthyreosen. Begriffsbestimmung.

In den letzten Jahren tritt immer mehr und mehr die Tendenz zutage, eine Reihe von Zuständen, die größere oder geringere Ähnlichkeit mit dem Morbus Basedowi haben oder auch nur einzelne Symptome desselben aufweisen, als Erkrankungen der Schilddrüse aufzufassen. Sie werden als Hyperthyreosen, als Thyreotoxikosen oder auch einfach als Thyreosen bezeichnet. Es sind die Thyreosen heute förmlich zu einem Schlagwort geworden und werden hier, vielfach ganz kritiklos, die verschiedensten Zustände eingereiht. Begreiflich dann, daß sich die Hyperthyreosen als eine ungemein häufige Erkrankung erweisen und daß man andererseits Mühe hat, für sie ein entsprechendes Einteilungsprinzip zu finden.

Den Ausgang nehmen diese Bestrebungen von der Statuierung der formes frustes des Morbus Basedowi, deren Gebiet dadurch, daß man die Bedeutung der Kardinalsymptome, insbesondere des Exophthalmus herabsetzte und die sogenannten Nebensymptome in den Vordergrund stellte, eine ungeheure Ausdehnung erfuhr. Fr. Kraus nimmt dann 1899 eine Gruppe von Fällen heraus, die er nicht als forme fruste des Morbus Basedowi gedeutet wissen will, die er in symptomatischer und prognostischer Richtung trennt und als thyreotoxisches Kropfherz bezeichnet. Hier ergeben sich schon die Schwierigkeiten und die Frage, ob man berechtigt ist, diese Form als eine gesonderte Gruppe zu führen, steht heute noch in Diskussion. Minnich spricht 1904 von einer Thyreosis und unterscheidet beim thyreotoxischen Kropfherzen eine thyreogene Hypertrophie und eine thyreogene Tachykardie. Stern, der sich 1908 eingehend mit der Frage der forme fruste des Morbus Basedowi und deren Abgrenzung beschäftigt, zählt das Kropfherz den formes frustes des Morbus Basedowi zu, hebt es aber als eine besondere Gruppe desselben hervor und sondert außerdem noch eine Gruppe als Basedowoid, deren Fälle allerdings weitgehende Ähnlichkeit mit dem klassischen Morbus Basedowi haben, aber von demselben durch Verlauf und Gruppierung der Symptome zu trennen sind (vgl. die Ausführungen über forme fruste). Um den Schwierigkeiten, die sich bei der Abgrenzung der differenten Krankheitsbilder ergeben, die schließlich von den Kardinalsymptomen des Morbus Basedowi nichts mehr an sich hatten, zu entgehen, tritt späterhin der Vorschlag auf die Bezeichnung des Morbus Basedowi ganz zu eliminieren, alle diese Erkrankungen als Thyreosen zu bezeichnen, als deren eine Form der Morbus Basedowi aufzufassen wäre (Krecke, Krehl,

Starck, Mc. Kisack u. a.). So meint Krecke, daß die Diagnose des Morbus Basedowi wegen des Exophthalmus auf Schwierigkeiten stößt, indem dieser oft schwer feststellbar ist, sich auch bei anderen Zuständen findet oder auch fehlen kann, zudem liege der Begriff der Basedowschen Krankheit nicht so fest, daß er in jedem Falle gegen die sogenannten thyreotischen Erkrankungen mit Bestimmtheit abgegrenzt werden kann. „Wir wissen jetzt, daß von der leichtesten Störung der Herztätigkeit, oder von der geringsten Steigerung der Nervenerregbarkeit bis zu den schwersten bei der Basedowschen Erkrankung beobachteten Tachkyardien und Psychopathien es eine zusammenhängende Reihe von Erscheinungen gibt, die sich alle aus einer Störung der Tätigkeit der Schilddrüse herleiten lassen.“ Es ist seiner Meinung nach zweckmäßig, um eine einheitliche Benennung dieser Erkrankungen zu ermöglichen, den Namen Basedowsche Krankheit ganz aufzuheben und von Thyreosen zu sprechen. Krehl, der darauf hinweist, daß die Thyreosen unter verschiedenen Bildern, wie Struma und Abmagerung, isolierten nervösen Erscheinungen oder isolierten Herzsymptomen verlaufen können, hält dafür, daß das Suchen nach der klassischen Basedowschen Krankheit unsere Auffassung und die richtige Diagnosenstellung hemmt. Starck glaubt, daß unter dem Einflusse von thyreotoxischen Stoffen eine große Anzahl von Krankheitssymptomen auftreten, die sich in ganz beliebiger qualitativer und quantitativer Weise gruppieren können, so daß einmal eine forme fruste, einmal ein Morbus Basedowi zustande komme und schlägt, um die Identität der verschiedenen Bilder und auch die Genese zu fixieren, vor, die Bezeichnung Morbus Basedowi fallen zu lassen und von Thyreotoxikosen zu sprechen.

Die den Hyperthyreosen zuzuzählenden Erkrankungen sind nach den herrschenden Anschauungen ungemein häufig. So sagt Krecke, daß ca. 50 bis 60% der Strumakranken Störungen des Gesamtorganismus aufweisen und Starck, der unter 170 Fällen nur 30 mit typischem Morbus Basedowi hatte, hält die Thyreotoxikosen für sehr häufig und meint, daß wir uns gewöhnen müssen, diese Zustände häufiger als bisher für unsere Diagnosenstellung in Betracht zu ziehen.

Wollte man so der Schwierigkeit der Abgrenzung des Morbus Basedowi, der forme fruste und der übrigen hierher gerechneten Erkrankungen durch die Aufstellung eines Sammelnamens entgehen, so ergab sich aber sofort wieder die neue Schwierigkeit, alle diese Fälle in einer entsprechenden Weise zu gruppieren. Von einzelnen wird die Schilddrüse als maßgebend für die Einteilung aufgestellt. So nimmt Kocher, der zuerst die Bezeichnung Thyreosen vorgeschlagen hat, zunächst eine Trennung in physiologische und pathologische Hyperthyreosen vor, die meist mit Hyperplasie der Schilddrüse einhergehen. Er unterscheidet dann von den pathologischen Formen eine Struma vasculosa mit Tachykardie, meist Tremor, häufig fehlendem Exophthalmus und günstiger Beeinflussung durch kleine Jodmengen, eine Struma basedowificata mit länger schon bestehender Struma, leichten Erscheinungen, Fehlen eines oder des anderen der Symptome, besonders des Exophthalmus und eine Struma basedowiana mit typischem Morbus Basedowi. Plummer teilt die strumösen Erkrankungen in hyperplastische und nicht hyperplastische ein, die schon durch ihr Auftreten in verschiedenen Altersperioden darauf hinweisen, daß zwei klinisch und pathologisch differente Formen vorliegen; beide Gruppen trennt er in toxische und nichttoxische Formen. Die nichthyperplastischen toxischen Fälle sondert er außerdem noch in zwei Gruppen, in eine, bei welchen die Erscheinungen der Herzintoxikation vorherrschen, deren klinisches Bild sich von dem Kardiovaskulärkomplex bei alkoholischen, septischen oder luetischen Prozessen kaum unterscheiden läßt und in eine zweite, bei welcher Basedowsymptome auftreten und bei welchen eine Verwechslung mit Morbus Basedowi naheliegt.

Andere wieder stellen die Herzstörungen als das konstanteste Symptom in den Vordergrund. So unterscheidet Krecke je nach der Stärke der vorhandenen Herzstörungen drei Grade: Thyreosen ersten Grades sind die Fälle, bei welchen die Schilddrüse zu Erscheinungen von seiten des Stoffwechsels und des Nervensystems geführt hat, bei welchen aber die Störung des Herzens nicht über das subjektive Gefühl des Herzklopfens hinausgeht, Thyreosen zweiten Grades sind die Fälle, bei welchen eine Tachykardie bis zu 120 Schlägen vorhanden ist, während die übrigen Symptome in wechselnder Intensität vorhanden sein können, der Exophthalmus meistens fehlt, und endlich solche dritten Grades, die die typischen Fälle von Morbus Basedowi umfassen und außerdem jene, bei welchen der Exophthalmus fehlt, aber bei denen neben beträchtlichen Störungen von seiten des Nervensystems (starke Erregbarkeit, Zittern) der Puls stets über 120 steht. Nach ihm kann ein typischer Morbus Basedowi den Thyreosen zweiten Grades zugerechnet werden und umgekehrt eine Thyreose dritten Grades den Exophthalmus vermissen lassen. Sein Schüler Thierry findet bei 240 Strumakranken in 140 Fällen i. e. in $58\,^0/_0$ Thyreosen, in $56\,^0/_0$ Herzerscheinungen. Unter diesen 140 Thyreosen fand er den Exophthalmus 21 mal: 5 mal bei solchen I. Grades, 3 mal bei Erkrankungen II. Grades und 13 mal bei Thyreosen III. Grades.

Von anderer Seite wird wieder das Hauptgewicht bei der Gruppierung der Fälle auf das Nervensystem gelegt. So unterscheidet Bauer primäre und sekundäre Thyreosen und von ersteren Hypothyreosen und Thyreotoxikosen; diese letzteren trennt er in genuine und nervöse, obwohl er selbst zugibt, daß diese Abgrenzung wegen der vielen Übergänge keine leichte ist. Kostlivy der annimmt, daß das Schilddrüsensekret auf Vagus und Sympathikus einwirkt, trennt die Fälle mit Hyperthyreoidismus und sympathischen Erscheinungen als Thyreotoxikosen von den Fällen mit vagischen Erscheinungen, dem eigentlichen Morbus Basedowi.

Starck, der von Thyreotoxikosen im allgemeinen spricht, meint, daß man die Bestrebungen, das Wort Basedow auszumerzen, unterstützen müsse, daß man aber um Basedows Namen auch weiterhin mit der Krankheit zu verknüpfen, unterscheiden könne zwischen Thyreotoxikosen mit Basedows Trias und solche ohne dieselbe.

Den Mängeln, die sich bei der Anwendung eines einzigen Einteilungsprinzipes ergeben müssen, sucht Fr. Kraus abzuhelfen. Er unterscheidet die Thyreosen in sekundäre, wie sie zu beobachten sind bei Affektionen der Keimdrüsen, bei Myoma uteri, bei Chlorose, bei Hypophysenerkrankungen, bei Tabes, Asthma bronchiale und Nephritis, bei gewissen Fällen von Sklerodermie und endlich bei gewissen Leberaffektionen und in primäre Thyreosen, die wieder Hypothyreosen und Hyperthyreosen umfassen. Von den primären Hyperthyreosen unterscheidet er den einfachen Morbus Basedowi, entweder mit primärer Basedowschilddrüse (Struma basedowiana) oder mit sekundärer (Struma basedowificata), dann den mit Degeneration verbundenen Morbus Basedowi, ferner das Basedowoid, das thyreotoxische Kropfherz und andere Äquivalente und endlich die Schilddrüsenneurose.

So sehr alle Bestrebungen zu begrüßen sind, die in das Heer uns bisher unverständlicher Erscheinungen Klärung zu bringen und sie nach pathogenetischen Gesichtspunkten zu gruppieren suchen, so scheint es doch, als ob man bei den Thyreosen den Tatsachen vorausgeeilt wäre und vieles als gesichert angenommen hat, was es tatsächlich noch nicht ist. Legen wir uns die Frage vor, worauf die ganze Thyreosenlehre basiert, so sind wir über die Dürftigkeit der Argumente überrascht.

Hier ist zunächst die Frage zu beantworten: Gibt es Zustände, bei welchen Schilddrüsenstoffe als einzige Ursache in Betracht kommen oder wenigstens in einer Art beteiligt sind, daß wir das Recht haben, von Thyreoidismus zu sprechen; dann haben wir, wenn diese Frage in positivem Sinne beantwortet werden kann, die weiteren Fragen bezüglich ihres Vorkommens, ihrer Abgrenzung von anderen Zuständen, der Möglichkeit ihrer Gruppierung etc. zu entscheiden.

Für die Existenz von krankhaften, durch vermehrte Schilddrüsentätigkeit bedingten Zuständen kann nur ein Beweismoment herangezogen werden: daß es durch Zufuhr von Schilddrüsenstoffen gelingt, krankhafte Störungen hervorzurufen. Wir können hier von den Ergebnissen des Tierexperimentes absehen, da dieselben keine konstanten und außerdem für die verschiedenen Tierarten differente Resultate ergeben haben. Beim Menschen aber kommt es bei fortgesetzter Zufuhr von Schilddrüsenstoffen zu verschiedenartigen Störungen, wie Abmagerung, Erregungszuständen, vermehrtem Hitzegefühl, Pulsbeschleunigung, Herzklopfen, in manchen Fällen zu vermehrter Schweißsekretion, Erbrechen, Diarrhöen, Zittern, Glykosurie, Schlaflosigkeit, Kopfschmerzen, Anämie. An der Tatsache, daß durch Schilddrüsenstoffe beim Menschen Störungen hervorgerufen werden können, die sich vorwiegend im Bereiche des Stoffwechsels und des Nervensystems abspielen, ist also nicht zu zweifeln, die Frage ist nur, ob die Schilddrüsenstoffe allein maßgebend sind, so daß wir ohne weiteres von Thyreoidismus sprechen können; dies muß verneint werden. Denn der artefizielle Thyreoidismus ist ein seltenes Vorkommnis, und bei einer ganzen Reihe von Menschen treten auf Schilddrüsengebrauch keinerlei nachweisbare Erscheinungen auf, selbst auf protrahierte Zufuhr genügender Mengen von ganz einwandfreien und wirksamen Präparaten, so daß auch der Einwand schlechter unwirksamer Präparate entfällt. Zum Busch konnte in 68 mit Schilddrüse behandelten Fällen nur viermal Thyreoidismus beobachten. Geläufig ist uns auch die Tatsache, daß bei manchen Personen, im Gegensatz zur Norm, schon auf ganz geringe, kurz dauernde Verabreichung schwere Erscheinungen auftreten können. Hier tritt also wieder das konstitutionelle Moment deutlich zutage und es ist nicht möglich zu entscheiden, welcher der beiden Faktoren für das Zustandekommen der Erscheinungen von größerer Bedeutung ist, die Schilddrüsenzufuhr oder die abnorme Körperanlage; die Erscheinungen treten eben nur bei dem Zusammentreffen beider zutage. Ob wir dieses konstitutionelle Moment bloß in einer besonderen Beschaffenheit der Schilddrüse zu suchen haben, wie angenommen wird (Kocher, v. Wagner u. a.), ist eine andere Frage, deren definitive Beantwortung noch aussteht, deren Entscheidung aber wohl kaum in diesem Sinne ausfallen dürfte. Dagegen spricht schon die weitere wichtige Tatsache, daß bei Personen, bei welchen es zum Thyreoidismus kommt, die Symptome durchaus nicht immer dieselben sind. Wenn auch in der Mehrzahl der Fälle eine gewisse Gleichartigkeit dadurch gegeben ist, daß immer mehrere Erscheinungen gleichzeitig auftreten und besonders gewisse Symptome, wie die Tachykardie und die Abmagerung besonders häufig angetroffen werden, so sehen wir doch schon hier eine gewisse Mannigfaltigkeit, insoferne als auch in diesen Fällen ein oder das andere Symptom, wie Tachykardie, Erbrechen, Diarrhöen, pulmonale Erscheinungen auffallend stark betont ist, während ihnen gegenüber die übrigen Veränderungen in den Hintergrund treten. Dann sehen wir, daß z. B. in einzelnen Fällen die Abmagerung vollständig fehlt oder daß die Erscheinungen von seiten des Zirkulationsapparates nicht mit Sicherheit nachgewiesen werden können, sehen wieder in anderen Fällen ausgesprochene Stoffwechselstörungen ohne wesentliche Veränderungen im Kohlehydratstoffwechsel etc. und gelangen so zu immer symptomenärmeren Fällen, bis endlich zu solchen, bei welchen eigentlich nur ein einziges Symptom in ausgesprochener Weise vorhanden ist, während die übrigen entweder fehlen oder wenigstens mit Sicherheit nicht zu erweisen sind   So können wir Beobachtungen machen, bei welchen die Schilddrüsenmedikation nur mit Erscheinungen von seiten des Zirkulationsapparates beantwortet wird, während in anderen die nervösen Klagen das Maßgebende sind oder Symptome von seiten des Magendarmtraktes das Krankheitsbild beherrschen oder einzig und allein eine Abmagerung eintritt. Diese verschiedene Reaktion könnte auf verschiedene in der Schilddrüse vorhandene Hormone bezogen werden, wie dies von einzelnen angenommen wird oder wir müssen mit Fr. Kraus die Ursache in die Peripherie, vom Reiz in das Reizobjekt verlegen. Die Organverfassung und die dadurch gegebene bestimmte Ansprechbarkeit der Organe ist, wie wir schon ausgeführt haben, ein wesentliches Moment für die Art der Wirksamkeit. Wir haben hier dieses Moment noch einmal hervorgehoben, weil uns nur von dieser Tatsache aus das Verständnis der verschiedenen monosymptomatischen Manifestationen des Thyreoidismus, auf die wir noch einzugehen haben werden, möglich wird und weil sie klar gegen die Annahme spricht, daß die Ursache des Thyreoidismus nur in Veränderungen der Schilddrüse allein zu suchen ist.

In demselben Sinne sprechen auch die Erfahrungen bei dem sogenannten Jodthyreoidismus, der immer zur Beweisführung der Existenz von Thyreosen herangezogen wird. Wir können hier auf die Ausführungen beim Jod-Basedow (Pathogenese S. 227) verweisen. Der richtiger bezeichnete ,,konstitutionelle Jodismus'' (Rilliet) weist bloß auf die abnorme Reaktion auf Jod, die in konstitutionellen Momenten bedingt ist, bei welcher der Schilddrüse allerdings ein wesentlicher Einfluß zukommt, bei welcher sicher aber auch noch andere Blutdrüsen und vielleicht eine Reihe uns vorläufig unbekannter Faktoren eine Rolle spielen.

Treten aber die Erscheinungen des Thyreoidismus nur bei bestimmter Körperverfassung auf, die nicht allein durch eine abnorme Beschaffenheit der Schilddrüse gegeben sein kann, ist das konstitutionelle Moment auch bestimmend für die Art der Reaktion, ist also das konstitutionelle Moment ebenso maßgebend wie das auslösende, so haben wir kein Recht, einfach von Thyreoidismus zu sprechen, der, wie der Begriff zumeist gefaßt wird, ausdrücken soll, daß das Um und Auf des Prozesses in einer vermehrten Tätigkeit der Schilddrüse gelegen ist. Wenn wir trotzdem die Bezeichnung beibehalten, und nicht, was richtiger wäre, von konstitutionellem Thyreoidismus sprechen, so geschieht dies nur, um neue Bezeichnungen zu vermeiden. Wir fassen aber unter Thyreoidismus jene Erscheinungen zusammen, die unter der Einwirkung von Schilddrüsenstoffen bei abnormer Organdisposition entstehen. Mit einer solchen Auffassung im Einklange stehen auch die Vorstellungen, die wir uns über die Wirkung der Schilddrüsenstoffe bilden mußten, nach welchen die Schilddrüsenstoffe die normalerweise ablaufenden Vorgänge verstärken (vgl. Morbus Basedowi Pathogenese S. 283).

Damit ist aber auch unsere Stellung zu der Frage gegeben, ob mit der Bezeichnung Thyreoidismus immer auch der Begriff einer Überfunktion der Schilddrüse, eines Hyperthyreoidismus zu verknüpfen ist. Dies ist nicht der Fall. Es können dieselben Erscheinungen, die wir in einem Falle durch große Dosen erzielen, in anderen Fällen schon durch minimale Mengen erzielt werden, die sonst ganz irrelevant sind, und es ist die Vorstellung möglich, daß bei Sensibilisierung der Organe von anderen Seiten her (Nebenniere, Hypophyse etc.) normale

Mengen von Schilddrüsenstoffen schon zu Manifestationen von Thyreoidismus führen können.

Mit der Existenz eines artifiziellen Thyreoidismus ist aber nicht auch schon die Frage entschieden, ob solche Zustände auch sonst vorkommen. Hier ist natürlich die Beweisführung eine viel schwierigere. Da bisher der strikte Nachweis größerer Mengen von Schilddrüsenstoffen im Blute nicht erbracht werden kann (vgl. Morbus Basedowi Pathogenese S. 229), sind wir auf einen Indizienbeweis angewiesen. Man hat eine Reihe von Tatsachen zugunsten dieser Auffassung zu Felde geführt und ist auch, wie wir eingangs ausgeführt haben, zu ganz definitiven Schlüssen gekommen.

Zunächst wird als wichtigstes Beweismoment für die Existenz der Thyreosen die Tatsache angeführt, daß der Morbus Basedowi eine Hyperthyreose ist und daß die Erscheinungen der übrigen Fälle, die man hierher zählt, mit dem Morbus Basedowi so übereinstimmen, daß auch eine Identität der ihnen zugrunde liegenden Vorgänge angenommen werden kann. Keine von diesen Annahmen ist aber zutreffend. Denn es spielt allerdings, wie wir annehmen können, die Schilddrüse in der Pathogenese des Morbus Basedowi eine wesentliche Rolle, sicher aber ist es, daß neben ihr noch eine ganze Reihe von Faktoren, von zum Teil ebenso großer Bedeutung mitspielen, so daß wir kein Recht haben, von einer Thyreose glattweg zu sprechen, und überdies ist die Annahme, daß wir es mit einer Überfunktion zu tun haben, bisher nicht strikte bewiesen. Ferner geht es nicht an, aus einer noch so großen Übereinstimmung von Krankheitssymptomen allein auf die pathologische Identität der Prozesse zu schließen, dies schon gar nicht, wenn noch von den Erscheinungen die wesentlichsten wie der Exophthalmus etc. fehlen. Auf diese Weise käme eventuell auch der Schluß zustande, daß die Fledermaus ein Vogel ist. Solange uns nicht die Möglichkeit gegeben ist, die Existenz des Hyperthyreoidismus durch irgend eine Methode exakt zu erweisen, müssen wir außer der Ähnlichkeit der Erscheinungen auch noch andere Momente berücksichtigen, um den Wahrscheinlichkeitsschluß nach Möglichkeit zu festigen. Dazu gehört u. a. die Berücksichtigung des gesamten Verlaufes, des Einsetzens der Erscheinungen. Es müssen die Erscheinungen so einsetzen, daß sie auf ein einziges auslösendes Moment bezogen werden können. Es ist doch gewiß etwas anderes, wenn jemand z. B. seit Kindheit schon nervös ist, zur Zeit der Pubertät eine Struma bekommt, sich später durch unvernünftige Lebensweise Darmerscheinungen und durch Alkohol und Nikotin eine Tachykardie erwirtschaftet, obwohl schließlich das Symptomenbild dasselbe ist, als wenn diese Erscheinungen alle zusammen auftreten und so die Möglichkeit vorliegt, sie auf abnorme Schilddrüsentätigkeit zu beziehen. Auf diesen wichtigen Umstand wird aber zumeist zu wenig Gewicht gelegt oder er wird ganz vernachlässigt, wodurch es uns verständlich wird, daß, da jedes einzelne dieser Symptome ungemein vieldeutig und sehr verbreitet ist, die Zahl der Thyreosen als so groß angenommen wird. Dazu kommt, daß ein Teil der Symptome, die bei Morbus Basedowi vorkommen und die man für die Annahme einer Thyreose verwertet, gar keine Basedowsymptome sind, so daß auch nach dieser Richtung der Schluß nicht zutreffend ist.

Sehr bedingten Wert hat die Tatsache, daß sich bei einer so großen Anzahl von Strumakranken Erscheinungen finden, die auf eine Beteiligung des Gesamtorganismus hinweisen. Das ist begreiflich, wenn wir überlegen, bei wie viel Personen ohne Struma sich auch dieselben allgemein nervösen Erscheinungen, Symptome von seiten des Herzens etc. finden, die eben durch die verschiedensten während des Lebens einwirkenden Momente ausgelöst werden können. Die Anwesenheit einer Struma rechtfertigt aber nicht die Annahme, alle vorhandenen krankhaften Störungen als durch eine Thyreose bedingt zu deuten. Hier müssen alle jene Kautelen in Betracht gezogen werden, die wir gerade früher als notwendig für die Zuteilung zum Thyreoidismus betont haben. Weiters müssen wir ausschließen können, daß die Erscheinungen nicht auf andere Weise als durch Schilddrüsenstoffe hervorgerufen wurden. Selbst von den Allgemeinsymptome, die auf die Schilddrüse bezogen werden können, wird ein Teil durch mechanische Veränderungen gesetzt, z. B. durch die Behinderung der Atmung und durch die abnorme Zirkulation und Blutversorgung des Nervensystems oder durch mechanische Wirkung auf die vegetativen Nerven. Diese Störungen müßten, als nicht durch Schilddrüsenstoffe bedingt, vom Thyreoidismus gesondert werden; eine derartige Trennung ist aber sehr oft unmöglich.

Als drittes für die Existenz der Thyreosen sprechendes Argument wird der Effekt der Strumektomie angeführt. Wir haben schon beim Morbus Basedowi gesehen (vgl. Pathogenese S. 223, Therapie), daß der Effekt der chirurgischen Therapie allerdings dafür spricht, daß der Schilddrüse ein Einfluß in der Pathogenese zukommt, aber durchaus nicht dafür, daß diese der allein maßgebende Faktor ist. Dasselbe gilt für die Thyreosen. Ein Teil der Fälle wird durch die Operation sehr günstig beeinflußt, es wird über Heilungen und wesentliche Besserungen berichtet, ein Teil wird nur unwesentlich gebessert und in einem Teil der Fälle erzielt die Operation gar keinen Effekt. So berichtet Krecke, daß von 44 Fällen, die er nachuntersucht hat, 20 Fälle, d.i. 45 $^0/_0$ beschwerdefrei wurden, darunter befanden sich aber mehr als die Hälfte Thyreosen I. Grades, also leichte Fälle mit sehr geringfügigen Beschwerden. In 14 Fällen (31,8 $^0/_0$) wurde eine wesentliche Besserung erzielt; wie er selbst angibt, fühlen sie sich im allgemeinen wohl, aber haben zeitweilig leichte Beschwerden, wie Herzklopfen, nervöse Unruhe, bei 8 Fällen (18,1 $^0/_0$) wurde eine leichte Besserung, in 2 Fällen (4,5 $^0/_0$) absolut keine Beeinflussung konstatiert. Solchen Ergebnissen kommt nur ein bedingter Wert zu, wenn man bedenkt, daß gewiß nicht schlechtere Resultate bei solchen Personen auch durch anderweitige therapeutische Maßnahmen erzielt werden können und daß in einem Teil der Fälle die Entfernung der Struma bloß die Entfernung mechanischer Einwirkungen bedeutet, die nicht bloß durch die Struma, sondern auch durch andere Veränderungen gesetzt werden könnten. Dadurch wird die Zahl der zu Schlüssen verwertbaren Fälle eingeengt und wir finden Fälle, bei welchen die Größe der Struma, ihr Auftreten oder wenigstens das Auftreten erkennbarer Veränderungen an derselben, gleichzeitig mit den übrigen Erscheinungen, ihr gleichsinniges Schwanken und das prompte Schwinden der Erscheinungen nach der Operation den Schluß gestatten, daß hier Funktionsstörungen der Schilddrüse maßgebend waren, nur in geringer Zahl. Jedenfalls aber ist auch in diesen Fällen ein solcher Schluß nur bei Berücksichtigung aller in Betracht kommenden Momente und nicht aus dem Operationseffekt allein zu ziehen.

Außerhalb des artefiziellen Thyreoidismus ist das Vorkommen von krankhaften Zuständen, welche auf eine erhöhte Tätigkeit der Schilddrüse allein zu beziehen wären, die wir mit Sicherheit als Hyperthyreosen bezeichnen könnten, nicht erwiesen. In einer Anzahl von Fällen liegen die Verhältnisse so, daß wir wie beim Morbus Basedowi, aus dem Einsetzen der Erscheinungen, die auf ein gemeinsames ursächliches Moment hinweisen, aus dem gleichzeitigen Auftreten von Symptomen von seiten der Schilddrüse, aus dem gleichsinnigen Schwanken beider Erscheinungsreihen, aus dem Erfolge der operativen Entfernung der Schilddrüse etc. mit großer Wahrscheinlichkeit schließen können, daß die Funktionsstörung der Schilddrüse eine solche Rolle spielt, daß wir von Thyreoidismus sprechen können. Bei Berücksichtigung aller für die Abgrenzung notwendigen Kautelen finden wir aber, daß dies seltene Fälle sind. Sie sind vielleicht etwas häufiger wie der Morbus Basedowi, jedenfalls aber als seltene Erkrankungen zu bezeichnen.

Möglich, daß späterhin diejenigen Recht bekommen werden, die die Thyreosen als ungemein häufige Erkrankungen bezeichnen, möglich, daß sich erweisen wird, daß gewisse Formen nervöser Erkrankungen, die wir mangels greifbarer Veränderungen jetzt den Neurosen zuzählen, als Thyreosen zu deuten sein werden, vorläufig aber kann alles dieses nicht als erwiesen gelten. Solange uns ein fixes Kriterium für die Differenzierung mangelt und wir nur aus äußerlichen Momenten auf einen inneren Zusammenhang schließen dürfen, ist selbst die größte Vorsicht bei Schlüssen oft nicht ausreichend. Mit der einfachen Annahme, daß alle diese Zustände, die man früher als forme fruste des Morbus Basedowi bezeichnet hat, daß alle die verschiedensten Fälle, die nur ein Symptom aufweisen, das bei Morbus Basedowi vorkommen kann, Thyreosen sind, nützt man der Sache nicht, man gerät damit wieder nur ins Uferlose.

Die Abgrenzung dieser Zustände ist noch schwieriger als die des Morbus Basedowi, weil uns hier jenes Symptom, das uns die Entscheidung so erleichterte, der Exophthalmus, fehlt und sie ist deshalb, selbst in den symptomenreichen Fällen, nur unter Berücksichtigung der von uns wiederholt betonten Kautelen halbwegs möglich. Je symptomenärmer die Fälle, desto schwieriger die Entscheidung und bei den monosymptomatischen Formen muß es eigentlich dem Ermessen des einzelnen überlassen bleiben, einen Fall als Thyreose zu deuten oder nicht, da ein Beweis nach der einen oder der anderen Richtung sich nicht erbringen läßt. Keinesfalls genügen aber die bisher immer zur Differenzierung angeführten Momente. So zieht Krecke zur Entscheidung, ob bei einem Kranken mit leichter Struma die vorhandenen Störungen des Nerven- und Zirkulationsapparates als thyreotoxische zu deuten sind, das Fehlen von deutlichen Herzveränderungen, von ausgesprochen hysterischen Erscheinungen, das gleichzeitige Vorkommen von Tachykardie und Anfällen von gesteigerter Nervenerregbarkeit, die Unbeeinflußbarkeit der Tachykardie durch Digitalis, das Kochersche Blutbild und die Verschlimmerung der Herz- und Nervenstörungen durch Jod heran. Namentlich letzteres Moment sieht er als einen unbedingten Beweis an. Er muß aber allerdings selbst zugeben, daß alle diese diagnostischen Hilfsmittel im gegebenen Falle versagen können. Bezüglich der Verwertbarkeit der angeführten Momente sei auf die diagnostischen Erörterungen bei Morbus Basedowi verwiesen. Für das Jod ist der negative Ausfall ohne Bedeutung, denn wir haben gesehen, daß es Fälle von Morbus Basedowi gibt, die durch Jod günstig beeinflußt werden und auch Schilddrüsenzufuhr gut vertragen. Im Falle einer Verschlechterung ist aber immer zu erwägen, daß bei nervösen Personen, bei welchen wir sonst keinen Anhaltspunkt für einen Thyreoidismus haben, einmal Jod wie irgend ein anderes, oft ganz harmloses Mittel, eine Verschlimmerung des Zustandes herbeiführen kann, also auch hier nur ein gewisser Wahrscheinlichkeitsschluß möglich ist; ferner haben wir gesehen, daß die Begriffe konstitutioneller Jodismus und Thyreoidismus sich nicht decken. Einen vollgültigen Beweis sieht Krecke in solchen schwierigen Fällen in dem Effekt der operativen Therapie. Aber auch das ist nicht ganz zutreffend, und dann müßte doch eigentlich die Diagnose feststehen, bevor wir den Kranken einer Operation aussetzen.

Bei der Unsicherheit auf diesem Gebiete muß jeder Versuch einer Einteilung der hierher gehörigen Zustände als verfrüht gelten. Soll trotzdem, der Übersichtlichkeit halber, eine gewisse Gruppierung vorgenommen werden, so müssen wir dabei dem bisher Bekannten und Feststehenden möglichst Rechnung tragen und dürfen für Altes nicht unmotiviert Neues setzen, wenn dies nicht besser fundiert erscheint oder wenn nicht durch dessen Einführung besondere Vorteile erwachsen. Bei einer solchen Einteilung soll aber auch der Tatsache Rechnung getragen werden, daß neben der Wirkung der Schilddrüsenstoffe die Organverfassung und Organreaktion als maßgebender Faktor mit in Betracht kommt.

Hier ist zunächst ein Fixpunkt: der Morbus Basedowi, ein durch seine Erscheinungen, ihr Einsetzen und ihren Verlauf ganz charakteristisches Krankheitsbild, das unbedingt beibehalten werden muß. Die Bezeichnung als solche ist, abgesehen davon, daß damit Basedows Name verknüpft bleibt, besser als jede andere, sie präjudiziert weniger wie die Bezeichnung Struma basedowiana etc., da sie nicht die Bedeutung der Schilddrüse zu einseitig in den Vordergrund stellt. Eine weitere Trennung in primären und sekundären Morbus Basedowi, in einen degenerativen und nichtdegenerativen (siehe Formen des Morbus Basedowi S. 286) können wir entbehren. Als sein wesentlichstes Attribut gilt uns der Exophthalmus und diesen hat auch v. Basedow in den Vordergrund gestellt, gewiß nicht bloß deshalb, weil er Augenarzt war. Denn er ist das augenfälligste Symptom und überdies eine Erscheinung, die, wenn man ihre Eigenarten berücksichtigt, außerhalb des Morbus Basedowi äußerst selten angetroffen wird. Wenn wir den Exophthalmus als wesentliches Symptom zur Differenzierung heranziehen, sind wir uns darüber klar, daß auch dies ein willkürliches Vorgehen ist, aber wir begehen damit u. E. einen geringeren Fehler, als wenn wir z. B. nach der Art der Struma oder auf Grund der kardialen Erscheinungen allein die Abgrenzung vornehmen würden. Wir werden damit am besten den Auffassungen v. Basedows gerecht, stellen nicht die Annahme in den Vordergrund, daß der Morbus Basedowi eine reine Schilddrüsenerkrankung ist, was den Tatsachen nicht entspricht und differenzieren nicht auf Grund einer ganz vieldeutigen und durch die verschiedensten Momente auslösbaren Erscheinung, wie es z. B. die Tachykardie oder die sonstigen Herzerscheinungen sind. Überdies erscheint dieses Vorgehen durch die Tatsache gerechtfertigt, daß sich die Fälle ohne Exophthalmus auch durch sonstige Verschiedenheiten in der Ätiologie, in den Erscheinungen, im Verlaufe etc. von den Fällen mit Exophthalmus unterscheiden.

Hieher gehören auch als forme fruste die symptomenärmeren Fälle, die aber sonst in Einsetzen der Erscheinungen, Verlauf derselben sich vollständig mit dem Morbus Basedowi decken und für die wir auch den Exophthalmus postuliert haben.

Als zweite Gruppe reiht sich eine Anzahl von Fällen an, die im allgemeinen dieselben Erscheinungen zeigen, die wir nach Einverleibung von Schilddrüsenstoffen und Jod bei gewissen Personen sehen können und die auch im wesentlichen den Erscheinungen beim Morbus Basedowi gleichen. Doch ermöglicht eine in manchen Richtungen vorhandene Verschiedenheit, so insbesondere das differente Verhalten der Augensymptome, der verschiedene Verlauf, ferner Differenzen in den ätiologischen Momenten ihre Abtrennung vom Morbus Basedowi. Wenn auch vielleicht in einem oder dem anderen Falle einmal eine Verwechslung vorkommen kann, so wird in der Mehrzahl der Fälle die Entscheidung nicht schwierig sein. Zum Teil decken sich die Fälle dieser Gruppe mit den sekundären Thyreosen von Fr. Kraus. Für die Fälle dieser Gruppe behalten wir die Bezeichnung Thyreoidismus bei. Es soll damit auf die Übereinstimmung der Erscheinungen mit denen des artefiziellen Thyreoidismus hingewiesen und damit angedeutet werden, daß auch in diesen Fällen ein Einfluß der Schilddrüse auf das Zustandekommen der Erscheinungen wahrscheinlich ist, wenn gleich daneben noch andere Faktoren eine Rolle spielen, und endlich würde damit hervorgehoben, daß sie vom Morbus Basedowi zu trennen sind. Ebenso wie beim artefiziellen Thyreoidismus nehmen wir auch für die Fälle dieser Gruppe die abnorme Körperanlage als wesentlich für das Zustandekommen der Erscheinungen an.

Dann wäre schließlich eine dritte Gruppe anzureihen, die Fälle umfaßt, bei welchen, im Gegensatz zu den symptomenreicheren der vorigen Gruppe, im allgemeinen weniger Symptome vorhanden sind, die symptomenärmer sind, bei welchen aber die Erscheinungen von seiten eines Organes stark in den Vordergrund treten. Für diese vorwiegend monosymptomatischen Formen, bei welchen die Organverfassung von ausschlaggebender Bedeutung ist, ist allerdings die Beweisführung, daß sie mit einer Funktionsstörung der Schilddrüse in Beziehung stehen, eine ungemein schwierige; auch ist die Abgrenzung dieser Gruppe nicht scharf durchführbar. Haben wir es mit rein monosymptomatischen Erkrankungen zu tun, dann ist die Feststellung, ob sie thyreogen oder nicht thyreogen sind, nicht möglich, je mehr aber sonst noch Symptome vorhanden sind, die die Entscheidung ermöglichen würden, desto schwieriger ist dann die Abgrenzung von den Fällen der vorigen Gruppe. Diese Fälle könnte man am besten unter der Bezeichnung „Thyreoidismus mit besonderer Beteiligung einzelner Organe" zusammenfassen. Von den einzelnen Untergruppen kann man für die noch am besten gekannten kardialen Fälle die bisher gebrauchte Bezeichnung Kropfherz beibehalten, die am wenigsten präjudizierend ist und nur ausdrückt, daß zwischen Kropf und den vorhandenen Veränderungen am Herzen irgendwelche Beziehungen bestehen. Die übrigen Formen mit Erscheinungen von seiten der Verdauungsorgane, des Zentralnervensystems etc. sind noch ganz unsicher. Wenn auch die Möglichkeit ihrer Existenz zugegeben werden kann, so ist bei dem Einwirken so vieler maßgebender Faktoren der thyreogene Ursprung bisher noch weniger erwiesen als bei den kardialen Formen und ihre Abgrenzung noch schwieriger. Vielleicht wird man in einzelnen Fällen von isolierten Magendarmstörungen, von Störungen des Zentralnervensystems, wie Psychosen etc. den thyreogenen Ursprung vermuten können, mehr aber vorläufig nicht.

Für das Basedowoid von Stern haben wir den thyreogenen Ursprung nicht annehmen können (vgl. S. 291), es findet als einfach degenerativer Zustand, der nur äußerlich einige Ähnlichkeit mit dem Thyreoidismus aufweist, hier keine Aufnahme.

Nach alledem halten wir die Frage des Thyreoidismus und die Fixierung thyreogener Störungen für durchaus nicht so fundiert, als dies vielfach angenommen wird. Hier ist noch alles unsicher und bedarf alles noch einer eingehenderen Begründung. Es können die nächsten Zeiten vielleicht einen vollständigen Umschwung der Anschauungen herbeiführen.

Wir sind zu wenig über die Funktion der Schilddrüse beim normalen Menschen orientiert, kennen mit Sicherheit keinen Zustand von Überfunktion der Drüse und alle Versuche, krankhafte Zustände durch die Annahme eines Hyperthyreoidismus allein zu erklären, sind bisher gescheitert. Überall, wo wir der Frage nähertreten, zeigt sich die Tatsache, auf die wir nachdrücklich beim Morbus Basedowi hingewiesen haben, daß die Erscheinungen, die wir auf eine vermehrte Tätigkeit der Schilddrüse beziehen, nur bei besonderer Körperverfassung auftreten, abhängen von der Organkonstitution und Organreaktion. Die abnorme Körperreaktion ist wesentlich und muß bei der Frage des Hyperthyreoidismus entsprechend eingestellt werden. Ebensowenig wie der Nachweis vermehrter Schilddrüsenstoffe im Blute bisher geführt werden konnte, oder es ein Kriterium gibt, das pathognomonisch für diesen Zustand wäre, ebensowenig ist bisher die Annahme fundiert, daß die in größerer Menge

in die Blutbahn gelangenden Schilddrüsenstoffe toxisch wirken, daß wir das
Recht haben, von Thyreotoxikosen zu sprechen. Durch die Vorstellung, die
wir uns über die Wirkungsweise der Schilddrüsenhormone bilden müssen und
bei der Bedeutung der Organverfassung für ihre Wirkung wird die Annahme
nahegelegt, daß manche Zustände, die wir bis jetzt durch einen Hyperthyreoidismus deuten, durch normale Mengen von Schilddrüsenstoffen bei für sie sensiblen
Organen zustande kommen könnten. Wodurch eine derartige Überempfindlichkeit bedingt werden könnte, wissen wir vorläufig nicht, unter anderem käme
aber hier die Einwirkung anderer Blutdrüsen in Betracht. Eine Beteiligung
dieser ist ebenso wie für den Morbus Basedowi auch hier anzunehmen. Eine
solche Sensibilisierung der Organe ist bisher durch Schilddrüsenstoffe für die
sympathischen Endapparate (Gottlieb) und für die Gefäße durch die Hypophyse (Kepinow) wahrscheinlich gemacht und auch durch andere Blutdrüsen
für Schilddrüsenstoffe zu vermuten. Untersuchungen, die nach dieser Richtung
hin Aufklärung bringen werden, müssen natürlich für die Frage des Hyperthyreoidismus von einschneidender Bedeutung sein. Wir können vorläufig nur
in einer Anzahl von Fällen aus den klinischen Erscheinungen, ihrer Ähnlichkeit
mit denen des Morbus Basedowi, aus ihrem Einsetzen und ihrer Gruppierung,
so daß sie auf ein gemeinsames auslösendes Moment bezogen werden können,
in dem gleichzeitigen Vorhandensein von Schilddrüsenerscheinungen und
endlich in dem Umstand, daß solche Erscheinungen sich beim artefiziellen
Thyreoidismus finden, den Schluß ziehen, daß auch hier die Schilddrüse
eine Rolle spielt, mehr aber auch nicht. Die Abgrenzung dieser Fälle ist
schwierig und wir laufen Gefahr, wenn wir nicht eine möglichst kritische
Sichtung vornehmen, hier alle möglichen Zustände verschiedenster Genese
einzubeziehen.

24. Kapitel.

Thyreoidismus.

Die definitive Entscheidung der Frage, in welchen Beziehungen die Fälle
dieser Gruppe, die wir als Thyreoidismus führen, zum typischen Morbus
Basedowi stehen, wird erst möglich sein, wenn wir über die zugrunde liegenden
pathogenetischen Prozesse besser orientiert sein werden. Um eine solche Entscheidung anzubahnen, müssen wir uns vorläufig entschließen, beide Formen
zu trennen, sie in bezug auf Ätiologie, Einsetzen und Verlauf der Erscheinungen,
pathologisch-anatomische Befunde etc. zu registrieren und die Befunde beider
Reihen zu vergleichen. Nur so wird sich einige Klärung in das Chaos der Meinungen bringen lassen. Wenn man auch bisher den einschlägigen Fragen zu
wenig Beachtung geschenkt hat, und daher in dieser Richtung verwertbare
Befunde nur in geringer Zahl vorliegen, so ergeben diese doch schon Anhaltspunkte dafür, daß wir es trotz der Übereinstimmung der Erscheinungen nicht
mit ganz identischen Prozessen zu tun haben können, etwa so, als ob der
Thyreoidismus nur eine mildere Form des Morbus Basedowi wäre.

Zugegeben muß werden, daß die Symptome im wesentlichen große Übereinstimmung zeigen und daß eine scharfe Abgrenzung für manche Fälle nicht
möglich ist. Da wir wiederholt schon beim Morbus Basedowi auf die hier in
Betracht kommenden Verhältnisse zu sprechen gekommen sind, können wir
uns kürzer fassen und auf die betreffenden Abschnitte bei Morbus Basedowi
verweisen. Hier sollen nur, soweit dies bei unseren derzeitigen Kenntnissen

möglich ist, die Differenzen hervorgehoben werden, die die gesonderte Stellung dieser Formen gegenüber dem Morbus Basedowi rechtfertigen.

Ätiologie. Hier treten uns verschiedene bemerkenswerte Tatsachen entgegen. Zunächst ist es auffallend, daß der Einfluß des Geschlechtes nicht so deutlich ist, wie beim Morbus Basedowi. Während bei diesem die Morbidität des weiblichen Geschlechtes in auffallend starker Weise hervortritt, verwischt sich hier der Unterschied; die stärkere Beteiligung des Weibes zeigt sich hier nur bei bestimmten Gruppen, im allgemeinen aber läßt sich eine auffallende Differenz nicht erweisen. Wenigstens könnte ich nach meinen bisherigen Erfahrungen, wenn ich von den Fällen bei Chlorose absehe, nicht mit Sicherheit angeben, ob sich der Thyreoidismus viel häufiger bei Männern als bei Frauen findet. Es ist die Einbeziehung solcher Fälle von Thyreoidismus in die Statistiken des Morbus Basedowi u. E. auch ein Grund, warum in einzelnen Statistiken die Prozentzahlen der Beteiligung des männlichen Geschlechtes viel größer sind als in anderen.

Ebenso läßt sich beim Thyreoidismus nicht in so klarer Form der Einfluß bestimmter Altersstufen, wie der der vollen Geschlechtsreife und der damit verknüpften Vorgänge, finden. Für einen Teil der Fälle sehen wir das Einsetzen zu einer früheren Zeit, in der Pubertät, ebenso scheint mir das Klimakterium von stärkerem Einfluß zu sein als beim Morbus Basedowi, im allgemeinen hat man aber den Eindruck, als ob eine mehr gleichmäßige Verteilung auf die verschiedenen Altersstufen vorhanden wäre.

Die degenerative Anlage ist von eben solcher Bedeutung wie beim Morbus Basedowi und wir finden bei den Kranken dieselben Erkrankungen in der Ascendenz und in der Familie wie bei diesem. Größere Beobachtungsreihen, welche erweisen könnten, ob nach einer oder der anderen Richtung hin eine Abweichung zu finden wäre, liegen bisher nicht vor.

Von wesentlichem Einfluß ist hier sicher die Anwesenheit eines Kropfes. Während die Frage, ob Kropfträger häufiger an Morbus Basedowi erkranken, nicht so ohne weiteres zu entscheiden ist, tritt hier der Einfluß deutlich zutage. Es sind die Erscheinungen des Thyreoidismus in Kropfgegenden entschieden häufiger, während der Morbus Basedowi dort selten anzutreffen ist (Kraus, Bircher, Hofmeister, Blauel u. a.). Es finden sich bei Kropfträgern in der überwiegenden Mehrzahl der Fälle nur die Erscheinungen des Thyreoidismus, selten die mitigierten Formen des Morbus Basedowi und noch viel seltener ausgesprochene Fälle. Hierher gehört auch die Tatsache, daß nach Eingriffen am Kropf nur die Erscheinungen eines Thyreoidismus beobachtet wurden, daß bisher nach solchen kein sicherer Morbus Basedowi festgestellt werden konnte.

Eine ausgesprochene Differenz zwischen Morbus Basedowi und dem Thyreoidismus findet sich in dem Verhalten der determinierenden Ursachen. Während wir in einer großen Reihe von Fällen von Morbus Basedowi ein auslösendes Moment überhaupt nicht nachweisen können oder nur solche finden, die wir nicht mit Sicherheit in Anschlag bringen können, so daß die Erkrankung als eine primäre, essentielle imponiert, in den Fällen aber, in welchen wir ein ätiologisches Moment nachweisen können, nervöse Einflüsse die hervorragendste Rolle spielen, liegen die Dinge beim Thyreoidismus anders. Hier ist in der überwiegenden Mehrzahl der Fälle das auslösende Moment vorhanden, es erweist sich eine starke Abhängigkeit der Erscheinungen von der Anwesenheit des auslösenden Faktors, es treten die Erscheinungen sehr häufig im Gefolge anderweitiger Erkrankungen auf, so daß der Thyreoidismus als sekundärer gedeutet werden kann und unter den auslösenden Momenten spielen toxische und infektiöse Einflüsse die erste Rolle.

Unter den ätiologischen Momenten des Thyreoidismus steht das Jod in erster Linie, während es für den Morbus Basedowi von ganz untergeordneter Bedeutung ist. Die meisten Fälle von Thyreoidismus, die wir überhaupt zu sehen bekommen, verdanken der Anwendung von Jod ihre Entstehung. Seltener kommt die Zufuhr von Schilddrüsentabletten in Betracht, deren Gebrauch, wenn er zu Erscheinungen führt, Thyreoidismus bedingt, sehr selten zum Morbus Basedowi führt.

Daran reihen sich die Fälle, welche im Anschluß an Infektionskrankheiten auftreten. Auch hier sehen wir, daß diese für gewöhnlich nur zu den Erscheinungen des Thyreoidismus führen, während das Auftreten eines Morbus Basedowi im Anschluß an solche, wenn wir vom Gelenkrheumatismus abstrahieren, ein sehr seltenes ist. Von den Infektionskrankheiten tritt die Rolle des Gelenkrheumatismus gegenüber den anderen Infektionskrankheiten nicht so auffallend zutage. Wir sehen wieder, daß beim Thyreoidismus der akute Gelenkrheumatismus eine hervorragende Rolle in der Ätiologie einnimmt, aber wir sehen auch andere Infektionen stärker beteiligt, vor allem Lues und Tuberkulose. Für die Syphilis hat schon Engel-Reimers angegeben, daß sich bei jungen Weibern bei Auftreten der Sekundärerscheinungen sehr häufig die Erscheinungen des Thyreoidismus finden, und Delpy, der diese Angabe bestätigt, glaubt, daß dies vorwiegend bei Kranken am Ende des sekundären und am Beginne des tertiären Stadiums geschieht, welche ulzerative Prozesse im Munde und Pharynx durchgemacht haben. Wieweit in solchen Fällen eine Jodmedikation mitspielt, können wir nicht entscheiden. Für die Tuberkulose haben wir schon beim Morbus Basedowi darauf hingewiesen, daß in der überwiegenden Mehrzahl der Fälle die als Thyreoidismus oder Morbus Basedowi gedeuteten Erscheinungen nur Manifestation der abnormen Körperanlage sind, bei welcher alle möglichen Einwirkungen dieselben Erscheinungen hervorrufen und daß eine gewisse Täuschung auch dadurch möglich ist, daß bei der Tuberkulose die Neigung zu Schweißen, zu Tachykardie und zu Diarrhöen zu den häufigen Symptomen gehört. Nach Ausschaltung dieser Fehlerquellen bleibt aber doch eine Anzahl von Fällen übrig, bei welchen das Einsetzen der Erscheinungen, ihre Gruppierung, die Anwesenheit von Schilddrüsensymptomen, das Mißverhältnis der auf den Thyreoidismus zu beziehenden Erscheinungen zu den Erscheinungen der Tuberkulose etc., die Annahme eines Thyreoidismus rechtfertigt. Welche Momente maßgebend sind, daß die Tuberkulose häufiger als sonstige Infektionskrankheiten zum Thyreoidismus führt, entzieht sich vorläufig unserer Beurteilung. Kehl bringt Befunde an der Schilddrüse, die er als toxische deutet. Vielleicht kommt neben der gemeinsamen abnormen Körperanlage die große Häufigkeit der Tuberkulose und der Umstand in Betracht, daß bei ihr so häufig die Lungenspitzen verändert sind, die bei ihrer Lage in der Nähe der Schilddrüse und des Nervengeflechtes am Halse leichter zu Störungen führen können.

Hierher gehören dann auch die Fälle von Thyreoidismus bei Thyreoiditis, sei es sogenannter primärer mit nicht nachweisbarer Ätiologie oder sekundärer Formen, die im Verlaufe der verschiedenen Infektionskrankheiten auftreten können. Die Thyreoiditis ist, wenn man darauf achtet, häufiger, als bisher angenommen wird, die Fälle, bei welchen es zum Thyreoidismus kommt, nicht sehr häufig, der Morbus Basedowi im Anschluß an solche sehr selten und sind die Mehrzahl der diesem zugerechneten Fälle als Thyreoidismus zu deuten.

Dann finden wir eine weitere große Gruppe von Fällen, bei welchen die Erscheinungen des Thyreoidismus im Verlaufe von anderweitigen Erkrankungen auftreten. Es treten aber seine Erscheinungen hier entweder gegenüber den anderen Symptomen so in den Hintergrund, oder sie treten erst im Verlaufe dieser

Erkrankung auf und erweisen eine solche Abhängigkeit von ihr, daß wir den Eindruck haben, daß hier die Grundkrankheit sekundär auch zu den Erscheinungen eines Thyreoidismus geführt hat. Das sind die Fälle, die Fr. Kraus als sekundäre Thyreosen von den primären trennt. Hierher gehören zunächst die bei Erkrankungen anderer Blutdrüsen zu beobachtenden Fälle. In erster Linie käme meinen bisherigen Erfahrungen nach das Pankreas in Betracht. Fälle von Thyreoidismus bei Erkrankungen dieser Drüse verschiedener Art scheinen verhältnismäßig häufig zu sein und werden sie zum Teil als Morbus Basedowi mit Pankreassymptomen gedeutet. In zweiter Linie kommen die Keimdrüsen in Betracht, wenn wir hierzu die Fälle von Thyreoidismus zur Zeit der Pubertät, im Klimax, bei Chlorose zählen, bei welchen Zuständen den Keimdrüsen sicher ein dominierender Einfluß zukommt; hier eingereiht müßten auch die Fälle bei Myoma uteri werden. Dann kämen die Fälle von Thyreoidismus bei Hypophysenerkrankungen. Weiter reihen sich hier die Fälle an, bei welchen die Erscheinungen bei Zuständen auftreten, die mit den Blutdrüsen in irgendwelchen Beziehungen zu stehen scheinen und für die eine abnorme Veranlagung in Betracht kommt, wie gewisse Formen von Sklerodermie, gewisse Leberaffektionen, Asthma bronchiale. Endlich wären noch vereinzelte Fälle bei Tabes und Nephritis zu erwähnen. Hierher gehören endlich die Fälle mit kardialen Affektionen, Aneurysmen der Aorta etc., bei welchen es zu einer Behinderung des venösen Abflusses aus der Schilddrüse, zu einem Stauungskropf (Revilliod) und zu den Erscheinungen des Thyreoidismus kommt (siehe hier auch Kropfherz S. 377).

Allen diesen ätiologischen Momenten gegenüber, die wir bisher angeführt haben, steht gerade jenes, welches beim Morbus Basedowi von ganz hervorragendem Einflusse ist, der Einfluß des Nervensystems, völlig im Hintergrunde. Die Zahl der Fälle von Thyreoidismus, bei welchen wir die Erscheinungen im Anschlusse an ein psychisches Trauma oder an Vorgänge auftreten sehen, die eine Schädigung des Nervensystems bedingen, ist eine geringe.

Ein weiterer, wesentlicher Unterschied zwischen Morbus Basedowi und Thyreoidismus ergibt sich durch die starke Abhängigkeit der Erscheinungen des letzteren von den auslösenden Faktoren. Während wir für gewöhnlich beim Morbus Basedowi sehen, daß die Symptome eine gewisse Unabhängigkeit aufweisen und weiter bestehen bleiben, wenn das auslösende Moment längst schon beseitigt ist, sehen wir hier in der Mehrzahl der Fälle eine Abhängigkeit von der Intensität des auslösenden Momentes und können feststellen, daß mit der Beseitigung der Ursache auch die Folgeerscheinungen schwinden. Diese Abhängigkeit vom auslösenden Faktor ist mit eine Ursache, daß wir den Thyreoidismus so häufig als sekundären deuten können, während die relative Unabhängigkeit vom ätiologischen Moment uns bei Morbus Basedowi vielleicht öfter eine zufällige Komplikation annehmen läßt.

Pathologische Anatomie. Befunde, welche gesondert die typischen Fälle von Morbus Basedowi und Thyreoidismus berücksichtigen, liegen bisher nicht vor, obwohl Differenzen nicht unwahrscheinlich sind.

Symptome. Sind auch die Erscheinungen, die wir bei Morbus Basedowi und bei Thyreoidismus treffen, ziemlich die gleichen, so finden sich doch Unterschiede. Für die Beurteilung ist die Tatsache von Bedeutung, daß sich die Übereinstimmung vor allem nur in bezug auf jene Symptome findet, die am wenigsten Eigenart aufweisen und sich auch außerhalb des Morbus Basedowi häufig finden.

Im allgemeinen sind gegenüber dem Morbus Basedowi die Erscheinungen viel mildere. So wie leichte, sonst typische Fälle von Morbus Basedowi im ganzen selten sind, können wir sagen, daß schwere Fälle von Thyreoidismus nicht häufig zur Beobachtung gelangen. Das Hauptkontingent dieser Gruppe stellen die Fälle, die als Struma basedowificata geführt werden, dann die Fälle von sogenanntem Jodbasedow und die zahlreichen als forme fruste geführten Fälle, und endlich die im Verlaufe von anderen Erkrankungen auftretenden Formen, die „sekundären Thyreosen", die sich ja alle für gewöhnlich durch die geringere Intensität der Erscheinungen auszeichnen. Von den schweren Fällen, die ich gesehen habe, war ein Teil wegen der Anwesenheit des Exophthalmus in früheren Stadien oder durch sein späteres Auftreten als Morbus Basedowi anzusprechen. Verhältnismäßig die meisten schwereren Fälle von Thyreoidismus habe ich dann noch bei Pankreasaffektionen gesehen.

Weiters fällt auf, daß bei den Fällen von Thyreoidismus nicht mehr jene Gleichartigkeit in den Erscheinungen zu beobachten ist, die wir für gewöhnlich bei Morbus Basedowi sehen. Wir begegnen hier häufiger Fällen, bei welchen ein oder das andere Symptom fehlt, dafür aber ein anderes viel stärker in den Vordergrund tritt, so daß wir eine Reihe von Übergangsbildern bis zu den ausgesprochen monosymptomatischen Formen finden.

Ein ganz wesentlicher Punkt ist, wie wir bereits erwähnt haben, der Umstand, daß die Augensymptome in der Regel sehr wenig entwickelt sind, oft ganz fehlen. Das Fehlen des Exophthalmus haben wir zur Abgrenzung gegenüber dem Morbus Basedowi herangezogen. Geringe Grade von Exophthalmus werden durch das Lidklaffen vorgetäuscht oder sind durch anderweitige Momente bedingt: angeboren, Familien- oder Rasseneigentümlichkeit, Myopie etc. Aber auch die Lidsymptome sind viel seltener als beim Morbus Basedowi anzutreffen und fehlen in der Mehrzahl der Fälle. Verhältnismäßig häufig finden sich nur der stärkere Glanz der Augen, das Moebiussche Symptom, Erscheinungen, die wir auch sonst bei Erregungszuständen verschiedener Art und bei Degenerationszuständen häufig sehen.

Ebenso besteht eine Verschiedenheit in dem Verhalten der Schilddrüse. In vielen Fällen ist die Struma bereits seit der Pubertät nachweisbar und zeigt sich eine Zunahme derselben zur Zeit einer Schwangerschaft oder einer Geburt, oder es hat sich die Struma im Laufe der Zeit allmählich entwickelt. Seltener sehen wir, daß die Schilddrüsenschwellung, im Gegensatz zu ihrem Verhalten bei Morbus Basedowi, erst aufgetreten ist. Die Schilddrüse hat dabei die verschiedenste Beschaffenheit und Größe, manchmal finden sich sehr beträchtliche Strumen mit Kompression der Trachea, die bei Morbus Basedowi selten ist. Zur Zeit des Auftretens der Erscheinungen von Thyreoidismus kann eine Größenzunahme der Schilddrüse beobachtet werden, sie kann aber auch fehlen, vereinzelt findet sich sogar die Angabe, daß der Hals kleiner geworden sei. Viel seltener als bei Morbus Basedowi, auch in den Fällen mit auftretender Schilddrüsenschwellung, finden sich Gefäßschwirren und Gefäßgeräusche. Andererseits vermissen wir hier, während das Fehlen einer Struma bei Morbus Basedowi jedenfalls zu den größten Seltenheiten gehört, häufiger eine Schilddrüsenschwellung. Ist die Zahl dieser Fälle auch keine sehr große, so ist dieses Verhalten doch auffallend, insbesondere wird man in den Fällen darauf geführt, bei welchen die Erscheinungen des Thyreoidismus im Verlaufe einer anderen Erkrankung auftreten, wie z. B. bei Pankreasaffektionen. Ob sich Differenzen auch in der Häufigkeit der Schmerzhaftigkeit der Schilddrüse finden, kann ich nicht angeben.

Am konstantesten finden sich beim Thyreoidismus die Erscheinungen von seiten des Herzens und des Nervensystems, diese gleichen im wesentlichen den bei Morbus Basedowi zu beobachtenden. Eine sichere Differenz läßt sich nicht finden, nur sind sie im allgemeinen milder. Auch hier müssen wir unterscheiden zwischen Symptomen, die auf den Thyreoidismus bezogen werden können und Erscheinungen, die eine bloße Komplikation bedeuten oder Teilerscheinung der abnormen Konstitution sind.

Das wesentlichste Merkmal von seiten des Herzens ist die Tachykardie, die so wie beim Morbus Basedowi eine andauernde ist und die nur zeitweilig noch eine stärkere Betonung erfährt. Das Herz ist in gewissem Umfange labil, aber rein paroxysmale Tachykardien sind kein Symptom des Thyreoidismus ebensowenig wie eine ausgesprochene Reizbarkeit des Herzens oder Arhythmien. Herzdilatation und Hypertrophie findet sich, wenn wir von den Fällen mit stärkerer Betonung der Herzerscheinungen absehen (vgl. Kropfherz), im allgemeinen seltener als bei Morbus Basedowi, Herzgeräusche finden sich oft. In dem Auftreten energischer Herzkontraktionen, dem abnormen Pulsieren der Gefäße finden sich keine nennenswerten Differenzen. Über das Verhalten des Blutdruckes beim Thyreoidismus liegen keine Angaben vor.

Neben der Tachykardie spielen die Erscheinungen von seiten des Nervensystems die größte Rolle. Auch sie haben kein für den Thyreoidismus bestimmtes Gepräge, sondern finden sich in derselben Art auch durch verschiedene andere ätiologische Momente bedingt. Es tritt uns hier, so wie beim Morbus Basedowi, die Tatsache entgegen, daß durch die dem Thyreoidismus zugrunde liegenden Vorgänge eine Sensibilisierung der nervösen Apparate für endogene und exogene Reize erfolgt, wobei natürlich jene am meisten Erscheinungen setzen werden, die vorher schon stärker ansprechbar sind. Dadurch kommt die abnorme Anlage zur Geltung und wird es verständlich, daß die Erscheinungen aus dem Rahmen des Individuums nicht heraustreten und jeder Fall gewissermaßen sein individuelles Gepräge behält. Von den nervösen Erscheinungen finden wir auch hier die abnorme Erregbarkeit, Schlaflosigkeit, unruhigen Schlaf, labile Gemütsstimmung, depressive und manische Verstimmung, Kopfschmerzen, Schwindel, Tremor, abnorme Erschöpfbarkeit, Hitzegefühl, rheumatoide Schmerzen, abnorme vasomotorische Erscheinungen, stärkere Schweißsekretion. Im allgemeinen sind aber die Symptome viel milder und gehen gewöhnlich nicht über die Intensität hinaus, wie wir sie sonst gewöhnlich z. B. bei Neurasthenie sehen können. Psychosen kommen hier selten vor und der Zusammenhang ist fraglich, ebenso sind Lähmungserscheinungen von seiten der Augenmuskeln wohl kaum durch den Thyreoidismus bedingt; Störungen der Tränensekretion habe ich bisher nicht gesehen. Auch der Tremor ist im allgemeinen weniger intensiv, fehlt öfter ganz. Nach einigen Autoren (Minnich u. a.) soll er am Stamm und an den unteren Extremitäten fehlen und sich nur auf die Finger, seltener auf die Zunge beschränken. Abweichungen von der Regel kommen aber auch hier vor, indem wir Fälle finden, bei welchen die nervösen Erscheinungen oder wenigstens einzelne von ihnen, sehr stark betont vorhanden sind, so z. B. schwere nervöse Allgemeinerscheinungen, die vollständig dem Bilde einer schweren Neurasthenie mit Zwangsvorstellungen und Phobien, Gedächtnisschwäche, abnormer Erregung und Erschöpfbarkeit, Labilität der Gemütsstimmung etc. gleichen oder ausgesprochene Affektpsychosen. Aber hier begegnen wir dann derselben Erscheinung, die wir bei den Herzerscheinungen und allen übrigen Symptomen beobachten können, daß die Intensität dieser Symptome für gewöhnlich nicht in Übereinstimmung steht mit der Intensität der übrigen Symptome und mit der Schwere des Falles. Darin zeigt sich ein ausgesprochener Gegensatz zum Verhalten des Morbus Basedowi. Wenn wir bei diesem allerdings auch eine gewisse Selbständigkeit der Symptome finden, so steht doch im allgemeinen die Sache so, daß alle Symptome gleichmäßig ausgebildet sind und gleichmäßig schwanken: den schweren Fällen mit starkem Exophthalmus, starker Abmagerung, starker Tachykardie entsprechen auch schwere nervöse Erscheinungen, Psychosen. Beim Thyreoidismus dagegen finden wir z. B. neben geringer Struma, geringer Tachykardie schwere nervöse Erscheinungen oder neben geringer Struma, geringen nervösen Erscheinungen ausgesprochene Herzveränderungen. So können wir Fälle sehen, bei welchen die starke Schweißsekretion abnorm in den Vordergrund tritt, oder sich eine scheinbar ganz unmotivierte Schlaflosigkeit oder Kopfschmerzen finden, für die erst ein genaueres Zusehen die Ursache auffinden läßt.

Von Veränderungen der Haut sehen wir jene, welche wir als Teilerscheinung abnormer Konstitution gedeutet haben, wie das blasse pastöse Aussehen, die Vitiligoflecken etc. ebenso häufig wie bei Morbus Basedowi. Auch in bezug auf den Haarausfall lassen sich keine Differenzen erweisen. Dagegen findet sich ein auffallender Unterschied wieder in dem Auftreten der Hautpigmentierungen, die bei Morbus Basedowi eine Rolle spielen, in den typischen Fällen häufig angetroffen werden und oft von großer Intensität sind. Beim Thyreoidismus sind Hautpigmentierungen selten anzutreffen und ist die Einzählung solcher Fälle zum Morbus Basedowi vielleicht ein Grund für die auffallend großen Differenzen in den Angaben über die Häufigkeit der Pigmentierungen bei Morbus Basedowi. Die Pigmentierungen beim Thyreoidismus sind außerdem zumeist von geringer Intensität und Ausbreitung. Am häufigsten finden wir jene Form der Pigmentierung, die wir bei Genitalaffektionen sehen. Wie sich der Hautleitungswiderstand verhält, ist nicht bekannt.

Auch in bezug auf den Stoffwechsel dürften sich Differenzen ergeben, wenn darüber auch bisher keine ausreichenden Angaben vorliegen. Während wir bei Morbus Basedowi bei ca. $^4/_5$ der Fälle eine Abmagerung konstatieren können, ist sie beim Thyreoidismus viel seltener, in beträchtlicherem Grade sogar sehr selten. In solchen Fällen läßt sich oft ein Morbus Basedowi erweisen, oder es findet die Abmagerung durch die Grundkrankheit, z. B. durch eine Pankreasstörung ihre Erklärung. Immerhin sehen wir auch hier Fälle, die sich an die monosymptomatischen Formen anlehnen, bei welchen eine beträchtliche Abmagerung, manchmal als Initialsymptom, vorhanden sein kann, die dann zur Intensität der übrigen Erscheinungen wieder in auffallendem Kontrast steht. Im allgemeinen aber ist der Ernährungszustand dieser Kranken ein guter, wie z. B. in den Fällen von Chlorose, auch im Klimakterium, bei den symptomatischen Formen, oder es ist die Abnahme eine nur geringfügige. Vielleicht steht damit der Befund von Magnus Levy in Zusammenhang, der bei seinen leichten Fällen von Morbus Basedowi keine Steigerung des Grundumsatzes erweisen konnte. Untersuchungen über den Eiweiß-, Fett- und Kohlehydratstoffwechsel, die einen Vergleich mit dem des Morbus Basedowi zuließen, fehlen. Untersuchungen an Tieren bei künstlichem Thyreoidismus können hier nicht herangezogen werden. Temperatursteigerungen finden sich auch beim Thyreoidismus.

Von seiten des Verdauungstraktes sind die Diarrhöen oder die Neigung zu solchen das am häufigsten zu beobachtende Symptom. Bei den Störungen des Pankreas können wir den Fettdiarrhöen begegnen. Stärkere Magen- und Darmerscheinungen fehlen für gewöhnlich, nur in einzelnen Fällen treten auch diese stark in den Vordergrund, so daß wir es scheinbar mit isolierten Brechanfällen oder Durchfällen zu tun haben.

Der Verlauf des Thyreoidismus weicht in mancher Richtung von dem des Morbus Basedowi ab. Während dieser im allgemeinen akut einsetzt, dann aber einen ausgesprochen chronischen Verlauf mit Exazerbationen, allmählichem Abklingen der Erscheinungen und Neigung zu Rezidiven zeigt, eine gewisse Gleichförmigkeit zu beobachten ist und der Einfluß des ätiologischen Momentes nach der Auslösung der Erscheinungen in den Hintergrund tritt, begegnen wir beim Thyreoidismus einem ganz verschiedenen Verhalten. Nur in einem kleinen Teil der Fälle sehen wir einen dem Morbus Basedowi analogen Verlauf. In der Mehrzahl der Fälle finden wir aber eine ausgesprochene Abhängigkeit von dem auslösenden Moment, so daß dadurch der Verlauf ein ganz variabler wird. Wir können es als Regel ansehen, daß mit Beseitigung des auslösenden Momentes selbst schwere Fälle von Thyreoidismus ausheilen. Dies gilt in exquisitem Maße von der größten Gruppe, den durch Jod bedingten Fällen, ebenso wie bei den durch Infektionskrankheiten bedingten, oder den bei Chlorose oder Erkrankungen des Pankreas oder bei Herzaffektionen auftretenden Fällen. Wenn wir z. B. nach Jod einen wirklichen Morbus Basedowi auftreten sehen, was ja ausnahmsweise vorkommen kann, so bleibt er nach Aussetzen des Jod weiter bestehen, das kann vielleicht auch gelegentlich einmal beim Thyreoidismus geschehen, kann jedoch nicht häufig sein, da ich es bisher noch nicht gesehen habe; in der Regel schwinden die Erscheinungen des Thyreoidismus auch bei Korrektur einer Herzinsuffizienz, um mit ihr eventuell wieder aufzutreten, während beim echten Morbus Basedowi die Beseitigung der Herzinsuffizienz ohne Effekt bleibt. Wenn in anderen hierher gehörigen Fällen die Abhängigkeit vom auslösenden Momente nicht so klar zutage tritt, liegt es in erster Linie an der Grundkrankheit, die wir nicht zu beeinflussen imstande sind, wie z. B. bei Hypophysenerkrankungen. Die Zahl der Fälle, die von diesem Verhalten eine Ausnahme bilden, ist eine geringe und wird noch dadurch eingeengt, daß einzelne sich als Morbus Basedowi entpuppen. Dadurch gewinnt das abweichende Verhalten im Verlaufe so an Bedeutung, daß jeder Fall von Thyreoidismus, dessen Erscheinungen nach Beseitigung des auslösenden Momentes bestehen bleiben, wenn nicht eine Fehldiagnose vorliegt, den Verdacht auf einen unvollkommenen Morbus Basedowi lenken muß.

Die Fälle von Thyreoidismus gehen auch nicht in einen Morbus Basedowi über, auch die ausheilenden Fälle von Morbus Basedowi sind als solche bei Berücksichtigung der hier in Betracht kommenden Momente zu erkennen und eventuell nur als forme fruste des Morbus Basedowi anzusprechen. Es steht diese Anschauung im Einklang mit den Erfahrungen von Minnich, Stern und anderen und im Gegensatze zu jenen, die eine ununterbrochene Reihe vom Thyreoidismus zum Morbus Basedowi annehmen und Übergänge von Fällen von Thyreoidismus in wirklichen Morbus Basedowi annehmen (Kocher u. a.).

Jedenfalls ergeben sich, soweit wir die Dinge heute überblicken können, zwischen dem typischen Morbus Basedowi und dem Thyreoidismus solche Differenzen in bezug auf Ätiologie, Symptomatologie und Verlauf, daß der Schluß nicht gerechtfertigt erscheint, beide als identische Prozesse anzunehmen und den Unterschied nur durch die verschiedene Intensität bedingt aufzufassen. Eine solche Identifizierung ist trotz der großen Ähnlichkeit der Erscheinungen nicht statthaft. Wir können darin eine Stütze für die Annahme finden, daß beim Morbus Basedowi der Thyreoidismus auch eine Rolle spielt, müssen aber weiter schließen, daß mit ihm das Wesen des Morbus Basedowi nicht erschöpft sein kann, daß noch eine Reihe anderer Faktoren beteiligt sein müssen.

Diagnose. Wir haben schon hervorgehoben, daß die Diagnose eines Thyreoidismus nur eine Wahrscheinlichkeitsdiagnose sein kann, solange wir kein direktes Mittel haben, die Funktionsstörung der Schilddrüse zu erweisen. Der Grad der Wahrscheinlichkeit kann in einzelnen Fällen ein ziemlich großer sein, sinkt aber in anderen bis zur bloßen Vermutung. Maßgebend sind hier für die Abgrenzung die diagnostischen Kriterien, die wir bei der Besprechung

der Diagnose des Morbus Basedowi angeführt haben, auf welche wir hier verweisen. Noch einmal sei betont, daß nicht die Symptome allein für die Diagnose maßgebend sein können, sondern auch das Einsetzen der Erscheinungen,
das die Möglichkeit geben muß, sie auf eine gemeinsame Ursache zurückzuführen, ebenso wie der weitere Verlauf, ihr gleichsinniges Schwanken etc. Eine
Stütze findet die Diagnose in dem gleichzeitigen Auftreten von Veränderungen
an der Schilddrüse, in dem Nachweis des ätiologischen Momentes. Es ist in allen
diesen Fällen ein genaues Eingehen in die Anamnese unerläßlich.

Die Differenzierung zwischen Morbus Basedowi und Thyreoidismus (vgl.
Morbus Basedowi Diagnose S. 316) kann in einzelnen Fällen schwer werden,
oft erst im Verlaufe der Beobachtung möglich sein. Es sind das die seltenen
Fälle, bei welchen wir kein ätiologisches Moment auffinden können oder dasselbe scheinbar auf nervösem Gebiete zu suchen ist, bei welchen die Erscheinungen in größerer Intensität vorhanden und ziemlich gleichmäßig ausgebildet
sind, die also sonst die Eigenheiten des Morbus Basedowi mit Ausnahme des
Exophthalmus zeigen. In diesen Fällen spricht die Wahrscheinlichkeit für
einen Morbus Basedowi und dürften wir mit dieser Annahme in der Mehrzahl
der Fälle recht behalten. Sie wird um so wahrscheinlicher, je intensiver und
zahlreicher die Erscheinungen sind, insbesondere käme hier das vorhergehende
Fehlen einer Struma, die Anwesenheit von Gefäßgeräuschen und Schwirren in
der Struma, stärkere Grade von Abmagerung, starke Pigmentierung in Betracht.
Ausschlaggebend wird die Beobachtung des Verlaufes sein, der uns bei Morbus
Basedowi den Exophthalmus bringt oder uns andererseits vielleicht ein ätiologisches Moment auffinden läßt, dessen Einfluß auf den Verlauf die Diagnose
sichert. Wenn wir von diesen seltenen Fällen absehen, ist die Abgrenzung im
allgemeinen nicht schwierig, wenn wir das differente Verhalten in bezug auf
Geschlecht, Alter, dann die Verschiedenheit der auslösenden Momente, die relative Symptomenarmut, die im allgemeinen geringe Intensität der Erscheinungen
sowie ihre ungleichmäßige Entwicklung und ihre Neigung zu monosymptoma-
tischer Betonung, endlich die ausgesprochene Abhängigkeit von den auslösenden
Faktoren und die dadurch gegebene Verschiedenheit im Verlaufe entsprechend
berücksichtigen.

Je ärmer die Fälle an Symptomen sind und je mehr die Symptome einzelner Organe in den Vordergrund treten, desto schwieriger wird die Diagnose
und vielfach wird es hier dem Ermessen des einzelnen überlassen bleiben, einen
Thyreoidismus anzunehmen oder abzulehnen. Auf diese Schwierigkeiten werden
wir noch bei Besprechung der monosymptomatischen Formen einzugehen haben,
auf die hier verwiesen sei.

Therapie. Die Aufgabe der Behandlung dieser Zustände wird es vor
allem sein müssen, die auslösenden Momente zu beseitigen, eventuell die Grundkrankheit zu heilen. Prophylaktisch käme eine entsprechende Mundpflege,
Beobachtung der Tonsillen, eventuelle Entfernung derselben in Betracht, ebenso
die vorsichtige Anwendung von Jod bei Kropfkranken. Hat die Jodmedikation
zu Erscheinungen geführt, dann ist das Jod auszusetzen, womit auch meist
sehr rasch Besserung eintritt. In den Fällen, bei welchen die Erscheinungen
des Thyreoidismus im Gefolge anderer Erkrankungen auftreten, ist die Grundkrankheit nach den entsprechenden Regeln zu behandeln. Bei der Mehrzahl
der Fälle kommen wir gar nicht in die Lage, an eine chirurgische Therapie
zu denken.

Der chirurgische Eingriff kommt eigentlich nur in den Fällen in Frage,
bei welchen die Erscheinungen zu einer bestehenden Struma hinzutreten, die
Struma, was hier häufiger ist als bei der Basedowstruma, zu Kompression der
Trachea führt oder die Herzstörungen stark in den Vordergrund treten und die

Berufsfähigkeit durch längere Zeit in Frage stellen. Hier ist natürlich vorher zu entscheiden, ob nicht die Herzaffektion durch anderweitige Momente bedingt und die Herzinsuffizienz zu einem Stauungskropf geführt hat, der weiter die Erscheinungen setzt. Im allgemeinen sind aber diese Vorkommnisse selten und geben die mehr milden Erscheinungen des Thyreoidismus selten Veranlassung zur Operation. Die Indikationen sind hier dieselben, die wir für den Kropf aufstellen. Jeden Fall von Struma mit irgendwelchen Beschwerden zu operieren, wie dies von einzelnen Chirurgen angestrebt wird, halten wir nicht für berechtigt. Dagegen spricht schon die Schwierigkeit der Entscheidung, ob wir es in einem gegebenen Falle mit Thyreoidismus zu tun haben oder nicht und welche Symptome eventuell darauf zu beziehen sind. Man kann aber einen Kranken nicht einer Operation aussetzen, die bei irrigen Prämissen statt Nutzen nur Schaden bringen kann. Dagegen sprechen auch die bisher vorliegenden Resultate der Chirurgen. Wenn wir uns die Zahlen von Krecke (vgl. S. 359) vor Augen halten, nach welchen 45% der operierten Fälle, darunter die Hälfte leichte, beschwerdefrei werden, in einem Drittel der Fälle eine wesentliche Besserung erzielt wird, die Kranken aber zeitweilig Herzklopfen, Unruhe haben, so ist dies nicht sehr aufmunternd (vgl. auch Kropfherz S. 389). Solche Resultate erzielen wir bei der Mehrzahl der Menschen mit Kropf und irgendwelchen nervösen Zuständen bei entsprechender Behandlung auch ohne Operation. Aber selbst die Fälle von wirklichem Thyreoidismus sind zumeist so milde und so gutartig in ihrem Verlaufe, daß durch die Ausschaltung einer determinierenden Ursache die Beschwerden auch ohne Operation beseitigt werden können und die Indikation für die Operation nur für eine geringe Anzahl von Fällen gegeben ist.

25. Kapitel.

Vorwiegend monosymptomatische Formen des Thyreoidismus.

Kropfherz, thyreogene Neurasthenie, thyreogene Verdauungsstörungen, thyreogene Nephrosen.

Kropfherz. Die Tatsache, daß sich bei Kropfträgern häufig Erscheinungen von seiten des Herzens finden, ist verhältnismäßig lange bekannt. Bereits Adelmann beschreibt 1828 zwei Formen, die ungefähr den Herzerscheinungen bei Morbus Basedowi und dem Kropfherzen entsprechen. Die außerhalb des Morbus Basedowi liegenden Störungen fanden aber später wenig Interesse, trotz einer klinischen Mitteilung Potains (1863). Erst im Jahre 1878 wird durch Rose die Frage des Kropfherzens aktuell gemacht. Er stellt, da er für die unermittelten Todesfälle bei Kropfigen in der Beschaffenheit der Trachea keine genügende Erklärung findet, das Herz in den Vordergrund, erklärt die Todesfälle als Herztod und nimmt als Ursache der häufig nachweisbaren Veränderungen am Herzen bei solchen Kranken rein mechanische, durch den Kropf bedingte Momente an. Schranz, dem sich später Wölfler, Wette anschließen, gebührt das Verdienst darauf hingewiesen zu haben, daß man mit dem rein mechanischen Kropfherzen nicht auskomme und daß neben diesem noch eine Reihe von Herzstörungen bei Kropfigen vorkommen, die, wie er glaubt, nervöser Natur sind und einer Neurose mit Neigung zu Gefäßparalyse entsprechen. Wir begegnen bei ihm schon der Auffassung, daß durch die Erregung der Herzganglien und die vermehrte Aktion des Herzens, die er durch die Hyperämie bedingt ansieht, konsekutiv sich Herzveränderungen wie Hypertrophie etc. entwickeln. Wölfler vermutet die Ursache der Erscheinungen in einem Teile der Fälle in einer kompressiven Lähmung der Vasomotoren, in einem anderen Teile sind sie rein nervöser Natur. Fr. Kraus stellt dann 1899 dem mechanischen Kropfherz das thyreotoxische Kropfherz gegenüber, das er durch eine Funktionsstörung der Schilddrüse bedingt annimmt, aber vom Morbus Basedowi trennt. Später (1904) bringt dann Minnich eine sehr wertvolle Bearbeitung dieser Frage, der auch außer dem mechanischen Kropfherzen eine besondere, vom Morbus Basedowi zu sondernde Form des Kropfherzens anerkennt, sie aber im Gegensatz zu Kraus auf einen Funktionsausfall der Schilddrüse bezieht. Von da ab unterscheidet man ziemlich übereinstimmend zwei Formen von Herzstörungen bei Kropfigen, das mechanische Kropfherz, das durch mechanische Einwirkung der vergrößerten Schilddrüse zustande kommt und Herzstörungen, die durch eine Funktionsstörung der Schilddrüse bedingt werden. Dabei bezieht man alle am Herzen und an den Gefäßen jeweils sich findenden Veränderungen auf die Schilddrüse. Als mechanisches Kropfherz wird das dyspnoische oder pneumische Kropfherz (Rose, Minnich, Kocher) bezeichnet, bei welchem die Herzveränderungen durch Behinderung des Kreislaufes in der Lunge als Folge der mechanischen Atembehinderung zustande kommen, während die zweite Gruppe, entsprechend der herrschenden Anschauung, als thyreotoxisches Kropfherz aufgefaßt wird. Verlassen erscheint die Annahme, die namentlich durch Fr. Kraus und Minnich ihre Widerlegung erfuhr, daß eine mechanische Einwirkung der Struma auf die Halsteile des Nervus sympathicus und Nervus vagus als Ursache der Herzstörungen anzusehen wäre (neurotisches Kropfherz). Für das thyreotoxische Kropfherz gilt es nur als strittig, ob eine Hyperfunktion oder eine Dysfunktion der Schilddrüse zugrunde liegt und namentlich die Frage ist Gegenstand eingehender Erörterungen, ob man berechtigt ist, wie Kraus, Minnich wollen, diese Formen vom Morbus Basedowi zu trennen oder ob die Fälle nur als forme fruste desselben zu deuten sind und man besser daran tue, einfach von thyreogenen Herzstörungen zu sprechen, die eine ununterbrochene Reihe von den symptomenarmen Fällen des Kropfherzens bis zum ausgesprochenen Morbus Basedowi darstellen. Eine Mittelstellung zwischen dem mechanischen und thyreotoxischen Kropfherz wird dem Stauungskropf, der aber von dem goître cardiaque Revilliods zu trennen wäre, zugeteilt, indem bei ersterem eine retrosternale Struma den venösen Blutabfluß aus der Schilddrüse verlegt und so zu Funktionsstörungen dieses Organes führt, die dann die Herzstörungen bedingen, während bei Revilliod die Herzstörung das Primäre ist und durch Stauung zum Kropfe führt, der allerdings dann auch zuweilen zu Erscheinungen des Thyreoidismus führen kann.

Hervorgehoben werden muß noch die Auffassung Revilliods über die Beziehungen zwischen Herz und Schilddrüse und seine Einteilung der Fälle, die u. E. in Deutschland zu wenig Würdigung gefunden hat und die mehrfach von Interesse ist. Wichtig ist zunächst, daß er für die erste Gruppe, die den typischen Morbus Basedowi und die Fälle von forme fruste umfaßt, die nervösen Erscheinungen, die Zirkulationsstörungen von seiten der Schilddrüse und die Herzerscheinungen nicht direkt voneinander abhängig sein läßt, sondern nur ihr Nebeneinandervorkommen fixiert. Seine zweite Gruppe umfaßt die Fälle, bei welchen die Struma als das Primäre zu deuten ist, von welcher die Herzerscheinungen abhängen; sie würde das mechanische Kropfherz, den Stauungskropf der deutschen Autoren, die Struma basedowificata und die Fälle von Thyreoidismus bei Neoplasmen umfassen. Seine dritte Gruppe umfaßt die Fälle, bei welchen das Herz die primäre Störung darstellt, es sekundär zur

Stauung in der Schilddrüse kommt (goître cardiaque) und in die vierte Gruppe endlich weist er die Fälle von gleichzeitigen Verkalkungen der Schilddrüse und der Gefäße und Klappen des Herzens.

Im Verlaufe unserer Ausführungen haben wir bereits vielfach Stellung zu den einzelnen strittigen Fragen genommen. Wir können uns jetzt kürzer fassen, und wollen in erster Linie nur mehr jene Punkte berücksichtigen, die bisher in den verschiedenen Darstellungen dieses Gegenstandes keine Beachtung gefunden haben, die wir aber für das Verständnis und die Beurteilung für wichtig halten. Aus diesem Grunde gehen wir hier, wenn auch nur in Kürze, auf das mechanische Kropfherz ein, obwohl es eigentlich nicht in den Rahmen der Thyreosen fallen würde.

Mechanisches Kropfherz (Rose), (pneumisches oder dyspnoisches Kropfherz, Minnich).

Die Veränderungen des Herzens kommen, wie Rose angenommen und Minnich ausführlich begründet hat, dadurch zustande, daß durch die Stenose der Trachea und die dadurch bedingte Änderung im intrathorakalen Druck und die Behinderung der Entfaltung und Entleerung der Lunge die Füllung des Herzens und seine Arbeitsleistung unter geänderten Verhältnissen erfolgt. Durch die Mehrbelastung des Herzens ist die Bedingung für die Dilatation und Hypertrophie des Herzens, durch die dauernde Mehrbelastung auch für die Degeneration und Insuffizienz gegeben. Wodurch im einzelnen Falle die Stenose der Trachea bedingt wird, ob durch eine Struma oder durch sonstige Prozesse, ist irrelevant, maßgebend ist nur die Größe der Stenose und der Umstand, ob inspiratorische, exspiratorische oder gemischte Dyspnoe besteht. Bei der inspiratorischen Dyspnoe kann die durch die starke Ansaugung infolge des beträchtlichen Absinkens des intrathorakalen Druckes dem rechten Herzen zuströmende größere Blutmenge durch die gleichzeitig bedingte mangelhafte Entfaltung der Lunge nicht in normaler Menge in die Lungen entleert werden, es kommt zur Überfüllung des rechten Herzens, zu Dilatation des Vorhofes, Dilatation und Hypertrophie des rechten Ventrikels. Bei der exspiratorischen Dyspnoe wird allerdings das rechte Herz infolge des gesteigerten Druckes weniger gespeist, es kommen aber bei der Inspiration größere Blutmengen in das Herz, die gegen die Lunge abströmen, bei der einsetzenden Exspiration wachsen die Stromwiderstände rasch und kommt es dadurch zu Hypertrophie des rechten Ventrikels. Bei der kombinierten Dyspnoe summieren sich die Wirkungen, so daß sie ein viel schwereres Ereignis als die einphasige Dyspnoe vorstellt und sich in kurzer Zeit durch Inkompensation bemerkbar machen wird. Das linke Herz wird durch diese Vorgänge direkt nicht beeinflußt, es wird erst auf dem Umwege des großen Kreislaufes in Mitleidenschaft gezogen. Nur bei ganz schweren Fällen von inspiratorischer oder gemischter Dyspnoe kommt es trotz der ungenügenden Füllung des linken Ventrikels durch Reizung der zentralen Gefäßzentren zum Gefäßkrampf, dadurch zur Drucksteigerung und zur Hypertrophie.

Besonders geeignet für das Zustandekommen der Störungen gelten jene Kropfformen, die verhältnismäßig leicht eine Kompression der Trachea bedingen, das sind jene, welche substernal herabreichen, für gewöhnlich Kolloidkröpfe oder derbe fibröse Kröpfe. Begünstigt wird das Zustandekommen der Herzerscheinungen durch das im Gefolge der Stenose auftretende Emphysem mit Sekretstauung und Kapillarverödung und durch das Alter des Individuums.

Das Krankheitsbild des mechanischen Kropfherzens, wie es Rose und Minnich entworfen, setzt sich zusammen aus den Beschwerden, die durch Druck auf die Nachbargebilde am Halse (Nerven, Gefäße) und durch die Stenose der Trachea bedingt werden, denen sich später die Erscheinungen von seiten des Herzens hinzugesellen. Diese letzteren entsprechen dem, was wir auch sonst bei Insuffizienz des Herzens zu sehen gewöhnt sind. Aus geringfügigen Anfängen, wie zunehmende Cyanose, stärkere Atemnot bei Bewegungen, Neigung zu Nasenbluten, zu Kopfschmerzen, zu Schlummern, den Stauungserscheinungen von seiten des Magen-Darmtraktes mit Völlegefühl, Diarrhöen, entwickelt sich allmählich das ausgesprochene Bild der Herzinsuffizienz mit starker Füllung der Halsvenen, Ödemen, starker Cyanose, Stauungsleber, Stauungsnieren, zunehmender Dilatation des Herzens, relativer Tricuspidalinsuffizienz, Arhythmie des Herzens, Hydropsien, Infarkten etc. Gegen die gewöhnliche kardiale Therapie verhalten sich die Fälle selbst in den frühen Stadien der Dekompensation auffallend refraktär (Minnich).

Das Vorkommen des reinen pneumischen Kropfherzens bezeichnet Minnich als selten, ebenso selten wie die reine Thyreopathie, dagegen ist die Kombination beider, das mechanische Kropfherz mit gleichzeitigen Erscheinungen von Thyreoidismus, ein häufiges Ereignis.

Das ist im allgemeinen auch der Standpunkt, der heute noch vertreten wird. Wenn auch die ursprünglich Rosesche Annahme, daß alle bei Kropf vorhandenen kardialen Störungen auf eine mechanische Einwirkung der Struma zurückzuführen sind, nicht zugegeben wird, so wird doch von namhaften Klinikern die Ansicht vertreten, daß in einem Teil der Fälle die Veränderungen am Herzen auf die mechanische Wirkung der Struma auf die Trachea zu beziehen sind (Fr. Kraus, Kocher, Rosenberg, Scholz u. a.). Diese Veränderungen werden für das rechte Herz angenommen, so daß als Satz gilt, daß beim pneumischen Kropfherz vorwiegend eine Vergrößerung des rechten Herzens, beim toxischen Kropfherz eine solche des linken Herzens zustande kommt (Blauel, Müller und Schlayer, Volkamer, Scholz, Islondsky u. a.). Die Veränderungen des rechten Herzens sehen die meisten in einer Dilatation und Hypertrophie, während Romberg meint, daß sich eine Hypertrophie nicht zu entwickeln scheine.

Die Annahme, daß die Stenose der Luftwege allein die Herzstörungen bedingen soll, kann u. E. nicht aufrecht erhalten werden. Ohne auf die Schwächen, die die theoretische Begründung von Minnich hat, einzugehen, kann nur die Möglichkeit zugegeben werden, daß durch die Änderung der Atmung eine Beeinflussung des kleinen Kreislaufes stattfinden kann, die das rechte Herz in Mitleidenschaft zieht, dies aber nur in den hochgradigsten Fällen, bei sehr langer Dauer und da nur in geringem Umfange. Denn bevor die Entfaltungsmöglichkeit der Lunge und die Gefäßentfaltung leidet, müßte schon eine ganz enorme Verengerung vorliegen, da wir, wie Minnich selbst angibt, ein Drittel der Lunge im Experiment ausschalten müssen, um eine Drucksteigerung im rechten Herzen zu erzielen. Ob aber so enorme Grade von Stenose längere Zeit ertragen werden könnten, um Veränderungen am Herzen herbeizuführen, ist eine andere Frage, wenn auch neuerdings Ströbel bei Katzen mit hochgradiger Trachealstenose durch Herzwägungen den Nachweis zu führen versucht hat, daß sich bei solchen Tieren eine Zunahme des Herzgewichtes erzielen lasse. Noch unverständlicher ist der Umstand, daß sich in einzelnen Fällen auch eine Veränderung am linken Herzen findet. Für diese die Asphyxie und die Kohlensäurespannung der Gefäße heranzuziehen, wie Minnich will, geht nicht an, denn dieser Zustand wird gewiß nicht so lange ertragen, bis sich eine Hypertrophie entwickeln könnte. Seit Minnich, der sich selbst bei seinem Erklärungsversuche gewisser Bedenken nicht erwehren kann, wird zur Erklärung außerdem eine thyreotoxische Komponente herangezogen. Doch auch das genügt nicht, weil auch bei ausgesprochenem thyreotoxischen Kropfherz ebenso wie beim Morbus Basedowi Veränderungen von seiten des linken

Ventrikels vollständig fehlen können. Dann spricht endlich die Tatsache, daß selbst bei schweren und lange Zeit bestehenden Stenosen Herzerscheinungen vollständig fehlen können, strikte gegen die Annahme, daß die Stenose das allein Maßgebende für die Herzveränderung sein kann. So fand v. Mikulicz und Reinbach in 41% von 117 Strumen mit Stenose, Blauel in 60% der Fälle keine Herzerscheinungen, ebenso Volkamer in 5 von 7 Fällen eigentlich negativen Befund. Da auch die Dauer des Bestehens des Kropfes, ebenso wie die Art des Kropfes ohne Bedeutung für das Zustandekommen der Erscheinungen ist (Minnich, Blauel, Demmer), müssen andere Momente maßgebend sein. So sieht Islondsky in Vorgängen, die die Widerstandsfähigkeit des Körpers herabsetzen, daher auch in gewissem Grade im Alter begünstigende Faktoren; Volkamer nimmt an, daß mehrere Ursachen mitwirken müssen, um eine Herzveränderung hervorzurufen und Romberg meint, daß es auch auf die Beschaffenheit des Herzens ankomme. Blauel, O. Müller und Schlayer legen Gewicht auf eine sehr enge und lange Trachealstenose und auf die Anwesenheit toxischer Einwirkung.

Können wir auch nicht so weit gehen, wie Bigler, der jeden Einfluß der Trachealstenose auf das Herz leugnet und das mechanische Kropfherz strikte verneint, so sprechen die angeführten Momente doch entschieden gegen die Annahme, daß das pneumische Kropfherz durch die Kompression der Trachea allein zustande kommt. Die Einwirkung der Trachealstenose können wir für manche Fälle nicht ganz in Abrede stellen, denn es gibt tatsächlich solche, bei welchen die Erscheinungen, wie Dyspnoe etc., sehr stark im Vordergrunde stehen und Herzstörungen vorhanden sind, die vorwiegend das rechte Herz betreffen und mit Entfernung der Struma gemindert werden, ohne daß wir sonst irgendwelche Symptome finden könnten, die für einen Thyreoidismus sprechen. In solchen allerdings seltenen Fällen ist die Annahme eines gewissen Einflusses der Trachealstenose mehr begründet, als die Annahme einer thyreogenen Herzstörung, nur müssen wir uns eben vor Augen halten, daß andere Momente dabei mit im Spiele sind und nach solchen suchen.

Wenn wir uns die Frage vorlegen, welche Momente für das Auftreten der Herzerscheinungen in Betracht kommen, so läßt sich eine definitive Beantwortung vorläufig nicht geben, immerhin aber lassen sich einige Anhaltspunkte finden. Im allgemeinen werden wir die Herzerscheinungen da finden können. wo das Herz, das unter ungünstigen Bedingungen arbeitet, außerdem noch größere Anforderungen zu überwältigen hat, denen es schließlich nicht mehr gewachsen ist oder wenn sonst Bedingungen vorhanden sind, welche seine Leistungsfähigkeit beeinträchtigen. Das kann geschehen durch Schädigung des Herzmuskels, durch Infektion oder Intoxikation, Erkrankungen der Gefäße, Alter, Kachexie etc., oder es können die Voraussetzungen dafür in der Anlage des Herzens gegeben sein. Vielfach werden sich verschiedene dieser Momente kombiniert vorfinden können. Von diesen sei hier nur auf zwei verwiesen, die von wesentlicher Bedeutung zu sein scheinen: die Überanstrengung des Herzens und konstitutionelle Momente. Eine solche Mehrbelastung des Herzens kann, abgesehen von anderen Einflüssen, in dem Wohnorte und in dem Berufe gegeben sein. In Gebirgsgegenden, in welchen die Bewohner große Höhen ständig zu bewältigen haben, dabei schwer arbeiten, schwere Lasten hinauftragen, in einer Stellung, die die Zwerchfell- und Rippenatmung beeinträchtigt, sehen wir, auch bei Leuten ohne Struma, Herzerscheinungen auftreten, die vorwiegend das rechte Herz betreffen. Dasselbe gilt von Berufen, wie von Taglöhnern, die in Fabriken oder Bergwerken schwere Lasten in gebückter Haltung vor sich her schieben, oder Steinklopfern, die beim Aufschlagen mit schweren Hämmern Preßbewegungen ausführen oder bei Personen, die schwere Gewichte stemmen. Begreiflich, daß, wenn bei solchen Personen noch eine stenosierende Struma vorhanden ist, die Erscheinungen von seiten des Herzens um so leichter zutage treten. Vielleicht sind solche Vorkommnisse geeignet, einigermaßen die Differenzen aufzuklären, die sich in den Angaben über die Häufigkeit des Kropfherzens finden. Von Wichtigkeit sind ferner konstitutionelle Momente. Ihre Bedeutung haben wir schon bei den Herzveränderungen bei Morbus Basedowi betont und sei hier auch noch auf unsere späteren Ausführungen (S. 385) verwiesen. Daß sich eine abnorme Anlage des Zirkulationsapparates, wie wir sie in der Hypoplasie des Herzens und der Gefäße, in dem Wachstumsherzen, in der frühen Rigidität der Gefäße etc. kennen, bei einer stärkeren Inanspruchnahme des Herzens wird geltend machen müssen, ebenso wie der konstitutionelle Hochstand des Zwerchfells, liegt auf der Hand. Ihre Bedeutung für das mechanische Kropfherz wird außerdem noch durch den Umstand nahegelegt, daß sich solche degenerative Anomalien bei Kropfigen sehr häufig finden und daß durch sie ein Teil der Erscheinungen, wie z. B. die Hypertrophie des linken Ventrikels, ihre Erklärung finden. Nur müssen wir uns auch hier wieder vor Augen halten, daß nie ein Moment allein zur Erklärung genügt, sondern daß immer die Mitbeteiligung mehrerer zur Erklärung herangezogen werden muß. Durch die abnorme Körperkonstitution erklären sich auch die plötzlichen Todesfälle bei solchen Kropfträgern, deren große Mehrzahl, wie schon E. Bircher vermutet, sicher den Todesfällen bei Status thymicolymphaticus einzureihen ist. Ebenso wird uns nur durch die Annahme solcher konstitutionellen Anomalien die Tatsache verständlich, warum sich in einem Falle trotz hochgradiger Stenose keine Erscheinungen von seiten des Herzens finden, während in einem anderen, unter sonst ganz gleichen Verhältnissen, bei geringer Stenose schon schwere Herzveränderungen vorhanden sind.

Ein rein mechanisches Kropfherz im Sinne von Rose, Minnich, bei welchem die Trachealstenose allein die Veränderungen am Herzen bedingt, gibt es nicht. Zur Erklärung der Erscheinungen müssen neben der Behinderung der Atmung noch eine weitere Reihe von Momenten herangezogen werden, unter welchen bestimmte Arten körperlicher Anstrengung und insbesondere eine abnorme Körperveranlagung eine wesentliche Rolle spielen. Ob aber in diesen seltenen Fällen, die wir eventuell berechtigt wären dem mechanischen Kropfherzen zuzuzählen, die Trachealstenose gegenüber den übrigen Faktoren für das Zustandekommen der Erscheinungen so in den Vordergrund gestellt werden kann, daß wir von einem Kropfherzen sprechen können, ist eine Frage, deren Beantwortung noch aussteht.

Stauungskropf. Venöse Stauung in der Schilddrüse kann zu den Erscheinungen von Thyreoidismus führen. Ob aber bei diesen seltenen Fällen die thyreogenen Erscheinungen von seiten des Herzens so in den Vordergrund treten, daß wir berechtigt wären, die Fälle dem Kropfherzen zu subsumieren, sie als eine besondere Form des Thyreoidismus zu führen, ist bisher nicht erwiesen.

Die Stauung in der Schilddrüse kann bedingt werden durch alle mediastinal gelegenen Prozesse, welche zu einer Kompression der großen Venen und so zu einer Behinderung des Blutabflusses aus den Schilddrüsenvenen führen, wobei die Bedingungen für das Zustandekommen der venösen Rückstauung zur Thyreoidea durch die anatomischen Verhältnisse sehr günstige sind (Staunig). Diese Struma vascularis venosa (Kocher) kann bedingt werden durch einen tiefsitzenden, intrathorakal ziehenden Kropf, durch mediastinale Geschwülste, durch Ausweitung der Aorta und Aneurysmen derselben (Kienböck). In diesen

Fällen läßt sich aber für das Zustandekommen der Erscheinungen entweder ein Einfluß einer Stenose der Trachea nicht ausschließen, oder es liegt die Möglichkeit einer gleichzeitigen Einwirkung von Jod vor, oder es sind die kardialen Beschwerden durch die Veränderungen am Herzen genügend erklärt.

In einer zweiten Gruppe von Fällen ist die Ursache der Stauung in der Schilddrüse in einer Insuffizienz des rechten Herzens gelegen, die zu verschiedenen Herzaffektionen hinzutreten kann, oder in einer Regurgitation des Blutes durch Schließunfähigkeit der Tricuspidalklappe (goître cardiaque, Revilliod). Insbesondere scheinen die Fälle mit Tricuspidalinsuffizienz oder die Kombination dieser mit Aortenaffektionen das Auftreten der Erscheinungen zu begünstigen (Staunig). In diesen immerhin seltenen Fällen ist das Dominieren der Herzerscheinungen meist durch die vorhandenen kardialen Veränderungen genügend erklärt und wird man besten Falles über die Vermutung einer Beteiligung der Schilddrüse nicht hinauskommen, außer es sind sonst noch Erscheinungen von Thyreoidismus vorhanden.

Es ist daher, glauben wir, richtiger, diese Fälle dem Thyreoidismus einzureihen, da sie sich nur durch das ätiologische Moment von den übrigen Fällen unterscheiden, und von einem Thyreoidismus bei Stauungskropf zu sprechen. Klemm betont, daß der Stauungskropf vom Morbus Basedowi zu unterscheiden sei, obgleich die Symptome sehr ähnliche sind.

Wie die Erscheinungen zustande kommen, läßt sich vorläufig nicht sagen. Minnich, der sich auf Befunde von Revilliod stützt, glaubt, daß dies wahrscheinlich auf dem Wege einer Thyreoiditis geschieht, die zur Cirrhose der Thyreoidea führt; es paßt dies zu seinen Vorstellungen, daß Insuffizienz der Schilddrüse hiebei eine Rolle spiele. Dagegen spricht jedoch die Tatsache, daß durch Beseitigung der Stauung durch Entfernung der Struma (Kocher) oder durch Behandlung der kardialen Störung auch die Erscheinungen des Thyreoidismus schwinden. Vielleicht, daß die Sauerstoffarmut und Kohlensäureüberladung des Blutes einen Reiz für die Schilddrüse abgibt, wie aus den Untersuchungen von Müller und Mansfeld hervorgehen könnte.

Neurotisches Kropfherz. Nachdem Wölfler angenommen hatte, daß durch den Druck der Struma die die Herztätigkeit regulierenden Nerven, der Sympathikus und Vagus, in Mitleidenschaft gezogen werden und so zu Herzstörungen führen können, brachten dann Birch-Hirschfeld, Demme, Eulenburg, Störck, Wette, Jacob u. a. scheinbar hierher gehörige Fälle. Eine Reihe gewichtiger Bedenken, die gegen diese Annahme angeführt werden konnten, brachte jedoch bald das neurotische Kropfherz zu Fall, so daß diese Form wohl kaum mehr Verteidiger findet. Als Gegenargumente konnten angeführt werden: daß sich die Herzerscheinungen auch bei ganz kleinen Strumen finden, die keinen Druck auf die Nerven ausüben konnten, daß in dem in Betracht kommenden Teile des Sympathikusgrenzstranges fast gar keine zum Herzen gehenden Nervenfasern mehr verlaufen, daß auch die doppelseitige Resektion des Sympathikus nur sehr geringen Effekt auf das Herz hatte, daß einseitige Vagusdurchschneidung beim Menschen ohne Effekt für die Schlagfolge des Herzens bleibt, daß Reizung des Nerven durch Druck nur Verlangsamung erzeugen könnte und daß endlich durch Beseitigung der Struma die Herzerscheinungen nicht immer zum Schwinden gebracht werden konnten.

Kropfherz. Bei der geringen Bedeutung des mechanischen Momentes könnten wir als Kropfherz schlechtweg jene Zustände bezeichnen, bei welchen eine Funktionsstörung der Schilddrüse das Maßgebende wäre und nur in den seltenen Fällen, bei welchen wir dem mechanischen Moment einen besonderen Einfluß beimessen, von mechanischem Kropfherz sprechen. Es würde das Kropfherz in dieser Fassung den thyreogenen Herzstörungen jener Autoren entsprechen, die das Kropfherz als forme fruste des Morbus Basedowi deuten und keinen prinzipiellen Unterschied zwischen Kropfherz und Morbus Basedowi gelten lassen. Das trifft jedoch nicht zu. Es ist der Thyreoidismus vom Morbus Basedowi zu sondern und das Kropfherz eine Unterform des ersteren. Wir werden als Kropfherz alle außerhalb des Morbus Basedowi gelegenen Herzstörungen bei Kropfträgern ansprechen können, bei welchen wir als wahrscheinlich annehmen, daß die Funktionsstörung der Schilddrüse eine Rolle spielt, die deshalb zu vom gewöhnlichen Thyreoidismus abweichenden Erscheinungen führt, weil außerhalb der Schilddrüse gelegene Momente bewirken, daß die Herzerscheinungen besonders in den Vordergrund treten. Das ist im allgemeinen der Standpunkt, welchen Fr. Kraus mit seinem Kropfherzen vertreten hat, nur stellen wir den Einfluß der außerhalb der Schilddrüse gelegenen Momente mehr in den Vordergrund.

Nach den herrschenden Anschauungen sind die thyreogenen Herzstörungen häufig anzutreffen und man hat versucht, aus dieser Gruppe bisher drei verschiedene klinische Typen herauszuheben: das thyreotoxische Kropfherz (Fr. Kraus), die thyreopathische Herzhypertrophie (Minnich) und das degenerative oder torpide Kropfherz (Bauer). Die Aufstellung der beiden letzten Formen halten wir für nicht genügend begründet. Es liegt ihr jedoch eine Reihe wichtiger Tatsachen zugrunde, die uns für die Beurteilung der hier in Betracht kommenden Vorgänge von wesentlicher Bedeutung zu sein scheinen, so daß wir zuerst auf sie eingehen wollen.

Das torpide Kropfherz (Bauer). Der Herzbefund ist, wie Bauer angibt, vor allem charakterisiert durch ein akzidentelles systolisches Geräusch, vorwiegend über der Pulmonalis, durch eine mehr oder weniger ausgesprochene Akzentuierung des zweiten Pulmonaltones, eine leichte Verlagerung des Spitzenstoßes und eine leichte Verbreiterung der Herzdämpfung nach links. Dabei fehlen auffallendere subjektive Herzbeschwerden, der Puls ist nicht beschleunigt, häufig labil. Stärkere Erscheinungen an den Gefäßen fehlen, manchmal findet sich nur eine rechts sichtbare Pulsation der Carotis, der Blutdruck ist oft etwas herabgesetzt. Nicht immer aber ist der Befund ein so ausgesprochener, oft finden sich nur einzelne Merkmale des torpiden Kropfherzens: so Fälle nur mit dem Geräusch ohne Verbreiterung des Herzens und ohne Verlagerung des Spitzenstoßes, während in anderen das Geräusch oder die Akzentuierung des zweiten Pulmonaltones fehlen kann; es läßt sich so ein allmählicher Übergang bis zum normalen Herzbefund aufdecken, ebenso wie zum thyreotoxischen Kropfherzen von Kraus. Von letzterem unterscheidet es Bauer durch das Fehlen der subjektiven Beschwerden, der Tachykardie, der Verstärkung des Spitzenstoßes, der Erhöhung des Blutdruckes, des Tremors, der Glanzaugen, der weiten Pupillen, des einseitigen Exophthalmus etc. Von der thyreopathischen Hypertrophie Minnichs ist die torpide Form wegen des Fehlens der Herzhypertrophie und der Vergrößerung des Herzens, da die zeitweilig vorhandene durch vermehrte diastolische Blutfüllung bedingt ist, dann wegen des Fehlens des Herzbuckels, der Verbreiterung und Verstärkung des Spitzenstoßes, der subjektiven Herzbeschwerden, sowie durch die Anwesenheit des Geräusches zu trennen.

Die Herzerscheinungen bezieht Bauer mit großer Wahrscheinlichkeit auf die Schilddrüse, da er solche nur bei Kropfträgern gefunden hat. Weil sich diese Störungen auch bei solchen Kröpfen finden, bei welchen viel eher verminderte, als erhöhte Schilddrüsentätigkeit anzunehmen ist, sucht er die Ursache nicht in einem Hyperthyreoidismus, sondern in einem Dysthyreoidismus. Das systolische Geräusch soll seine Entstehung einer Reihe von Tatsachen verdanken, darunter auch Entwicklungsanomalien am Herzen, die sich bei diesen Zuständen sehr häufig finden und die ein prädisponierendes Moment abgeben; bei ihrer Anwesenheit kann eine erhöhte Stromgeschwindigkeit des Blutes, wie sie durch die abnorme Tätigkeit der Schilddrüse bedingt werde, zu Geräuschen führen. Ebenso rekurriert er für die Akzentuierung des zweiten Pulmonaltones auf ein Persistieren infantiler Verhältnisse.

Von diesen Feststellungen erscheint die eine Tatsache von Belang, und darin liegt das Verdienstvolle des Versuches von Bauer, daß er auf das häufige Vorkommen von konstitutionellen Anomalien bei Kropfkranken hinweist. So hebt er das außerordentlich häufige Vorkommen von Status thymicolymphaticus hervor, bemerkt, daß sich bei den Kranken mit torpidem Kropfherz ebenfalls sehr häufig eine enge und hochstehende Aorta, „Hosenträgeraorta" Virchows und eine weite Pulmonalarterie findet, welches Mißverhältnis er auf Bildungsanomalien zurückführt, und glaubt, daß die in solchen Fällen vorhandene Akzentuierung des zweiten Pulmonaltones auf einem Persistieren kindlicher Verhältnisse beruhe. Soweit finden wir uns mit Bauer in vollständiger Übereinstimmung. Auch nach unseren Erfahrungen finden sich bei Kropfträgern ungemein häufig die Erscheinungen degenerativer Anlage. Wir haben schon wiederholt auf das Vorkommen von Kropf als degenerative Erkrankung in der Ascendenz hingewiesen und können das sehr häufige Vorkommen konstitutioneller Anomalien von seiten der verschiedenen Organsysteme bei Kropfigen bestätigen, so auch die uns hier interessierenden abnormen Erscheinungen von seiten des Zirkulationsapparates, des Zwerchfelles etc. Aber den weiteren Schlußfolgerungen Bauers können wir nicht zustimmen.

Der Symptomenkomplex des torpiden Kropfherzens, wie ihn Bauer gibt, ist uns ganz geläufig als Teilerscheinung abnormer Konstitution und findet sich auch bei Degenerierten ohne Kropf. Bauer hat nur aus der großen, unendlich variationsreichen Gruppe der Herzveränderungen, die wir bei Degenerierten finden und die wir auf ein Stehenbleiben auf einer früheren Entwicklungsstufe, auf eine mangelhafte oder abweichende Anlage des Ganzen oder einzelner Teile, auf eine Störung der Korrelationen zu den übrigen Organen etc. beziehen müssen, einen Spezialfall herausgegriffen. Es umfaßt diese ganze große Gruppe, die vorläufig noch wenig Beachtung gefunden hat, u. a. die Fälle mit Hypoplasie des Gefäßsystems, mit Frührigidität der Gefäße und konsekutiven Veränderungen am Herzen, das hypoplastische Tropfenherz, das Wanderherz, die labilen, leicht erschöpfbaren, dilatativen Herzen, das Wachstumsherz, gewisse Formen von Hypertrophie, die man bisher als essentielle gedeutet hat. Alle diese Veränderungen, deren Auftreten zum Teil an gewisse Entwicklungsphasen gebunden ist, die sich später ausgleichen, aber auch persistent bleiben können, finden sich in größerer oder geringerer Ausbildung und Kombination der einzelnen Erscheinungen bei den verschiedenen Zuständen, die ebenfalls auf degenerativer Basis fußen, woraus sich ihre häufige Koinzidenz erklärt. Bauer selbst muß daher zugeben, daß ganz ähnliche Zustände wie beim torpiden Kropfherz sich auch bei der sogenannten Pseudochlorose, bei Myomen finden, bezieht dies aber auf Wechselwirkungen zwischen Ovarien und Thyreoidea.

Halten wir uns die Tatsachen vor Augen, daß die Erscheinungen des torpiden Kropfherzens bei Kropfträgern vollständig fehlen, dagegen bei Degenerierten auch ohne Kropf vorhanden sein können, daß sie sich bei Kropfträgern finden, ob diese nun die Erscheinungen eines Hyperthyreoidismus oder eines Hypothyreoidismus zeigen, so ist der Schluß gerechtfertigt, sie als Teilerscheinung abnormer Konstitution zu deuten, eine Annahme, welche eine weitere Stütze durch die Tatsache erfährt, daß sich bei solchen Prozessen auch sonst Erscheinungen abnormer Körperverfassung nachweisen lassen.

Auf solche abnorm veranlagte Organe werden sich natürlich verschiedene Einflüsse geltend machen können, die weiterhin zu vom Gewöhnlichen abweichenden Erscheinungen führen. Wir haben schon beim mechanischen Kropfherzen darauf hinweisen müssen, daß wir mit der Trachealstenose allein unser Auslangen nicht finden, sondern daß zur Erklärung neben anderen Momenten die abnorme Veranlagung der Kropfträger herangezogen werden muß. Daß bei solchen Zuständen auch die Blutdrüsen, welchen ja ein hervorragender Einfluß auf die normale Entwicklung und Funktion, auf das Altern etc. zukommt, modifizierend eingreifen können, ist ohne weiteres zuzugeben und bei der Häufigkeit, mit welcher wir bei solchen degenerativen Zuständen auch Veränderungen an den Blutdrüsen finden, in einer großen Anzahl von Fällen zu erwarten. Aber wir kennen jetzt den Einfluß der einzelnen Drüsen und die durch sie gesetzten Erscheinungen zu wenig, um, wenn nicht sonst Gründe dafür vorhanden sind, sagen zu können, diese Veränderung ist auf die Schilddrüse, diese auf das Ovarium etc. zu beziehen und um andererseits andere Möglichkeiten ausschließen zu können, die dieselben Veränderungen setzen könnten. Aber auf die bloße Tatsache hin, daß sich die Veränderung zufällig bei Kropfigen findet, dürfen wir nicht die Schilddrüse als die Ursache der Veränderung ansehen. Für das torpide Kropfherz halten wir vorläufig den Nachweis, daß die Beteiligung der Schilddrüse die Ursache ist, nicht für erbracht.

Die thyreopathische Herzhypertrophie (Minnich). Analoges wie für das torpide Kropfherz gilt auch für diese Form. Minnich bezeichnet mit diesem Namen eine bei relativ jungen strumösen Individuen häufig vorkommende Herzaffektion, deren wichtigstes Symptom die Herzhypertrophie ist, die sich durch einen Herzbuckel kundgibt. In gewissem Gegensatze zur Voussure steht die Dämpfungsfigur und die Verlagerung des Spitzenstoßes: die Herzdämpfung ist meist nur in geringem Umfange nach links verbreitert und die Dislokation des Spitzenstoßes stellt sich erst in zweiter Linie ein und findet sich nur bei hochgradiger Hypertrophie; der Spitzenstoß ist auch für gewöhnlich nur unbedeutend verbreitert und „ohne daß seine Wucht sehr fühlbar zugenommen hätte“. Ebensowenig findet sich eine Akzentuierung des zweiten Aortentones. Neben diesem für die Diagnose unerläßlichen Herzbuckel findet sich eine Reihe wechselnder Erscheinungen. So finden sich sehr häufig akzidentelle Herzgeräusche, Neigung des Herzens zu Pendelrhythmus, abnorme Labilität und abnormes Ansteigen des in der Ruhe meist normal frequenten, oder nur wenig erhöhten Pulses schon beim Aufsetzen oder bei geringen Bewegungen. Diesem hohen Arbeitspuls mißt er größere Bedeutung zu. Neben diesen objektiven Symptomen finden sich eine Reihe subjektiver Beschwerden, wie Schmerzen in der Herzgegend, Beklemmung, Angina pectoris-ähnliche Zustände, Herzklopfen etc.

Da diese Herzen neben der Neigung zu Hypertrophie auch die Neigung zu Dilatation haben, kommt es nach Minnich später unter Zunahme der Pulsfrequenz zu Verbreiterung des Herzens und zu Verlagerung des Spitzenstoßes. Für gewöhnlich geht die thyreopathische Hypertrophie in die tachykardische Form (Kraussches Kropfherz) über, es gibt aber Fälle, in welchen trotz des Bestehenbleibens des Kropfes eine spontane Ausheilung eintreten kann.

Minnich glaubt, daß für diese Form, die der idiopathischen Herzhypertrophie sehr nahe steht, die Struma, nach seiner Annahme eine Insuffizienz der Schilddrüse, das maßgebende Moment sei, neben welchem eine Reihe anderer begünstigender Faktoren in Betracht käme, die auch sonst bei der Genese der idiopathischen Hypertrophie eine Rolle spielen. „Die Nebenursachen werden gewissermaßen die Brücke bilden zu den Typen sehr ähnlicher Art, wie die Wachstumshypertrophie, die Hypertrophie der Klimax, wie das Nikotinherz, das Bergsteigerherz etc." Den Beweis für die thyreogene Genese sieht er darin, daß sich diese Form bei relativ jungen strumösen Individuen beiderlei Geschlechtes findet, daß ihr Einsetzen mit neuen Schüben im Kropfwachstum erfolgt, daß als gemeinsames ursächliches Moment der Herzvergrößerung nichts anderes aufgedeckt werden kann, als der Kropf und endlich, daß sie in die tachykardische Form der Herzthyreosis übergeht.

Das Bild, das Minnich entwirft, deckt sich, wie ihm selbst auch aufgefallen ist, wieder mit den Erscheinungen von seiten des Herzens, die wir bei Degenerierten finden können. Es finden sich auch in seiner Kasuistik Angaben, daß Herzerscheinungen schon seit Kindheit oder seit der Zeit der Entwicklung bestehen, in einem Falle ist orthostatische Albuminurie vorhanden, in einem Falle ein Befund, der ihm als juvenile Herzhypertrophie imponiert. Es bleibt also nur die Frage, ob die Gründe, die Minnich für die thyreogene Genese der Herzhypertrophie anführt, so schwerwiegend sind, daß wir von dem konstitutionellen Faktor absehen können. Diese Frage muß verneint werden. Fr. Kraus bezweifelt den Zusammenhang von Herzhypertrophie und Struma, da bei Kropfigen nur selten eine ausgeprägte Hypertrophie des linken Ventrikels zu finden ist und für die Fälle von idiopathischer Herzhypertrophie, die er in einer Kropfgegend häufig gesehen hat, der Zusammenhang mit der Kropfendemie fraglich war. Nun haben wir schon wiederholt darauf hinweisen können, daß bei der sogenannten idiopathischen Herzhypertrophie in der Anlage gegebene abnorme Verhältnisse von ausschlaggebender Bedeutung sind. Auch bei Morbus Basedowi finden wir, abgesehen von der ziemlich konstanten Ektasie des rechten Ventrikels nur eine mäßige Hypertrophie des linken Ventrikels und für sie ist, wie wir gesehen haben, die alleinige Abhängigkeit vom Morbus Basedowi nicht erwiesen. Daß sich diese Hypertrophie bei Kropfigen findet, ist kein Beweis für den kausalen Zusammenhang, da Kropf und Herz koordinierte Veränderungen sein können, die der degenerativen Anlage ihre Entstehung verdanken oder, wie E. Bircher annimmt, durch ein beide Organe gemeinschaftlich schädigendes Agens, die strumigene Noxe, hervorgerufen werden könnten. Das Zusammenfallen mit neuen Schüben im Kropfwachstum, auf das sich Minnich bezieht, kann aus seinen Fällen nicht entnommen werden und dürfte eine zur Zeit eines solchen Schubes nachweisbare Veränderung am Herzen wohl kaum als eine Hypertrophie zu deuten sein. Das Beweismoment, daß außer dem Kropf kein gemeinsames ursächliches Moment aufgefunden werden konnte, verliert dadurch an Bedeutung, daß Minnich in den publizierten Fällen keine Obduktionsbefunde bringt, die vielleicht eine andere Ursache hätten aufdecken können; auch ist zu bedenken, daß man zu dieser Zeit dem Einfluß konstitutioneller Momente vielfach noch nicht Rechnung getragen hat. Ebenso ist der Umstand, daß diese Form der Herzhypertrophie sehr häufig in die tachykardische Form übergeht, kein Beweis. Es ist uns diese Tatsache durch die Annahme verständlich, daß die degenerative Anlage, als deren Teilerscheinung die Herzveränderungen vorhanden sind, auch den Boden abgibt, auf welchem sich die Erscheinungen des Thyreoidismus entwickeln können. Von Bedeutung wäre der Effekt der chirurgischen Therapie, sie könnte entscheiden, ob hier wirklich eine Hypertrophie oder nur eine Dilatation vorliegt und wäre für die Beurteilung der Abhängigkeit von der Schilddrüse von Wert. Islondsky gibt an, in zwei typischen Fällen durch die Operation eine bedeutende Besserung am Kreislaufapparate gesehen zu haben, auch die subjektiven Beschwerden waren mit einem Schlage geschwunden, doch ist diese Angabe in der kurzen vorliegenden Form für Schlüsse nicht verwertbar. Gegen die Abhängigkeit von der Schilddrüse spricht einigermaßen auch die Tatsache, daß die Erscheinungen trotz Bestehenbleibens der Struma ausheilen können.

Nach alledem halten wir für die thyreopathische Hypertrophie Minnichs nur die Annahme für gerechtfertigt, daß die degenerative Anlage für das Zustandekommen der Erscheinungen von maßgebender Bedeutung ist. An ihrem weiteren Aufbau können verschiedene Faktoren mitbeteiligt sein, wieweit der Schilddrüse hierbei eine Rolle zufällt, ist bisher nicht erwiesen. Die außerhalb der Hypertrophie liegenden Erscheinungen decken sich mit den Erscheinungen des thyreotoxischen Kropfherzens.

Thyreotoxisches Kropfherz (Kraus), (thyreopathische Tachykardie [Minnich]).

Kraus gebührt das Verdienst, auf die in Vergessenheit geratene Tatsache wieder aufmerksam gemacht zu haben, daß es außer dem Morbus Basedowi noch andere Herzstörungen bei Kropfigen gibt und darauf hingewiesen zu haben, daß diese Störungen von mechanischen Momenten unabhängig und durch eine Funktionsstörung der Schilddrüse bedingt sind.

Nach Kraus findet sich als wesentlichstes Symptom eine habituelle Tachykardie von 90 bis selbst 140 Pulsen in der Minute, dabei ist der Puls gut gefüllt, die größeren Arterien schlagen sichtbar, es besteht Jugularpuls. Der Herzimpuls ist kräftig, die Herzschläge verstärkt, der Blutdruck ist, wenn auch meist nur wenig, erhöht, steigt bei Muskelaktion auffallend. Bei Muskelarbeit steigert sich die Herzfrequenz und der Grad dieser Steigerung kann als Grad der vorhandenen Herzstörung angesehen werden. In einzelnen Fällen kommt es bei sonst geringer Steigerung der Pulsfrequenz zu periodisch stärkerer Pulsbeschleunigung, eventuell mit kardialer Dyspnoe. In den leichteren Fällen findet sich keine Vergrößerung des Herzens, bei den Fällen mit größerer Intensität kommt es zur Verlagerung des Spitzenstoßes nach außen, einer Verbreiterung der Herzdämpfung, vorwiegend nach links, bei Röntgendurchleuchtung erscheint das Herz wie quer gelagert, der Herzschatten ist entschieden größer und verkleinert sich systolisch sehr auffallend. Da nach operativer Entfernung des Kropfes das Herz wieder kleiner wird, die Herzgröße auch sonst auffallend wechselt, ist die Vergrößerung des Herzens wohl durch eine Zunahme des diastolischen Volums bedingt. Es findet sich auch an solchen Herzen bei der Obduktion keine Hypertrophie; es kann aber auch exzentrische Hypertrophie vorhanden sein. Neben diesen Erscheinungen von seiten des Herzens finden sich meist Glanzaugen, weite Pupillen mit relativer Immobilität der Iris, zeitweilig geringer Tremor, oder Neigung zu Schweiß, Dermographismus. Beiderseitiger Exophthalmus ist fast nie vorhanden, häufiger kann sich einseitiger Exophthalmus als Ausdruck der mechanischen Schädigung des Symphatikus finden. Geht die Kropfkrankheit in das kachektische Stadium über, so schwinden die Erscheinungen von seiten des Herzens, die Kranken verfallen im übrigen einem frühzeitigen Senium; durch Jod wird die Herzerregung und die Tachykardie oft recht günstig beeinflußt.

Nach Kraus hat dann Minnich in seiner Studie über das Kropfherz seine tachykardische Thyreopathie beschrieben, die sich im allgemeinen mit der Krausschen Form deckt, nur daß nach Minnich die hypertrophische Form immer vorausgeht und eventuell in die tachykardische übergeht, nie umgekehrt.

Die Existenz dieses Symptomenkomplexes wird allgemein zugegeben und wird übereinstimmend als häufig angenommen. Aber während die einen wie Kraus diese Form als ein selbständiges Krankheitsbild ansehen, das vom Morbus Basedowi zu trennen ist (Minnich, Burghard, Monnier, Ortner,

E. Bircher, His, Islondsky u. a.), wird von anderer Seite die Anschauung vertreten, daß zwischen dem thyreotoxischen Kropfherzen und dem Morbus Basedowi kein durchgreifender Unterschied besteht, daß eine ununterbrochene Reihe vom Morbus Basedowi zum Kropfherzen existiert und daß das Kropfherz nur eine forme fruste des Morbus Basedowi darstellt (Kocher, Krehl, Blauel, Fr. Müller, Romberg, Gittermann u. a.). Kocher spricht von Äquivalenten, weil alle schwereren trophischen Störungen, die sonst dem Morbus Basedowi zukommen, fehlen und rechnet das Kropfherz zum Pseudobasedow Buschans, Romberg hält die Erscheinungen für eine Kombination von mechanischem Kropfherz mit Basedowscher Krankheit.

Für die Trennung des Kropfherzens vom Morbus Basedowi kann man den Kraus-Minnichschen Argumenten zustimmen: die Seltenheit des Morbus Basedowi in Kropfgegenden und umgekehrt die Häufigkeit des Kropfherzens daselbst, die Verschiedenheit der Symptome, wie das Fehlen des Exophthalmus, der trophischen Symptome, die Geringfügigkeit des Tremors, seine geringe Ausbreitung, das in den Vordergrundtreten der Kardiopathie, die günstige Beeinflussung durch Jod; außerdem können wir auf die für die Differenzierung des Morbus Basedowi vom Thyreoidismus maßgebenden Momente verweisen. Burghard macht noch auf das Fehlen von Durchfällen und alimentärer Glykosurie bei Kropfherz aufmerksam. Die Schwierigkeit liegt aber nicht in der Abgrenzung vom Morbus Basedowi, sondern in der Abgrenzung nach dem Thyreoidismus hin. Hier ist die Abgrenzung nicht möglich, hier gibt es verschiedene Übergangsformen bis zum vollen Bilde des Thyreoidismus, als dessen Unterform das Kropfherz zu deuten ist. Je mehr außer den cardialen Erscheinungen sonst Symptome vorhanden sind, die wir beim Thyreoidismus finden, desto weniger wird eine Sonderstellung gerechtfertigt erscheinen; auch die stärkere Betonung der kardialen Erscheinungen in solchen Fällen kann nicht für die Berechtigung der Sonderung verwertet werden, da das stärkere in den Vordergrundtreten der Erscheinungen eines Organes mit zu den Eigentümlichkeiten des Thyreoidismus gehört. Fehlen aber solche Symptome, bestehen nur die kardialen Symptome, so ist die Zuteilung der Fälle zum Thyreoidismus nicht möglich, da die Erscheinungen von seiten des Herzens und der Gefäße nicht pathognomonisch sind und auch durch andere Prozesse hervorgerufen werden können.

Es gibt vereinzelte Fälle, welche dem Morbus Basedowi angehören. Es sind dies sonst typische, aber nur im allgemeinen milde Fälle, bei welchen offenbar die für das Zustandekommen der kardialen Erscheinungen maßgebenden Faktoren in besonders ausgeprägter Form vorhanden sind. Auch Minnich nimmt für einzelne Fälle Beziehungen zum Morbus Basedowi an. In einzelnen Fällen ist die Entscheidung schwierig (vgl. 24. Kap. S. 371).

Welche Veränderungen der Schilddrüse beim Kropfherzen eine Rolle spielen, ist bisher nicht mit Sicherheit festgestellt. Die Art oder die Größe des Kropfes spielt keine Rolle, doch sollen die Kröpfe beim Krausschen Kropfherzen in ihrem histologischen Verhalten mehr den Kröpfen bei Morbus Basedowi entsprechen (Islondsky). Hier werden weitere Angaben abzuwarten sein, doch muß a priori jeder Versuch, auf histologische Veränderungen allein die Erklärung der Erscheinungen aufbauen zu wollen, als nicht aussichtsreich angesehen werden. Derzeit ist die Annahme, daß eine erhöhte Tätigkeit der Schilddrüse an dem Zustandekommen der Erscheinungen des Kropfherzens mitbeteiligt ist, von der Mehrzahl der Autoren akzeptiert, von einzelnen wird ein Dysthyreoidismus angenommen (Bauer). Gegen die Annahme Minnichs, daß eine Insuffizienz der Schilddrüse vorliege, spricht die Tatsache, daß weder der unvollständige, noch der vollständige Ausfall der Schilddrüse zu Störungen in der Herztätigkeit führt und solche auch bei Myxödem und Cachexia thyreopriva nicht beobachtet werden (Kocher), dann der Effekt der Strumektomie (Fr. Kraus). Der strikte Nachweis einer vermehrten Tätigkeit der Schilddrüse, eines Hyperthyreoidismus steht hier, ebenso wie beim Morbus Basedowi, noch aus.

Mit der Annahme einer Funktionsstörung der Schilddrüse allein finden wir aber keineswegs unser Auskommen. So wie wir für den Morbus Basedowi annehmen müssen, daß außer dem Thyreoidismus eine Reihe von Faktoren mitwirken, um das eigenartige Krankheitsbild hervorzurufen, das von den Erscheinungen des gewöhnlichen Thyreoidismus abweicht, und wir für das Zustandekommen des letzteren auf eine abnorme Körper- und Organverfassung rekurrieren mußten, so müssen wir für das Kropfherz außerdem noch Momente heranziehen, die bewirken, daß sich die Erscheinungen des Thyreoidismus so vorwiegend am Zirkulationsapparat abspielen. Auch hier spielt wieder die konstitutionelle Anlage eine wesentliche Rolle. Kraus nimmt an, daß die klinischen Erscheinungen für einen lokalen Thyreoidismus sprechen und daß die Ursache hierfür in- oder außerhalb der Schilddrüse gelegen sein kann. Die in der Schilddrüse gelegenen könnten u. E. vielleicht auf die Intensität der Erscheinungen Einfluß haben, kaum aber das Zustandekommen und das Prävalieren der kardialen Störungen erklären. Die Schilddrüse kann uns die Tachykardie erklären, vielleicht auch die Zunahme des diastolischen Volums, dagegen stoßen wir schon auf Schwierigkeiten, die in manchen Fällen sicher vorhandene Hypertrophie zu erklären, können auch nicht einsehen, warum in solchen Fällen alle übrigen Erscheinungen so gering ausgebildet sind oder vollständig fehlen und eigentlich nur Herzerscheinungen vorhanden sind. Hier wird die Annahme nahegelegt, die Ursache hierfür sei in Veränderungen des Herzens selbst und seiner regulierenden nervösen Mechanismen gelegen. Zu ähnlichen Erwägungen sind wir bei der Erörterung der Herzveränderungen bei Morbus Basedowi gelangt und konnten dort schon auf die Bedeutung konstitutioneller Anomalien hinweisen. Noch deutlicher tritt uns der Einfluß dieses Faktors beim Kropfherzen entgegen. Da ist es zunächst die Tatsache, daß wir bei Kropfigen sehr häufig die Erscheinungen degenerativer Anlage und Erkrankungen finden, die auf solcher fußen, und die Tatsache, daß sich solche konstitutionelle Anomalien auch sehr häufig am Zirkulationsapparat nachweisen lassen. Minnich und Bauer, die versucht haben, verschiedene Typen aus dem Kropfherzen herauszuheben, sind dabei nur auf solche degenerative Herzveränderungen gekommen, und Minnich macht die zutreffende Beobachtung, daß seine thyreopathische Hypertrophie, i. e. nach unserer Auffassung die vorhandene abnorme Anlage, zu den Erscheinungen der tachykardischen Form führen könne, aber nicht umgekehrt. Nur durch die Beteiligung konstitutioneller Momente sind wir imstande, die eventuell vorhandene Herzhypertrophie befriedigend zu erklären, die weder durch mechanische Faktoren allein, noch durch vermehrte Arbeitsleistung oder ausschließlich durch die Herzbeschleunigung erklärt werden kann. Damit im Einklange steht die Tatsache, daß in vielen Fällen die Anamnese ein schon seit jeher leicht erregbares, ein empfindliches Herz erheben läßt, das schon vor dem Auftreten der Erscheinungen des Kropfherzens auf verschiedene Einflüsse abnorm reagierte. Durch die Annahme solcher konstitutioneller, im Herzen und seinen nervösen Apparaten gelegener Momente zur Erklärung der Erscheinungen werden wir auch am besten den Vorstellungen über die Funktion der Schilddrüse gerecht, nach welchen diese vor allem auf bestehende Lebensvorgänge verstärkend einwirkt und tragen der Tatsache Rechnung, daß für den Effekt des Reizes der Zustand des Erfolgsorganes von maßgebender Bedeutung ist. Wir sind so imstande, die Erscheinungen besser zu erklären, als dies durch die Annahme anderer Möglichkeiten geschehen kann. Damit sei aber nicht gesagt, daß außer den in der Anlage gegebenen Momenten keine anderen in Betracht kommen. Sicher spielen auch solche eine Rolle. So kann die abnorme Ansprechbarkeit des Zirkulationsapparates für Schilddrüsenstoffe auch durch andere im Leben erworbene krankhafte Störungen bedingt werden, die uns auch die Vergrößerung des Herzens, die wechselnde Hypertrophie seiner Abschnitte erklären, wenn sonst im Individuum die Bedingungen für das Auftreten des Thyreoidismus gegeben sind. Wir können hier auf die Erkrankungen des Herzmuskels verschiedener Genese verweisen. Wieweit die Annahme Birchers zutrifft, daß die strumigene Noxe auf Schilddrüse und Herz einwirkt, so daß ein Teil der Herzerscheinungen als koordinierte Störung zu deuten wäre, ist noch nicht genügend erhärtet.

Die Angaben über die Häufigkeit des Krausschen Kropfherzens schwanken je nach dem Standpunkte, den die einzelnen Autoren dem toxischen Kropfherzen gegenüber einnehmen, ob sie die Sonderung vom Morbus Basedowi zugeben oder es nur als forme fruste desselben deuten. Im allgemeinen neigt man aber in beiden Lagern der Annahme zu, daß die Veränderungen häufig anzutreffen seien. Nach Kraus, Minnich ist das Kropfherz häufig, Islondsky bezeichnet diese Form des Kropfherzens als die bei weitem häufigste, Starck als nicht selten. Krecke betont, daß die Herzthyreosen in Kropfgegenden häufiger sind, als man bisher angenommen, Thierry gibt einen Prozentsatz von 56% aller Strumakranken an, Kostlivy bezeichnet die thyreotoxischen Kardiopathien als häufig. Gittermann hat bei 895 herzkranken Patienten 121 mit Kropf getroffen, davon zeigten 102 das Kraussche Kropfherz, und Monier fand es in 25% der Kropffälle. Die Angaben über die Häufigkeit gegenüber dem Vorkommen des mechanischen Kropfherzens schwanken aber stark: so findet z. B. Volkamer in seinen Fällen in ca. 19% vorwiegend mechanisches Kropfherz im Gegensatz zu Blauel, O. Müller und Schlayer, die in 40% ihrer Fälle diese Veränderung nachweisen, und umgekehrt findet Volkamer das toxische Kropfherz in 54%, während die anderen dies nur in 16,2% finden. Minnich bezeichnet seine thyreogenen Kardiopathien als selten. Nach den Fällen, die ich gesehen habe, muß ich seiner Anschauung beipflichten. Ist schon der Thyreoidismus eine relativ seltene Störung, so gilt dies noch mehr von dem Krausschen Kropfherzen. Fälle, welche wir wegen des besonders starken Hervortretens der Herzerscheinungen über die übrigen Symptome dem Kropfherzen zuzählen können, sind sehr selten. Häufiger sind die Fälle, die wir einfach als Thyreoidismus bezeichnen müssen mit stärkerer Betonung der kardialen Erscheinungen, aber auch das sind ziemlich seltene Ereignisse. Für die überwiegende Mehrzahl der Fälle, die mir unter der Diagnose eines Kropfherzens zugingen, konnte man überhaupt nicht den Eindruck gewinnen, daß die vorhandenen Herzerscheinungen mit der Schilddrüse etwas zu tun haben. Diese Fälle sind meist nur Degenerierte mit einer Struma, mit degenerativen Zuständen am Herzen und abnorm ansprechbaren und labilen Herzmechanismen, die durch die Anlage gegeben sind, bei welchen sich die verschiedensten schädigenden Einwirkungen am Locus minoris resistentiae, an ihrem Zirkulationsapparat, manifestieren. Hier kommen dann wieder psychische Insulte, geistige Überanstrengungen, kurz nervöse Einflüsse, die sonst beim Thyreoidismus von untergeordneter Bedeutung sind, zur Geltung. In anderen Fällen läßt sich Abusus von Alkohol, Nikotin, sexuelle Überanstrengung, Coitus interruptus etc. als Ursache der Herzerscheinungen nachweisen oder es finden sich Symptome einer geringen Herzmuskelveränderung, die aber mit dem Kropfe nichts zu tun hat. Vielleicht steht auch damit die Tatsache in Zusammenhang, daß die Erfolge der operativen Therapie nicht den in sie gesetzten Erwartungen entsprechen.

Die Diagnose des Kropfherzens ist ungemein schwierig, da die vorhandenen Erscheinungen nichts Pathognomonisches an sich haben und bei den verschiedensten Zuständen sich finden können. Alle die angenommenen Kriterien, wie die starke Labilität (Starck), die schlechte Wirkung von Jod (Fr. Müller), von Digitalis etc. versagen. Kraus glaubt, daß für die Diagnose: Kropf, Tachykardie und Tremor genügt. Diesbezüglich können wir auf die diagnostischen Erwägungen bei Morbus Basedowi und bei Thyreoidismus verweisen. Wenn Krehl meint, daß man den thyreogenen Ursprung von Herzstörungen in der Mehrzahl der Fälle aus ihrer Form erkennen kann, so muß ich gestehen, daß ich trotz aller angewandten Mühe nicht so weit bin. Die Abgrenzung von degenerativen Zuständen ist so schwierig, weil sie hier eine so große Rolle spielen und ich kann mich bei der Diagnose: Kropfherz nie des Gefühles der Unsicherheit und des Willkürlichen erwehren.

Kombinierte Formen des Kropfherzens. Sind die reinen Fälle des Roseschen und Krausschen Kropfherzens als selten zu bezeichnen, so soll sich die Kombination beider sehr häufig finden (Minnich, Islondsky u. a.). Volkamer, Blauel, Müller und Schlayer finden in ihren Fällen, wenn Herzsymptome vorhanden sind, immer gleichzeitig beide Erscheinungsreihen, nur daß die eine oder die andere vorwiegend zutage tritt; in einem Teil der Fälle halten sie sich beide die Wage. So findet Volkamer in seinen Fällen in 60 % positive Befunde, von den 37 positiven Fällen sind 54 % mit vorwiegend toxischen, 19 % mit vorwiegend mechanischen Erscheinungen und 27 % mit mechanisch-thyreotoxischen Erscheinungen. Blauel, Müller und Schlayer nehmen neben diesen drei Gruppen noch eine vierte Gruppe an, in welche sie die Fälle stellen, bei welchen sich neben den mechanisch-toxischen Erscheinungen organische Herzerkrankungen finden. Nach eigenen Erfahrungen, die vielleicht nur für den Wiener Boden gelten, haben, wie schon erwähnt, in der großen Mehrzahl der Fälle die bei Kropfigen vorhandenen Herzstörungen mit der Schilddrüse nichts oder höchstens sehr wenig zu tun; es finden sich nur Manifestationen der degenerativen Anlage oder sonst genügend Momente, die uns die Erscheinungen plausibel erklären. In einem kleinen Teil der Fälle finden wir die Erscheinungen des Thyreoidismus, und für diese ist es schwierig zu entscheiden, wieviel von eventuell vorhandenen Herzveränderungen auf diesen oder auf mechanische Momente oder endlich auf sonstige Ursachen zu beziehen ist.

Im Einklange mit dieser Anschauung würden auch die am Herzen zu erhebenden Befunde und der Effekt der operativen Therapie stehen.

Eingehende pathologisch-anatomische Untersuchungen über das Verhalten des Herzens bei Kropfigen liegen bisher nicht vor. Die Befunde am lebenden Menschen entsprechen aber den Erwartungen nicht. Neben den Schwierigkeiten, welchen wir bei der Erklärung der vorhandenen Veränderungen durch mechanische oder toxische Momente begegnen, stoßen wir auf Befunde, welche mit den theoretischen Überlegungen nicht in Übereinstimmung gebracht werden können. Hier ist zunächst die Tatsache anzuführen, daß einerseits bei sonst hochgradigen Veränderungen die Herzerscheinungen vollständig fehlen können, während sie andererseits bei geringfügiger Entwicklung ausgesprochen vorhanden sind, auffallend. Dann sind die vorhandenen Herzveränderungen zum Teil unverständlich: es finden sich beim mechanischen Kropfherzen Veränderungen des rechten und linken Ventrikels ebenso wie beim toxischen Kropfherz und bei den kombinierten Formen ist kein Parallelismus zwischen sonstigen

Erscheinungen und Herzerscheinungen zu finden. So findet bei vorwiegend mechanischen Kropfherzen Volkamer fünfmal negativen Befund, zweimal das rechte Herz verändert, während Blauel hier sowohl Veränderungen des rechten als des linken Herzens findet und annimmt, daß toxischen Einflüssen eine große Bedeutung für das Zustandekommen des mechanischen Kropfherzens zukomme. Für das vorwiegend toxische Kropfherz findet Volkamer von 20 Fällen 6 mal negativen Befund, 9 mal Vergrößerung des linken, 4 mal des rechten Herzens und 1 mal beider Herzhälften, Blauel, Müller und Schlayer fanden in 11 Fällen 7 mal negativen Befund, 4 mal eine Erweiterung des linken Herzens, obwohl hier nur in 2 Fällen eine mechanische Schädigung ausgeschlossen werden konnte. Bei den mechanisch-toxischen Fällen findet sich bei Volkamer von 10 Fällen 3 mal negativer Befund, 5 mal das rechte, 2 mal das linke Herz verändert, bei Blauel von 14 Fällen 5 mal negativer Befund, 5 mal das rechte, 3 mal das linke Herz vergrößert. Es kann daher das mechanische Kropfherz, wenn auch die Veränderungen am rechten Herzen überwiegen, Erscheinungen von seiten des linken Herzens zeigen und umgekehrt auch das rechte Herz bei thyreo-toxischen Formen Veränderungen aufweisen (Fr. Müller) und endlich können alle Erscheinungen in ausgesprochenen Fällen vollständig fehlen.

Analogen Verhältnissen begegnen wir auch bei den Resultaten der operativen Therapie. Ständen beim Kropfherzen Herzerscheinungen und Schilddrüse in dem angenommenen kausalen Verhältnisse, so müßte dies in der Beeinflussung durch die Operation viel deutlicher zutage treten, als dies tatsächlich geschieht. Auf die Resultate Kreckes, eines Anhängers der operativen Behandlung, haben wir schon hingewiesen (vgl. Thyreosen S. 359). Ebensowenig können die Resultate von Scholz befriedigen. Blauel, Müller, Schlayer, die in letzter Zeit die Operationsresultate an den Herzen solcher Kranken kontrolliert haben, kommen zu für uns ganz interessanten Ergebnissen. So finden sie, daß beim vorwiegend mechanischen Kropfherzen der Effekt der Operation außer der Beseitigung der Atemstörungen nur in einer kleinen Zahl von Fällen nennenswert war. Im allgemeinen zeigt der Herzbefund keinen Rückgang und zwar bleiben nicht nur die Veränderungen des Herzens, die eventuell auf eine Hypertrophie bezogen werden könnten, bestehen, was begreiflich wäre, sondern auch jene, die als toxische zu deuten sind, und in einzelnen Fällen tritt sogar eine Verschlechterung des Zustandes auf. Für das vorwiegend toxische Kropfherz finden sie, was schwer verständlich ist, einen Rückgang der Vergrößerung allein des linken Herzens, und es bleibt außerdem in ca. der Hälfte der Fälle die Herzfrequenz unbeeinflußt, ja es kann vereinzelt sogar eine Zunahme der Herzbeschwerden stattfinden. Dieses verschiedene Verhalten glauben sie auf Differenzen in der Beschaffenheit der Struma zurückführen zu müssen. Ganz ähnliche Resultate ergaben sich bei den mechanisch-toxischen Formen: hier erwies sich die Atemnot gemildert, in einer Anzahl der Fälle nahm die Verbreiterung des Herzens noch zu, die Tachykardie blieb nahezu so oft bestehen, als sie gebessert wurde. Diese Resultate der operativen Behandlung des Kropfherzens lassen u. E. zwei Möglichkeiten zu: entweder ist die Schilddrüse an dem Zustandekommen der Beschwerden nicht allein beteiligt und es kommen hier noch andere Faktoren in Betracht, oder aber es liegt in einem Teil der Fälle überhaupt kein Kropfherz vor, sondern irgendwelche in ihren klinischen Bildern ähnliche Zustände. Beides dürfte zutreffen: für das Zustandekommen der Erscheinungen des Kropfherzens spielt neben einer Funktionsstörung der Schilddrüse, die wir als wahrscheinlich annehmen, die abnorme Körperkonstitution und die abnorme Anlage des Zirkulationsapparates eine wesentliche Rolle, bei welcher Anlage sich neben der Schilddrüse auch andere Einflüsse geltend machen müssen, deren Manifestationen durch die Operation nicht beeinflußt werden können; für die Bewertung des chirurgischen Eingriffs kommt auch unser wiederholter Hinweis darauf in Betracht, daß sich bei Degenerierten ganz ähnliche Zustände finden können, ohne daß wir sonst einen Anhaltspunkt für die Beteiligung der Schilddrüse hätten und konnten wir zeigen, daß die verschiedenen Versuche, besondere Formen des Kropfherzens herauszuheben, meist nur degenerative Herzveränderungen ergeben haben.

Therapie des Kropfherzens. Bei der Behandlung wird es vor allem darauf ankommen, alle Momente, die außer der Struma auf das Herz schädigend einwirken können, auszuschalten. Die richtigen Maßnahmen zu treffen ist Sache der Erfahrung des Arztes. In der Mehrzahl der Fälle werden wir mit deren Ausschaltung schon wesentliche Erfolge erzielen. Von Bedeutung sind überdies eine Reihe von allgemeinen Maßnahmen, wie die Schaffung günstiger sanitärer Verhältnisse, die richtige Dosierung von Ruhe und Bewegung, die Regulierung der Diät und des Stuhlganges. Ich habe gesehen, daß bei Fällen, bei welchen die Diagnose einer forme fruste des Morbus Basedowi oder eines Kropfherzens gestellt worden war, die richtige zeitliche Fixierung der Mahlzeiten und die entsprechende Diät die Schlaflosigkeit und die Herzbeschwerden zum Schwinden brachte, ebenso wie, daß die Beseitigung einer Koprostase die Diagnose eines Kropfherzens zu Fall bringen konnte. Einen wesentlichen Behelf, wenn er vernünftig angewandt wird, haben wir auch in milden Wasserprozeduren; gute Erfolge habe ich von der Anwendung des Kühlschlauches mit mittleren Temperaturen auf Hals und Herz gesehen. In der medikamentösen Therapie spielen die Nervina, auf die wir bei der Behandlung des Morbus Basedowi hingewiesen haben, die erste Rolle. Hervorgehoben sei hier noch, daß der in letzter Zeit mehr zutage tretende Horror vor Jod nicht so ganz berechtigt zu sein scheint. Von einer vorsichtig tastenden Anwendung von kleinsten Jodmengen habe ich einige ganz gute Resultate gesehen. Auch der Versuch mit protrahierter Anwendung ganz kleiner Digitalisdosen ist zu empfehlen. Der Satz, daß bei thyreogenen Herzstörungen die Digitalis nutzlos sei und der Effekt der Therapie zur Abgrenzung gegenüber anderweitigen Herzstörungen, die unter ähnlichen Bildern verlaufen, verwendet werden könne, ist für das Kropfherz in solcher Schärfe nicht aufrecht zu erhalten. Im Gegensatz zu Morbus Basedowi habe ich hier in einzelnen Fällen bei protrahierter Anwendung kleiner Dosen von Digitalis in einzelnen Fällen gute Resultate in bezug auf Verminderung der Schlagfrequenz, Abnahme der subjektiven Beschwerden und Zunahme der Leistungsfähigkeit erlebt.

Die operative Therapie wird nur dann in ihr Recht treten, wenn der Kropf als solcher die Indikation hierzu gibt, wenn die interne Therapie bei ausgesprochenen kardialen Symptomen fruchtlos (Krehl) ist oder die sozialen Verhältnisse eine Abkürzung des Verfahrens erfordern. Doch wird man sich hierbei vor Augen halten müssen, daß nach den bisher vorliegenden Resultaten zu optimistische Erwartungen vorläufig nicht am Platze sind. Die Befürchtung Starcks, mit der Operation besonders im klimakterischen Alter wegen der Gefahr myokarditischer Prozesse nicht allzu lange zu zögern, teile ich nicht. Im übrigen sei noch wegen der chirurgischen Therapie auf unsere früheren Ausführungen (S. 371, Thyreosen S. 359) verwiesen.

Wenn wir bei der Wichtigkeit dieser Frage unsere Anschauungen über das Kropfherz in ihren wesentlichen Punkten am Schlusse nochmals zusammenfassen, so kommen wir zu folgenden Resultaten:

Schilddrüsenstoffe bewirken beim Menschen unter bestimmten Bedingungen Erscheinungen von seiten des Zirkulationsapparates.

Ihre Wirksamkeit ist, soweit sich die Verhältnisse überblicken lassen, geknüpft an eine gewisse Dauer der Verabreichung, vor allem aber an eine bestimmte Beschaffenheit des Individuums, resp. seiner Zirkulationsorgane. Ihre Wirkung äußert sich in erster Linie auf die Schlagfolge durch Beschleunigung der Herzaktion; nicht erwiesen ist ihr Einfluß auf das Zustandekommen von Hypertrophie des Herzens, nicht sichergestellt ein Einfluß auf die Vasomotoren.

Auf die Einwirkung von Schilddrüsenstoffen beziehen wir auch die Herzstörungen bei Morbus Basedowi und seiner forme fruste und beim Thyreoidismus und seiner monosymptomatischen Form, dem Kropfherzen, wenn auch bisher der strikte Nachweis eines Einflusses der Schilddrüse nicht erbracht ist. Bisher hat man aber nur das auslösende Moment berücksichtigt, alle Störungen nur durch die Funktionsstörung der Schilddrüse allein zu erklären versucht und den Zustand und die Reaktionsfähigkeit des Individuums, resp. seiner Organe vernachlässigt.

Die Existenz eines rein mechanischen Kropfherzens ist nicht erwiesen, wenn auch die Möglichkeit einer Beeinflussung des Herzens durch die Trachealstenose zugegeben werden muß. Für das Zustandekommen der Erscheinungen sind außer ihr noch andere Momente maßgebend; unter diesen spielen die besondere Art der Beschäftigung, die chronische Überanstrengung des Herzens, sowie konstitutionelle Momente eine wesentliche Rolle.

Für die thyreogenen Formen, die wir bei dem geringen Einfluß des mechanischen Momentes als Kropfherz schlechtweg bezeichnen, finden wir mit der Annahme einer Schilddrüsenstörung allein keinesfalls unser Auskommen; es weisen auch hier alle Tatsachen darauf hin, daß mehrere Momente mitbeteiligt sind und daß hier vor allem konstitutionelle Momente neben erworbenen Veränderungen am Zirkulationsapparate eine ausschlaggebende Rolle spielen. Die Annahme, daß beim thyreogenen Kropfherzen vorwiegend eine Vergrößerung des linken Herzens, beim mechanischen eine solche des rechten Herzens angetroffen wird und daß bei Abweichungen von der Regel nur die gleichzeitige Einwirkung des toxischen oder mechanischen Momentes ursächlich in Betracht kommt, kann nicht aufrecht erhalten werden.

Morbus Basedowi und Thyreoidismus sind nicht identische Begriffe, eine Reihe von Tatsachen spricht strikte dagegen. Vom Morbus Basedowi ist das Kropfherz zu trennen; dasselbe stellt keine forme fruste desselben dar. Dagegen ist die scharfe Abgrenzung des Kropfherzens vom Thyreoidismus nicht möglich, es gibt hier zahlreiche fließende Übergänge von den Fällen, die wir als Kropfherz bezeichnen können bis zu den symptomenreicheren des Thyreoidismus. Das Kropfherz ist eine Form des Thyreoidismus, bei welcher die besondere Erscheinungsform, das starke in den Vordergrund treten der kardialen Erscheinungen gegenüber den sonst vorhandenen Symptomen, durch die besondere Beschaffenheit des Herzens und seiner nervösen Regulierungsmechanismen gegeben ist. Diese besondere Disposition des Zirkulationsapparates kann gegeben sein durch erworbene Eigenschaften, sicher spielen aber hier degenerative, in der Anlage gegebene Momente eine ausschlaggebende Rolle.

Bei der abnormen Ansprechbarkeit und Reaktion der Erfolgsorgane ist die Annahme einer besonderen Funktionssteigerung der Schilddrüse für das Zustandekommen der kardialen Erscheinungen nicht unbedingt notwendig. Eine geringe Intensität des Hyperthyreoidismus erklärt das Ausbleiben der übrigen Erscheinungen, die wir sonst beim Thyreoidismus sehen.

Nicht alle Symptome von seiten des Zirkulationsapparates, die wir bei Kropfigen finden, sind auf die Schilddrüse zu beziehen. Das Kropfherz ist eine seltene Erkrankung. Die gegenteiligen Angaben beruhen zum Teil darauf, daß vielfach Zustände verschiedener Art eingerechnet werden, nur weil sie sich zufällig bei Kropfigen finden, und daß die Manifestationen der degenerativen Anlage zu Verwechslung Anlaß geben.

Nach alledem erscheint die Lehre vom Kropfherz weitaus weniger fundiert als vielfach angenommen wird und bedarf einer weiteren eingehenden Klarstellung unter Berücksichtigung der hier betonten Gesichtspunkte.

Formen mit Vorwiegen der Erscheinungen von seiten des Nervensystems. Thyreogene Neurasthenie. Die zunehmende Erkenntnis der Bedeutung der Drüsen mit innerer Sekretion für das Nervensystem hat bei den Neurologen und Psychiatern das Bestreben gezeitigt, den Einfluß der Schilddrüse auch für das Zustandekommen nervöser Erkrankungen zu bestimmen. Verhältnismäßig einfach liegen die Dinge bei den Erkrankungen, die durch einen Funktionsausfall der Drüse bedingt sind, bei welchen wir in der Substitutionstherapie ein Mittel in der Hand haben, den Einfluß der Schilddrüse zu kontrollieren. Anders steht die Frage, wenn wir angeben sollen, ob es nervöse Zustände gibt, die auf einer Überfunktion der Drüse beruhen und welcher Art sie sind. Hier ist das Tatsachenmaterial ein sehr dürftiges. Wir wissen eigentlich nur, daß beim Menschen nach Verabreichung von Schilddrüsenstoffen unter gewissen, uns nicht vollständig klaren Bedingungen, Erscheinungen erhöhter Erregbarkeit des Nervensystems mit reizbarer Verstimmung und einer Reihe allgemein nervöser Symptome auftreten können. Wir wissen ferner, daß bei Erkrankungen, bei welchen wir der Schilddrüse eine Rolle zusprechen, sich nervöse Erscheinungen verschiedener Art in wechselnder Intensität finden, die aber durchaus nichts Pathognomonisches an sich haben, sondern sich ebenso bei anderen Erkrankungen finden können. Endlich ist noch die Tatsache gesichert, daß sich bei Personen mit verschiedenen nervösen Erkrankungen Veränderungen der Schilddrüse finden können. Im Gegensatz zu diesen spärlichen und zudem vieldeutigen Tatsachen steht die große Anzahl von zum Teil weittragenden Hypothesen, nach welchen für eine große Anzahl nervöser Störungen die thyreogene Genese feststünde. Man führt Psychosen verschiedener Art, wie Verwirrtheit, manischdepressives Irresein, Dementia praecox auf Störungen der Schilddrüse zurück, ebenso Lähmungs- und Krampfzustände verschiedener Art, bringt die Neurosen, wie die Epilepsie und die Neurasthenie zu ihr in Beziehung, spricht von ihnen als von Thyreosen, als wären dies alles erwiesene Tatsachen. Solchen Bestrebungen sind wir schon beim Morbus Basedowi begegnet und haben gesehen, wieweit die Annahme einer typischen Basedowpsychose, von thyreogenen Lähmungen etc. korrigiert werden muß. Da die Erscheinungen nichts Pathognomonisches an sich haben, müssen wir ihre Abhängigkeit von Schilddrüsenvorgängen uns durch andere Umstände wahrscheinlich machen. Das ist aber selbst in Fällen schwierig, welche die günstigsten Bedingungen geben, bei welchen wir den Verlauf beobachten können, bei welchen das gleichzeitige Einsetzen aller Erscheinungen, das gleichsinnige Schwanken auf eine gemeinsame Ursache hinweist, die wir, weil Symptome in einer Gruppierung vorhanden sind, die wir beim künstlichen Thyreoidismus kennen, auf die Schilddrüse beziehen, eine Annahme, welche dann noch durch den operativen Effekt eine weitere Stütze erfahren kann. Solchen Schwierigkeiten sind wir auch beim Morbus Basedowi begegnet, bei welchem durch das Zusammentreffen vieler dieser Bedingungen die Verhältnisse viel durchsichtiger sind. Je weniger von diesen Bedingungen vorhanden sind, desto schwieriger wird die Entscheidung, und eine isolierte Psychose können wir trotz vorhandener Struma nicht auf eine Funktionsstörung dieser Drüse beziehen (Parhon, Matéesco und Tupa). Für den Thyreoidismus liegen die Verhältnisse ungünstiger als beim Morbus Basedowi, weil die Fälle symptomenärmer sind und hier häufig nicht mehr die Gleichartigkeit der Erscheinungen zu beobachten ist, sondern die Symptome einzelner Organe prävalieren. Treten in solchen Fällen die Erscheinungen von seiten des Nervensystems stärker in den Vordergrund und sind sonst keine anderen Symptome des Thyreoidismus vorhanden, so wird die Entscheidung des thyreogenen Ursprunges unmöglich.

Psychosen finden wir beim Thyreoidismus noch seltener als beim Morbus Basedowi und der Einfluß der Schilddrüse auf ihr Zustandekommen ist sehr zweifelhaft. Verhältnismäßig häufig aber finden wir bei Kropfigen einen Symptomenkomplex, der uns bei den Neurosen, insbesondere bei Neurasthenie geläufig ist. Das wäre bei der Häufigkeit, mit der wir die Neurasthenie auch sonst finden, nichts Überraschendes und wir könnten uns mit der Annahme einer Kombination beider Zustände abfinden, wie wir das beim Morbus Basedowi getan haben, wenn nicht auch hier die Anschauung Anhänger hätte, diese Fälle als Thyreosen mit vorwiegenden Erscheinungen des Nervensystems zu deuten (Starck). Die Erscheinungen, die wir in solchen Fällen finden, decken sich vollständig mit dem, was wir sonst bei Neurasthenie sehen. Es sind dieselben Erscheinungen reizbarer Schwäche, mit Überempfindlichkeit, mit Stimmungsanomalien, Zwangsempfindungen und Zwangsvorstellungen, mit Denkhemmung, Zerstreutheit, Willensschwäche, Unvermögen sich zu konzentrieren, mit abnormer Erregbarkeit und Reizbarkeit, Schlaflosigkeit, Tremor, mit Kopfdruck, mit Erscheinungen von seiten des Herzens und der Gefäße, dyspeptischen Störungen, mit Erscheinungen von seiten des Urogenitaltraktes und mit Sekretionsanomalien etc., die uns sonst die Diagnose einer Neurasthenie außer Zweifel stellen würden. Es kann also nur die Frage sein, ob eine Funktionsstörung der Schilddrüse denselben Symptomenkomplex hervorzurufen imstande ist. Diese Möglichkeit muß zugegeben werden. Denn bei der Neurasthenie spielt die durch die Entartung gegebene Anlage eine maßgebende Rolle, die auch die Ursache ist, daß die verschiedenen auslösenden Faktoren im wesentlichen dieselben Erscheinungen hervorrufen. Es sind die Erscheinungen der Neurasthenie im allgemeinen dieselben, ob sie durch unvernünftige Lebensweise, durch geistige oder sexuelle Überanstrengung, durch Abusus von Alkohol oder Nikotin etc. zur Entwicklung gebracht werden, wenn sie auch vielleicht bei bestimmter Ätiologie in einzelnen Zügen differieren können. Dasselbe könnte auch die supponierte abnorme Funktion der Schilddrüse erreichen.

Anders steht es aber mit der weiteren Frage, die wir uns vorlegen müssen, ob wir in solchen Fällen Beweise dafür haben, daß die Schilddrüse dabei wirklich eine Rolle spielt, die uns berechtigt, von einer Thyreose zu sprechen. Solange wir nicht gewisse Eigenheiten des Krankheitsbildes kennen, müßten wir zunächst alle sonstigen durch die Empirie erhärteten ätiologischen Faktoren ausschließen können; das ist in der überwiegenden Mehrzahl der Fälle unmöglich. Dann müssen wir den Versuch machen, wenigstens ein oder den anderen Anhaltspunkt zu finden, die auf eine Beteiligung der Schilddrüse hinweisen. Diesen kommt aber nur bedingter Wert zu. Daher werden wir günstigsten Falles in vereinzelten Fällen einen Thyreoidismus vermuten können. Wenn bei einer jugendlichen Person mit Struma, die früher nie nervöse Erscheinungen geboten hat, solche auftreten, ohne daß wir dafür eine andere Ursache nachweisen können, wenn gleichzeitig Tachykardie und eine Neigung zu Diarrhöen nachweisbar wird, so kann das ein Thyreoidismus sein, die Erscheinungen könnten aber ebensogut durch unglückliche Liebe bedingt sein, von der uns die Kranke keine Mitteilung macht. In den Fällen, die mir unter der Diagnose einer forme fruste, einer Thyreose etc. zugekommen sind, hätte ich in der Mehrzahl der Fälle überhaupt nicht an einen Thyreoidismus gedacht, das waren Degenerierte mit einer einfachen Neurasthenie und einem zufälligen Kropf. In einer Anzahl von Fällen ergab genaueres Zusehen das Bestehen von nervösen Erscheinungen schon vorher und man konnte für die später einsetzenden Erscheinungen vielleicht an eine Kombination mit Thyreoidismus denken. Dann war vielleicht noch ein oder der andere Fall, bei welchem man vermuten konnte, daß die Schilddrüse mit den nervösen Erscheinungen in engerer Beziehung stehen könnte, aber darüber hinaus konnte man nicht gehen. Es ist dies auch begreiflich, wenn man überlegt, daß bei der neuropathischen Disposition, die angenommen werden muß, damit die Erscheinungen des Thyreoidismus unter dem abweichenden Bilde verlaufen können, gewiß alle möglichen Einwirkungen, die das Leben mit sich bringt, nicht spurlos vorübergegangen sein können. Es würde die Annahme, daß die Schilddrüse allein jetzt die Erscheinungen hervorgerufen haben soll, den Stempel des Gekünstelten an sich tragen.

Wenn es auch sicher ist, daß die Auffassung der Neurasthenie als einer Neurose ihre Entstehung nur dem Mangel besserer Erkenntnis verdankt und es wahrscheinlich ist, daß bei ihr und ihren Verwandten Funktionsstörungen der endokrinen Drüsen und Störungen ihres Gleichgewichtes eine Rolle spielen, so haben wir doch vorläufig kein Recht, Fälle von Neurasthenie, weil sie sich zufällig bei einem Kropfigen finden, und weil ihre Erscheinungen Ähnlichkeit mit den bei Thyreoidismus zu beobachtenden haben, den Thyreosen zuzuzählen und in der Schilddrüsenstörung das Um und Auf des Prozesses zu sehen. Richtiger muß für diese Fälle vorläufig die Bezeichnung Neurasthenie beibehalten werden. Wenn wir unserem Empfinden, mehr als das kann es nicht sein, Ausdruck geben wollen, daß hier neben anderen Faktoren auch der Schilddrüse eine Rolle zufällt, könnten wir vielleicht von thyreogener Neurasthenie sprechen. Vorläufig ist aber die Rolle der Schilddrüse bei diesen Zuständen nicht genügend geklärt und die größte Vorsicht mit Schlüssen und Bezeichnungen, die präjudizieren, am Platze. Wenn Kottmann, weil er dieselben Gerinnungsänderungen des Blutes, die er bei Morbus Basedowi fand, auch bei Neurasthenie ohne Basedowsymptome findet, nicht den Schluß zieht, daß die Gerinnungsänderung des Blutes für den Thyreoidismus nicht charakteristisch ist, sondern eine Schilddrüsennervosität annimmt, so ist sein Schluß nicht gerechtfertigt.

Ebensowenig begründet erscheinen vorläufig die Bestrebungen, auch andere nervöse Störungen als thyreogen zu deuten. So spricht Léopold Levi die Migräne, das Asthma als eine Schilddrüsenerkrankung an, er spricht von Temperamenten des Hypo- und Hyperthyreoidismus, von einer Instabilität der Thyreoidea mit den Erscheinungen neuroarthritischer Beschwerden und von zusammengesetzten endokrinen Temperamenten.

Formen mit vorwiegenden Erscheinungen von seiten des Verdauungstraktes. Thyreogene Hyperchlorhydrie; thyreogene Diarrhöen.

Wir haben gesehen, daß die bei Morbus Basedowi häufig zu beobachtenden Störungen von seiten des Verdauungstraktes durchaus nicht einfach auf

die Funktionsstörung der Schilddrüse bezogen werden können, sondern daß
für deren Zustandekommen eine Reihe von Momenten bestimmend ist. Ist
schon dort die Frage der Zugehörigkeit zum Morbus Basedowi und der Abhängigkeit von der Schilddrüse schwierig zu beantworten gewesen, so ist dies naturgemäß noch viel schwieriger in den hier in Betracht kommenden Fällen, bei
welchen die Erscheinungen von seiten der Verdauungsorgane das Krankheitsbild beherrschen und sonst nur einzelne vieldeutige Symptome vorhanden sind,
die wir auch bei dem Thyreoidismus finden.   Auch hier ist vorläufig alles Hypothese und bedarf weiterer eingehender klinischer Erhärtung.

Marañon nimmt für viele Fälle unklarer nervöser Hyperchlorhydrie als
Ursache Thyreoidismus an und sieht eine Stütze seiner Auffassung darin,
daß man durch Schilddrüsenzufuhr Hyperchlorhydrie erzeugen könne, daß
dieselbe bei Heilung des Hyperthyreoidismus schwindet und daß beide Zustände häufig zusammen vorkommen.

Léopold Levi faßt die Enteritis membranacea als eine thyreogene
Störung auf und Curschmann jun. weist auf die Möglichkeit hin, daß Diarrhöen
lange Zeit als einziges Symptom eines Morbus Basedowi bestehen können und
daß man auch bei hartnäckigen nervösen Diarrhöen ohne alle deutlichen Basedowsymptome an einen thyreogenen Ursprung denken müsse.   Die Diagnose
meint er selbst, mache unter Umständen Schwierigkeiten; er legt auf die
Lymphocytose, auf die Adrenalinmydriase und vielleicht auf das morgendliche
Auftreten der Diarrhöen Gewicht.

Thyreogene Nephrosen.   Über die Beziehungen der Schilddrüse zu
Veränderungen der Niere ist nahezu nichts bekannt, wir können auf unsere
früheren Ausführungen (Komplikationen Niere) verweisen.

Literatur-Verzeichnis.

Die hier angeführte Literatur ist für den Morbus Basedowi nur ausführlich vom Jahre 1910 bis Anfang 1915 gebracht. Aus früherer Zeit sind nur jene Arbeiten angeführt, die einen neuen Gesichtspunkt erbringen oder größere Zusammenfassungen darstellen. Hier sei auf die ausführliche Literaturzusammenstellung Sattlers bis zum Jahre 1910 verwiesen. Für Forme fruste des Morbus Basedowi verweisen wir für die ältere Literatur noch auf die Bearbeitung dieser Frage von R. Stern. Für die Thyreosen, Thyreotoxikosen, Thyreoidismus ist ebenfalls nur die Literatur der letzten Jahre angeführt und finden sich die Arbeiten, da eine Trennung dieser Formen vom Morbus Basedowi zumeist nicht durchgeführt wird, unter der Basedowliteratur. Für die letzten Jahre haben wir den Versuch gemacht, die Literatur getrennt anzuführen, müssen aber auch hier auf die Basedowliteratur verweisen. Für das Kropfherz haben wir die gesamte uns zugängliche Literatur zusammengestellt.

Ältere Literatur.

Aran, De la nature et du traitement de la maladie de Basedow. Arch. gén. de méd. **1861**. S. 106. — Aran, De la cachexie exophthalmique. Gaz. hebdom. **1860**. S. 795. — Aran, Gaz. méd. **1862**. S. 122. — Askanazy, Pathologisch-anatomische Beiträge zur Kenntnis des Morbus Basedowi, insbesonders über die dabei auftretende Muskelerkrankung. Deutsch. Arch. f. klin. Med. **61**. S. 118. 1898. — v. Basedow, Exophthalmus durch Hypertrophie des Zellgewebes in der Augenhöhle. Caspers Wochenschr. f. d. ges. Heilk. **1840**. Nr. 13. 14. — v. Basedow, Die Glotzaugen. Ibidem **1848**. Nr. 49. S. 769. — v. Basedow, Über Exophthalmus. Ibidem **1849**. Nr. 26. S. 414. — Becker, Über spontanen Arterienpuls in der Netzhaut bei Morbus Basedowi. Wien. med. Wochenschr. **1873**. S. 565. — Becker, Dasselbe. Klin. Monatsbl. f. Augenheilk. **18**. 1. 1880. — Bertoye, Étude clinique sur le fièvre du goître exophthalmique et comparativement sur les fièvres speciales à quelques autres neuroses. Thèse de Lyon. 1888. — Blum, Die Schilddrüse als entgiftendes Organ. Berl. klin. Wochenschr. **1898**. Nr. 43. — Blum, Zur Chemie und Physiologie der Jodsubstanz der Schilddrüse. Pflügers Arch. **77**. S. 70. 1899. — Blum, Neues und altes zur Pathologie und Physiologie der Schilddrüse. Kongr. f. inn. Med. **1906**. S. 183. — Buschan, Die Basedowsche Krankheit. (Monographie.) Leipzig und Wien. 1884. F. Deuticke. — Charcot, Memoire sur une affection, caractérisée par des palpitations du coeur et des artères, la tuméfaction de la glande thyroïde et une double exophthalmie. Gaz. méd. de Paris. **1856**. Nr. 38. 39. — Charcot, Sur la maladie de Basedow. Gaz. hebdom. **1859**. S. 216. — Charcot, Maladie de Basedow; formes frustes; nouveau signe physique; traitement par l'électricité. Gaz. des hôp. **1885**. Nr. 13. 15. — Charcot, Maladie de Basedow. Gaz. hebdom. **1889**. S. 188. — Chvostek, sen., Morbus Basedowi. Wien. med. Presse. 1869. — Chvostek, sen. Weitere Beiträge zur Pathologie und Elektrotherapie des Morbus Basedowi. Ibidem 1871. 1872. 1875. — Chvostek, Über alimentäre Glykosurie bei Morbus Basedowi. Wien. klin. Wochenschr. **1892**. Nr. 17. 18. 22. — Chvostek, Symptome von Morbus Basedowi bei Chlorose. Ibidem **1893**. Nr. 42. 45. — Eppinger und Hess, Zur Pathologie des vegetativen Nervensystems. III. Zeitschr. f. klin. Med. **68**. S. 231. 1909. — Eulenburg, Die Basedowsche Krankheit. Ziemssens Handb. d. spez. Path. u. Therap. **12**. 1875. — Eulenburg, Über den diagnostischen Wert des Charcot-Vigourouxschen Symptoms bei Basedowscher Krankheit. Zentralbl. f. klin. Med. **15**. Nr. 1. 1890. — Eulenburg, Kongr. f. inn. Med. **1897**. S. 206. — Eulenburg und Guttmann, Die Pathologie des Sympathikus. Arch. f. Psych. 1. S. 430. 1868. — Eulenburg u. Guttmann, Dasselbe. Berlin. 1873. — Filehne, Zur Pathogenese der Basedowschen Krankheit. Sitzungsber. d. phys.-med. Sozietät. Erlangen. 1879. S. 177. — Freund, W. A., Das Bindegewebe im weiblichen Becken. Gynäk. Klin. 1. S. 274. 1885. Straßburg. — Friedreich, Krankheiten des Herzens. (Die Basedowsche Krankheit.) Erlangen. 1867. 2. Aufl. S. 307. — Gauthier, Traitement de la maladie de Basedow, du diabète et de l'épilepsie par l'antipyrine. Rev. gén. de clin. et de ther. 1888. Nr. 15. — Gauthier, De la cachexie thyroïdienne dans la mal. de Basedow. Lyon médical. 1888. Nr. 22. — Gauthier, Du goître exophthalmique. Rev. de méd. 1890. S. 409. — Derselbe, Des goîtres exophthalmiques secondaires ou symptomatiques. Lyon médical. 1893. Nr. 2—4. — Gauthier, Corps thyroïde et maladie de Basedow. Ibidem 1895. Nr. 35. — Geigel, Die Basedowsche Krankheit. Würzburger med. Wochenschr. 1866. S. 70. — v. Graefe, Bemerkungen über Exophthalmus mit Struma und Herzleiden. Arch. f. Ophth. III. 2. S. 278. 1857. — v. Graefe, Über Basedowsche Krankheit. Deutsche Klin. 1864. Nr. 16 und Klin. Monatsbl. f. Augenheilk. 1864. S. 183. — v. Graefe, Demonstration eines an Basedowscher Krankheit leidenden Patienten. Berl. klin. Wochenschr. 1867. S. 319. — v. Graefe, Partielle Tenotomie des M. levator palpebr. sup. bei Basedowscher Krankheit. Klin. Monatsbl. f. Augenheilk. 5. S. 272. 1867. — Graves, London med. and surg. journ. 1835. Nr. 173. — Graves, System of clin. medic. Dublin. 1843. S. 674. — Griffith, Analysis of cases from the clinics of Drs. Little and Glascott. Transactions of the ophthalmol. society. 6. S. 60. 1886. – Gros, L., Note sur une maladie peu connue, désignée sous le nome de cachexie exophth. etc. Gaz. méd. 1875. S. 232. — Gros, L., De la mal. de Graves ou goître exophthalmique et son traitement. Bull. gén. de thérapie. 1861. S. 97. — Gros, L., Du goître exophthalmique. Gaz. hebdom. 1864. S. 825. — Gros, P., Étude sur le goître exophthalmique. Thèse de Paris. 1884. — Kahler, Über den Leitungswiderstand der Haut bei Morbus Basedowi. Zeitschr. f. Heilk. 1888. S. 365. — Kahler, Über die Erweiterung des Symptomenkomplexes der Basedowschen Krankheit. Prag. med. Wochenschr. 1888. Nr. 30. 32. — Koeben, De exophthalmo ac struma cum cordis affectione. Inaug.-Diss. Berlin. 1855. — Kraus, Fr., Morbus Basedowi. Handb. d. prakt. Med. von W. Ebstein. 2. S. 259. 1899. — Kraus und Friedenthal, Über die Wirkung der Schilddrüsenstoffe. Berl. klin. Wochenschr. 1908. S. 1709. — Magnus-Levy, Über den respiratorischen Gaswechsel unter dem Einfluss der Thyreoidea, sowie unter verschiedenen pathologischen Zuständen. Berl. klin. Wochenschr. 1895. Nr. 30. S. 650. — Magnus-Levy, Gaswechsel und Fettumsatz bei Myxödem und Schilddrüsenfütterung. Kongr. f. inn. Med. 1896. S. 140. — Magnus-Levy, Der Stoffwechsel bei Erkrankungen einiger Drüsen ohne Ausführungsgang. Handb. d. Path. d. Stoffwechs. Berlin. 2. S. 325. 1907. — Martius, Experimentelle Untersuchungen zur elektrischen Diagnostik. Arch. f. Psych. 18. S. 601. 1887. — Moebius, Über Insuffizienz der Konvergenz bei Morbus Basedowi. Zentralbl. f. Nervenheilk. 1886. S. 356 und Schmidts Jahrb. 210. S. 237. — Moebius, Über das Wesen der Basedowschen Krankheit. Zentralbl. f. Nervenheilk. 1887. Nr. 8. — Moebius, Über Morbus Basedowi. Zeitschr. f. Nervenheilk. 1. S. 400. 1891. — Moebius, Die Basedowsche Krankheit. Nothnagels Handb. 22. 2. Aufl. Wien. 1906. — Marie, P., Contribution à l'étude et au diagnostic des formes frustes de la mal. de Basedow. Thèse de Paris 1883. — Marie, P., Sur la maladie de Basedow. Progrés méd. 1883. Nr. 28. — Marie, P., Sur la nature et sur quelques-uns des symptomes de la maladie de Basedow. Arch. de neurol. 6. S. 79. 1883. — Marie, P., Sur la nature de la maladie de Basedow. Mercredi médic. 1894. Nr. 9. — Müller, Fr., Beiträge zur Kenntnis der Basedowschen Krankheit. Deutsch. Arch. f. klin. Med. 51. S. 335. — Murray, Thyroid secretion as a factor in exophthalmic goiter. Brit. Med. Journ. 2. S. 677. 1893. — Murray, The Bradshaw Lecture on exophthalmic goiter and its treatment. Ibidem 2. S. 1245. 1905. — Notkin, Zur Schilddrüsenphysiologie. Virchows Arch. 144. 1896. Suppl. — Piorry, Goître exophthalmique. Gaz. hebdom. 1862. S. 477. 493. — Sattler, Die Basedowsche Krankheit. Graefe-Saemisch, Handb. d. Augenheilk. 9. 2. Leipzig 1909. — v. Stellwag, Über gewisse Innervationsstörungen bei der Basedowschen Krankheit. Wien. med. Jahrb. 1869. S. 25. — Stern, Richard, Differentialdiagnose und Verlauf des Morbus Basedowi und seiner unvollkommenen Formen. Jahrb. f. Psych. u. Neurol. 29. 1909. — Stokes, Diseases of the heart. (Deutsch von Lindwurm.) 1856. — Trousseau, Du goître exophthalmique. L'Union méd. 8. S. 437. 1860. — Trousseau, Sur le goître exophthalmique. Arch. gén. de méd. 1862. S. 244. — Vigouroux, Über die Verminderung des elektrischen Widerstandes bei der Basedowschen Krankheit. Zentralbl. f. Nervenheilk. 10. S. 705. 1886.

Neuere Literatur (1910 bis Anfang 1915).

Abrahams, The medical management of exophthalmic goiter. Med. Record 1914. Nr. 5. S. 1122. — Abrams, The treatment of exophthalmic goiter. Internat. clin. 1912. Nr. 22. S. 35. — Adler, Untersuchungen über den Adrenalingehalt des Blutes. Deutsch. Arch. f. klin. Med. 114. S. 282. — Akopianz, Die neueren Behandlungsmethoden des Morbus Basedowi. Inaug.-Diss. Berlin 1911. — Alamartine, H., Les lésions thyroidiens de la maladie de Basedow primitive et du goître basedowifant. Lyon chirurgical.

1910. IV. S. 116. — Alamartine, H., Le goître exophthalmique et son traitement chirurgical. Thèse de Lyon **1910.** — Alamartine, H., Le traitement chirugical de la maladie de Basedow. Gaz. des hôpit. **1911.** 30. Dec. — Albertoni, P., Recherches sur les modifications du sang conséc. à l'éstirpation l'appar. thyro-parathyroidien. Arch. internat. de physiol. **1911.** S. 29. — Amado, A., Contribution à l'étude pathogénique et thérap. du goître exophthalmique. Thèse de Paris **1910.** — Aoyagi, T., Studien über die Veränderungen des sympathischen Nervensystems, insbesondere der Neurofibrillen bei Morbus Basedowi. Deutsche Zeitschr. f. Nervenheilk. **47.** S. 177. 1911 und Deutsche med. Wochenschr. **1911.** Vereinsbeil. S. 48. — d'Arnaud Gerkens, P., Het symptomenkomplex van Basedow bij Malaria tropica. Geneesk. Tijdschr. voor Nederlandsch Indïe. Deel **50.** S. 1. 1910. — Arsimoles et Legrand, Troubles mentaux et maladie de Basedow. Ann. méd.-psychol. **1914.** Nr. 2. — Arsumanianz, Artasches, Zur traumatischen Entstehung der Basedowschen Krankheit. Inaug.-Diss. Berlin 1910. — Arullani, P. F., Gotta e morbo di Basedow. Il Morgagni. **1911.** Nr. 11. S. 428. — Asai, Kwaichiro, Über akuten Morbus Basedowi. Inaug.-Diss. Greifswald. **1913.** — Asher, L., Die Innervation der Drüsen mit innerer Sekretion und die Wirkung ihrer Sekrete auf das Nervensystem. Neurol. Zentralbl. **1912.** (Sitzungsber.) — Asher, L. und Flack, Beitr. zur Physiologie der Drüsen. XVI. Mitt.; Die innere Sekretion der Schilddrüse und die Bildung ihres Sekretes unter dem Einfluß des Nervensystems. Zeitschr. f. Biol. **55.** S. 83. 1910. — Asher, L. und Rodt, Die Wirkung der Schilddrüse und ihrer Produkte und die sekretorische Innervation der Schilddrüse. Zentralbl. f. Physiol. **26.** S. 223. 1912. — Ashly, H. T., A case of subacute exophthalmic goiter in a child. Med. chronicle. **58.** S. 113. 1913. — Audebert, Le syndrôme de Basedow, consideré comme manifestation de l'autointoxication gravid. Ann. de gynaecol. **3.** S. 547. — Audrain, J., Essai sur une pathogénie commune aux lésions du corps thyroide et des organes à fonction antitoxiques. Progrès médicale. **1912.** Nr. 13. — Auerbach, Siegmund, Die chirurgischen Indikationen in der Nervenheilkunde. J. Springer. Berlin 1914. — Bach, Pseudo-Gräfe-Symptom. Münch. med. Wochenschr. **1912.** S. 1126. (Sitzungsber.) — Bálint und Molnár, Zur Pathogenese der Diarrhöen bei Morbus Basedowi nebst Bemerkungen über die diagnostische Bedeutung des Fermentgehaltes der Fäzes. Berl. klin. Wochenschr. **1910.** Nr. 35 und Orvosi Hetilap. **1910.** Nr. 36. — Bálint, Einige Fragen zur Entstehung, Symptomatologie und interner Behandlung des Morbus Basedowi (Vortrag). Orvosi Hetilap. **1912.** Nr. 19; ref. Neurol. Centralbl. **1913.** S. 167. — Bamberger, Paroxysmale Tachykardie bei Morbus Basedowi. Deutsche med. Wochenschr. **1910.** Nr. 30. — Barjhoux, Des interventions sur le grand sympathique cervical pour goître exophthalmique. Thèse de Lyon. **1910.** Nr. 32. — Barkan, Morbus Basedowi and Tabes. Boston med. Journ. **1914.** June 18. — Barker, A. E., Partielle Thyreoidektomie mit besonderer Berücksichtigung des Morbus Basedowi. Proc. of the Royal Soc. of Med. **5.** Nr. 6. 1912. — v. Barth-Wehrenalp, Physikalische Therapie des Basedow. Prager med. Wochenschr. **1914.** Nr. 31. — Baruch, M., Zur experimentellen Erzeugung des Morbus Basedowi. Zentralbl. f. Chir. **1912.** Nr. 10. 19. 27. — Baruch, M., Über Dauerresultate operativer und konservativer Therapie bei Morbus Basedowi. Beitr. z. klin. Chir. **75.** Nr. 1 u. 2. 1911. — Basch, Beiträge zur Physiologie und Pathologie der Thymus. 3. Beziehungen von Thymus zur Schilddrüse. Zeitschr. f. exper. Path. **12.** S. 180. 1913. — Bauer, R., Prüfung der Leberfunktion und die Probe auf alimentäre Galaktosurie. Münch. med. Wochenschr. **1912.** S. 1413. (Sitzungsber.) — Baum, H. L., Experimentelle Erzeugung der Basedowschen Krankheit. Beitr. z. klin. Chir. **88.** S. 667. 1914 und Münch. med. Wochenschr. **1914.** S. 106. (Sitzungsber.) — Baumgarten, Die Wirkung von Jod, Basedowdrüsen bei Kachexia thyreopriva. Inaug.-Diss. Bern 1912. — Bayer, R., Zur Histologie der Basedowthymus. Beitr. z. klin. Chir. **82.** S. 408. 1912. — Bechi, Gennaro, Gozzo esoftalmico. Riv. ospedalieri. **1913.** Nr. 19. — Beck, Carl, The significance of the various enlargements of the thyroidgland. New York Med. Journ. **1910.** May 7. — Beck, Carl, On the Morbus Basedowi. Monthly Cyclopaed. and Med. Bull. **13.** Nr. 11. S. 667. 1910. — Becker, W. H., Zur internen Behandlung des Morbus Basedowi. Deutsche med. Wochenschr. **1913.** Nr. 37. S. 1785. — Becker (Weilmünster), Zur chirugischen Behandlung des Morbus Basedowi. Fortschritte d. Med. **1913.** Nr. 38. S. 1042. — Beebe, S. P., Symposium on exophthalmic goiter. The Journ. of the Amer. Med. Assoc. **54.** S. 2138. 1910. (Sitzungsber.) — Beebe, S. P., Exophthalmic goiter. New York Med. Journ. **1911.** July 8. — Beilby, George E., On the diagnosis and treatment of the thyroid gland diseases. Albany Med. Annals. **32.** S. 637. 1911. Nr. 11. — Belajew, W., Zur Frage über den veränderten Blutbefund bei Basedowscher Krankheit und bei Struma. Russki Wratsch. **1911.** Nr. 7. S. 255. — Belot. Traitement radiothérap. du goître exopthalmique. Arch. d'électricité méd. **1913.** S. 167. — Belot, Röntgenbehandlung der Basedowschen Krankheit. Strahlentherapie. **1913.** S. 561. — Berger und Schwab, Die therapeutische Wirkung der Röntgenstrahlen auf Struma und Morbus Basedowi. Deutsche med. Wochenschr. **1912.** Nr. 23. S. 1097. — Bergonié et Spéder, Radiothérapie dans la mal. de Basedow. Arch. d'électr. méd. **20.** S. 358. 1912. — Bernhardt, M., Basedowsche Krankheit und Augenmuskellähmung. Neurol. Centralbl. **1911.**

Nr. 13. S. 706. — Berry, Lectures on the surg. of the thyroid gland. Lancet. **1913**. S. 583. 668. 737. — v. Bialy, Kasimir, Über Morbus Basedowi mit Thymuspersistenz. Inaug.-Diss. Greifswald 1912. — Biedl, Arthur, Innere Sekretion. **1913**. 2. Aufl. I. S. 37. Urban u. Schwarzenberg, Berlin-Wien. — Bing, Über Basedowsche Krankheit. Schweizer Rundschau f. Med. **1913**. S. 409. — Bircher, Eugen, Zur experimentellen Erzeugung des Morbus Basedowi. Zentralbl. f. Chir. **1912**. Nr. 5. S. 138. — Birch-Hirschfeld und Romrick, Über intermittierenden Exophthalmus. Klin. Monatsbl. f. Augenheilk. **50**. S. 411. 1912. — Bittorf, Fettstühle bei Morbus Basedowi. Deutsche med. Wochenschr. **1912**. S. 1034. — Bjelous, Über den Zusammenhang von Morbus Basedowi und Tabes. Inaug.-Diss. Berlin 1913. — Blackford, J. M. and A. H. Sandford, Depressor substances in the serum of blood at exophthalmic goiter. The Americ. Journ. of the Med. Sciences. **146**. Nr. 6. S. 796. 1913 und Med. Record. **84**. Nr. 9. S. 318. 1913. — Blaauw, Die Augensymptome der Basedowschen Krankheit. Sammlg. zwangloser Abhandl. a. d. Gebiete d. Augenheilk. Halle. **1913**. Heft 5. — Blanchera, C., Über zwei Fälle der Flajanischen Krankheit. Gazz. degli ospedali e delle cliniche. **33**. Nr. 9. 1912. — Blum, F., Morbus Basedowi. Schweizer. Rundschau f. Med. **1912**. Nr. 6. — v. Boltenstern, Über Morbus Basedowi. Würzburger Abhandl. **6**. — Bonnaire, Maladie de Basedow et grossesse. La Presse méd. **1910**. Nr. 28. S. 249. — Borchardt, L., Über das Blutbild bei Erkrankungen der Drüsen mit innerer Sekretion und seine Beziehungen zum Status thymicolymphaticus. Deutsch. Arch. f. klin. Med. **106**. S. 182. 1912. — Bossart, A., Über 1400 Strumaoperationen. Beitr. z. klin. Chir. **89**. S. 107. 1914. – Brasch, M., Blutuntersuchungen bei Struma und Morbus Basedowi. Zentralbl. f. Physiol. **1910**. Nr. 20. S. 769. — Bréchot, A., A propos du traitement du goître exophthalmique. Bull. gén. de thérap. **162**. Nr. 11. 1911. — Breitner, B., Experimentelle Untersuchungen über das Wesen der Schilddrüsenerkrankungen. Vereinsbeil. d. Deutsch. med. Wochenschr. **1912**. S. 1955. — Breitner, B., Kritisch-experimentelle Untersuchungen über die kropfigen Erkrankungen der Schilddrüse. Mitteil. a. d. Grenzgeb. **25** S. 808. 1913. — Bret et Mouriquand, Les lésions de systéme nerv. centr. dans la mal. de Basedow. Lyon méd. **1910**. Nr. 10. — Breuer, Karl, Zum Morbus Basedowi. Inaug.-Diss. Berlin 1913. — Bristow, A. T., The diagnosis and treatment of Graves Disease. Long Island Med. Journ. **5**. S. 43. 1911. — Broeckart, Goîtres et cancers thyroidiens exophthalmiques. Soc. Belge de chir. 25. VI. 1910. Neurol. Centralbl. **1912**. S. 176. — Bromberg, L., The operative treatment of exophthalmic goiter. Guys Hosp. Rep. **1912**. — Brown, A. G., Thyroid heart or exophthalmic goiter. Old Dominion Journ. of Med. and Surg. **1911**. June. — Brown, Exophthalmie goiter. Kentucky Med. Journ. **1913**. July 1. — Bruce, Myxoedema following exophthalmic goiter. Rev. of Neurol. and Psych. **1910**. S. 173. — Bühler, M., Lymphozytose bei Morbus Basedowi und Basedowoid. Münch. med. Wochenschr. **1910**. Nr. 19 u. Inaug.-Diss. Tübingen 1910. — Bumstad, Some clinical features of exophthalmic goiter. Med. Record. **1915**. 20. März. — Burnier, L'éxamen du sang dans la mal. de Basedow. La progrés méd. **1910**. Nr. 41. S. 549. — Capelle, Über die Beziehungen der Thymus zum Morbus Basedowi. Vereinsbeil. d. Deutsch. med. Wochenschr. **1911**. S. 1771. — Capélle und Bayer, Thymektomie bei Morbus Basedowi. Beitr. z. klin. Chir. **72**. Nr. 1. 1911. — Capelle und Bayer, Thymus und Schilddrüse in ihren wechselseitigen Beziehungen zum Morbus Basedowi. Ibidem. **86**. S. 509. 1913. — Carpi, Umberto, Über morphologische Blutveränderungen bei Struma und Morbus Basedowi. Berl. klin. Wochenschr. **1910**. Nr. 45. S. 2059. — Carpi, Umberto, Nuovi contributi all' Ematologia del morbo di Flaiani-Basedow. Gazz. med. ital. **1910**. Nr. 31. — Cassirer, Die Rolle des vegetativen Nervensystems in der Pathologie der vasomotorisch-trophischen Neurosen. Neurol. Centralbl. **1912**. S. 1314 (Sitzungsber.). — Cezikas, J., Zur Pathogenese der Basedowschen Krankheit. Wien. med. Wochenschr. **1911**. Nr. 35. S. 2195. — Chapy, A., De la déscendence des Basedowiens. Thèse de Paris. **1910**. Chartier, M., L'électrothérapie du goître exophthalmique. Arch. d'électr. méd. **70**. S. 337. 1912. — Chesneau, Ophthalmomalacie et enophthalmie monolatérale aigue dans une mal. de Basedow, datant de 10 ans. Ann. d'oculist. **143**. Nr. 5. S. 345. 1910. — Chiari [1]), Richard, Sind alle bei Morbus Basedowi vorhandenen Herz- und Gefäßerscheinungen Basedow-Symptome? Zeitschr. f. angew. Anat. u. Konstit. **1**. S. 280. 1913. — Chiari [1]), Richard, Herzerscheinungen bei Morbus Basedowi. Mitteil. d. Gesellsch. f. inn. Med. u. Kinderheilk. **1914**. S. 52. — Chvostek, Franz, Diagnose und Therapie des Morbus Basedowi. Wien. klin. Wochenschr. **1910**. Nr. 6. — Chvostek, Franz, Konstitution und Blutdrüsen. Ibidem. **1912**. Nr. 1. — Chvostek, Franz, Zur Pathogenese des Morbus Basedowi. Ibidem. **1914**. Nr. 7. — Chvostek, Das auslösende Moment in der Pathogenese des Morbus Basedowi. Zeitschr. f. angew. Anat. und Konstit. **1**. S. 27. 1913. — Chrustalew, Über pathologisch-anatomische Veränderungen an einigen inneren Organen bei Morbus Basedowi. Russki Wratsch. **1913**. S. 9. — Clark, Morbus Basedowi nach Lues congenita. Journ. of the Amer. Med. Assoc. **1914**. Nov. 28.

---

[1]) Vgl. Literatur Kropfherz.

— Claude, Henri, Les états basedowiens. Rev. gén. de clin. et de thérap. 1910. S. 807.
— Claude, Henri, Baudouin et Porak, L'épreuve des extr. hypophys. chez les basedowiens. Bull. de la soc. méd. des hôpit. Paris 1914. — Cleret, Étude sur la pathogénie
du goître exophthalmique. Thèse de Paris. 1911. — Codd, Graves Disease. Brit.
med. Journ. 1. S. 1290. 1910 (Sitzungsber.). — Codet - Boisse, Scoliose et maladie de
Basedow chez une enfant de 13 ans. Thèse de Paris. 1911. — Coenen, H., Die Basedowsche Krankheit. (Umfassendes Referat.) Berl. klin. Wochenschr. 1911. Nr. 51. —
Cohen, S. S., Non surgical treatment of exophthalmic goiter. Americ. Journ. of Med.
Sciences. 144 S. 13. 1912. — Colla, Zur Frage der Basedowpsychosen. Allg. Zeitschr. f.
Psych. 70. S. 525. S. 1913. —Corning, E., The medical therapeusis of exophth. goiter. Al-
bany Med. Ann. 1915. S. 111. — Crile, G. W., Note on the neuropath. cytology of anaemia
infections, Graves disease and surgical shock. Ann. of Surg. 51. S. 753. 1910. — Crile,
G. W., Phylogenetic association in relation to exopthalmic goiter and sexual neurasthenia.
Bull. of the med. and chir. Faculty of Maryland. 1911. July. — Crile, G. W., Origin
and nature of exophthalmic goiter. Medical Herald. 1911. Dec. — Crile, G. W., Graves
Disease. Journ. of the Amer. Med. Assoc. 1911. March 4. — Crile, G. W., Graves Disease.
Cleveland med. Journ. 1913. June. — Crile, G. W., The kinetic theory of Graves Disease.
Amer. Journ. of med. sciences. 145. S. 28. 1913. — Curschmann, Hans, Über intermit-
tierende Basedowsymptome bei Tabes und Bronchialasthma. Zeitschr. f. klin. Med. 76.
S. 242. 1912. —Crotti, A., Some pathological and surgical considerations of exophthalmic
goiter. Ohio State Med. Journ. 1911. June. — v. Dalmady, Z., Über Basedowsche
Krankheit. Zeitschr. f. physiol. u. diät. Therap. 1910. Heft 4 u. Orvosi hetilap. 1910. Nr. 26
bis 27. — Davidenkof, Serge, Auffallende Besserung katatonischer Symptome nach
Strumektomie. L'Encéphale. 6. Nr. 8. 1911. — Davidsohn, Carl, Bau der Kröpfe.
Berl. klin. Wochenschr. 1912. Nr. 46. — Davidovitsch, Morbus Basedowi und Schwangerschaft. Inaug.-Diss. Berlin 1913. — Dawson-Turner, Maladie de Basedow. Ann.
d'électrobiol. et de rad. 1914. Nr. 2. — Dayton, H., Treatment of exophthalmic goiter
with Thyroidektin. Journ. of Amer. Med. Assoc. 1911. April 22. — Deaver, J. B.,
Exophthalmic goiter. South. Med. Journ. 3. S. 28. 1910. — Debove, Le goître exophthalmique. Bull. méd. 1912. S. 585. — Dedichen, L., Untersuchungen aus einer Strumagegend über Morbus Basedowi, Myxödem. Festschr. f. Bircher, Tübingen 1914. S. 243.
— Delore, X. et Alamartine, H., Strumektomie bei Morbus Basedowi. Rev. de Chir.
1910. S. 540. — Delore,X. et Alamartine, H., Ligatur der Schilddrüsenarterien bei
Morbus Basedowi. Ibidem. 1911. Nr. 9. S. 391 u. Lyon méd. 42. Nr. 29. 1911. — Delorme, Rapport sur le travail de M. Léniez: Origine traumatique de certains goîtres
exophthalmiques. Bull. soc. de chir. de Paris. 36. Nr. 26. S. 829. 1910. — Demmer,
Fritz, Klinische Studien über Kropfoperationen nach 600 Fällen. Med. Klin. 1912. Nr. 48
bis 51. — Desbouis, Crises enteralgique au cours d'une mal. de Basedow. Bull. de la
soc. méd. des hôpit. Paris 1914. Nr. 15. — Dévic et Gardére, Un cas de goître exophthalmique grave traité et guéri par le sérum de Moebius. Lyon méd. 1911. Nr. 37 u. 38. —
Diekmann, Die Basedowsche Krankheit im Lichte der modernen Forschung. Inaug.-
Diss. Berlin 1910. — Discussion on the surgical treatment of Graves Disease. British
med. Association. Brit. med. Journ. 1910. Oct. 22. — Diskussion auf dem 40. Kongreß
der Deutschen Gesellschaft f. Chirurgie in Berlin. 19.—22. April 1911. Neurol. Centralbl.
1911. S. 566 bis 568. —Diskussion zu „Sänger, Über die Basedowsche Erkrankung" in
der Sitzung d. Ärztl. Vereines in Hamburg vom 3. Jan. 1911. Ibidem. 1911. S. 401—415.
(Boettiger, Denecke, Deutschmann, Dreifuß, E. Fränkel, Haselbroek, Heß,
Kümmel, Nonne, Schottmüller, Simmonds, Umber, Weygandt.) — Diskussion
in der patholog. Abteilung des Ärztl. Vereines in Hamburg. 17. Oktbr. 1911. Ibidem 1912.
S. 72. (Simmonds, E. Fränkel, Sudeck.) — Diskussion in der Kgl. ungarischen
Ärztegesellschaft. 2. u. 9. März 1912 zu den Vorträgen von Bálint, Verebely und
Manninger (Benedict, Bokay, v. Dalmady, Dollinger, Galambos, Goldzieher,
Jendrássik, Donath, Korányi, Mansfeld, Polya, v. Torday, Winternitz, Zwil-
linger). Zentralbl. f. d. ges. inn. Med. 1. S. 433. 1912. — Dlugasch, Exophthalmic
goiter simulating typhoid fever. Med. Record. 78. Nr. 18. 1910. — Dollinger, J., Die
Druckentlastung der Augenhöhle durch Entfernung der äußeren Orbitalwand bei hoch-
gradigem Exophthalmus. Deutsche med. Wochenschr. 1911. Nr. 41. — Dommering, A.,
Oogspierverlammingen bij ziekte van Basedow. Nederl. Tijdschr. voor Geneesk. 1912.
I. Nr. 5. S. 287. —Dromart et Levanort, Dégénérescence mental et mal. de Basedow.
Arch. de neurol. 21. S. 26. — Drury, H. C., Graves Disease. Dublin Journ. of med. Science.
1910. S. 97. Febr. — Dubois, Merkwürdiger Fall von M. Basedowi. Nederl. Tijdschr.
voor Geneesk. 1913. S. 659. (Sitzungsber.) — Dufourt, P., Goître exophthalmique. Lyon
méd. 1913. 6. April. — Dunhill, Über partielle Thyroidektomie unter Lokalanästhesie
mit besonderer Berücksichtigung des Morbus Basedowi. Lancet. 1912. Febr. 17. —Durano,
Ein neues Zeichen bei Basedowscher Krankheit. Tribune méd. 1911. Nr. 9. — Dutoit,
Physikalische Therapie des Morbus Basedowi. Monatsschr. f. prakt. Wasserheilk. 1912.

Nr. 11. — Dutoit, Die Beziehungen des Morbus Basedowi zur Thymushyperplasie. Deutsche med. Wochenschr. 1913. Nr. 6. S. 272. (Sammelreferat.) — Dyrenfurth, Zum Kapitel des traumatischen Basedow. Deutsche med. Wochenschr. 1912. Nr. 47. S. 2208. — Ebstein, W., Zur Behandlung der Basedowschen Krankheit. Therap. Monatsh. 1910. Nr. 12 u. Riforma medica 1911. Nr. 17. — Edmunds, W., Treatment of Graves Disease with the milk of thyroidless goats. Lancet. 1910. S. 1135. Ibidem. 1911. Dec. 9. — v. Eiselsberg, Anton, Pathologie und Therapie der Schilddrüsenerkrankungen. Vereinsbeil. d. Deutsch. med. Wochenschr. 1910. S. 1013. — Elsner, Typical and atypical exophthalmic goiter. Amer. Journ. of Med. Scienc. 1914. May. — Eppinger, H., Die Basedowsche Krankheit. Lewandowskys Handb. d. Neurol. IV. Julius Springer. Berlin. — Eppinger, H. und Hess, Leo, Vagotonie. Berlin. August Hirschwald. 1910. — Eppinger, H. und v. Noorden, K. H., Zur Therapie der Basedow-Diarrhöen. Intern. Beitr. z. Pathol. u. Therap. d. Ernährungsstörungen. 1910. II. Nr. 1. — Erben, Siegmund, Über das Gräfesche Symptom. Neurol. Centralbl. 1911. S. 1205 (Sitzungsber.) u. Deutsche Zeitschr. f. Nervenheilk. 43. S. 414. 1912. — Eshner, A. A., Exophthalmic goiter. Med. Record. 82. S. 248. 1912. — Essenson, S. J., Exophthalmic goiter. New York med. Journ. 98. S. 80. 1913. — Etienne, Maladie de Basedow et Addisonisme total, syndrôme polygl. Bull. soc. méd. des hôpit. de Paris. 1910. S. 824. — Falta, W., Über Glykosurie und Fettstühle bei Morbus Basedowi. Zeitschr. f. klin. Med. 71. S. 1. 1910. — Falta, W., Erkrankungen der Blutdrüsen. Berlin 1913. J. Springer. — Falta, W., Newburgh u. Nobel, Über die Funktion der Drüsen mit innerer Sekretion. Zeitschr. f. klin. Med. 72. S. 97. 1911. — Farrant, Rupert, The pathological changes of the thyroid in disease. Lancet. 1914. Nr. 10 u. Proceedings of the Roy. Soc. of Med. 7. Nr. 5. Path. section. 1912. S. 49. — Farrant, Rupert, Endemic and exophthalmic goiter. Brit. med. Journ. 1914. S. 107. July 18. — Farrant, Rupert, Contributo alla diagnosi biolog. del morbo di Flaiani-Basedow. Ann. de l'instit. 1914. Nr. 4. — Fauser[1]), Einige Untersuchungsergebnisse und klinische Ausblicke auf Grund der Abderhaldenschen Anschauungen und Methoden. Deutsche med. Wochenschr. 1912. Nr. 52. — Fauser, Psychische Störungen bei Basedowscher Krankheit. Vereinsbeil. d. Deutsch. med. Wochenschr. 1913. S. 45. — Fauser[1]), Über dysglanduläre Psychosen. Neurol. Centralbl. 1914. S. 873. (Sitzungsber.) — Federn, S., Morbus Basedowi. Wien. klin. Wochenschr. 1910. Nr. 16. — Fernandez, F. M., Manifestations oculaires du goître exophthalmique. La prensa médica. 1911. Nr. 3. S. 41. — Fischer, M. K., The X-ray treatment of exophthalmic goiter. New York med. Journ. 101. Nr. 10. S. 455. 1914. — Fitz, Medical history of exophthalmic goiter. Boston med. Journ. 1914. April 30. — Fleming, On some cases of exophthalmic goiter. New Zealand med. Journ. 8. S. 72. 1910. — Flesch, Über den Blutzuckergehalt bei Morbus Basedowi und über thyreogene Hyperglykämie. Beitr. z. klin. Chir. 82. S. 236. 1912. — Flieg, R., Ein Beitrag zur Kenntnis des Morbus Basedowi. Schweizer ärztl. Mitteil. a. Univ.-Inst. Zürich. 1910. S. 387. — Flynn, J., Exophthalmic goiter. Australasian med. Gazette. 1910. Sept. 20. — Förstiger, Die chirurgische Behandlung des Morbus Basedowi. Inaug.-Diss. Heidelberg 1912. — Fomorewski, N., Pathologische Anatomie des Morbus Basedowi. Russki Wratsch. 1913. Nr. 15. — Fonio, Anton, Über den Einfluß von Basedowstruma- und Kolloidstrumapräparaten und Thyreoidin auf den Stickstoffwechsel und das Blutbild bei Myxödem. Mitteil. a. d. Grenzgeb. 24. S. 123. 1911. — Frankl, O., Über Ovarialfunktion bei Morbus Basedowi. Gynäk. Rundschau. 1913. Nr. 17. S. 619. — v. Frankl-Hochwart, L.[1]), Einfluß der inneren Sekretion auf die Psychosen. Med. Klin. 1912. Nr. 48. — Freund, Leopold, Röntgenbehandlung des Morbus Basedowi. Wien. med. Wochenschr. 1910. Nr. 21. — Friedrich, W., Über die Behandlung des Morbus Basedowi. Inaug.-Diss. Berlin 1911. — Friedemann, M. und Kohnstamm, O., Pathogenese und Psychotherapie des Morbus Basedowi. Zeitschr. f. Neurol. u. Psych. 23. S. 357. 1914. — Friis-Möller, Magenfunktion bei Morbus Basedowi. Hospitalstid. 1914. Jahrg. 57. Nr. 4. S. 97 (dänisch). — Frothingham, Channing, Recent advances in the treatment of Graves Disease. Boston Med. and Surg. Journ. 1910. Nr. 18. — Fründ, H., Die glatte Muskulatur der Orbita und ihre Bedeutung für die Augensymptome bei Morbus Basedowi. Beitr. z. klin. Chir. 73. S. 755. 1911. — Fuller, W., Report of exophthalmic goiter, based on experience of members of the Chicago surg. society. Surg., gynec. and obstet. 15. S. 585. 1912. — Funke, Rudolf, Über akuten Morbus Basedowi. Zentralbl. f. inn. Med. 1913. Nr. 28. S. 705 u. Prager med. Wochenschr. 1913. Nr. 23. S. 320. — Gáli, Géza, Strumitis posttyphosa tarda und sekundärer Morbus Basedowi. Deutsche med. Wochenschr. 1913. Nr. 27. S. 1302 u. Orvosi hetilap. 1913. S. 196. — Gallat, P., Zur Pathologie der Schilddrüse. Weljaminoffs chir. Arch. (russ.) 26. S. 581. 1910. — Gastaud, Le diabéte dans le syndrôme de Basedow. Thèse de Paris. 1913. — Gebele, Zur Frage der Thymuspersistenz bei Morbus Basedowi. Arch. f. klin. Chir. 93. S. 133. 1910 u. Beitr. z. klin. Chir. 70. S. 20. 1910. — Gebele, Über experimentelle Versuche mit Basedowthymus. Beitr. z. klin.

---

[1]) Vgl. Literatur Thyreoidismus.

Chir. **76**. S. 823. 1911 u. Münch. med. Wochenschr. **1911**. S. 1748. (Sitzungsber.) — Gellhorn, George, Exophthalmic goitre and pregnancy. The Amer. Journ. of Obstet. **1913**. — Gerhardt[1]), Zur Lehre von den Herzstörungen bei der Basedowschen Krankheit. Neurol. Centralbl. **1910**. S. 170. (Sitzungsber.) — Gerhardt[1]), Les troubles cardiaques chez le Basedow. Rev. méd. de la Suisse. **1910**. S. 178. — Ghedini, G., Experimentelle und klinische Beiträge zur Azetonitrylreaktion mit besonderer Berücksichtigung der Differentialdiagnose bei Morbus Basedowi. Wien. klin. Wochenschr. **1911**. Nr. 21. S. 736. — Gilbride, J. J., Cultures from the thyroid gland in goiter. Journ. of the Amer. med. Assoc. **1911**. Dec. 16. — Gilmour, Mental symptoms in a case of exophthalmic goiter. Journ. of mental science. **55**. S. 668. — Giordano, G., Ricerche ematologiche su alcuni casi di gozzo semplice e gozzo basedowiano. Gazz. internaz. di medic. **45**. 1—5. 1911. — Glaserfeld, B., Die Erfolge der operativen Behandlung des Morbus Basedowi. Mitteil. a. d. Grenzgeb. **28**. S. 92. 1914. — Gley, E., De l' exophthalmie consécutive à la thyroidectomie. Compt. rend. de la soc. de biologie. **68**. S. 858. 1910. — Gley, E., Action cardio-vasculaire des extraits du gland thyroide. Journ. de Physiol. **13**. Nr. 6. S. 955. 1911. — Gley, E. et Cléret, Action cardiovasculaire du serum sanguine des malades atteints de goître exophthalmique. Ibidem. **13**. Nr. 6. S. 928. 1911. — Goldberg, H., Über die Erblichkeit der Basedowschen Krankheit. Inaug.-Diss. Berlin 1910. — Goldstein et Cobilovici, Un cas de paralysie agitante chez une basedowienne. Rev. neurol. **1910**. Nr. 11. — Goodall, James, R. and L. C. Conn, The relation of the thyroid gland to the female generative organs. Surg., gyn. and obstetr. **1911**. May. — Gordon, Alfred, External ophthalmoplegia followed by exophthalmic goiter. Journ. of nervous and mental disease. **37**. S. 313. 1910 (Sitzungsber.). — Gordon, M. B., Exophthalmic goiter with report of a case. Med. Record. **81**. Nr. 24. S. 1141. 1912. — Gottlieb, R., Pathologie und Therapie der Basedowschen Krankheit. Experimentelles zur Theorie des Morbus Basedowi. Deutsche med. Wochenschr. **1911**. Nr. 47. S. 2161. — Gould and Durand, Eye strain, a cause of exophthalmic goiter. Journ. of Amer. Med. Assoc. **55**. Nr. 25. S. 2151. 1910. — Gouget, A., Pleurésie et goître exophthalmique. La Presse méd. **1911**. Nr. 14. S. 125. — Gouget, A., L'exophthalmie dans les néphrites. La Presse méd. **1912**. S. 16. — v. Graff, E., Die Basedowsche Krankheit als Kontraindikation gegen gynäkologische Röntgentherapie. Wien. klin. Wochenschr. **1914**. Nr. 5. — v. Graff, E. und Novak, J., Basedow und Genitale, Schilddrüse und Gestation. Vereinsbeil. d. Deutsch. med. Wochenschr. **1913**. S. 1179. — v. Graff, E. und Novak, J., Basedow und Genitale. Arch. f. Gynäk. **102**. S. 18. 1914. — Graupner, Nierenerkrankungen bei Morbus Basedowi. Münch. med. Wochenschr. **1910**. Nr. 32. — Graupner, Strumektomie bei Basedow. Deutsche med. Wochenschr. **1910**. S. 589 (Sitzungsber.). — Graziadei, La febbre nel morbo di Basedow. Rivist. crit. delle cliniche med. **1913**. S. 193. 209. 225. — Grek, Johann, Das Verhalten des Blutes bei der Basedowschen Krankheit (poln.). Tygodnik lekarski Lwowski. **1911**. Nr. 30. — Großmann, J., Zur Pathologie der Schilddrüse. (Russ.) Praktischeski Wratsch. **1910**. S. 384. 401. 418. — Groves, E. H. and C. Joll, Thyroid grafting and the surgical treatment of exophthalmic goiter. Brit. med. Journ. **1910**. Dec. 24. — Grober, Über Selbstheilung der Basedowschen Krankheit. Neurol. Centralbf. **1912**. S. 1461 (Sitzungsber.) u. Münch. med. Wochenschr. **1913**. Nr. 1. S. 8. — Grünstein, A., Zur Hämatologie des Morbus Basedowi. Korsakoffsches Journ. **1912**. S. 157. — Grumme, Theorie des Basedow, Myxödem etc. Berl. klin. Wochenschr. **1912**. Nr. 16. — Günzburg, Die gegenwärtigen Anschauungen über Morbus Basedowi. Münch. med. Wochenschr. **1911**. S. 1213 (Sitzungsber.). — Günzel, Beiträge zur Behandlung des Morbus Basedowi. Klin.-therapeut. Wochenschr. **1913**. Nr. 34 u. Med. Klin. **1913**. Nr. 36. S. 1455. — Guthrie, J. A., Exophthalmic goiter. Journ. Alumni Assoc. Coll. Phys. and Surg. **13**. S. 78. 1910. — v. Haberer, H., Thymusreduktion bei Morbus Basedowi. Wien. med. Wochenschr. **1913**. Nr. 44. — v. Haberer H., Thymusreduktion und ihre Erfolge bei Morbus Basedowi. Mitteil. a. d. Grenzgeb. **27**. S. 199. 1914. — v. Haberer, H., Weitere Erfahrungen über Thymektomie bei Basedow und Struma. Neurol. Centralbl. **1914**. S. 666. Med. Klin. Nr. 26 u. Arch. f. klin. Chir. **105**. S. 296. 1914. — v. Haberer, H., Therapeutische Mißerfolge bei Basedow. Wien. klin. Wochenschr. **1915**. Nr. 1. — Habs, Über Morbus Basedowi. Münch. med. Wochenschr. **1911**. S. 767. (Sitzungsber.) — Haenel, F., Jahresbericht der Gesellschaft für Natur- und Heilkunde in Dresden. **1910**. S. 21. — Hagen, W., Struma und Morbus Basedowi. Münch. med. Wochenschr. **1911**. S. 601. (Sitzungsber.) — Hagen, W., Interne Kropfbehandlung. Würzburg 1913. Curt Kabitzsch. — Haggard, W. O., Exophthalmic goiter. Southern Med. Journ. **1910**. Dec. — Haller, E., The influence of salicylates and kindred drugs on thyroid activity. Lancet. **1911**. Sept. 9. — Hallervorden, J., Diagnostische und therapeutische Bemerkungen zum Morbus Basedowi. Therap. d. Gegenw. **1913**. S. 347. — Halberstadt, Trouble ment. dans le goître exophthalmique. Rev. neurol. **1912**. Nr. 5. — Hamilton, W. D., The surgical treatment of exophthalmic goiter. Med. Record. **1912**. June 13. —

---

[1]) Vgl. Literatur Kropfherz.

Hanns et Caussade, Goître exophthalmique et pleurésie. Rev. méd. de l'Est. 1913. S. 460. — v. Hansemann, D., Über altruistische Erkrankungen. Berl. klin. Wochenschr. 1912. Nr. 10. — Hart, Carl, Thymusstudien. III. Pathologie der Thymus. Virchows Arch. 214. 1913. — Hart, Carl, Die Bedeutung der Thymus für Entstehung und Verlauf des Morbus Basedowi. Arch. f. klin. Chir. 104. S. 347. 1914. — Hart, Carl, Über Morbus Basedowi. Med. Klin. 1915. Nr. 14. — Hashimoto, Über Struma lymphomatosa. Arch. f. klin. Chir. 97. S. 219. 1912. — Hasselwander, Bemerkungen zu J. Holmgren: Über den Einfluß der Basedowschen Krankheit etc. auf das Knochenwachstum etc. Anat. Anzeig. 37. S. 447. 1910. — Hawn, Cl. B., Exophthalmic goitre; etiology and symptomatology. Albany med. Ann. 1915. S. 111. — Hatiegan, J., Über das Blutbild bei Struma und Morbus Basedowi. Wien. klin. Wochenschr. 1912. Nr. 39. S. 1449 u. Orvosi hetilap. 1913. Nr. 1. — Hebrant et Antoine, Un cas de maladie de Basedow chez le chien. Ann. de méd. vét. 1913. Nr. 6. S. 305. — Heersfordt, Augenleiden als Symptom von Morbus Basedowi. Ugeskrift for Laeger. 1910. S. 87. — Heinlein, Fall von Morbus Basedowi. Münch. med. Wochenschr. 1912. S. 1633. (Sitzungsber.) — Heitz, J., Traitement des états basedowiens par les bains carbo-gazeux de Royat. Paris méd. 1912. — Hensel, Modern phases and treatment of Basedows diseas. Med. Record. 1915. May 8. — Hertzler, Arthur E., The relation of pelvic disease to exophthalmic goitre. Journ. of the Amer. med. Assoc. 57. Nr. 26. S. 2076. 1911. — Herringham, A clinical lecture on Exophthalmic goiter. Clin. Journ. 35. S. 342. 1910. — Hewlett, A. W., Circulating changes in exophthalmic goiter. Ohio State Med. Journ. 1910. S. 15. Oct. — Hirsch, Rahel, Schilddrüse. Handb. d. Biochemie. III. Jena. — Hirsch, Rahel, Der Morbus Basedowi. Ibidem. IV. 1910. S. 164. — Hirsch, Rahel, Thymin und seine Wirkung in der Behandlung des Morbus Basedowi. Deutsche med. Wochenschr. 1913. Nr. 44. — Hoffmann, Rudolf, Beeinflußbarkeit des Basedowexophthalmus von der Nase aus. Münch. med. Wochenschr. 1910. Nr. 44 u. Monatsschr. f. Ohrenheilk. etc. 1910. Nr. 9. S. 1062. — Hoffmann, Rudolf, Nase und Basedowexophthalmus. Klin. Monatsbl. f. Augenheilk. 1912. S. 557. — Holitschek, Fall von Morbus Basedowi mit Pulsverlangsamung. Mitteil. d. Gesellsch. f. inn. Med. u. Kinderheilk. Wien 1913. S. 88. — Holzknecht, G., Bemerkungen zu: „Die Basedowdebatte in der Wien. Gesellsch. d. Ärzte" von Dr. G. Schwartz, Zeitschr. f. Röntgenk. 12. S. 287. 1910. — Horand, René, Lésions du sympathique cervical dans le goître exophthalmique. Rev. neurol. 1910. Nr. 15. S. 344. — Horand, René, Dasselbe. Weitere Beiträge. Ibidem. 1911. Nr. 11. S. 669. — Hooton, W. H., The X-ray treatment of Graves Disease. Brit. med. Journ. 1912. June 8. — Hoover, C. F., Clinical evidences of relation between exophthalmic goiter and altered function of the thyroid. Ohio State Med. Journ. 1912. July 15. — Hosemann, Die Funktion der Schilddrüse bei Basedow. 42. Kongr. d. Deutsch. Gesellsch. f. Chir. Neurol. Centralbl. 1913. S. 537. (Sitzungsber.) — Hougardy, Un cas de goître exopthalmique avec papille de stase chez un garçon de 14 ans. Ann. de la soc. méd.-chir. de Liége. 1912. S. 165. Nov. — Hufnagel, Viktor, Basedowsche Erkrankung im Kindesalter und Skrofulose. Hanau-Kesselstadt 1911. J. C. Kittsteiner. — Huismans, L., Über streifenförmige Nephritis bei Basedow. Münch. med. Wochenschr. 1914. Nr. 20. S. 1118. — Iraeta, Domingo, Bocio exoftalmico, consideraciones patogenicas, tratamiento quirurgico. Tesis. Buenos Ayres. 1912. — Isenschmid, Zur Kenntnis der menschlichen Schilddrüse im Kindesalter. Frankf. Zeitschr. f. Path. 1910. S. 205. — Isovesco, H., Les lipoides de la thyroide et la théorie lipoidienne du goître exophthalmique. Journ. de méd. internat. 1910. S. 351. 30. Nov. u. Compt. rend. de la soc. de biolog. 69. S. 191. 1910. — Isovesco, H., Neue Untersuchungen über homo- und heterostimulierende Eigenschaften gewisser Lipoide. Bull. et mém. de la soc. méd. des hôpit. Paris. 1912. S. 758. — Iversen, T., Das Verhalten der Glandulae parathyroideae bei Struma und Basedow. (Dänisch.) Habilitationsschrift. Kopenhagen 1911. — Iversen, T., Dasselbe. Arch. internat. de Chir. 6. S. 154. 255. 1913. — Jackson, J. M. and Eastman, Th. J., The present status of the treatment of exophthalmic goiter. Boston Med. and Surg. Journ. 163. Nr. 11. 1910. — Jacobson, J. B., The thyreogenic origin of Graves Disease. Med. Record. 82. S. 1006. 1912. (Sitzungsber.) — Jacobson, J. B., Dasselbe. Ann. of Surg. 1913. S. 341. March. — Jacqueau, Goître exophthalmique. Lyon méd. 116. S. 396 1911. (Sitzungsber.) — Jaksch, E. und Rotky, H., Knochenveränderungen bei Morbus Basedowi. Fortschritte a. d. Gebiete d. Röntgenstrahlen. 15. S. 359 1910. — Jozierski, Über Behandlung der Basedowschen Krankheit vom Standpunkt des Internisten. (Polnisch.) Nowiny lekarsk. 1912. S. 11. — Jocqs, R., Un cas de mal. de Basedow, au debut exophthalmie unilaterale. Clin. ophthalm. 1910. S. 19. — Johnson, A. B., The symptomes of exophthalmic goiter in detail. Ann. Med. Pract. 23. S. 14. 1910. — Jones, H. P., Medical aspects of exophthalmic goiter. New Orleans Med. and Surg. Journ. 1913. Nov. — Kadnikoff, Die Erfolge der chirurgischen Basedowbehandlung. (Russisch.) Inaug.-Diss. Petersburg 1914. — Kaeß, Untersuchungen über die Viskosität des Blutes bei Morbus Basedowi. Beitr. z. klin. Chir. 83. S. 253. 1912 und Inaug.-Diss. Heidelberg 1913. — Kahler, H., Blutzucker bei hypoplastischer Konstitution und Morbus Basedowi. Zeitschr. f. angew. Anat. I. 1913. — Kaliebe, Sinus-thrombose bei Morbus Basedowi und Tabes. Med. Klin. 1913. Nr. 47. S. 1929. — Kappis, Max, Über Lymphozytose bei Basedow und Struma. Mitteil. a. d. Grenzgeb. 21. S. 729. 1910. — Kappis, Max, Über Gehirnnervenlähmung bei Morbus Basedowi. Ibidem. 22. S. 655. 1911. — Karcher, Blutbefunde bei Basedowscher Krankheit. Vereinsbeil. d. Deutsch. med. Wochenschr. 1912. S. 48. — Karwowski, Röntgentherapie des Basedow. (Polnisch.) Nowiny lekarsk. 1912. S. 9. — Kaufmann, Probleme der Schilddrüsen-pathologie. Festvortrag. Göttingen 1912. Vandenhoek und Rupprecht. — Kausch, Versammlung Deutscher Naturforscher und Ärzte 1912. — Kellert, E., Pathology of exophthalmic goiter. Albany Med. Ann. 1915. S. 101. — Kirby, H. H., Exophthalmic goiter. Journ. of the Arkansas Med. Soc. 1911. May. — Klewitz, Der Puls im Schlaf. Deutsch. Arch. f. klin. Med. 112. S. 38. 1913. — Klinke, Otto, Operative Erfolge bei Morbus Basedowi. Berlin 1914. S. Karger. — Klose, Heinrich, Die chirurgische Behandlung der Basedowschen Krankheit. Fortschr. d. Med. 1911. Nr. 22. — Klose, Heinrich, Über die Chirurgie der Thymusdrüse und deren Bedeutung in der Pathologie des Kindesalters und beim Morbus Basedowi. Ibidem. 1912. Nr. 27. S. 833. — Klose, Heinrich, Chirurgie der Thymusdrüse. Neue deutsche Chirurgie. III. 1912. — Klose, Heinrich, Die Base-dowsche Krankheit. Ergebn. d. inn. Med. 10. S. 167. 1912. — Klose, Heinrich, Experi-mentelle Untersuchungen über die Basedowsche Krankheit. Arch. f. klin. Chir. 95. S. 649. 1911 u. Neurol. Centralbl. 1911. S. 567. (Sitzungsber.) — Klose, Heinrich, Wandlungen u. Fortschritte der chirurgischen Behandlung des Morbus Basedowi. Berl. klin. Wochenschr. 1914. Nr. 1. — Klose, Heinrich und Lampé, Zur experimentellen Erzeugung des Morbus Basedowi. Zentralbl. f. Chir. 1912. Nr. 19. S. 641 u. Münch. med. Wochenschr. 1912. S. 1237. — Klose, Heinrich, Lampé und Liesegang, Die Basedowsche Krankheit — eine chirurgisch-experimentelle und biologische Studie. Beitr. z. klin. Chir. 77. S. 601. 1912. — Kundson, A., The physiology and pathological chemistry of exophthalmic goitre. Albany Med. Ann. 1915. S. 105. — Koch, Walter, Über Status thymico-lymphaticus. Deutsche med. Wochenschr. 1911. S. 1012. — Kocher, Albert, Die Behandlung der Basedowschen Krankheit. Münch. med. Wochenschr. 1910. Nr. 13. — Kocher, Albert, Ergebnisse histologischer und chemischer Untersuchungen von 160 Basedowfällen. Arch. f. klin. Chir. 92. S. 442. 1910. — Kocher, Albert, Neuere Untersuchungen der Schilddrüse bei Basedow u. Hyperthyroidismus. Arch. f. klin. Chir. 95. S. 1007. 1911 u. Neurol. Centralbl. 1911. S. 566. (Sitzungsber.) — Kocher, Albert, Die histologischen u. chem. Verände-rungen der Schilddrüse bei Morbus Basedowi und ihre Beziehungen zur Funktion der Drüse. Virchows Arch. 208. S. 86. 1912 u. Münch. med. Wochenschr. 1912. S. 1510. — Kocher, Albert, Über Basedowsche Krankheit und Thymus. Arch. f. klin. Chir. 105. Nr. 4. S. 924. 1914. — Kocher, Theodor, Zur Frühdiagnose der Basedowschen Krankheit. Korrespondenzbl. f. Schweizer Ärzte. 1910. Nr. 7. — Kocher, Theodor, Über Basedow-sche Krankheit. Arch. f. klin. Chir. 96. S. 403. 1911. — Kocher, Theodor, Die funktionelle Diagnostik der Schilddrüsenerkrankungen. Ergebn. d. Chir. u. Orthop. 3. S. 1. 1911. — Kocher, Theodor, Kongreß d. Deutsch. Gesellsch. f. Chirurgie. Berlin 1914. — Koenig, C. J., Ablation des amygdales, suivie de maladie de Basedow. Arch. internat. de laryngol. 29. S. 140. 1910. — Koenig, C. J., Removal of the faucial tonsils followed by Basedows Disease. New York med. Journ. 1911. Nr. 26. — Koenig, C. J., Syndrôme de Basedow. Exophthalmie unilatérale gauche. Rev. neurol. 1911. 2. S. S. 703. (Sitzungsber.) — Kolb, K., Über Intestinalerscheinungen bei Morbus Basedowi und die Schwierigkeiten ihrer Diagnose. Münch. med. Wochenschr. 1912. Nr. 49. S. 2669. — Kolb, K., Nach-weis der hyperplastischen Thymus durch die Abderhaldensche Fermentreaktion. Münch. med. Wochenschr. 1913. Nr. 30. — Kohnstamm, Oskar, Elarson bei Basedowscher Krankheit. Therap. d. Gegenw. 1913. Nr. 11. — Kopystinsky, Psychosen bei Basedow und Antithyreoidinwirkung. Obosrenije psichiatr. 1911. Nr. 1. — Kraus, Carl, Zur Klinik des Morbus Basedowi und seiner Grenzgebiete. Med. Klin. 1911. Nr. 5. — Kuchen-dorf, Zwei Fälle von Basedowscher Krankheit, durch Röntgenstrahlen günstig beein-flußt. Deutsche med. Wochenschr. 1910. Nr. 21. — Kuhn, Über das häufige Vorkommen leichter Basedowfälle und ihre günstige Beeinflussung durch hygienisch-klimatische Fak-toren. Med. Klin. 1913. Nr. 21. S. 834. — Kuhnt, Hornhautulzerationen bei Base-dow. Zeitschr. f. Augenheilk. 1912. S. 333. — Lampé, Arno Ed., Die Blutveränderungen beim Morbus Basedowi im Lichte neuerer Forschung. Deutsche med. Wochenschr. 1912. Nr. 24. S. 1127. — Lampé, Arno Ed., Die biologische Bedeutung der Thymusdrüse auf Grund neuer Experimentalstudien. Münch. med. Wochenschr. 1912. S. 1833. (Sitzungsber.) — Lampé, Arno Ed., Basedowsche Krankheit und Genitale. Untersuchungen mit dem Abderhaldenschen Dialysierverfahren. Monatschr. f. Geburtsh. u. Gynäk. 38. Nr. 1. S. 45. 1913. — Lampé, Arno Ed., Serologische Untersuchungen mit Hilfe des Abderhaldenschen Dialysierverfahrens bei Gesunden und Kranken. Münch. med. Wochenrchr. 1914. Nr. 9. — Lampé, Arno Ed. und Fuchs, Untersuchungen mit dem Abderhaldenschen Dialysierverfahren. Münch. med. Wochenschr. 1913. Nr. 38 u.

39. — **Lampé**, Arno Ed. und **Papazolu**, Lavinia, Das Dialysierverfahren bei Morbus Basedowi. Münch. med. Wochenschr. **1913**. Nr. 28. — **Landau**, Die pathologische Histologie der Basedowstruma. Münch. med. Wochenschr. **1911**. S. 1213. (Sitzungsber.) — **Lange**, Fall von Basedowscher Krankheit. St. Petersburger med. Zeitschr. **1912**. S. 305. (Sitzungsber.) — **Lawson**, G. B., Symptoms of exophthalmic goiter. Virginia Med.-Semi-Monthly. **1911**. Sept. — **Lazarewicz**, Einige Bemerkungen zur Basedowschen Krankheit vom Standpunkt des Geburtshelfers. (Polnisch.) Nowiny lekarsk. **1911.** S. 11. — **Ledoux-Lebard**, La radiothérapie dans la maladie de Basedow. Arch. d'électric. méd. **20**. S. 248. 1912. — **Leggett**, Basedow mit psychischen Symptomen. Lancet. **1914**. 27. Juni. — **Le Gras de Vanbercey**, Les symptômes oculaires unilatérales dans la goître exophthalmique. Thèse de Lyon. **1910**. — **Leischner** und **Marburg**, Zur Frage der chirurgischen Behandlung des Morbus Basedowi. Mitteil. a. d. Grenzgeb. **21**. S. 761. 1910. — **Lenormant**, Thymus bei Morbus Basedowi. Journ. de Chir. **1912**. Nr. 9. S. 273. — **Léopold-Lévy**, La lésion thyroidien fondamental dans la maladie de Basedow. Rev. neurol. **1913**. S. 631. — **Lepine**, R., Radiothérapie et maladie de Basedow. Rev. de méd. **1910**. Nr. 1. S. 41. — **Lepine**, R., Le goître exophthalmique davant la sérothérapie. Ibidem. **26**. S. 984. — **Léri**, André und **Foley**, Die Abderhaldenschen Fermente bei der Basedowschen Krankheit. Neurol. Centralbl. **1914**. S. 602. (Sitzungsber.) — **Lériche**, Goître exophthalmique; hémi-thyroidectomie. Lyon méd. **114**. S. 299. 1910. (Sitzungsber.) — **Leroy**, L., Pathology of the thyroid. Memphis med. Monthly. **1910**. August. — **Levison**, L. A., The vasomotor and cutaneous manifestations of Basedows Disease. Amer. Journ. of Dermat. **15**. S. 74. 1911. — **Lewi**, W., Exophthalmic goiter. Albany med. Ann. **1913**. S. 63. — **Lewin**, Kasuistik des Morbus Basedowi. Inaug.-Diss. Berlin 1911. — **Lick**, E., Frühoperation des Morbus Basedowi. Arch. f. klin. Chir. **104**. Nr. 1. 1914. — **Van Lier**, E. H., Blutuntersuchungen nach Strumektomie wegen Morbus Basedowi. Nederl. Tijdschr. voor Geneesk. **1911**. S. 82 u. Beitr. z. klin. Chir. **69**. S. 201. 1910. — **Lowinsky**, J., Zur Frage der operativen Behandlung des Morbus Basedowi. Therap. d. Gegenw. **1910**. Nr. 2. — **Lublinski**, W., Die akute, nicht eitrige Thyreoiditis. (Übersicht.) Berl. klin. Wochenschr. **1913**. Nr. 18. S. 834. — **de Luca**, Ulderico, Radioterapia del gozzo esoftalmico. (Sammelreferat.) Rivist. ospedal. **1913**. III. Nr. 24. — **Lubarsch**, Die pathologische Bedeutung der Thymus. (Sammelreferat.) Jahreskurse f. ärztl. Fortbildung. **1912**. — **Lüdin**, Röntgentherapie bei Morbus Basedowi. (Sammelreferat.) Zentralbl. f. d. Grenzgeb. **18**. S. 205. 1914. — **Lussky**, Further studies on the acetonitril test for thyroid subst. in the blood. Amer. Journ. of physiol. **30**. S. 63. 1912. — **Lyon**, E., Über einen Fall von Zylinderzellensarkom der Schilddrüse bei Morbus Basedowi. Zeitschr. f. Krebsforschung. **14**. Nr. 3. 1914. — **MacLaurin**, C., Exophthalmic goiter. Australasian med. Gaz. **1913**. April 12. — **MacPhedran**, Exophthalmic goiter. Canadian med. Assoc. Journ. **57**. S. 1307. 1911. — **Märtens**, O., Psychische Störungen bei Morbus Basedowi. Inaug.-Diss. Kiel 1913. — **Malier**, Result. des interventions dirigées sur le sympathique cervicale dans la maladie de Basedow. Progrés méd. **1913**. S. 2. — **Maingot**, Radiothérapie et électrothérapie dans les affections du corps thyroid. Journ. méd. franc. **1913**. Nr. 3. — **Mannaberg**, J., Versuche, die Basedowsche Krankheit mittelst Röntgenbestrahlung der Ovarien zu beeinflussen. Wien. klin. Wochenschr. **1913**. Nr. 18. S. 693. — **Mansfeld**, G., Blutbildung und Schilddrüse. Zeitschr. f. Balneologie. **1913**. V. Nr. 21. — **Mansfeld**, G. und **Müller**, Fr., Beitr. zur Physiologie der Schilddrüse. I. Die Ursache der gestörten Stickstoffausscheidung infolge Sauerstoffmangels. Arch. f. d. ges. Physiol. **143**. S. 157. 1911. — **Marañon**, G., Myxödem nach Basedow. (Spanisch.) Rev. de med. y cir. pract. **1913**. S. 265. — **Margarot** et **Caizergues**, De l'état mental dans la mal. de Basedow. Montpellier méd. **1913**. S. 466. — **Marchetti**, Intorno al patogenesi del Morbo di Basedow. Riforma med. **1913**. Nr. 99. S. 508. — **Marie**, Clunet und **Ranlot-Lapointe**, Radiotherapie der Basedowschen Krankheit. Neurol. Centralbl. **1911**. S. 1215. (Sitzungsber.) — **Marimon**, J., Theorie und experimentelle Beiträge zu einer neuen Theorie des Morbus Basedowi. Berl. klin. Wochenschr. **1913**. Nr. 28. S. 1296. — **Marine**, David, Some remarks on the thyroid gland in its relation to Basedows syndrome. Cleveland Med. Journ. **12**. Nr. 1. S. 21. 1913. — **Marine**, David, The anat. and physiol. effects of jodin on the thyroid gland of exopthhalmic goiter. Journ. of the Amer. med. Assoc. **1912**. S. 325. — **Marine**, David und **Lenhart**, On the occurrence of goiter (activ thyroid hyperplasia) in fish. Bull. of John Hopkins hospital. **21**. S. 229. 1910. — **Marine**, D. and **Lenhart**, C. H., The pathological anatomy of exophthalmic goiter; the anatomical and physiological relations of the thyroid gland to the disease; the treatment. Arch. of internat. Med. **7**. Nr. 4. S. 506. 1911 u. **8**. Nr. 3. S. 265. — **Marinesco**, G., Sur la réaction de fixation de l'aléxine dans la maladie de Basedow. Deutsche Zeitschr. f. Nervenheilk. **41**. S. 268. 1911. — **Marinesco**, G. et **Goldstein**, Syndrôme de Basedow et sclérodermie. Nouv. iconogr. de la salpêtr. **1913**. Nr. 4. S. 272. — **Martini**, E., Altérations du corps thyroide dans differents états expérimentaux et cliniques. Rev. de chir. **1913**. Nr. 1. S. 24. — **Massarotti**, Disturbi mentali nel morbo di Basedow. Roma 1912. B. Lux.

— **Matti, H.**, Thymus und Basedow. Berl. klin. Wochenschr. **1914**. Nr. 28 u. 29. — **Matti, H.**, Kombination von Morbus Basedowi mit Thymushyperplasie. Deutsche Zeitschr. f. Chir. **116**. S. 425. 1912. — **Maurice**, Pathogénie de l'exophthalmie dans la mal. de Basedow. Lyon méd. **1912**. S. 637. — **Matschawariani**, Gerinnung und Viskosität des Blutes bei verschiedenen Kropfformen. (Russisch.) Inaug.-Diss. Petersburg 1914. — **Mayer, Aug.**, Zum klinischen Bilde des Infantilismus und der Hypoplasie. Münch. med. Wochenschr. **1910**. Nr. 10. — **Mayer, W.**, Über Psychosen bei Störungen innerer Sekretion. Neurol. Centralbl. **1914**. S. 130. (Sitzungsber.) — **Melchior, E.**, Die Basedowsche Krankheit. Ergebn. d. Chir. u. Orthop. **1**. S. 301. 1910. — **Melchior, E.**, Die Beziehungen der Thymus zur Basedowschen Krankheit. Zentralbl. f. d. Grenzgeb. **15**. S. 166. 1912. (Sammelreferat.) — **Mendel, F.**, Eine intravenöse Chemotherapie der Basedowschen Krankheit. Therap. d. Gegenw. **1910**. Nr. 2. — **Mendel, Kurt** und **Tobias, Ernst**, Die Basedowsche Krankheit beim Mann. Neurol. Centralbl. **1913**. S. 1242. — **Meoni**, Sull' origine pleuritica di certi casi di morbo di Flaiani-Basedow. Riv. crit. di clin. med. **1910**. Nr. 43. S. 681. — **Merhant, K.**, Die operativen Resultate des Morbus Basedowi. 5. Kongreß tschechischer Naturforscher und Ärzte. 1914. — **Metzner** und **Hedinger**, Schilddrüse und Blut. Arch. f. exper. Path. **69**. Nr. 4. 1912. — **Meyer, A.**, Chirurgische Behandlung bei Basedow. Med. Klin. **1912**. Nr. 21. S. 862. — **Meyer, Karl**, Die Basedowsche Krankheit an der medizinischen Klinik zu Leipzig in den letzten 20 Jahren. Inaug.-Diss. Leipzig 1912. — **Meyer, H.**, In Meyer-Gottlieb, Pharmakologie. **1911**. 2. Aufl. S. 358. — **Michailow**, Über Röntgentherapie bei Basedow. (Russisch.) Praktischeski Wratsch. **1910**. Nr. 10 u. 11. — **Minet, J.** et **Vanhaecke, E.**, Goître exophthalm. et rhumatisme articul. aigu. Echo méd. du Nord. **1910**. Nr. 22. S. 265. — **Milkó**, Über Basedowthymus. (Ungar.) Budapesti Orvosi Ujság. **1910**. Nr. 1. — **Miller**, Morbus Basedowi nach Trauma. Arch. f. orthop. Unfallschir. **1912**. S. 11. — **Minor**, Über sakkadiertes Atmen der Basedowkranken. Zeitschr. f. d. ges. Neurol. u. Psych. **12**. S. 552. 1912. — **Missiroli**, Sulla funzione tiroidea. Arch. d. fisiol. **10**. S. 368. 1912. — **Modrakowski**, Die Identität der blutdrucksenkenden Körper der Glandula thyreoidea mit dem Vasodilatin. Pflügers Arch. **133**. S. 291. 1910. — **Moeller**, Magen bei Basedow. Hospitalstid. **1914**. Nr. 4. — **Moon, R. O.**, Clinical aspects of Graves Disease. The Practitioner. **89**. Nr. 4. S. 478. 1912. — **Morone**, Ricerche ematologiche nelle affezioni della Tiroidea. Riforma med. **1910**. Nr. 30. — **Mosti, R.**, Sulla patogenesi del morbo di Basedow. Cesalpino. **7**. S. 23. 1911. — **Müller, Charlotte**, Über morphologische Blutveränderungen bei Struma. Med. Klin. **1910**. Nr. 34. — **Mütze**[1]), Elektrokardiographische Untersuchungen bei Morbus Basedowi. Münch. med. Wochenschr. **1910**. S. 1419. (Sitzungsber.) — **Mumford, J. G.**, Graves Disease. Boston Med. and Surg. Journ. **1910**. S. 731. June 2. — **Mumford, J. G.**, Types of Graves Disease. Ibidem. **1910**. Nr. 22. Oct. 6. — **Murray**, The principles of the treatment of Graves Disease. Lancet. **1912**. Febr. 29. — **Musser**, Treatment of exophthalmic goiter. Amer. Journ. of Med. Sc. **1912**. S. 810. June. — **Naegeli**, Blutkrankheiten und Blutdiagnostik. **1912**. S. 707. — **Nägelsbach**, Über das Blutbild bei Strumen. Beitr. z. klin. Chir. **83**. S. 489. 1913. — **Nel, Ph.**, Über die Blutgerinnung bei Gesunden und Kranken. Inaug.-Diss. Berlin 1912. — **Nemedow**, Zur Frage der Behandlung der Basedowschen Krankheit mit Röntgenstrahlen. (Russisch.) Russki Wratsch. **1912**. S. 1583. — **Neuwelt, Louis**, Exophthalmic goiter and symmetrical lipomatosis. The Journ. of the Amer. Med. Assoc. **89**. Nr. 3. S. 168. 1912. — **v. Neusser**, Status thymico-lymphaticus. Wien 1911. Braumüller. — **Nixon, J. A.**, Vomiting in Graves Disease and its treatment. Brit. med. Journ. **1911**. II. S. 1354. — **Nonne**, Über Morbus Basedowi. Neurol. Centralbl. **1911**. Nr. 7. (Sitzungsber.) — **v. Noorden, K.**, jun., Zur Kenntnis der vagotonischen u. sympathikotonischen Fälle von Morbus Basedowi. Inaug.-Diss. Kiel 1911. — **v. Noorden, K.**, jun., Chlorose. Nothnagels Handb. **1912**. 2. Aufl. S. 155. — **Nordmann** und **Garnier**, Maladie de Basedow et grossesse. Loire méd. **29**. S. 296. 1910. — **North, J.**, Exophthalmic goiter. Toledo Med. and Surg. Report. **36**. S. 59. 1910. — **Nouët, H.**, Taboparalyse mit Morbus Basedowi. L'Encéphale. **1912**. Nr. 12. — **Nürenberg**, Drüsen mit innerer Sekretion und die Absonderung der Verdauungssekrete. Zeitschr. f. Physiol. **25**. Nr. 25. 1911. — **Oberst**, 2000 Strumektomien. Beitr. z. klin. Chir. **71**. Nr. 3. 1911. — **O'Connor**, Über den Adrenalingehalt des Blutes. Arch. f. exper. Path. **67**. S. 159. 1912. — **O'Connor**, Über Adrenalinbestimmungen im Blute. Münch. med. Wochenschr. **1911**. Nr. 27. — **Oehler**, Über das histologische Bild der Basedowstruma und sein Verhältnis zum klinischen Bilde der Basedowschen Krankheit. Beitr. z. klin. Chir. **83**. S. 156. 1913. — **Ohlemann, M.**, Augensymptome beim Morbus Basedowi. Arch. f. Augenheilk. **66**. S. 43. 1910. — **Ohlemann, M.**, Zur Jodbehandlung der Basedowschen Krankheit. Berl. klin. Wochenschr. **1911**. Nr. 9. — **D'Ollsnitz**, Les signes cliniques de l'hypertrophie du thymus. Arch. de méd. des enf. **14**. 1911. — **Orzechowski**, Nervenkrankheiten und innere Sekretion. Vortrag auf dem 2. Kongreß polnischer Neurol., Psych. u. Psychol. Krakau. Dezbr. 1912. — **Ossokin,**

---

[1]) Vgl. Literatur Kropfherz.

Zur Frage der Innervation der Glandula thyreoidea. Zeitschr. f. Biol. **63**. S. 443. — Oswald, Adolf, Über den Morbus Basedowi. Korrespondenzbl. f. Schweizer Ärzte. **1912**. Nr. 30. S. 1130. — Oswald [1]), Adolf, Die Schilddrüse und ihre Rolle in der Pathologie (Kropf, Kretinismus, Myxödem, Basedow, benigne Hypothyreosen). Ibidem. **1913**. Nr. 22. S. 675. (Zusammenf. Referat.) — Oswald [1]), Adolf, Über die Rolle des Nervensystems in der Genese der Stoffwechsel- u. Konstitutionskrankheiten. Neurol. Centralbl. **1915**. S. 452. — Otto, E., Behandlung des Morbus Basedowi. Med. Klin. **1912**. S. 991. — Otto, K. L., Über Struma bei Morbus Basedowi. Arbeit. a. d. Geb. d. path. Anat. u. Bakteriol. **7**. S. 359. 1910. — Palla, Franz, Operative Behandlung gutartiger Kröpfe. Beitr. z. klin. Chir. **67**. S. 604. 1910. — Palmer, Myasthenia gravis. Guys hospital report. **62**. S. 55. — Panienski, Über Behandlung der Basedowschen Krankheit. (Polnisch.) Nowiny lekarsk. **1912**. S. 7. — Papazolu, A., Pathogénie de la maladie de Basedow. Compt. rend. de la soc. de biol. **71**. Nr. 36. S. 671. 1911. — Parisot, La glycosurie dans la mal. de Basedow et l'hyperthyroidisme. Le Progrès méd. **1910**. S. 222. — Parisot, La glycosurie dans le myxoedem. Le Progrès méd. **1910**. S. 225. — Parisot, Les concéptions nouvelles sur la pathogénie du goître exophthalmique. Journ. méd. franç. **1913**. S. 93. — Parisot et Hanns, Elephanthiasis chez une femme, atteinte de maladie de Basedow. Rev. méd. de l'Est. **42**. S. 349. 1910. — Parodi, Arch. per le scienze méd. **32**. 1911. — Pauchet, Victor, Sclérodermie consécutive à une hémithyroidectomie pour goître exophthalmique grave. Bull. de la Soc. de Chir. de Paris. **36**. S. 1106. Nr. 35. 1910. — Perelmann, Über Röntgentherapie mit besonderer Berücksichtigung des Morbus Basedowi. Inaug.-Diss. Zürich 1911. — Pereschewkin, Morbus Basedowi. Russki Wratsch. **1911**. Nr. 35. — Peritz, Nervensystem und innere Sekretion. Handb. d. Biochemie. Erg.-Bd. S. 496. — Perrero e Fenoglietta, Sopra un caso di polinevrite gravidica unita a morbo di Flaiani-Basedow. Riv. di patol. nerv. e ment. **18**. Nr. 10. 1913. — Perrin et Remy, Influences des diverses sécrétions internes sur l'aptitude à la fecondation. Compt. rend. de la Soc. de Biologie. **72**. S. 42. 1912. — Perusini, Le alterazioni del sangue nel morbo di Flaiani-Basedow. Riforma med. **1913**. Nr. 50. — Pettavel, Ch. A., Beiträge zur pathologischen Anatomie des Morbus Basedowi. Deutsche Zeitschr. f. Chir. **116**. S. 488. 1912. (Festschrift für Kocher.) — Pettavel, Ch. A., Weitere Beiträge zur pathologischen Anatomie des Morbus Basedowi. Mitteil. a. d. Grenzgeb. **27**. S. 694. 1914. — Pfeiffer, Elektrische Behandlung der Basedowschen Krankheit. Neurol. Centralbl. **1913**. S. 1352. (Sitzungsber.) — Pic, A. et Bonamour, S., Le goître exophthalmique chez l'homme. Rev. de méd. **1911**. Nr. 6. S. 499. — Pinon, Contribution à l'étude du goître exophthalmique dans sa rapport avèc adénopathie bronchique. Thèse de Paris. **1913**. — Pletnew, Über das Auftreten des klinischen Bildes von Anfällen Basedowscher Krankheit in Zusammenhang mit akuter Thyreoiditis. (Russisch.) Russki Wratsch. **1914**. Nr. 7 u. Zeitschr. f. klin. Med. **80**. S. 270. — Plummer, The clinical and pathological relationship of simple and exophthalmic goiter. The Amer. Journ. of Med. Sc. **146**. Nr. 6. S. 790. 1913. — Poensgen, Wechselbeziehungen zwischen Thymus, Thyroidea und lymphatischem System. Med. Klin. **1913**. Nr. 33. — Poghossian [2]), Störungen des Herzens bei Morbus Basedowi. Inaug.-Diss. Basel 1910. — Pollike, Galaktosurie. Wien. klin. Wochenschr. **1912**. S. 470. — Poncet, A., Lyon méd. **115**. Nr. 40. S. 537. 1910. — v. Poppen, A., Erkrankungen der Hornhaut infolge von Exophthalmus. Deutsche med. Wochenschr. **1910**. Nr. 43. — Port, Die Azetonitrylreaktion. Biochem. Zeitschr. **51**. S. 224. 1913. — Popper, E., Ein Kind mit Morbus Basedowi. Mitteil. d. Gesellsch. f. inn. Med. u. Kinderheilk. Wien. **1910**. Nr. 2. — Poppi, A., L'ipofisi cerebrale faringea a la ghiandola pineale. Bologna 1911. — Porter, Ch., The surgical treatment of exophthalmic goiter. Boston Med. and Surg. Journ. **163**. S. 425. 1910. — Přibram, Therapeutische Notizen. Prager med. Wochenschr. **1913**. Nr. 33. — Přibram und Löwy, Über stickstoffhaltige Kolloide des Harns. Münch. med. Wochenschr. **1912**. Nr. 5. — Prietsch, Basedowsche Krankheit. Bericht über d. Veterinärwesen des Königreiches Sachsen. 1910. Ref. Zentralbl. f. exper. Med. **1912**. S. 75. — Pritchard, Graves Disease in a lag, aged 8. Proc. of the Roy. Soc. of Med. **3**. Nr. 4. Section for the study in children. **1910**. S. 73. — Pritchard and Stephenson, Ophthalmoscope. **1910**. VIII. S. 415. — Puifferat, Le signe de Jellinck dans le syndrôme de Basedow. Thèse de Paris. **1911**. — Puławski, Prognose und Therapie der Basedowschen Krankheit. Neurol. Centralbl. **1910**. S. 620. (Sitzungsber.) — Puławski, Zur Frage der chirurgischen Behandlung der Basedowschen Krankheit. Wien. klin. Wochenschr. **1912**. Nr. 25. — Puławski, Morbus Brighti und Morbus Basedowi. (Polnisch.) Gaz. lekarsk. **1912**. S. 234. — Puzin, Contribution à l'étude de la frequence, d' évolution et du prognose du goître exophthalmique chez l'homme. Rev. de méd. 1911. — Pychlau, Ein erfolgreich mit Milch einer thyreoidektomierten Frau behandelter Fall von Morbus Basedowi. Deutsche med. Wochenschr. **1913**. Nr. 47. — Railliet, Goître exophthalmique

---

[1]) Vgl. Literatur Thyreoidismus.
[2]) Vgl. Literatur Kropfherz.

chez une fillette de 7 ans. Bull. et mém. de la soc. méd. des hôpit. Paris. **1914**. Nr. 14.
— **Rainear**, L'éléctricité dans le traitement du goître exophthalmique. Ann. d'éléctro-thérapie et de radiologie. **14**. Nr. 7. 1911. — **Rautmann**, Zur Kenntnis der **Basedow**schen Krankheit. Kongreß f. innere Medizin 1914. Zentralbl. f. d. ges. inn. Med. **10**. S. 605. — **Ray**, V., Ocular symptoms of exophthalmic goiter. Lancet-Clinic. **1910**. Nov. 5. — **Raynaud**, G., La pathogénie du goître exophthalmique et son traitement. Thèse de Montpellier. 1911. — **Rave**, Röntgentherapie bei Strumen und Morbus Basedowi. Zeitschr. f. Röntgenk. **13**. 1911. — **Regnault**, **Jules**, Deux cas de goître exophthalmique, guéri par l' opothérapie. Bull. gén. de Thérapie. **161**. Nr. 21. 1911. — **Rehn**, Zur Behandlung der **Basedow**schen Krankheit. (Vortrag.) Deutsche med. Wochenschr. 1911. Nr. 47. — **Reicher**, Diskussion. Kongreß f. innere Medizin 1913. Zentralbl. f. d. ges. inn. Med. **6**. S. 388. — **Reunie**, Myasthenia gravis with exophthalmic goitre. Rev. of Neurol. and Psych. **1913**. Nr. 9. — **Rhodes**, R. L., Pathology and chemistry of exophthalmic goiter. Virginia Med. Semi-Monthly. **1911**. Sept. — **Rhinehart**, The nerves of the thyroid and parathyroid bodies. Amer. Journ. of Anat. **1912**. S. 91. — **Ribbert**, Basedowstruma. **Virchows** Arch. **219**. Heft 2. 1915. — **Riedel**, Die Frühoperation des Morbus Basedowi. Münch. med. Wochenschr. **1912**. Nr. 28. S. 1532. — **Riggs**, Th. F., St. Pauls Med. Journ. **12**. Nr. 6. S. 284. 1910. — **Roasenda**, Contributo allo studio ed all' interpretazione pathog. di morbo di Flaiani-Basedow. Rivist. neuropathol. **1910**. III. S. 107. 149. — **Robey**, W. H., Exophthalmic goiter. Boston Med. and Surg. Journ. **162**. Nr. 18. S. 589. 1910. — **Rochard**, E., Traitement chirurgical du goître exophthal-mique. Bull. gén. de Thérapie. **159**. Nr. 18. S. 677. 1910. — **Rodler-Zipkin**, Über Status thymico-lymphaticus. Münch. med. Wochenschr. **1912**. S. 1633. (Sitzungsber.) — **Roeßle**, Über gleichzeitige **Basedow**sche und **Addison**sche Krankheit. Verhandl. d. pathologischen Gesellsch. 1914. 17. Tag. München. — **Rogers**, C. C., Symptoms and treatment of exophthalmic goiter. The Journ. of the Amer. Med. Assoc. **54**. S. 1893. 1910. (Sitzungsber.) — **Rogers**, C. C., Kentucky Med. Journ. 1911. Jan. — **Rollet**, Des signes oculaires unilatéraux dans le goître exophthalmique. Lyon méd. **115**. S. 569. 1910. (Sitzungsber.) — **Roque**, Troubles psych. d'origine thyroidienne. Progrès méd. **1912**. Nr. 29. — **Rose**, **Carl Wienand**, Alkaloide in den Drüsen mit innerer Sekretion und ihre physiologische Bedeutung. Vorläuf. Mitteil. Berl. klin. Wochenschr. **1914**. Nr. 26. — **Rose**, **Felix**, Le thymus et la maladie de Basedow. Semaine méd. **1914**. Nr. 3. — **Rosenstrauß**, S., Menstruation und innere Krankheiten. Inaug.-Diss. Berlin 1912. — **Roseo**, J. G., Sulla deviazione del complemento nel morbo di Flaiani. Biochem. e terap. speriment. **4**. S. 1. 1912. — **Roseo**, J. G., Il Policlinico. **1913**. Nr. 35. S. 1241. — **Roth**, **Nik.**, Blutuntersuchungen bei Morbus Basedowi. Deutsche med. Wochenschr. **1910**. Nr. 6 u. Orvosi hetiláp. **1910**. S. 189. — **Rotky**, Knochen bei **Basedow**scher Krank-heit. Fortschr. a. d. Geb. d. Röntgenstrahlen. **15**. Nr. 6. 1910. — **Roussy et Clunet**, Lésion du corps thyroide dans la mal. de Basedow. Rev. neurol. **1913**. Nr. 13. — **Roussy et Clunet**, Ann. de méd. **1914**. Nr. 4. — **Rubino**, Behandlung der **Basedow**schen Krank-heit. (Referat.) Berl. klin. Wochenschr. **1913**. Nr. 12. S. 525. — **Rubsamen**, Über Schilddrüsenerkrankungen in der Schwangerschaft. Arch. f. Gynäk. **98**. S. 268. 1912. — **Rundlett**, D. L., Exophthalmic goiter. Jowa Med. Journ. **1911**. Nov. — **Sabouraud, R.**, Pélade et goître exophthalmique. Ann. de dermatol. **4**. Nr. 3. S. 140. 1913. — **Sachs**, Basedowkranke wegen subkutaner Myome bei Uterus- und Peritonealtuberkulose operiert. Deutsche med. Wochenschr. **1912**. S. 389. (Verinsbeil.) — **Saenger**, Über den Morbus Base-dowi. Neurol. Centralbl. **1911**. S. 401. (Sitzungsber.) — **Saenger und Sudeck**, Über die **Basedow**sche Krankheit. Münch. med. Wochenschr. **1911**. Nr. 16 u. Riforma med. **27**. Nr. 27. 1911. — **Sainton, Paul**, Les secousses nystagmiques dans le syndrôme de Basedow. Bull. et mém. de la soc. méd. des hôpit. Paris. **1913**. S. 112. — **Sainton, Paul**, Les formes cliniques de syndrôme de Basedow. Le Journ. méd. franc. **1913**. Nr. 3. S. 102. — **Sainton, Paul et Gastaud**, Syndrôme de Basedow et diabéte. Bull. méd. **1913**. Nr. 58. S. 683. — v. **Salis, N. und Vogel, A.**, Jodbehandlung und Lymphozytose bei einigen Fällen von **Basedow**scher Krankheit. Mitteil. a. d. Grenzgeb. **27**. S. 275. 1913. — **Sądriak**, Günstiger Einfluß der chirurgischen Behandlung der nasalen Schleimhautveränderungen auf Exophthalmus und Struma. (Polnisch) Nowiny lekarskie. **24**. S. 65. 1912. — **Salvatore, D.**, Le alterazioni del sangue nel morbo di Flaiani-Basedow. Riforma med. **1913**. S. 1373. — **Sandelin**, E., Strumektomie bei Basedow. (Finnisch.) Finska läkaresälssk. handl. **55**. Nr. 10. S. 424. 1913. — **Sanz, Fernandez**, Tratamiento del bocio esoftalmico. (Spanisch.) Arch. español del neurol. **1910**. Nr. 9. — **Sanz, Fernandez**, Bocio oftal-mico infantil. Revist. clin. de Madrid. **11**. Nr. 10. 1914. — **Sandford, J. M. and Black-ford, A. H.**, A comparative study of the effect on blood pressure of the extracts and serums of the exophthalmic goiter etc. Journ. of the Amer. Med. Assoc. **1914**. Nr. 2. — **Sarvonat, F. et Roubier, Ch.**, Influence du corps thyroïde sur la mineralisation du cobaye. Compt. rend. de la soc. de biologie. **75**. S. 228. 1913. — **Sattler, H.**, Über die Natur des Exophthalmus bei Morbus Basedowi. Münch. med. Wochenschr. **1911**. S. 2307.

(Sitzungsber.) — Sattler, H., Über den sog. Landströmschen Muskel und seine Bedeutung für den Exophthalmus bei Morbus Basedowi. Deutsche med. Wochenschr. **1911.** S. 1582. (Vereinsbeil.) — Sauer, Über das Vorkommen einer Lymphozytose im Blutbilde, insbesondere bei den funktionellen nervösen Leiden und dessen diagnostischer Bedeutung. Deutsche Zeitschr. f. Nervenheilk. **49.** S. 447. 1913. — Sauerbruch, Die Eröffnung des Mittelfellraums. Beitr. z. klin. Chir. **77.** S. 1. 1912. — Sauvage, Goître exophthalmique et grossesse. Soc. d'Obstetrique de Paris. 16. Mai 1912. — Schinzinger, Basedow und Tuberkulose. Beitr. z. Klin. d. Tuberk. **33.** Heft 1. 1914. — Schlesinger, A., Zur chirurgischen Behandlung des Morbus Basedowi. Berl. klin. Wochenschr. **1913.** Nr. 2. S. 57. — Schlesinger, H., Meine Erfahrungen über akuten Morbus Basedowi. Therap. d. Gegenw. 1912. S. 488. Nov. — Schloffer, H., Über die chirurgische Behandlung des Morbus Basedowi. Münch. med. Wochenschr. **1912.** S. 734. (Sitzungsber.) — Schloffer, H., Über die operative Therapie der Basedowschen Krankheit. Prager med. Wochenschr. **1913.** Nr. 23. S. 313. — Schloessing, Die Basedowsche Krankheit in der Invalidenversicherung. Vierteljahrsschr. f. gerichtl. Med. u. öffentl. Sanitätswesen. 3. Folge. **1911.** 2. Suppl.-Heft. — Schmid, P., Die Basedowsche Krankheit und ihre unvollständigen Formen. Deutsche militärärztl. Zeitschr. **1910.** Nr. 19. S. 748. — Schmieden, Intestinalerscheinungen bei Morbus Basedowi. Berl. klin. Wochenschr. **1912.** S. 1208. (Sitzungsber.) — Schnée, A., Neues zur Therapie des Morbus Basedowi. Zentralbl. f. inn. Med. **1913.** Nr. 19. S. 473. — Schneider, Exophthalmic goiter; indication to operation. Californ. State Med. Journ. **1913.** Nr. 11. S. 437. — Schröder, H. S., Erfolge der operativen Behandlung des Morbus Basedowi. Therapeut. Monatsh. **1915.** April. — Schüler, Über Basedowsche Krankheit. Berl. klin. Wochenschr. **1910.** S. 745. (Sitzungsbericht.) — Schüler, Verdauung bei Morbus Basedowi. Zeitschr. f. ärztl. Fortbildung. **1910.** Nr. 16. — Schüler und Rosenberg, Röntgentiefenbestrahlung bei Basedowscher Krankheit. Med. Klin. **1912.** Nr. 49. — Schugam, H., Chirurgische Behandlung des Morbus Basedowi. Inaug.-Diss. Gießen 1911. — Schuhmacher und Roth, Thymektomie bei einem Fall von Morbus Basedowi mit Myasthenie. Mitteil. a. d. Grenzgeb. **25.** S. 746. 1912. — Schulze, Fr., Über alimentäre Glykosurie u. Adrenalinglykosurie bei Morbus Basedowi und ihre operative Beeinflussung. Beitr. z. klin. Chir. **82.** S. 207. 1912. — Schulze, Fr., Zur Klinik und Behandlung der Basedowschen Krankheit. Deutsche militärärztl. Zeitschr. **41.** S. 481. 1912. — Schwarz, Gottwald, Die Basedowdebatte in der Wien. Gesellsch. d. Ärzte. Zeitschr. f. Röntgenk. **12.** S. 98. 1910. — Schwarz, Gottwald, Erwiderung zu Holzknechts Bemerkung über meinen Aufsatz: „Die Basedowdebatte" etc. Ibidem. S. 351. — Seeuwen, Goître exophtalmique, rapidement amélioré par rayons X. Ann. d'électrobiologie et de radiothér. **1912.** S. 54. — Seitz, Störungen der inneren Sekretion und ihre Beziehungen zu Schwangerschaft, Geburt und Wochenbett. Verhandl. d. Deutsch. Gesellsch. f. Gynäk. **1913.** I. — Sendziak, Treatment of Graves Disease. Journ. of laryngol. etc. **1912.** Nr. 8. — Sendziak, De l'influence posit. des operations nasales et nasopharyngeales sur l'exophthalmie. Arch. internat. de laryngol. **34.** S. 20 — Sermensan, P., Les sels de quinine dans le traitement de la maladie de Basedow. Thèse de Paris. **1912.** Nr. 22. — Sielmann, Behandlung der Basedowschen Krankheit mit Röntgenstrahlen. Münch. med. Wochenschr. **1914.** Nr. 43. S. 2132. — Simmonds, M., Über die anatomischen Befunde bei Morbus Basedowi. Deutsche med. Wochenschr. **1911.** Nr. 47. S. 2164. — Simmonds, M., Über lymphatische Herde in der Schilddrüse. Virchows Arch. **211.** S. 73. 1913. — Simmonds, M., Thymus bei Morbus Basedowi und verwandten Krankheiten. Zentralbl. f. Chir. **1914.** S. 499. — Simon, W. V., Rundfrage unter den schlesischen Ärzten. Berl. klin. Wochenschr. **1914.** Nr. 19. S. 878. — Simonow, J., Bedeutung der Thymus bei Basedowscher Krankheit. (Russisch.) Weljaminoffs chirurg. Arch. **26.** S. 891. 1910. — Singer, Kurt, Therapie der Basedowschen Krankheit. (Übersichtsreferat.) Med. Klin. **1911.** Nr. 15. S. 579. — Smythe, H. F., Exophthalmic goiter. Journ. of the Delaware State Med. Soc. **1911.** April. — Solis-Cohen, Non surgical treatment of exophthalmic goiter. Americ. Journ. of the Med. Sc. **1912.** S. 13. — Sonne, Übt das Antithyreoidin eine spezifische Wirkung bei Morbus Basedowi aus? Zeitschr. f. klin. Med. **80.** S. 229. 1914. — Souques, A., Goître exophthalmique et rhumatisme articulaire. Bull. de la soc. méd. des hôpit. Paris. **1910.** Jänner. — Souques, A., Nature de la maladie de Basedow. Bull. de l'Académie de méd. **1913.** Nr. 37. S. 473. — Sowers, W. F. M., Exophthalmic goiter. Virginia Med. Semi-Monthly. **1912.** April 26. — Stäubli, Über die Indikation und Kontraindikation des Höhenklimas. Deutsche med. Wochenschr. **1912.** Nr. 4. — Starck, Hugo, Die Beeinflussung der Basedowschen Krankheit durch den chirurgischen Eingriff und die Indikation zur Operation. Neurol. Centralbl. **1914.** S. 664. (Sitzungsber.) — Starck, Hugo, Das Blutbild der Basedowschen Krankheit. Ibidem. **1914.** S. 927. — Stein, Zur Behandlung des Morbus Basedowi mit Antithyreoidin und Nauheimer Bädern. Zeitschr. f. Balneolog **1911.** Nr. 14. — Steinthal, Basedowstruma. Vereinsbeil. d. Deutsch. med. Wochenschr. **1913.** S. 45. — Stiénon, P., Goître exophthalmique. Clinique. **24.** S. 313. 1910. — v. Stockum, Operatieve behandeling van Morbus Basedowi. Nederl. Tijdschr. voor Geneesk. **1912.** S. 787. — Stoney, On the results of treating exophthalmic goiter with X-rays. Brit. Med. Journ. **1912.** S. 476. — Stöcker, W., Ein neues Augensymptom bei Morbus Basedowi. Zeitschr. f. ges. Neurol. **22.** S. 548. 1914. — Störck, Erich, Thymusbestrahlung bei Morbus Basedowi. Mitteil. d. Gesellsch. f. inn. Med. u. Kinderheilk. Wien. **1913.** Nr. 15. Stüve, Untersuchungen über den respiratorischen Gaswechsel. Arbeit. a. d. städt. Krankenhaus zu Frankfurt a. M. — Sturm, F. P., A case of exophthalmic goiter cured by operation. Brit. Med. Journ. **1910.** May 28. — Sturm, F. P., Remarks on thyroidectomy. Ibidem. **1910.** Febr. 19. — Sudeck, Paul, Über die chirurgische Behandlung des Morbus Basedowi. Münch. med. Wochenschr. **1911.** Nr. 16. — Sudeck, Paul, Zur pathologischen Anatomie und Klinik des Morbus Basedowi. Beitr. z. klin. Chir. **92.** S. 104. 1914. — Swasey, Basedowheilung. Journ. of the Amer. Med. Assoc. 1914. Nov. 28. — Swiecicki. Ätiologie des Morbus Basedowi. (Polnisch.) Nowiny lekarsk. **1912.** S. 1. — Syllaba, Prognose der Basedowschen Krankheit. Therap. d. Gegenw. **1910.** Nr. 11. S. 484. — Szél, P., Über alimentäre Galaktosurie bei Morbus Basedowi. Wien. klin. Wochenschr. **1914.** Nr. 29. — Szöllös, Die durch Operation erzielten Erfolge bei Basedowscher Krankheit. (Ungar.) Orvosi hetilap. **1912.** Nr. 45. — Tedeschi, E., Influenza della fatica musc. sopra il comportamento funzionale del sistema nervoso vegetativo negli indiv. normali e con sindrome basedowiano. Policlinico, seż. med. **1914.** Nr. 2. S. 49. — Terson pére et Terson, J., Exophthalmie based. avèc nécrose avancée de la cornée d'oeil droit, ulcération de la cornée d'oeil gauche; double suture des poupiéres. La Clinique ophthalmol. **5.** S. 302. 1913. — Thompson, R. L., Pathol. of exophthalmic goiter. Journ. of Missouri State Med. Assoc. **1911.** April. — Tinker, The surgical treatment of exophthalmic goiter. Journ. of the Americ. Med. Assoc. **59.** Nr. 12. S. 989. 1912 u. Med. Record. **81.** Nr. 21. S. 989. 1912. May. — Tobias, Über Behandlung der Basedowschen Krankheit. Zeitschr. f. physik. Therap. **1912.** S. 82. — Topolansky, Bemerkungen bezüglich der Augensymptome bei Morbus Basedowi. Arch. f. Augenheilk. **60.** S. 200. — Tousey, Morbus Basedowi, geheilt durch X-Strahlen. Med. Record. **83.** Nr. 19. S. 849. 1913. — Towles, Karoline, Calcium metabolism with special reference to exophthalmic goiter. Amer. Journ. of the Med. Sc. **1910.** Nr. 1. S. 100. — Traver, H. E., Surgical treatment of exophthalmic goiter. Albany med. Ann. **1915.** S. 122. — Trénel et Capgras, Maladie de Basedow. Dépréssion mélancolique. Arch. de neurol. 1914. 1. 12. Sér. S. 53. (Sitzungsbericht.) — Troell, War die Erklärung Landströms über die Entstehung des Morbus Basedowi richtig? Mitteil. a. d. Grenzgeb. **27.** S. 418. 1914. — Troell, Augensymptome bei Morbus Basedowi. Hygiea. **1914.** Nr. 8. — Troitzky, P. A., Pathogenese und Therapie der Basedowschen Krankheit. Russki Wratsch. **10.** S. 421. 433. 650. u. Wien. klin. Wochenschr. **1911.** S. 554. (Sitzungsber.) — Trotter, The operative treatment of Graves Disease. Lancet. **1912.** 9. März. — Tschikste, Anast., Über die Wirkung der im Schilddrüsenkolloid enthaltenen Nukleoproteide bei Morbus Basedowi. Deutsche med. Wochenschr. **1911.** Nr. 48. — Tuffier, Goître exophthalmique; exstirpation d'environ la moitie du corps thyroide. Bull. de la Soc. de Chir. de Paris. **37.** Nr. 20. S. 750. 1911. — Tynes, A. L., Medical aspects of exophthalmic goiter. Virginia Med. Semi-Monthly. **1911.** June 9. — Ullmann [1]), E., Beziehungen zwischen Uterusmyom und Kropf. Wien. klin. Wochenschr. **1910.** Nr. 16. S. 585. — Undeutsch, W., Experimentelle Gaswechseluntersuchungen bei Morbus Basedowi. Inaug.-Diss. Leipzig 1913. — v. Verebély, T., Zur Pathologie der Basedowschen Krankheit. (Ungarisch.) Vortrag. Orvosi hetilap. **1912.** Nr. 19. S. 351. — Vécsei, J., Zur Kasuistik des Morbus Basedowi. Zeitschr. f. diät. u. phys. Therapie. **1910.** Nr. 10. — Wagner, K., Röntgenbehandlung der Ovarien und Morbus Basedowi. Wien. klin. Wochenschr. **1914.** Nr. 15. — Walter, F. K., Über die Bedeutung der Schilddrüse für das Nervensystem. Zeitschr. f. d. ges. Neurol. u. Psych. **1911.** IV. Nr. 1. S. 67. — Walter, F. K., Über die Behandlung des Morbus Basedowi. Inaug.-Diss. Berlin 1911. — Walter, F. K. und Hosemann, G., Experimentelle Untersuchungen über die Funktion der Schilddrüse bei Morbus Basedowi. Zeitschr. f. d. ges. Neurol. u. Psych. **23.** S. 38. 1914. — Walton, A. J., Some cases of exophthalmic goiter cured by operation. Lancet. **1914.** I. Nr. 20. S. 1387. — Wathen, J. R., Exophthalmic goiter. Kentucky Med. and Surg. Journ. **1913.** August. — Watson, L. F., Ligatur d. A. thyreoidea superior bei Morbus Basedowi. Med. Record. **84.** Nr. 13. S. 563. 1913. — Weber, F. P., Exophthalmic goiter in a man with symmetrical teleangiectases on the ocular conjunctivals. Proc. of the Roy. Soc. of Med. **1910.** 3. Nr. 6. Clinical Section S. 142. — Weispfenning, Die Dauerresultate der operativen Behandlung des Morbus Basedowi. Beitr. z. klin. Chir. **79.** Nr. 2. 1912. — Weiss, Th., Un cas de goître exophthalmique opéré. Rev. méd. de l'Est. **1911.** S. 213. — Weljaminow, Weitere Beiträge zur Lehre von Struma und Basedowscher Krankheit. (Russisch.) Wratsch. **12.** S. 1. 1913. — Weltmann, Klinische Bedeutung des Cholesterinnachweises im Blute. Wien. klin. Wochenschr. **1913.** Nr. 22. —

---

[1]) Vgl. Literatur Kropfherz.

v. Werdt, F., Lymphfollikelbildung in Strumen. Frankf. Zeitschr. f. Path. 8. S. 401. 1911. — Werner, H., Morbus Basedowi bei Beriberi. Arch. f. Schiffs- u. Tropenhygiene. **1914**. Nr. 8. — Westermayer, Die operative Behandlung des Morbus Basedowi an der chirurgischen Klinik zu München. Inaug.-Diss. München 1910. — White, Clifford, Exophthalmic goiter and pregnancys labour and puerperium. Journ. of obstetr. and gynec. **1911**. XX. Nr. 3. S. 126. — White, Clifford, A foetus with congenital hereditary Graves Disease. Proc. of the Roy. Soc. of Med. **1912**. **5**. Nr. 6. Obstetr. and gynec. section. S. 247. — White-Hale, W., The outlook of sufferer from exophthalmic goiter. Quarterly Journ. of Med. **1910**. Okt. — White-Hale, W., The treatment and prognosis of exophthalmic goiter. Lancet. **1910**. Dec. 3. — White-Hale, W., Guys hospital report. **65**. 1911. — Widchen, Du goître exophthalmique. Son traitement chirurgical. Thèse de Paris. **1910**. — Williams, L. R., Paralysis of the extraocular muscles in exophthalmic goiter. Med. Record. **77**. S. 641. 1910. (Sitzungsber.) — Wilson, L. B., Relationship of clinical and pathological aspects of exophthalmic goiter. Northwest Med. **1913**. Nr. 1. Jan. — Wilson, L. B., The pathology of the thyroid gland in exophthalmic goiter. Amer. Journ. of Med. Sc. **146**. Nr. 6. S. 781. 1913. — Wilson, L. B., Relation of the pathology and the clinical symptoms of simple and exophthalmic goiter. Journ. of the Americ. Med. Assoc. **41**. Nr. 2. 1914. — Wilson, Louis, G., Notes on the pathology of simple and exophthalmic goiter. Med. Record. **84**. Nr. 9. S. 373. 1913. — Winter, Glycosuria and Graves Disease. Dublin Journ. **1910**. S. 331. May. — Wolfsohn, G., Experimentelles zum Wesen des Morbus Basedowi. Zentralbl. f. Chir. **1910**. Nr. 31. S. 1009. — Wolpe, J. M., Die sekretorischen Störungen des Magens bei Basedowscher Krankheit. Deutsch. Arch. f. klin. Med. **107**. S. 492. 1912. — Woodward, H. L., Symptoms of exophthalmic goiter. Lancet-Clinic. **1910**. Nov. 5. — Woolley, Some suggestions regarding the mechanisme of resorption of thyroid colloid. Bull. of John Hopkins hosp. **1912**. S. 49. — Worms, G. et Hamant, A., De l'exophthalmie unilat. dans la mal. de Basedow. Gaz. des hôpit. **1912**. Nr. 70. S. 1039. — Wunder, Über die Wirkung von Ocetbädern auf den Stoffwechsel bei Morbus Basedowi. Med. Klin. **1910**. Nr. 17. — Wynter, Essex, Graves Disease in a boy, aged 10. Proc. of the Roy. Soc. et Med. **1911**. 4. Nr. 8. Clinical Sect. S. 155. — Zander, Zur Histologie der Basedowstruma. Mitteil. a. d. Grenzgeb. **25**. S. 682. 1913 u. Münch. med. Wochenschr. **1913**. S. 1175. (Sitzungsber.) — Ziegel, H. F. L., A case of Graves Disease with scleroderma and a positiv Wassermann reaction, treated by Salvarsan. Med. Record. **83**. S. 1124. 1913. — Zimmern et Bordet, Effêts généraux des courants d'haute fréquence. Leur action dans 5 cas de goître exophthalmique. Arch. d'éléctricité méd. **1911**. 20. August.

Formes frustes, Basedowoid.

Alessandrini, P., Le forme fruste di morbo di Basedow. Policlinico. **18**. Nr. 12. 1911. — Alquier, L., 30 cas de Basedow fruste on nevrose vaso-motrice. Rev. neurolog. **1913**. Nr. 12. S. 795. — Alquier, L., Basedowisme ou nevrose vaso-motrice. Ibidem. **1914**. Nr. 6. — Aschner, Über Herzneurosen und Basedowoid und ihr verschiedenes Verhalten gegenüber der Funktionsprüfung mit Adrenalin. Zeitschr. f. klin. Med. **70**. S. 458. 1910. — Baumoel, S., Die Diagnose der Formes frustes des Morbus Basedowi. New Yorker Med. Monatsschr. **1912**. Nr. 2. S. 35 u. Allg. Wien. med. Zeitg. **1913**. Nr. 9. S. 94. — de Castro, A., Ein Fall pluriglandulärer Erkrankung. L'Encéphale. **1912**. Nr. 11. — Cohn und Peiser, Störungen der inneren Sekretion bei Pankreaserkrankungen. Deutsche med. Wochenschr. **1912**. S. 60. — Delore, X. et Alamartine, H., Cancer massif du corps thyroid avec basedowisme. Lyon méd. **42**. Nr. 31. 1911. — Dufourt, P., Syndrôme de Horner chez une goîtreuse. Rev. méd. de la Suisse. **1910**. S. 652. — Dumont, Forme fruste de la maladie de Basedow. La policlinique. **1913**. Nr. 6. S. 81. — Gaucher et Salin, Insuffisance ovarienne et syndrôme de Basedow fruste chez une hérédo-syphilitique. Bull. Soc. franç. de Dermat. **1912**. Nr. 2. S. 62. — Gelma, Eugéne, Goître exophthalmique unilatérale et gigantisme. Rev. neurol. **1912**. 1. Sér. S. 473. (Sitzungsber.) — Ginestous, E. et Lantier, R., Forme fruste de la maladie de Basedow. La Provence méd. **1913**. Nr. 21. S. 229. — Guinard, Kyste thyroïdien; apparition rapide de symptômes basedowiens. Loire méd. **1911**. S. 338. — Hanns et Hamant, Syndrôme de Basedow passager chez une goîtreuse. Rev. méd. de l'Est. **1911**. S. 103. — Hochsinger, K., Fall von infantilem Basedowoid. Mitteil. d. Gesellsch. f. inn. Med. u. Kinderheilk. Wien. **1913**. S. 11 u. Wien. klin. Wochenschr. **1913**. S. 396. (Sitzungsber.) — Kaufmann, Friedrich, Basedow und Myxödem, speziell die frustrane inkomplete Form der Hyperthyreose. Inaug.-Diss. Leipzig 1912. — Lambert [1]), A., Atypical forms of hyperthyroidism. New York State Journ. of Med. **1912**. Sept. — Langelaan, Über die unvollkommen entwickelten Fälle (Formes frustes) der Basedowschen Krankheit. Nederl. Tijdschr. voor Geneesk.

---

[1]) Vgl. Literatur Kropfherz.

55. 2. S. 924. 1911 u. Münch. med. Wochenschr. **1912**. S. 159. Neurol. Centralbl. **1912**. S. 546. — Leplat, Ophthalmoplegie externe unilatérale avec exophthalmie et tachycardie. Clin. ophthalm. **18**. S. 466. 1912. — Lévi, Sopra un caso di lesione a forma frusta delle varie ghiandole a secrezione interna. Gaz. internaz. da med. chir. **1913**. S. 128. — MacKisack, Remarks on atypical exophthalmic goiter. Brit. Med. Journ. **1913**. I. S. 208. — Moure, E. J., Goître plongeant à type Basedow fruste avec compression du paquet vasculo-nerveux du coer. Rev. hébdom. de laryngol. **1911**. Nr. 22. S. 625. — Parisot, Polyurie simple dans la mal. de Basedow. Rev. méd. de Nantes. **42**. S 53. 1910. — Pooley, A case of atypical exophthalmic goiter. New York med. Journ. **1910**. Nr. 1. — Puławski, Brightsche Krankheit, zweimalige Edebohlsche Operation, Basedowsymptome zum Schlusse des Lebens. Wien. med. Wochenschr. **1913**. Nr. 3. S. 199. — Rasch, Sklerodermie mit Affektion der Mundschleimhaut und Basedow-Addisonsymptomen. Dermat. Zeitschr. **19**. S. 244. 1912. — Renon et Geraudel, Étude anatomo-pathologique d'un cas de syndrôme polyglandulaire. Gaz. des hôpit. **1911**. S. 1621. (Sitzungsber.) — Rose, Felix, Quelle est la signification nosologique des formes frustes de la maladie de Basedow. La semaine méd. **1910**. Nr. 40. S. 269. — Sarbo, A., Zur Symptomatologie der substernalen Struma. (Ungarisch.) Orvosi hetilap. **1913**. Nr. 48. — Thaon et Paschetta, Un cas de syndrôme pluriglandulaire thyro-ovar. avec inversion visceral total. Rev. neurol. **1912**. S. **608**. — Timmins, J. L., Morbus Basedowi without exophthalmus. West London Med. Journ. **8**. S. 1301. 1911. — Vogel, H., Beiträge zur pathologischen Histologie der Schilddrüse. Virchows Arch. **217**. S. 204. 1914.

Thyreoidismus.

Alvarez, W., Disturbances of thyroid secretion in Northern Mexico. The Amer. Journ. of the Med. Sc. **140**. S. 59. 1910. — Ballard, J. W., Hyperthyroidism. Med. Record. **86**. Nr. 15. S. 626. 1914. — Ballin, M., Thyroidism as a causative factor of intestinal disturbances. Detroit Med. Journ. **1910**. Aug. — Bardenhewer, Oskar, Erzeugt Jodeinspritzung Morbus Basedowi? Arch. f. klin. Chir. **97**. S. 729. 1912. — Bauer, Julius, Über fettspaltende Fermente des Blutserums bei Krankheitszuständen. Wien. klin. Wochenschr. **1912**. Nr. 37. — Bauer, Julius, Über organabbauende Fermente im Serum bei endemischem Kropf. Wien. klin. Wochenschr. **1913**. Nr. 16. — Bauer, Julius, Fortschritte auf dem Gebiete der Schilddrüsenerkrankungen: Hypo-, Hyperthyreosen. Beitr. z. Med. Klin. **1913**. Heft 5. S. 129. — Bauer und Bauer-Jokl, Untersuchungen über die Blutgerinnung. Zeitschr. f. klin. Med. **79**. S. 13. 1913. — v. Beck, Struma und Schwangerschaft. Beitr. z. klin. Chir. **80**. 1912. — Berg, Jodismus und Thyreoidismus. Deutsche med. Wochenschr. **1911**. Nr. 7. — Bialokur, F., Basedow-Symptome als Zeichen tuberkulöser Infektion und ihre Bedeutung für Diagnose und Therapie der Lungenschwindsucht. Zeitschr. f. Tuberk. **16**. Heft 6. S. 567. 1910. — Biach, Paul, Der Nystagmus bei Thyreosen als Teilerscheinung abnormer Konstitution. Zeitschr. f. angew. Anat. u. Konst. **1913**. I. 1. S. 269. — Bircher, Eugen [2]), Fortfall und Änderung der Schilddrüsenfunktion als Krankheitsursache Lubarsch u. Ostertag, Ergebn. d. allg. Path. **1911**. XV. 1. S. 82. — Birdsale, E., Hyperthyroidism. New York Med. Journ. **99**. Nr. 21. S. 1032. 1914. — Bittorf, Zur Kasuistik der Störungen der inneren Sekretion. Berl. klin. Wochenschr. **1912**. Nr. 23. — v. Boltenstern, Über Jodbasedow. Zeitschr. f. ärztl. Fortbildung. **1912**. Nr. 9. S. 269. — v. Brandenstein, Hedwig, Basedowsymptome bei Lungentuberkulose. Berl. klin. Wochenschr. **1912**. Nr. 39. S. 1840. — Brunetti, Carlo, Gozzo basedowizzato. Riv. ospedal. **2**. Nr. 4. 1912. — Buckley, A. C., The relation of hyperthyroidism to nervous system. New York Med. Journ. **1913**. Nr. 23. — Caldwell, G., A note on the effects of the intravenous injection of thyroid press liqu. in dogs and cats. Amer. Journ. of phys. **30**. S. 42. 1912. — Carlson, Rooks and Mc Kie, Attempts to produce experimental hyperthroidism in mammals and birds. Ibidem. **30**. S. 129. 1912. — du Castel, J., Sur un cas de dermatite polymorphe douloureuse et de basedowisme associé. Bull. soc. franç. de dermat. **1912**. Nr. 5. S. 173. — Claude et Blanchetére, Sur la teneur au jode de la glande thyroide dans sa rapport avèc la constitut. Journ. de physiol. **1910**. S. 563. — Concetti, L., Ipotiroidismo e distiroidismo in età infantile. Riv. d. clin. pediatr. **8**. S. 81. 1910. — Cronk, F. Y, Early recognition and treatment of Hyperthyroidism. Journ. of Michigan State Med. Soc. **1911**. August. — Croß, F. B., Morbus Addisoni and hyperthyroidism. Pediatrics. **22**. S. 172. 1910. — Curschmann, Hans, Thyreotoxische Diarrhöen. Arch. f. Verdauungskrankh. **20**. S. 1. 1914. — Dannehl, Militärdienst und Thyreotoxie. Deutsche militärärztl. Zeitschr. **1915**. Nr. 3 u. 4. — Davidson, B., 33 cases of thyroid diseases. Med. Record. **1913**. Nr. 25. S. 1113. — Davis, Edw., P., Thyroid diseases complicating pregnancy and parturition. The Amer. Journ. of Med. Sc. **143**. Nr. 6. S. 815. 1912. — Delpy, P., Des rapports de la syphilis avec

---

[1]) Vgl. Literatur Thyreoidismus.
[2]) Vgl. Literatur Kropfherz.

quelques glandes à sécretion interne. Thèse de Paris. 1911. — Dock, G., Symptomatology of hyperthyroidism. New York State Journ. of Med. 1912. Sept. — Ehrström, Robert, Hämorrhagische Diathese bei Thyreoidismus. (Finnisch.) Finska läkaresällsk. handl. 53. S. 595. 1911. — Elmslie, R. C., General thyroid malignancy. Proc. of the Roy. Soc. of Med. 1911. 5. Nr. 1. Clinical Sect. S. 15. — Elsner, Henry L., Uterine growthe and goiter. Med. Record. 83. S. 823. 1913. (Sitzungsber.) — Engelhorn, Schilddrüse und Schwangerschaft. Vereinsbeil. d. Deutsch. med. Wochenschr. 1911. S. 1336. — Engelhorn, Schilddrüse und weibliche Geschlechtsorgane. Sitzungsber. d. phys.-med. Gesellsch. in Erlangen. 43. S. 132. 1912. — Farrant, Rupert, Hyperthyroidism: its experimental production in animals. Brit. Med. Journ. 1913. S. 1363. 22. Nov. — Fauser [1]), Einige Untersuchungsergebnisse und klinische Ausblicke auf Grund der Abderhaldenschen Anschauungen und Methoden. Deutsche med. Wochenschr. 1912. Nr. 52. — Fauser [1]), Über dysglanduläre Psychosen. Neurol. Centralbl. 1914. S. 873. (Sitzungsber.) — Fontaine, B. W., Diagnosis and medical treatment of thyroidism. Memphis med. Monthly. 1910. August. — Forschbach und Severin, Verhalten des Kohlehydratstoffwechsels bei Erkrankungen der Drüsen mit innerer Sekretion. Arch. f. exper. Path. 75. S. 168. 1914. — v. Frankl-Hochwart [1]), L., Einfluß der inneren Sekretion auf die Psychosen. Med. Klin. 1912. Nr. 48. — French, H., Hyperthyroidism. Clinical Journ. 1912. Febr. — French, H., The comparative toxicity of different animals tissues to animals susceptable to thyroid feeding. Amer. Journ. of Physiol. 1912. 30. S. 56. — Ghent, M. M., Goiter, special reference to borderline cases of hyperthyroidism. Northwestern Lancet. 1910. June 1. — Goldflam, S., Zur Frage des Jodbasedow. Berl. klin. Wochenschr. 1911. Nr. 10. S. 423 u. Neurologja Polska. 1910. Nr. 5. — Gouget, L'exophthalmie dans la nephrite. La Presse méd. 1912. S. 493. — Graves, W. W., Diagnosis of hyperthyroidism. Journ. of Missouri State Med. Assoc. 1911. Sept. — Haas, S. V., Disturbed function of the thyroid. Arch. of Pedriatrics. 1911. March. — Handmann, Schilddrüsenveränderungen bei Chlorose. Münch. med. Wochenschr. 1911. Nr. 22. — Haskins, Goiter and Hyperthyroidism. Tennessee State Med. Assoc. Journ. 1913. March. — Haškovec, Über die Wirkung des Thyreoidalextraktes. Wien. klin. Wochenschr. 1911. Nr. 31. — Hemeter, Hyperthyroidism of intestinal origin. Journ. of the Amer. Med. Assoc. 1913. Nr. 24. S. 2145. — Hagen, Die akute, nicht eiterige Thyreoiditis. (Sammelreferat.) Zentralbl. f. d. Grenzgeb. 1912. S. 4. — Hoffmann, E., Blutgerinnung und Blutbild bei normalen, hypo- und hyperthyreotischen Schwangeren und Wöchnerinnen. Zeitschr. f. Geburtsh. u. Gynäk. 75. Nr. 2. 1914. — Hoffmann, R., Anaphylaxie und interne Sekretion. Berl. klin. Wochenschr. 1910. Nr. 21. — Hollos, J., Die latente Tuberkulose und ihre Diagnose. (Ungarisch.) Orvosi hetilap. 1912. S. 335. — Hollos, J., Die tuberkulöse Ätiologie der Thyreosen. Zeitschr. f. Tuberkul. 22. S. 50. 1914 u. Budapesti Orvosi Ujsag. 1913. S. 302. — Holmgren, J., Über Längenwachstum bei Hyperthyreosen. Med. Klin. 1910. Nr. 27. S. 1047. — Holmgren, J., Über den Einfluß der Basedowschen Krankheit und verwandter Zustände auf das Längenwachstum nebst einigen Gesetzen der Ossifikation. Nordiskt Med. Arkiv. Inre Med. Afd. II. 42. S. 65. 43. S. 119. 187. 1909/10. — Horsly, J. S. and Rosebro, B. M., An atypical case of hyperthyroidism. New York Med. Journ. 1912. Febr. 10. — Hoskins, R., Thyroid secret as a factor in adrenalin activity. Journ. of Amer. Med. Assoc. 55. S. 1724. 1910. — Hufnagel, Viktor, Über Schilddrüsenerkrankungen auf tuberkulöser Grundlage. Münch. med. Wochenschr. 1912. Nr. 25. — Hunt and Seidell, Thyreotropic iodine compounds. Journ. of Pharmacol. and exper. Therap. 2. 15. — Jamin, Friedrich, Über die Kombination von Thyreosen mit Nephrosen. Festschrift für Strümpell. Deutsche Zeitschr. f. Nervenheilk. 47/48. S. 255. 1913. — Jermain, L. F., Exophthalmic goiter. (Hyperthyroidism.) Wisconsin Med. Journ. 1911. Nr. 4. Sept. — Jones, T. M., Hyperthyroidism. Journ. of Indiana State Med. Assoc. 1912. Febr. — Jones, A. B. and Tatum, A. L., Variations of thyroid colloid in conditions of hyper- and hypothyroidism. Arch. of internat. med. 12. Nr. 2. S. 225. 1913. — Juschtschenko, Autointoxikation bei gestörter Schilddrüsenfunktion. Petersburger med. Wochenschr. 1910. Nr. 42. — Juschtschenko, Die Schilddrüse und die fermentativen Prozesse. Zeitschr. f. physiol. Chemie. 85. S. 141. 1911. — Kahane, Über Hyperthyreoidismus vom Standpunkt der Kriegsmedizin. Wien. klin. Wochenschr. 1915. Nr. 6. — Kehl, Anatomische Untersuchungen an Schilddrüsen von Phthisikern. Virchows Arch. 216. S. 386. 1914. — Kempner, A., Basedow und Jodbasedow. Zentralbl. f. d. Grenzgeb. 18. S. 347. 1914. — Kienboeck, Über Struma und Hyperthyreoidismus im Gefolge von Dilatation und Aneurysma der Aorta. Fortschr. a. d. Geb. d. Röntgenstrahl. 21. S. 410. 1910. — Klose und Liesegang, Bemerkungen zu Bardenhewer: „Erzeugt Jodeinspritzung Morbus Basedowi?" Arch. f. klin. Chir. 97. S. 829. 1912. — Kocher [1]), Albert, Neuere Untersuchungen der Schilddrüse bei Basedow und Hyperthyreoidismus. Arch. f. klin. Chir. 95. S. 1007. 1911. — Kocher, Theodor, Über Jodbasedow. Arch. f. klin. Chir. 92. S. 442. 1910 u. Neurol. Centralbl.

---

[1]) Vgl. Neuere Literatur.

1910. S. 446. (Sitzungsber.) — Kontschalowsky, M., Zur Frage des thyreogen. Ursprungs des Rheumatismus. (Russisch.) Med. Rev. 74. S. 881. 1910. — Kostlivy, Über chron. Thyreotoxikosen. Mitteil. a. d. Grenzgeb. 21. S. 671. 1910. — Kottmann, K., Beiträge zur Physiologie und Pathologie der Schilddrüse. Zeitschr f. klin. Med. 71. S. 344. 362. 369. 1910. I. Über die Beeinflussung der Blutgerinnung durch die Schilddrüse von Anna Lidsky. II. Über Fibringehalt des Blutes in Zusammenhang mit der Schilddrüsenfunktion. III. Schilddrüse und Autolyse (mit spezieller Berücksichtigung der Verhältnisse bei Basedow und Myxödem). Kottmann, K., Korrespondenzbl. f. Schweizer Ärzte. 1910. S. 1129. — Kranz, Schilddrüse und Zähne. Deutsche Monatsschr. f. Zahnheilk. 30. S. 1. 1912. — Kraus, Karl (Semmering), Über Altersthyreoidismus. Neurol. Centralbl. 1914. S. 664. (Sitzungsber.) — Kraus, Friedrich, Pathologie der Schilddrüse und Hypophyse etc. Deutsche med. Wochenschr. 1913. Nr. 40, 41. — Krauss, Über Beziehungen des Sympathikus zum Sehorgan. 33. Kongreß der ophthalmol. Gesellsch. zu Heidelberg. 1912. — Krecke, A., Über die Häufigkeit und Diagnose der durch Hypersekretion der Schilddrüse bedingten Störungen. (Thyreosen.) Münch. med. Wochenschr. 1913. Nr. 30. S. 1601. Nr. 31. S. 1676. — Krecke, A., Sulla diagnosi dei disordini da ipersecrezione tiroidea. Riforma med. 1911. Nr. 41. — Krecke, A., Stellung der Basedowschen Krankheit in der Reihe der Thyreosen. Münch. med. Wochenschr. 1912. S. 842. (Sitzungsber.) — Krecke, A., Münch. med. Wochenschr. 1912. S. 2084. (Sitzungsber.) — Krecke, A., Sind Begriff und Name der Basedowschen Krankheit beizubehalten? Med. Klin. 1912. Nr. 7. S. 268. — Krecke, A., Einfluß der Strumektomie auf die Thyreosen. Deutsche Zeitschr. f. Nervenheilk. 1913. Nr. 47—48. S. 337. (Festschrift für Strümpell). — Krehl, Jodbasedow. Münch. med. Wochenschr. 1910. Nr. 47. — Kreuzfuchs, Die intrathorakale Struma in klinischer und radiologischer Beleuchtung. Würzburg. Abhandl. 12. S. 125. 1912. — Kuhn, Die große Verbreitung der Thyreotoxikosen bei den Gestellungspflichtigen und ihre Besserung durch den Militärdienst. Vereinsbeil. d. Deutsch. med. Wochenschr. 1912. S. 923. — Kurschalow, Fall einer eigenartigen Dysthyreose. (Russisch.) Ann. d. milit.-med. Akad. 1914. S. 44. — Lambert[1]), A., Atypical forms of hyperthyroidism. New York State Journ. of Med. 1912. Sept — Laser, E., Über thyreotoxische Erscheinungen und ihre Behandlung mit Antithyreoidin. Münch. med. Wochenschr. 1911. Nr. 13. — Ledoux, La lymphocytoses des thyreotoxicoses. La Provence méd. 1912. Nr. 2. S. 13. — Ledoux et Tisserand, Le Basedowisme iodique. Progrés méd. 1913. Nr. 15. S. 185. — Léopold-Levy, Inégalité thyroidienne par hypertrophie part. de la glande thyroid. Compt. rend. de la Soc. de biol. 70. S. 373. 1911. — Léopold-Levy, Des mécanismes d'action du traitement thyroid. sur les troubles intéstin. Ibidem. 71. S. 18. 1912. — Léopold-Levy, Effets rapides et non thérapeutiques du traitement thyroid. Ibidem. 73. S. 644. 1912. — Léopold-Levy, Instabilité thyroidienne infantile à réchutes. Gaz. des hôpit. 1911. S. 1820. (Sitzungsber.) — Léopold-Levy, Le tempérament thyroidien. Ibidem. 1911. S. 671. (Sitzungsber.) — Léopold-Levy, A propos des syndrômes ovaro-thyr. et thyro-ovar. Compt. rend. de la Soc. de biol. 1912. S. 89. — Léopold-Levy, Familles thyroidiennes et dysendocriniennes. Gaz. des hôpit. 1913. S. 381. (Sitzungsber.) — Lépine, R., Jodbasedow. Rev. de Méd. 1912. Nr. 8. S. 663. — Lévy, Pathogénie de l'asthma thyroidien et ovarien. Arch. gén. de méd. 91. S. 217. — Levison, Exophthalmos in nephritis. New York Med. Journ. 1911. Nov. 18. — Licini, Der Einfluß der Exstirpation des Pankreas auf die Schilddrüse. Deutsche Zeitschr. f. Chir. 101. S. 522. 1909. — Lindenfeld, Kombinierte Erkrankung der Schilddrüse und Nebenniere. Wien. klin. Wochenschr. 1911. S. 956. (Sitzungsber.) — MacGuire, S., Thyroid and hyperthyroidism. Southern Med. Journ. 1912. Dec. — Manninger, Die Behandlung der Thyreosen. (Ungarisch.) Vortrag. Orvosi hetilap. 1912. Nr. 19 u. Neurol. Centralbl. 1913. S 167 — Marañon, G, Status thymicolymphaticus, die Kochersche Formel und endokrinische Affektionen Boletin de la sociedad española de biologia. 1911. S. 75. — Marañon, Sobra accion midriatica del tiroidea y del sucro de los basedowianos. Ibidem. 1911. Nr. 7. — Marañon, G., La sangre en el hipertiroidismo. Madrid 1911. H. de Tello. — Marañon, G., La hiperchlorhidria en el hipertireoidsmo. Rev. de méd. y cir. pract. 1912. S. 259. (Sitzungsber.); ref. Münch. med. Wochenschr. 1912. S. 207. — Marañon, G., Dasselbe. Rev. de méd. 1914. Nr. 3. — Marañon, G., La sangre en un caso di tiroidismo térapéutico. Rev. clin. de Madrid. 8. Nr. 24. S. 460. 1912. — Marbé, Influence du corps thyroide sur la physiol. de l'intest. Compt. rend. de la Soc. de biol. 70. S. 1028. 1911. — Marbé, Les opsonines et la phagocytose dans les états thyroidiens. Ibidem. 69. S. 462. 1910. — Marine, D. and Johnson A. A., Jodismus bei Thyroideakarzinom. Arch. of internat. Med. 11. S. 288. 1913. — Martin, P. F., Thyroidism and clinical significance of its perversion. Indiana State Med. Assoc. Journ. 1913. April. — Mathes, Blutgerinnung und Thyreoidea. Münch. med. Wochenschr. 1911. S. 1003. — Mattirolo, Adrenalin bei Hyperthyroidismus. Riv. crit. ital. 1913. Nr. 3. — Mayerle, E., Stoffwechsel bei künstlichem Hyperthyroidismus. Zeitschr. f. klin.

---

[1]) Vgl. Literatur Formes frustes, Basedowoid.

Med. **71.** Nr. 1 u. 2. 1910. — Mayo, C. H., Diagnosis of hyperthyroidism of exophthalmic goiter. Surgery, gynecol. and obstetr. **11.** S. 129. 1910. — Mayo, C. H., Problems in the diseases of the thyroid. (Sitzungsber.) Journ. of the Amer. Med. Assoc. **57.** S. 1307. 1911. — Mayo, C. H., Surgery, gynecol. and obstetr. **14.** S. 363. 1912. — Mayo, C. H., Surgery of the thyroid. Journ. of the Amer. Med. Assoc. **1913.** S. 10. — Menzer, A., Die tuberkulöse Ätiologie der Thyreosen. Zeitschr. f. Tuberkul. **22.** Nr. 4. 1914. — Meyer-Hürlimann und Ad. Oswald, Karzinom der Schilddrüse mit exzessiver, spezifischer Drüsenfunktion. Korrespondenzbl. f. Schweizer Ärzte. **1913.** Nr. 46. — Mitchell, Experim. chron. nephritis with exophthalmos in the rabbit. Journ. of med. research. **1911.** S. 69. — Mori, T., Über das Auftreten thyreotoxischer Symptome bei Geschwulstmetastasen der Schilddrüse. Frankfurter Zeitschr. f. Path. **12.** S. 2. 1913. — Müller, B., Schilddrüse und Schwangerschaft. Zeitschr. f. Geburtsh. **75.** Nr. 2. 1914. — Münzer, Arthur, Über die Einwirkung der Blutdrüsen auf den Ablauf psychischer Funktionen. Berl. klin. Wochenschr. **1912.** Nr. 13 u. 14. — Münzer, Arthur, Innere Sekretion und Nervensystem. Ibidem. **1913.** Nr. 7 u. 8. — Münzer, Arthur, Über die ätiologische Bedeutung psychischer Insulte bei Erkrankungen der Blutdrüsen. Ibidem. **1912.** Nr. 25. S. 1165. — Münzer, Arthur, Die Bedeutung der Abderhaldenschen Forschungsergebnisse für die Pathologie der Drüsen mit innerer Sekretion. Ibidem. **1913.** Nr. 17. — Oswald[1]), Adolf, Die Schilddrüse und ihre Rolle in der Pathologie. Korrespondenzbl. f. Schweizer Ärzte. **1913.** Nr. 22. S. 675. — Oswald[1]), Adolf, Über die Rolle des Nervensystems in der Genese der Stoffwechsel- und Konstitutionskrankheiten. Neurol. Centralbl. **1915.** S. 452. — Oswald, Adolf, Zur Theorie der Schilddrüsenfunktion und der thyreogenen Erkrankungen. Berl. klin. Wochenschr. **1915.** S. 430. — Parhon, Untersuchungen über Drüsen mit innerer Sekretion und ihre Beziehungen zu Geisteskrankheiten. Bukarest. **1911.** — Parhon, Manie bei Schilddrüsenhypertrophie. Wien. med. Wochenschr. **1915.** Nr. 1. — Parhon und Odobesco, Sur un syndrôme psycho-endocrinien. L'Encéphale. **1914.** Nr. 6. — Parhon, Mateésco und Tupa, Recherches sur la glande thyroide chez les aliénés. Ibidem. **1913.** 2. Sém. S. 139. — Pari, G. A., Il concetto clinico dell'ipersecrezione interna. Gazz. degli ospedali. **1911.** Nr. 13. 29. Jan. — Pearson, Pole ligation for hyperthyroidism. Dublin Journ. of Med. sc. **1913.** July. — Pende, Infantilismus. Deutsch. Arch. f. klin. Med. **105.** S. 180. 1912. — Pende, Gli organi endocrini nella patologia della tuberculosi. Il Morgagni **1912.** Nr. 44. — Pern, S., Familial elements in thyrotoxicoses. Australian Med. Journ. **1912.** May 18. — Poenaru-Caploscu, Über pathologischen Zusammenhang zwischen Tuberkulose und Schilddrüse. (Rumänisch.) Spitalul. **1911.** Nr. 14. — Porter, M. F., The thyroid with special reference to hyperthyroidism and a new method of its treatment. Journ. of Amer. Med. Assoc. **57.** Nr. 14. S. 1120. 1911. — Porter, M. F., Hyperthyroidism. Ibidem. **1913.** July 12. — Porter, M. F., Boiling water injections into the thyroid gland for hyperthyroidism. Surg., gynec. and obstetr. **1915.** Nr. 1. — Puławski, Jod und Thyreoidin als Ursache der Basedowschen Krankheit bei Kropfbehandlung. Med. Klin. **1912.** Nr. 30. — Puławski, Nachteilige Wirkung von Jod und Thyreoidin bei Struma. (Polnisch.) Gaz. lekarska. **1912.** S. 389. — Roemheld, Gefahren der Jodmedikation, Jodempfindlichkeit, Jodbasedow. Med. Klin. **1910.** Nr. 49. S. 1930. — Roemheld, Jodbasedow, Basedow mit starker Hypertension. Württemberger Korrespondenzbl. **1910.** Nr. 40. S. 811. — Rogers, J., The significance of thyroidism and its relation to goiter. Ann. of Surg. **1910.** I. S. 1025. — Saathoff, L., Thyreose und Tuberkulose. Münch. med. Wochenschr. **1913.** Nr. 5. S. 230. — Sabourin, Ch., Le petit basedowisme chez les tuberculeuses. Arch. gén. de méd. **1914.** S. 5. — Sajous, Toxemias in the genesis of hyperthyroidism. New York Med. Journ. **1914.** Nr. 15. — Sasaki[2]), J., Experimentelle Strumaerzeugung. Deutsche Zeitschr. f. Chir. **119.** Nr. 3 u. 4. S. 363. 1912. — Shimodeira, Experimentelle Untersuchungen über Tuberkelinfektion der Schilddrüse. Deutsche Zeitschr. f. Chir. **109.** S. 443. 1911. — Siegmund, A., Schilddrüse und Wundheilung. Ibidem. **105.** S. 384. 1910. — Siegmund, A., Behandlung mit Thyreoidin und anderen Organstoffen. Wien. med. Wochenschr. **1912.** S. 1132. — Simon, Alex., Röntgenbestrahlung der Schilddrüse bei Thyreoidismus. Deutsche med. Wochenschr. **1911.** Nr. 29. — Soundly, R., Hyperthyroidism. Med. Press an Circul. **1911.** April 5. — Staehelin, Experimentelle Beiträge zur Veränderung des Blutbildes beim Menschen nach Verabreichung von Schilddrüsensubstanz. Med. Klin. **1912.** S. 994. — Starck, Hugo, Klinik der Formes frustes des Morbus Basedowi (Thyreotoxikosen). Deutsche med. Wochenschr. **1911.** Nr. 47. S. 2168. — Starr, M. Allen, Neurose infolge Dysfunktion der Drüsen mit innerer Sekretion. Med. Record. **1912.** June 29. — Stern, E., Beiträge zur Pathogenese der Myasthenie. Neurol. Centralbl. **1914.** S. 409. — Stern, Heinrich, Temperaturerhöhung bei Hyperthyreoidismus. Berl. klin. Wochenschr. **1912.** Nr. 12. S. 542. — Stoland, The relative toxicity of dogs normal and hypertrophied thyroids to animals, sus-

---

[1]) Vgl. Neuere Literatur
[2]) Vgl. Literatur Kropfherz.

ceptible to thyroid feeding. Amer. Journ. of Physiol. **30.** S. 129. 1912. — Strauß, H., Über neurogene u. thyreogene Galaktosurie. Neurol. Centralbl. **1913.** Nr. 20. S. 1281. — Thirray, Hedwig, Beiträge zur Symptomatologie der Thyreosen. Inaug.-Diss. München 1912. — Thomas, Contribution à la médication thyroid. Bull. gén. de thérap. **153.** 324. — Tobias, Über myasthenische Paralysen u. ihre Beziehungen zu Drüsen mit innerer Sekretion. Neurol. Centralbl. **1912.** S. 551. — Trendelenburg, Bestimmung des Adrenalingehalts im normalen Blute etc. Arch. f. exper. Path. **63.** S. 161. 1910. — Trendelenburg, Über den Nachweis toxischer Stoffe im Blut thyreoidektomierter Tiere. Biochem. Zeitschr. **29.** S. 396. 1910. — Trendelenburg und Brocking, Adrenalinnachweis und Adrenalingehalt des menschlichen Blutes. Deutsch. Arch. für klin. Med. **103.** S. 168. 1911. — Turin, Blutveränderungen unter dem Einfluß der Schilddrüse und der Schilddrüsensubstanzen. Deutsche Zeitschr. f. Chir. **107.** S. 343. 1910. — Turner, B. F., The thyroid; a consideration of its disorders. Memphis Med. Monthly. **1910.** Aug. — Turner, Dawson, Radium rays in the treatment of hypersecretion of the thyroid gland. Lancet. **1913.** II. Nr. 13. Sept. 27. — Uhlmann, L., Hyperthyroidisme et tuberculose. Thèse de Montpellier. **1911.** — Utterström, Contribution à l'étude des effets de l'hyperthyroidisation. Arch. de méd. experim. **22.** Nr. 4. S. 550. 1910. — Voß, A., Über Thyreonosen. Zeitschr. f. ärztl. Fortbildung. **1912.** Nr. 12. — Wagner, Chirurgische Behandlung des Hyperthyreoidismus. Wien. klin. Wochenschr. **1913.** Nr. 39. — Walter, Schilddrüse und andere innersekretorische Drüsen. Monatsschr. f. Psych. u. Neurol. **34.** S. 171. 1913. — Watson, L. F., Injection of quinin and urea hydrochlorid in hyperthyroidism. Journ. of Amer. Med. Assoc. **62.** Nr. 2. 1914. — Weber, L. W., Neurosen und Schilddrüsenerkrankungen. Allg. Zeitschr. f. Psychiatr. **70.** 2. Literaturheft. S. 205. — Weidler, Walter Baer, Exophthalmic goiter. Hyperthyroidism. New York Med. Journ. **1913.** Nr. 25. S. 1293. — Weiß, Fall von Basedow- und Myxödemsymptomen. St. Petersburger med. Zeitschr. **1913.** S. 40. — Wolfsohn, G., Über thyreotoxische Symptome auf Jod medikation. Deutsche med. Wochenschr. **1911.** Nr. 5. — Wolfsohn, G., Thyreosis und Anaphylaxie. Ibidem. **1912.** Nr. 30.

Kropfherz.

Adelmann, Beiträge zur Pathologie des Herzens, der Schilddrüse usw. Jahrb. d. phil.-med. Gesellsch. zu Würzburg. **1828.** I. S. 104. — Andrassy, Kropf und Kropfherz. Württemberger Korrespondenzbl. **80.** Nr. 5. 1910. — Arnsperger, Fall von Kropfherz. Münch. med. Wochenschr. **1908.** Nr. 48. (Sitzungsber.) — Aschner[1]), Über Herzneurose und Basedowoid. Zeitschr. f. klin. Med. **70.** S. 458. 1910. — Barbera, Einfluß von Jod, Jodnatrium und Jodothyrin auf den Kreislauf. Pflügers Arch. **79.** S. 68. — Bauer, J., Klinische Untersuchungen über endemischen Kropf in Tirol. Kongreß f. inn. Med. 1912. Münch. med. Wochenschr. **1912.** S. 1126. — Bauer, J., Herzstörungen bei endemischem Kropf. Deutsche med. Wochenschr. **1912.** Nr. 42. — Bauer, J. und Hinteregger, J., Endemischer Kropf. Zeitschr. f. klin. Med. **76.** S. 115. 1912. — Bauer, J., Braun und Helm, Röntgenbefunde bei Kropfherz. Deutsch. Arch. f. klin. Med. **109.** S. 73. 1913. — Bednar, Alois, Krankheiten der Neugeborenen und Säuglinge. Wien 1852. III. S. 79. — Bard, Cancer latent du corps thyroide. Lyon. Zit. bei Minnich. S. 113. — Bigler, Walter, Über Herzstörmungen bei endemischem Kropf. Beitr. z. klin. Chir. **89.** S. 107. 1914. — Birch-Hirschfeld, Lehrb. d. spez. path. Anat. II. 2. S. 379. — Bircher, Eugen, Zur experimentellen Erzeugung der Struma. Deutsche Zeitschr. f. Chir. **103.** 1910. — Bircher, Eugen, Experimentelle Erzeugung des Kropfherzens. Med. Klin. **1910.** Nr. 10. — Bircher, Eugen, Zur Frage der Kropfätiologie. Deutsche med. Wochenschr. **1910.** Nr. 37. — Bircher, Eugen, Weitere Beiträge zur experimentellen Erzeugung des Kropfes. Zeitschr. f. experim. Path. u. Therap. **1911.** S. 9. — Bircher, Eugen, Experimentelle Strumen und Kropfherz. Deutsche Zeitschr. f. Chir. **112.** 1911. — Bircher[2]), Eugen, Fortfall und Änderung der Schilddrüsenfunktion als Krankheitsursache. Lubarsch-Ostertag. **1911.** XV. S. 168. — Bircher, Eugen, Ätiologie des endemischen Kropfes. Ergebn. d. Chir. u. Orthop. 1913. — Bircher, Eugen, Das Kropfproblem. Beitr. z. klin. Chir **89.** S. 61. 1914. — Bircher, Eugen, Zum Kropfproblem. Korrsepondenzbl. f. Schweizer Ärzte. **1914.** Nr. 29. S. 910. — Blauel, Zur Ätiologie des Kropfes. Münch. med. Wochenschr. **1910.** Nr. 1. — Blauel, Müller und Schlayer, Über das Verhalten des Herzens bei Struma. Beitr. z. klin. Chir. **62.** 1909. — Blauel und Reich, Einfluß künstlicher Trachealstenose und Schilddrüse. Ibidem. **82.** S. 475. 1913. — Blauel und Reich, Künstliche Kröpfe. Ibidem. **83.** S. 225. 1913. — Blum, Die Gefäßdrüsen und Gesamtorganismus. Pflügers Arch. **105.** 1904. — Bossart, A., Über 1400 Strumaoperationen. Beitr. z. klin. Chir. **89.** S. 107. 1914. — Breitner, B., Über Ursache und Wesen des Kropfes. Mitteil. a.

---

[1]) Vgl. Formes frustes, Basedowoid.
[2]) Vgl. Thyreoidismus.

d. Grenzgeb. **24**. 1912 u. Wien. klin. Wochenschr. **1912**. S. 125. — Brieger (Diskussion über Kropfherz), Deutsche med. Wochenschr. **1906**. Nr. 41. — Brown, A. G., Thyroid heart or exophthalmic goiter. Old Dominion Journ. of Med. and Surg. June **1911**. — Burghart (Diskussion über Kropfherz), Deutsche med. Wochenschr. **1906**. Nr. 41. — Carrel-Billard, zit. bei Minnich. S. 108 ff. — Chiari[1]), Richard, Sind alle bei Morbus Basedowi vorhandenen Herz- und Gefäßerscheinungen Basedowsymptome? Zeitschr. f. angew. Anat. u. Konstit. **1913**. I. S. 280. — Chiari[1]), Richard, Herzerscheinungen bei Morbus Basedowi. Mitteil. d. Gesellsch. f. inn. Med. **1914**. S. 52. — Clunet, J., Accidents cardiaques au cours d'un cancer thyroïde basedowifié. Arch. des maladies du coeur. **1908**. Nr. 4. S. 232. — v. Cyon, Beiträge zur Physiologie der Schilddrüse und des Herzens. Pflügers Arch. **70**. 1898. — v. Cyon, Die Gefäßdrüsen als regulatorische Schutzorgane des Zentralnervensystems. Julius Springer. Berlin 1910. — v. Cyon und Oswald, Über die physiologische Wirkung einiger aus der Schilddrüse gewonnener Produkte. Pflügers Arch. **83**. 1901. — Dedichen, L., Untersuchungen aus einer Strumagegend über Morbus Basedowi, Myxödem und verwandte Zustände. Festschrift f. Heinrich Bircher. S. 243. Tübingen 1912. — Demme, Zur Kenntnis der Tracheostenosis. Würzburger med. Zeitschr. 2 u. 3. — Demmer, Klinische Studien über Kropfoperationen. Med. Klin. **1912**. Nr. 48 bis 51. — Dieterle, Hirschfeld und Klinger, Zum Kropfproblem. Korrespondenzbl. f. Schweizer Ärzte. **1914**. Nr. 20. S. 621. — Enderlen, Diagnose und Therapie des Kropfes. Deutsche med. Wochenschr. **1910**. Nr. 44. — Eulenburg, Zur differentiellen Diagnose zwischen Morbus Basedowi und Sympathikusreizung. Berl. klin. Wochenschr. **1869**. Nr. 27. — Fleischmann, Die Erregbarkeit der Herznerven bei kropfigen und schilddrüsenlosen Tieren. Verhandl. d. Kongr. f. inn. Med. **1911**. Wiesbaden. — de Gruié, Forme médicale du cancer thyroïdien. Lyon 1899. — Gittermann, Struma und Herzkrankheiten. Berl. klin. Wochenschr. 1907. — Gerhardt[1]), XXIII. Kongreß für innere Medizin. 1906. — Gerhardt[1]), Les troubles cardiaques chez le Basedow. Rev. méd. de la Suisse. **1910**. S. 178. — Hamburger, Prager Vierteljahrschr. **10**. 2. 52. — Herz, Max, Kropfherz, Myomherz, Klimakterium. Wien. med. Wochenschr. **1913**. Nr. 22. S. 1355. — His, Die leichten Formen des Kropfherzens. Med. Klin. 1906. — Hoffmann, Zirkulationskrankheiten. Jahreskurs f. ärztl. Fortbildung. 1913. Febr. — Holz, Über Kropfherz. Deutsche med. Wochenschr. **1906**. Nr. 51 (Sitzungsber.). — Huelsmann, Über Herzanomalien bei Struma. Diss. Würzburg 1879. — Iszlondski, J., Das Kropfherz im Sinne der modernen Forschung. Diss. Berlin 1913. — Jacob (Cudova), Neurotische Insuffizienz des Herzens. Kongr. f. inn. Med. 1899. Karlsbad. — Kocher, Th., Pathologie der Schilddrüse. Kongr. f. inn. Med. 1906. München. — Kocher, Th., A contribution to the pathology of the thyroid gland. Brit. Med. Journ. 1906. — Kocher, Th., Kropf und Kropfbehandlung. Deutsche med. Wochenschr. **1912**. S. 1265. — Kraus, Fr., Über Kropfherz. Wien. med. Wochenschr. **1899**. S. 416. — Kraus, Fr., Über Kropfherz. Deutsche med. Wochenschr. **1906**. Nr. 47. 50. — Lange, Tracheostenosis thymica. XIX. Versammlung d. Gesellsch. f. Kinderheilk. Karlsbad 1902. — v. Mikulicz und Reinbach, Über Thyreoidismus. Mitteil. a. d. Grenzgeb. **8**. 1901. — Minnich, W., Das Kropfherz. Leipzig u. Wien. 1904. Franz Deuticke. — Monnier, Klinische Studien über Strumektomie. Beitr. z. klin. Chir. **54**. — Mütze[1]), Elektrokardiographische Studien bei Morbus Basedowi. Münch. med. Wochenschr. **1910**. S. 1419 (Sitzungsber.). — v. Müller, Fr., Diskussion über die Schilddrüse. Kongr. f. inn. Med. 1906. München. — Nicati-Horner, La paralysie du nerf sympathique cervical. Étude clinique. Paris. Adr. Delatage 1873. — Noeggerath, Diskussion zum Kropfherz. Deutsche med. Wochenschr. **1906**. Nr. 51. — Ortner, N., Die Zirkulationskrankheiten. Jahreskurse f. ärztl. Fortbildung. **1910**. Heft 2. — Pick und Pineles, Beziehungen der Schilddrüse zum Gefäßsystem. Kongr. f. inn. Med. 1908. Wien. — Plesch, Johann, Hämodynamische Studien. Zeitschr. f. exper. Path. u. Therap. **1909**. VI. 2. S. 380. — v. Ploennies, Über Struma sarcomatosa. Inaug.-Diss. München 1888. — Poghossian[1]), Herzstörungen bei Basedow. Diss. Basel 1910. — Potain, Goître, hypertrophie du coeur etc. Bull. de la soc. anat. Paris. 1863. — Révilliod, Rev. méd. de la Suisse Romande. **1896**. Nr. 20 u. Soc. méd. de la Suisse Romande. **1896**. 24. Nov. — Révilliod, Rapport du coeur et du goître. 1896. (Inédit.) Zit. bei Minnich, S. 8. — Reymondaud, Observations et réflexions sur la coincidence du goître et de l'anévrisme hypertrophique du coeur. Bull. soc. de méd. et pharm. d. l. h. Vienne. Limoges. **1855**. S. 75. — Rilliet, F., Mémoire sur le jodisme constitutionel. Paris 1860. Victor Masson. (Ausführlich zit. bei Minnich, S. 103.) — Rose, Eduard, Kropftod. Arch. f. klin. Chir. **22**. S. 1. 1878. — Romberg, Lehrbuch der Krankheiten des Herzens und der Gefäße. 1906. — Rühle, Deutsche Klin. **1867**. Nr. 44. — Sasaki[2]), J., Experimentelle Strumaerzeugung. Deutsche Zeitschr. f. Chir. **119**. 1912. — Schmidt, Moritz, Die Krankheiten der oberen Luftwege. Jul. Springer. Berlin 1894. — Schörnborn, Zur Wirkung der

---

[1]) Vgl. Neuere Literatur.
[2]) Vgl. Formes frustes.

Thyreoidstoffe. Arch. f. exper. Pathol. **60.** 1909. — Scholz, Über das Kropfherz. Berl. klin. Wochenschr. **1909.** Nr. 9. — Schranz, Beiträge zur Theorie des Kropfes. Arch. f. klin. Chir. **22.** 1878. — Stähelin, Respirationskrankheiten. Jahreskurse f. ärztl. Fortbildung. **1913.** Febr. — Staunig, Konrad, Herzkropf. Wien. klin. Wochenschr. **1912.** Nr. 9. — Stiebel, Beiträge zur Lehre vom Kropfherzen. Inaug.-Diss. München 1907. — Ströbel, Herzvergrößerung bei künstlicher Trachealstenose. Zeitschr. f. d. ges. exper. Med. **1913.** I. — Ullmann [1]), Beziehungen zwischen Uterusmyom und Kropf. Wien. klin. Wochenschr. **1910.** Nr. 16. S. 585. — Volckamer, H., Beziehungen zwischen Struma und Herz. Inaug.-Diss. München 1912. — Wette, Th., Symptomatologie und die chirurgische Behandlung des Kropfes und Abhängigkeit des Morbus Basedowi vom Kropf. Arch. f. klin. Chir. **44.** 1892. — Woelfler, A., Chirurgische Behandlung des Kropfes. Arch. f. klin. Chir. **11.** — Wilms, M., Experimentelle Erzeugung und Ursache des Kropfes. Deutsche med. Wochenschr. **1910.** Nr. 13. — Zesas, Über Kropfherz. Zentralbl. d. med. Wiss. 1906.

[1]) Vgl. Neuere Literatur.

Sachregister.

Autorenregister.

Aalbertsberg 71.
Abadie 60, 61, 336, 352.
Abderhalden 313.
Abrahams 339, **396**.
Abram 97.
Abrams 130, 334, **396**.
Abrikosoff 241.
Achard 158, 160, 164, 165, 171, 184, 185, 186, 187.
Ackermann 295.
Addison 196, 202, 238, 275.
Adelmann 372, **415**.
Adler 154, **396**.
Akopianz 233, 351, **396**.
Alamartine 352, **399**.
— H. **396, 397, 410**.
Albertoni 153.
— P. 397.
Albrecht 225.
Albu 120.
Alexander 70, 130, 337.
Algyogyi 342.
Allard 15, 91, 172.
Allbutt 143.
Allessandrini, P. **410**.
Almagia 34, 125, 126, 204.
Alquier 253, 290.
— L. **410**.
Alt 134, 330.
Alvarez und Loewy 172.
— W. **411**.
Amado, A. **397**.
Anderson und Bergmann 107.
Andrassy **415**.
Andrews 71, 179.
Andronico 336.
Angelo 92.
Angiolella 168, 186.
Antoine 225, **402**.
Antoni 312.
Avellis 258.
Avyagi 184, 196, 201, 202.
— T. **397**.
Apelt 24.
Aran 179, 212, 249, 250, 333, 336, 337, **395**.
Aravandinos 301.
Arcl 171.
Arnal 163.
d'Arnaud Gerkens, P. **397**.
Arneill 116, 117.
Arnsperger 229, **415**.

Aronheim 337.
Arsimoles und Legrand 92, **397**.
Arsumanianz 268.
— Artasches **397**.
Arullani, P. F. **397**.
Asai, Kwaichiro **397**.
Aeschbacher 269.
Ascherton 155.
Aschioté 75, 171.
Aschner 242, **410, 415**.
Ascoli 173.
Asher 230, **397**.
— und Flack 237, 239, 279, **397**.
— und Rodt 155, 237, **397**.
Ashly, H. T. **397**.
Askanazy 97, 130, 138, 185, 186, 187, 188, 201, 202, 203, 204, 206, 208, 209, **395**.
Astley 258.
Atkinson 116, 117.
Aubry 74.
Audebert 31, **397**.
Audrain, J. **397**.
Audry 23, 344.
Auerbach 63.
— Siegmund **397**.
Auld 256, 339.
Awetschky 150.

Baaker 350.
Babinski 327.
Bacelli 336.
Bach 307, **397**.
Baginski 158.
Baker, R. 298, 300.
Baldwin 171, 175, 181.
Balint 230, 338, 350, **399**.
— und Molnar 126, 237, 248, 276, **397**.
Ball 27, 163.
Ballard, J. W. **411**.
Ballet 36, 58, 67, 70, 88, 91, 97, 98, 124, 164, 165, 170, 175, 177, 182, 213, 300.
— und Enriquez 130, 337.
Ballin, M. **411**.
Bamberger **397**.
Bamours 135, 138, 140.
Banks 182, 337.

Baquet 32.
Baer 161.
— Walter **415**.
Barbera **415**.
Bard **415**.
Bardenhewer, Oskar **411**.
Barella 50.
Barie 164.
Barjhoux 352, **397**.
Barkan **397**.
Barker 54.
— A. E. **397**.
Barnes 144.
Barneß 177.
Barrack 258.
Barrié 164, 213.
Bartel 8, 42, 138, 198, 258, 269, 270, 271.
v. Barth-Wehrenalp **397**.
Bartholow 160, 169, 340.
Barton 33.
Baruch 150, 195, 226.
— M. **397**.
Barwinski 116.
Basch 198, 200, 255, 260, **397**.
v. Basedow 31, 48, 49, 52, 65, 89, 103, 123, 125, 134, 135, 137, 140, 159, 160, 161, 197, 210, 211, 215, 245, 249, 267, 272, 278, 300, 335, 337, 361, **395**.
Bathurst 166.
Batten 171.
Baudouin **399**.
— und Porak 345.
Bauer 65, 70, 112, 113, 150, 151, 152, 153, 156, 170, 276, 355, 379, 380, 384, 385.
— und Bauer-Jokl **411**.
— J. 312, **415**.
— Braun und Helm **415**.
— und Hinteregger, J. **415**.
Bauer-Jokl 153, **411**.
Bauer, Julius **411**.
— R. **397**.
Baum, H. L. **397**.
Baumann 233, 337.
Baumblatt 122, 340.
Baumgarten 226, **397**.
Bäumler 23, 61, 65, 82, 92, 300, 334, 336, 337.

Gordon 67, 169.
— Alfred **401**.
— M. B. **401**.
— und Jagic 149.
Görig 226.
Gosset 335.
Gottlieb 154, 155, 233, 234, 239, 240, 363.
— R. **401**.
Gouget 304, **412**.
— A. **401**.
Gould und Durand **401**.
Gowan 171.
Gowers 37, 51, 55, 60, 63, 70, 71, 87, 171, 182, 197, 272, 295, 297, 299, 335, 336.
— und Dumontpellier 300.
Graefe 40, 66, 70, 71, 298, 299, 300, 308, 314, 315, 324, 327, 333, 334, 335, 336.
v. Graefe 22, 53, 57, 58, 59, 60, 122, 131, 295, 337, **396**.
v. Graff 343.
— E. **401**.
— und Nowak 31, 33, 135, 136, 137, 138, 139, 237, 250, 252, 253, **401**.
Grainger, Stewart 184.
Graeme-Hammond 336.
Graupner 181, 198, 208, 209, **401**.
Graves 1, 126, 215, 300, 325, 335, **396**.
— W. **412**.
Grawitz 71, 146, 296.
Graziadei 116, 118, **401**.
Greck 341.
Greenfield 25, 180, 186, 187, 188, 190, 192, 219.
Greenhow 32, 144, 176, 335.
Grek 338.
— Johann **401**.
Greves 342.
Griffith 44, 49, 58, 70, 71, 85, 299, 304, **396**.
— Hill 113, 140.
Grober 15, 177, 178, 180, **401**.
Grohmann 15, 70, 92.
Gros 167, 212.
— L. **396**.
— P. **396**.
Groß 256, 275.
Großmann, J. **401**.
Grosz 23, 85.
Groves 174.
— E. H. und Joll, C. **401**.
Grumme 234, **401**.
Grünfeld 121, 161, 181.
Grünstein, A. **401**.
Grut, Hansen 70.
Guéneau de Mussy 50, 116, 167, 197, 212.
Guérin 339.
Guggenheimer 42, 153.
Guinard **410**.

Gull 1, 216.
— und Sutton 84.
Gullan 15, 233, 338.
Gundorow 26.
Gunn 71.
Günzburg **401**.
Günzel 342, **401**.
Guthrie 46, 171.
— J. A. **401**.
Guttmann **395**.
Guyot 336.

Haab 301.
Haas, S. V. **412**.
Haberer 263, 352.
v. Haberer, H. **401**.
Haeberlin 31, 137.
Habersohn 23, 127, 187.
Habs **401**.
Hack 23, 34, 50, 55, 352.
Hadden 341.
Hagen 24, 26, **412**.
— W. **401**.
Haggard, W. O. **401**.
Haines 54.
Halberstadt **401**.
Hall 136.
Haller 336.
— E. **401**.
Hallervorden 15, 150, 152, 173.
— J. **401**.
Hamant 50, 59, 350, **410**.
— A. **410**.
Hamburger **416**.
Hämig 28, 173, 187, 188, 196, 203, 209, 210, 219.
Hamilton **401**.
Hamman 32.
Hammar 195, 196, 200, 201, 256, 269.
Hammer 187.
Hampel 338.
Hanau 209.
Hand 301.
Handfield 179, 335, 336.
Handman 20, 21.
Handmann **412**.
Haenel, F. **401**.
Hannemann 177.
Hanns **406**.
— und Caussade **402**.
— und Hamant **410**.
v. Hansemann 195, 197, 198, 199, 258, **402**.
Hansen, Grut 70.
Hardy 10, 116.
Harmer 28.
Harrant 156.
Hart 195, 196, 197, 198, 199, 200, 201, 257, 258, 259, 260, 261, 264, 265, 268, 276, 277.
— Carl **402**.
— und Nordmann 255.
— und Yokoyama 255.

Hartley 350.
Hartmann 171, 177.
Haselbroek **399**.
Hashimoto **402**.
Haskins **412**.
Haškovec 53, 85, 233, 279, **412**.
Hasselwander **402**.
Hatai 269.
Hatiegan 113, 150, 152.
— J. **402**.
de Havilland-Hall 171.
Hawn, Cl. B. **402**.
Hawthorne 23.
Hay 92, 93, 168, 182.
Hayem 20.
Hebrant und Antoine 225, **402**.
Hedinger 170, 191, 197, 258, 265, 335, 341, **405**.
Heersfordt **402**.
Heinevetter 97.
Heinlein **402**.
Heinsheimer 339.
Heinze 338.
Heitz, J. **402**.
Hellpach 92.
Helm **415**.
Helmke 338.
Hemeter 35, **412**.
Henderson 256.
Henle 269.
Hennig 31, 137.
Hennoch 22, 332.
Henoch 62, 136.
Hering und v. Tschermak 284.
Herman 179.
Hermann 186.
Hernini 206.
Herringham **402**.
Herrmann 69.
Hertzler, Arthur E. **402**.
Herz, Max **416**.
Herzberger 171.
Heß 124, 233, 276, 292, **395**, **399**.
— Leo **400**.
— und Pötzl 292.
Heughling, Jakson 213.
Hewlett, A. W. **402**.
Hezel 136, 138, 184, 186, 187, 190, 194, 196, 204, 205, 207.
Hiffelsheim 23, 182.
Hildebrand 350.
Hill 113.
Himmelheber 29, 33.
Hinshelwood 50.
Hinteregger, J. **415**.
Hirose 112.
Hirsch 191, 335, 338, 339.
— R. 262, 345.
— Rahel 110, **402**.
Hirschfeld 28, 29, 202, 204, **416**.
Hirschl 15, 94, 106, 110, 111, 112, 138, 143, 171, 173, 190, 342.